아동운동의학

Pediatric Exercise Mediccine

From Physiologic Principles
to Health Care Application

아동운동의학

Pediatric Exercise Medicine

From Physiologic Principles to Health Care Application

옮긴이
엄우섭, 김경래, 김윤희
김현수, 문효열, 이승범

ODED BAR-OR. MD. FACSM
DIRECTOR, CHILDREN'S EXERCISE AND NUTRITION CENTRE,
MCMASTER UNIVERSITY

THOMAS W. ROWLAND, MD
BAYSTATE MEDICAL CENTER

Human Kinetics

도서출판
한미의학

아동운동의학

초판 1쇄 발행 2020년 2월 25일

지은이 Oded Bar-Or, Thomas W. Rowland
옮긴이 엄우섭, 김경래, 김윤희, 김현수, 문효열, 이승범
펴낸이 이광재
펴낸곳 도서출판 한미의학(2020 Printed in Korea)

책임편집 오인택
본문편집 서영주
책임교정 이순례, 전용찬
마 케 팅 이종희
경영관리 이종희, 박보영

출판등록 1999년 7월 13일 제22-1586호
주소 서울시 마포구 동교로 23길 36 한마음빌딩
전화 02-336-3477
팩스 02-336-6762
메일 k_medical@hanmail.net
www.hanmibook.co.kr

ISBN 979-11-90322-10-2 93510
정가 27,000원

To Marilyn and Margot

역자서문

Foreword

'아동은 성인의 축소판이 아니다' 라는 말에서 알 수 있듯이 이미 오래전부터 독립적으로 아동과 운동에 대한 생리학적 연구가 이루어져 왔으며, 선진국 위주로 연구의 범위와 양이 크게 증가되어 온 것 또한 사실이다. 국내의 경우 그 동안 아동운동생리학(Pediatric Exercise Physiology) 측면에서 연구가 일부 있었으나 최근 들어 혈액을 분석하는 등 임상적 연구가 이루어지고 있는 실정이다.

아울러, 국내의 경우 운동생리학이라는 제목의 번역서 및 저서는 많으나 아동운동생리학 이라는 제목의 책은 이미 절판되었고, 2016년에 발행된 번역서가 유일하다. 보통, 아동운동생리학에 대한 내용은 운동생리학의 내용 중 일부로 다루는 것이 전부였다.

이에, 우리는 어렵게 출간 한 아동운동생리학의 기초적이고, 전반적인 내용을 다룬 아동운동생리학에 만족하지 않고, 아동운동의학(Pediatric Exercise Medicine)이라는 책을 추가로 번역하여 운동 및 스포츠 전문가, 학부 및 대학원생은 물론 특히, 병원에사용할 수 있도록 하고자 하였다. 즉, 건강한 아동뿐만 아니라 아동운동생리학에서 다루지 못한 치료적 맥락이나 질환이 있는 아동과 운동에 대해서 언급하였다.

제1부의 건강한 아동을 위한 운동생리학에서는 운동에 대한 생리 및 지각 반응과 에너지 소비, 기후, 체액 등을 운동과 관련지에 보다 쉽게 서술된 것으로 생각된다. 제2부에서는 치료적 맥락에서 아동과 운동을 포괄적으로 다루었으며, 아동과 청소년들을 위한 신체활동과 예방적 건강관리에 대해서 언급하였다. 제3부에서는 임상적으로 아동의 폐, 심혈관계, 내분비, 영양, 근신경 및 골격계, 혈액, 종양, 신장 등의 질환과 운동에 대해서 자세하게 제시하였다. 마지막, 부록에서는 표준(Norms), 아동의 운동부하검사 절차, 신체활동 결정 방법 및 에너지 소비, 다양한 활동과 스포츠 수행 시 에너지 소비, 크기차이에 대한 척도, 용어 정리 등을 부가적이고 심도 있게 보충하여 본문을 이해하는데 추가적인 정보를 제공하고 있다.

본 번역서를 내용과 관련된 전문가들이 두루 이용함으로써 아동과 운동에 대한 생리 및 의학적 측면에서 이해와 우리 현실에 맞게 응용 및 적용함으로써 아동의 건강 개선을 꾀하는데 도움이 되었으면 한다. 이에, 번역진은 본 교재가 다양한 운동 및 스포츠 현장과 각급 학교, 병원 등에서 적극 활용되어 본 번역서의 취지를 효과적으로 구현해 내는데 중점을 두었다.

마지막으로, 어려운 여건 속에서도 출판의 기회를 주신 한미의학 이광재 사장님과 번역에 참여하신 여러 교수님들께 진심으로 감사의 마음을 전해드립니다.

2020년 2월

대표역자 엄 우 섭

역자소개

대표역자

엄우섭	서울교육대학교	체육교육과	운동생리학

공역자(가나다순)

김경래	한국교원대학교	체육교육과	운동생리학
김윤희	삼육서울병원	재활의학과	소아재활의학
김현수	고려대학교	의과대학	분자해부생화학
문효열	서울대학교	체육교육과	운동생리학
이승범	경인교육대학교	체육교육과	운동생리학

머리말

Preface

의사를 위한 아동 스포츠 의학의 서문은 "많은 지식들이 아동-운동-건강이라는 3인조를 연구하는 과학자들에 의하여 최근 몇년 동안 생성되어 왔다. 아직 이들 정보들 중 일부가 임상의사에 의하여 적용을 위한 아동의 교과서로 이용가능 하다"로 언급되는 이 책의 첫 구체화이었다. 21년 후 오늘날, 풍부한 과학 지식이 아동의 건강과 신체활동/비활동 간의 관계에 대해 축적되어왔다. 그럼에도 불구하고, 상대적으로 적은 정보가 아동 교과서에 포함되어 왔다. 따라서, 본 제 2판의 중요한 목표는 운동 과학자들과 건강 관련 의사들 간의 격차에 한층 더 다리를 놓아 주는 것이다.

방법론과 윤리적 제약 때문에, 아동 운동생리학과 그것의 영향에 관한 연구는 성인관련 수행 연구보다 뒤쳐져 왔다. 그러나, 1970년 중반 이후로 운동이 아동에 미치는 영향에 대한 관심이 상당히 커져왔다. 예를 들어, 아동과 운동 조합에 대한 의학 정보 온라인 데이터베이스 검색(Medline search)이 1970-1975년 동안 한해에 84개, 1985-1989년 동안 한해에 221개, 그리고 2000-2002년 동안 한해에 494개의 동료 연구자들에게 검토된 논문을 알아볼 수 있게 해주었다. 또한, 그러한 관심의 중요한 급상승이 운동과 아동 질환 간의 관계에 대해서 제시되어 왔다. 예를 들어, 아동과 운동 및 비만에 대한 의학 정보 온라인 데이터베이스 검색은 1970-1974년 동안 한해에 동료 연구자에게 검토된 4개의 논문을 양산하였다. 이것은 1985-1989년 동안 한해에 20편의 논문까지 증가하였으며, 2000-2002년 동안 한해에 104편의 논문이 알려졌는데, 이것은 30년 동안 믿기어렵게도 26배 증가한 것이었다.

아동 운동 의학에 대한 관심이 증가한 한가지 이유는 높은 수준의 스포츠에 대한 아동과 청소년의 참여 증가이다. 오늘날 사춘기 이전 운동선수들은 종종 10년 혹은 20년 전에 심지에 성인 운동선수들 조차도 너무 힘들다고 생각되었던 훈련 요법에 노출되곤 한다. 가령 여자 체조와 같은 몇몇 스포츠에서, 아동과 청소년은 세계 표준에 도달하거나 능가한다. 가령 테니스 또는 다이빙과 같은 또 다른 스포츠에서, 운동선수들은 보통 인생의 30년 전에 절정에 도달하지 못하지만, 처음 10년이나 일찍 특수화된 훈련을 시작한다.

이러한 정보의 폭발적 증가의 또 다른 이유는 현재 비만 만연과 동반 질환에서 비활동적인 생활습관이 역할을 하고, 비만과 다른 아동 만성 질환의 치료에 신체활동 증가가 유용하다는 관심의 증가이다. 아동 의학 센터수의 증가는 운동 실험실들과 운동이 아동의 건강에 유익하고 해롭게 영향을 미친다는 것을 탐구하고 설명하는 상담 서비스를 발달시키고 있다.

1983년에, 의사들을 위해 아동 스포츠 의학이 등장하였을 때, 아동 운동의 생리 및 임상적 측면에 관한 대부분의 정보는 유럽 아동 운동생리학 그룹의 7개 학술 논문집에 요약되어 있었다. 이 그룹은 그후 7개 이상의 학술 논문집을 출판해왔다. 아동 운동 연구에서 또 다른 관심 증가는 아동 운동생리학의 북미 협회의 창립으로 1986년에 일어났다. 협회는 격년의 과학학회 뿐만 아니라 현재 15년에 이르고 있는 아동 운동 괴학 학술지발행을 시작하였다.

이 책은 세 부분으로 나누어진다. 제 1부 건강한 아동의 운동생리학(1-3장)은 건강한 아동의 경우 습관적인 신체활동뿐만 아니라 운동에 대한 생리학적 반응을 언급하고 있다. 아동, 청소년, 그리고 성인의 운동과 활동 양상에 대한 반응을 비교하면서 성장과 발달에 미치는 영향에 촛점을 두고 있다. 제2부 아동과 운동의 임상적 관점(4-5장)은 아동의 현재와 미래 건강에 대한 운동의 타당성에 대한 개관을 제시하고 있다. 신체활동/비활동이 아동에게 미치는 영향, 질환이 신체활동과 체력에 미치는 영향, 그리고 젊었을 때 신체활동과 성인기 만성질환에 대한 위험요인의 발달 간의 관계를 강조하고 있다. 제3부 운동과 아동 질환(6-12장)은 이 책의 주요 부분을 제시하고 있다. 특정 질환, 신체활동, 그리고 체력 사이의 관계를 심층적으로 분석해주고 있다. 각 장에서 감정과 정신 및 감정적 문제뿐만 아니라 폐, 심혈관, 내분비, 혈액학, 종양학, 그리고 신장질환들을 다루고 있다. 이 책은 체력과 운동수행능력, 운동검사와 신체활동 및 에너지 소비 평가의 방법론적 측면, 다양한 활동과 스포츠의 에너지 평형, 크기에 대한 척도(scaling)의 원리, 그리고 운동생리학에서 자주 사용되는 용어 해설에 대해 표준 자료를 제공하는 여섯개의 부록으로 마무리하고 있다.

이 책은 신체활동과 스포츠에 관하여 젊은 고객이 상담을 필요로하는 매우 다양한 건강 전문가들을 위한 것이다. 전문가들로는 학교 의료 직원뿐만 아니라 소아과 의사, 가정의, 일반의, 재활전문의, 물리 치료사, 영양사와 신체 운동학자 등이 있다. 게다가, 광범위하게 참조되는 장들은 운동생리학에서 과학자들과 학부생 및 대학원생들에게 유용할 것이다. 제1판의 머리말에서 "임상적 독립체로서 많은 임상의들에게 운동은 개봉하기에는 아직 '블랙박스'라는 사실"을 언급하였다. 우리의 바램은 이전 것처럼 본 제2판이 건강전문가들이 신체활동과 운동을 아동을 돌보는데 종합적인 전략으로 한층 더 통합하도록 자극하는 것이다.

감사의 글

Acknowledgments

수많은 사람들이 이 책을 출판하는데 우리에게 영감을 주고, 도와주었다. 우리는 특히 그들 중 출판이 가능하도록 해준 몇몇 사람들에게 감사드린다. 첫째로, 우리는 몇 년전 의사를 위한 아동 스포츠 의학 제2판을 출판하는데 아이디어를 제공한 Rainer Martens에게 감사드린다. Rainer는 우리가 이 아이디어로 성과를 확실하게 가져오는데 인내와 끈기를 보여주었다. Marilyn Bar-Or는 본문을 검토하고, 언어적 충고와 건설적 비판을 제공하는데 가장 중요한 역할을 하였다. Boguslaw("Bogdan") Wilk는 그래프를 만들어내는데 크게 헌신적으로 의무의 한계를 넘어서 연구해왔다. 더욱이, Bogdan의 연구는 탈수-재수화에 관한 많은 정보를 제공하였다. Shirley Lampan는 원고 준비의 여러 단계에서 수년간 도움을 주어 크게 헌신해왔다. 그렇지만 앞에 말씀드린 분들과 마찬가지로, 아동의 운동과 영양센터의 대학원생들, 박사후 연구자들과 방문 과학자들의 원작과 아이디어가 이 책에 풍부한 자료를 공급해온 것에 대해 우리는 감사한다. 이러한 사람들로는 Cameron("Joe") Blimkie, Randy Calvert, Pascale Duche, Bareket Falk, Gail Frost, John Hay, Helege Hebestreit, Heidi Keller, Susi Kriemler, Desiree Maltais, Marilyn McNiven, Flavia Meyer, Dawn Parker, Michael Riddell, Eric Small, Kensaku Suei, Brain Timmons, Vish Unnithan, Edgar Van Mil, Bea Volpe-Ayub, Dianne Ward, 그리고 Brain Wilson 등이 있다.

목차

Contents

PART

I

건강한 아동을 위한 운동생리학

EXERCISE PHYSIOLOGY OF THE HEALTHY CHILD

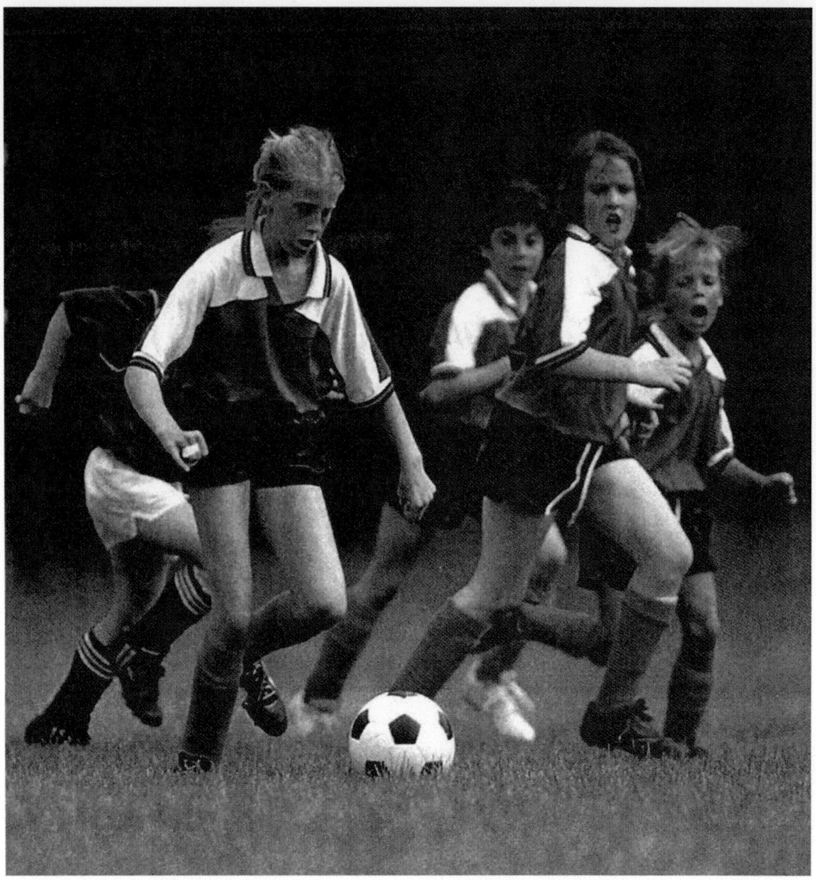

©Raw Talent Photo

CHAPTER 1

건강한 아동의 운동에 대한 생리 및 지각 반응

Physiologic and Perceptual Responses to Exercise in the Healthy Child

김경래 한국교원대학교 체육교육과

병약한 아동의 운동에 대한 반응을 이해하려면 먼저 운동에 대한 "정상적인" 생리적 및 지각적 반응에 익숙해야 한다. 일회성 운동이든 반복적 운동이든 자극에 적응하려면, 아동은 성인과 마찬가지로 생리적 변화를 겪는다. 이 장의 기본 전제는 그러한 변화가 모든 연령대에서 발생하지만 운동에 대한 반응으로 성장 및 성숙과 관련된 차이가 있다는 것이다. 우리는 6살짜리 아동이 십대처럼 빠르게 또는 멀리 달릴 것으로 기대하지 않으며 순차적으로 십대는 젊은 성인보다 느리고 약하다. 또한 아동은 성숙한 사람과 동일한 근력을 지니지 않는다. 반면에, 아동은 종종 운동 강도가 낮다고 인식하며, 성인과 비교했을 때 운동의 긴장으로부터 더 빨리 회복한다.

생리적 용량은 오랫동안 신체 및 조직의 크기에 의존하는 것으로 인식되어 왔다. 예를 들어, 심근의 형태학적 성장이 없다면 수축력은 주변 성장 부위에 넉넉한 혈액을 공급할 만큼 충분히 높을 수 없다. 마찬가지로 십대의 뼈대가 커지면 근육의 양이 발달하지 않는 한 신체의 힘이나 기계적 힘이 따르지 않을 것이며 이는 호르몬이나 여타의 사춘기적 변화에 달려 있다.

각각의 모든 시스템에서 운동으로 발생하는 생리학적 변화를 체계적으로 분석하는 것은 이 장에서는 다루지 않았다. 이것은 운동생리학의 일반 텍스트에 구체적으로 논의되었다. 이 장에서는 성장과 발달의 기본사항들을 나열하지 않았으나, 관심 있는 독자는 이 주제(291)에 대한 일반 텍스트의 내용을 참고할 수 있다. 다음 장에서는 운동생리학의 일반적인 개념을 제시하고 아동과 보다 높은 연령대의 운동에 대한 생리적, 지각적 반응의 차이에 대해 자세히 설명한다. 또한 이러한 차이가 아동의 신체적 능력에 어떻게 영향을 미치는지를 보여줌으로써 아동들의 수행에 한계를 설정한다. 이 장은 아동의 생리기능과 신체활동에 대한 훈련의 효과에 대한 검토로 결론을 맺는다.

운동에 따른 아동의 생리적 반응에 대한 이해는 여전히 부족하다. 성인보다 더 많이, 윤리적 고려와 방법론적 제약에 의해 제한을 받는다. 예를 들어, 단지 호기심 충족을 위해 아이의 동맥을 찔러보고, 근육생검을 하거나 서미스터를 식도에 삽입하는 연구자는 드물다. 환경의 영향을 연구하기 위해 극심한 추위, 고온 다습 또는 저산소 상태의 "적대적인 환경"에 아이들을 노출시킬 수는 없다. 또한 훈련, 운동학습 또는 체온 조절에 있어 연령에 따른 차이를 연구하기 위해 적절한 동물 모델이 설정될 수 없다. 소아 운동생리학자들은 여전히 유아, 특히 미취학 아동의 신체 크기, 신체 비율, 동기 부여 수준, 감정 상태 및 주의 지속 시간에 적합한 도구와 프로토콜을 찾고 있다. 많은 연구들이 성인에게 적합하지만 아동에게는 적합하지 않은 개념, 방법 및 도구로 진행되어 왔다. 최근의 기술적 진보에도 불구하고, 여전히 소아과 운동 과학에서 아동 친화적인 방법론을 개발할 필요가 있다.

이러한 제약 때문에 우리의 최첨단 기술은 여전히 심혈관, 폐 및 임상기능해부학의 일부 지식에 국한되어 있다; 에너지 전달과 대사의 일반적인 개념; 체온 조절 및 체액 이동에 대한 일부 현상. 호르몬, 면역계, 근육 세

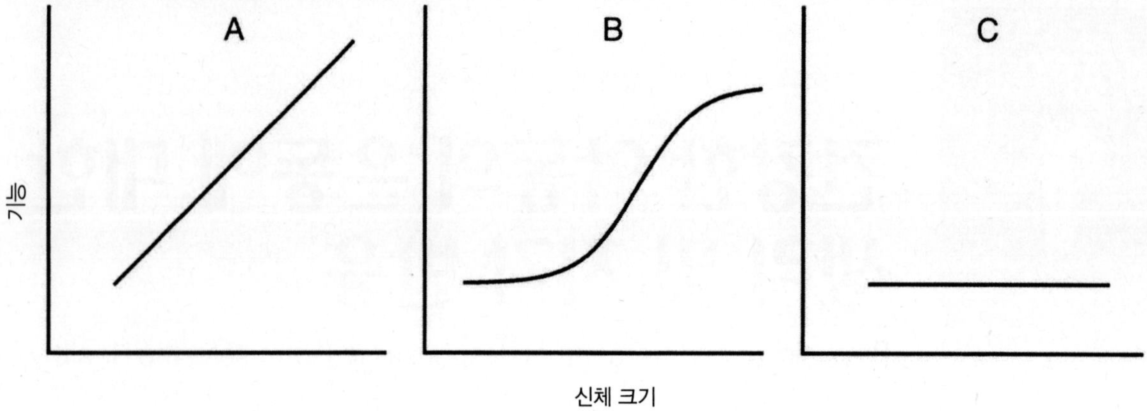

그림 1.1 기능과 신체 크기의 관계. 세 가지 패턴이 개략적으로 요약되어 있다. 기능은 크기(a)와 관련된다. 기능은 크기(b)뿐 아니라 질적 차이와 관련 있다. 기능은 크기와 완전히 독립적이다(c). 참고: 그래프(a)는 크기와 선형 관계를 나타내지만 관계는 비선형일 수도 있다.

포, 세포 내 또는 분자 현상에 대한 데이터는 거의 없다. 또한 운동하는 아동의 중추신경계 또는 말초신경계 내의 과정에 대한 이해는 시작조차 하지 않았다.

그러므로 이 장은 신진대사, 심혈관계, 폐, 근골격계에 중점을 둔다. 체온 조절에 대한 자세한 설명은 3장에서 다룬다.

크기 의존적 및 크기 독립적 차이

Size-Dependent and Size-Independent Differences

성장과 발달에는 주요한 해부적·생리적 변화가 수반된다. 인체 조직 및 기관의 크기가 증가함에 따라 생리적 기능은 변화한다. 기능과 크기 사이의 관계를 이해하는 것은 소아과 연구 및 임상 실습에서 매우 중요하다. 그렇지 않으면 아동 간 차이를 해석하고, 특정 값이 정상 범위 내에 있는지 결정하며, 동일인의 시간 경과에 따른 변화를 평가하는 것이 어려울 것이다. 예를 들어 윙게이트 무산소성 검사(Wingate anaerobic test)에서 총 작업량이 2.4kJ인 키 120cm의 여학생과 총 작업량이 6kJ인 145cm의 남학생 중에서 어느 아동이 더 높은 국부 근지구력을 보일 수 있는가? 또는 근력 증진 프로그램을 처방받은 근력 저하증을 가진 남학생의 경우는 어떨까? 프로그램 시작 시 체중이 40kg일 때 무릎 신근의 최고회전력은 100N·m이다. 1년 후 48kg의 체중에서 최고회전력은 140N·m이다. 이는 프로그램의 효과라고 할 수 있는가 아니면 단순히 근육의 증가로 인한 근력의 향상인가?

성장하는 개인의 기능적 관계에는 세 가지 기본 패턴이 있다. 일부 기능 변화는 크기의 변화에 비례한다(예를 들어, 근육 강도는 단면적에 따라 증가하고, 폐 확산 용량은 폐포 벽의 표면적과 관련된다). 다른 것들은 크기뿐만 아니라 질적인 변화와 관련한다(예: 근육량뿐만 아니라 속도 제한 효소의 활성에 의존하는 무산소성 근파워, 또는 다리 길이에 더하여 길항근의 수축 정도). 그 다음 크기와 완전히 독립적인 생리적, 화학적 특성이 있다(예: 혈청 전해질 수준 또는 동맥혈의 산소 함량). 이 세 가지 패턴은 **그림 1.1**에 요약되어 있다. **표 1.1**은 이러한 각 패턴의 운동 관련 생리 기능의 예를 나열하였다.

생리 기능에 대한 신체 크기의 영향을 결정하는 한 가지 방법은 척도를 이용하는 것이다. 척도에 대한 다양한 접근 방법에 대한 자세한 설명은 부록 V "크기 차이 척도"에 있다.

아동의 운동에 대한 대사 반응

Metabolic Responses to Exercise in Children

역학적 에너지가 근원섬유 수준에서 방출되어 근 수축에 영향을 미치기 위해서는 ATP 분해가 일어나야 한다. 이 고에너지 화합물은 나머지 근육에서 소량(약 4~5mmol·kg^{-1} 습윤 중량)으로 이용할 수 있다. 그러나 일단 수축이 시작되면 즉각적인 ATP 보충이 필요하다. 이것은 (1) 크레아틴 인산염(CP)의 제한적 저장, (2) 무산소성 해당 과정, (3) TCA 회로를 통해 채워질 수 있다. 이전의 두 가지 배출원은 산소를 추가할 필요가 없으므로 무산소성 과정이라 하고 후자는 산소를 필요로 하기 때문에 유산소성 과정이라고 한다. 무산소성 반응

표 1.1 운동 관련 생리적 기능과 크기와의 관계

크기와 두드러진 관계가 있음	크기 및 질적 변화와 관계가 있음	크기와 관계 없음
근력	운송에 대한 산소비용	동맥혈 산소 함량
최대산소섭취량	무산소성 수행	혈중 전해질 수준
분당 최대환기량	발한율	심부체온
폐 확산 용량	냉기 유발 저체온에 대한 내성	조직의 열 함량
체온 손실 비율	안정 시 대사율	효소 작용률

으로 인한 근 수축은 40~50초 이상 지속될 수 없다. 대조적으로, 유산소성 에너지 전환을 이용하는 근 수축은 무산소성 운동보다 낮은 강도임에도 불구하고 수 분 또는 수 시간 지속될 수 있다. 대부분의 활동이 유산소성과 무산소성 경로를 모두 활용한다 해도, 스포츠 과학자의 전문용어에 있어 신체적 활동은 "유산소성"-유형과 "무산소성"-유형 활동으로 세분된다. 전자는 중거리 달리기, 수영, 사이클링, 크로스컨트리 스키 및 기타 지구력을 요하는 활동을 포함한다. 후자에는 필요한 전력 강도가 높고 지속 시간이 짧은 등반, 점핑, 던지기 및 기타 스포츠가 포함된다. 일반적으로 제기되는 질문은 성인과 비교하여, 아동이 특이한 유산소성 또는 무산소성 특징을 지녔는지에 대한 것이다. 이에 대한서는 다음 장에서 제시하고자 한다.

최대유산소성 파워

Maximal Aerobic Power

최대유산소성 파워의 가장 일반적인 지표는 단위 시간당 신체가 소비할 수 있는 최대산소량인 최대산소섭취량이다. 이는 호기성 에너지 전환으로 얻을 수 있는 가장 높은 대사율을 반영한다. **그림 1.2**는 3,910명의 6~18세 여아와 남아 최대산소섭취량과 연령 사이의 관계에 대한 연도별 횡단 자료를 보여준다. 성장과 함께, 아동의 최대산소섭취량의 증가가 수반된다는 증거이다. 남아가 5세에 더 높은 값을 보임에도 불구하고, 12세가 될 때까지 남녀 모두 같은 비율로 값이 증가한다(482). 남아의 최대산소섭취량은 17세에서 18세까지 증가하지만 여아는 14세 이상이 되면 거의 증가하지 않는다. 이 차이의 예가 **그림 1.3**에 제시되어 있으며, 13세에서 21세 사이 최대산소섭취량의 종단적 변화를 보여준다(240).

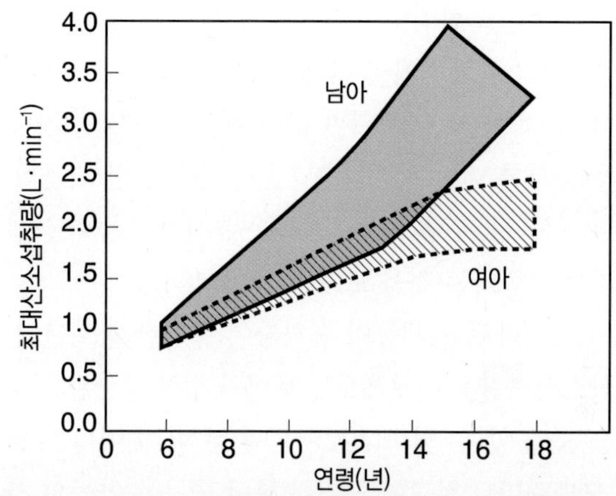

그림 1.2 최대유산소성 파워와 나이. 만 6~18세 사이 여아(n=1,730)와 남아(n=2,180)의 최대산소섭취량 절댓값. 각 점은 그룹의 평균을 나타낸다. 음영부분은 일반적인 추세를 나타내기 위해 안구 공법으로 제작되었다.

Data by Andersen and Magel 1970 (8); Andersen et al. 1974 (11); Åstrand 1952 (25); Bar-Or et al. 1971 (45); Bar-Or and Zwiren 1973 (47); Chatterjee et al. 1979 (92); Ekblom 1969 (133); Gaisl and Buchberger 1977 (177); Hermansen and Oseid 1971 (208); Ikai et al. 1970 (217); Kobayashi et al. 1978 (245); MacDougall et al. 1979 (272); Máček et al. 1979 (275); Mocellin 1975 (311); Nagle et al. 1977 (321); Robinson1938 (360); Seliger 1970 (407); Shephard et al. 1969 (410); and Thoren 1967 (431).

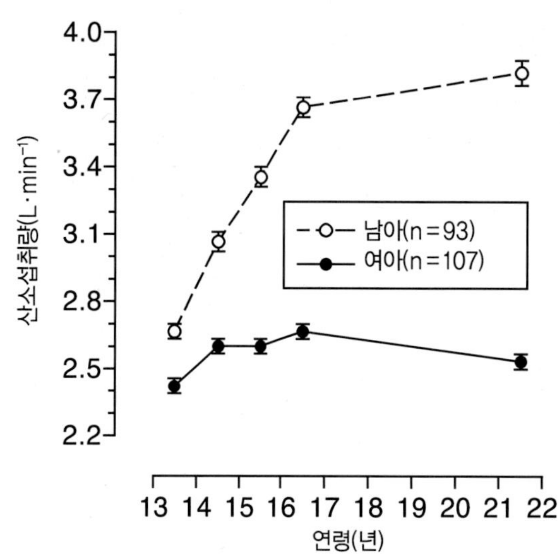

그림 1.3 Amsterdam Growth과 Health의 십대 연구에 참여한 107명의 여아와 93명의 남아의 최대산소섭취량의 종축 변화. 수직선은 SEM을 나타낸다.

Adapted, with permission, from Kemper et al. 1989 (240).

최대산소섭취량은 호흡기 및 혈역학적 요인에 따라 다르지만(이 장의 뒷부분과 **그림 4.5** 참조), 활동근육의 산화 효소 활성 및 근육의 크기와도 관련이 있다(100;116;120). 근육 크기는 측정하기가 어렵기 때문에 대부분 제지방 체중의 추정치를 대신 사용하였다(21;84;147;240;336).

이전의 연구에 따르면 최대유산소성 파워의 성별 차이는 근육 크기의 차이로 설명할 수 있음을 제시했다. 실제로 최대산소섭취량이 무지방 다리 체적과 관련이 있다면 **그림 1.4**(116)에서 볼 수 있듯이 남녀 간에 차이는 없다. 근육량 측정을 위한 상대 성장 스케일링(자세한 내용은 부록 V 참조)이나 자기공명을 사용한 최근의 연구는, 근육량 자체가 남아의 높은 유산소성 능력을 설명하지는 못한다는 것을 보여준다(18;464).

연령이 다르고 체중이나 신장이 동일한 청소년의 최대산소섭취량을 비교해보면 나이와 정적 상관관계에 있다는 것을 알 수 있다(422). 회귀 분석(19)이나 다중레벨 모델링(21) 척도에 근거한 종단 연구는 아동의 사춘기 단계에 따라 최대산소섭취량이 증가한다는 것을 시사한다. 이는 최대유산소성 파워는 인체용적뿐만 아니라 성숙에 달려 있다는 것이다.

체질량당 최대산소섭취량

Maximal O_2 Uptake per Kilogram Body Mass

앞의 논의를 토대로, 최대유산소성 파워는 보다 나이가 많은 사람들보다 아동이 덜 발달한다고 결론지을 수 있다. 그러나 한 곳에서 다른 곳으로의 전신이동을 포함한 활동의 경우, 체질량이 더 작은 아동은 더 큰 청소년이나 성인과 같이 높은 절대 최대산소섭취량이 필요하지 않을 수 있다.

이론적 근거로 비율척도는 신체 크기가 다른 사람들의 최대유산소성 파워를 비교하는 이상적인 방법은 아니지만(부록 V 참조), 이 접근법은 대부분의 연구에서 사용되어 왔다. 최대산소 섭취량을 표현하는 가장 편리하면서 전통적인 방법은 체질량, 신장, 표면적 또는 제지방체중과 관련이 있다. 대다수의 연구에서 여전히 단위체중당 최대산소섭취량을 표현한다. 이러한 비교는 **그림 1.5**에 나와 있다. 남아의 최대산소섭취량은 나이와 관련된 변화가 거의 없지만, 여아의 경우 지속적으로 감소한다. 이러한 감소는 청소년기에 신체 비만의 증가(제지방체중의 상대적 감소로 인하여)를 반영할 수 있다.

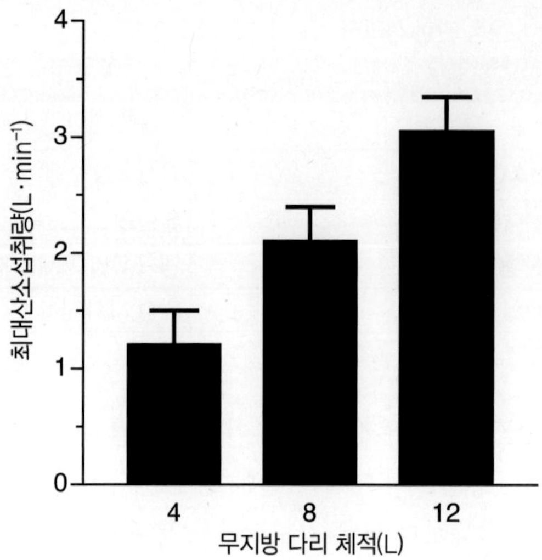

그림 1.4 최대유산소성 파워와 무지방 다리 체적. 길이 및 둘레 측정치와 피하지방 두께가 보정된 무지방 다리 체적과의 관계에서 점진적인 직립 사이클 에르고미터 테스트에 의해 계산된 최대산소섭취량. 연구 참여자는 92명의 여아와 남아

Adapted from Davies et al. 1972 (116).

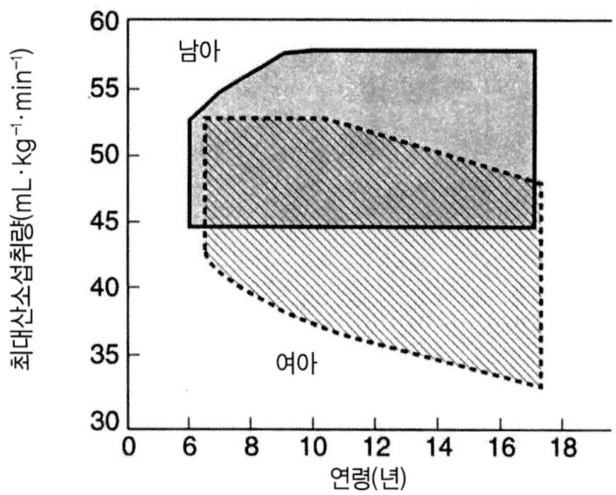

그림 1.5 단위체중당 최대유산소성 파워와 나이. 자료는 여아(n=1,730)와 남아(n=2,180)에 대한 것이다. 연구 참여자, 기호 및 출처는 **그림 1.2**와 동일하다.

개인의 최대산소섭취량은 주위 공기로부터 신체 세포로 산소를 운반하는 폐 및 심혈관 시스템의 능력에 달려 있다. 이 시스템의 운동에 대한 반응은 이 장의 뒷부분에서 설명하고자 한다.

기계적 효율성과 움직임 효율

Mechanical Efficiency and Economy of Movement

근 수축이 운동을 일으키면 외부의 기계적 일이 일어

난다. 이 일의 에너지 상당량은 수축 중에 사용되는 화학 에너지의 약 20~25%에 불과하다. 나머지 75~80%는 열로 전환된다.

기계적 효율(ME)은 근육에 의해 생성된 외부의 기계적 일(W)과 수축 중에 사용되는 화학 에너지(E) 사이의 비율이다. 일부 에너지(e)는 휴식 상태의 근육에 필요한 것이기 때문에 수축 중 사용되는 순 에너지는 E − e이다. 분자와 분모를 동일한 힘 단위(예: W 또는 분당 kcal)로 변환하면 ME의 무차원 비율을 얻는다. 100을 곱하면 ME를 백분율로 표시할 수 있다.

$$ME(\%) = W \times 100/(E - e)$$

일반적인 기간 내에 일이 완료되면 일 단위가 아닌 힘 단위를 분자 및 분모에 사용할 수 있다.

전체적으로 신체의 기계적 효율을 평가하려면 신체에서 생성되는 기계적 힘과 그 활동에 필요한 화학적 힘을 계산해야 한다. 후자는 산소흡수량을 측정하고 산소 1리터당 5kcal(21kJ)를 할당함으로써 수월하게 계산할 수 있다(이 값은 연료 공급원에 따라 다소 차이가 있는데, 지방의 경우 4.70kcal·L^{-1}이고 탄수화물의 경우 5.05kcal·L^{-1}이다). 다음과 같이 안정 시 산소섭취량을 운동 시 측정량에서 빼야 한다.

$$ME = 기계적\ 힘/(운동\ 시\ 대사율 - 안정\ 시\ 대사율)$$

또한, 기계적 효율의 증가가 수반되는 산소흡수 증가량을 계산하여 기계적 효율을 결정할 수 있다. 이 접근법은 안정 시 대사율(예: [102])을 측정할 필요가 없다.

기계적 힘의 측정은 방법론적 문제를 야기한다. 사이클 에르고미터 측정(잘 조정된 에르고미터 및 페달과 플라이휠 사이 힘 손실은 없다고 가정)동안 높은 정확도로 이를 결정할 수 있지만, 다른 활동에서의 측정은 더욱 어렵다. 걷기 또는 달리기 중에 속도, 경사 및 체질량을 기반으로 한 동력출력을 계산할 수 있는 방정식이 있지만 이 방정식은 보행의 차이를 무시한다. 이러한 차이는 신체 출력(예: 신체의 수직 변위 정도, 신체 부위 내외의 에너지 전달, 측면 골반 기울기의 정도)에 존재하며, 대부분의 힘 출력 계산에는 포함되지 않는다.

보행이나 달리기 중 몸 전체의 기계적 동력을 결정하기 위해 개선된 모델은 최근 정교한 운동학적 분석(170)을 기반으로 개발되었다. 그러나 이러한 모델의 타당성에 관해서는 기초 생물 역학자들 사이에서 지속적인 논쟁이 오가고 있다. 이러한 불확실성의 결여는 기계적 효율 방정식에서 분자의 유효 값 사용을 방해한다.

따라서 보행이나 달리기 중 산소흡수량의 개체 간 차이는 반드시 세포 수준에서의 기계적 효율의 차이를 나타내는 것이 아니라 운동의 경제적 측면에서의 차이를 의미한다(233;316;400). 수영과 같은 다른 활동에도 같은 개념이 적용되는데, 움직임의 효율 수준에는 차이가 있기 때문에 개개인의 산소섭취량은 현저히 다르다.

이 책에서는 분자와 분모가 모두 측정 가능한 경우에만 "기계적 효율"이라는 용어를 사용한다. 우리는 분자가 정확하지 않은 데이터 대신에 "움직임의 효율"를 사용한다. 움직임 효율의 개념은 성별뿐 아니라 아동과 다른 연령층 사이의 운동 수행력 차이, 그리고 다양한 장애를 갖고 있는 아동들의 차이를 이해하는 데 중요하다.

운동의 대사적 비용에서 연령 관련 차이

Age-Related Differences in the Metabolic Cost of Exercise

1950년대와 1960년대의 연구에 따르면 사이클의 대사적 효율은 아동, 청소년, 성인에 있어 18%에서 30%(평균 25%)(21;53;183;407;410;430;474) 사이로 유사하다. 그러나 최근의 연구 결과는 높은 운동 강도에서 사이클의 산소소비량이 아동(204;484)에서 더 높다는 증거를 제시한다. 예를 들어 환기 역치를 넘는 산소섭취량과 회복 중 산소섭취량을 합한 결과, 주어진 기계적 출력에 대한 누적 소비량은 성인보다 아동에서 더 높았다(**그림 1.6**)(484). 이에 대한 원인은 분명하지 않다.

대조적으로, 걷기와 달리기 동안의 산소소비량은 kg당 체질량으로 표현할 때 아동에게서 더 높다(14;25;132;171;183;254;273;293;300;315;319;378;383;418;442). 이는 트레드밀에서 다양한 속도(25)로 달린 5~18세 여아와 남아의 최대하산소섭취량을 나타낸 **그림 1.7**에 제시되어 있다. 예를 들어, 10km·hr^{-1}에서는 5세 아동의 경우 17세 청소년보다 신진대사 비용이 8mL·kg^{-1}·min^{-1}(20%) 더 컸다. 유사한 차이점이 다양한 오르막 경사 걷기에 대한 **그림 1.8**에서 나타난다.

Sallis 등은 아동 및 청소년의 운동 시 과도한 신진대사 비용을 젊은 성인과 비교하여 계량화하기 위한 다양

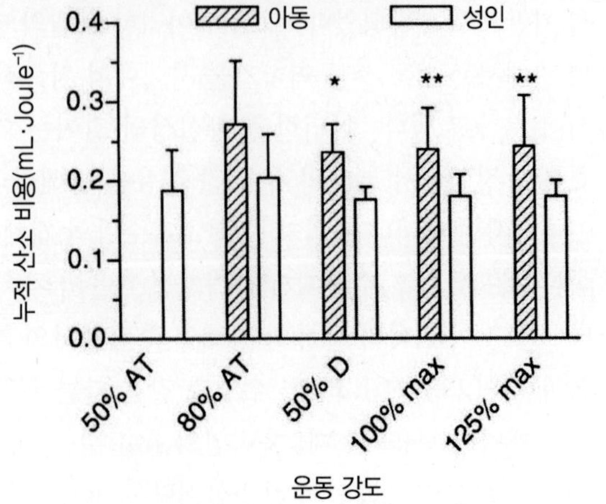

그림 1.6 다양한 사이클링 강도에서 주어진 기계적 작업에 대한 누적 산소 비용. 다양한 운동 강도 동안 및 이후에 합산된 비용은 각 강도에서 각각의 기계적 작업과 관련하여 제시된다. 연구 참여자는 7세에서 11세 사이의 아동 10명과 26세에서 42세 사이의 성인 13명이었다. AT: 혐기성 한계점, 50%Δ: 무산소성 역치와 최대산소섭취량 사이의 중간 지점

Reproduced, with permission, from Zanconato et al. 1991 (484).

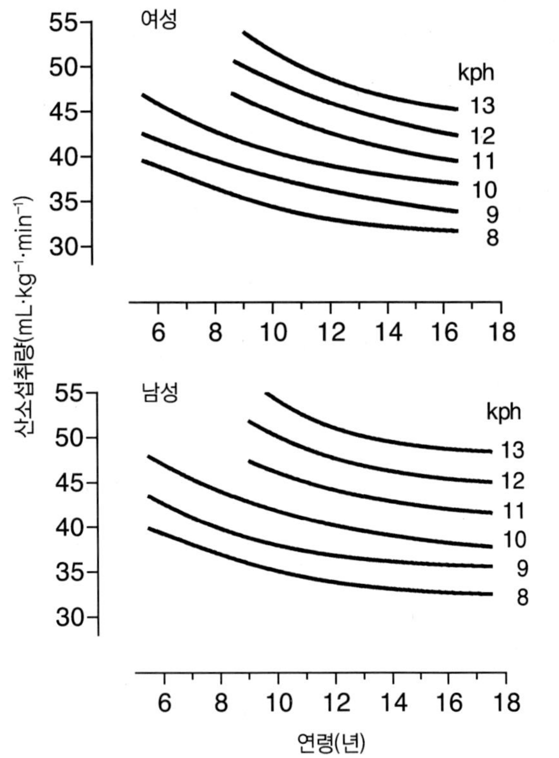

그림 1.7 최대하산소섭취량과 연령. 4세에서 18세 사이의 67명의 여아와 72명의 남아가 다양한 속도로 트레드밀을 달렸다.

Based on Åstrand 1952 (25).

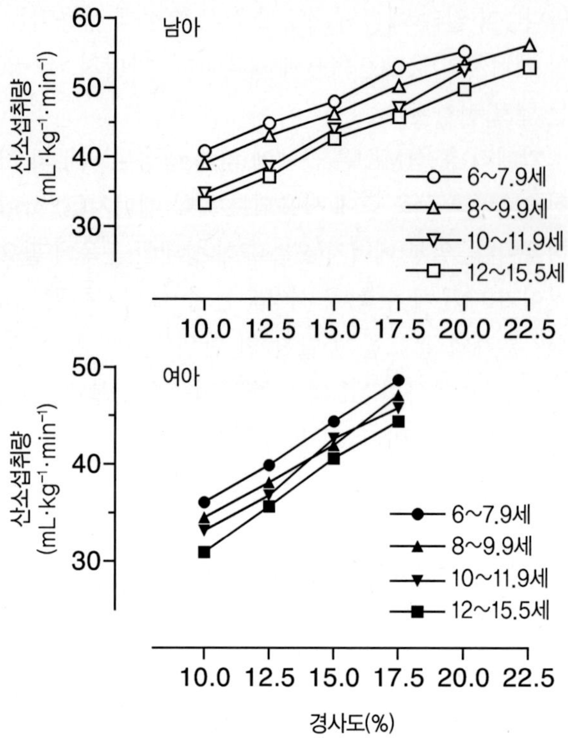

그림 1.8 다양한 경사면에서 걷기의 산소 비용. 6세에서 15세 사이의 여아(n=64)와 남아(n=83)의 평균값은 네 개의 연령 그룹으로 나뉘었다. 연구 참여자는 트레드밀에서 5~6km·hr⁻¹으로 걸었다.

Based on Skinner et al. 1971 (418).

표 1.2 젊은 성인과 비교한 여러 연령대 아동의 체질량 kg당 운동량의 초과 산소 비용

연령(년)	초과 비용(%)
5	37
7	26
9	19
11	13
13	9
15	5
17	3

Adapted from Sallis et al. 1991 (393).

한 연구자료를 수집했다(393). **표 1.2**에 요약된 바와 같이, 5세 아동은 동일한 걷기 또는 달리기 작업을 수행하는 성인보다 평균 37% 더 많은 산소(체질량 단위당 계산)가 필요하다. 이 초과분은 나이가 들수록 감소한다.

Ariens 등은 달리기의 효율성에 대한 장기간의 관찰 자료를 제시하였다. 13, 14, 15, 16, 21, 27세에 해당하는 98명의 여성과 84명의 남성이 동일한 트레드밀(다양한 경사면에서 8km·hr^{-1}) 달리기를 하였다. 체질량 1kg당 산소섭취량은 성장함에 따라 지속적으로 감소하여 효율적인 성장을 보였다. 여성의 효율는 남성보다 높

았다. 이러한 차이는 신체 사이즈에 대한 가능성을 설명하기 위해 상대 성장 분석이 사용된 경우에도 유지된다(14). 8km·hr^{-1}(317)의 트레드밀에서 달린 6세 아동들에게서도 여아의 더 높은 달리기 효율성이 발견되었다.

10장에서 기술된 바와 같이, 운동의 고에너지 소비는 신경근(예: 뇌성마비, 근이영양증) 또는 근골격계(예: 진행성 척추측만증) 질환이 있는 환자에게서도 나타난다.

아동 운동의 낮은 효율성에 대한 가능한 설명들

Possible Explanations for the Low Economy of Locomotion in Children

아래 목록에 요약되어 있듯이, 아동들의 운동 대사 비용이 높다는 것을 설명하는 몇 가지 메커니즘이 제안되었다. 이 중에서 가장 보편적인 것은 신진대사율이 높으며, 보행 빈도가 높고, 기계적으로 "낭비"인 운동방식이며, 길항근이 과도하게 수축되어 있을 가능성이 높다는 것이다.

아이들의 보행과 달리기의 높은 신진대사 에너지 소모의 가능한 원인은 다음과 같다.

- 높은 안정 시 신진대사율
- 높은 환기량 소모
- 높은 보행 빈도
- 낮은 탄성 반동력
- 중심에서 먼 질량분포로 인한 큰 관성 모멘트
- 집단 수축 속도 불균형
- 기계적 "낭비" 운동방식
- 길항근의 높은 동시 수축

안정 시 높은 신진대사율

High Resting Metabolic Rate

운동 중 높은 신진대사 비용은 안정 시 높은 신진대사율로 설명할 수 있을까? 아니면 안정 시 신진대사율에 관계없는 순수 대사 비용인가? 체중 1kg당 계산하였을 경우, 안정 시 신진 대사율은 청소년보다 아동이 낮으며, 성인과의 비교에서는 더욱 그러하다(25;83;99;273;360). 아동과 성인의 신진대사율의 차이는 1~2ml·kg^{-1}·min^{-1}(273)에서 3~3.5ml·kg^{-1}·min^{-1}(360)의 범위로 보고된다. 대조적으로, 운동대사율의 차이는 7~8ml·kg^{-1}·min^{-1}(예: [25])에 달한다. 결과적으로 보행이나 달리기의 순수 산소소비량은 청소년이나 성인보다 아동에서 더 높으며, 안정 시 높은 산소소비량은 아동의 낮은 운동 효율성을 설명할 수 없다.

더 높은 보행 빈도

Higher Stride Frequency

다리 길이가 짧기 때문에 아동들은 청소년이나 성인에 비해 보폭이 짧고 보행 빈도가 더 높다(132;273;379;433;442;462). 아동, 청소년, 성인에서 보폭 당 신진대사 비용이 비슷한 것으로 보이므로 보행 거리가 짧으면 부분적으로 아이들의 운동대사 비용이 더 높을 수 있다(371;442;462). 그러나 역학 및 근전도 변수를 포함한 다중 회귀 분석 결과, 보행 비율은 7세에서 16세 사이 여아와 남아의 걷기와 달리기의 신진대사 비용을 예측할 수 있는 중요한 지표가 되지 못했다(168;171).

기계적 "낭비" 운동방식

Mechanically "Wasteful" Locomotion Style

아동들의 높은 신진대사 비용은 운동의 기계적 비용이 더 높은 것을 반영한다고 보는 것이 타당하다. 이 가설은 7~16세 여아와 남아의 총 신체 기계적 일을 6단계의 트레드밀 달리기와 걷기로 밝혀낸 Frost 등에 의해 검증되었다(168;170). 운동학적 분석을 바탕으로, 인체 부위에 의해 수행된 일과 인접 사지 부위 간 및 내의 에너지 전달을 고려하여 기계적 일을 산출하였다. 연령에 따른 대사 비용의 차이에도 불구하고 총 신체 기계적 일은 서로 다른 연령 집단에서 비슷했다. 다중 회귀 분석을 사용한 결과, 기계적 일은 6단계 속도 중 5단계에서 대사적 일의 가변성에 대해 중요하지 않은 예측 변수였다.

길항근의 높은 동시 수축

High Co-Contraction of Antagonist Muscles

보행 빈도와 기계적으로 "낭비적인" 보행 스타일 이론은 높은 신진대사 비용이 신체의 높은 기계적 출력을 반영한다고 추측하지만, 신진대사, 역학 및 근전도 분석을 포함하는 최근의 삼차원 연구는 다른 가능성 있는 더 중요한 메커니즘을 제안한다(168;171). 근전도 검사는 여섯 단계의 트레드밀 걷기와 달리기를 수행하는 동안, 전기(7~8세), 중기(10~12세) 및 사춘기 후기(15~16세) 아동의 무릎 및 발목 굴곡근 및 신근의 전기적 활성화를 측정하기 위해 사용되었다. 정상적인 보행

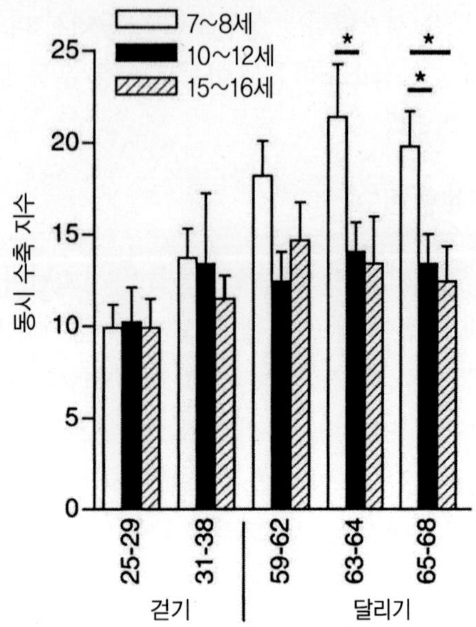

그림 1.9 다양한 강도(%$\dot{V}O_2$max로 표현됨)로 걷고 달린 전기, 중기 및 후기 사춘기 아동에게 나타난 길항근 종아리 근육의 동시 수축
Reproduced, with permission, from Frost et al. 1997 (171).

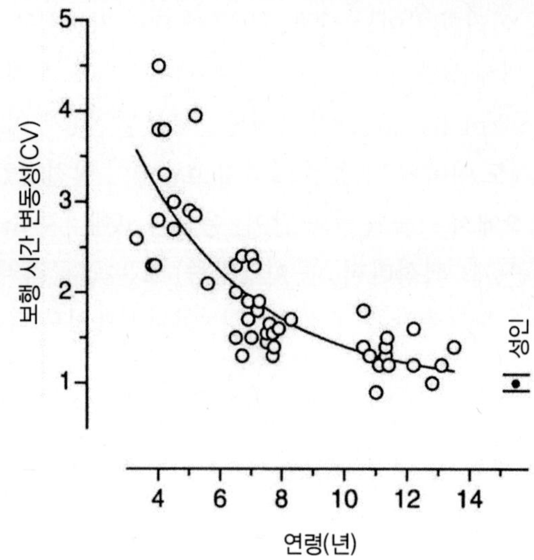

그림 1.10 연령 함수로 나타낸 보행 시간 변동성. 3세에서 14세 사이의 50명의 여아와 남아가 400m 트랙 주변에서 스스로 결정한 속도로 8분간 걷는 동안 관찰하였다. 보행 시간 변동성은 변동 계수(CV; 표준편차[SD]를 평균 걸음 시간으로 나눈 값)로 표시된다.
Data for adults are derived from Hausdorff et al. 1996 (199).
Reproduced, with permission from Hausdorff et al. 1999 (200).

사이클에서, 하나의 근육군(예를 들어, 발목 신근)이 수축하면, 길항근군(발목 굴근)은 대부분 이완된다. 그러나 두 그룹이 동시에 수축하는 짧은 시기가 있다. 이것은 동시 수축 시기이다. 동시 수축은 관절의 안정성과 운동의 평활도를 제어하는 데 중요하지만 과도한 수축은 과도한 대사 비용을 야기할 수 있으며 운동학적 분석으로는 식별할 수 없다. Frost 등의 연구(171)에서 7세에서 8세 사이의 아동들은 연령대가 높은 다른 두 그룹(**그림 1.9**)보다 훨씬 높은 동시 수축을 보였다. 세 그룹의 데이터를 모았을 때, 길항근의 동시 수축은 걷기와 달리기의 신진대사 비용을 예측하는 차선책(after age)이었다. 그 의미는 7세에서 8세 사이의 아동들이 아직 근육군 간의 활동을 최적으로 동기화하기 위해 필요한 신경운동 조절을 하지 못했을 수 있다는 것이다. 어린 나이의 신체 훈련이 성장과 관련된 동시 수축의 속도를 지연시킬 수 있는지에 대한 여부는 분명하지 않다.

이러한 관찰과 일치하는 것이 Hausdorff 등이 보행 시간의 변동성을 걸음걸이의 지표로 분석한 연구이다(200). **그림 1.10**에서 볼 수 있듯이 3~4세 아동의 걸음걸이 변동성은 11~14세보다 변동성이 크게 나타난 6~7세 집단보다 상당히 높았다. 높은 연령대 집단의 변동성은 성인의 가변성에 근접했다. 저자들은 보폭 동역학의 성숙이 7세까지 완전히 달성되지 않을 수도 있다고 결론지었다.

결론적으로, 지금까지 이용 가능한 자료는 아동의 운동에 대한 높은 신진대사 비용이 연령과 관련된 차이를 반영한다고 제안한다. 이들 중 가장 중요한 것은 길항근군의 과도한 동시 수축과 높은 보행 빈도이다. 미성숙한 신경운동 조절을 반영할 수 있는 걸음걸이 패턴이 10살이 될 때까지 일치하지 않으면 또 다른 중요한 원인이 될 수 있다. 걷기와 달리기 중에 아동이 청소년과 성인들보다 비경제적인 이유에 대한 더 깊은 이해를 돕기 위해 다양한 검사 방법을 결합하여 더 많은 연구가 시행되어야 한다.

대사 예비력

Metabolic Reserve

근본적인 메커니즘이 무엇이든 간에, 보행 운동의 높은 신진대사 비용은 아동의 높은 최대산소섭취량으로 예상되는 것보다 덜 효과적인 "유산소성 기관"을 만든다. 주어진 일에 대한 대사 예비력을 측정하기 위해 필요한 최대산소섭취량과 산소소비량의 차이를 고려해보면, 아동이 불리하다는 점을 알 수 있다. 이는 **그림 1.11**에 도표로 표시하였다. $180m \cdot min^{-1}$로 달릴 경우, 8세

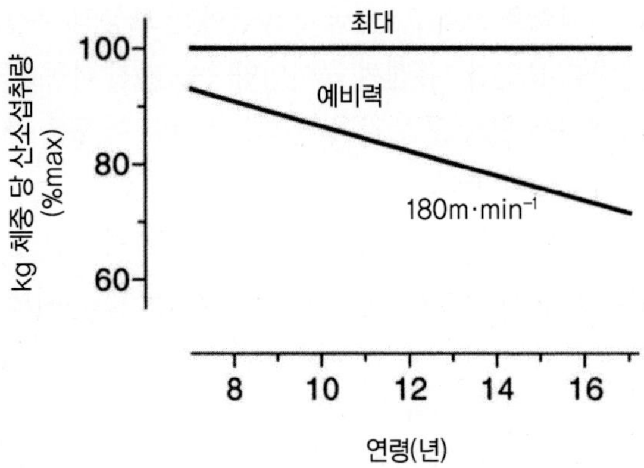

그림 1.11 호기성 예비력과 연령. 134명의 7세에서 16세 사이의 여아와 남아에 있어 180m·min^{-1}의 트레드밀 달리기 동안 최대산소섭취량과 산소섭취량

Based on data by MacDougall et al. 1979 (272).
Adapted, with permission, from Bar-Or 1982 (36).

남아는 최대유산소성 파워의 90%가 필요하지만, 동일한 주행 속도에서 16세의 경우 최대 75%만 필요하다. 즉, 연령에 따라 달리기 속도의 "예비력" 범위가 커짐을 알 수 있으며, 이는 장거리 경쟁에서 아동이 오랜 시간 동안 저속을 유지할 수는 있더라도 청소년과 성인보다 수행력이 떨어지는 것을 설명할 수 있다.

운동의 대사 비용에 대한 훈련의 효과

Effect of Training on the Metabolic Cost of Locomotion

아동과 청소년에게 있어, 훈련이 신진대사 비용을 감소시킬 수 있는지 여부를 묻는 것은 중요하지만 이 질문에 대한 연구는 거의 없다. Petray와 Krahenbuhl은 11주간의 중재 연구에서, 10세 소년을 달리기 훈련과 달리기 방식에 대한 설명, 또는 이것의 결합을 포함한 다양한 집단에 배정하였다. 이러한 중재 모두 달리기나 운동학적 변수에 있어서 대사 비용의 변화를 나타내지 않았다(344). 12주간의 달리기 훈련 중재(269)에서도 유사한 결과가 나타났다.

이러한 결과는 어린 운동선수의 변화에 대한 몇 년간의 연구결과와는 대조적이다. **그림 1.12**에서 볼 수 있듯이 10~12세 사이에 반복적으로 검사한 중거리와 장거리 주자는 kg당 산소섭취량이 급격히 감소했다. 이는 비운동선수의 횡단연구(113;114)에서 관찰된 것보다 상당히 빠르다. 다른 연구(233)에서도 유사한 결과를 살펴볼 수 있다. 대조적으로 산소섭취량의 감소율이 8년 이상 추적 관찰된 10대 달리기 선수와 비운동선수에서

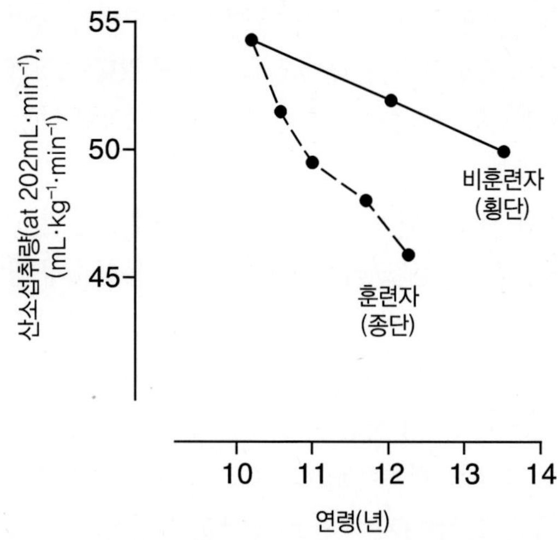

그림 1.12 훈련 중 중장거리 남성 달리기 선수에게 나타난 트레드밀 달리기 산소 비용의 연령 관련 감소. 남성 비운동선수의 횡단면 관찰과의 비교

Based on Daniels and Oldridge 1971 (113) and on Daniels et al. 1978 (114).

비슷하게 나타났다. 그러나 달리기 선수의 산소섭취량은 더 낮았다. 이 차이는 두 집단에 대한 무선 할당의 결여로 인한 것일 수 있다(417).

훈련된 성인 장거리 주자에 대한 최근의 실험은 이완 바이오피드백기법이 트레드밀 달리기시 산소소비에 영향을 주는지에 대한 것이었다. 실제로, 6주 프로그램(88) 기간 동안 계속적으로 달리기 효율이 증가하였다. 개선된 이완이 길항근의 동시 수축 감소를 수반한다고 가정하는 것이 유력하다.

적절한 중재로 보행의 효율이 향상될 가능성은 운동선수에게 있어 중요하지만, 이는 높은 신진대사 비용으로 인해 보행 능력이 제한될 수 있는 신경근 질환 아동에게도 해당된다(10장 참조).

무산소성 운동

Anaerobic Exercise

운동에 필요한 에너지는 근육 내에서 산화 에너지 전환으로 항상 충족될 수 없으며, 산소의 적절한 공급이 필요하다. 비산화성 에너지 전환에 전적으로 의존하는 활동은 무산소성으로 간주된다. 일반적으로 무산소성 활동은 1분 이하로 이루어지며, 최대유산소성 파워에 도달하는 것보다 더 높은 강도이다(이런 이유로 최대초과강도라 함). 예로 단·장거리 전력질주와 점프가 있다. 그러나 무산소성 에너지 전환은 장거리 달리기, 수영,

크로스컨트리 스키의 마지막 단계에서 총력을 다하는 것과 같이 지구성 운동 중에도 요구될 수 있다. 2장에서 설명하겠지만, 아동들은 휴식시간이 배치되어 있는 단기간의 폭발적인 운동에 자연스럽게 의존한다.

그러한 활동들의 에너지 근원은 근육에 저장된 고에너지인산(CP 또는 크레아틴 인산) 또는 무산소성 당분해로 생산된 ATP이다. 후자는 근육 속 젖산의 생산을 높여 혈중 젖산 수치를 증가시킨다. 이에 반해서 이용가능한 ATP와 CP의 사용은 젖산을 생산하지 않으므로 "비젖산"이라 한다. 전통적으로 고강도 운동이 10초까지 지속되면, 에너지 전환은 젖산을 생산하지 않으며, 해당과정의 에너지 전환은 보다 늦게 작용하는 것으로 추정되어 왔다. 그러나 근생화학의 출현과 함께 현재는 무산소성 운동의 초기 10초 동안에도 젖산이 생산되고 해당과정이 주된 기여를 한다고 본다. 유산소성 운동이 각 개체를 전체로 보는 반면, 무산소성 운동은 근육 또는 근육군의 국부적 특성을 나타낸다. 예를 들어, 단거리 주자나 높이뛰기 선수들은 무릎 신근에 매우 높은 무산소성 체력을 보이고, 팔꿈치 굴근에는 보통의 무산소성 체력을 보인다. 듀켄씨 근이영양증을 가진 아동은 이와 반대되는 현상을 보일 수 있다. 그러한 아동은 상지의 무산소성 수행이 다리근육의 수행보다 높다.

무산소성 운동을 하는 동안 발생하는 기계적인 힘은 유산소성 운동을 할 때보다 더 높다. 아동들은 최대유산소성 운동을 하는 동안 200~400%의 기계적인 힘에 도달할 수 있다. 이에 대한 현장연구들이 실시되면서 무산소성 운동에 관한 전문용어들에 다소 혼란이 있었다. 최고파워, 무산소성 파워, 평균파워, 무산소성 능력, 무산소성 작업 능력, 국부 근지구력, 총 기계적 일과 같은 용어들이 종종 번갈아 사용되어 왔다. 이 책에서 최고파워는 10초 이하의 운동에서 발생되는 가장 높은 기계적인 힘을 의미한다. 평균파워는 운동부하 테스트와 같이 30초 동안 발생하는 평균적인 힘을 의미한다.

이 장에서는 무산소성 운동 수행에 있어 성장과 성숙을 하는 동안 발생하는 변화와 성인, 특히 청소년과 비

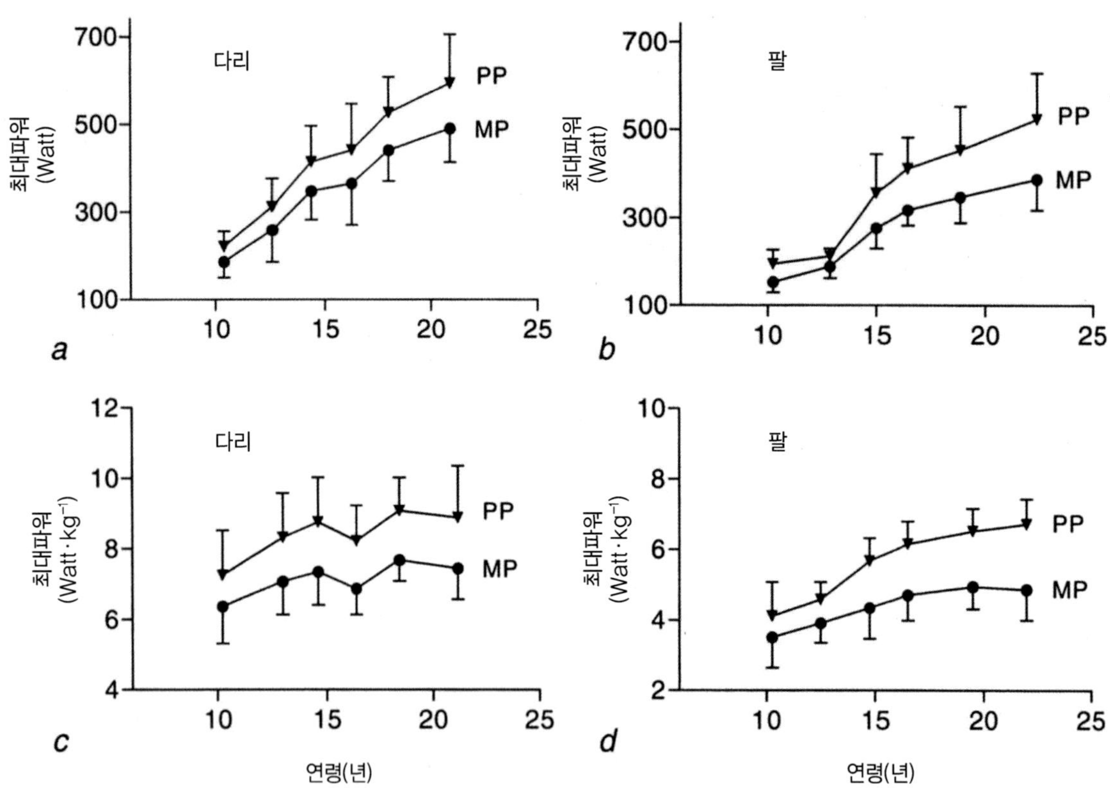

그림 1.13 남아와 청소년, 젊은 성인 남성의 무산소성 수행. 그래프 (a)와 (c)는 윙게이트 leg cycling 검사를 실시한 대상자 156명의 평균파워(MP)와 최고파워(PP)를 요약한 것이다. 그래프 (b)와 (d)는 윙게이트 arm cranking 검사를 실시한 대상자 95명의 MP와 PP를 요약한 것이다. 수직선은 1SD를 나타낸다.

Adapted, with permission, from Inbar and Bar-Or 1986 (221).

교하여 아동들의 낮은 무산소성 운동 수행에 대한 이유에 대해 초점을 맞춘다. 만성질환을 앓고 있는 아동들의 무산소성 운동 수행은 다음 장에서 다룬다. 부록 II는 무산소성 운동 수행을 평가하는 방법에 대하여 간략히 설명하고 있다. 무산소성 운동에 대한 보다 자세한 내용은 Inbar et al.(222)과 Van Praagh의 책에 나와 있다 (450).

아동과 청소년의 무산소성 운동 수행

Anaerobic Performance of Children and Adolescents

아동들의 무산소성 운동 수행 능력은 성인보다 낮은 수행력을 보이는 청소년보다 현저하게 낮다. **그림 1.13**은 무산소성 운동부하 검사를 실시한 남자들의 하지와 상지 무산소성 근력과 근지구력의 연령 관련 패턴을 요약한 것이다. 예상했던 바와 같이, 절대파워 단위로 나타낸 수행 능력은 연령과 긍정적인 관계에 있으며, 정상 체중인 8살 소년의 힘은 젊은 성인이 발생시키는 힘의 70~80%이다. 이는 운동수행을 상대성장을 통해 비교한 경우에도 유사하게 나타난다.

힘-속도 검사와 Margaria step-running 검사를 통해 최고무산소성 파워의 연령 및 성별 관련 차이를 알아볼 수 있다(**그림 1.14** Van Praagh, 2000 [450a]). 실험과 관계없이 여아들의 수행은 남아보다 낮았다. 그 차이는 14세 이하에서 더 뚜렷하다.

요약하자면 아동의 최대유산소성 파워가 떨어지는지 아닌지에 대한 논쟁은 여전하지만, 결론은 우리가 비교를 위해 선택한 기반에 달려 있다. 이는 무산소성 운동 수행의 경우가 아니며, 체질량, 신장 제곱, 제지방체중 또는 상대성장 질량지수와 같은 절대적이고 상대적인 용어에 있어 아동이 성인보다 더 낮게 나타난다. 유산소성 운동과 무산소성 운동 간 성장 관련 차이의 비교 그래프는 **그림 1.15**에 나타나있다. 공통척도 사용을 위해, 운동수행은 18세의 값을 100%로 하여 백분율로 표시한다. 최대유산소성 파워는 연령에 따라 변하지 않거나(남아의 경우) 혹은 감소하며(여아의 경우), 무산소성 운동 수행에 있어 점진적인 성장 관련 증가가 일어난다. 데이터 척도의 사용 방식에 관계없이, 두 가지 체력구성요소에 있어 성장에 따른 유사한 상대적 패턴이 나타난다.

앞서 설명한 패턴은 다양한 연령 혹은 성인 집단의 횡단비교를 기반으로 한다. 무산소성 운동 수행에 있어 시간에 따른 종단적 비교를 한 연구는 거의 없다. Falk 등은 캐나다의 10.9세에서 16.2세 -사춘기 전부터 사춘기 중·후반- 비선수 남아들을 대상으로 혼합 횡단연구를 설계하였다. 단위체중당 최대유산소성 파워는 시간에 따라 변하지 않은 반면, 최고무산소성 파워는 단위체중당 약 4W 증가하였다. Duche 등의 종단 연구는 프랑스 남아들에서도 유사한 패턴을 보고하였다.

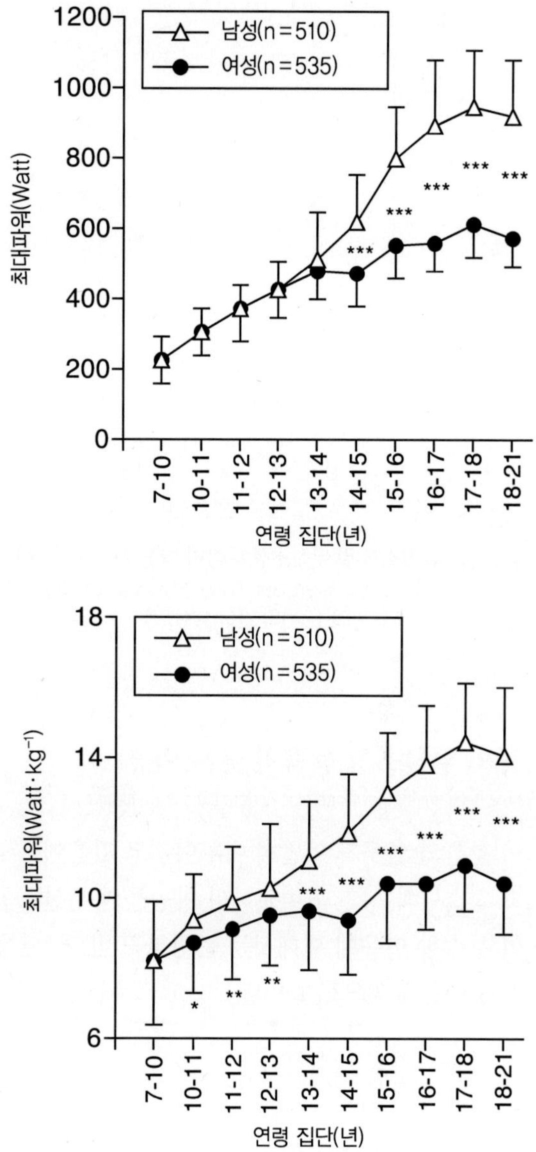

그림 1.14 7~21세 여성과 남성 1,045명의 최고무산소성 파워는 힘속도 검사에 의해 결정되었다. 값은 Watts(상단 그래프)와 kg당 Watt(하단 그래프)로 나타내었다.

Reproduced, with permission, from Van Praagh 2000 (450a).

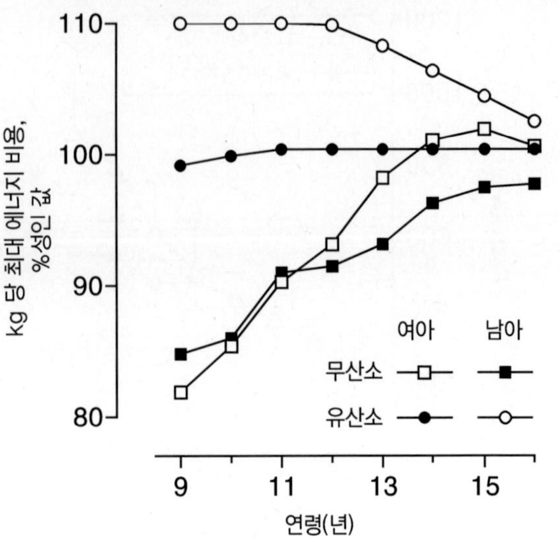

그림 1.15 유산소성 및 무산소성 특성의 향상. 9~16세 남아와 여아의 최대산소섭취량과 Margaria step-running test의 최대수행력. 평균값은 백분율이며 18세의 값이 100%임.

Based on Kurowski 1977 (259) and Bar-Or 1982 (36).

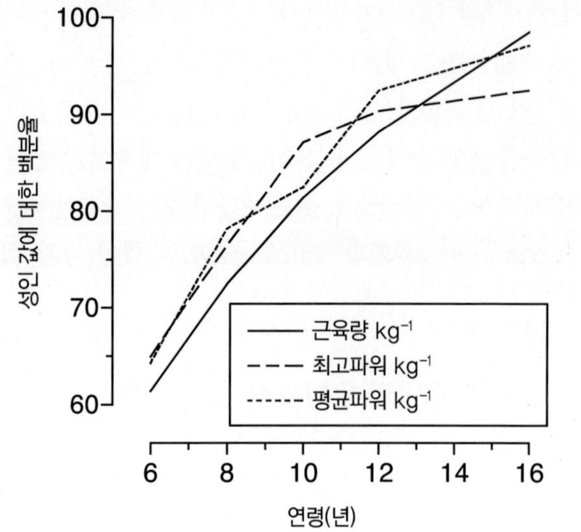

그림 1.16 6~16세 남아의 단위 체중 당으로 계산하여 허벅지 근육량과 최고 및 평균 무산소성 파워를 추정하였다. 값은 18세 남성의 값에 대한 백분율로 표시하였다. 근육량은 Maresh 1970의 X-ray 데이터를 기초로 하여 추정하였다.

Data for muscle power were derived from studies of boys who performed the Wingate test (120; 156; 220; 322).

Adapted, with permission, from Martin and Malina 1998 (298).

아동의 무산소성 능력이 낮은 이유

Possible Reasons for Low Anaerobic Performance in Children

이 분야의 연구가 활발히 이루어지고 있음에도 불구하고 청소년과 성인과 비교하여 아동들의 무산소성 능력이 부족한 이유에 대해서는 분명하지 않다. 다음 세 가지가 주된 원인으로 보인다.

- 체중당 적은 근육량
- 보다 낮은 해당능력
- 불완전한 신경근 협응

적은 근육량

Smaller Muscle Mass

힘을 만드는 근육의 능력은 여러 요인 중 단면적에 의존하며, 근수축에 있어 짧아지는 속도는 그 길이에 의존한다. 기계적인 힘은 힘과 속도의 산물이기 때문에 힘은 근육의 용량이나 질량에 달려 있다(각각은 단면적과 길이 곱의 함수). 체중과 관련하여 아동의 근육량은 성인보다 더 적고 아동기와 청소년기 사이에 서서히 증가한다. 이는 아동이 힘을 발생시키는 능력이 더 낮은 이유 중 하나일 수 있다. **그림 1.16**에 나타난 바와 같이 아동기와 청소년기 동안의 근육량 증가율은, 체질량을 모두 표준화하였을 때 최고 및 평균 무산소성 파워의 증가율과 비슷하다. 그러나 제지방체중, 근육의 부피 또는 근육량, 무산소성 운동 능력의 측정치는 아동이 더 낮다. 즉, 적은 근육량은 아동의 낮은 무산소성 능력과 연관되어 있다고 할 수 있다.

보다 낮은 해당 능력

Lower Glycolytic Capability

현저하게 낮은 아동의 무산소성 운동 능력은 무산소성 에너지 전환 능력이 더 낮음을 반영한다. 이를 뒷받침하는 몇가지 연구결과들을 살펴보면; **표 1.3**은 근수축을 위해 이용되는 근육 내 생화학적 기질의 특성을 요약한 것이다. 나이와 연관된 주된 차이는 해당능력에 있다. 글리코겐의 안정 시 농도, 특히 무산소성 활용률은 아동이 더 낮기 때문에, 10~60초 동안 지속되는 격렬한 운동의 경우 기능적으로 불리하게 되는 것이다.

무산소성 글리코겐 활용을 측정하는 한 가지 방법은 근육 내 최대 젖산 농도를 측정하는 것이다. 윤리적인 이유로 근생검은 건강한 아동들에게 행해지는 것이 드물기 때문에, 방법상의 단점에도 불구하고 최대 혈중 젖산은 대리 측정 방법으로 종종 사용된다. 대부분의 연구들은 아동의 최대 혈중 젖산이 청소년이나 성인보다 더 낮다는 것을 보여준다.

1970년대 Eriksson은 남아의 대퇴사두근에서 최대

표 1.3 사춘기 이전 남아 근육의 기질 이용성과 활용*

기질	안정 시 값		운동 중 활용률
	근육 내 농도 (mmol·kg⁻¹ wet weight)	고령자와의 비교	
ATP	3.5-5.0	연령에 따른 차이 없음	성인과 같음
CP	12-22	아동의 경우 낮음	성인과 같거나 낮음
Glycogen	45-75	아동의 경우 낮음	성인에 비해 많이 낮음

ATP: adenosine triphosphate, CP: creatine phosphate.
*Based on Eriksson and Saltin 1974 (146), Eriksson 1980 (139) , and Karlsson 1971 (234) .

하 젖산 수준과 최대 젖산 수준이 성인에 비해 낮음을 보고하였다. **그림 1.17**은 사이클 운동의 각 단계에 있어 성인보다 남아의 근육 젖산 농도가 더 낮음을 나타내고 있으며, 최대 수치는 성인에 비해 약 35%가 낮음을 보여준다. **그림 1.18**은 연령에 따른 최대 근육 젖산 수준을 요약한 것으로, 남아들은 인생의 두 번째 10년 동안 지속적으로 증가한다. 쥐를 이용한 연구에서 젖산의 생산이 테스토스테론의 순환수준과 관련되어 있다고 보고하였다. 명확히 확인된 사실은 아니지만 연구에서 보고된 바에 따라, 남아들의 젖산 생산이나 최고무산소성 파워는 테스토스테론의 순환과 성장호르몬 및 인슐린유사성장인자와 같은 사춘기 동안의 기타 호르몬 변화에 의존한다. 보다 성숙한 여성을 남성과 비교하거나 적은 나이의 여성과 비교하였을 때, 성숙한 여성의 무산소성 운동 능력이 더 낮게 나타나는 것은 이러한 개념과 동일하다고 할 수 있다. 그러나 남아와 성인남성의 당분해율 차이가 남성 호르몬 활동의 차이에 의해 전체 혹은 부분적으로 설명된다고 보기에는 부족한 점이 있다.

당분해율은 phosphorylase, pyruvate dehydrogenase 및 phosphofructokinase와 같은 효소들의 활동에 의해 조절된다. 후자의 효소는 젊은 성인보다 11~13세 또는 16~17세 남아들의 근세포에서 덜 활동적인 것으로 알려져 왔다. 반대로 13~15세 여아들의 phosphofructokinase 수준은 젊은 여성과 다르지 않았다. 어린 쥐의 근육 phosphofructokinase 수준이 성숙한 쥐보다 더 낮다는 것은 주목할 만하다.

무산소성 운동 능력을 평가하는 추가적인 지표는 근수축 시의 산성도이다. 일부 성인 운동선수들은 근세포 내 pH6.60 이하와 비슷한 수준인 동맥 혈액 pH6.80까지 운동을 지속할 수 있다. 반대로 훈련되지 않은 사람

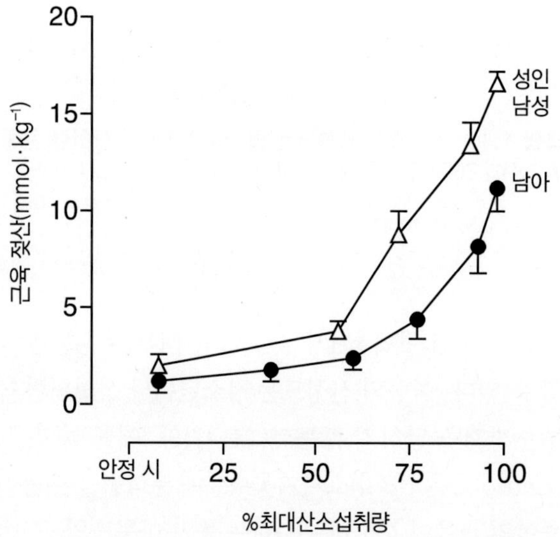

그림 1.17 운동강도의 조절에 따른 13.5~14.8세 남아와 젊은 성인 남성의 대퇴사두근 내 젖산 농도. 값은 근조직 당으로 나타내며 수직선은 1SEM을 나타낸다.
Adapted, with permission, from Eriksson et al. 1971 (143).

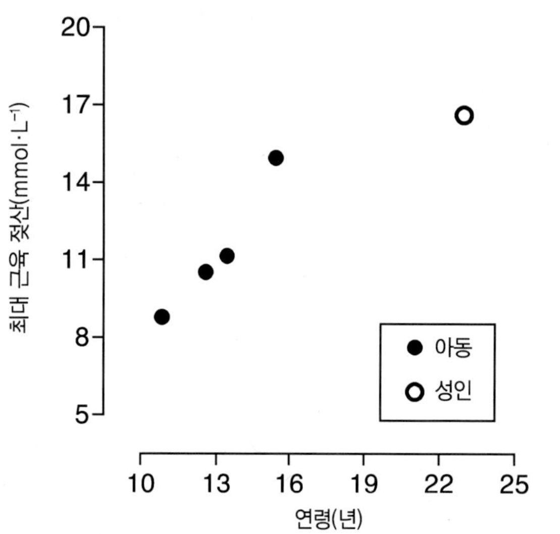

그림 1.18 11~16세 남아와 젊은 성인의 최대산소섭취량. 검사에서의 최종 근육 내 젖산 수준
Based on data by Eriksson and Saltin 1974 (146).

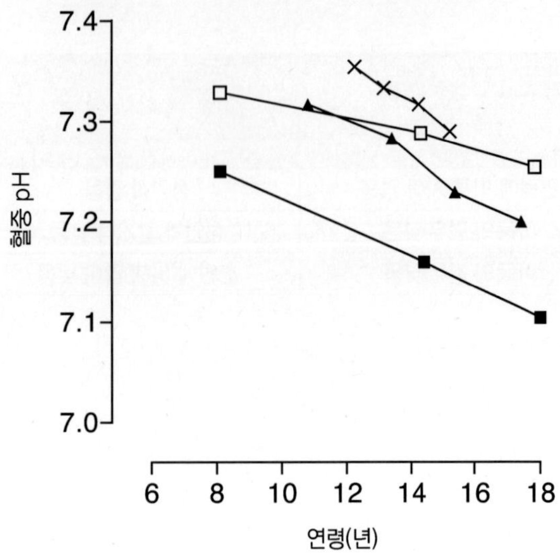

그림 1.19 산-염기 평형과 연령. 에르고미터 사이클 운동(□, ▲, ×)과 300m 달리기(■)의 all-out 에 따른 혈중 pH 평균값

Based on data by Kindermann et al. 1975 (243); Matejková et al. 1980 (302); and Von Ditter et al. 1977 (455).

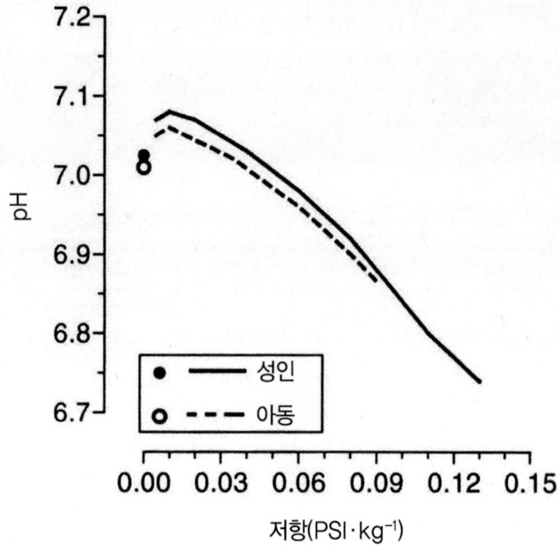

그림 1.20 9세 여아와 33세 성인 여성의 안정 시와 점진적 운동에서의 탈진 시 근육 내 pH. 데이터는 대상자들이 증가 되는 저항의 피스톤에 대응하여 족저굴곡을 수행하는 동안 ^{31}P 수소자기공명분광분석을 통해 분석된 값이다.

Adapted from Zanconato et al. 1993 (483).

들은 동맥의 혈액 pH가 7.20이면 대부분 운동을 지속할 수 없다. 아동의 산성도는 청소년이나 성인처럼 높은 수준까지 도달하지 않는다(**그림 1.19**). 예를 들어 Zanconato 등은 ^{31}P 수소자기공명분광분석법을 이용하여 종아리 근육이 강하게 수축하는 동안 아동들의 근육 pH가 성인의 낮은 수준까지 미치지 않음을 보고하였다.

Kuno 등은 같은 방법을 사용하여 청소년의 넓적다리 근육 산성도가 성인에 비해 더 낮음을 보고하였다. 종단 연구를 토대로 보았을 때, 산성도의 증가는 매년 대략 0.01~0.02pH이다.

불완전한 신경근 협응

Deficient Neuromuscular Coordination

단거리 경기, 최대속도 사이클, 줄넘기 또는 도약 경기와 같이 무산소성 운동 수행은 근육군 사이의 협응을 요구한다. 또한 단거리 경기의 성공적 수행은 출발신호에 반응하는 반응시간과 움직임 시간에 달려있다. 이는 단일 근수축(정적, 등척성 혹은 등장성 수축)으로 근육군의 협응이나 자극에 대한 반응속도가 덜 중요하다. 고강도 운동 시 요구되는 단시간 폭발적 기술은 유년기에 점진적으로 향상된다. 예를 들어, 수직 도약 능력은 연령에 따라 향상되지만, 가장 급진적인 증가는 남아가 최고 높이 속도를 보인 이후에 발생한다. 비록 무산소성 운동 수행과 신경근 협응 사이에 연관성이 있다는 직접적인 연구는 없지만, 일부에서는 그런 관계가 있음을 주장한다. 일례로 미숙아와 초저체중으로 태어난 아동을 들 수 있다. 이들은 정상체중으로 태어난 아동에 비하여 운동부하 테스트에서 저조한 결과를 보였고, 보다 긴 반응시간, '제로' 저항에서 더 느린 최대 페달링 속도, 수직 점프 시 불완전한 협응, 그리고 5~7세 때 저조한 전신 협응을 보였다. 자세한 내용은 10장 초저체중아 부분에서 살펴볼 수 있다.

무산소성 운동 수행과 유산소성 운동 수행의 관계

Relationship Between Anaerobic and Aerobic Performance

개인의 운동 수행을 특징 짓기 위해, 유산소성 및 무산소성 체력의 결합지수를 사용하여 설명하는 것이 의미 있다. 달리 말하면, 개인의 무산소성 운동 수행의 특징은 유산소성 수행과 연관지어 설명하는 것이 유용할 수 있다는 것이다. 이는 재활 프로그램을 구성하고자 하는 물리치료사나 재활전문의, 또는 중거리 달리기 선수를 위한 훈련 프로그램을 계획하고 있는 코치에게 도움이 될 수 있다.

이를 위해 Children's Exercise & Nutrition Centre의 연구진들은 최대유산소성 운동 검사 동안 얻은 개인의 최고무산소성 파워와 최고유산소성 파워 사이의 비율인 출력비의 사용을 제안해왔다. 유효값의 제공을

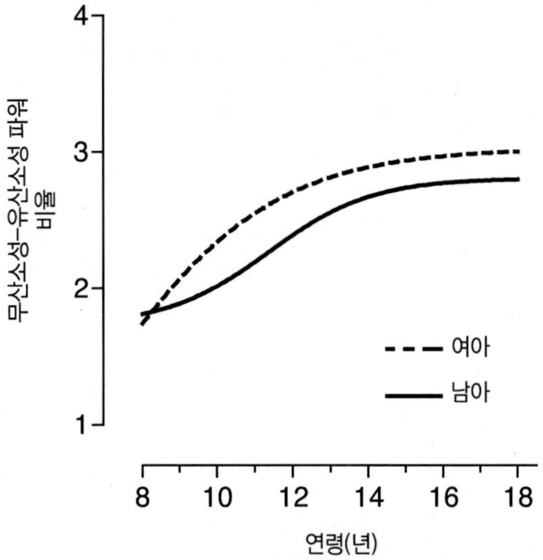

그림 1.21 아동과 청소년의 무산소성-유산소성 파워 비율의 연령에 따른 차이

Adapted from Blimkie et al. 1986 (69).

위해 두 가지 검사는 같은 에르고미터로 실시되어야 한다. 횡단 및 종단 연구를 토대로, 출력비는 8세에 약 2에서 시작하여 여아의 경우 13~14세, 남아의 경우 14~15세에 약 3으로 증가된다. 이후 청소년기 전반에 걸쳐 완만하게 증가한다. 여아의 비율은 남아의 비율보다 다소 높았다(**그림 1.21**). 수학적 계산을 토대로 비율의 사용은 y절편이 0임을 나타내며, 이는 출력비의 경우는 아니다. 그러나 출력비는 훈련 혹은 재활 프로그램을 계획하는 지침으로 유용하게 이용될 수 있다.

유전과 무산소성 운동 수행

Heredity and Anaerobic Performance

무산소성의 특징은 인간의 유전자형에 다소 좌우된다는 것이다. Komi와 동료들은 쌍둥이를 대상으로 한 연구에서, 일란성보다 이란성 쌍둥이 사이의 최고파워(Margaria 스텝-러닝 테스트 이용)가 더 큰 차이를 보인다고 최초 보고하였으며, 이는 유전의 영향임을 주장하였다. 이는 대규모의 형제자매 연구에 의해 사실임이 증명되었다. 뿐만 아니라 유전은 제지방체중, 근육 크기, 근섬유 유형의 비율, 당분해와 산화 근육 효소 사이의 비율, 그리고 고강도 근육 운동의 훈련에도 영향을 미치는 것으로 보인다. 무산소성 근육 특성에 있어 유전의 역할은 **표 1.4**에 요약되어 있다. 이에 대한 세부 설명은 SImoneau와 Bouchard(1998)을 참조하라.

표 1.4 무산소성 수행과 관련 변인에서의 유전 분산

변인	유전 분산
무산소성 수행	50%
제지방량	30%
섬유 유형 분포	45%
당분해-산화 효소 활성화	50%

Based on Simoneau and Bouchard 1998 (415).

무산소성 역치

Anaerobic Threshold

점진적으로 운동이 증가하는 동안, 혈액에서 젖산 생산이 젖산 제거를 넘는 지점에 도달한다. "무산소성 역치"라 불리는 이 지점에서, 혈중 젖산은 눈에 띄게 축적되기 시작한다. 이러한 축적은 신진대사 요구의 증가에 비해 불충분한 환기의 증가와 관련이 있다. 생리학자들은 종종 무산소성 역치의 지표로 혈중 젖산의 증가 지점보다 환기가 가속화 되는 운동 수준을 사용한다. 무산소성 역치에 대한 자세한 내용은 이 장 뒷부분의 "환기와 환기 역치" 단원에서 다룬다.

초과산소섭취량

O_2 Uptake On-Transients

성인에 비해 아동의 무산소성 능력이 부족하다는 개념과 일맥상통하게 초과산소섭취의 양상이 나타난다. 안정 시에서 운동, 혹은 특정 운동 수준에서 보다 높은 운동 수준으로 전환할 때 개개인의 대사율은 증가한다. 우선, 추가된 에너지에 대한 유산소 공급은 실제 에너지 요구량보다 부족하기 때문에 산소결핍은 줄어들게 된다. 운동 초기 단계의 이러한 화학 에너지 균형은 무산소성 과정에 의해 용이해진다. 최대하 운동 시 유산소 에너지의 공급은 수요를 점진적으로 충족시키고 새로운 대사 안정상태가 2~5분 내에 일어난다.

1938년 Robinson은 아이들의 초과산소섭취가 성인보다 더 짧게 일어난다고 주장하였다. 이는 1980년대 여러 연구들에 의해 증명되었다. Armon 등의 후속 연구에 따르면, 운동 강도가 높을 경우(무산소성 역치보다 높을 경우) 아동들에게 단기간의 초과산소섭취가 발생하는 반면, 낮은 운동 강도에서 나타나는 산소섭취량 증가는 나이 또는 체격과 무관한 것으로 나타났다(**그림 1.22**). 또한 수축된 골격근에서의 정맥혈 회귀 증가로 인

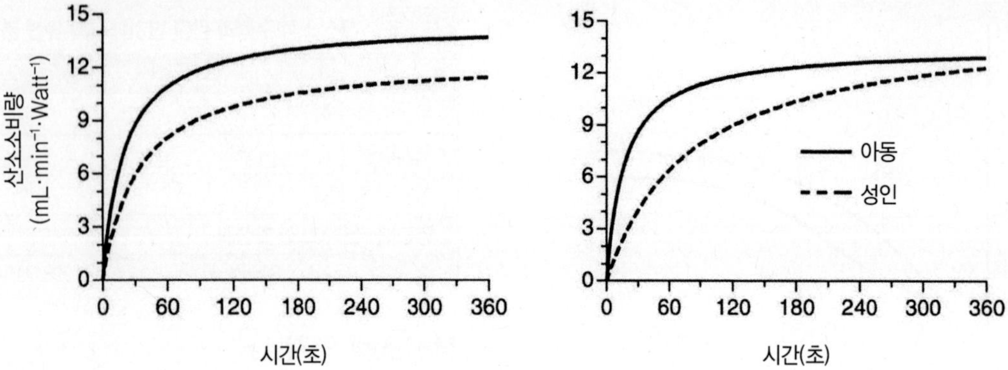

그림 1.22 아동과 성인 산소섭취량의 일시적 변화. 피실험자들은 자신의 무산소성 역치보다 약간 높거나(왼쪽 그래프) 낮은(오른쪽 그래프) 6분간의 사이클링 결과를 보여주었다.
Adapted, with permission, from Armon et al. 1991 (15).

한 산소섭취량의 증가가 일어나는 단시간 운동(초과산소섭취 1단계)을 제외하면 아동의 빠른 산소섭취 반응은 발생하지 않을 것이라고 보고하였다. 격렬한 운동을 60초만 수행하였을 경우에도 초과산소섭취량의 차이는 없었다.

이 부분에서 흥미로운 것은 단시간의 초과산소섭취로 인하여 아동들이 해당과정에 의존할 필요가 줄어드는 것인지(따라서 산소 부족과 젖산 생산량이 적음), 혹은 단시간 초과현상이 낮은 해당능력에 대한 보상인지에 대한 여부이다. 이는 여전히 해결되지 않고 있다.

아직 검증되지는 않았으나 또 다른 가능성은 아동의 초과현상이 작은 체격과 그에 따른 짧은 순환시간에 의한 것이라는 것이다. 또한 성인에 비해 높은 지근섬유의 기여도 역시 아동의 초과산소현상을 설명하고 있다. 이러한 주장들은 흥미롭기는하지만 추가 확인이 필요하다. 검시 데이터를 통해 1세 유아가 성인에 비해 보다 많은 지근섬유를 가지고 있음을 알 수 있지만, 근 섬유 유형 분포의 성인패턴은 6세 정도에 만들어지는 것으로 나타났다.

아동이 격렬한 운동을 할 때 단시간 초과산소현상에 대한 중요한 기능적 함의는 성인에 비해 운동 시작 시 산소결핍이 적다는 것이다. 실제로, Máček과 Vávra에 의하면 10~11세 아이들은 20~22세 성인에 비해 격렬한 운동 시 초기 수 분간 더 낮은 산소결핍을 보였다(**그림 1.23**). 이와 같이 최근의 연구들은 고강도 운동 시에 누적된 산소결핍이 성인에 비해 아동들에게서 더 낮게 나타난다고 보고하고 있다. 적은 산소결핍현상은 아동의 운동 후 회복 과정에서 발생하는 빠른 산소부채 보상과 일치한다(다음 절 '회복' 참조).

운동 후 회복

Recovery Following Exercise

흔히 소아과 운동검사 경험이 있는 사람들은 격렬한 운동 후 아동들의 회복이 빠르다는 것에 주목한다. 예컨대 강도 높은 유산소성 검사 실시 후 대부분의 성인들은 지쳐서 몇 시간 동안 활동하는 것을 꺼려한다. 그러나 아동들은 자신의 검사 결과를 더욱 향상시킬 수 있다고 생각하기 때문에 검사 완료 후 15~30분 동안 반복적으로 격렬한 검사를 요청하여 놀라게 하는 경우가 있다.

실제로 일부 연구들은 아동들의 육체적인 수행능력과 생리학적 기능이 최대하, 최대, 최대 초과 수행 이후 성인에 비해 빠른 회복을 보인다고 보고하고 있다. 아동들이 빠른 회복을 보이는 생리적 기능에는 심장 박동수, 산소섭취량, 이산화탄소 배출량, 호흡 등이 있다. 마찬가지로 혈장량, 젖산 및 pH농도 역시 성인에 비해 아동이 운동 전 수준으로의 빠른 회복을 보인다.

그림 1.24는 윙게이트 무산소성 검사(Wingate anaerobic test)에서 남아와 성인 남성의 최고파워 및 총 기계적 일의 회복 패턴을 보여 준다. 아동은 2분 안에 완전히 회복되는 모습을 보이지만 성인의 경우 10분이 지나도록 완전히 회복되지 못하는 모습을 보인다. **그림 1.25**는 윙게이트 무산소성 검사 후 10분 동안 동일한 아동과 성인의 산소섭취량과 심장 박동수의 회복을 보여 준다. 명확하게 아동의 경우 더 빠른 회복을 보였으며, 이에 따라 더 빠른 산소부채 보상이 일어났음을 알 수 있다.

회복율을 나타내기 위해 시간 상수를 계산할 수 있는

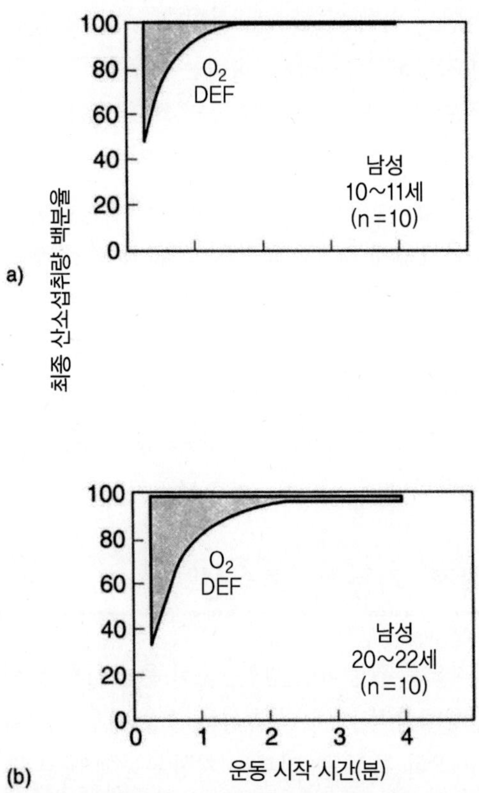

그림 1.23 아동과 성인의 산소 부족. 자신이 가지고 있는 최대호기력의 80~90%를 순환하는 10~11세 아동과(위) 20~22세(아래) 성인의 산소 섭취 과도현상

Adapted from Máček and Vávra 1980 (278).
Reproduced, with permission, from Bar-Or 1982 (36).

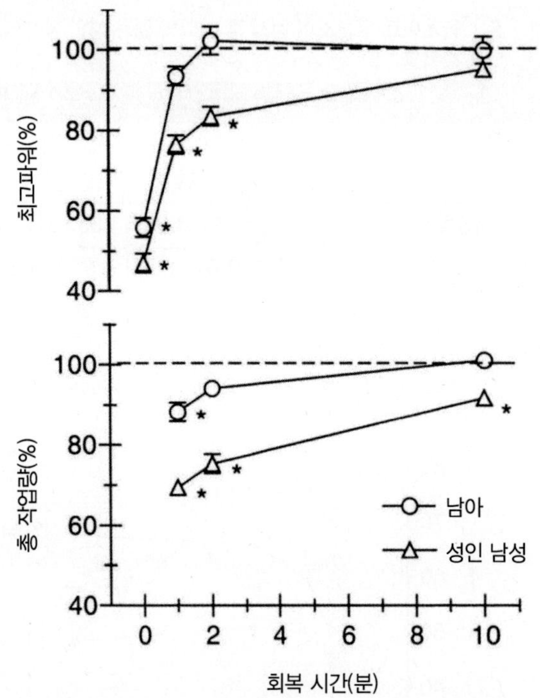

그림 1.24 격렬한 운동에 따른 아동과 어른의 최고파워 운동 수행(위) 및 전체 기능적 작용의(아래) 회복. 매일, 8명의 8세에서 12세의 아동과 8명의 18세에서 23세의 성인들은 다양한 휴식 간격을 두고 윙게이트 검사를 수행하였다. 0은 첫 번째 테스트의 끝을 나타낸다.

Reproduced, with permission, from Hebestreit et al. 1993 (206).

데, 시간 상수는 생리적 기능이 최고 운동 수준에서 기준선까지 63.2% 회복하는데 걸리는 시간을 말한다. 다른 기준은 half-time 상수이며 최고에서 기준선까지 50% 회복하는데 걸리는 시간이다. **표 1.5**에서 나타난 바와 같이, 다양한 생리기능에 대한 half-time 상수는 초과 최대 운동 후에 회복되는 동안 성인에 비해 아동이 더 작게 나타난다.

남녀 구분 없이 아동의 운동 후 회복은 강도에 관계없이 성인에 비해 빠르다. 아동의 운동 후 회복이 왜 성인보다 빠른지는 명확하지 않다. 이 회복 매커니즘은 다른 생리적 기능에 따라서 다를 수 있다. 아동의 심장 박동수의 빠른 회복은 높은 부교감계 작용 때문이라고 할 수도 있다. 또한 아동의 운동이 카테콜라민 활성의 증가와 더 빠른 수소 이온의 제거를 가져오기 때문에 성인에 비해 회복이 빠르다고도 주장한다. 산소섭취량의 빠른 회복은 순환 시간이 짧거나 근섬유와 인접한 모세혈관 사이의 확산 거리가 짧아 운동 시 대사 산물 제거 능력을

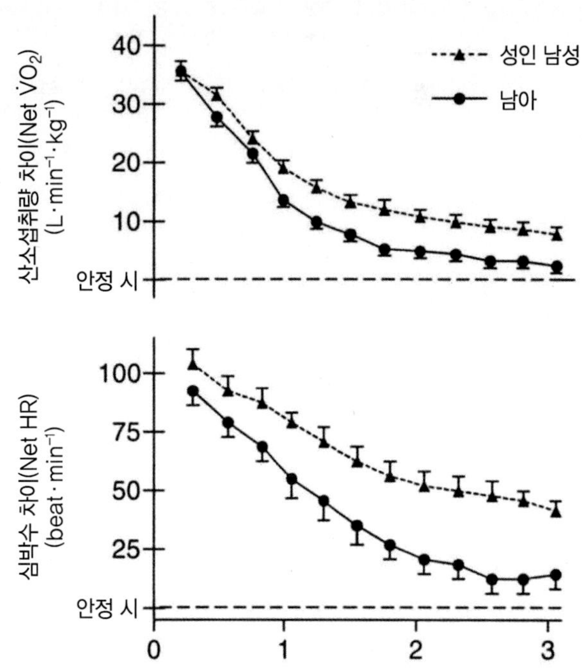

그림 1.25 윙게이트 무산소성 검사에 따른 아동과 성인의 처음 3분 동안 산소 섭취와 심장박동 수 회복 모습. "Net"은 휴식값과 관측값의 차이를 나타낸다. 실험 대상과 소스는 **그림 1.24**와 같다.

표 1.5 윙게이트 무산소성 검사 후 남아와 젊은 성인 남성의 회복률

half-time 상수(초)	남아	성인 남성
심박수	64.0 (21.1)	132.8 (68.0)
환기	61.2 (23.2)	99.9 (68.0)
CO_2 배출량	64.4 (10.5)	93.4 (17.5)
O_2 섭취량	40.9 (3.6)	52.5 (8.6)

Half-time constants were calculated for heart rate, ventilation, CO_2 output, and O_2 uptake.
Means (SD)
Reproduced, with permission, from Hebestreit et al. 1993 (206).

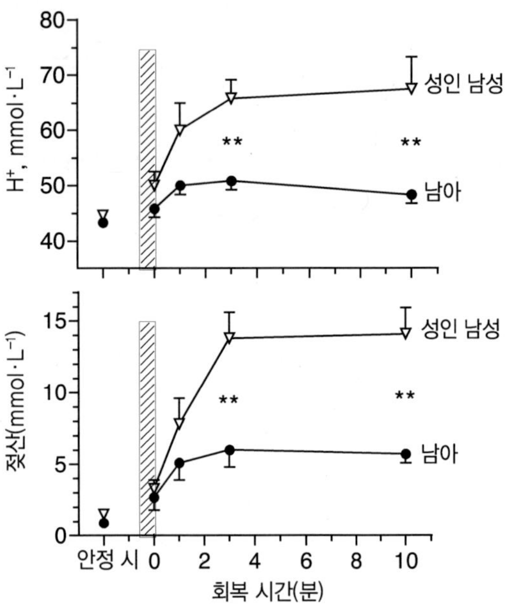

그림 1.26 윙게이트 무산소성 검사에 따른 아동과 어른의 혈장 수소이온과 젖산의 회복 모습. 혈액은 유치 안검 정맥 내 주사를 통해 들어갔다. 대상자는 8세에서 11세의 5명의 소년과 19세와 29세 사이 5명의 성인 남성이다.
Adapted from Hebestreit et al., 1996 (205).

향상시킬 있다고 본다. 또 하나의 가능한 이유로는 운동 시작 시 아동이 겪는 산소결핍이 적어 이에 대한 부채가 줄어들기 때문이다(이전 주제 "일시적인 초과산소섭취" 참조).

고강도 운동을 하는 동안 무산소 에너지 과정을 거의 사용하지 않아도 기계적 파워는 빠르게 회복된다. 이것은 Hebestreit 등에 의해 제시된 바와 같이 운동 종료 시 감소된 혈장 젖산과 수소이온 농도 및 회복 시 빠른 간극을 반영한다(**그림 1.26**). 비록 혈장의 산염기 상태가 근세포와 동일하지는 않지만 이 연구에서 근육 내 산도는 회복기 동안 아동에 비해 성인이 더 높았다.

또 다른 설명으로는 운동량에 따른 아동의 혈장량 감소가 성인에 비해 더 작다는 것이다. 성인의 경우 쿨다운 동안 저강도로 운동을 지속하는 경우(적극적 회복) 아무 운동도 하지 않는 경우(수동적 회복)보다 생리적 기능의 회복이 더 빠르다. 이러한 현상은 아동에게도 동일하게 나타난다. 예를 들어 Dolan 등은, 9세에서 11세 남아와 여아에게 단시간 고강도 운동(최고산소섭취량의 150%)을 하게 한 후 혈중 젖산의 회복을 분석한 결과, 수동적 회복에 비해 최대하 운동을 지속했을 경우 더 빨리 회복된다고 보고하였다. 적극적 회복의 가장 유익한 효과는 최대산소섭취량의 40~60% 강도로 운동을 하였을 때 나타났다.

형태학적, 기능적 "특수성"

Morphologic and Functional "Specialization"

신체적으로 활동적인 성인, 특히 운동 능력이 뛰어난 선수의 형태학적, 기능적 특성은 종종 매우 특수화되어 있다. 이러한 특성 중 일부는 저항운동에 따른 근육의 크기 및 힘의 증가와 함께 이루어진다. 다른 특성들은 우세하게 내재되어 있으며, 큰 키, 높은 최대유산소성 파워, 짧은 반응시간과 같은 "재능"을 구성한다. 성인 운동선수의 특수성은 스포츠 분야에 따라(예를 들어 역도선수 vs 장거리 달리기 선수와 체조선수)에 명확하게 나타나지만 같은 종목 내에서도 나타난다. 예를 들어 달리기 선수들 사이에서도 스프린터, 즉 단거리 종목의 선수들은 잘 발달된 중배엽의 근육조직을 가지고 있지만 최대유산소성 파워는 중간 수준을 보인다. 반면 장거리 선수들은 대부분 마른 체형으로 높은 수준의 최대유산소성 파워를 보이지만 폭발적인 힘은 낮은 편이다. 단거리 선수들은 속근섬유와 지근섬유의 균등한 근육 분포를 가지고 있지만 마라토너들은 고도로 산화적인 생화학 프로필을 가진 80~90%정도의 지근섬유를 보유하고 있다.

그렇다면 이러한 특수성은 어린 시절부터 존재하는 것인가? '의사들을 위한 소아과 스포츠 의학' 에서는 아동, 특히 사춘기 전 아동은 신진대사에 있어 비특수성을 띈다고 주장한다. 이러한 주장은 아동의 형태학적 특성 및 신체적 수행과 관련 있는 실험에 근거한 것이다. 예컨대, 뛰어난 운동선수로 활동하는 아동의 체형은 성인 운동선수들에게 발견되는 체형만큼 극단적이지 않다.

기능적으로, 학급에서 소위 단거리 '스타' 라고 불리는 아동은 장거리 달리기에서도 평균 이상의 실력을 보이고 다양한 팀 스포츠에서도 두드러지는 역량을 발휘한다. 1970년대 여러 실험 기반 연구에 따르면 최대산소섭취량이 높은 아동은 평균 이상의 무산소성(산소를 필요로 하지 않는 성질) 능력을 보였다. 예를 들어, 미국의 8~11세 남아를 대상으로 한 유산소성 및 무산소성 연구가 있는데 이 중 6명은 엘리트 장거리 선수였다. **그림 1.27**에 나타난 바와 같이 윙게이트 무산소성 검사에서 좋은 점수를 받은 남아들은 체중당 최대산소 섭취량도 많아 형태학적, 기능적으로 특수성을 띈다고 보기에는 어려운 점이 있다.

이러한 비특수성은 후속연구에서 더 두드러지게 나타났다. 예컨대, Falgairette 등은 11세의 수영선수와 비선수 남아 53명을 대상으로 유산소성 및 무산소성 검사를 실시하였다. 연구 결과, 선수/비선수에 관계없이 두 가지 수행이 적정한 상관관계를 가지고 있다는 것을 알 수 있었다. 연구진은 사춘기 이전 기간 동안 유산소성 및 무산소성에 대한 특수성이 없으며, 규칙적인 스포츠 활동이 사춘기 이전 남아들의 생체 에너지 특성을 변화시키는데 큰 영향을 미치지는 않는다고 보고하였다. 또 다른 연구에서는 11.1세 여아와 10.8세 남아의 평균 무산소성 파워(최고파워는 아님)와 최대산소섭취량 사이에 적정한 상관관계가 있음을 보고하였다.

아동의 신진대사에 대한 비특수화 경향은 최근에 T. Rowland에 의해 새롭게 인식되고 있다. 여러 자료들을 분석해 보았을 때 T. Rowland는 아동 운동선수의 특수성이 낮으면 훈련에 있어 아동과 성인의 차이를 찾을 수 있다고 제안한다("최대유산소성 파워 훈련" 부분 참조). 또 다른 가능성은 아동이 신진대사적 비특수성 보다 체형적 비특수성(즉, 체형 발달이 완벽하게 완료되지 않았음)을 보인다는 것이다.

결론적으로, 일부 단편적인 정보를 토대로 보았을 때, 성인 운동선수와 비교하여 사춘기 이전 또는 사춘기의 아동 운동선수는 유산소성 및 무산소성 능력을 수행함에 있어 분명하게 특수성을 띈다고 말하기에는 힘들다. 그러나 이러한 차이의 본질은 불분명하다.

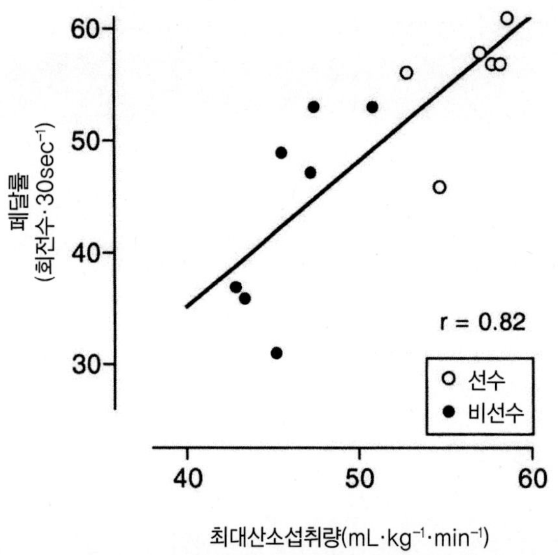

그림 1.27 생리학적으로 특성화 되지 않는 아이들. 윙게이트 무산소성 검사 결과에서 아이들 각각의 운동 능력은(패달을 밟는 속도) 최대산소섭취량(호기력)에 비례하여 측정되었다. 13명의 8세에서 11세 사이의 아이들 중 6명은 크로스 컨트리 선수 출신이고 나머지는 비운동선수이다.

Based on Mayers and Gutin 1979 (303).

운동에 대한 심혈관 반응

Cardiovascular Response to Exercise

운동 중 심혈관계의 주요 역할은 운동하고 있는 근육에 추가로 산소를 공급하고 이산화탄소를 제거하는 것이다. 다른 역할에는 영양물, 대사산물 및 호르몬의 수송, 삼투 및 산-염기 평형 유지, 인체 중심에서 주변으로 열의 대류가 있다. 이 장에서는 건강한 아동의 운동에 대한 혈역학적 반응과 이러한 반응이 성장과 발달에 따라 어떻게 변하는지를 중점적으로 다룬다. 심장 질환이 있는 아동의 반응에 대한 설명은 7장을 참고하면 된다. 근육으로의 산소 공급을 촉진시키는 변화는 Fick 원리를 통해 가장 잘 묘사될 수 있다.

$$\dot{V}O_2 = \dot{Q}(CaO_2 - C\bar{v}O_2)$$

$\dot{V}O_2$는 산소섭취량이고, $\dot{Q}$는 심박출량, $CaO_2-C\bar{v}O_2$는 동정맥 산소차이다. $\dot{Q}$는 심박수(HR)와 1회 박출량(SV)의 곱이다. 결론:

$$\dot{V}O_2 = HR \times SV(CaO_2 - C\bar{v}O_2)$$

O_2 흡수가 증가하기 위해서는 심박출량 또는 동정맥 산소차가 증가해야 한다. 실제로 운동 중에는 심박수와 1회 박출량의 증가를 통한 심박출량 증가, 근 혈류량 증

표 1.6 운동에 대한 중추 및 말초 혈역학적 반응–아동과 성인의 비교

기능	아동의 반응 (성인과의 비교)
심박수–최대하	높음, 특히 10살까지
심박수–최대	높음
박출량–최대하, 최대	낮음
심박출량–최대하	다소 낮음
동정맥산소차–최대하	다소 높음
활동근으로의 혈류	높음
수축기 및 이완기 혈압–최대하, 최대	낮음
총 말초저항	높음

가를 통한 동정맥 산소차가 나타난다.

표 1.6은 아동과 성인 사이의 운동에 대한 혈역학적 반응의 차이점을 요약한 것이다.

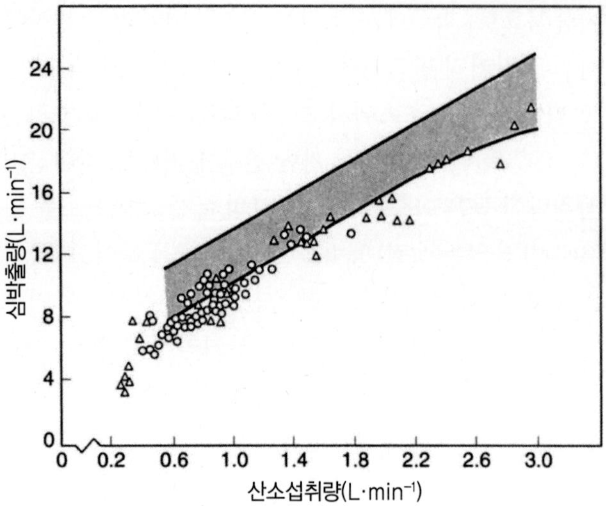

그림 1.28 운동하는 아동의 심박출량. 최대하 및 최대 에르고미터 사이클 운동의 수직 수행을 하는 남아의 개별 값. ○=110~154cm의 남아 대상으로 CO_2 재호흡 검사를 한 Godfrey 등의 데이터. △=13~14세 남아를 대상으로 색소희석 검사를 한 Eriksson의 데이터. 음영 부분은 수직 운동을 하는 젊은 성인을 나타냄.
Compiled from the literature by Bar-Or et al. 1971 (44).

심박수 및 1회 박출량
Cardiac Output and Stroke Volume

성인의 경우와 마찬가지로 아동의 심박출량은 운동을 시작할 때나 더 높은 운동 수준으로 전환 할 때 증가한다. 몇 분 이내에 새로운 안정상태의 심박출량이 설정된다. 직립 운동의 강도가 점진적으로 증가함에 따라 1회 박출량의 초기 상승이 있으며, 이는 저–중강도 수준에서 최대(안정 시 수준의 약 35~40%)에 도달하고 고강도에서 상당히 일정하게 유지된다. 누운 자세로 운동을 수행하면 1회 박출량은 넓은 범위의 강도에서 거의 일정하게 유지된다. 1회 박출량과는 대조적으로, 심박수는 아동이 직립 상태인지 누워있는 상태인지에 상관없이 최대 운동 강도에 도달할 때까지 계속 증가한다. 건강한 아동의 최대심박출량은 안정 시의 3~4배에 달한다. 이러한 증가의 이유는 심박수 때문이다; 약 20~25%정도만이 1회 박출량으로부터 기인한다. 아동 운동선수에게서는 1회 박출량이 상대적으로 더 크게 기여한 것으로 보고되고 있다(327;370). 전체적으로 1회 박출량은 O_2 운반 체계의 주요 제한 요소이자 최대산소섭취량(371;372)의 중요한 결정 인자로 간주된다. 심초음파(334;373)와 방사성 핵종 기술(118)에 의해 입증된 바와 같이 심박수의 증가는 대부분 이완 말기 용적에 거의 변화가 없는 좌심실의 수축 말기 용적 감소에 의해 유도된다. 상대적으로 안정된 이완 말기 용적은 심실의 충전 시간 감소를 유도하는 운동 시 증가된 정맥혈회귀(주로 운동근으로부터)가 심박수의 증가와 일치함을 제안한다. 아동은 모든 운동 수준에서 1회 박출량이 성인보다 현저히 낮다. 이는 부분적으로는 높은 심박수에 의해 상쇄된다. 최종 결과는 각 신진대사 수준에서 다소 낮은 심박출량이다(**그림 1.28**)(44;94;127;137;144;313;362;439). 그러나 체표면적(즉, 심장지수)으로 표현될 때, 심박출량은 성장과 함께 증가하지 않는 것으로 보인다(309;376).

아동의 심박수가 어느 정도 감소하는지는 기능적인 측면에서 명확하지 않다. 아마도 동정맥 산소 분압의 차이는 최대하 운동 시(44;94;439) 산소 운반 체제를 보상하기에 충분할 것이다. 단, 말초 산소 발생이 더 이상 증가하지 않거나 아동이 운동 및 극도의 열로 인한 종합적인 스트레스에 노출된 경우, 최대에 가까운 혹은 최대 운동을 하는 동안 낮은 심박출량에서 기인하는 잠재적인 결핍이 나타날 수 있다. 후자의 경우 순환은 증가된 대사 요구와 말초로의 열대류에 대한 필요성을 동시에 지원하는 것이 요구된다. 이러한 요구는 전체적으로 충족되지 않을 수 있으며, 지속적으로 열에 노출되면서 운동을 지속할 수 없다(자세한 내용은 3장 참조).

성인 여성은 남성보다 높은 심박수 및 동정맥 차이,

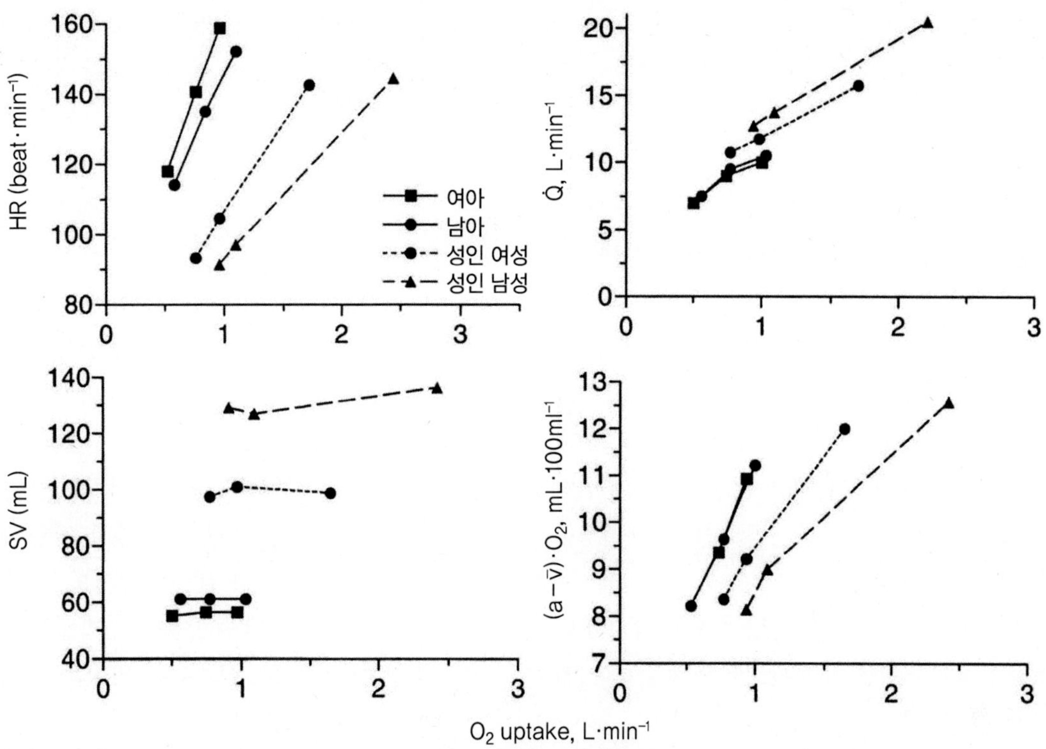

그림 1.29 여와와 남아, 성인 여성과 남성의 최대하 사이클링 운동에 대한 혈역학적 반응. 12명의 여아와 남아(7~9세), 12명의 성인 여성과 남성(18~26세)은 세 번의 최대하 검사를 실시하였다. 심박출량(Q)는 CO_2 재호흡을 통해 측정되었다. HR: 심박수, SV: 박출량, $(a-\bar{v})O_2$: 동정맥산소차

Reproduced, with permission, from Turley and Wilmore 1997 (439).

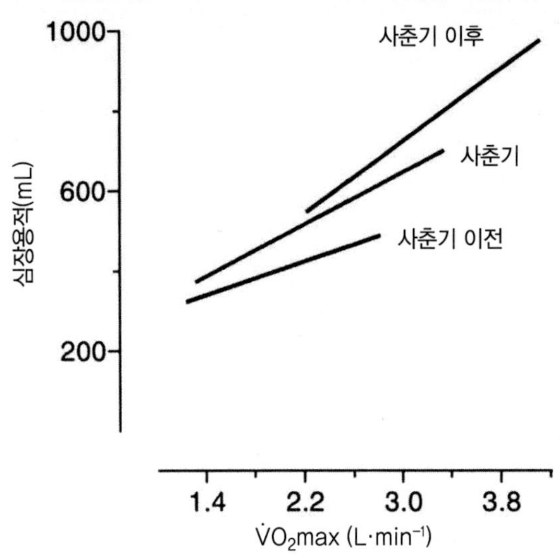

그림 1.30 심장용적, 최대산소섭취량과 성숙 단계. 51명의 남성과 여성 수영선수들은 사춘기 이전(10.6±0.4세), 사춘기(12.5±0.3), 사춘기 이후(16.4±0.7) 그룹으로 나누어졌다. 대상자들은 사이클 에르고미터 검사를 all-out으로 수행하였다. 심장 용적은 안정 시에 흉부 X-ray 검사로 측정되었다.

Reproduced, with permission, from Wirth et al. 1978 (476).

낮은 1회 박출량, 낮은 심박출량을 가지고 있지만, 아동의 운동 시 성별에 따른 차이는 미미하다. 심박수는 약간 낮고 1회 박출량은 약간 더 높지만 심박출량이나 동정맥 산소 분압 차이는 성별에 따라 큰 차이를 보이지 않는다(44; 107;186;362;369;437). 남아의 높은 1회 박출량은 좌심실이 더 크기 때문이다(437). **그림 1.29**는 여아, 남아, 성인여성 및 성인남성의 최대 운동에 대한 혈역학적 반응을 요약한 것이다.

아동과 성인의 차이 정도는 특히 나이, 또는 발달단계에 따라 달라진다(182;244;313;362). 어린 아동(예: 8~10세)들은 더 나이가 많은 아동(예: 11~13세)들 보다 운동 시 더 낮은 심박수를 나타낸다. 결과적으로, 어린 아동의 심박수는 주어진 대사율에서 낮은 편이다. 관련 내용은 **그림 1.30**에 제시되어 있다. 최대 운동을 수행한 아동들은 사춘기 이전, 사춘기, 사춘기 이후의 그룹으로 세분화하였다. 주어진 최대산소섭취량에서, 심장용적(운동 중 심박출량을 증가시키는 중요한 요소)은 사춘기 이전 아동의 경우 가장 작았다(476). 또한 사춘기 이전 아동은 최대심박출량을 가지고 있었으며, Fick 원리에 따르면, 일정 수준의 최대산소섭취량을 달성하기 위해서 보다 높은 말초 O_2 추출에 의지해야 했을 가능성

이 있다.

심박수 및 운동
Heart Rate and Exercise

심박수는 상대적으로 모니터링이 용이하기 때문에 운동생리학에서 가장 일반적으로 분석되는 변수로 사용되고 있다. 심박수의 측정은 운동에 대한 심혈관 반응을 분석하는 데 중요하다. 또한 신진대사 수준과 밀접한 관계가 있어 심박수는 에너지 소비에 대한 간접적인 지표이자 최대산소섭취량 예측의 수단으로 사용되고 있다. 또한 훈련의 증가 또는 감소에 대한 민감성 때문에 심박수는 중재 프로그램에 대한 적합성 및 순응도를 결정하는 중요한 지표로 사용된다.

이 장에서는 운동 전, 운동 중 및 운동 후 심박수와 다른 생리적 및 심리적 변인 사이의 관계에 대해 다룬다. **표 1.7**에 요약된 바와 같이, 아동의 운동에 대한 심박수의 반응을 수정하는 요인에 특히 중점을 둔다. 진단 목록 내에 심박수 측정을 포함하고자 하는 의사들은 그러한 요소에 대해 철저히 알고 있어야한다.

나이
Age

아동의 최대하심박수는 나이에 따라 감소한다 (9;25;78;186;360;386;441;476;478). **그림 1.31**에서 보듯이, 심박수는 18세의 동일한 절대과업의 수행에 비해 8세 아동에게 30~40beat·min^{-1} 만큼 더 높게 나타날 수 있다. 이는 부분적으로 더 어린 아동이 수행하는 상대적 운동강도가 더 커지는데서 기인하지만(**그림 1.31**), 이는 동일한 상대 대사량에서도 나타난다(476). 어린 아동의 높은 심박수는 낮은 심박출량을 보상하기 때문에 생물학적으로 타당하다. 아동과 청소년의 최대

표 1.7 아동과 청소년의 운동에 따른 심박수(HR) 반응에 영향을 주는 것으로 알려진 요인들

요인	최대하심박수	최대심박수
연령	연령 낮음 > 연령 높음	효과 없음
성별	여성 > 남성	효과 없음
비만	비만 > 마른	효과 없음
풍토적 스트레스	↑	효과 없음
정서적 스트레스	↑	효과 없음
활동근의 양	작음 > 큼	큼 > 작음
신체 자세	직립 자세 > 누운 자세	직립 자세 > 누운 자세
훈련	↓	효과 없거나 약간 감소
훈련 중단	↑	효과 없음
열 순응	↓	효과 없음
습관화	↓	효과 없음
질환		
빈혈	↑	효과 없음
신경성 무식욕증(거식증)	↑(심각한 경우 감소)	↓
동정맥 차단	↓	↓
만성피로	↑	↓
선천성 심장 질환	↑	↓
부정맥	↑↓	다양함
열	↑	효과 없음
근육 장애, 위축 및 마비	↑	↓
의약품		
베타차단제	↓	↓
메틸페니데이트(Methylphenidate)	↑	효과 없음
베타2 교감신경흥분제	↑	효과 없음
갑상선호르몬	↑	효과 없음

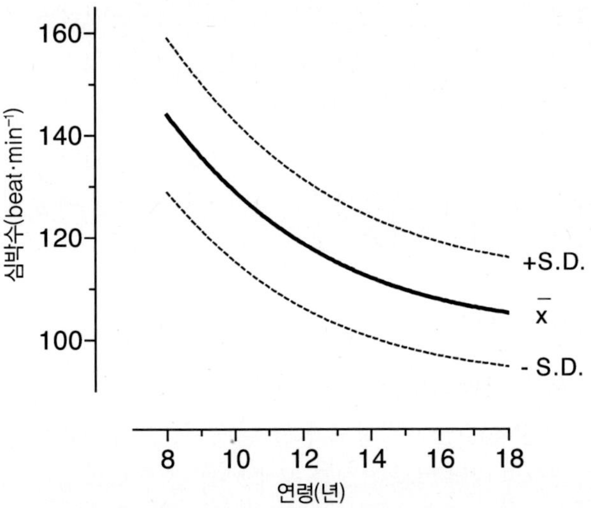

그림 1.31 최대하심박수와 연령. 대상자는 서독의 성장과 성숙에 관한 연구에 참여한 8~18세의 남아 237명이었다. 그들은 모두 29.4Watt의 사이클 에르고미터를 실시하였다.

Adapted from Bouchard et al. 1977 (78).

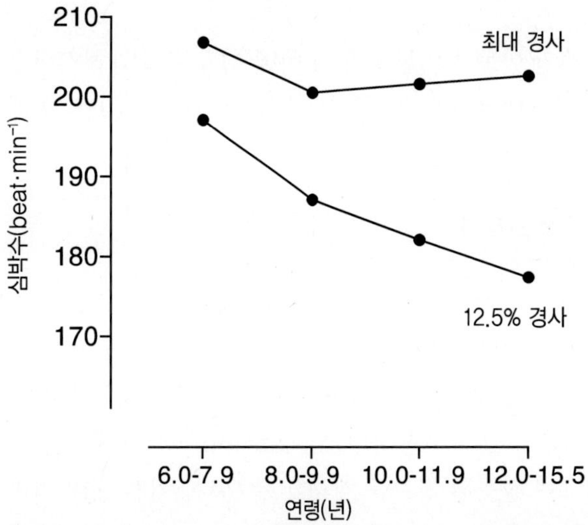

그림 1.32 예비 심박수와 연령. 6~15.5세의 여아 61명과 남아 83명은 시간당 5.6km의 트레드밀 걷기를 점진적 all-out 프로토콜로 실시하였다. 평균 심박수는 트레드밀 경사 12.5%와 달성 가능한 최대 경사에서 나타내었다.

Based on data by Bar-Or et al. 1971 (45) and Skinner et a l. 1971 (418).

심박수는 195~210회이다(9;17;25;41;360). 이는 아동기에는 안정적으로 유지되지만(30;45;375) 10대 후반에 들어서면서 감소하기 시작한다. 이러한 감소는 성, 운동강도, 기후, 또는 다른 환경적인 요인과는 무관하며, 1년에 0.7~0.8beat·min^{-1} 정도이다(41). 특정 예비심박수를 반영하기 위해 최대하심박수와 최대심박수의 차이를 확인해보면, 16세의 청소년은 6세 아동보다 분명히 더 큰 차이를 보인다. 이것은 **그림 1.32**에 그래프로 표시되어 있으며 "운동의 기계적 효율과 경제" 장에서 이미 설명한 바와 같이 아동의 적은 대사예비율과 일치한다.

성
Gender

일반적으로 여성은 주어진 운동 수준에서 남성보다 심박수가 높다. 전통적으로, 이러한 차이는 성숙한 여성의 낮은 혈색소 농도에 기인한다(25). 그러나 혈색소 수치가 남아와 차이가 없는 여아의 심박수 또한 높게 나타났으며(44;186;276;386;438;461), 이는 6세 미만의 어린 아동들 사이에서도 나타난다(12;186;343). 여성의 상대빈맥 범위는 10~20beat·min^{-1} 사이이다. **그림 1.33**은 일정한 속도로 걷는 동안 6-7명의 여아와 남아의 등 받침대에 다양한 부하를 가하는 실험을 요약한 것이다. 부하에 관계없이 여아들의 심박수는 남아보다 약 20beat·min^{-1}가 높았다. 여성의 높은 운동 심박수

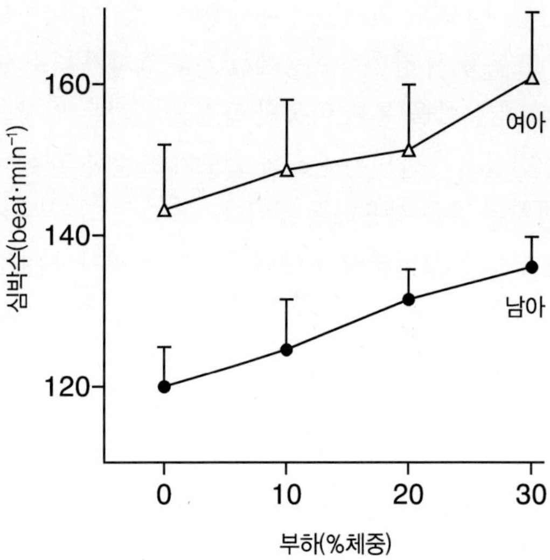

그림 1.33 운동심박수와 성별. 6~7세 여아 9명과 남아 6명은 어떠한 부하없이 개인 체중의 10, 20, 30% 무게의 학교 가방을 등에 매고 시간당 4km의 트레드밀 걷기를 실시하였다. 각 중재에서 4분마다 심박수가 측정되었다. 수직선은 1SEM을 나타낸다.

Unpublished data from the Wingate Institute, Israel.

의 원인은 명확하지 않다. 낮은 심박출량이나 낮은 수준의 습관적 활동으로 발생할 수 있다(44;438). 자율신경계의 성별에 따른 차이를 배제할 수는 없지만 이를 뒷받침 해줄만한 데이터는 없다. 남아들의 경우 여아에 비해 운동 후 심박수 감소가 빠르게 이루어지며(343), 이는 자율 조절 기전의 양적 차이를 반영할 수 있다.

비만
Adiposity

비만 아동은 마른 아동에 비해 더 높은 최대하심박수를 나타내며, 이는 예비심박수를 감소시킨다(9장 "최대하운동에 따른 심혈관계의 반응" 참조).

기후적 스트레스
Climatic Stress

덥거나 습한 기후에서 운동하는 동안 심박수는 열 중성 환경에서보다 높게 나타난다. 쾌적한 주변 조건(23~24℃, 50~60% 상대 습도)이 5~7℃ 상승 및 상대 습도 15~20% 상승하면 10beat·min^{-1} 이상 증가할 수 있으며 잘못된 정보를 제공할 수 있다. 기후 챔버 기반 연구에서, Hebestreit 등은 주변 온도가 35℃일 때, 심박수는 22℃(201;203)보다 15~20beat·min^{-1} 정도 증가할 수 있음을 보고하였다(**그림 1.34**). 22℃ 이상에서 심박수의 평균 증가는 1℃ 증가당 1.05beat·min^{-1}였다. 일반적으로 이러한 기후 효과는 운동이 지속적인지 또는 간헐적인지에 관계없이 유사했다. 그러나 아동들이 고강도 운동 시 간헐적 운동에서 기후 효과가 다소 높았다(201). 운동을 통한 아동의 측정을 원하는 임상의를 위한 현실적인 방법은 온도와 습도가 표준화 된 에어컨이 설치된 방을 사용하는 것이다. 또 다른 함의는 장기적인 심박수 모니터링이 에너지 소비를 평가하는 수단으로 사용된다는 것이다. 아동이 기후 열 스트레스에 노출되었을 때 이러한 모니터링의 유효성을 높이려면 부록 III(**그림 III.4**)(203)에서 설명한 바와 같이 보정 노모그램을 사용할 수 있다. Kriemler 등의 최근 연구에 따르면, 여름철 기후적 열 스트레스에 대한 심박수를 보정한 결과, 9~14세의 비만 남아 그룹의 야외 활동 중 예상 에너지 소비가 9 % 감소했다(255).

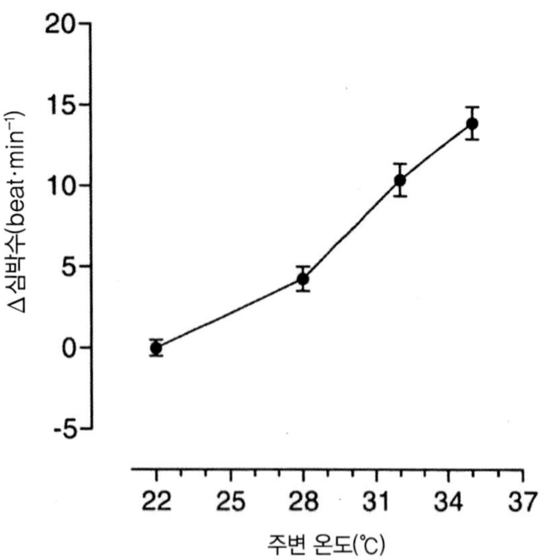

그림 1.34 최대하심박수에 대한 주변 온도의 영향. 20명의 아동(8~11세)은 다른 기후적 열 스트레스 조건에서 5분 사이클링을 최대하로 반복수행하였다. 수직선은 1SEM을 나타낸다.
Reproduced, with permission, from Hebestreit et al. 1995 (203).

열에 순응하기
Acclimatization to Heat

순응 상태와 비순응 상태 사이의 심박수 차이는 15~20beat·min^{-1} 정도가 될 수 있다. 그러한 차이는 심박수에 대한 다른 효과를 쉽게 가려 낼 수 있다(3장 순응에 대한 논의 참조).

정서적 스트레스와 습관화
Emotional Stress and Habituation

성인과 마찬가지로, 흥분이나 두려움을 느낄 때 아동의 심박수는 증가한다. 심박수는 분당 20~40회만큼 올라갈 수 있다. 이러한 증가는 안정 시나 저강도 운동 시 주로 일어난다. 예를 들어, 4~10세의 환자 그룹에서 평균 심박수는 마취투여 직전 기준치보다 높은 21회였다(268). 아동에게 운동실험실, 도구, 낯선 사람, 과제들은 처음 겪는 것들이어서 불안을 유발시킬 수 있다. 연구에서는 아동들이 모든 절차를 거쳐 도구들에 익숙해지는 동안 습관 조정 기간을 거칠 것을 적극 권장하고 있다. 이상적으로 습관 조정 기간 동안의 자료들은 폐기되어야 한다. 임상실험에서 아동을 안정 시킨 후 측정해야 하지만, 높은 강도에서 얻은 결과와 일치하지 않는다면 낮은 운동 강도에서 측정한 심박수 데이터는 폐기해야 한다. 아동의 습관을 유지하는 한 가지 방법은 마우스피스, 코 클립 또는 청진기와 같은 장비들을 테스트 전 시도해볼 수 있게 하는 것이다.

이것은 신중한 접근법임에도 불구하고, 소아 운동 검사에서 습관화의 실제 효과에 대한 자료는 부족한 실정이다. 프로스트(Frost et al.)의 연구에서, 7~11세 사이의 아동들은 반복적으로 트레드밀을 걷거나 달렸다. 각 아동은 6분 간 6회 시도 동안 모니터링 되었다. 다른 날에 동일한 프로토콜이 반복되었다(169). 안정 시 심박수는 6회 걷기 혹은 6회 달리기에 있어 양 일 간 차이가 없었지만, 첫 날 달리기 그룹의 첫 번째 시도에 대한 심박수는 둘째 날과 비교하여 높았다(대략 5~10

beat·min^{-1}). 걷기 그룹의 심박수에는 양 일간 차이가 없었다. 대조적으로, Unnithan 등은 서로 다른 날에 트레드밀을 걷게 한 결과 심박수에 있어 특별한 차이를 발견하지 못하했다.

활동근의 양
Active Muscle Mass

주어진 기계적 힘이 소근육에 의해 생성될 때, 대근육에 의해 동일한 힘이 생성될 때보다 심박수는 증가한다. 그 예로 암 에르고미터 수행 동안 얻은 심박수는 동일한 부하의 다리 에르고미터 수행 동안 얻은 심박수에 비해 20~30beat·min^{-1} 더 높게 나타났다. 따라서 뇌성마비, 소아마비, 근이영양증 또는 이분척추증과 같은 질환이 있는 아동이 팔 크랭크로 검사를 실시할 시, 소근육의 양을 포함하는 것들을 감안해야 한다. 다리 에르고미터용으로 설계된 예측 방정식 및 노모그램은 이러한 환자에게 사용해서는 안 된다. 안타깝게도, 아동을 위한 암 에르고미터의 규준 데이터는 이용 가능하지 않다.

훈련 및 훈련 중단
Training and Detraining

운동에 대한 심박수의 반응은 유산소성 운동의 적합성의 변화에 대해 매우 민감한 척도다(이 장 뒷부분의 "심혈관 시스템 교육" 참조).

질환
Diseases

일부 질환에는 최대하 또는 최대심박수의 특정 변화가 수반된다(**표 1.7**). 자세한 내용은 각 장을 참조할 수 있다.

약물
Medications

자율신경계 또는 대사율에 영향을 미치는 약물은 심박수의 변화를 유발한다. 그러나 현재 이에 대한 구체적인 정보는 부족한 실정이다. 흔히 사용되는 베타 차단제인 프로프라놀롤(Propranolol)은 건강한 아동의 최대심박수를 분당 약 15~30회 감소시켰다(431)(**그림 1.35**).

주의력 결핍 아동에게 종종 처방되는 메틸페니데이트는 심박수를 분당 약 10회 증가시켰으나 최대심박수에서는 거의 변화가 없었다(72)(**그림 1.36**). 문서화되지는 않았지만 다른 약물(예: 갑상선호르몬)도 운동에 대한 아동의 혈역학적 반응에 영향을 줄 수 있다. 천식에서

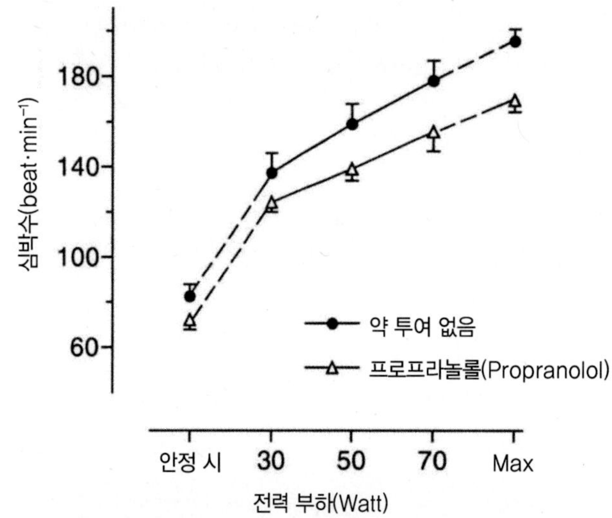

그림 1.35 베타 아드레날린 차단제와 운동심박수. 10mg의 프로프라놀롤 경구투여 유무에 따른 심박수의 변화. 대상자는 11세의 건강한 남아 6명이며, 점진적 앙아위사이클 검사를 실시하였다. 수직선은 1SEM을 나타낸다.
Data by Thorén 1967 (431).

종종 처방되는 Beta 2 sympathomimetics는 안정 시 심박수를 증가시키는 것으로 알려져 있다. 그러나 운동 중 심박수에 거의 또는 전혀 영향을 미치지 않는 것으로 보인다(214).

신체 자세
Body Position

누운 상태에서의 운동 검사는 특히 임상적 환경에서 수행되어야 한다. 정맥혈 회귀에 보다 유리한 이 자세에서의 안정 시 최대하 및 최대심박수는 직립운동 시에 비해 낮게 나타난다. 예를 들어, 8~15세 건강한 남아들이 직립자세로 자전거를 타는 동안의 최대심박수는 누워서 하는 것보다 분당 9회 정도 높았다(107).

운동 중 혈류 분배
Distribution of Blood Flow During Exercise

심박출량의 증가 이외에 운동 중 국소 혈류량의 주요 재분배가 일어난다. 성인의 경우 운동 근(골격 및 호흡기), 심근 및 일부 강도에서 피부로의 혈류가 증가한다. 동시에 신장, 내장 부위 및 비운동근에서 뚜렷한 혈류의 감소를 보인다. 아동의 말초 혈류에 대한 데이터는 제한적이다. 젊은 성인들과 비교했을 때, 12세 남아들은 운동 후 근혈류량이 더 많아졌다(246). 이 차이는 동일한 남아가 1년 후(247), 다시 4년 후(248) 재검사 했을 때

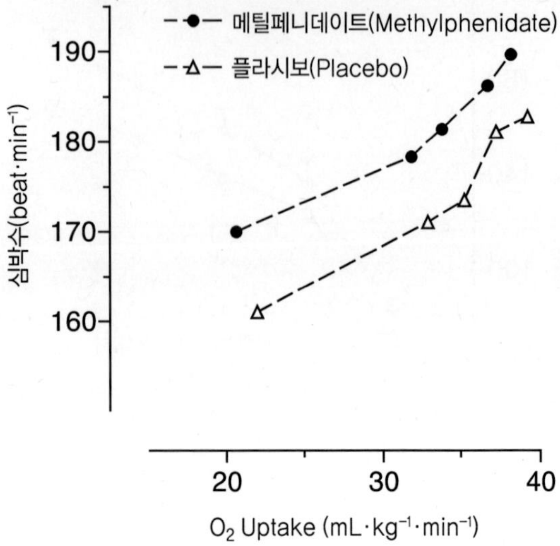

그림 1.36 메틸페니데이트와 운동심박수. 주의력 결핍이 있는 6~12세 여아와 남아의 메틸페니데이트와 플라시보 알약 간 효과 비교

Adapted from Boileau et al. 1976 (72).

감소하였다. 실제로 아동이 성인과 비교하여 근혈류량이 높으면 운동 중에 혈액의 말초 분배가 유리할 수 있다. 이러한 분배는 운동근으로의 보다 큰 산소 전달(심장 출력이 낮을지라도)과 혼합 정맥혈의 산소 함량 감소를 촉진시킨다. 성인과 마찬가지로, 남아의 근혈류는 새로운 운동 수준이 시작된 후 30~40초에 새로운 고원에 도달한다. 이러한 조절은 산소섭취량이나 심박출량 보다 빠르다. 운동 중 아동의 근혈류량은 산소 운반 능력을 제한하는 요인이 될 있다. 아동들이 더운 기후에서 운동할 때 피부로의 혈류가 청소년과 성인보다 상대적으로 더 크다는 증거가 있다(128;157). 자세한 내용은 3장의 "낮은 심박출량 및 말초 혈류의 향상된 변화"를 참고하면 된다.

동적 운동의 동맥 혈압과 총 말초 저항

Arterial Blood Pressure and Total Peripheral Resistance in Rhythmic Exercise

운동 중 심근의 수축력이 높을수록 심실 내 수축기 혈압이 증가한다(**그림 1.37**). 이것은 더 많은 혈액이 말초에 제공되는 하나의 메커니즘이다. 이러한 증가는 다른 기능들 중 동맥 수축기 혈압의 상승으로 나타난다. 대조적으로 주로 말초 혈관 저항에 의존하는 이완기 혈압은 운동 시 거의 변화가 없으며(또는 약간 감소할 수 있음) 그 방향은 예측할 수 없다. 리드미컬한 운동이 수행될 때, 수축기 혈압의 상승은 운동 강도와 전반적인 신진 대사 수준에 비례한다. 그러한 패턴은 연령에 관계없이 건강한 사람들에게 적용된다. 그러나 연령이나 신체 사이즈에 따라 달라지는 양적 차이가 있다. 주어진 운동 수준에서, 왜소한 아동은 청소년들보다 이완 및 이완기 압력이 적게 증가한다(227;257;355;424).

평균 혈압의 증가와 함께, 총 말초 저항(평균 동맥혈압을 심박출량으로 나눔)은 점진적으로 감소한다. 아동의 동맥압이 낮음에도 불구하고 총 말초 저항은 성인보다 높았다(**그림 1.38**)(94;439). 총 말초 저항에는 성별에 따른 차이가 없는 것으로 보인다(192;439).

아동의 운동 혈압이 낮을 경우 심박수와 심박출량도 낮게 나타난다. 연령에 따른 혈압 차가 아동의 작업수행 능력에 있어 실질적으로 유익하거나 해롭다고 추측할 이유는 없다.

주어진 연령 그룹 내에서 남아들의 최고수축기 혈압은 여아보다 높았으며(355), 이는 남아의 최대 혈압이

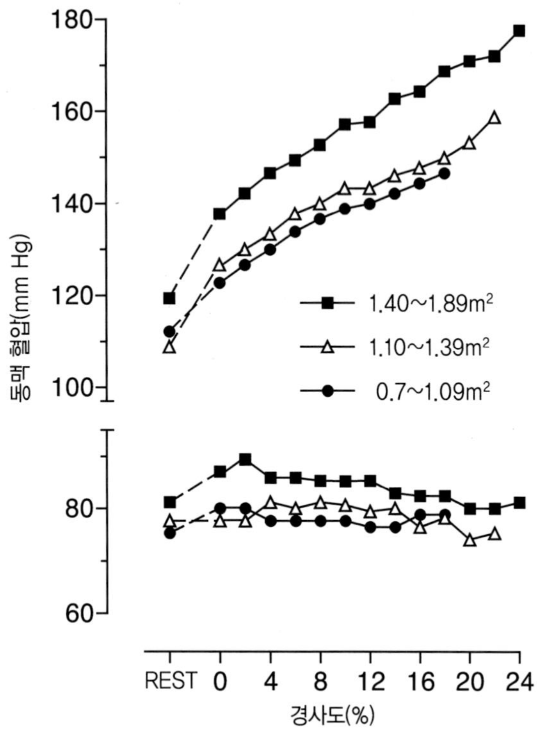

그림 1.37 아동과 청소년의 운동 시 수축기(상단)와 이완기(하단) 혈압. 대상자는 기질적 심혈관 질환 이외 의 원인으로 소아과 외래 환자로 의뢰된 274명의 여아와 남아였다. 보행은 3.5km·hr⁻¹의 트레드밀에서 실시되었으며 경사는 매분 2%씩 증가되었다. 참가자들은 체표면적에 따라 세 그룹으로 나누었다.

Adapted from Riopel et al. 1979 (355).

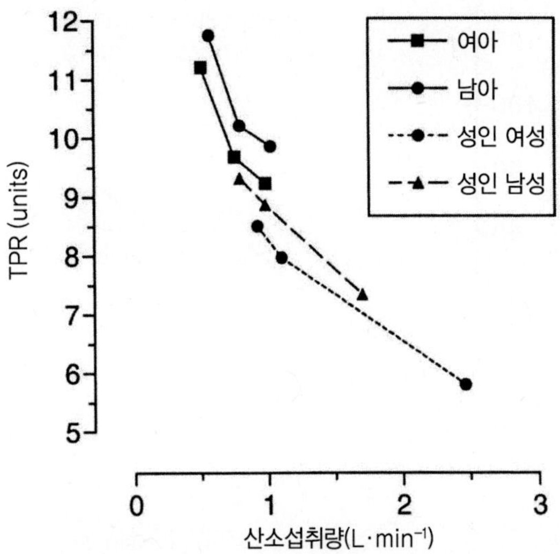

그림 1.38 여러 단계의 트레드밀 운동에 대한 두 성별에서의 아동과 성인의 총 말초저항(TPR). 대상자와 방법은 **그림 1.29**와 동일.
Reproduced, with permission, from Turley and Wilmore 1997 (439).

높기 때문일 수 있다. 이유가 밝혀지지는 않았지만, 아프리카계 미국 아동은 운동 시 백인 아동보다 더 높은 동맥압을 보인다(3;424).

정적 운동에서의 동맥 혈압 및 총 말초 저항

Arterial Blood Pressure and Total Peripheral Resistance in Static Exercise

정적 수축에 대한 혈압의 반응은 동적인 수축 중에 발생하는 것과 다르다. 가장 두드러지는 차이는 신진대사 요구와 혈압 사이의 분리다. 수축기 혈압과 이완기 혈압 모두 신진대사의 증가나 심박출량의 증가로 인해 예상되는 것 이상으로 증가한다. 정적 운동(예: 저항 훈련 중)이 각 근육군에서 최대 자발적 수축의 약 20%를 초과할 때마다 안정 상태에 도달할 수 없다. 심박수는 분당 110~120회 정도로 낮지만 피로는 지속적으로 증가하고 몇 분 내로 탈진하게 된다(41;266). 분명한 것은 정적 수축 동안 1분 이내(최대 자발적 수축의 50%)에 혈압 반응이 활성화되며, 성인의 수축기 혈압은 이완기 혈압의 증가와 함께 거의 최대치에 도달할 수 있다.

성인의 경우, 정적 수축 시 혈압의 증가는 대부분 근육군의 수축 강도에 따라 다르며 근육군의 최대 자발적 수축에 비례하고, 정적 수축 혹은 실제적인 힘을 발휘하는 근육의 질량에 비해서는 상대적으로 적다. Valsalva 호흡법은 혈압을 증가시킨다(271). 또 다른 중요한 시사점은 정적인 운동이 놀랄만한 혈압 상승을 유발할 수 있다는 것이다. 이것은 상완동맥 내부의 압력을 직접 측정한 MacDougal 등에 의해 증명되었다. 역도선수들이 최대 자발적 수축의 90%로 피로에 대한 양발 수축을 유지할 때, 수축기 혈압이 350mmHg, 이완기 혈압이 250mmHg 이상으로 나타났다.

아동과 청소년이 정적 운동에 있어 성인과 유사하게 반응하는 것으로 가정되고 있지만, 아동의 혈압 반응에 대한 특정 데이터는 불충분하며 주로 손잡이(악력)와 관련되어 있다. 동적인 사이클링을 하는 동안의 최고수축기 혈압은 강도와 지속시간에 있어 다양한 조합의 손잡이(악력) 수행을 실시한 아동보다 대게 높다. Turley와 연구진들은 동일한 퍼센트의 손잡이(악력) 수축률에서 성인의 혈압 상승률이 아동보다 크다는 것을 보여 주었다.

예를 들어, 최대 악력 수축의 30%가 3분 이상 지속될 때, 18~26세 남성의 36.2mmHg와 비교하여 7~9세 남아들의 평균 혈압 상승은 17.4mmHg였다. 이완기 혈압의 증가는 각각 20.2 및 29.3mmHg였다. 동적 및 정적 수행에 있어 신진대사 수준이 혈압에 미치는 효과에 대한 유효한 비교를 얻기 위해 동일하게 평가된 연구는 거의 이루어지지 않았다.

아동의 정적 활동에서의 혈압 반응에 대한 더 많은 데이터가 필요하다. 그러한 정보는 예를 들면 고혈압 아동, 대뇌 동정맥션트가 있는 아동 및 운동 장애로 정적 활동에 의존하는 환자와 관련이 있다.

운동에 대한 폐의 반응

Pulmonary Response to Exercise

호흡계는 운동 중 산소와 이산화탄소 운반을 향상시키는 역할 외에도 체내 이산화탄소를 제어하여 산-염기 평형에 영향을 미친다. 산소와 이산화탄소 교환 촉진을 위해 호흡이 증가하여 폐포 교환이 증가한다. 또한, 폐모세 혈관을 통한 혈류는 산소에 대한 폐 확산 속도와 비례하여 증가한다. 호흡의 증가는 더 빠른 호흡수와 더 큰 1회 호흡량으로 나타난다. 이 장에서는 **표 1.8**에 요약된 바와 같이 운동에 대한 호흡 반응의 연령별 차이를 검토한다.

표 1.8 운동 중 호흡기능-아동과 성인 비교

기능	아동의 반응 (성인과의 비교)
분당 환기량-최대하, 최대	낮음
체중 kg당 환기량-최대	동일 혹은 높음
체중 kg 당 환기량-최대하	높음
환기 역치, %최대산소섭취량	동일 혹은 높음
호흡률-최대, 최대하	높음
1회 호흡량/폐용량-최대	낮음
1회 호흡량/폐용량-최대하	동일 혹은 낮음
호흡 등가-최대, 최대하	높음
사강/1회 호흡량	동일
동맥 CO_2 분압	다소 낮음

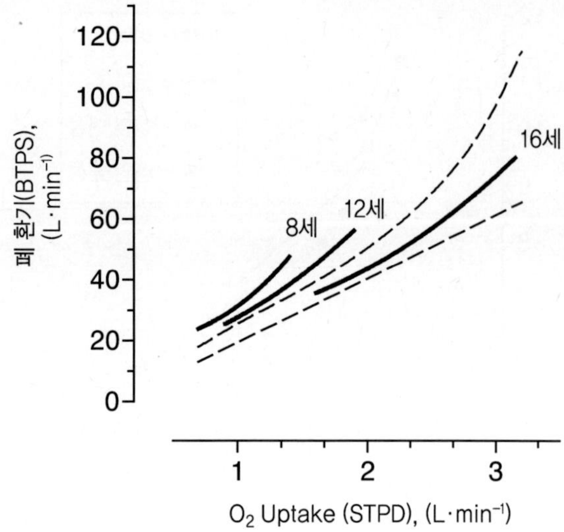

그림 1.39 다른 연령대에서의 운동 중 환기. 83명의 노르웨이 남아는 세 개의 연령 그룹으로 나뉘어졌으며, 두 개의 최대하 강도와 한 개의 최대 강도에서 사이클을 실시하였다. BTPS: 체온, 대기압력, 수증기 포화 상태, STPD: 표준 온도 및 압력, 건식공기. 점선 사이 영역은 젊은 성인의 수치를 나타냄.

Data for the children are by Andersen et al. 1974 (10).

환기와 환기 역치

Ventilation and Ventilatory Threshold

호흡은 나이가 들수록 증가한다. 휴식을 취하거나 모든 수준의 운동을 할 때도 마찬가지다. 그러나 체질량당 계산 시, 안정 시 및 최대 운동 시 호흡은 소아에서 더 높으며, 나이에 따라 감소한다(319;360;382). 예를 들어, Rowland와 Cunningham은 트래드밀 걷기에서 9~14세 사이 여아와 남아의 kg당 최대 호흡량이 26% 감소한 것을 발견하였다(382). 6세 아동이 분당 30~40L의 최대 호흡에 도달할 수 있는 반면, 젊은 성인은 100~120L에 도달할 수 있다.

일부 연구는 단위 체중(kg)으로 표현했을 때, 최대 호흡량은 소아, 청소년, 성인에서 거의 동일하다고 밝혔으나, 5년간의 종단 연구에 따르면 9~14세 사이 남아에 대해서는 사실이었지만 여아의 경우 나이와 함께 꾸준히 감소하였다.

최대하 및 최대 데이터를 합치면, 적어도 남성의 예비 호기량(즉, 최대 및 최대하 환기의 차이)은 연령에 따라 증가한다는 것을 추론할 수 있다. 이것은 이전에 논의된 바와 같이 대사예비율 및 예비심박수의 연령 관련 증가와 일치한다.

점진적인 강도로 운동을 하는 동안, 환기량은 최대산소섭취량의 약 60~70%인 환기 역치(또는 무산소성 환기역치-VAT)에 도달할 때까지 대사율에 따라 선형적으로 증가한다. 환기 역치 수준 이상의 환기량은 산소섭취량의 상승에 비례하여 가속화된다. 가속화된 환기량는 대사성 산증과 이산화탄소 생산 증가에 대한 반응으로 간주된다. 이러한 증가는 수축근에서 에너지원의 산화를 통해 생성되는 이산화탄소에 더하여 젖산염과 수소이온 증가에 완충제 역할을 할 필요성에 의해서 발생하게 된다. 환기역치는 '무산소성 역치'와 관련이 있으며, 흔히 일치하기도 한다(이 장 앞부분의 "무산소성 역치" 참조).

그림 1.39에 제시한 바와 같이, 환기량은 아동이 더 높으며, 환기역치는 청소년이나 성인에 비해 일찍 나타나는 것처럼 보인다. 그러나 환기량을 최대산소섭취량을 기준으로 할 경우, 환기역치는 항상 그렇지는 않으나 대부분 아동의 경우가 더 높다. 이는 남녀 모두에게서 나타난다(**그림 1.40**).

호흡수 및 1회 호흡량

Respiratory Frequency and Tidal Volume

호흡은 호흡수와 1회 호흡량의 산물이므로 성장 중에 이 두 변수에서 발생하는 변화를 이해하는 것이 중요하다. 운동하는 아동은 같은 일을 수행하는 성인에 비해 더 높은 호흡수를 가지고 있다. 예를 들어, 8.6%의 경도로 5.6km·hr^{-1}를 걷는 동안 6세 아동은 분당 50회를, 25세 성인은 분당 25회 호흡한다. 최대 달리기 검사에

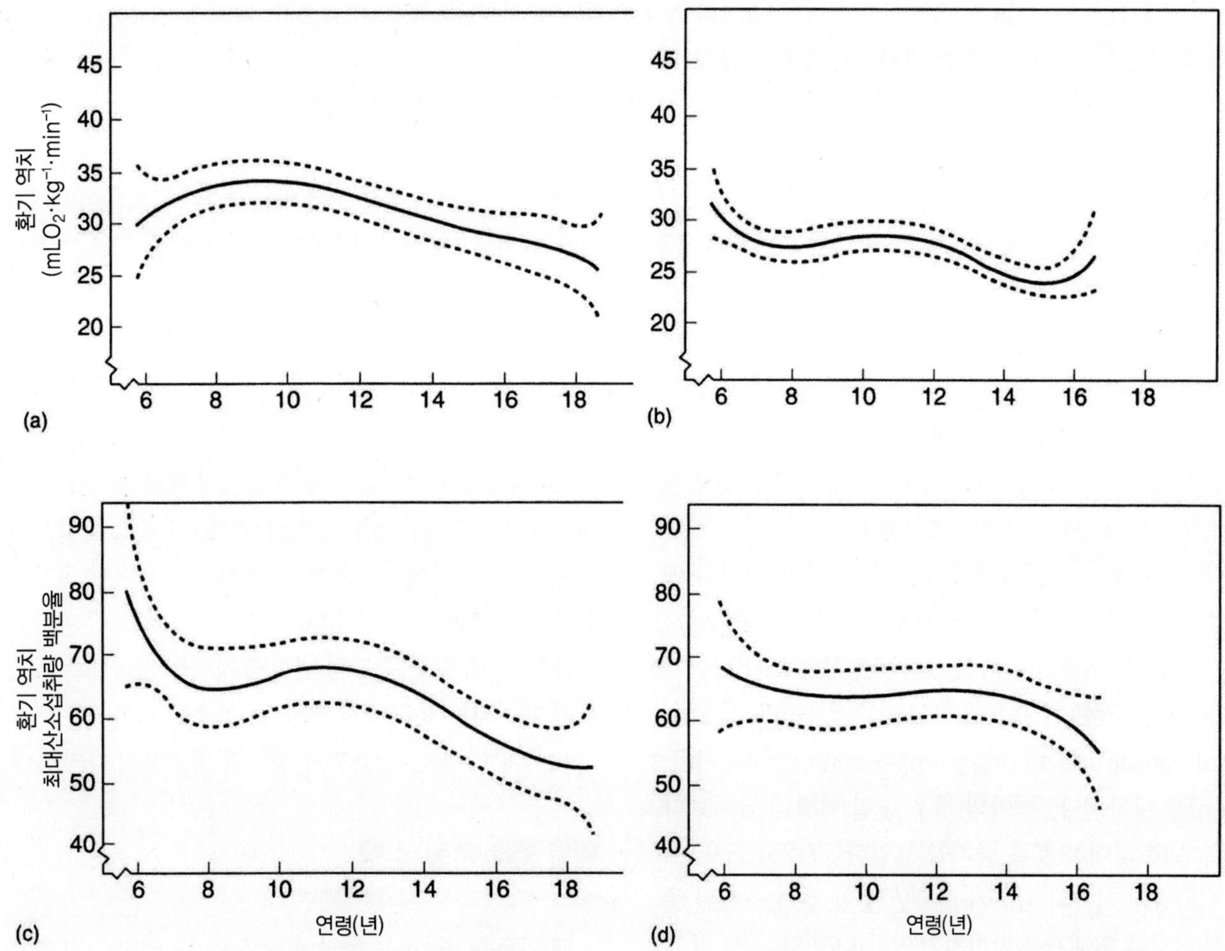

그림 1.40 연령에 따른 환기 역치(평균 및 95% 신뢰구간). 트레드밀 운동을 한 117명의 여아와 140명의 남아에 대한 횡단면 자료. 역치는 kg당 분당 산소의 ml이며 최대산소섭취량의 백분율로 나타내었다.
Reproduced, with permission, from Reybrouck et al. 1985 (352).

서 5세 아동의 호흡수는 70회였고 17세는 분당 50회였다. 자전거 타기 동안의 호흡수에 있어 연령이나 성숙과 관련된 차이는 달리기나 걷기보다 덜 뚜렷할 수 있으나 여전히 분명하다. 호흡수에는 성별 차이가 없는 것으로 보인다(**그림 1.41**).

연령과 관련된 호흡수의 감소는 1회 호흡량의 보다 큰 증가로 인해 보상되므로 이전에 설명한 바와 같이 절대적인 호흡이 연령에 따라 증가한다. 1회 호흡량의 증가는 체질량의 증가에 비례한다(305;382).

그들의 상대적인 빈삭호흡은 아동의 얕은 호흡을 반영할까? 호흡의 깊이를 표현하는 한 가지 방법은 1회 호흡량/폐활량 비율이다. 최대하 강도의 운동수행 동안 이 비율은 성인보다 아동에서 약간 낮다. 그러나 최대 운동을 하는 동안 아동의 경우 0.42에서 0.48, 청소년의 경우 0.48에서 0.54, 성인의 경우는 0.56에서 0.59에 불

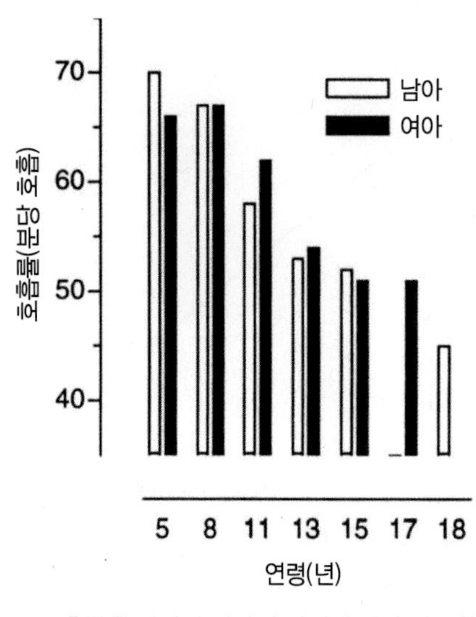

그림 1.41 호흡률은 남아와 여아의 연령에 따라 감소한다. 대상자와 방법은 **그림 1.7**과 동일
Reproduced, with permission, from Åstrand 1952 (25).

과하다(25;185;360;387). 따라서 아동은 청소년과 성인에 비해 운동 시 상대적으로 빈삭호흡 횟수가 많고 호흡이 얕다고 결론지을 수 있다.

호흡 등가

Ventilatory Equivalent

1L의 산소를 공급하기 위해 폐를 환기시키는 데 필요한 공기의 리터수인 호흡 등가(ventilatory equivalent)로 알려진 비율은 환기 효율의 수치 표현이다(호흡 등가를 설명하는 또 다른 방법은 호기된 CO_2 1L 당 환기량). 높은 비율은 낮은 효율을 나타낸다. 호흡 등가는 일반적으로 연령(**그림 1.42**)(10;25;245;361;377)에 따라 떨어진다. 일부 연구는 최대하 및 최대 수준에서 이러한 패턴을 나타내지만, 또 다른 연구에서는 최대하 수준에서만 나타난다. 연령과 관련된 이러한 경향은 보다 나이가 적은 아동들의 환기 효율이 떨어질 수 있음(a less efficient ventilation among younger versus older children)을 나타낸다. 여아의 경우 동일 연령대 남아보다 높은 값의 최대하 호흡 등가를 보인다(17;25;382). 이는 120명의 여아와 남아가 5~7년 동안 추적 조사된 종단적 연구에 의해서는 밝혀지지 않았다(387). 아동의 경우 환기 효율이 떨어진다는 것의 주요 의미는 호흡에 있어 산소소비가 높다는 것이다. 이는 최대하 운동 수행 시 상대적으로 높은 대사 요구에 기여할 수 있다(이 장 앞부분의 "운동의 기계 효율과 경제" 절 참조).

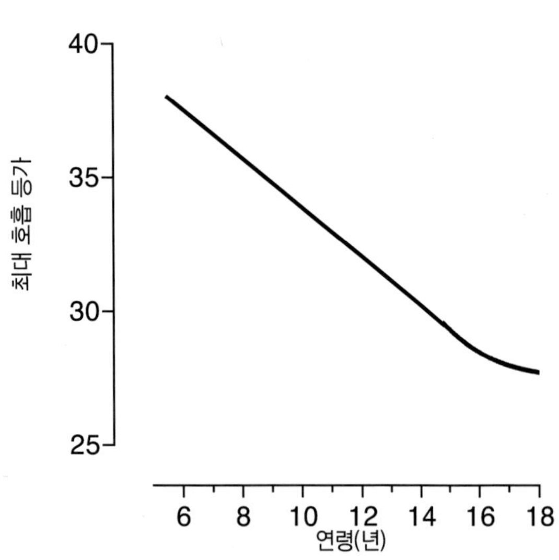

그림 1.42 최대 운동 중 연령 관련 호흡 등가

A schematic presentation based on data by Andersen et al. 1974 (10), Åstrand 1952 (25), and Kobayashi et al. 1978 (245).

폐포 호흡 및 가스 교환

Alveolar Ventilation and Gas Exchange

폐포의 가스 교환을 결정하는 것은 폐 호흡이라기보다는 폐포 그 자체다. 아동의 폐포 호흡은 얕은 호흡에도 불구하고 가스 교환에 적합하다. 실제로, 아동은 동맥 이산화탄소 분압으로 판단할 때 약한 폐포 환기를 가지고 있다. 다양한 수준의 트레드밀과 사이클 운동 시, 아동의 동맥 이산화탄소 분압(33~36mmHg)은 성인(40mmHg)보다 낮다. 아동의 상대적 폐포 환기는 다음의 2가지 메커니즘으로 설명될 수 있다: 호흡을 유도하기 위한 낮은 이산화탄소 역치 및 빠르고 얕은 호흡으로 인하여 상대적으로 큰 사강.

운동 중 폐 확산 속도의 연령별 차이를 나타내는 체계적인 데이터는 존재하지 않는다. 부족한 결과들은 아동의 낮은 값에서 높은 값까지 성인과 비교하여 다양하다.

폐활량과 운동 수행

Vital Capacity and Exercise Performance

폐활량은 성장하는 동안 신체 사이즈, 특히 키와 관련이 깊다. 역사적으로, 폐활량은 몇몇 운동선수들에게 있어 높은 가치에 기초한 건강 지수로 간주되었다. 하지만 신체 크기가 일정할 때, 건강한 아동의 운동 수행과 폐활량 사이의 상관관계는 낮다. 여아 수영 선수(26;136)와 남아 수영 선수(140)의 폐활량은 신체 크기를 통해 예상했던 것보다 높았지만, 수영 수행 능력과 그들의 폐활량 사이에는 상관관계가 나타나지 않았다. 엘리트 지구력 선수를 제외하고는 발전적 폐(질환) 또는 흉벽 질환만이 운동 능력의 제한 요소가 될 수 있다(6장과 10장 참조).

성장과 성숙이 근육의 힘에 미치는 영향

Effects of Growth and Maturation on Muscle Strength

이 장에서는 정상 아동의 근력을 세 가지 하위 주제에 초점을 맞춰 설명한다. 먼저, 우리는 힘이 무엇인지, 어떻게 측정되는지를 살펴보고, 그 뒤 성장과 성숙 과정에서 힘의 발달을, 마지막으로 성장하는 동안 힘을 결정하는 요소들을 살펴볼 것이다.

힘과 힘의 측정

Strength and Its Measurement

근력은 근육에 의해 생성될 수 있는 가장 높은 기계적 힘 또는 토크로 정의된다. 약한 근육은 사람의 체력과 신체 능력을 현저하게 제한할 수 있기 때문에 힘은 건강과 질환에 중요한 체력의 요소다. 근육활동의 종류는 세 가지로 나눌 수 있다. 단축성(근육이 짧아짐), 신장성(반대 방향으로 작용하는 외력이 근육 자체에 의해 생성된 힘 또는 토크보다 크기 때문에 근육이 길어짐), 등척성(근육에 의해 발생하는 힘과 같은 반대되는 힘으로 인해 근육 길이는 변하지 않음). 이 세 가지 활동과 같은 최대 근육 수행은 근력을 설명할 수 있다.

신체적 건강과 관련된 문헌은 종종 다른 범주의 근육, 폭발적인 힘(수직 점프에서와 같이 최단 시간에 근육에 의해 발생하는 최대 힘 또는 토크)을 포함한다. 그러나 엄밀히 말하자면, 이러한 특정 수행은 힘이라고 할 수 없으며, 기계력으로 측정되고 힘이나 토크로 측정되지 않기 때문에 근력이라고 할 수 없다. 고강도 근력에 대한 자세한 내용은 “무산소성 운동” 장에서 다룬다. 몸 전체를 쓰는 유산소성 운동과는 달리, 근력은 각 근육 또는 근육군의 국부적 특성이다. 결과적으로, 사람의 힘은 각 근육군마다 다르며 근육군 간의 상관관계는 낮거나 평균이다(23;167). 예를 들어, 아동이 강한 하지에 약한 팔을 가지고 있거나 신체의 좌우 측면의 힘에 있어 현저한 차이를 보일 수 있다. 따라서 사람의 힘을 정의하기 위해서는 여러 부위의 근육군을 측정해야 한다. 임상의들은 환자에게 의료진이 제공하는 저항에 대하여 근육군을 수축시키거나 확장하는 것을 요구함으로써 환자의 힘을 신체검사의 일부로 평가한다. 이러한 접근 방식은 기껏 해야 강도에 대한 대략적인 질적 평가를 산출할 수 있다. 이는 질적 임상 도구로서 유용하지만, 아동의 강점을 표준 데이터와 비교하거나, 성장 및 치료 또는 질환의 자연스러운 경과를 모니터링하는 경우에는 비효과적이다. 근력을 보다 정확하게 측정하기 위해서는, 객관적이고 수량화 가능하며 재현 가능한 정보를 제공할 수 있는 동력계를 사용해야 한다. 예를 들어, 악력계는 각 손가락 굴근의 등척 강도에 대한 정보를 제공한다. 보다 복잡한 동력계는 운동 실험실 및 일부 물리 치료와 재활 클리닉에서 사용 가능하며 대근육군(예: 무릎 신근, 무릎 굴근, 팔꿈치 굴근)의 등척성, 단축성 및 신장성 강도를 측정할 수 있다.

성장과 성숙 과정에서 힘의 발달

Development of Strength During Growth and Maturation

풍부한 횡단면 연구와 몇몇 종적 연구에서 아동기와 청소년기 근력의 변화를 확인하였다. 이것들은 수년간 다양한 검토에 걸쳐 요약되어 왔다. 일반적으로, 근력이 커지고 근육 부피가 증가함에 따라 강도가 증가한다. 그러나 근육군과 특정 힘 사이에서 힘, 크기, 근육 질량

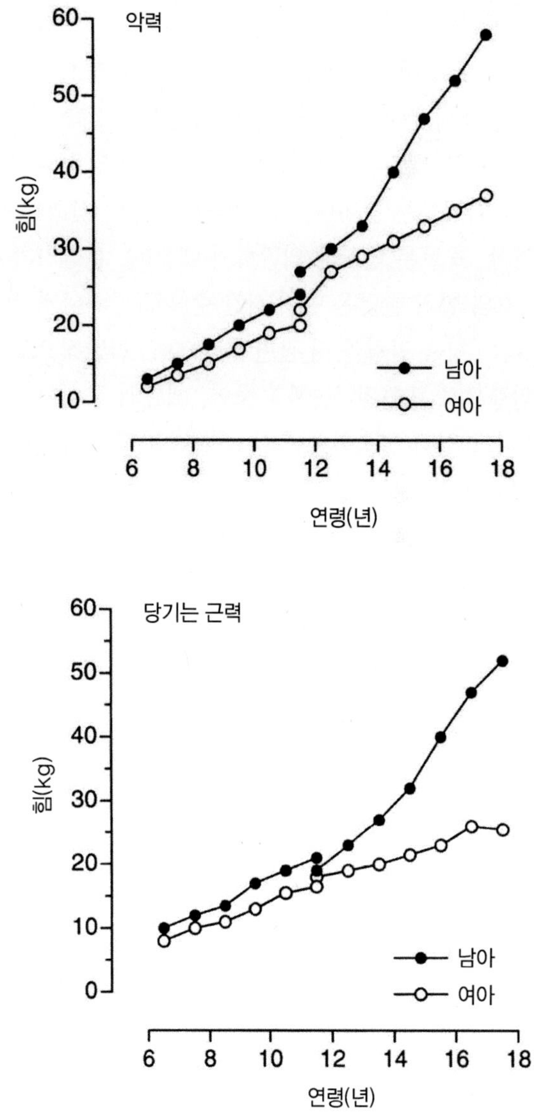

그림 1.43 생활연령에 따른 근력의 변화. 5~17세 여아(○)와 남아(●)의 팔꿈치 굴근과 무릎 신근에 대한 횡단면 자료. 값은 N으로 나타냄

Reprinted from Malina et al., 2004 (291).

간의 관계에는 차이가 있다. 힘의 증가 속도는 사춘기 이전 여아와 남아에 있어서 비슷하다. 두 그룹의 근력은 유사하거나, 남아가 약간 더 높다(**그림 1.43**). 그 후 남아는 힘이 점점 강해진다. 1~14세 사이의 남아들은 13~14세 사이에 가속하기 시작하는데 반해 여아들의 힘은 거의 증가하지 않거나 가속화되지 않는다. 근육 크기와 근력의 성별 차이는 하체보다 상체에서 더 많이 나타난다. 성숙한 남아들의 힘은 더 높은 수준의 혈중 테스토스테론(366)과 더 빠른 신체 성장을 반영할 수 있지만, 스포츠나 기타 근력을 강화하는 신체활동에 더 큰 영향을 줄 수 있다. 청소년기 동안의 근력 증가 속도는 개개인마다 다르다. 종단연구에 따르면 가장 빠른 증가는 보통 최고 신장에 도달한 해 또는 최고 체중에 도달한 해 및 그 다음 해에 나타난다고 보고한다. **그림 1.44**는 최고 신장에 도달하기 전, 중 후에 정기적으로 측정된 남아와 여아의 몇몇 유럽그룹에서의 정적 팔 당김의 증가 속도를 나타내는 것이다. 힘은 다양한 형태, 신경계, 생체 역학, 호르몬 인자에 의존하기 때문에, 유년기와 청소년기의 힘의 발달은 단지 시간 순으로 일어나지 않는다. 이는 성숙 연령과 더 관련이 있으며, 일반적으로 골격 연령으로 표현된다. 예를 들어, 체중의 차이가 보정되더라도 일찍 성숙한 아동은 동일한 생활연령에서 더 늦거나 평균적으로 성숙한 아동보다 강하다. 근력과 골격 연령 간의 상관관계는 남아가 여아보다 더 컸다. 남

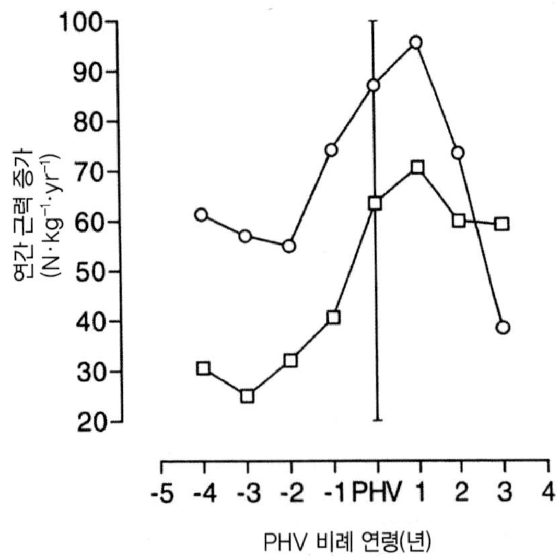

그림 1.44 남아의 상체(□)와 하체(○) 등척성 근력은 매해 증가한다. 값은 최고높이속도(PHV)에 따라 정렬되었다.
Reproduced, with permission, from Froberg and Lammert 1996 (167).

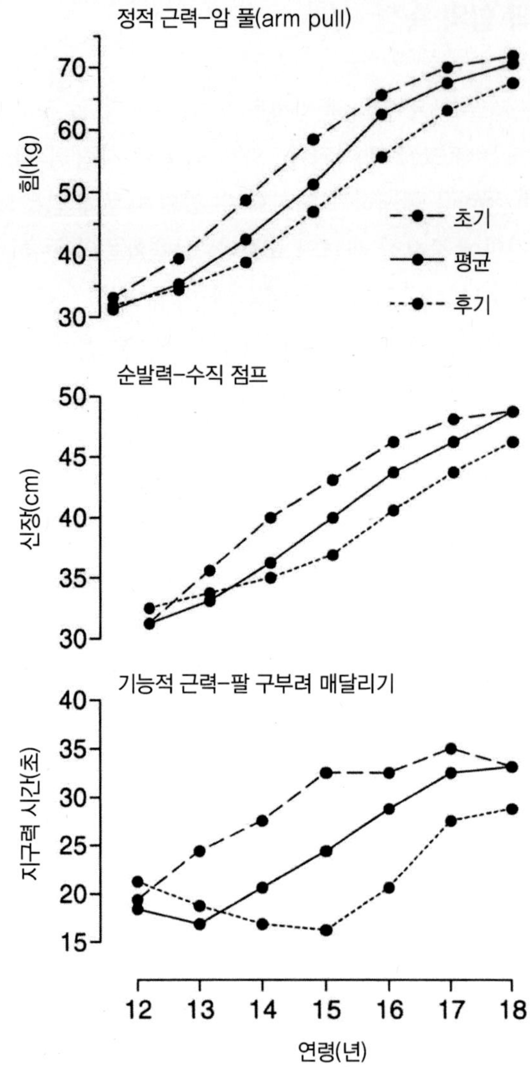

그림 1.45 벨기에 남아들의 성숙 초기, 평균, 후기 근력의 종단적 변화. 성숙 그룹의 분류는 각 대상자의 골격연령과 생활연령 사이의 차이에 따라 결정되었다.
Based on data from the Leuven Growth Study (57).
Reproduced, with permission, from Malina et al. 2004 (291).

아의 경우 초기 성숙의 이점은 대부분 13~16세에 분명히 나타나며 후기 성숙한 사람들이 따라 잡기 때문에 나중에 감소한다(**그림 1.45**). 여아의 경우, 성숙과 관련된 근력의 차이는 대부분 11~15세에서 나타나며, 이후에 감소한다.

성장하는 동안 힘을 결정하는 요소

Factors That Determine Strength During Growth

힘은 수축근의 단면적과 주어진 시간에 활성화되는 운동 단위의 수, 이 두 가지 요인에 의해 결정된다. 단면적은 근섬유의 크기와 정도를 의미한다(229). 등척성 강

도는 근육의 길이에 영향을 받지 않지만 동적 운동(및 기계적인 힘의 결과) 동안의 수축 속도는 근육 길이와 관련이 있으며, 이는 아동의 성장에 따라 계속 증가한다(228). 성장하는 동안 힘의 증가가 근육 수축 특성의 변화를 반영하는지 여부는 여전히 불분명하다. 예를 들어, 16세 남아는 10세 남아에 비해 대퇴사두근에서 사용 가능한 운동단위를 높은 비율로 활성화시키는 것으로 발견됐다. 그러나 팔꿈치 굴근에서의 운동단위 활성화 비율에는 나이 차이가 없었다(61;64).

방금 언급한 요인은 실험실 환경에서 측정한 단일 근육 또는 근육군의 강도를 결정한다. 실생활에서(스포츠 혹은 일상활동 시) 근육군 간의 조정도 중요하다. 예를 들어, 원반던지기의 성공은 각 근육군이 수축하는 정확한 타이밍뿐만 아니라 각 근육의 힘에 달려 있다. 마찬가지로 의자에서 일어나서는 하반신, 상지 및 몸통의 여러 근육군 간 조정이 필요하다.

골격과 성숙이 뼈에 미치는 영향

Effects of Growth and Maturation on Bone

어린 시절과 청소년기의 정상적인 골밀도 발달은 고령자에서 특히 골밀도 감소 지연 및 골절을 예방하는 데 중요하다. 뼈의 미네랄 밀도는 일반적으로 성장하는 기간 동안 증가하고, 청년일 때 최고로 높고, 노인의 경우 감소한다. 적절한 영양 섭취와 운동을 통해 소아기의 골밀도 증가를 촉진하면 나이가 들어감에 따라 골 소실의 정도를 줄일 수 있다.

성장하면서 뼈의 크기, 광물 함량 및 미네랄 밀도가 증가한다. 피질 외형(outer compact) 및 섬유주 내(inner spongy) 골밀도는 흡광도 측정법 및 컴퓨터 단층 촬영 기술로 측정할 수 있다. 일반적으로 많이 사용되는 흡광도 측정법은 뼈 크기(g/cm^2)에 비해 미네랄 함량의 2차원 혹은 면적 추정치만 제공할 수 있지만 뼈 조직의 깊이나 두께는 측정할 수 없다. 왜냐하면 이것은 단층 촬영으로 측정한 실제 부피 밀도가 아니기 때문이다. 이것은 뼈의 광화작용 추정을 위한 흡광도 측정법 사용의 다양성을 설명한다. 골밀도가 한 뼈에서 다른 뼈로, 동일한 뼈의 부위 사이에서, 그리고 성별 및 인종과 같은 요인에 따라 다르다는 것을 인식하는 것이 중요하다.

사춘기 이전에 골밀도는 점차 증가하고 남녀의 가치는 비슷하다. 이때 발생하는 뼈의 발달은 특정 성장호르몬 아마도 IGF와 같은 성장인자에 의해 발현된다. 소년과 소녀 둘 다 혈청 농도와 면적 밀도 사이에서 상당한 상관 관계가 관찰되었다.

사춘기에, 뼈 밀도의 성장은 성 호르몬의 동화 작용에 대응하여 가속화된다. 10~15세(일반적으로 15~25%) 사이의 뼈 밀도의 증가는 일생의 어느 때보다도 더 크다. 테스토스테론은 피질의 크기에 기여하지만 대부분의 증거는 에스트로겐이 남성과 여성 모두에서 청소년기의 뼈 발달에 가장 중요하다는 것을 암시한다. 하지만 사춘기 동안 뼈의 질량이 증가하는 것은 여성보다 남성들에게서 더 명백하다. 남성들에게 더 큰 가치는 사춘기 후기에 명백해지고, 성별의 차이는 초기 성인기 동안 더 명확해진다. 최고 골밀도 연령은 20세에서 25세 사이이며(남성의 경우 데이터가 명확하지 않음) 거의 모든 여성이 26세까지 총 골밀도가 최대화되었다. 생물학적 성숙 비율은 최고 골밀도의 나이에 영향을 미치지 않는 것으로 보인다(239).

세 가지 요인이 정상적인 뼈 발달에 중요하다. (1) 적절한 호르몬 자극, (2) 충분한 식이 칼슘 섭취량, (3) 중력 및 물리적 기계적 응력 활동. 폐경기의 에스트로겐 결핍은 노인의 골다공증 발병에 중요한 역할을 할 수 있다. 젊은 여성들의 경우 과격한 스포츠 훈련을 동반한 고령화 운동과 관련된 과소 에스트로겐 혈증은 동일한 효과를 가져 올 수 있다. 칼슘은 뼈의 건강에 필수적이며, 골밀도는 폐경 전 여성에서 식이 섭취와 적극적으로 관련되어 있다. 남성의 제한된 데이터만으로는 이 연관성이 밝혀지지 않았다.

골격 발달에 대한 가중치 부여 운동의 중요성은 골격이 안정, 플라스터 캐스팅 또는 신경 쇠약에 의해 움직일 때 발생하는 뚜렷한 뼈 위축으로 나타난다.

예를 들어 스포츠 상해를 입을 때의 뼈의 종괴는 약 15~20%정도가 된다. 고정화는 뼈 흡수뿐만 아니라 소변에서 칼슘 배설을 증가시킨다. 이는 또한 무중력 상태에서 우주 비행사에서 관찰되는 현상이다.

정상적인 근육 수축과 중력에 의해 생성된 힘은 뼈의 구조에 아주 작은 변형을 일으킨다(106). 이러한 변화는 세포 증식, 분화 및 골 형성을 자극하는 생화학적 반응을 유발한다. 힘의 세기는 스트레스 반복 횟수보다 더 효과적일 것이다(296). 성인의 경우, 활동적인 여성이 비활동적인 여성보다, 여성 운동 선수가 비운동 선수보다 더 높은 골밀도를 가지고 있는 것으로 관찰된다(238). 소아 및 청소년의 횡단면 연구는 뼈의 미네랄 밀도와 체중 부하 활동 간에 긍정적인 연관성이 있음을 입증했다(419). 6년간의 종단 연구에서 Bailey et al. 은 활동적인 남녀가 활동성이 없는 사람들보다 뼈의 미네랄 함량이 각각 9% 및 17%로 높다는 것을 발견했다(29). 소아과 청소년의 운동 건강 훈련이 뼈 건강에 미치는 영향에 대해서는 이 장의 뒷부분에서 다룬다.

Amsterdam Growth and Health Longitudinal Study에서 15년간의 습관적 신체활동 수준이 높았던 27세의 남성과 여성이 활동이 덜한 사람들보다 최고 골밀도가 더 높게 나타났다(241). 이 연구에서, 최고압력으로 측정된 신체활동은 에너지소비로 측정된 신체활동에 비해 더 높은 골형성 효과를 나타냈다.

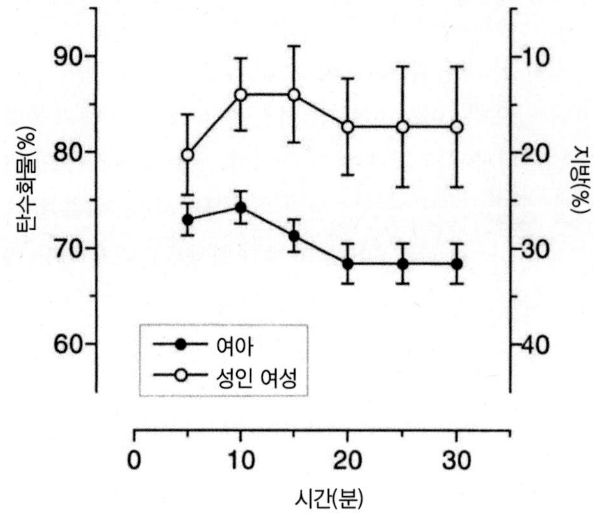

그림 1.46 성인 여자와 여자아이들의 지방관련 사용과 탄수화물 에너지. 8세부터 10세사이의 사춘기 소녀들과 20세부터 32세 사이의 여자들은 최대의 산소 섭취량의 70%로 30분 동안 달렸다. 기질이용제거는 호흡 교환율로 계산되었다. 수직선은 1 SEM을 나타낸다.

Adapted, with permission, from Martinez and Haymes 1992 (300).

지속 운동

Prolonged Exercise

여기에 정의된 지속 운동은 30분 또는 그 이상 지속되며, 이를 자연스럽게 유지하는 것을 말한다. 비록 이러한 운동들은 아동의 자연스러운 활동 패턴(31)과 다르지만, 아동 스포츠 중 장거리 운동들(예를 들면, 달리기, 수영, 크로스 컨츄리 스키)의 인기가 높아지면서 많은 아동이 이러한 유형의 운동을 접하고 있다. 또한, 지속 운동은 다른 아동선수나 댄서들에게 있어 트레이닝 시스템의 한 부분으로 실시되기도 한다.

체코슬로바키아와 서독에서 지속 운동에 대한 아동의 반응을 주제로 발표된 첫 번째 연구에서는 아동과 청소년의 반응이 일반적으로 성인의 반응과 비슷하다고 제안하였다. 운동강도가 최대산소섭취량의 60~70%이고, 30~60분 지속될 때, 심박수는 초기 수 분 이내에 새로운 항정상태로 접어든다. 운동 10분경과 시에 비해 40~60분 이후에는 점진적으로 증가하여 10~15% 정도 증가하게 된다.

그동안 $2L \cdot min^{-1}$, $1\sim2mL \cdot kg^{-1} \cdot min^{-1}$의 산소섭취로 인해 호흡이 일어날 수 있다. 반면 심박수와 호흡의 증가는 심부 온도의 증가와 경미한 탈수 상태(혈장량의 감소를 수반하는)로 설명할 수 있지만, 산소섭취의 변화는 활동근에서의 탄수화물에서 지방으로의 사용 변화때문일 수 있다. 이는 호흡교환율, 즉 RER(CO_2 공급량/O_2 흡수량)의 동시 감소에 의해 일어난다.

지속 운동에 대한 반응에서 주된 연령 차이는 아동의 낮은 혈중 젖산 축적, 혈중 칼륨의 적은 증가, 약간 감소된 혈장량이다. 지속 운동에 의한 심박수는 아동이 더 높지만, 시간의 경과에 따른 심박수 증가는 연령과 관련된 차이는 없다. 1회 박출량은 성인이 더 높고, 지속 운동을 하는 동안 유지된다.

혈중 젖산 축적의 감소가 근육에서의 생산량 감소 혹은 혈액에서 빠른 제거를 나타내는지에 대한 여부는 명확하지 않다. 이는 에너지원으로 적은 탄수화물의 사용과 지방에의 의존도 증가에서 기인하는 것일 수 있다. 호흡 교환율의 연령 관련 차이는 일부 연구(300;354;435)에서 다루어졌으나 모든 연구(22;385)에서 그런 것은 아니다. 아동이 보다 더 많이 지방에 의존한다는 예시가 **그림 1.46**에 나타나 있다. 아동이 우선적인 에너지원으로 지방을 사용하는 이유는 명확하지 않다. 한 가지 가능성은 아동이 더 많은 근육 내 중성지방을 보유하고 있기 때문이라는 것이다. 또 다른 가능성은 높은 지방 사용이 덜 발달된 해당작용에서 비롯된다는 것이다.

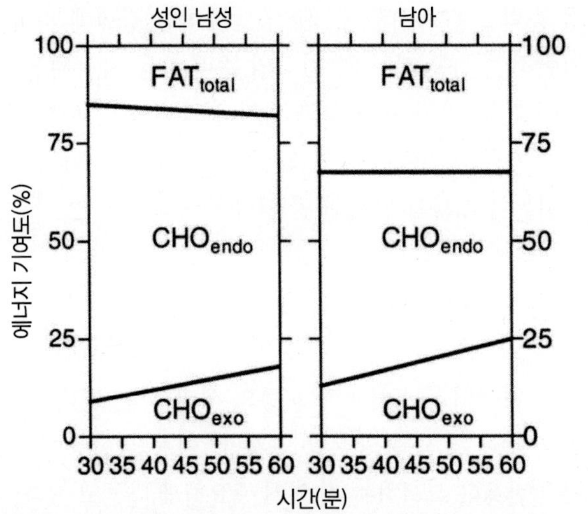

그림 1.47 장기 운동 동안 성인 남자와 남자아이들의 기질이용제거 6% 탄수화물(4% 수크로스, 2% 글루코스) 섭취 효과. 60분 동안 최대산소섭취량의 70%에서 12명(9.8±0.1 years old) 소년과 10명(22.1±0.5 years) 남자 순환. 총 지방 사용과 인체 내부의 탄수화물(CHOendo) 사용은 호흡 교환율로 계산. 외인성의 탄수화물(CHOexo)의 흡수 속도는 13C 동위원소로 사용하여 결정되었다. 또한, 음료에 추가되었고 호기에 모여졌다(354).

Adapted, with permission from Timmons et al. 2003 (435).

Riddell(354)과 Timmons(435)는 안정 동위 원소 13C를 사용하여, 아동이 보다 적은 내생적 탄수화물 및 보다 많은 지방을 사용하지만, 지속 운동 동안 외인성 탄수화물(음료 제공)을 성인보다 빨리 사용한다는 것을 제시하였다(**그림 1.47**). 그러나 이에 대한 원인은 분명하지 않다.

결론적으로, 운동에 대한 낮은 효율성("운동의 기계적 효율성과 경제성"장 참조)과는 달리, 지속 운동 시 성인에 비해 아동의 효율성을 감소시키는 생리학적 요소는 없는 것으로 보인다. 아동의 단기간 활동에 대한 선호는 짧은 주의집중 시간, 레크리에이션적 자극의 필요성 및 지속 운동에 대한 낮은 사회적 동기 부여와 같은 심리적 및 문화적 요인에 의해 설명되어야 한다.

준비 운동의 효과

Warm-Up Effect

준비 운동은 운동선수와 댄서들 사이에서 가장 기본적인 운동이다. 준비 운동은 운동을 하는 사람이라면 누구나 해야 한다. 알려진 효과로는 운동 수행 능력 향상과 부상 예방이 포함된다.

준비 운동의 이점에 대한 생리학적 기전: 뉴런 사이의 빠른 충격 전파; 빠른 근육 수축(396); 산소화헤모글로빈해리곡선의 "우측 이동"(세포 조직에 더 많은 산소운반 가능); 운동 시작 시 산소부족 감소; 향상된 관상동맥의 흐름과 심근 산소화(강렬한 운동 시작 시 심근 허혈 예방); 천식을 야기하는 운동의 위험 감소(117)(6장의 "불응기" 부분 참고); 근육 내 기계적 효율성 증가, 근육 내 점막과 힘줄 및 관절 내 점도 감소 등.

준비 운동은 모든 수준의 운동 선수들에게 실시되지만, 달리기와 관련된 부상 예방에 대한 이점에 대해서는 논란이 많다(449).

준비 운동의 심리적 효과를 지지하는 사람들은 향상된 운동수행능력의 상당 부분이 준비 운동 없이는 "all-out"으로 수행을 하지 않을 것이라는 선수의 태도 때문이라고 주장한다. 이러한 심리학 메커니즘을 제외시키기 위해, Inbar과 Bar-Or은 준비 운동에 대한 개념을 모르는 아동을 대상으로 선정하였다. 7~9세 비운동선수인 남아들은 준비 운동을 한 상태와 하지 않은 상태에서 4분 사이클 운동을 극최대 강도 및 30초 무산소성 수행(윙게이트 무산소성 검사)으로 실시하였다. 준비 운동은 15분간 간헐적 트레드밀을 수행하는 것으로 실시되었으며, 직장 온도를 0.52℃ 증가시켰고 심박수는 150±10beat·min^{-1}로 증가시켰다. 운동 간 시간 간격

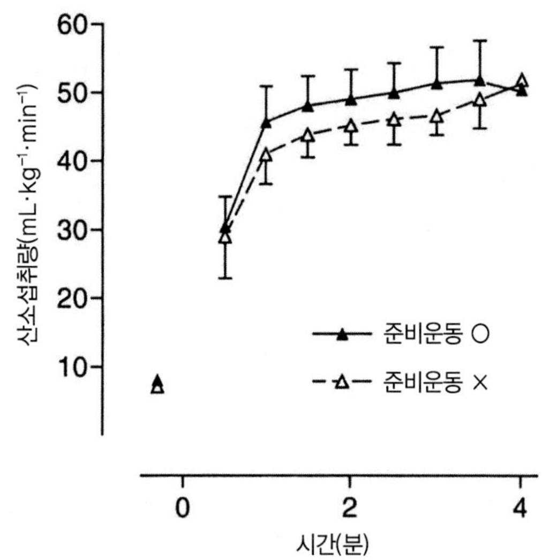

그림 1.48 힘이 많이 드는 준비 운동의 산소 흡수 효과. 12명의 7살부터 9살 소년들은 사전 준비운동의 유무로 나뉘어 4분 동안 한 스테이지 순환 운동을 수행하였다. 수직선은 1SD를 나타낸다. 다음 단계를 위해 책을 보라.

Reproduced, with permission, from Inbar and Bar-Or 1975 (218).

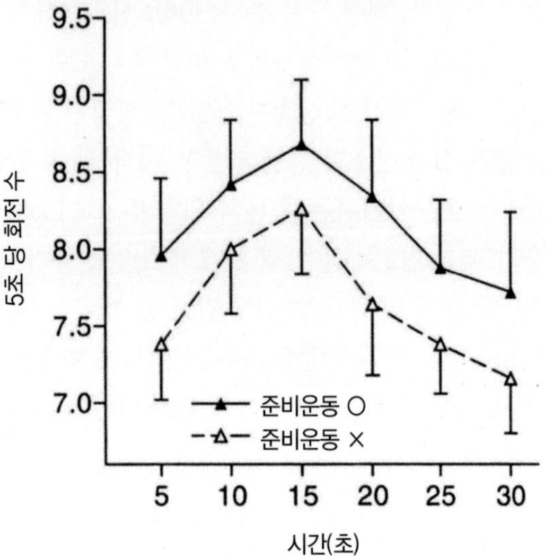

그림 1.49 무산소성 수행의 준비 운동 효과. 12명의 7살부터 9살의 소년들은 준비운동의 유무로 나뉘어 윙게이트 무산소성 검사 순환을 30초 동안 수행했다. 다음 단계를 위해 책을 보라. 수직선은 1SD를 나타낸다.

Reproduced, by permission, from Inbar and Bar-Or 1975 (218).

은 4분이었다. 결과는 **그림 1.48**과 **1.49**와 같다. 준비 운동은 아동들의 유산소성 능력들을 더 유용하게 하였고, 더 빠르게 항정 상태에 도달하게 하였다. 또한, 윙게이트 검사 점수를 향상시켰고, 총 기계적 수행을 7%로 올렸으나, 최고파워(4%)의 증가는 유의하지 않았다. 아동들 사이에서 간헐적 준비 운동과 지속적 준비 운동은 두 가지가 동일한 대사 수준의 증가를 유발하더라도 간헐적 준비 운동의 효과가 더 큰 것으로 나타났다.

따뜻한 물에 담그면 근육의 수동적 온난화가 무산소성 운동 능력을 향상시킬 수 있다. 예를 들면, 44℃ 물에 담근 후 사이클을 타는 동안에는 성인의 20%가 최고 무산소성 파워의 정점에 도달한다. 반대로 12℃의 물에 식히면 최고파워의 정점에 도달하는 비율이 25% 감소한다. 한 가지 확실한 사실은 아동이 추운 환경에 노출된다면 준비 운동을 더욱 충분히 시켜야 한다는 것이다.

준비 운동에는 다양한 프로토콜들이 사용될 수 있고, 기후 변화, 개인 습관의 영향을 받는 운동에 따라 달라진다. 그러나 다음의 세 가지 요소들은 준비 운동에 반드시 포함시켜야 한다: 심부 온도를 올리는 비특이적 활동, 스트레칭 운동, 특정 활동(예를 들어, 야구에서 투수는 실질적 투구 동작을 사용하여 공을 던져야 함). 준비 운동의 강도가 너무 높으면 피로를 유발하여 운동 수행 능력을 감소시킨다(398). 실제적인 경험에 의하면, 일반적인 운동 시작 시 최적의 준비 운동 시간은 8~12분이다. 준비 운동의 끝과 경기 시작 사이의 시간 차이는 선수들과 스포츠 사이에서 다양하다. 생리학적 관점에서는 4~5분을 넘기면 안 된다.

운동 강도에 대한 지각

Perception of Exercise Intensity

이 책에서는 소아과적 운동의 생리학적, 병태생리학적 부분에 초점을 맞추고 있지만, 아동의 운동에 대한 지각 반응을 고려하는 것 역시 중요하게 다루고 있다. 특히, 아동이 기타 감각 과 관련된 활동뿐 아니라 움직이는 근육으로부터의 감각 신호를 어떻게 지각(검출 및 해석)하는지 이해해야 한다. 활동을 지각하는 분석에 심리생리학적 원리들을 적용한 개척자는 Gunnar Borg이다. 그는 1962년 RPE에 대한 개념을 처음으로 도입하였다. 이는 여러 실험실에서 수년에 걸쳐 보다 더 발전되었다.

인간의 신체활동 인식에 대한 방식을 정량화하기 위해 몇 가지 RPE 척도가 구성되었다. 부록 II에는 아동이 함께 사용할 수 있는 범위에 대한 설명이 나와 있다. 이 책의 다른 장에서는 특정 질환과 관련된 RPE 데이터를 다루고 있다. 이 장에서는 아동이 스스로의 운동 강도와 RPE의 연령 관련 차이를 지각하는 방법에 초점을 맞춘다. 대부분의 연구가 활동에 대한 전반적인 지각을 다루고 있으나, 일부 연구자는 특정 신체 부위에 초점을 맞추고 있는데 예를 들어 다리와 가슴 활동에 대한 지각을 알아내는 것이다(287). 이 접근법은 폐 질환(242)을 앓고 있는 환자의 호흡 곤란이나 근이영양증 및 근위축증 환자의 다리 피로에 대한 지각을 수치화하고자 할 때 임상적으로 유용하다.

대부분의 RPE 연구들은 아동에 의한 활동 강도의 평가에 초점을 맞춘다(즉, 어떻게 아동이 자신의 활동 강도를 지각하는지). RPE가 운동 강도를 나타내는데 사용되는 방법(즉, RPE 척도에서 숫자로 규정된 운동 강도를 선택하는 아동의 능력)에 관한 자료는 거의 없다. 이 장에서는 두 가지를 다룬다. 자세한 내용은 리뷰 기사(40;46;76;148;263;284;359) 및 논문(75;325)을 참조하라.

운동자각도의 연령 관련 차이

Age-Related Differences in Rating of Perceived Exertion

2장에서 언급되었듯이, 아동은 습관적으로 성인들보다 더 활동적이다. 이러한 차이는 환경적, 생리학적, 심리학적 이유에서 기인한다. 그 중 한 가지는 성인들은 주로 몸을 많이 움직이지 않는 라이프 스타일을 선호한다는 것이다. 그들은 아동보다 운동하는 것을 더 피곤하다고 인식하기 때문이다.

실제로 아동이 운동을 더 수월하게 인식하는가? 이를 확인하기 위해, Wingate 연구소는 1970년대 중반 7~68세 1,300명의 남자를 대상으로 Bar-Or에 있는 데이터를 사용하여 6가지 실험을 실시하였다. 모든 대상자는 동일한 다단계 순환 에르고미터 테스트를 수행하였다. Borg 6~20 범주 척도(74)를 사용하여 각 단계에서 운동자각도를 결정하였다. 방법론적 딜레마는 연령에 따라 결정된 RPE에서의 운동 강도를 비교하는 방법에 대한 것이었다.

예를 들어, 50W의 부하에 대하여 10세 남아가 성인에 비해 보다 높은 강도로 나타나기 때문에 절대 기계적 파워에 대해 RPE를 단순하게 표현할 수 없다. 이를 위한 한 가지 방법은 주어진 생리적 계통에서 RPE를 계산하는 것이다. 심혈관 계통의 지표로 최대하심박수를 설정한다면, RPE/HR 비율은 객관적 계통의 주어진 수준에 대하여 주관적 계통을 나타낼 수 있다. **그림 1.50**은 다양한 운동 강도에서 다양한 연령 집단에 대한 비율을 요약한 것이다. 7~9세 선수에서 가장 어린 그룹을 제외하면, 아동은 성인에 비해 낮은 비율을 보인 청소년보다 RPE/HR에서 연령과 관련하여 낮은 패턴을 보였다.

어떤 주어진 운동 수준에서 최대하심박수가 아동들에서 더 높게 나타나기 때문에, RPE 또한 최대심박수의 특정 비율에 의하여 계산된다. 이는 연령이 다른 사람들의 심혈관 계통을 비교할 수 있는 보다 확실한 방법이다. 결과는 **그림 1.51**에 제시되어 있는데, RPE/최대심박수 비율은 아동의 경우 청소년보다 낮고, 성인에 비해 훨씬 더 낮다. 실제로 연구자들(35)은, 운동에 대한 어떤 생리적 계통에 있어서 성인에 비해 아동이 보다 수월하게 지각한다고 보고하고 있다. 일부 연구의 결과, 아동에게 주어진 최대심박수 비율에 대한 RPE 수준이 성인보다 낮았다(251;448). 그러나 최근, Mahon 등은 9명의 남아(10.5±0.7세)와 9명의 성인 남성이 환기 역치 수준에서 운동하였을 때 RPE가 비슷하다고 보고하였다. 같은 대상에 대한 또 다른 비교에 따르면 환기 역치(287;288)에서 아동의 RPE가 더 높다는 보고도 있었다.

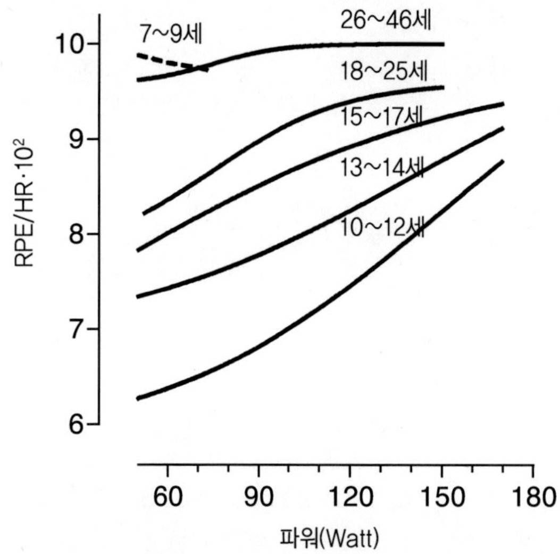

그림 1.50 나이의 운동 인식 발달. 다양한 힘의 RPE와 HR의 비율. 순환 에르고미터를 운동한 904명의 7살부터 46살 남자들. 6그룹으로 나누어서 진행

Based on Bar-Or 1977 (35).

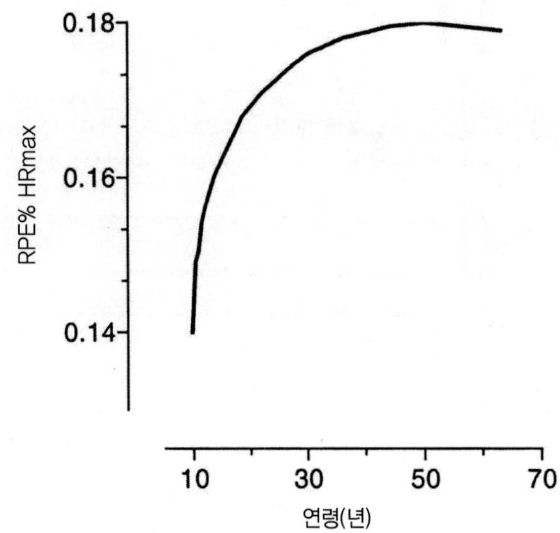

그림 1.51 운동 인식과 나이. 100W 운동한 9살부터 68살의 1,307 남자들의 RPE/%HRmax.

Schematic presentation, based on Bar-Or 1977 (35).
From Bar-Or 1982 (36).

이 연구들 간의 차이를 조율하기는 어렵지만, 단시간 운동(즉, 최대 10분) 동안 성인의 경우보다 생리적 계통에 대하여 아동의 RPE가 낮다는 보고들이 많다. 이에 대한 원인은 분명하지 않다. 아동의 낮은 비율은 낮은

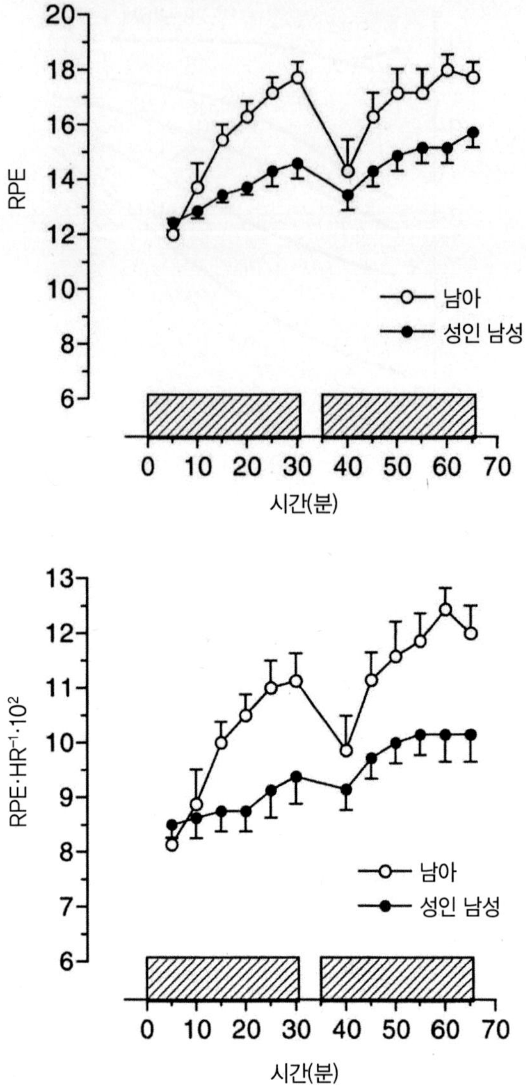

그림 1.52 남아와 성인 남성의 장기간 운동 중 운동자각도(RPE). 9~10세 남아 10명과 20~25세 성인 남성 10명은 최대산소섭취량의 70%로 30분씩 2회 5분의 중간휴식 사이클 운동을 실시하였다. 상단 그래프는 시간의 경과에 따른 RPE의 변화를 나타낸다. 하단 그래프는 RPE와 심박수(HR)의 비율을 나타낸다. 값은 평균과 1SD이다.

Reproduced, with permission, from Timmons et al. 2003 (434).

혈중 젖산 농도, 혈액 산성도(356), 산소 부족으로 설명할 수 있다. 그러나 아동의 낮은 혈중 젖산 농도가 반드시 낮은 RPE를 나타내는 것은 아니다(286;388). 이전에 논의된 바와 같이("회복 이후 운동" 장 참조), 아동은 격렬한 신체활동에 대하여 성인보다 빨리 회복한다. 아동의 RPE가 낮으면 회복 속도가 빨라진다. 격렬한 활동을 반복하려는 아동의 열의는 부분적으로 그들의 낮은 운동자각도와 관련될 수 있다.

단시간 운동에 반응하는 RPE와 반대로, 아동은 15분 정도 지속되는 장시간 운동에서 빠른 RPE의 증가를 보인다. **그림 1.52**에서 제시된 바와 같이, 10~11세 남아의 RPE는 고강도 운동을 60분 넘게 지속할 때 성인 남성에 비해 빠르게 증가한다. 아동의 빠른 RPE 증가는 RPE가 RPE/HR 비율로 표현될 때도 유지된다. 환기 역치 수준(94)에서 40분간 사이클 운동을 한 10~13세 남아의 경우와 16분 간 환기 역치 수준에서 사이클 운동을 한 10.7±0.8세 아동들은 성인과 비교하여 유사하게 빠른 증가가 나타났다. 아동의 빠른 RPE 증가를 중추 또는 말초의 생리적 신호 차이로 설명하기에는 어려움이 있다. 예를 들어, 60분간의 사이클 실험에서 혈중 젖산 수치의 증가 속도는 성인 남성에 비해 남아가 더 느린 것으로 나타났다. 마찬가지로, 호흡률과 환기등가(환기량을 산소섭취량으로 나눈 값)는 남아에서 더 높았지만, RPE와 호흡률 또는 환기등가 간에는 상관관계가 없었다(434).

이와 유사하게, 40분간의 운동에 대한 연구에서, 혈장량 감소는 남아에게서 더 적었다(94). 단기 운동에 대한 아동의 선호도가 부분적으로는 지속 운동 중에 빠르게 증가되는 운동자각도에서 비롯되는 것이라고 추측해 볼 수 있다. 이를 확인하거나 논박하기 위해서는 후속 연구가 필요하다. 주어진 활동에 대하여 지각하고 해석하는 과정은 복잡하다. 이는 말초 신호(예를 들어, 운동근 및 관절과 힘줄로부터의) 및 중추 신호(예를 들어, 조직 산도, 근혈류, 피부 온도)가 감각 피질로 보내지는 피드백 메커니즘을 포함한다. 또한 의도된 움직임 활동에 대하여 감각 피질이 운동 피질로부터 받는 feed-forward 메커니즘에 의한 것일 수 있다(43;86;359).

이 과정에서 파생된 정보는 해석되어 아동에게 제공되는 RPE 척도로 변환되어야 한다. 후자의 단계에는 특정한 인지 능력과 의미적 능력이 필요하다. 그 후 아동이 자신의 운동자각도를 알기 어려운 나이에 있는지에 대한 질문이 남아 있다. 앞서 설명한 대규모 연구(35)에서 가장 어린 그룹의 7~9세 선수들은 다른 아동 또는 청소년에 비해 보다 높은 비율을 나타냈다. 연구자들은 어린 연령에게서 유효한 비율을 얻는 것이 불가능하다는 것을 나타낸 것일 수 있다고 제안한다. 실제로 그 그룹에서의 RPE-HR의 상관관계(유효성 지수로 간주됨)는 보다 성숙한 그룹에 비해 낮은 것으로 나타났다. 최근에

8세 정도의 아동은 Borg 6~20 범주 척도를 사용하여 RPE의 유효한 추정치를 제공할 수 있음이 보고되었다. 마찬가지로, 8세의 일본 아동 역시 이 척도를 사용할 수 있지만, 더 어린 아동은 이를 이해하는데 어려움이 있었다(310). 즉, Borg 범주 척도의 사용이 가능한 연령은 약 8세 정도로 추정되지만 이를 해결하기 위해서는 보다 많은 연구가 필요하다.

RPE를 사용할 수 있는 연령대를 넓히려는 대체 척도가 최근 몇 년 동안 개발되었다. 수치 이외에, 이러한 척도에는 다양한 수준의 활동을 보여주는 도식이 포함된다. 예를 들어 Borg 6~20 범주 척도(328), 자전거 타는 심장(267), 자전거 타면서 다른 부하를 나르는 사람(149), 자전거를 타고 경사를 오르는 아동(358), 경사를 따라 달리는 아동(444) 등 다양한 활동을 수행하는 사람들의 막대도표가 포함된다. 이러한 척도 중 일부는 활동에 대한 평가를 위한 것이지만, 다른 척도(예: [357;469])는 활동의 산출을 위해서도 사용된다. 이러한 척도 중 하나(OMNI 척도)는 6세 아동(444)의 활동 평가에서 유효하다. 다른 척도(CERT)는 8~11세 아동을 대상으로 사용했을 때 Borg 6~20 범주 척도(261)보다 HR과 더 높은 상관관계를 나타내었다. RPE 척도에 대한 자세한 내용은 부록 II를 참조하라.

활동에 대한 산출과 자기조절을 위한 방법으로써의 운동자각도

Rating of Perceived Exertion As a Means for Production and Self-Regulation of Effort

훈련에 대한 장에서 설명한 것처럼 신체활동의 처방에는 운동 유형, 강도, 빈도 및 프로그램 총 지속 기간의 4가지 요소가 포함된다. 운동처방에 있어서 가장 어려운 것은 특히 아동을 위한 것이다. 운동 강도의 처방에는 다양한 방법이 있다. 하나는 RPE의 산출 방식이다. 이것은 일반적으로 두 가지 세션에서 실시된다. 아동은 단계적 운동을 수행하는 동안 RPE의 개념에 대해 알게 된다(자세한 내용은 부록 II 참조). 평가 방식과 마찬가지로, 아동은 몇 가지 강도의 운동을 하게 된다. 중점적인 것은 가장 약한(또는 가장 가벼운, 예를 들어, 6~20 척도에서 7 정도 수준) 강도 및 가장 강한(또는 가장 무거운, 예를 들면, 19 수준) 강도가 주어진다는 것이다. 앵커링(anchoring)이라고 하는 이 과정은 이후에 자신에게 처방될 수 있는 강도의 범위에서 발생하는 감각을 아동이 경험할 수 있도록 한다.

실질적인 처방은 두 번째 세션에서 이루어진다. 아동은 강도 8 수준에서 5분간의 조깅을 지시 받는다. 이후 강도 13으로 10분, 강도 16으로 2분… 등과 같은 방식으로 실시된다.

여러 연구에서 건강한 아동(150;151;262;469-471)과 질환이 있는 아동(357;458-460)에 대한 RPE 산출 방식의 적합성을 조사했다. 총체적으로, 다양한 척도를 사용하는 이 접근법은 8세 아동(357;460;469)에게 적합했다. 아동들은 RPE(469)의 산출 또는 자기 조절을 위해 인지적으로 준비가 되어 있지 않을 수 있다. 6~11세 아동을 대상으로 체육 수업 현장에서 산출 방식(CERT, Children' s Effort Rating Table)을 적용하려는 시도가 있었다. 소수의 학생들만이 올바른 방법을 사용하여 자신의 활동을 일관되게 스스로 조절할 수 있었다(104).

운동에 대한 면역 반응

Immune Response to Exercise

운동은 종종 면역 체계의 반응을 불러온다. 이 반응의 규모와 방향은 강도와 운동 기간의 영향을 받고, 영양과 건강 상태에도 영향을 받는다. 이에 대한 대부분 자료가 성인과 관련되어 있지만, 최근 몇 년은 아동의 운동에 대한 면역 반응에 더 큰 관심을 보인다. 이 장은 운동에 대한 반응 변화를 정리하고 다양한 트레이닝과 활동 범위에서 각 개인의 차이를 보여준다. 보다 많은 성인 반응 정보들을 원한다면 Nieman과 Pedersen, Hoffman-Goetz를 참고하라.

단일 운동에 대한 반응

Response to a Single Exercise Bout

고강도 운동에 대한 전형적이며 쉽게 식별할 수 있는 면역 반응은 운동 중 말초 혈액의 면역 세포(호중구, 단핵구 및 림프구 및 하위요소) 농도가 증가하고 회복 중 일시적으로 그 수가 감소한다는 것이다. 후자의 단계인 "개방 창(open window)"은 감염에 대한 인체의 감수성을 증가시킨다(324a). 백혈구 중 자연 살해 세포(NK 세포)는 운동에 대하여 가장 큰 세포 반응을 나타낸다(342a). 운동은 면역세포의 변화 이외에도 기타 기능들 중 면역 반응의 신호를 조절하는데 도움이 되는 사이토카인의 변화를 촉진시킨다. 운동 반응에 대해 광범위하게 연구된 두 개의 사이토 카인은 IL-6와 TNF-α이다.

이러한 반응들을 유발하는 운동의 형태는 연구마다 다르다. 아동 대상 연구에서 운동지속시간은 30초부터 90분 범위이다. 운동 강도는 최대유산소성 파워(434a)의 70%에서 최대 초과 무산소성 운동(윙게이트 무산소성 검사)까지 다양하다. 일부 연구에서 면역 반응은 축구(343a; 399a), 레슬링(323a) 및 수구(323b)와 같은 실생활 스포츠 상황에서 연구되었다.

아동은 성인과 마찬가지로 운동에 대한 면역 반응이 있는가? 몇몇 연구자들은 아동과 성인이 동일한 방식으로 반응한다고 보고하고 있다(133a; 343a, 412a). 그러나 그들의 연구는 직접 비교를 통해 이루어진 것은 아니다. 최근의 연구에서 Timmons와 동료들(434a)은 사춘기 이전 및 사춘기 초기 남아(평균 나이 9.8세)와 젊은 성인 남성(22.1세)을 대상으로 미리 정해진 최대산소섭취량의 70%에서 사이클링 전후 60분까지를 관찰하였다. 면역 세포와 사이토카인은 운동 전, 직후, 운동 후 60분에 측정하였고 그룹 간 차이가 있는 것으로 나타났다. 운동 후 총 IL-6뿐만 아니라 총 백혈구, NK 세포, NK T 세포 수가 증가하였다. 회복 60분 후에 림프구와 T 세포는 성인 남성에서는 억제되었으나 남아에서는 억제되지 않았다. IL-6은 성인 남성에게서 높게 유지되는 것으로 나타났고, 남아의 경우 안정 시 수치에 가까워졌다. 연구자들은 운동 후 일시적 반응의 증가와 회복기 동안의 반응 억제가 성인 남성에 비해 남아에게서 보다 약하게 나타난다고 보고하였다. 이러한 차이가 연령 또는 성숙 수준의 영향을 받는지에 대한 여부와 여성에서도 발생하는지 여부는 아직 밝혀지지 않았다.

활동, 훈련 및 면역 반응

Activity, Training, and the Immune Response

단일 고강도 운동 실시 이후 면역 반응을 일시적으로 억제할 수는 있으며, 습관적으로 활동하는 성인의 생활양식은 인체의 감염 예방에 도움이 될 수 있다. 이러한 보호 효과가 아동과 청소년에게도 적용되는지에 대한

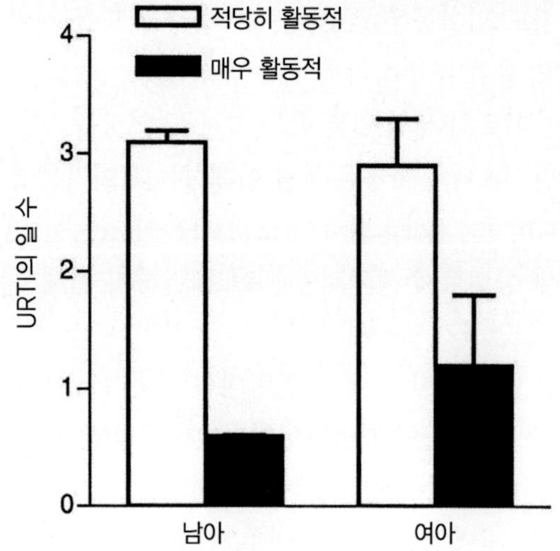

그림 1.53 활동도 및 상부 호흡기 감염 (URTI)에 대한 감수성. 대상자는 1월 내 감기와 독감 증상의 발생(월간 횟수)과 기간이 기록되어 있는 캐나다 나이아가라 지역의 8학년(남아 126명, 여아 130명)들이다. 모든 아동들은 설문지에 기초하여 "적당히"및 "매우" 활동적인 그룹으로 세분되었다. 그래프는 그 달 동안 URTI가보고 한 일수를 나타낸다. 수직선은 SEM을 나타낸다. 소년에서 집단 간 차이는 유의미했다($p < .05$).

Based on Klentrou et al. 2003 (244a).

자료는 일치하지 않는다. 핀란드의 12세 여아와 남아에 대한 1년간의 추적 연구에서, 체계화된 훈련(아이스하키, 수영, 육상 경기)에 참가한 아동과 정규적이지 않은 과외활동에 참여한 아동을 대상으로 바이러스성 및 세균성 호흡기 감염의 발병률과 심각성을 비교하였다. 호흡기 감염의 발생 또는 항생제의 사용에 있어서 그룹 간 차이는 나타나지 않았다. 마찬가지로 9~17세의 훈련받은 아동과 훈련받지 않은 아동의 고강도 30초 사이클 운동에 대한 면역 반응(백혈구 및 자연 살해 세포)에는 차이가 없었다. 대조적으로 무작위 선정된 8학년(244a)을 대상으로 한 연구에 따르면, 활동적인 8학년 학생의 경우, 동일한 학교에서 적정하게 통제된 대조군에 비해 바이러스성 상기도감염이 더 적게 나타났다(**그림 1.53**). 피험자는 캐나다 겨울 한 달 동안 추적 조사되었다. 데이터 부족으로 연구결과들의 차이를 조정하는 것은 쉽지 않다.

호흡기 이외 감염에 대한 감수성에 미치는 신체활동의 영향에 대하여 보다 많은 연구가 필요하다. 습관적인 신체활동의 효과가 아동과 면역계를 억제하는 질환의 영향을 받는 사람들에게서 다르게 나타날 수 있다.

트레이닝

Training

신체 훈련은 몇 주 혹은 몇 달 동안 반복되는 운동으로, 인체 조직과 체계의 형태학적, 기능적 변화를 유도하는 과정이다. 주로 영향을 받는 것은 골격 기관, 심전도, 혈관, 지방 조직, 뼈, 인대, 힘줄, 중추 신경계 및 내분비 계통이다. 교육의 원리와 효과를 이해하는 것은 과학자, 임상의 및 교육자 모두에게 중요하다. 이는 특히 좌식생활의 위험과 적극적인 라이프 스타일의 건강상 이점에 관한 지식이 증가함에 따라 더욱 중요하다. 또한 모든 수준의 젊은 운동 선수에 대한 요구가 증가함에 따라 교육 원칙에 대한 더 나은 통찰력을 얻는 것이 중요합니다.

이 섹션에서는 다양한 신체 시스템(심혈관계, 폐, 근골격계) 및 건강 요소(유산소, 무산소 및 근력)를 측정한다. 성장하는 아동은 운동 발달에 대한 단원에서 논의되며 여기서는 다루지 않는다. 후속 장에서는 특정 질환이나 병이 있는 환자에게 훈련의 적절성에 대한 논의를 제시한다.

용어

Terminology

이 책의 초판에서는 conditioning과 training이 구별되었으며 종종 통용되었다. "컨디셔닝"은 대사 수준과 전반적인 건강(예: 달리기와 미용체조의 혼합)의 증가에 중점을 두는 중재 프로그램에 사용되었다. 반면 "훈련"은 특정 체력의 구성요소나 인체의 특정 부분에 중점을 두는 프로그램(예를 들어, 스프린트 훈련 또는 팔꿈치 굴근의 근력 강화 훈련)과 관련이 있다. 간단히 말하자면, 본서에서는 두 유형의 프로그램 모두에 "훈련"을 사용한다. 본서의 훈련 가능성은 인체계통, 기관, 조직 또는 운동기구의 훈련 프로그램에 대한 반응 정도를 나타낸다.

방법론적 제약

Methodologic Constraints

훈련 연구에는 세 가지 주요 접근법이 있다. 하나는 횡단면 비교(cross-sectional comparison)를 사용하는 것이다. 또 다른 접근법은 상관 분석(correlational analysis)으로서, 특정 기능 또는 형태론적 특성(예컨대, 최대 심장 출력 또는 근육 크기)이 신체활동의 수준과 상관되어있다. 세 번째 접근법은 중재적, 종단적 설계를 사용하는 것인데, 기능 또는 형태 적 특성이 개입 전, 도중 및 후에 측정된다. 상관 연구와 횡단면 설계는 다양한 체력 수준의 과목 간의 차이점을 밝히고 가설을 세울 수 있지만 원인과 결과를 추론 할 수는 없다. 이는 중재 적 접근을 통해서만 달성 될 수 있다. 아동 교육에 관한 연구는 방법론적 장애와 함정이 내재되어 있다.

성인의 경우, 중재 전후의 기능 변화 훈련 프로그램에 대한 확실한 확신으로 귀착될 수 있다. 아동이나 입양아들에게는 그렇지 않다. 성장, 발달 및 성숙으로 인한 변화는 종종 개입에 의해 유발 된 것들보다 중요하다.

훈련으로 인한 생리학적 변화 중 많은 부분이 성장과 성숙의 자연적 과정에서도 일어난다는 것은 흥미로운 사실이다. 예를 들어, 최대하심박수 및 환기량의 감소, 일회성 뇌졸중, 최대 혈액 젖산 농도, 근육 강도 또는 달리기의 증가 등이 그러한 경우이다.

훈련 프로그램에 따른 변화로 인한 성장 및 발달 효과를 해결하는 것은 큰 도전이었습니다. 하나의 접근법은 크기 관련 원칙을 사용하여 크기 관련 원칙을 적용하는 것이다(부록 V 참조).

훈련 연구에서 예측되고 설명될 수 있다. 이 접근법은 통제 집단이 없는 경우에도 유용하지만 개발, 성숙, 습관화 또는 일류 성취와 같은 효과를 애 태우도록 허용하지 않기 때문에 통제 된 설계를 대체 할 수 있는 적절한 방법은 아니다.

통제 그룹은 잘 설계된 개입 연구의 일부분이다. 이상적으로, 개입 그룹 또는 대조군 그룹에 대한 할당은 무작위 이어야하며, 두 그룹의 피험자는 신체적 특성 및 사전 중재 적합성 수준에 맞게 조심스럽게 맞추어야 한다. 건강한 아동을 대상으로 한 많은 연구가이 접근 방식을 따르고 있지만, 소아 환자에 대한 개입은 종종이 원칙을 위반한다. 그러한 연구는 모두 너무 자주 환자 개입 그룹(예: 훈련을 거부하거나 훈련 장소에서 멀리 떨어져 살고 있는 사람들). 임상 중심 연구에서 적절한 통제가 부족한 주된 이유는 불충분 한 대상자, 특히 "비치료"그룹의 포함을 배제하는 윤리적 제약 때문이다. 환자 모집에 지리적 및 기타 물류 장벽을 극복하기 위해 일부 임상 연구에서는 가정 기반 프로그램을 사용했다. 이 접근법의 중요한 장점은 그렇지 않으면 자신의 활동 수준을 향상시킬 수없는 많은 환자의 "실제"상황을 모방한다는 것이다. 가정 기반 프로그램의 주된 도전 과제는 개입을 계량화하고 준수를 확인하는 연구원의 능력이다.

임상 연구에서 또 다른 문제는 환자가 종종 약물 치료 또는 다른 치료법을 필요로 한다는 것입니다. 이러한 것들을 멈출 수 없기 때문에 훈련 중재와 다른 중재 간의 상호 작용 가능성을 배제 할 수는 없다.

치료. 마지막으로, 훈련 연구(특히 건강한 아이들)를 위해 자원하는 아이들은 일반 아동 인구보다 신체적으로 더 활동적 일 것 같다. 결과적으로 연구 기간 동안 통제가 좌식 적이거나 연구 전에 개입 그룹이 이미 훈련되지 않았다고 가정 할 수 없다.

이러한 제약 사항을 고려하여 아동, 특히 소아 환자의 훈련에 관한 우리의 최첨단 지식은 여전히 단편적이다. 어떤 사람들은 훈련과 함께 발생하는 변화를 반영하는 것으로 보아야 하지만 반드시 그런 결과는 아니다.

신체 트레이닝의 원리

Principles of Physical Training

운동을 치료 요법으로 통합하고자하는 임상 지향적인 독자는 훈련 기술을 습득하지 못할 것으로 예상된다. 이 역할은 피트니스 및 스포츠에 특별한 관심을 갖고 적응 된 체육 교육(체육 교육의 하위 스페셜, 임상적으로 장애가 있는 아동을 다루는), 운동 과학자 또는 물리 치료사에게 맡겨야 한다. 그러나 활동을 처방하는 것을 고려하는 임상의는 이론적 근거에 능통해야 하며, 원칙 및 교육 용어. 이 내용은 다음 절에서 설명한다. 보다 기술적인 측면에 대한 논의는 운동 생리학 교재에서 찾을 수 있다.

트레이닝의 특이성

Specificity of Training

만성 운동의 결과로 신체 조직에서 일어나는 변화는 자극 특유의 것이다. 특정 활동은 한 조직에서 변화를 유도할 수 있고 다른 조직에서는 변화를 유도할 수 없다. 또한, 조직은 특정 운동 자극에 대하여 한 방향으로 반응할 수 있으며 다른 자극에 대해서는 다른 방법으로 반응할 수도 있다. 예를 들어, 거리를 달리는 것은 심근 비대, 미토콘드리아 부피의 증가, 근육 섬유 내의 산화 능력의 향상, 지근 섬유의 우세한 비대를 유발할 것이다. 대조적으로, 고저항에 대한 무릎신전은 심근에는 거의 영향을 미치지 않겠으나, 대퇴사두근의 비대(과다 증식)를 유도하는데 이는 대부분 속근섬유와 운동단위 동원의 향상으로 인한 것이다. 훈련의 특수성에 대한 예로 16~17세 남아를 대상으로 한 Fournier 등의 연구에서 5개월 스프린트 훈련 요법은 20.6%의 근육 phosphofructokinase("혐기성" 효소)의 활동을 증가 시켰으며, 석시 닐-탈수소 효소(산화 효소). 대조적으로, 지구력 훈련은 숙시 닐-탈수소 효소(succinyl-dehydrogenase) 활성이 42% 증가하고 포스 포프 룩토 키나아제(phosphofructokinase) 활성이 6%만 유도하였다(164). 자극의 특이성은 강도 훈련(391)에서 잘 설명 될 수 있다. 다음의 요소들 각각은 근력 트레이닝 처방에 대한 반응을 수정할 것이다.

1. 관련 근육(들)
2. 수축 유형(동심, 편심, 등각 투영법)
3. 수축 강도와 반복 횟수 세트
4. 수축 속도
5. 수축이 이루어지는 관절 각도
6. 운동 패턴

훈련에 대한 구체적인 반응은 특히 완벽을 추구하는 운동선수에게 중요하다. 그들은 물리적 작업 능력의 전반적인 향상에 관심이 있는 사람들에게 임상적 측면에서 덜 중요하다. 그럼에도 불구하고, 장애를 가진 아동이나 저지른 아동에게 운동을 처방하는 지능적인 방법은 현재의 기능적 결핍과 미래의 요구에 맞게 활동 유형을 조정해야 한다. 일부 아동, 특히 근골격계 장애가 있는 아동은 자신의 잔여 능력에 맞춘 맞춤식 활동을 요구할 수도 있지만, 다른 사람들은 일반 대중이 실천하는 스포츠의 혜택을 누릴 수 있다.

다른 스포츠는 체력의 다른 구성 요소를 개발한다. **표 1.9**는 다양한 스포츠가 유도 할 수 있는 건강에 대한 주요 이점을 요약 한 것이다. 피트니스 구성 요소는 이 표에서 생리학적 용어보다는 대중적으로 표시된다.

일반적인 체력은 예를 들어 최대호기력 및 평균 혐기성 힘에 대한 국부적 인 근육 내성을 나타낸다. 특정 피트니스 구성 요소를 개선 할 때 각 스포츠에 할당되는 중요성이 가장 일반적인 효과이지만 많은 변형이 있다. 예를 들어, 배구는 체중 조절을 위한 스포츠가 아니다. 그러나 칼로리 소모가 높고 체중이 조절되는 방식으로 실시할 수 있다. 마찬가지로, 축구는 몸통 근육의 힘을 개발하는 데 가장 적합한 스포츠는 아니다. 특정 요소(미용체조, 저항 훈련)를 통합함으로써 축구 선수가 이 근육을 크게 발달시킬 수 있다.

훈련의 양
Dosage of Training

다른 형태의 처방과 유사하게, 훈련은 강도, 빈도, 각 세션의 기간 및 전체 기간 그리고 훈련프로그램의 전반적인 지속기간으로 특징 지어 질 수 있다.

강도
Intensity

활동의 강도는 대사 요구(예: 산소 섭취), 심장 혈관계의 스트레인(예: HR) 또는 들어 올리거나 밀거나 당길 무게에 의한 근력 트레이닝의 경우 결정된다. 종종

표 1.9 다양한 스포츠가 체력에 미치는 대표적인 효과

스포츠 유형	체력	국부 근지구력	근력	속도	민첩성	유연성	체중 조절
개인 스포츠							
권투	+++	+++	++	+++	+++		+++
사이클링(중장거리)	+++	+++	++	++	−	−	+++
피겨 스케이팅	++	+++	++	+	+++	+++	++
골프	−	−	+	+	−	+	++
체조	+	+++	+++	++	+++	+++	−
승마	−	++	+	−	−	−	+
점핑(육상경기)	+	+	+++	+++	+	+++	+++
조정	+++	+++	+++	+	−	+	
달리기							
단거리	+	+	+++	+++	++	+	+
중거리	+++	+++	++	++	+	+	+++
장거리	+++	+	+	+	−	−	+++
배타기	+	+++	++	+	++	−	+
스키: 다운힐과 슬라럼	++	+++	++	++	+++	+	+
크로스컨트리	+++	++	++	+	+	−	+++
수영	+++	+++	++	++	+	++	+++
테니스(스쿼시)	++	++	++	++	+++	+	++
투척(원반 등)	+	++	+++	+++	++	++	+
걷기	++	+	+	−	−	−	++
역도	−	++	+++	+++	+	+	+
레슬링, 유도	++	+++	+++	++	+++	+++	++
팀 스포츠							
야구	+	++	+	++	+++	+	+
농구, 축구	++	++	+	++	+++	+	++
미식축구	++	+++	+++	+++	++	+	++
아이스하키	++	+++	++	+++	+++	+	++
배구	+	++	++	++	+++	++	+
수구	+++	+++	++	++	++	++	++

*−: Hardly any effect, +: some effect, ++: much, +++: very much.

절대적인 용어로 설명되지만, 강도는 또한 개인의 현재 체력 수준과 관련하여 기술되어야 한다. 예를 들어, 최대산소섭취량을 가진 장애인(또는 소규모) 아동에게 $1.0L \cdot min^{-1}$, $0.75L \cdot min^{-1}$의 산소를 필요로 하는 활동은 최대산소섭취량이 $1.5L \cdot min^{-1}$인 건강한 또는 더 큰 아동보다 더 강렬하다. 비슷하게 20kg의 리프팅은 최대 30kg의 근육보다 40kg의 최대 자발적 수축을 가진 근육의 경우 덜 강렬하다. 따라서 훈련 과제의 강도를 과제에서의 개인의 현재 능력에 대한 비율로 기술하는 것이 바람직하다.

훈련 가능성은 수행된 활동의 강도와 양의 관계가 있음이 오랫동안 확립되어 왔다. 이것은 최대호기력과 힘에 특히 중요하지만 다른 피트니스 구성 요소에도 적용된다.

인식해야 할 중요한 개념은 강도 임계값이다. 이것은 훈련 효과가 거의 없거나 전혀 없는 운동 강도 이다. 젊은 성인들에게는 강도 최대호기성 역치는 최대산소섭취량(무산소성 역치에 해당)의 60~70%, 최대심박수의 70~80%이다. 아동에 대한 훈련 임계값에 대한 데이터는 적지만, 경험에 따르면 호기심 강도 임계값은 성인과 비교하여 높다. 강도 발달 역치는 최대근수축의 약 60~65%이다.

훈련 프로그램 양은 요구 사항이 점진적이어야 한다. 한 개인이 특정 피트니스 구성 요소를 개선하면 이전에 변경을 유도하기에 충분한 강도가 이제 임계값 이하가 되어 더 이상 충분하지 않을 수 있다. 예를 들면 20kg을 들어 올림으로써 훈련된 최대근수축이 30kg인 근육이 있다. 트레이닝의 결과로 근육은 더 강해지고 최대근수축이 이제 35kg이 되었다. 이 수준에서 트레이닝의 효과를 더 보기 위해서 하중은 23kg 또는 25kg으로 증가시켜야 한다.

빈도
Frequency

주당 운동 세션 수는 프로그램의 성공 여부를 결정할 수 있다. 각 세션의 강도 및 지속 시간의 영향과의 상호작용 때문에 모든 프로그램에 적합한 단일 최적의 빈도가 없다. 일부 훈련 효과는 매주 1회 세션으로 달성할 수 있지만 일반적으로 환자가 일주일에 2~3회 이상 연습하는 것이 좋다. 아동을 포함한 일부 운동선수들은 일주일에 12~15번으로 자주 훈련! 이러한 요법은 치료 프로그램을 받고 있거나 단순히 자신의 체력을 향상시키고자 하는 아동에게 권장되지 않는다. 그러한 아이들에 대한 세션의 빈도는 또한 실시계획의 한계(예를 들어, 부모가 스포츠 시설에 아이를 태우는 능력)에 달려있다.

지난 10년 동안 일반 아동 및 청소년 인구 활동 세션의 바람직한 빈도에 관한 몇 가지 가이드라인이 발표되었다. 1주일에 3세션에서 매일 세션에 이르기까지 다양하 다 (Canada and Youth 2002, Canada www.paguide.com). 5장에서 논의 된 것처럼, 그러한 지침은 권장 빈도가 실제로 질환 예방이나 건강 유지를 위해 최적이라는 확실한 증거에 근거하지 않는다.

세션의 지속
Duration of a Session

빈도와 마찬가지로 개별 최적 기간도 없다. 하나는 약 5~50개의 소아용 운동 의학이 시작 시 워밍업 10 분, 각 세션 종료 시 5분~7분 정도 휴식을 허용해야 한다. 강도 임계값을 초과하는 세션의 주요 부분은 15분에서 30분 동안 지속되어야 하다. 따라서 전체 지속 시간은 약 35~45분이 된다. 세션의 주요 부분이 너무 길면 아이가 지나치게 피로해질 수 있다. 기간도 참가자 위주의 지속 기간에 맞춰야 한다. 정신 지체인 미취학 아동이나 아동은 5~10분 내에 흥미를 잃을 수 있다. 좀 더 성숙하거나 더 나은 동기를 부여받은 아동은 더 오래 흥미를 가질 수 있다.

프로그램 기간
Duration of the Program

다른 치료 프로그램과 마찬가지로, 그 효과가 나타나기 위해서는 중재가 유지되어야 하는 최소한의 시간이 필요하다. 일부 트레이닝의 효과는 1~2주 이내에 나타나지만 대부분의 임상 프로그램은 최소 6~8주가 소요된다. 일반적으로(진행 원리가 준수된다면) 프로그램이 길수록 더 효과적이다.

프로그램의 지속 기간은 특정 목표에 따라 달라진다. 예를 들어, 체중조절 요법의 경우 눈에 띄는 효과를 나타내기 위해 6~8개월이 필요하다. 이에 반해 특정 근육군의 강화에는 최소 1개월이 소요된다.

건강한 아동와 장애 아동(모두)을 위한 운동 프로그램의 중요한 목표는 습관을 형성하고 기술을 습득하며 스포츠를 즐기는 것이다. 이러한 교육목표 및 생리학적 목표는 프로그램의 기간 및 내용이 고려되어야 한다.

훈련(가능성)을 위한 절호의 기회

Window of Opportunity for Trainability

소아과의 운동 과학자들이 대면하는 질문은 성장하는 개인이 훈련 자극에 최대 또는 최소한의 반응을 보이는 특정 발달 단계가 있는가에 대한 여부이다. 이는 어린 선수의 경력을 설계하려는 코치와 자신의 임상 관리 목록에 신체 훈련을 포함시키려는 물리치료사, 재활전문의 또는 소아과 의사에게 중요하다. 광의의 생물학적 의미에서 이것은 기본적인 질문과 연관이 있다. 일정 특성이 환경적 자극에 가장 민감한(혹은 민감하지 않은) 성장 단계가 있는가? 다음 장에서는 훈련(가능성)을 위한 최적의 발달 단계에 대한 내용을 다루고자 한다.

훈련(가능성)에 영향을 주는 요인

Factors Affecting Trainability

훈련에 영향을 미치는 요소는 다양한 인체 시스템과 체력 구성 요소에 따라 달라지지만, 다음과 같이 공통적으로 고려해야 할 요인들이 있다.

- 나이
- 성별
- 최고성장점 경과시간
- 성숙(골격, 성)
- 체격과 신체조성
- 운동 숙련도
- (사전)건강 수준
- 유전(자형)
- 유전과 환경 사이 상호작용

최대유산소성 파워의 훈련

Trainability of Maximal Aerobic Power

유산소성 훈련 프로그램을 받고 있는 성인들은 연령의 영향을 받는다. 젊은 성인일수록 훈련은 수월해진다. 이러한 경향을 미루어볼 때 아동이 성인에 비해 훈련이 수월할 것으로 생각되지만 사실은 그렇지 않다.

많은 연구들이 아동의 유산소성 훈련(가능성)을 다루고 있지만 그 결과는 일관적이지 않다. 일부는 청소년이나 아동, 혹은 둘 다 특정 훈련방법에 "예측 가능하게" 반응했다는 것을 보여준다(33;21;126;141;190;191;269;289;290;295;301;329;412;421;463;467;480). 그러나 사춘기 이전, 특히 10세 미만의 경우 유산소성 훈련 가능성에 있어 예상보다 낮은 수준을 보였다는 결과들이 다수 보고되고 있다(7;37;47;59;111;113;114;180;198;215;245;304;314;340;364;374;384;403;412;420;423;445;465;479).

일관적이지 않은 이러한 결과들은 대부분, 명확하지는 않으나 훈련의 강도나 양의 차이뿐 아니라 훈련방식의 차이(예: 단거리 달리기 및 장거리 달리기)에서 기인하는 것으로 예상된다. Pate&Ward(339)는 1969년~1986년 사이에 다음과 같은 엄격한 과학적 기준을 충족시키는 11개의 연구를 진행하였다. (1) 무작위 혹은 쌍대 대조군 포함, (2) 훈련 프로토콜의 명확한 기술, (3) 체육수업 시간 외 실시(활동량이 과학적 기준에 부합하지 않을 경우), (4) 지구력에만 초점을 맞춘 훈련, (5) 수행 기준에 생리적 측정방법 사용(최대산소섭취량, 무산소성 역치), (6) 적정 통계법의 사용, (7) 상호 심사 저널에 발표된 연구. 연구를 위해 엄격하게 선발된 연구대상

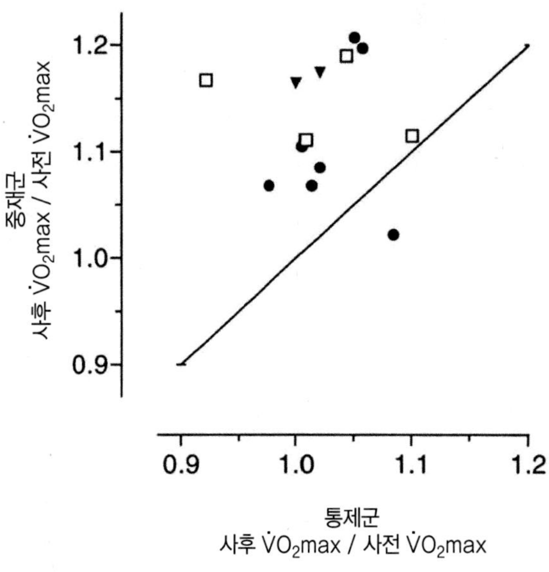

그림 1.54 11개 연구에서 통제군과 중재군의 훈련 전후 최대산소섭취량의 변화. 각 점은 연구의 평균(하나의 연구는 3개의 하위 그룹당 하나씩 3개의 점으로 나타냄). ●: 사춘기 이전, □: 사춘기 혹은 혼합, ▼: 사춘기 이후

Reproduced, with permission, from Pate and Ward 1996 (339).

자의 연령대는 5~16세이다. 하나의 연구를 제외하고 모든 연구에서 통제군에 비해 중재군의 최대산소섭취량에 더 큰 증가가 나타났다. 증가율은 1~16% 사이였으며, 평균 9.7 %의 증가율을 보였다(**그림 1.54**). 두 연구에서 측정된 무산소성 역치는 보다 더 큰 증가를 보였다.

이러한 연구결과들에도 불구하고, 훈련의 양이 적정하더라도 아동(10세 미만의)의 훈련 가능성은 노년층에 비해 낮은 것으로 보인다. 이는 28개 연구의 연구대상자들을 3가지 연령 그룹(10세 미만, 10~13세, 14세 이상)으로 나누어 나타낸 **표 1.10**에 정리되어 있다.

가장 낮은 연령 그룹을 포함하고 있는 13건의 연구 중 단 한 건의 연구(8%)에서 최대산소섭취량이 5% 이상 증가한 것으로 나타났다. 이는 10~13세 그룹의 75%와 14세 이상 그룹의 100% 수준과 대조되는 결과이다 (291). 13세 미만의 연구대상자들에 대한 23건의 메타연구 결과 최대산소섭취량의 4.8%가 평균적으로 증가하였음이 나타났다. 몇 가지 추가 검토를 토대로, 사춘기 이전의 청소년들의 유산소성 능력 향상은 가능하지만 향상의 정도는 보다 성숙한 청소년들에 비해 낮다는 결론을 내릴 수 있다(39;285;339;375).

일부 연구는 훈련을 통해 주력을 향상시킬 수는 있으나, 최대산소섭취량은 거의 증가되지 않음을 보고하고 있다(47;113;269;314;479).

예를 들어 한 연구에서 9~10세의 남녀학생 91명을 대상으로 9주간 주 2회, 3회, 4회의 인터벌 트레이닝을 실시한 결과, 연구 대상자들의 주력은 현저히 향상되었으나 최대산소섭취량에서의 눈에 띄는 향상은 없었다 (47). 또한 5세 아동을 대상으로 14개월 동안 주 5회 750~1,500m 달리기를 실시한 연구(479)나 사춘기 이전의 아동에게 중장거리 달리기를 실시한 연구 (314;423)에서도 이와 비슷한 결과가 나타났다.

어떻게 최대산소섭취량의 향상 없이 중장거리 달리기의 개선이 이루어질 수 있을까? 한 가지 가능성은 달리기의 효율성을 향상시켜 최종 피로를 지연시킨다는 것이다. 또 다른 가능성은 훈련 프로그램이 지구력 향상에 초점이 맞춰져 있으나, 무산소성 능력을 향상시킨다는 것이다(135;190;399). 또한 사춘기 이전의 아동들에게 최대유산소성 파워의 향상은 가능하나 최대산소섭취량이 이를 나타내는 가장 민감한 지표는 아닐 수 있다 (111;303;364;402). 후자의 경우 무산소성 역치의 증가율이 최대산소섭취량 보다 더 크게 나타났다는 일부 연구를 통해 추측해 볼 수 있다. 사춘기 이전 아동들에게 훈련의 효과가 부족한 네 번째 명백한 이유는 '통제'에 대한 문제이다. 통제그룹은 규칙적인 프로그램에 참여하지는 않았으나 자유시간에 충분히 활동적이기 때문에 집단 간 차이가 무시될 가능성이 있다는 것이다 (112;198;479;481).

유산소성 훈련 가능성이 최대가 되는 발달 단계는 어디일까? 이에 대한 결과에는 차이가 있다. 연구대상자들이 최고성장점에 도달하는 나이에 따라 대상자들을 정렬함으로써 그 답을 찾을 수도 있다. 이러한 접근법을 통해 Kobayashi 등(245)은 유산소성 훈련의 효과가 가장 큰 시기는 최고성장점에 해당하는 연도 혹은 그 즈음이라고 보고하고 있다. 그러나 같은 접근법을 이용한 또 다른 연구에서는 유효한 단계가 나타나지 않았다(7).

최대유산소성 파워 향상을 위한 메커니즘

Mechanisms for Improved Maximal Aerobic Power

유산소성 운동 능력은 주변산소가 근육의 미토콘드리아로 전달되는 충분한 산소운반체계에 달려있다. 이 체계는 호흡계, 순환계 뿐 아니라 근육계 자체도 포함된다.

표 1.10 훈련에 대한 아동와 청소년의 최대산소섭취량(ml·kg^{-1}·min^{-1})의 상대적 변화

연령	N	≤0%	1~5%	6~10%	11~15%	>15%
≤10	13	4	8			1
10~13	12	1	2	3	2	4
14+	3			1		2

Based on reviews by Mocellin 1975 (311), Rowland 1985 (374), and Pate and Ward 1990 (338).
N은 표시된 연령대를 대상으로 연구한 훈련군의 수를 나타냄.
Reproduced, with permission, from Malina et al. 2004 (291).

표 1.11 유산소성 운동에 의한 아동과 성인의 근육 대사 변화

변인	변화	아동	성인
미토콘드리아의 수	증가		×
미토콘드리아의 부피	증가		×
글리코겐 저장량	증가	×	
중성지방 저장량	증가		×
중성지방 이용량	증가		×
마이오글로빈 구성요소	증가		×
산화효소의 활동성(숙시닐탈수소효소, 시토크롬 산화효소, 팔미틸 코엔자임 A 합성효소)	증가	×	

순환계 및 호흡계 시스템의 훈련과 관련된 변화의 자세한 내용은 다음 장에서 다루고자 한다. 방법론적 제약으로 인해 아동들의 근육에서 일어나는 변화에 대한 정보는 부족한 실정이다. 이는 **표 1.11**에 요약되어 있다.

훈련으로 인한 성인 근섬유 세포기관의 주요 변화는 미토콘드리아의 수와 부피의 증가이다. 이에 대한 아동 관련 정보는 부족하지만, 글리코겐 저장 및 산화 효소 활성화의 증가를 통해 알 수 있듯이 아동의 유산소 에너지 전환 능력은 지구력 훈련 이후에 향상된다(142;143;164). 골격근의 비대 및 과형성은 성인의 만성적 활동근에서 발생하게 된다. 지구력 훈련을 받은 청소년에게서 또한 과형성은 아니지만 근비대가 나타났으나, 단거리 훈련에서는 나타나지 않았다(164). 3개월 간의 지구력 프로그램을 실시한 결과 16~17세 남학생들의 속근섬유뿐 아니라 지근섬유의 단면적 역시 10~30% 증가한 것으로 나타났다. 훈련을 통해 아동들의 섬유 유형 분포가 변화한다는 증거는 없었다(142;224). 성인의 경우, 훈련은 골격근에서 근모세혈관의 증가와 측부순환의 신생을 유도한다. 그러나 이러한 변화는 아동에게서는 발견되지 않았다.

무산소성 능력의 훈련

Trainability of Anaerobic Power

아동과 청소년의 무산소성 훈련에 대한 연구는 유산소성 훈련에 비해 미비하지만, 1980년대 이후 무산소성 운동의 훈련 효과에 대한 여러 학술자료들이 발표되고 있다(85;96;190;191;304;320;330;365). 조직화학적이고 생화학적인 근육 특성에 대한 무산소성 훈련의 효과를 문서화 한 자료는 매우 적다(85;139;164). 무산소성 운동 수행의 향상은 몇 주 내에 나타나며, 이 부분에서는 아동과 성인 간 차이가 없다. 운동 수행의 향상은 측정 기준에 관계없이 문서화되어 있는데, 윙게이트 검사를 사용하면 최고파워와 평균파워 모두 증가하게 된다(190;191;304;365). 마찬가지로, 힘-속도 테스트(330), 트레드밀 전력질주 시 탈진 시간(320), 전력질주 속도(85) 및 턱걸이와 팔굽혀펴기 총 횟수(96)에서의 최고파워가 증가한다.

그림 1.55는 9~11세 남녀아동의 고강도 수영 프로그램에 대한 근지구력의 훈련에 대한 예시이다. 통제군의 운동 수행 능력은 향상되지 않았으나 운동군의 수행 능력은 거의 100%에 가깝게 향상되었다.

11~13세가 남자아동 팔꿈치 굴근의 동적지구력에 있어 훈련에 가장 민감한 단계라는 일부 비통제적 연구

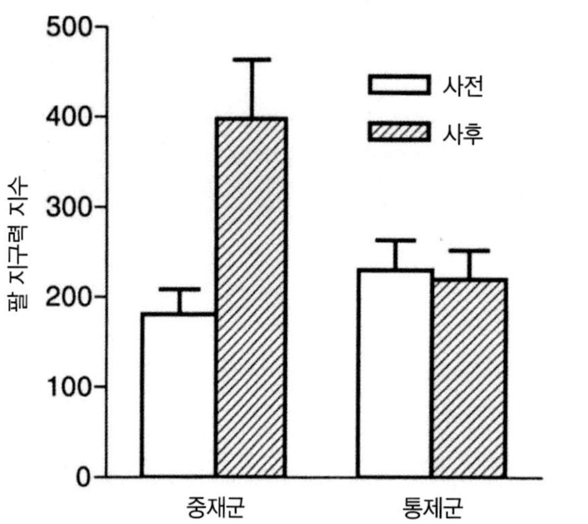

그림 1.55 아동의 무산소성 운동 수행에 대한 훈련의 효과. 15명의 여학생(n=2)과 남학생(n=13)을 대상으로 7개월간 고강도 수영 프로그램 실시. 동일한 성비율로 구성된 통제군과 비교. 근지구력(mean±SEM)은 팔굽혀펴기, 턱걸이, 체중의 혼합지표
Adapted from Clarke and Vaccaro 1979 (96).

(216)들이 있으나, 통제된 연구의 수가 적기 때문에 무산소성 훈련이 연령과 연관이 있다고 단정 지을 수는 없다. 또한 훈련 가능성이 훈련 자극의 강도와 사전 체력 수준에 영향을 받는지에 대한 여부도 단정 짓기 어렵다.

무산소성 훈련(가능성)의 메커니즘

Mechanisms for Anaerobic Trainability

아동의 무산소성 운동 수행을 결정짓는 요소에 대한 지식뿐 아니라 근육 훈련의 기전에 대한 성인 연구를 토대로, 아동의 무산소성 운동 능력의 향상은 신경 및 생화학적 변화를 통해 이루어진다고 추측해볼 수 있다. 신경학적 변화로는 운동 단위 활성화의 강화, 길항근의 상호 수축 감소, 향상된 근육 간 협응이 포함된다. 안타깝게도 아동들에게 일어날 수 있는 신경학적 기전에 대한 연구는 없는 실정이다.

무산소성 훈련으로 수반되는 생화학적 변화에 대한 자료들은 보다 쉽게 찾아볼 수 있는데, 근생검법을 기반으로 한 Eriksson(138;141), Cadefu(85), Fournier (164)의 연구에서 보고된 바와 같이 포스포프락토키나아제 및 기타 해당효소와 같은 무산소성 효소의 활성화가 증가되었다. 또한 운동 중 휴지근의 글리코겐 농도와 이용률, 그리고 근육 젖산 최대치의 증가도 나타났다. 이러한 결과들은 무산소성 훈련이 당원의 유동성 증가를 수반함을 나타낸다. 또한 휴식 시에 근육의 ATP와 CP 농도를 상승시키고 이는 비젖산 운동 수행을 가능하게 할 수 있다. 훈련으로 인한 생화학적 변화는 **표 1.12**에 요약되어 있다.

표 1.12 아동의 무산소성 시스템 훈련*

변인(근육 내)	훈련 전 수준 (VS. 성인)	훈련에 대한 반응
속근섬유 비율	동일	변화 없음(?)
CP (rest)	동일	증가
ATP (rest)	동일	증가
ATP utilization	감소	증가
글리코겐 (rest)	감소	증가
글리코겐 이용량	감소	증가
PFK	감소	증가
젖산-submax	감소	변화 없음
젖산-max	감소	증가

*11~15세 남자 아동 12명을 대상으로 6~16주간 유산소와 무산소를 결합한 훈련 프로그램을 실시한 후 근육 생검을 바탕으로 함
Based on Eriksson 1972 (138).

근력 훈련

Training of Muscle Strength

이 책의 초판에 "아동의 훈련 가능성(근력)에 대한 연구는 아직 이루어지지 않았다."라고 기재되어 있다. 실제로 1980년대 초반까지 저항 훈련이 아동의 근력에 미치는 효과에 대한 명확한 그림을 제시할 수 있는 연구는 소수에 불과했다(324;363;457). 당시의 보편적인 생각은 사춘기 이전에 근력을 향상시킨다는 것은 어렵다는 것이었다(209). 그 후 이 영역은 촉진제가 되었고, 실제로 아동들의 근력 향상은 10세까지도 가능하다는 것이 명백히 밝혀졌다(64;68;122;130;152;153;159;160;174;175;197;306;307;335;345;346;350;390;392;408;413;466;467). 향상률로 살펴보면 사춘기 이전의 아동들의 훈련 가능성은 그보다 성숙한 그룹과 비교하여 비슷하거나 오히려 더 좋다고 할 수 있다(161;197;342;345;363;390).

그러나 훈련 가능성을 강도의 절대적 증가(kg이나 N)로 살펴보면 사춘기 이전 아동들의 향상은 그보다 더 낮아지게 된다. 근력의 훈련 가능성에 영향을 미치는 요인에는 실제 연령과 골격근의 연령(174), 성숙 단계(345), 성별(71) 및 지방 축적(160) 등이 포함된다. **그림 1.56**은 각 근육군과 근수축 형태에 영향을 미치는 훈련의 예시이다.

근력 향상으로 발생할 수 있는 메커니즘

Possible Mechanisms for Strength Increase

근력 훈련에 있어서 아동과 그보다 성숙한 집단의 주요한 차이는 아동의 근력 향상은 근비대에서 기인하는 것이 아니라는 점이다(335;350;467). 근비대와 관계없이 보다 큰 힘의 발생을 위한 대체 메커니즘은 신경 및 신경운동에 의해 일어나며, 그 중 제시될 수 있는 것은 운동단위 활성화의 증가이다. Blimkie(63)와 Ramsay(350)는 보완된 연축기법을 이용하여 사춘기 이전 남학생들에게 10주 간 근력 훈련을 실시한 결과 활성화된 운동 단위의 수를 약 10% 증가시켰다. Ozmun 등(335)은 8주간 훈련된 사춘기 이전 남녀학생들의 팔꿈치 굴근에서 통합 근전도가 16.8% 증가하였다고 보고하였다. 이는 신경근 활성화의 증가를 의미한다. 이를

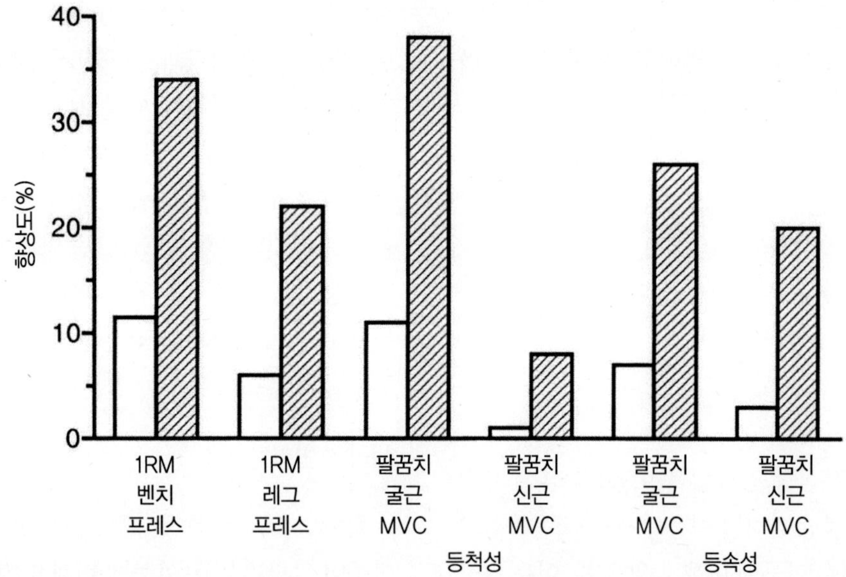

그림 1.56 팔꿈치 굴근과 무릎 신근을 위한 훈련 프로그램을 20분씩, 주 3회 실시한 결과 근력이 향상되었다. 연구 참여자는 9~11세 건강한 남학생이다. 운동그룹(빗금 표시)과 통제그룹의 근력 증가량은 %로 나타내었다. 1RM: 최대반복횟수(1회 들어올릴 수 있는 최대중량), MVC: 최대자율수축

Based on data by Ramsay et al. 1990 (350).
Reproduced, with permission, from Blimkie and Bar-Or 1996 (64).

뒷받침할 수 있는 더 많은 연구가 필요하지만, 특히 훈련 초기 단계(6~8주)의 근력 향상은 신경 및 신경운동의 변화에 의해 촉진되는 것으로 보인다.

안전에 대한 고려사항

Safety Considerations

저항 훈련은 일반적으로 관절, 인대 및 근육에 위험할 수 있다. 그러나 축적된 경험은 적절한 감독과 올바른 기술(다음 가이드라인 참조)을 통해 이러한 위험을 줄일 수 있도록 한다(4;55;62;193;353;429). 그러나 무엇보다 중요한 것은 저항 훈련과 부하운동은 구별되어야 한다는 것이다. 후자는 경쟁적인 파워리프팅 혹은 올림픽에서의 역도를 의미한다. 이는 아동이 훈련을 할 때 저항 훈련의 위험성보다 크다. 추후 다른 정보를 얻을 때까지 American Academy of Pediatrics(55)와 American Orthopedic Society for Sports Medicine에서 밝힌 것과 같이 이는 권장되지 않는다.

저항 훈련을 위한 가이드라인

Guidelines for Resistance Training

Blimkie와 Bar-Or(64)가 제시하고 있는 다음 가이드라인은 아동들의 저항 훈련에 있어 안정성과 효율성의 최적화를 달성하려는 비전문가들을 위한 것이다.

1. 신체적, 의학적 제한사항을 확인해야 한다.
2. 자유중량훈련이나 기구훈련 시 능숙한 지도자, 가급적이면 성인이 함께 해야 한다.
3. 적절한 기술(방법)을 확인해야 한다.
4. 체조와 스트레칭으로 준비운동을 해야 한다.
5. 자유중량 혹은 웨이트기구 훈련 전에 체중부하운동을 먼저 실시하는 것이 좋다.
6. 자유중량훈련 혹은 기구훈련에 관계 없이 개별화의 원리를 고려해야 한다.
7. 모든 주요 근육근 및 굴근과 신근 모두 훈련해야 한다.
8. 관절 가동 범위 내에서 근육 훈련이 이루어져야 한다.
9. 휴식일을 포함하여 훈련은 격일로 하되, 주 3회를 넘어가지 않도록 한다.
10. 자유중량이나 기구 운동 시, 가벼운 부하로 반복횟수를 높여(>15) 수 세트(2~3) 실시하기 시작하여, 점점 높은 부하로 반복횟수는 줄이고(6~8) 3~4세트 진행하는 것이 좋다.
11. 훈련 후 주요 관절이나 근육근을 풀어주기 위해 스트레칭을 이용하여 마무리 운동을 해야 한다.
12. 기구 선택 시 내구성, 안정성, 견고성, 안전성 등

을 확인해야 한다.

13. 급성 혹은 만성 통증에 주의하고, 의학적 소견을 고려해야 한다.

심혈관 시스템 훈련

Training of the Cardiovascular System

훈련으로 인한 심혈관 시스템의 형태적, 기능적 변화는 **표 1.13**에 요약되어 있다.

형태적 변화

Morphologic Changes

심장 부피(초음파 심장 검진법을 이용)와 심장 용적(X-ray 및 초음파 심장 검진법 이용)은 지구력운동선수인 아동이 비운동선수 아동에 비해 높았으며, 이는 지구력 훈련의 결과로 보인다(2;133;145;179;265;331;452). 심장비대는 압력과부하로 인해 증가하며, 용적과부하로 인한 영향은 보다 적다. 관상동맥순환에 대한 훈련의 효과는 동물연구에서는 나타났으나, 아동에 대한 자료는 미비하다.

심박출량은 심장의 용적과 관련이 있으나, 아동의 심장 부피는 운동 능력에 영향을 미치지 않는 것으로 보인다(250). 총 혈액량과 총 헤모글로빈의 양은 훈련된 남자 아동이 그렇지 않은 아동보다 높으며, 이는 훈련의 결과로 보인다(144). 높은 혈액량은 인체 중심부로부터 주변부까지의 열전도 효율을 높일 뿐 아니라 정맥환류량을 증가시킨다. 총 헤모글로빈 양의 증가는 혈액의 산소 운반능력을 증가시킨다. 그러나 헤모글로빈 농도는 훈련으로 인해 증가되지 않는다. 실제로 일부 지구력 운동선수들은 운동으로 인한 철분결핍을 겪고 있다.

표 1.13 훈련으로 인한 심혈관 시스템의 변화

변인	변화
형태학적	
심장 용적	증가
좌심실 부피	증가
심근	동심 비대
혈액량	증가
총 헤모글로빈	약간 증가
기능적	
심박출량-최대하/최대	증가
심실 확장	증대
최대하심박수	감소
최대심박수	변화 없거나 감소
최대하 심박출량	변화 없거나 감소
최대심박출량	증가
심근의 산소요구량	감소
동정맥 산소차-최대하/최대	변화 없음
근혈류량-최대하/최대	변화 없음
수축기 혈압-최대하/최대	변화 없음
확장기 혈압-최대하/최대	변화 없거나 증가
총 말초저항-최대하/최대	변화 없음

생리적 변화

Physiologic Changes

횡단면 연구를 통해, 보다 높은 유산소성 운동을 하는 아동이 그렇지 않은 아동에 비해 안정 시 및 모든 단계의 운동에 있어서 심박출량이 높은 것으로 나타났다(327;370;371;432)(**그림 1.56**). 선행연구에 따르면 훈련은 사춘기 아동의 심박출량과 좌심실의 혈액 환류량을 모두 증가시키는 것으로 나타났다(144;178;198;331). 이완기 혈액량의 증가는 확장 초기(빠른) 단계에서 일어난다(331). 심박출량의 증가는 높은 혈액량과 정맥환류량의 향상을 나타내지만, 심근수축력의 향상을 나타내기도 한다(475).

그림 1.57은 12.2±0.5세인 사춘기 이전과 사춘기 초기 남자 아동의 "높은 수준 운동군"과 "낮은 수준 운동군"의 수치(체표면적 당 혈액량) 차이를 나타낸다. 심박출량은 두 군 모두에서 점진적으로 증가하였으나, 높은 수준의 운동군에서 보다 높은(약 10~12mL·m^{-2}) 수치를 나타내었다. 그러나 최대심박출량과 안정 시 심박출량은 두 군이 비슷하게 나타났다(371). 연구자들은 좌심실의 예압을 증가시키는 요인(높은 혈장량, 증가된 좌심실의 크기, 안정 시 서맥 등)들이 해당 연령의 최대산소섭취량에 차이를 유도한다고 보고하고 있다.

훈련된 운동선수의 심박수는 비선수에 비해 안정 시 및 운동의 모든 단계에서 낮게 나타나며, 운동 후 회복도 빠른 것으로 나타났다. 안정 시 및 최대하심박수의 감소는 훈련에 가장 민감한 반응이며(47;82;111;145;198;406), 최대유산소성 파워의 변화 중 가장 앞서 나타난다(111). 최대심박수의 감소는 적게 나타나며, 분당 5~7비트를 초과하는 경우의 거의 없다.

훈련으로 인한 서맥의 기전은 불분명하지만 심박출량

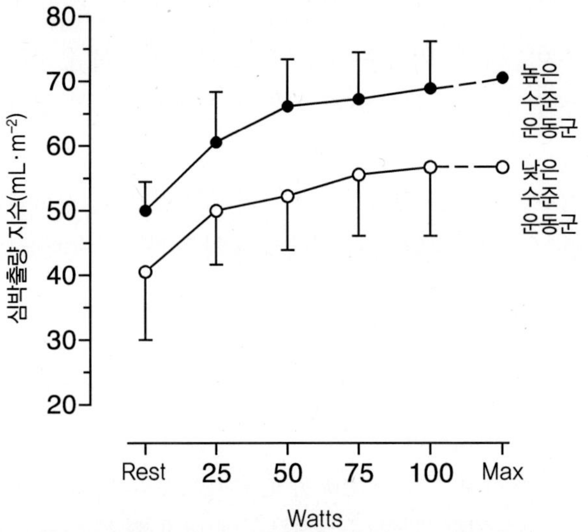

그림 1.57 8명 혹은 이하 남자 아동(12.2±0.5세)의 안정 시, 최대하, 최대 사이클링 운동 시 심박출량 지수. 두 그룹은 학교 체육 수업의 1마일 달리기에서 각각 최대와 최소의 사분위수에 해당된다. 심박출량은 도플러 심장초음파로 측정되었으며, 값은 평균과 표준 편차로 나타내었다.

Reproduced, with permission, from Rowland et al. 1999 (371).

증가와 같은 부수적인 영향일 수 있다. 서맥은 증가된 교감신경과 감소된 부교감신경으로 인한 것일 수 있다는 의견이 보고되고 있다(145). 그러나 10~11세 아동의 13주 훈련 프로그램에 의한 심박수의 변화에서 알 수 있듯이 교감-부교감신경의 관계에 차이는 나타나지 않았다(294). 기전에 관계 없이 서맥은 심근 활동과 산소섭취량의 감소를 동반한다. 훈련과 훈련중단(detraining)에 대한 심박수의 민감도는 최대하심박수로 최대유산소성 파워를 간접평가하는 신체검사의 기초가 되었다(1;27;53;77;84)(부록 II, "최대유산소성 파워의 측정" 참조).

심박출량과 심박수의 상반된 변화로 인하여, 최대박출량은 전체 대사 수준에서 거의 변화가 없다(178). 훈련으로 인한 최대박출량은 최대산소섭취량과 비례하여 아동(145)과 성인 모두 증가한다. 성인들은, 훈련으로 인해 최대동정맥산소차가 증가함에 따라 말초산소추출량이 증가하게 된다. 그러나 아동들은 훈련으로 인한 최대하(178) 및 최대동정맥산소차(145)에 변화가 보이지 않았다. 이는 훈련받지 않는 성인에 비해 훈련받지 않은 아동의 동정맥산소량 기울기가 이미 더 크다는 것에서 비롯한다. 12세 남자 아동에게 40주간 훈련 프로그램을 실시한 결과 최대하 및 최대근혈류속도의 변화는 보이지 않았다(247). 성인의 경우, 활동근으로 가는 혈액은 훈련을 통해 최대하운동 시 감소하게 되고, 최대 운동 시 증가하게 된다.

성인의 안정 시 수축기 동맥혈압은 훈련을 통해 약 5~10mmHg 정도 감소하게 된다. 이는 경미한 고혈압을 가진 청소년들에게서도 유사하게 나타난다(195;196)(7장 "전신성 고혈압" 참조). 사춘기 이전 정상혈압의 남자 아동의 경우 훈련을 통한 최대하 운동 시 혈압의 변화는 나타나지 않았으며(266), 총 말초저항 역시 훈련과 관련이 없는 것으로 나타났다(145).

호흡계의 훈련

Training of the Pulmonary System

충분한 환기와 폐포 모세혈관의 확산이 운동 시 산소 운반체계에 중요한 요소임에도 건강한 아동과 청소년의 훈련으로 인한 호흡계의 영향에 대한 정보는 거의 없다. 호흡계와 관련된 최근 연구들은 6장과 10장에서 논의된 것처럼 대부분 낭포성 섬유증, 천식, 신경근질환을 가지고 있는 환자들에게 집중되어 있다. 훈련이 미치는 영향에 대해 우리가 알고 있는 정보의 대부분은 젊은 운동선수와 비선수 사이의 횡단면적 비교연구를 통해 추론되며, 적절히 설계된 중재연구는 적은 편이다. 따라서 **표 1.14**에 요약된 훈련의 효과는 추가 검증이 필요하다.

안정 시 호흡계

Pulmonary Functions at Rest

인도의 13~16세 운동선수를 대상으로 한 2년간의 후속연구 결과, Lakhera 등은 통제그룹에 비해 운동선수의 안정 시 폐용적과 폐용량이 더 높다고 보고하였다. 그러나 폐활량, 기타 용량 및 용적, FEV_1(1초간 강

표 1.14 훈련으로 인한 아동의 호흡 변화

기능	변화
폐활량	변화 없음(수영 시 증가 가능)
최대하 호흡	감소
최대 호흡	증가
최대하 호흡율	감소
최대 1회 호흡량	증가
호흡등가율-최대하/최대	감소 혹은 변화 없음
호흡근의 지구력	증가
폐확산 용량	변화 없음

제호기량), 최대환기량은 훈련의 효과와 관련이 없는 것으로 나타났다(260). 일부 연구자들은 적절한 영양과 건강상태 하에서의 청소년기 폐 발달은 신체활동의 부수적인 효과가 거의 없거나 무시할 수 있는 성장과정에 의해서 좌우된다고 보고한다. Baxter-Jones와 Helms은 젊은 영국 운동선수(49)와 다른 연구들(47;446;447)의 3년간의 장기 추적 연구를 통해 이와 유사한 결과를 보고하였다. 이와 달리 Courteix 등(103)은 9세 여자선수아동에게 1년간의 고강도 수영 프로그램(주당 12시간)을 실시한 결과 통제그룹에 비해 현저히 큰 변화가 있었음을 보고하였다. 변화에는 폐활량, 총폐용량, 기능적 잔기량의 증가뿐 아니라, 안정 시 여러 유동계측값 등이 포함되었다. 연구자들이 보고하는 기전에 의하면 사춘기 이전의 고강도 수영이, 기도와 폐포 발달을 통해 폐 발달의 등방성을 촉진시킨다는 것이다. 훈련으로 인한 변화는 다른 연구에서도 보고되었다(133;136;198). 폐 기능의 훈련은 프로그램의 지속기간에 따라 달라질 수 있다고 보고되는데, 프로그램이 길수록 변화가 더 크게 나타날 수 있다(375). 그러나 이는 대부분 단면적 데이터를 통한 것이다(426).

운동 시 환기 기능
Ventilatory Functions During Exercise

횡단 연구들은 훈련은 받은 아동들이 훈련을 받지 않은 아동에 비해 최대하운동 시 호흡 빈도와 호흡당량이 더 낮다는 것을 보여 준다(188). 이는 선수들의 보다 효율적인 환기 패턴을 암시한다. 최대 운동 시, 훈련된 개인은 다소 높은 환기량을 보이지만 이러한 차이는 최대산소섭취량 보다 작다(426).

유산소성 훈련을 통해, 일반적인 수준에서의 환기량과 호흡률은 감소하고, 흡기를 통한 산소추출량은 커지게 된다. 훈련의 중요한 효과는 무산소성 대사 경로에의 의존도와 운동 시 산소소비를 낮추고, 화학수용체의 감수성을 감소시킨다(423). 대조적으로 훈련으로 인한 최대환기량은 최대산소섭취량 증가에 비례하여 증가하게 된다(6;421). 일부 연구들은 이러한 증가가 호흡율의 변화 없이 최대 1회 호흡량의 증가에서 기인한다고 보는 반면(380), 다른 연구들은 호흡율의 증가를 보고하기도 하였다(6;421).

아이소매트릭 호기 활동과 같은 호흡근의 특정 훈련은 이들 근육의 지구력(장기간 고도의 호흡을 유지하는 능력) 증가를 수반한다. 이러한 영향은 건강한 성인과 낭포성 섬유증이 있는 아동에게서 나타난다(6장 참조). 선수들은 높은 폐확산능력을 가지고 있으나, 청소년의 경우 폐혈류량의 증가 외에 훈련의 결과로써 눈에 보이는 증가는 나타나지 않았다(249).

훈련과 뼈
Training and the Bone

사춘기의 호르몬 영향과 관련된 골밀도의 급격한 증가는 청소년기가 체중부하운동에 대한 뼈 반응의 중요한 시기임을 나타낸다. 이는 7~17세 사이의 여성 라켓 스포츠 선수 91명을 대상으로 한 횡단면적 연구를 통해 뒷받침될 수 있다(194). 이들은 Tanner stages 3, 4, 5단계에서 비운동선수 통제군과 비교하였을 때 근위상완골, 상완골간부, 요골원위부의 부위별 골밀도가 유의하게 높은 것으로 나타났다. 그러나 사춘기 이전의 단계에서는 그룹 간 차이가 나타나지 않았다. 또한 Tanner stages 1, 2단계에서 훈련 시간은 골밀도와 관계가 없는 것으로 나타났으나, 성발달의 높은 수준과는 관련이 있는 것으로 나타났다.

MacKelvie 등은 운동이 소아 및 청소년의 골밀도에 미치는 영향에 대한 중재적 연구를 보고하였다(282). 사춘기 이전 연령대를 대상으로 한 두 연구에서, 계측부위에 따라 운동군과 통제군 간 골무기질 함량은 1.2~5.6% 향상되었다(81;173). Morris 등은 사춘기 초기 여학생들을 대상으로 10개월 간 게임 및 웨이트 트레이닝을 실시한 결과 통제군에 비해 전신, 요추 및 대퇴골 근위부의 골무기질량이 크게 향상되었음을 보고하였다(318). 그러나 월경 전 여학생을 대상으로 웨이트 트레이닝과 플라이오매트릭 운동을 실시한 두 연구에서는 통제군과 비교하여 골무기질 함량에 차이가 나타나지 않았다(60;477).

MacKelvie 등은 이를 토대로, 골 질량과 구조에 대한 운동 관련 반응이 특히 사춘기가 시작되는 여학생들에게 발생된다고 결론지었다. 운동에 대한 뼈의 연령별 반응을 정확히 이해하기 위해서는 추가적인 연구가 필요하다.

요약하자면, 모든 인체 시스템의 훈련에 있어 연령 및 성숙과 관련된 차이에 대한 데이터는 아직 미비하다. 이러한 주제를 다루는 결정적인 연구는 프로그램 시작 시 모두 같은 체력수준에 있는 비선수 아동 및 청소년, 젊은 성인이 포함되어 있어야 한다. 또한 훈련의 적용은 모든 그룹에 있어 충분하고, 신중하며, 동일해야 한다. 그러한 연구가 실시될 때까지 훈련가능성의 최적 연령에 대한 정보들은 잠정적일 수밖에 없다.

훈련 중단의 생리적 효과

Physiologic Effect of Detraining

운동수행과 생리적 기능은 활동수준이 눈에 띄게 감소할 때마다 급격히 악화된다. 이러한 과정은 훈련의 역순이다. 이는 침상요양, 깁스에 의한 움직인 제한이나 선수의 훈련이 감소하는 시즌 오프 기간 등의 결과로 발생한다.

훈련 중단의 기본 과정을 이해하는 것은 운동선수나 코치에게만 중요한 것은 아니다. 이는 침상요양, 깁스, 훈련 중단, 기타 움직임 제한 수단을 처방해야 하는 임상의에게도 중요하다.

건강한 성인을 대상으로 한 연구에 따르면, 침상요양은 단 며칠만으로 기능과 운동수행의 급격한 악화를 초래한다(166). 예를 들어, 젊은 성인 지원자가 7일 간의 침상요양을 취하고 임상병동의 일과를 따랐을 경우, 최대산소섭취량 67%가 감소하였다. 최고유산소성 파워; 총 헤모글로빈; 혈장, 혈액, 세포의 양. 또한 노르에피네프린의 안정시 뇨 배출은 감소되었으나 근력 감소는 나타나지 않았다(166). 침상요양에 외과적 외상이 겹치게 되면, 수술 이화작용으로 인해 악화가 더욱 빨라질 수 있다. 젊은 성인 지구성 선수의 경우, 2개월 간의 비활동은 직립 운동 시 심박출량의 감소를 초래한다. 연구자들은 다음과 같이 말한다. “수년 간의 강도 높은 훈련에도 불구하고 단 몇주의 비활동은 좌심실비대의 퇴행과 함께 운동에 대한 적응(심박출량의 증가)을 손실시킨다.”(299)

일부 연구에 의하면, Detraining의 과정은 체력의 초기레벨과 직접적인 관련이 있다. 향상이 더 좋았던 사람일수록 더 급격한 감소를 보인다(189).

훈련 중단에 대한 아동의 반응은 성인과 동일하다고 가정할 수 있지만, 이에 대한 직접적인 자료는 미비한 실정이다. 한 연구는, 여자고등학생을 대상으로 육상 훈련을 중지한 후 23주간의 추적조사를 실시하였다(308). 7주까지는 대략 10beat·min^{-1} 정도 상승하였고, 운동 후 심박수의 회복은 느리게 이루어졌다. 즉 달리기의 기전 상 효율에는 차이가 없었으나, 호흡당량(호흡량/산소섭취량의 비율)의 증가를 통해 알 수 있듯이 호흡 효율은 점진적으로 감소하였다. 청소년기 남학생의 유산소성 및 무산소성 근육효소는 지구력 및 스프린트 프로그램을 종료한 후 6개월 만에 각각 감소하였다(5;164). 예를 들어, 청소년 축구 선수에게 시즌기 마무리에 측정을 하고, 훈련이 없는 시즌오프 기간 4~8주가 지난 후 재측정을 하였다. 외측광근의 생검 결과, I형과 II형의 섬유 단면적 감소와 크레아틴 키나아제, 시트르산 합성효소, 포스포프락토키나아제, 젖산탈수소효소 및 아스파르테이트 아미노전달효소 활동성의 감소가 나타났다(5).

훈련 중단으로 인하여 악화되는 또 하나의 기능은 근력이다(67;408). 사춘기 이전 남학생을 대상으로 한 연구에서. 저항 훈련이 끝난 직후와 몇 주가 지난 후를 각각 측정하였다. 이 기간 동안 변화된 근력값은 비훈련 통제군의 값과 유사해졌다(67).

아동의 훈련 중단은 임상적 맥락에서 가장 중요하다. 예를 들어, 정형외과병동의 깁스를 하고 있거나 견인치료를 받는 12세 남자아동과, 입원은 하고 있으나 활동에 제한을 받고 있지 않은 아동을 비교하였다. 그 결과 전자의 동맥혈압이 더 높은 것으로 나타났으며, 실험군의 몇몇은 칼슘의 뇨 배출이 증가되었다(440).

훈련 중단의 부정적 영향은 근육 퇴행 위축증을 앓고 있는 아동에게서도 나타난다. 진행성 질환의 단계에서, 걸을 수 있는 정도의 아동더라도 활동이 약간이라도 줄어들게 되면 남은 생애동안 움직임 자체가 어려워지게 된다. 그러한 아이들에게 과도한 침상요양은 제 10장에서 논의된 것과 같이 매우 치명적일 수 있다(**그림 10.31**). 또한 소아 특발성 관절염을 앓고 있는 아동들에게도 이와 유사한 증상이 보고되고 있다(226).

전체 참고문헌은 http://www.hanmibook.co.kr 자료실에서 볼 수 있습니다.

CHAPTER 2

건강한 아동의 활동습관과 에너지 소비

Habitual Activity and Energy Expenditure in the Healthy Child

엄우섭 서울교육대학교 체육교육과

아동의 건강에 대한 신체활동(PA)과 에너지 소비(EE), 그리고 아동기와 청소년기 동안 PA와 EE에 영향을 미치는 요소들의 중요성을 이해하는 것이 이 책의 핵심이다. 이 장에서는 독자들에게 PA와 EE의 구성요소들을 소개하고자 하며, 성장기 동안 건강한 아동과 청소년들의 PA와 EE에서 발생하는 변화들을 설명하고, 이러한 변화들을 결정하는 힘들을 분석하고자 한다. 이어지는 장에서 특별한 질환에 대한 활동 양식의 적절성을 논의하고자 한다. 부록 III에 PA와 EE를 측정하는데 사용되는 방법들이 설명되어 있다.

정의

Definitions

신체활동, 에너지 소비, 그리고 그 구성요소들에 대한 연구에서 사용되는 전문용어는 항상 명확한 것이 아니다. 이것은 활동과 EE를 측정과 평가하는 방법을 선택하고, 그 결과를 해석할 때 활동 양식을 설명하는데 혼란을 야기해왔다. 이 절의 목적은 이 책에서 사용된 PA와 EE에 관한 용어와 개념을 정의하는 것이다.

- **신체활동.** 신체활동은 다양한 면에서 정의되어 왔다. 일반적으로 받아들여지고 있는 정의는 "골격근에 의하여 야기되는 어떤 신체적 움직임과 에너지 소비가 일어나는 것"(7)이다. 신체활동은 역학적, 생리학적, 그리고 행동적 등 3가지 측면에서 바라볼 수 있다. 생체 역학자에 의하면, PA는 가령 힘, 속도, 가속, 각, 관성, 역학적 파워, 또는 역학적 작업(일)과 같은 요소들을 포함한다. 생리학자는 가령 산소섭취, 대사적 에너지(예: kcal 또는 kJ), 대사적 파워(kcal·min^{-1} 또는 kJ·min^{-1}), 또는 MET(다음 목록 참조) 등과 같은 대사관점에서 PA을 분석한다. 행동주의자는 활동 형태(예: 달리기 vs. 미용체조 vs. 야구); 아동들이 활동하는 환경(예: 운동장, 학교); 장난감 또는 기구의 사용; 다른 사람들과의 상호작용(예: 친구, 가족 구성원); 그리고, 활동을 시작하는 사람(아동, 부모, 친구)에 관심을 가지고 있다.
- **에너지 소비(EE).** 신체의 기능을 수행하기 위하여 신체가 사용하는 생화학 에너지. 에너지 소비를 대사적 일(예: MJ) 또는 파워(예: kJ·min^{-1})로 표현할 수 있다.
- **식사에 의해 일어나는 에너지 소비(DEE).** 또한, 식사 유도성 열생산, 식사에 의해 일어나는 에너지 소비는 소화, 흡수, 음식물 수송 등 식사 중과 후에 소비되는 에너지를 반영한다.
- **운동.** 트레이닝 프로그램 또는 실험실 검사의 맥락 내에서 사용되는 PA의 부분집합. 이것은 자발적, 소수의 PA과 차이가 난다.
- **운동 에너지 소비(EEE).** 신체활동 수행 동안 사용되는 에너지.
- **대사 평형(MET).** 활동 시 운동 에너지 소비와 안정 시 에너지 소비 간의 비율(EEE/REE). 이것은 비차원수(nondimensional number)로 나타낸다. 대사 평형은 체중을 상쇄하기 위하여 사용된다; 아

동이 수행하는 활동에 대한 MET 값이 표 Ⅲ.2 (부록 Ⅲ)에 열거되어 있다.

- **적당-격렬한 활동.** 적어도 활발하거나 빠르게 걷기만큼 많은 노력이 요구되는 활동.
- **산소섭취량($\dot{V}O_2$).** 주어진 기간 동안에 신체에 의하여 소비되는 산소의 양. 종종 EE 측정 대용으로 사용됨.
- **신체활동 수준(PAL).** 24시간 총 에너지 소비와 안정 시 에너지 소비 간의 비율(TEE/REE). MET와 마찬가지로, 신체 크기의 영향이 상쇄되는 EE의 지표로 사용된다.
- **파워.** 일을 시간으로 나눔(또는, 힘 × 속도). 보통 와트(Watts)로 나타낼 뿐만 아니라, 산소섭취량의 분당 리터로도 나타냄. 임상의사들은 종종 "근력(strength)"(근육 또는 근육군이 생성하는 최대 힘)를 나타내기 위하여 "파워(power)"를 잘못 사용한다.
- **반응성.** 남녀를 관찰하고 있는 지식으로부터 생긴 한 사람의 활동 행동의 변화.
- **안정 시 에너지 소비(REE).** 연구 대상자가 완전히 휴식을 취하고 있는 동안의 에너지 소비. 보통, 아침식사 전에 아침 일찍 누운 자세에서 측정. 또는, 안정 시 대사율로도 불림.
- **총 에너지 소비(TEE).** 24시간 동안 소비되는 에너지. 안정 시 에너지 소비, 운동 시 에너지 소비, 그리고 식사 유도성 에너지 소비를 포함한다.
- **적응성 에너지 소비.** 이것은 총 에너지 소비의 또 다른 작은 구성요소이다. 가령, 기후 열과 추위 자극과 같은 주변 조건에 의한 대사율의 증가를 나타낸다. 따라서,

  TEE = REE + EEE + DEE + 적응성 EE
- **일.** 육체적인 일을 하는 동안 신체에 의하여 사용되는 에너지. 보통, 주울(J)로 표현된다. 역학적 에너지 또는 대사적 에너지라고 할 수 있다.

신체활동과 체력

Physical Activity and Physical Fitness

직관적으로, 사람은 신체활동과 체력이 강하게 연결되어 있다고 생각한다(활동적인 사람이 덜 활동적인 사람보다 체력이 더 좋음). 그러나 이것은 실제 그렇지 않은 모양이다. 설득력 있는 보고에서, Morrow와 Freedson(23)은 아동과 청소년(주로 남자)을 대상으로 유산소성 체력과 습관적인 PA 간의 관계를 조사한 25편의 횡단연구 결과를 보고하였다. 이중, 14편의 연구에서 유의한 관계가 없는 것으로 나타난 반면, 다른 하나는 단지 보통의 상관관계(일반적으로 $r<0.20$)를 나타냈다. 이것들 또는 뒤이은 횡단연구들 중 아무 것도 유산소성 체력과 PA 간에 양-반응(dose-response) 관계를 나타내지 않았다.

13세와 17세 사이의 남성과 여성의 종단적 관찰에서, Kemper와 동료들은 면담으로 평가하였을 때 트레드밀에서 최대산소섭취량과 가장 높은 달리기 기울기 모두 매일의 PA과 관련되어 있었다(14a). 그러나 15세 이상에서 PA의 증가가 유산소성 체력의 경우 2~5%만 나타내었다. 이렇게 관련성이 낮은 이유는 명확하지 않다. 이것은 가령 비만, 연령, 성숙, 그리고 사회경제적 배경과 같은 PA와 다른 혼란 변인(confounding variables)의 평가에 내재되어 있는 오류를 나타낼지도 모른다.

신체활동과 에너지 소비에서 연령과 성숙에 의한 변화

Age and Maturational Changes in Physical Activity and Energy Expenditure

아동은 그들이 추구하는 활동의 양과 강도뿐만 아니라 활동의 형태에서 청소년 및 성인과 다르다. 더욱이, 청소년은 그들의 활동 행동에서 성인과 다르다. 이 절에서는 아동과 청소년들이 좋아하는 활동을 먼저 서술하고 나서, 신체활동과 에너지 소비에서 연령과 성숙에 의한 변화의 분석을 제시하고자 한다.

아동과 청소년이 좋아하는 활동

Favorite Activities of Children and Adolescents

삶의 첫 번째 10년에서, PA은 보통 자발적이고 비체계적이며, 전형적으로 간헐적이고 간단한 한차례 활동으로 이루어진다. 반대로, 연상의 아동과 청소년들은 종종 더 지속적인 성질의 체계화된 활동에 의지한다. 예를 들면, 6~10세 남녀 아동의 경우 직접적인 관찰을 통해서 주로 간헐적인 활동을 수행하는 것으로 나타났다. 가볍고, 적당한 한차례 활동의 평균 지속시간은 6초였다.

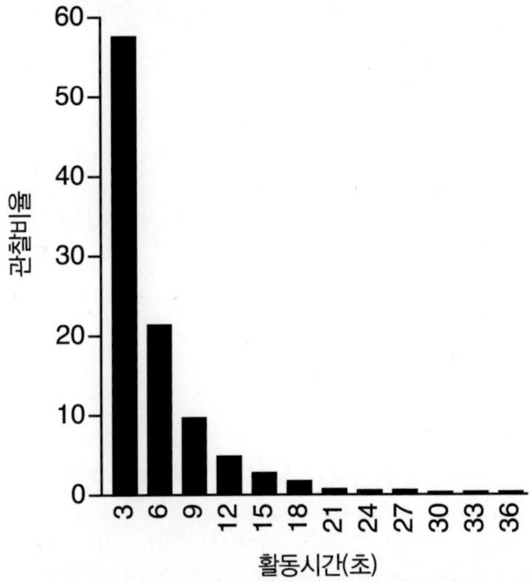

그림 2.1 활동의 지속시간에 따른 아동의 고강도 활동 분포

한 차례의 고강도 활동의 대부분은 3초를 초과하지 않았으며, 이들 중 95%는 15초 이하로 지속되었다(**그림 2.1**)(4).

433개 캐나다 탁아소의 조사에서(34), 가장 자주 보고되는 자발적인 야외 활동은 등산, 달리기 경주, 점프, 자전거타기, 수영, 그리고 슬라이딩이었다. 구조화된 활동은 걷기, 게임, 견학, 볼 게임, 그리고 자전거타기 등이었다. 미국의 전국적인 설문조사에서, 4학년생을 통한 처음의 대략 84%가 가령 공원과 여가 조직, 스포츠 리그, 교회, YMCA, YWCA, 스카우트, 그리고 농장 클럽 등과 같은 지역사회 조직에서 이용가능한 활동에 참여하였다(32). 부모들이 보고하였듯이, 가장 경험이 풍부한 활동들은 수영, 레이싱/스프린팅, 베이스볼/소프트볼, 사이클링, 그리고 축구였다(33).

바로 설명되는 양식은 인생의 두 번째 10년에서 변화를 겪는다. 캐나다의 전국적인 설문조사에서 10세 또는 그 이상의 젊은 사람들의 여가 활동 선택의 예가 제공되어 왔다(42). 참가자들은 "일과 관련이 없는" 활동에 체크하도록 요청을 받았다. 10~14세 소년과 소녀에게 가장 인기 있는 두 가지 활동은 자전거타기와 수영이었다. 15~19세에서, 소녀들은 걷기와 수영을 더 선호했던 반면, 소년들은 자전거타기와 수영을 더 선호하였다. 이러한 양상은 여름 달에 추구되는 활동들을 나타내고 있다. 선호도는 다른 시즌에 현저하게 변화한다. 예를 들면, 겨울 동안 캐나다 소년들 사이에서 가장 인기 있는 활동은 아이스하키이다.

또한, 활동 선호도는 지리적 위치와 문화적 전통에 의존한다. 미국의 국가적인 설문조사에서 증명되었듯이 (29), 야구는 16~18세 소년들 사이에서 가장 인기 있는 스포츠이며, 수영은 소년들 사이에서 선호되는 활동이었다. 이러한 미국의 젊은이들 사이에서 다른 인기 있는 활동들은 소년들의 경우 축구와 야구/소프트볼이며, 소녀들 사이에서는 디스코/대중무용, 야구/소프트볼, 그리고 조깅/빠르게 걷기 등이 있다.

연령이 신체활동량과 에너지 소비량에 미치는 영향

Effect of Age on the Amount of Physical Activity and Energy Expenditure

선호하는 활동의 형태는 지리와 기후 지역, 문화적 전통, 그리고 사회 경제적 지위에 따라 다른 반면, 연령이 신체활동과 스포츠에 들이는 시간에 미치는 영향에는 보편적인 양상이 있다. 그들의 성 또는 그들의 지리, 기후, 민족, 또는 문화적 배경과 관계없이, 아동과 청소년들은 그들이 더 나이 들어감에 따라 덜 활동적이게 된다 (**그림 2.2**). 이러한 활동 감소는 신체활동 시 소비되는 에너지뿐만 아니라 매일 소비되는 총 에너지 소비로 나타나는데, 연령에 따라 양쪽 모두 감소한다. 몇몇 연구에

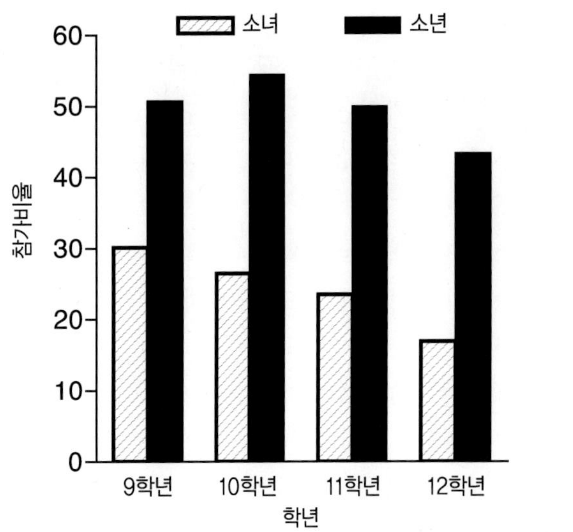

그림 2.2 신체활동에서 연령 및 성과 관련된 감소. 주당 3회 또는 그 이상 다양한 신체활동에 참여한 미국의 9학년에서 12학년생의 비율.

Based on 11,631 students sampled for the United States Youth Risk Behavior Survey 1992 (10).

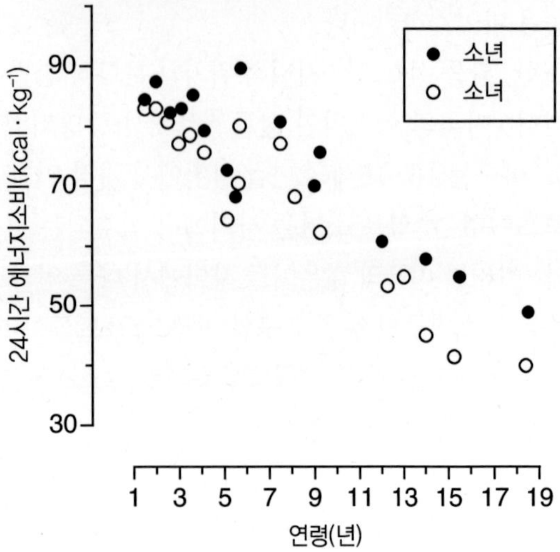

그림 2.3 건강한 아동과 청소년의 경우 체중(kg)당 일일 에너지 소비의 감소. 자료는 다양한 나라의 몇몇 연구에 기초한 것이며, 에너지 소비는 이중표식수법으로 측정되었다.
Adapted from Torún et al. 1996(45).

서 활동 감소가 인생의 두 번째 10년에서 시작한다고 제시한 반면(31;48), 또 다른 연구에서 6세(38) 또는 심지어 더 일찍 감소한다고 보고하고 있다. 다양한 나라의 횡단 자료를 이용한 이러한 양상이 **그림 2.3**에 요약되어 있다. 체중(kg)당으로 나타냈을 때 총 EE는 1세 이후에 이미 감소한다. 이러한 자료는 총 EE의 측정을 위한 "금본위제(gold standard)"라고 하는 이중표식수법(doubly labeled water method)에 모두 기초한 것이기 때문에 특별히 중요하다(45)(부록 III).

유사한 양상이 네덜란드 소년과 소녀의 종단 측정에서 발견되었으며, 이들의 EE는 심박수 관찰을 통하여 주기적으로 평가되었다. 양쪽 성 집단 모두 관찰 기간 내내 지속적인 감소를 나타냈으며, 6세 때 시작되었다(38;48).

감소는 자발적인 여가활동에 국한되지 않는다. 정규체육수업의 참여에서도 또한 명백하다. 1980년대 초에 수행된(31) 최초의 미국 국가 아동과 청소년 체력 조사에서 나타난 바와 같이, 1학년에서 6학년생들의 97%는 정규체육수업에 참석하였다. 11과 12학년 때 참석률이 49%까지 떨어졌다. 참석률은 바로 다음 해 동안 더욱 감소하였다. 즉, 고등학생의 매일 체육수업 참여가 1991년에 42%였으며, 1995년에는 25%에 불과하였다(12). 1991년 청소년 위험 행동 설문조사(11)에 따르면, 9학년 학생들의 71%가 정규체육수업에 등록하였다. 이러한 비율은 10학년에서 59%, 11학년에서 49%, 그리고 12학년에서 38%까지 감소하였다.

체육 참석률에서 연령과 관련된 감소는 또한 가령 영국과 같은 다른 나라에서도 일어난다(9). 몇몇 캐나다의 학제에서, 전체적으로 고등학교 마지막 3년 동안 외에 초등학교에서 중학교까지 정규체육수업 참여가 의무적이다. 결과적으로, 대부분의 학생들은 이 학년 동안 체육에 참여하지 않는다.

신체활동과 에너지 소비의 성별 차이

Gender Differences in Physical Activity and Energy Expenditure

일반적으로, 소녀들의 PA 감소가 더 일찍 시작되며, 남자들의 경우보다 감소가 더 빠르다. 예를 들어, 1990년 미국 청소년 위험 행동 설문조사에 기초하여, **그림 2.2**에 제시한 바와 같이 주당 3일 또는 그 이상 격렬한 PA에 참여한 9에서 12학년생들의 백분율은 소년의 경우보다 소녀의 경우에 현저하게 더 낮았다. 더욱이, 암스테르담 성장 연구에서, 면담으로 평가(47)한 네덜란드 청소년의 활동 수준은 13세 때 소년의 경우보다 소녀의 경우가 상당히 더 낮았다. 이러한 차이는 대부분 고강도 활동에서 명백하였다. 그러한 종단 연구과제(48)로부터 더 이른 관찰에서, 심박수 관찰로 평가된 EE의 감소는 여자의 경우 11세 때, 그리고 남자의 경우 오르지 14세에서만 명확하였다. 6~18세 소년과 소녀를 대상으로 다양한 나라에서 수행된 9편의 연구에 대한 논평은 질문지에 의하여 증명되었듯이 남자가 14% 더 활동적이었다고 결론지었다(36). 그 차이는 가령 심박수 관찰과 같은 객관적인 측정을 사용하였을 때 소년들에게 23%까지 증가하였다. 매년 활동의 평균 감소는 남자의 경우 단지 1.8~2.7%에 비하여, 여자의 경우 2.6~4.7%이었다. 미국의 국가 아동과 청소년 체력 조사1(25;30)은 5~12학년의 학생 8,800명을 표본 조사하였으며, 질문지로 그들의 활동을 평가하였다. 5%에서 15%에 걸쳐 차이를 보이면서, 소녀들이 소년들보다 시종일관 덜 활동적이었다. **표 2.1**에 제시하였듯이, 성별 차이는 미국 청소년들의 민족적 배경과 관계없이 미국의 청소년들에게 퍼지고 있다. 미국 흑인과 히스패닉 소녀들은 백인 소녀들보다 덜 활동적인 반면, 세 민족 집단 모두 각각의 소년 집단보다 덜 활동적이었

표 2.1 성과 인종/민족성에 따라 주당 3일 또는 그 이상 격렬한 신체활동에 참여했던 미국 고등학생(9~12학년)의 백분율

범주	여자	남자	전체
백인	27.5	51.4	39.3
미국흑인	17.4	42.7	29.2
히스패닉	20.9	49.9	34.5
전체	24.8	49.6	37.0

Based on 11,631 students sampled for the United States Youth Risk Behavior Survey 1990 (10).

다.

소녀들 사이에서 활동수준이 더 낮은 이유는 명확하지 않다. 특히 사춘기 동안과 후에, 소녀들 사이에서 PA를 제한할지도 모른다는 사회 및 생물학적인 요인이 있다. 인생의 이 단계에서, 소녀들은 스포츠보다 또 다른 사회적 추구에 관심을 갖게 된다. 어느 정도까지 그 이유가 스포츠에서 성공이 "남자다움"을 함축하는 것일지도 모른다. 또한, 활동 감소는 스포츠에서 소녀의 성공에 영향을 미치는 생물학적 변화보다 이차적이다. 이러한 것들로는 체지방 증가, 골반의 확장, 월경 기간 전과 중의 불편함, 그리고 혈중 헤모글로빈의 감소 등이 있다.

습관적인 신체활동의 추적

Tracking of Habitual Physical Activity

추적이란 시간이 지나면서 어떤 변수, 또는 집단 내 상대위치의 시간이 지나면서 유지의 안정성 측정으로 정의된다. 예를 들어, 신장은 성장년 동안 잘 추적하는데, 왜냐하면 신장이 어떤 백분위에 있는 아동은 아동기와 청소년기에 걸쳐 그 백분위에 가깝게 유지할 것 같기 때문이다. 어떤 변수의 추적을 결정하기 위해서, 보통 여러 해 기간 동안 적어도 두 번 변수를 측정해야만 한다. 두 측정 간의 상관관계로 보고되고 있다(보통, 순위상관으로 계산됨).

아동기 또는 청소년기에서 성인기까지 어떻게 하면 PA 행동을 잘 추적할 수 있을까? 좌업성인 아동에 비하여 신체적으로 활동적인 아동이 활동적인 성인이 되는데 더 큰 잠재력을 가졌다고 가정한다면, 이것은 중요한 질문이다. 대부분 유럽과 미국의 많은 연구에서 성장 동안 PA의 추적을 언급하였다(1-3;15;16;20;

표 2.2 남자와 여자의 매주 총 습관적 신체활동의 추적 상관계수*

연령층, 년	남자(n=84)	여자(n=98)
13~16	0.44	0.58
13~21	0.20	0.18
13~27	0.05	0.17

*활동은 면접으로 평가함.
Adapted from Van Mechelen and Kemper 1995 (47).

24;28;35;38;43;47). 이 연구들은 주로 유아기에서 아동중기 또는 청소년기에서 성인 초반까지의 추적에 대해 보고하고 있다. 보고된 자료들 간에 가변성이 크며, 이것은 문화와 사회적 차이뿐만 아니라 PA를 평가하는데 사용되는 방법이 다양하기 때문이다(1;3;15;16;20;24;28;35;38;43;47). 예상한 바와 같이, PA의 단기 추적(예를 들어, 2~3년 이상)은 장기 추적보다 더 강하다. 신체활동은 청소년기 동안 2~3년에 걸쳐 추적하는 것처럼, 아동기와 청소년기로의 전환기 동안 적절하게 추적한다. 그러나 상관계수는 5와 6년에 걸쳐 더 낮았으며, 상관계수는 청소년 초기와 성인초기 간에 활동을 비교하였을 때 더 감소하였다. 예를 들어(**표 2.2**), 암스테르담 성장 연구에서, 소년들의 상관계수가 13세에서 16세까지 0.44, 13에서 21세까지 0.20, 그리고 13세에서 27세까지 0.05이었다. 여자들의 경우도 일적으로 동일한 양상이 명확하게 나타났다(47). 유사한 경향이 심혈관 질환 발병 위험도를 조사한 핀란드 연구에 기초한 핀란드와 미국의 후향성 연구에서 나타났다(43). 또한, 낮거나 중간 정도의 상관계수가 활동 행동을 15~19세에서 평가한 후 8년 뒤에 다시 평가한 덴마크 여자와 남자들 사이에서 드러났다(1). 종합적으로, 추적은 PA 스펙트럼의 양 극단, 즉 최대와 최소로 활동적인 집단에서 더 강한 것 같다(20).

아동과 청소년의 신체활동에 영향을 미치는 요소들

Factors That Affect Physical Activity in Children and Adolescents

표 2.3에 요약한 바와 같이, 다양한 생물학적, 유전적, 생리적, 사회적, 그리고 문화적 요소들이 아동과 청소년의 활동 행동과 EE에 영향을 미칠지도 모른다. 또한, 신체활동과 EE는 가령 기후, 날씨, 그리고 계절의 변화와 같은 물리적 환경의 변화에 의하여 바뀐다. 이들의 관계를 언급해온 연구들은 보통 원인과 결과가 아니라 관련성을 반영하는 상관 분석에 기초하고 있다. 다음은 물리적 환경과 관련된 요소들뿐만 아니라 성장과 성숙기 동안 PA와 EE를 바꿀지도 모르는 몇몇 생물학적 요소들에 대한 간단한 논의이다.

표 2.3 아동과 청소년들의 활동 행동과 에너지 소비에 영향을 미치는 것으로 알려져 오거나 제안되어온 요소들

생물학적 유전	심리적 자기효능
비민과 영양	활동에 대한 자기도식
건강상태	활동 장벽의 인식
성적 성숙	활동에 관한 태도
운동기능	활동에 관한 믿음
체력	
사회 및 문화적	**물리적 환경**
부모 태도와 행동	활동 시설의 유용성
동료 태도와 행동	계절변화
사회경제적 지위	기후변화
문화 및 민족적 가치	주일과 주일
TV 시청시간	안전고려
컴퓨터 게임 시간	노동력 진입 vs. 학교와 연구

생물학적 요소들

Biological Factors

유전은 습관적인 PA 양상에 어느 정도 영향을 미치는 것으로 나타났다. 1981년 캐나다 체력 조사의 관찰에 기초하여, Perrusse 등(26)은 PA에 대한 환경적 영향이 유전적인 영향보다 더 강하다고 결론지었다. 뒤이은 프로젝트에서, 동일한 집단(27)은 프랑스 가계의 375가정을 연구하였다. 자기 기록 활동 일지를 이용해서, 그들은 "습관적인 신체활동 수준"(매우 낮은 EE가 요구되는 활동에서 높은 대사적 수준을 필요로 하는 활동에 이르기까지 매일의 활동)과 "운동 참여"(적어도 5MET를 필요로 하는 활동)를 평가하였다. "친족"(부모 vs. 일란성과 이란성 쌍둥이를 포함하는 서자와 친형제)과 "비친족"(예를 들어, 배우자, 삼촌 vs. 조카 또는 조카 딸, 그리고 입양 형제)을 포함하는 한 쌍에 대한 관련성을 계산하였다. 연구자들은 습관적인 PA의 수준은 유전(29% 유전 가능성)에 의하여 유의하게 영향을 받는다고 결론지었다. 반대로, 운동 참여에 대한 유전적 영향은 없었다.

또한, 미국에서 쌍둥이 아동에 대한 두 개의 선행연구(39;49)에서 전반적인 활동 양상의 유전 가능성을 나타났으며, 아동에 의하여 선택된 활동의 형태에 대해서는 더 적은 것으로 나타났다. 이들 연구들 중 하나(39)에서 심지어 부모가 그들의 일란성 쌍둥이를 이란성과 반대로 라벨을 잘못 붙였을 때 PA의 일치가 실제 이란성의 경우보다 실제 일란성의 경우가 더 강한 것으로 나타났다.

따라서 아동의 일반적인 활동 양상에 대하여 연구들 간에 다른 힘으로 유의하게 유전적으로 영향을 미친다고 결론지었다. 그러나 아동이 참여하는 아동의 활동 강도, 그리고 스포츠의 특정 형태는 환경 요소에 의하여 강하게 영향을 받는다. 공공의 건강과 중요하게 관련되어 있는 것은 후자이다. 설명된 표현형 식만을 모든 연령 집단에 일반화할 수 있는지 어떤지를 결정하기 위하여 더 많은 연구가 요구된다.

영양부족과 비만 모두 아동과 청소년의 활동저하와 관련이 되어 있다. 단백질 칼로리 영양부족은 종종 안정 시 대사율 감소와 24시간 EE를 초래하며(45), 이것은 신체가 에너지를 아끼려는 하는 것을 반영한다. 자세한 내용은 9장을 참조하라.

건강상태는 PA의 중요한 결정요소이다. 집단에서 보듯이, 만성질환 또는 신체 및 정신적 장애를 가지고 있는 아동은 건강한 동료들보다 덜 활동적이다(18;19;46). 이러한 측면이 이 책의 다른 장에서 상세하게 논의된다.

대부분 여자의 경우 사춘기의 변화는 종종 PA의 감소에 의하여 동반된다. 이것은 부분적으로 심리적 요소(예를 들어, 성숙한 소녀들은 스포츠보다 다른 것을 추종하는데 관심을 갖거나 "스포츠에서 성공하는 데는 남성성이 요구된다"는 개념)에 의하여 설명되어 왔다(8). 그러나 PA의 감소는 또한 성과 관련된 차이에 대해 앞의 절

에서 설명하였듯이 생물학적 변화 때문일지도 모른다.

운동기능이 PA 양상을 결정할지도 모른다(21). 운동경기의 성공이 트레이닝을 반영할지라도, 그것은 또한 타고난 기능에 의존한다. 아동과 청소년들은 그들이 숙련되고, 성공적인 활동을 추구한다.

물리적 환경

The Physical Environment

활동 시설의 유용성은 아동의 운동 참여에 영향을 미칠지도 모른다. 아동의 활동은 운동장, 공원, 그리고 레크리에이션 센터까지 그들 집의 가까움에 달려 있다. 몇몇 지역에서, 안전, 재정, 그리고 수송 배려 때문에 그런 시설에 가까이 살고 있을 지라도 아동이 그러한 시설들을 이용할 것이라고 보장하지 못한다.

계절과 기후 변하는 활동 행동에 영향을 미칠지도 모른다(6;41). 온화하고 추운 기후 지역에서, PA 수준은 종종 하계에 증가한다. 실제로, 미국의 전국적인 조사(29)에 따르면, 5~12학년 소년들은 겨울에 비하여 여름 동안 오후 활동에 주당 두 배의 많은 시간을 보낸다. 소녀들 사이에서, 그 비율은 여름철 활동을 위하여 2.3:1이었다. 이러한 계절의 경향은 연령에 의존하지 않았다. 동일한 조사에서, 학생들의 90%가 겨울 동안 단지 68%에 비하여, 여름 동안 적절한 활동 양상을 나타냈다. 가을과 봄 동안의 비율은 각각 74%와 79% 이었다. 미래와 "땀과 거친 호흡"을 유발하는 활동에 대한 이월 가치를 갖는 활동에 대해서 동일한 양상을 얻었다. 이러한 양상은 소년과 소녀의 경우 유사하다.

가령 캐나다와 같은 몇몇 나라에서, 기후와 계절 변화가 계절 간 뚜렷한 기후 변화 때문에 의미 있는 요소일지도 모른다. 겨울 동안 더 적은 일광의 효과는 특별한 주의를 받아 마땅한데, 이것은 아동이 야외에서 놀이하는 능력을 더욱 제한하기 때문이다. 아동 활동에 대한 계절의 관련성은 트로이스 라이비에레스(지역 실험(퀘벡)에서 언급되었는데, 이것은 546명의 소년과 소녀들을 체육 강화 집단(주당 5시간 추가)과 통제 집단(필수 체육 40분)으로 나누어 실시하였다(14). 1981년 캐나다 체력 조사에서, 겨울과 비교된 여름 동안 가장 인기 있는 10개의 활동에 참여에 헌신하는 시간의 비율이 거의 2:1이었다(40)(pp. 117-118). 유사한 경향이 핀란드, 겨울에서 여름의 기후 차가 급격한 또 다른 나라의 아동에 대해서 보고되었다. 그 연구에서(44), 부모들은 3과 6세 소녀들(하루에 6.7 vs. 3.3)과 소년들(하루에 7.0 vs. 3.7)에 대해 겨울보다 여름에 야외 활동이 두 배 더 많다고 보고하였다. 계절적 차이는 봄과 가을을 비교하였을 때 그렇게 명확하지 않다(41).

또한, 계절적 변화가 여름 방학과 장기간 휴가와 관련하여 일어날지도 모른다. 대부분의 아동은 이 기간 동안 더 활동적인 반면, 다른 아동들(주된 활동이 학교에 기반을 둔)은 활동이 감소하는 것으로 나타난다. 아마도, 여름 동안 활동 수준이 더 큰 것은 미국(17)과 일본(22) 연구에서 나타났듯이, 아동은 야외일 때 더 활동적이라는 연구결과를 반영한다.

주말 동안 자발적인 활동은 주중 동안 보다 더 큰 것 같다. 예를 들어, 트로이스 라이비에레스 연구에서, 봄 동안 격렬한 활동은 주말 동안 보다 주중 동안 더 적게 수행되었다(41). 따라서 아동의 활동 양상과 EE의 평가는 주말과 주중을 똑같이 다루어야만 한다.

특히, 시가지에서 안전의식은 아동이 야외에서 시간을 보내거나 학교에 걸어 다니게 할지 어떨지를 걱정하는 부모들의 결정에 지배적이다(5;12).

학교 vs. 직장은 고려해야 할 또 다른 환경 요소이다. 독일의 Ilmarinen과 Rutenfranz은 14세와 17세 사이의 소녀 25명과 소년 26명을 대상으로 종적 추적 조사를 수행하였다(13). 그들은 한 사람이 일단 학교를 떠나고, 일을 시작할 경우 PA가 감소하는 가능성을 분석하였다. 16세에서, 소년들의 73%와 소녀들의 53%가 학교를 그만두고, 노동력과 연결되었다. 1년 후 관찰했을 때(회고 질문지), 근무를 시작한 소년들은 학교에 머물러 있는 소년들과 PA에서 다르지 않았다. 그러나 소녀들 사이에서, 직장 집단은 학교에 남아 있는 소녀 집단의 절반 정도 활동적이었다. 주된 차이는 스포츠의 참여 정도이었다. 연구자들은 일단 한 사람이 노동력과 연결되면, 특히 여자들 사이에서, 여가 활동을 위해 이용가능한 시간이 더 적고, 근무일 끝에서 피로가 더 클 것이라고 추측한다.

결론적으로, 아동과 청소년의 활동 행동은 개인적 요인과 많은 환경적 요소들에 의해 현저하게 영향을 받는다는 사실이 확실하다.

전체 참고문헌은 http://www.hanmibook.co.kr 자료실에서 볼 수 있습니다.

CHAPTER 3

기후, 체액, 그리고 운동하는 아동

Climate , Body Fluids, and the Exercising Child

문효열　서울대학교 체육교육과

이전 장에서는 다른 스트레스 요인들을 배제한 신체적 활동을 논의하였다. 간단히 말해, 우리는 너무 춥지도 너무 따뜻하지도 않은 너무 습하거나 너무 건조하지도 않은, "중립적인" 기후에서의 운동에 대한 아동의 반응을 분석했다. 그러나 그런 환경은 어디까지나 가정된 것이다. 많은 지리적 지역에서 기후는 중립적이지 않으며 야외 운동을 하는 동안 아동에게 환경적 스트레스를 줄 것이다.

기후는 운동수행과 개인적이며 주관적인 안녕 그리고 건강에 주요한(심지어는 결정적인) 역할을 한다. 성인을 대상으로 하는 산업과 스포츠, 군대, 공공보건에서의 운동과 기후의 병용효과에 대한 많은 연구가 있다. 그러나 아이들은 일반적으로 어른들보다 좀 더 적극적이며 야외에서 좀 더 많은 여가활동을 수행함에도 불구하고 최근까지도 부적절한 기후에서 운동을 할 때 아동들의 반응은 완전히 연구되지 않았다. 아동대상의 정보가 부족한 첫 번째 이유는 대부분의 사회에서 군대나 직업적인 이슈들이 아동과 관련이 없기 때문이다. 또 다른 이유는 윤리적인 것이다. "적대적인" 환경에서의 실험은 아마도 인간 대상 실험의 윤리적 가이드라인과 양립할 수 없으며 아동의 건강과 복지에 주요한 불편과 위험을 수반할 것이다.

이 장에서 우리는 체온조절의 기본적인 신체적 생리적 개념들을 소개할 것이다. 그리고 독자들은 환경 생리학자들이 사용하는 명명법을 익히게 될 것이다. 이론적으로 기하학적인 그리고 기능적인 원칙들에 따르면, 아이들은 어른에 비해서 체온조절 능력이 떨어진다. 특히, 극단적인 기후환경에서는 더욱 그렇다. 열순화(heat acclimatization), 내열성과 내한성의 자료들에 대한 이 주제의 분석에 따르면, 불수의적인 탈수는 대게 매우 덥거나 습한 혹은 둘 다의 기후에서 장기간의 운동에 의해 유발된다. 물과 전해질의 균형의 붕괴로부터 초래되는 결과는 운동수행과 건강에 해로울 것이다. 우리는 불수의적인 탈수(involuntary dehydration)가 예방될 수 있는 방법에 특별한 주의를 기울여야 한다.

특정한 아이들은 열사병이나 열피로(heat exhaustion)같은 열 관련 질환을 겪는 것에 잠재적으로 높은 위험을 갖고 있다. 특정질환을 가진 아이들은 특별히 더 위험하다. 이 장에서는 이런 위험 그룹이 직면하는 문제들이 논의될 것이고 또한 그들의 예방을 위해 쓰이는 예방책에 대해 논의할 것이다. 그리고 마지막으로 춥거나 더운 기후에서의 스포츠 이벤트의 실행을 위한 제안을 할 것이다.

열 스트레스와 열 변형

Heat Stress and Heat Strain

기후적 열 스트레스는 체온조절 체계의 스트레스를 주는 환경적 상황의 조합을 말한다. 다른 한편으로 열 변형은 열 스트레스에 대한 생리·정신적인 반응이다. 두 명이 각각 동일한 열 스트레스에 노출되더라도 아마 다른 형태의 열 변형으로 반응할 것이다.

주변의 온도는 기후적 열 스트레스의 여러 요인 중 하나이지만 반드시 가장 중요하다고는 할 수 없다. 다른 요인들은 공기의 습도 및 움직임(바람), 그리고 복사열이다. 후자의 주요 자원은 태양열이다. 그러나 인조잔디와 같이 가열된 대상 또한 복사열을 만들어 낼 수 있다.

다양한 열 스트레스 지수들은 하나 혹은 그 이상의 이러한 요소들을 포함하여 구성되어 있다. 원래 군대에서 고안되었으나 산업과 스포츠에서도 활용되는 대중적인 지수는 습구흑구온도지수(더위지수, 열사병 예방지수, wet bulb globe temperature; WBGT) 이다. 이것은 각각 세 가지 온도계로 측정되는 공기온도, 습도, 복사열을 포함한다: 건구(DB), 습구(WB), 흑구(black globe; G).

$$\text{WBGT: } 0.7\text{WB} + 0.2\text{G} + 0.1\text{DB}$$

이 지수에서 기온은 오직 열 스트레스의 10% 만을 담당하며 복사열은 20%, 습도는 70%를 담당한다. 이것은 높은 습도의 약간 따뜻한 날이 매우 덥고 건조한 날보다 훨씬 더 스트레스임 나타낸다. 복사열이 덜 중요한 실내 활동을 위해서는 0.7WB+0.2DB로 계산되는 WBT라는 지수가 사용된다. WB와 DB, G를 모니터 할 수 있는 건습계(Psychrometers)는 코치와 교사, 팀닥터에 의해 사용될 수 있다.

다른 지수는 습도와 주변 온도, 공기속도가 조합된 "효과적인 온도"이며 이것은 특별히 실내 활동에 적합하다. 이러한 지수는 의복의 유형(땀의 증발과 열 손실을 방해하는)과 신체적 활동의 유형과 강도를 고려해야 한다. 이런 지수들의 자세한 설명을 다음 참고문헌에서 살펴볼 수 있다(93). 열 변형 요소들은 발한비율(땀 분비량, sweating rate), 직장(rectal)과 피부의 온도, 심장박동을 포함한다. 다른 기능들, 피부혈류량, 심박출량, 환기(ventilation) 등은 체온조절에 역할을 하지만 그렇게 자주 측정되지는 않는다. 열 변형을 반영하는 것으로 고려되는 정신적 기능들은 정신적 예민함, 열 쾌적감, 열 강도의 지각 등이 있다.

열 생성과 열 교환

Heat Production and Heat Exchange

살아있는 세포들은 지속적으로 열을 발생한다. 이 대사열(M)의 주요한 요소는 근육의 활동의 강도와 지속성에 비례하여, 근육에서 생성된다. 근육수축에 사용되는 화학적 에너지의 75~80%가 열로 변환된다. 이 열의 손실은(아마도 안정 시 대사율의 10배를 초과하는) 운동을 하는 동안과 그 이후의 온도조절체계에서 주요한 문제이다.

열은 전도(CD), 대류(CV), 복사(R)를 통해 환경으로부터 몸으로 침투한다. 그리고 이것은 다시 이러한 세 가지 경로를 통해 몸으로부터 소멸된다. 그러한 열 이동의 방향과 강도는 피부 온도와 주변 기온(전도와 대류를 위해)과 피부온도와 주변사물(복사)의 온도 차이에 달려 있다. 열 손실을 위한 또 다른 경로는 땀이나 표피나 호흡점막으로 부터의 수분의 증발(E) 이다.

수분 1L의 증발을 위해서는 33℃에서 2.43 mjoule (580kcal)이 필요하다. 이것은 특별히 격렬한 활동을 하는 동안이나 주변의 기온이 높고 전도, 대류, 복사에 의한 손실이 효과적이지 않을 때 매우 중요하다. 증발에 의한 냉각의 효율성은 크게는 땀 분비량(발한비율)뿐 아니라 공기에서의 수분 증기압(높은 습도는 증발을 약화시킨다), 공기 속도, 공기 온도(강한 바람과 따뜻한 공기는 모두 증발을 강화한다)에 달려 있다. 공기의 절연 양으로 인해 피부와 공기 사이의 전도로 인한 열 이동은 무시해도 될 정도로 미미한 정도였다. 그러나 물에 담겨있는 동안 전도는 열 교환의 주요한 경로이다. 물의 열전도도는 공기의 25~30배이기 때문이다.

이러한 열 생성과 이동의 요소들은 "열 균형" 등식으로 표현된다. S는 체내의 열 저장률을 나타낸다.

$$M \pm CD \pm CV \pm R - E = S$$

열 저장률(S)이 제로 일 때, 열 생성과 침투는 열의 소멸과 동등하며 몸은 열의 균형상태 있는 것으로 고려된다. 음수의 S는 열손실을 의미한다. 일상적으로 이것은 물속에서 운동을 하지 않는 한 운동을 하는 동안에는(추운 날에도) 발생하지 않는다. 전도, 대류, 복사는 열획득과 손실을 나타내기 위하여 플러스 마이너스 표시로 각각 동등하게 나타난다. 반면에 증발은 냉각효과만을 나타내기 때문에 마이너스 표시로만 표기된다.

온도조절의 생리학적, 행동적 방법

Physiologic and Behavioral Means of Thermoregulation

"중립지역"이라 명명되는 기후조건의 특정범위가 있다. 이것은 대사열이 주변에 피동적으로 분산되는 곳이다. 몸은 온도조절 장치의 능동적인 참여 없이 온도의 균형을 유지한다. 이 범위는 일정하지 않다. 이것은 개인 간, 개인 내에서도 활동수준, 의복, 몸의 표면적, 피하지방의 양에 따라 다양하다. 여성의 경우에는 생리주기의 여러 단계에 따라 다양하다. 평균적인 비만도의 개인이 옷을 입지 않았을 때 휴식 시 "neutral zone"은 25~27℃, 상대습도 50~60%이다. 이 중립지역으로부터의 어떤 편차는 시상하부의 중심을 통해 생리학적 반응을 유발할 것이다. 열 스트레스가 점차 증가할 때, 피부혈관확장이 일어나고, 몸속에서 주변으로 열 스트레스가 더 증가하게 되면, 땀이 외분비샘에서 만들어지고, 온몸으로 퍼진다. 그렇게 열은 증발에 의해 소멸된다. 땀의 증발은 인간이 운동을 하는 동안 열을 소멸시킬 수 있는 가장 중요한 하나의 방법이다.

기후가 점차 추워질 때, 말초혈관 수축이 일어나며 몸의 중심에서 피부로의 대류가 감소하고 열 소멸이 감소한다. 또한 안정 시 대사율이 증가한다. 후자의 과정은 저온야기열발생(cold-induced thermogenesis)라고 한다. 더하여 환경적인 추위, 냉각은 몸의 떨림을 야기할 것이다(리드미컬하고, 불수의적이며 조절이 되지 않는 근육수축). 이 떨림은 열을 발생시키며 열의 손실을 보상할 것이다. 강도 높은 떨림은 안정 시 대사율의 다섯 배를 초과하는 열을 발생시킬 수 있다.

체온조절은 생리학적 과정에 의해서만이 아니라 행동에 의해서도 이루어진다. 새의 이주, 털을 핥는 것, 사막에서 낮 시간에 보호지에 피신하는 것은 동물의 세계에서 몇 가지 예에 불과하다. 인간들은 더위나 추위의 스트레스에 직면했을 때 광범위한 행동 방식에 의지한다. 이러한 것들을 단열을 증가시키는 의복의 활용, 태양 복사열을 줄이기 위해 그늘을 찾거나 모자를 쓰는 것, 증발을 증가시키기 위해 선풍기를 트는 것, 몸의 표면을 줄이기 위해 침대에서 웅크리고 자는 것 등을 포함한다. 체온조절의 행동적 방법들은 우리가 견딜 수 있는 기후의 범위를 넓혀준다. 그리고 그것들은 적절한 체육활동의 실행과 더위나 추위와 관련된 질환을 예방하는데 중요한 역할을 한다.

체온조절에서 아동과 관련된 기하학적 그리고 생리적인 특성들

Geometric and Physiologic Characteristics of Children Relevant to Thermoregulation

아이들은 그들의 체온조절 능력에 영향을 미치는 여러 가지의 기하학적인 생리적 특징들을 가지고 있다. **표 3.1**에 요약되었듯이. **표 3.1**은 1살 아기, 8살 아동, 그리고 청소년의 열 생산, 침투, 소멸을 비교한다.

무게 대비 넓은 표면적

Large Surface Area-to-Mass Ratio

그림 3.1에서 아이들은 어른에 비해 작은 절대 표면적을 갖고 있음에도 불구하고 아이들의 단위 무게당 표면적은 성인들보다 36% 크다. 1살 유아와 성인 간의 차이는 78%이다. 두 대상 간의 열 유동은 그것들이 접촉하는 영역에 따라 다르기 때문에(혹은 복사열의 경우 실질적인 표면적), 몸무게 1kg당 유아와 아동의 경우 몸으로부터의 열이동은 성인보다 크다. 그 차이는 도표에서 전도, 대류, 복사의 화살표의 길이로 나타나있다. 공기와 피부 간의 온도의 경사도가 높으면 열 유동에서의 차이가 크다. 실질적인 측면에서 기하학적 차이는 약간 따뜻한 환경에서는 아동에게 자산이 된다(주변의 온도가 아직 피부의 온도보다 낮을 때)(43;48). 또한 많은 열 방출이 용이한, 약간 쌀쌀한 날씨에 강도 높은 운동을 할 때에도 유리하다. 그러나 그것은 열 이동이 최소화되는 매우 덥거나 추운 날씨에서는 장애가 된다. 아이가 작을

표 3.1 체온조절 능력과 관련된 아동의 기하학적인 생리적인 특성들

변수	성인과 비교	체온조절을 위한 함의
단위 몸무게에 대한 표면적	크다.	더운 날씨에는 열을 더 많이 얻고, 추운 날씨에서는 덜 얻는다.
걷기나 뛰기 시 단위 몸무게 대비 대사열	크다.	열소멸 체계에서의 더 큰 부담
땀 분비량	매우 낮다. (중간성숙기까지)	증발에 의한 냉각 능력이 낮음
정해진 대사 수준에서의 심박출량	다소 낮다.	주변으로의 열 대류능력이 낮음, 무더위에 강도 높은 운동을 하는 동안 잠재적으로 제한된 산소 전달

Reproduced, with permission, from Bar-Or 1989 (16).

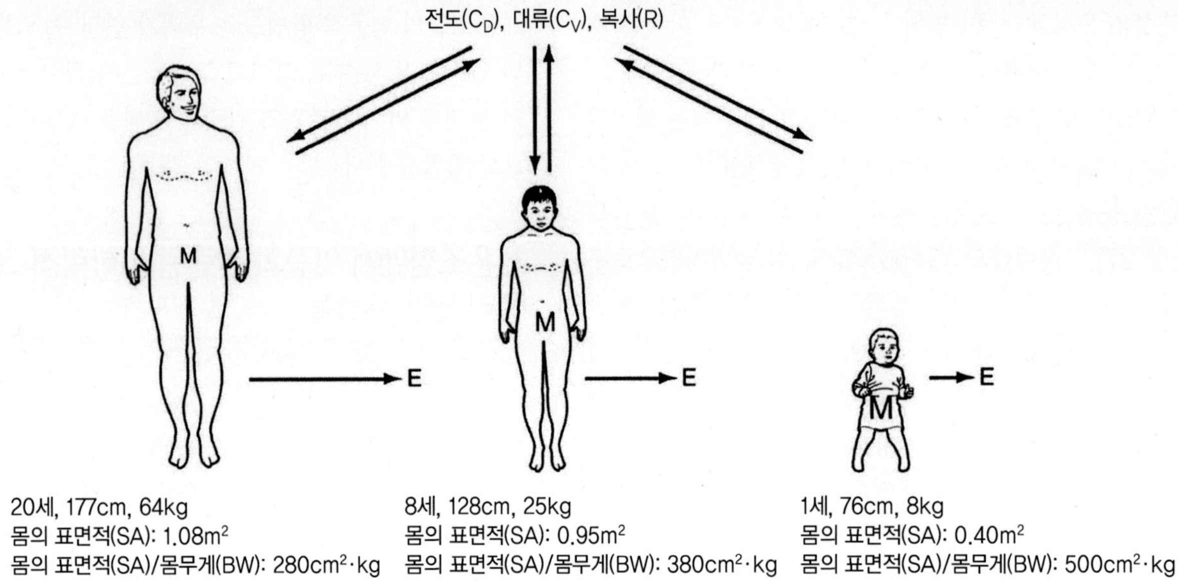

그림 3.1 유아, 아동, 성인에서 열의 생성과 이동 비율의 도식표현. 전도: CD, 대류: CV, 복사: R, E: 증발, M: 대사열생산, SA: 몸의 표면적, BW: 몸무게, 화살표의 길이는 단위 무게당 열이동의 비율을 나타낸다.

수록 이 장애는 더 커진다. 그러나 한 가지 알아 두어야 할 것은 큰 아이와 작은 성인 간 질량대비 면적에서 어느 정도 겹쳐지는 부분이 있다는 것이다. 그래서 질량대비 표면비율은 체온조절 효율성에서 나이관련 차이를 예견하지는 못한다.

높은 대사열 생성

High Metabolic Heat Production

어린아이들은 비슷한 걷기나 뛰기 과제를 하는 동안 성인보다 단위무게 대비 더 많은 화학적 에너지를 소모한다(**그림1.7**과 **1.8**을 확인하라, 1장의 운동에서의 에너지 소모 부분). 그 결과 그들은 강도 높은 혹은 지속적인 운동에서 킬로그램당 더 많은 대사열을 생산한다. 그리고 그들의 체온조절 체계는 더 큰 부담을 받게 된다. 예를 들어 6세 아동과 16세의 청소년이 같은 속도로 달리기를 할 경우, 6세 아동은 16세 청소년 보다 1킬로그램 몸무게당 15~20% 이상의 열을 생성한다.

낮은 심장박출과 말초혈류에서의 강화된 변화들

Low Cardiac Output and Enhanced Changes in Peripheral Blood Flow

이상적으로는 더위에 운동을 하는 동안 몸의 중심에서 주변으로 열의 대류를 용이하게 하기 위해 심장박출과 피부혈류가 증가할 것이다(135). 중간 정도의 기온 환경에서 실행된 연구들과(1장 " 심장박출과 박출량" 부분 참고) 한낮에 실행된 단일연구(51)는 무더위 운동 중에(145) 혹은 운동 후에(51;58;85) 즉각적으로 측정된 말초혈류량이 아이들은 매우 높았음에도 불구하고, 운동 중인 아동들은 성인에 비해 특정산소흡수에서 다소 낮은 심박출량을 보이는 것을 보여준다. 한 연구에서 여러 장소에서의 피부 혈류량이 측정되었는데 10~11세 소년들은 등과 가슴의 피부혈류량이 젊은 남성보다 높았다. 그러나 소년들은 전완(forearm)에서는 낮은 혈류량을 보였다(146). 아동들의 전완에서의 최대피부 혈류량은 성인에서보다 높았다(146). **그림 3.2**는 사춘기 전의 소년들이 42℃에서 20분 동안 운동을 하고 난 후 전완의 혈류량이 사춘기 중이거나 그 이후의 소년들에 비해 더 높은 것을 보여주고 있다.

묘사된 이 패턴의 잠재적인 불이익은 큰 표면적 대 질량비와 다소 낮은 심박출량이 결합되었을 때 높은 말초혈류량이 뇌를 포함한 몸속 장기에 혈액공급을 원활하지 못하게 할 수도 있다는 것이다. 이것은 아마도 성인에 비해 아동의 내열성(heat tolerance)이 낮은 한 가지 요인이기도 할 것이다(51). 중요 장기에 혈액공급이 원활하지 않다는 것의 간접적인 증거는 핀란드의 유아(2살), 청소년을 사우나와 같은 환경에서(70℃, 상대습도 20%) 노출한 연구에서 확인할 수 있다. 가장 어린 그룹

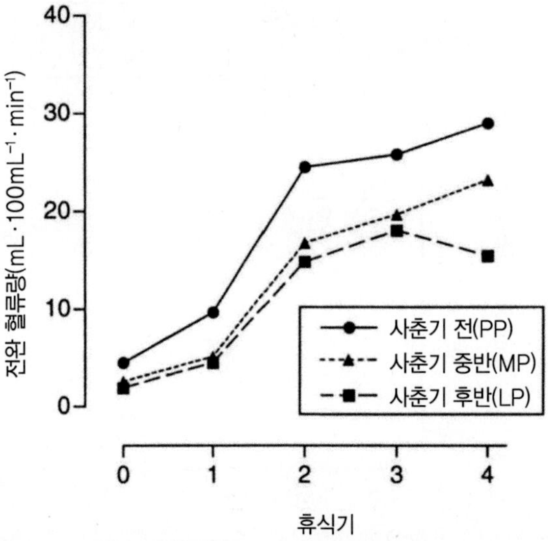

그림 3.2 소년들이 인공기후실(42℃, 상대습도 20%) 입장 전과 세 차례의 운동 후(20분, 50% $\dot{V}O_2max$) 전완 혈류량.
PP: 사춘기 전, MP: 사춘기 중반, LP:사춘기 후반
$* = p < 0.05$. Values are mean±SEM
Reproduced, with permission, from Falk et al. 1992 (58).

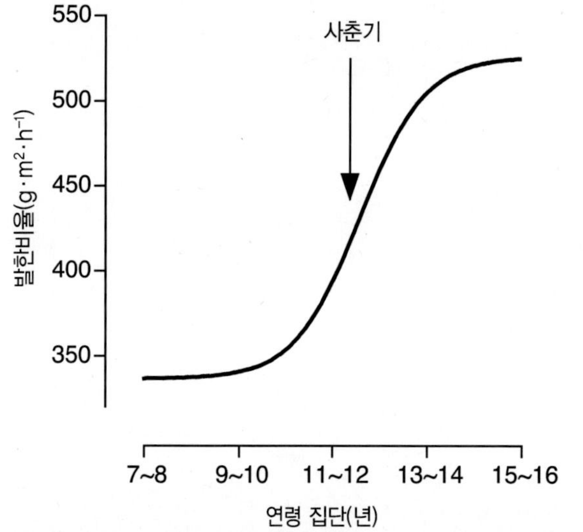

그림 3.3 발한비율의 발달. 29℃, 60% 상대습도에서 중상위강도(심박수 160~170beat · min^{-1})로 고정식 자전거 운동을 한 40명의 소년들. 운동 시간은 15~35분. 화살표는 사춘기의 변화가 처음 감지된 나이를 나타낸다.
Data by Araki et al. 1979(5).

(2~5세)은 10분간의 노출 동안 심박출량이 증가하지 않은 유일한 그룹이었다(79). 이후 노출에서 곧 두 명의 아동이 혈관미주신경붕괴(vasovagal collapse)를 보였다(80).

아동에게 있어 높은 말초 혈류량에 대한 메커니즘은 명확하지 않다. 이는 아마도 피부혈류혈관(103) 혹은 혈관작용 펩타이드의 높은 민감성(168)에서 구조적인 차이를 반영할 것이다.

무더위에 하는 운동에 대한 아이들의 혈액 동역학 반응들에 대해 좀 더 많은 연구들이 필요하며, 일반적으로 성인들과 비교했을 때 아이들은 땀의 증발에 좀 덜 의존하고 주변으로의 혈액의 대류에 좀 더 의존하는 것으로 보인다. 추운 날씨에 노출되는 동안 아이들이 어른들에 비교해서 좀 더 효과적으로 말초혈관수축을 보이는 것은 흥미로운 사실이다(148). 자세히 보기를 원하면 "추운 날씨에서의 신체적 생리적 반응들" 부분을 살펴보라.

발한 패턴

Sweating Pattern

발한에서는 발한비율말고도 더 많은 것이 있다(전부는 아니다). 발한패턴은 또한 발한 한계점, 몸의 온도에 따라 변화하는 땀샘의 민감성, 가열 활동 땀샘들의 군집밀도 등을 나타낸다. 소아과적 맥락 내에서의 대부분의 이용 가능한 정보들은 발한 비율과 열 활성화된 땀샘들의 군집밀도와 관련이 있다.

발한 비율

Sweating Rate

발한 기관들은 생후 3년까지 분명 완전하게 발달하지만(89), 그럼에도 불구하고 아동은 성인보다 땀을 덜 흘린다(5;43;51;71;75;143;150;160;163). 아동의 발한 비율은 절대치에서 뿐 아니라 단위표면영역으로 수정된 것에서도 명백히 낮다(**그림 3.3**). 사춘기 전의 아동이 한 시간에 제곱미터당 400~500mL 이상의 땀을 생산하는 경우가 거의 없는 반면에 동일한 조건에 노출된 성인의 경우 한 시간에 제곱미터당 700~800mL의 땀을 생산한다. 젊은 여성들은 일반적으로 소녀들보다 땀을 더 흘린다(50;51;108). 그러나 이러한 나이와 연관된 차이는 남성 간의 차이보다는 작다. 소년들 사이에서의 발한 비율은 모든 성숙단계에서 소녀들 보다(82) 더 높다(100).

적어도 소년들에 있어서 발한의 아동기 패턴으로부터 성인기 패턴으로의 변화는 사춘기 때 발생한다(**그림 3.3**). 확실히 횡단(56), 종단(101) 연구들은 사춘기 전 초기 사춘기 소년들의 발한 비율이 중기나 후기 사춘기 소년들보다 낮은 것을 보여준다(56;59). **그림 3.4**는 소년들의 횡

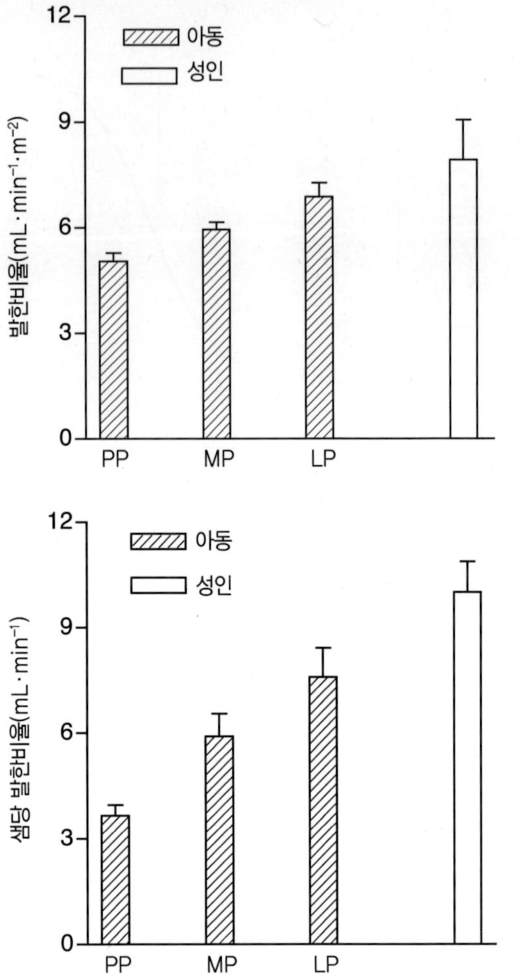

그림 3.4 성숙단계에 대한 관계에서 발한패턴. 위의 그래프는 피부의 단위 제곱미터당 발한 비율을 나타낸다. 아래의 그래프는 단일 땀샘당 발한 비율을 나타낸다. 42℃ 20% 상대습도(최대산소섭취량의 50%)에서의 36명의 소년과 16명의 20~23세의 남성들의 횡단 자료. 타너 스테이지(Tanner stage)는 음모발달에 따라 결정되었다. PP: 사춘기 전, MP: 사춘기 중반, LP: 사춘기 후반. 수직선은 SEM을 나타낸다.

Based on Bar–Or 1989 (15) and Falk et al. 1992 (55).

단의 자료를 요약한 것이다. 상응하는 다양한 성숙단계에서의 여성간의 차이는 상대적으로 덜 공식화되었다.

가열 활성 땀샘의 군집밀도

Population Density of Heat-Activated Sweat Glands

소수의 데이터베이스에서 증명되듯이, 인간의 외분비땀샘의 전체 수는 2세 경에, 약 2백만~2.3백만개 정도로 확정된다(82;89). 운동하는 동안 그것들의 보충은 대부분 초기 몇 분 동안 발생한다. 그리고 그 후에 활성화된 땀샘은 언제나 활성화되어 있으며, 그 숫자는 1백만~1.7백만 개 정도로 매우 일정하다(87).

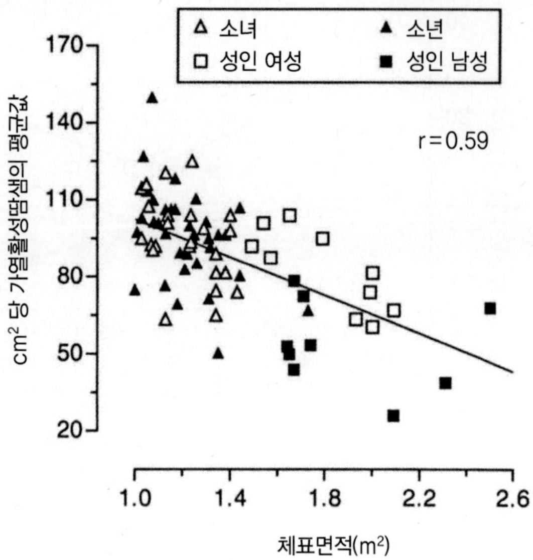

그림 3.5 가열활성땀샘(HASG)의 군집밀도와 몸의 표면영역 간의 관계. 각각의 데이터 포인트는 덥고 건조한 방에서 휴식 중인 한 명의 대상의 여러 지점에서 계산된 값들의 평균값을 나타낸다.

Based on data by Bar–Or 1976 (11) and Bar–Or et al. 1968 (22). Reproduced, with permission, from Bar–Or 1989 (15).

아동은 그들의 활성화되는 땀샘의 숫자가 적어서 혹은 각 땀샘에서 생산되는 땀이 적어서 땀을 적게 흘리는 것일까? **그림 3.5**에서 보듯이, 활성화된 땀샘의 군집 밀도는 아동이 청소년이나 성인보다 크다. 이런 패턴은 남성이나 여성이 비슷하다. 그러므로 땀샘의 숫자 보다는 땀샘 하나당 나오는 땀의 양이 아동의 발한 비율을 제한하는데 더 영향이 있다(다음 장의 단일 땀샘에서의 땀 생성을 살펴보라).

한 개의 땀샘에서의 땀 생성

Sweat Production by a Single Gland

아동의 낮은 발한 비율과 활성땀샘의 더 높은 군집밀도는 단일 땀샘 당 생산하는 땀의 양이 아동이 성인보다 낮은 것을 나타낸다. 실제로 휴식을 할 때나(82) 무더위에 운동을 할 때(75;145), 혹은 필로카르핀 이온토포레시스(pilocarpine ionphoresis; 발한제, 타액분비촉진제, 동공축진제 녹내장 치료에 쓰이는 치료제)에 대한 반응에서(74), 하나의 땀샘당 땀생성은 성인이 아동보다 2.5배나 높았다. 이런 차이는 팔다리 보다는 몸통에서 더 큰 것 같다(145). 소녀들 또한 성인 여성에 비교하여 볼 때 단일 땀샘당 낮은 땀 생성률을 보인다. 그러나 이러한 차이는 남성들 간의 차이보다는 매우 작다. **그림**

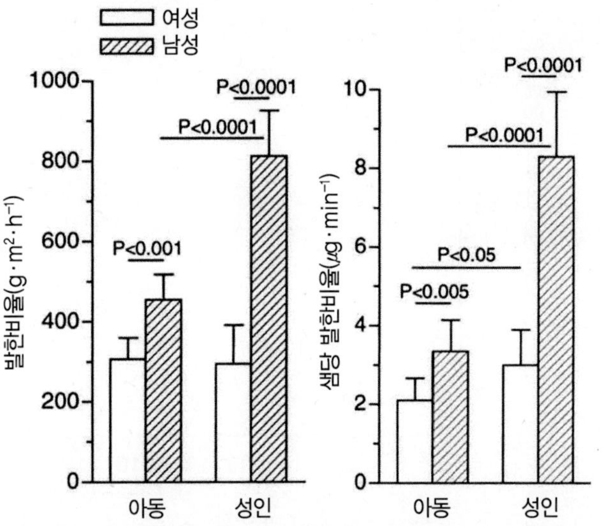

그림 3.6 34℃ 상대습도 40%에 앉아있는 9세 소녀와 소년(각 7명) 그리고 젊은 여성(7명) 젊은 남성(8명)의 총 발한 비율과 땀샘 하나당 발한비율

Based on data by Kawahata 1960 (82).
Reproduced, with permission, from Bar-Or 1989 (16).

3.6은 그러한 패턴의 예이다.

발한 한계점과 열 자극에 대한 땀샘의 민감성

Sweating Threshold and Sensitivity of Sweat Glands to Thermal Stimuli

열 스트레스에 대한 땀샘의 반응을 보여주는 하나의 지표는 땀이 시작하는 지점의 심부체온, 발한 한계점이다. 또 하나는 심부체온에서의 정해진 증가를 위한 발한비율의 증가, 발한 민감성이다. **그림 3.7**에서 볼 수 있듯 (상부) 사춘기 전의 소년들은 그들의 심부체온이 0.7℃ 증가할 때 발한을 시작한다. 그러나 젊은 남성은 그들의 심부체온이 최소 0.2℃만 증가해도 발한을 시작한다(5). 이 연구의 저자들은 명백한 심부체온의 가치들을 제공하고 있지는 않다. 그러나 이러한 패턴들은 소년들이 높은 발한 한계점을 가지고 있다는 것을 나타낸다. 게다가 발한비율에서의 소년들을 증가의 경사도가 성인들의 것보다 낮다는 것은 낮은 민감성을 나타낸다. 소년들의 높은 발한 한계점(163)과 낮은 발한 민감성(75)은 다른 연구들에서도 나타난다. 그러나 여성들에서의 나이와 관련된 발한 한계점과 민감성에서의 차이에 대한 자료는 없다.

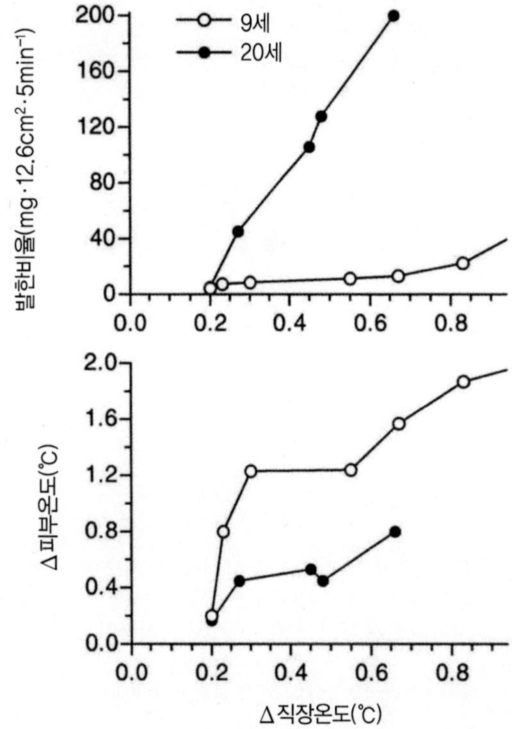

그림 3.7 직장온도의 증가에 따른 발한비율과 피부온도평균의 증가의 관계. 29℃ 상대습도 60%의 환경에서 고정식 사이클 운동을 수행한 9세 소년과 20세 성인남성의 비교

Adapted from Araki et aJ. 1979 (5).
Reproduced, with permission, from Bar-Or 1989 (13).

낮은 땀 생성을 위한 메커니즘

Mechanisms for Low Sweat Production

왜 땀샘당 땀양이 아동의 경우 더 적은지는 명확히 밝혀지지 않았다. 부분적으로는 이것은 아마 작은 관의 길이와 코일의 단면적에 기인할 것이다. 그러나 신경학적인 호르몬상의 원인 또한 배제할 수 없다. 어떤 연구도 발한 비율과 사춘기 동안의 안드로겐 순환의 상관성을 직접적으로 밝히진 않았지만, 소년들의 땀 생성이 오직 사춘기가 시작된 이후에 증가되는 것을 보면 이 관계는 아마 존재할 것이다. 상대적으로 여성에서의 땀 생성은 남성들보다 성숙에 덜 의존적이다(**그림 3.6**). 성인대상의 몇몇 연구는 간접적으로 테스토스테론이 땀을 더 많이 흘리게 한다는 것을 나타낸다. 그러나 이 효과를 확신할 수 없는 다른 연구들이 존재하기도 한다.

Shibasaki와 동료들의 연구는(144) 아동의 낮은 발한 반응이 낮은 중심 동인이 아닌 "미성숙한 말초 메커니즘" 때문이라고 설명한다. 한 가지 가능한 말초 메커니즘은 땀샘에서의 낮은 혐기성 에너지 변환(anaerobic

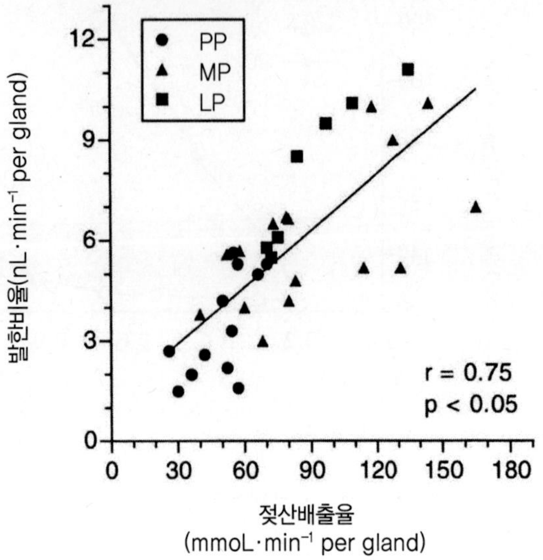

그림 3.8 42℃ 18% 상대습도에서 간헐적으로 운동을(50% $\dot{V}O_2max$) 한 36명의 사춘기 근방 소년들의 땀샘당 발한비율과 땀유산 배출 사이의 관계. PP: 사춘기 전, MP: 사춘기 중반, LP: 사춘기 후반

Reproduced, with permission, from Falk et al. 1991 (60).

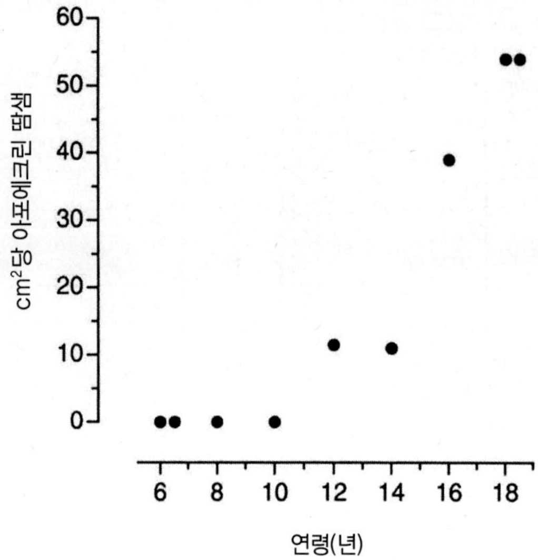

그림 3.9 6~18세 남성에서의 겨드랑이 아포에크린 땀샘의 군집도

Data by Sato et al. 1987 (138).

Reproduced, with permission from Bar-Or 1989 (16).

energy turnover)이다. 이것은 아동이 근육수축 동안 혐기성 경로에 덜 의존하는 것으로부터 유추한 것이다(1장의 혐기성 수행 부분을 살펴보라). 실제로 사춘기 근방의 소년들의 땀샘 당 땀 생성과 땀샘당 땀 젖산량 사이의 관계가 발견되었다(60)(**그림 3.8**).

낮은 땀 생성의 기능적 함의

Functional Implications of Low Sweat Production

아동의 낮은 발한 비율은 유리할까 핸디캡이 될까? 아동이 증발에 덜 의존하고 전도, 대류, 복사에 의한 열 소멸에 더 크게 의존하는 것은 수분 손실을 최소화하기 위한 경제적인 체온조절체계 패턴이다. 다른 한편으로 그들의 낮은 발한 비율은 낮은 증발 능력으로 인해 기능적 불리함으로 보일 수 있다. **그림 3.7**의 아래 부분에서 보듯 불충분한 증발은 높은 피부 온도를 초래하며 몸의 중심으로부터 주변으로 열의 대류가 이루어지는 기온경도(temperature gradient)에 덜 호의적이다. 이러한 불리함이 매우 높은 기온의 열 스트레스에 아동이 노출되었을 때 체온조절체계의 효과성을 감소시킴에도 불구하고 중립적인 온도 혹은 약하거나 중간 정도의 열 스트레스 노출에서의 온도조절에는 영향을 미치지 않는 것으로 보인다(다음 부분의 운동 중 체온조절의 효과성에 대해 살펴보라).

발한이 증발과 같은 것을 의미하는 것은 아니다. 예를 들어, 피부로부터 뚝 떨어진 땀이나 옷 아래에 있는 땀은 증발되지 않으며 결과적으로 피부를 시원하게 하지 않을 것이다. 게다가 전형적인 아동의 땀의 패턴(많은 작은 땀방울)은 성인의 패턴보다(적고 큰 땀방울) 좀 더 증발적 냉각에 도움이 된다. 이 가능성은 실험적인 확인이 요구된다.

아포에크린 땀샘

The Apoeccrine Glands

발한패턴에서 추가적인 사춘기 관련 변화는 에크린과 아포크린 땀샘의 형태학적 특성과 결합된 아포에크린 땀샘(apoeccrine gland)의 출현이다. 이들 땀샘은 겨드랑이 피부의 생체 검사를 통해 발견되었다. 그것들의 체온조절과 관련된 연관성은 아직 명확하지 않다. **그림 3.9**는 남자 아동과 청소년으로부터 얻은 단면자료를 보여준다. 아포에크린 땀샘이 사춘기 여성에게서도 나타나는지는 확실하지 않다. 그러나 그것은 성인 여성에게서는 발견된다.

체온조절의 효과와 운동 중의 내열성

Effectiveness of Thermoregulation and Heat Tolerance During Exercise

이번 장의 맥락에서 체온조절의 효과는 열 스트레스에 노출되었을 때 열 항상성을 유지하는 능력이다. 체온

조절 효과에 대해 공통적으로 사용되는 지표는 심부체온의 증가이다. 내열성은 열 스트레스에 노출되는 동안 특정 과제를 지속할 수 있는 능력이다. 내열성을 위한 다양한 기준들이 개발되었다. 이러한 것들은 산업, 군대 혹은 우주 적응연구와 관련되어 있다(93). 아동과 관련된 연구에서 사용되는 한 가지 기준은 정해진 과제를 완성할 수 없게 하는 것 이상의 기후적 열 스트레스이다. 과제달성의 미완성(incompletion)은 현기증, 공격성, 무관심, 부적응, 구토, 메스꺼움, 탈진, 뚜렷한 두통, 혹은 경련성 복통의 출현이나 열 변형 지표(39.4℃도 보다 높은 직장온도, 최대 90%를 초과하는 심박수)로 결정된다.

그들의 기하학적 생리학적 특성들에 기초해서(이러한 특성들에 대한 이전 부분을 참고하라) 아동들은 아마 성인들에 비해 덜 효과적인 온도조절장치와 기후의 열에 대해 특히 극한의 기후에 노출되었을 때 약한 내열성을 가졌을 것으로 생각된다. 그러나 이 주제에 대한 문헌들은 겉보기에는 서로 충돌하는 결과들을 내놓았다. 어떤 저자들이 성인과 비교해 아이들이 덜 효과적으로 체온을 조절한다고 보고한 것과 달리(47;51;70;80;147;150;160;163) 다른 저자들은 아이들의 효과적이지 못한 체온조절을 확신할 수는 없다고 주장한다(25;43;48;58;67;122;148). 이러한 혼란은 대부분 다양한 연구들의 비일관적인 기후환경에서 기인한다. 사실 더위와 추위의 스트레스를 견디는 아동의 상대적인 능력은 대부분은 공기와 피부의 온도 경사에 의해 보이듯(**그림 3.10**) 이러한 스트레스의 정도에 따라 다르다. 그러므로 다음에서는 중립적인, 따뜻한, 매우 더운 그리고 추운 환경에서의 반응들을 각각 다룰 것이다.

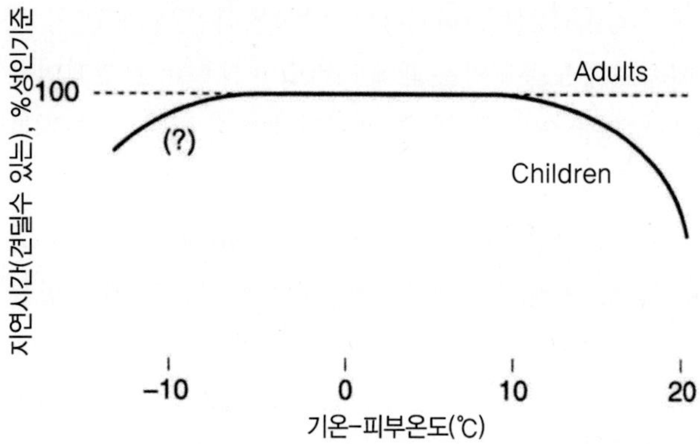

그림 3.10 더위와 추위 스트레스를 견디는 아동의 능력을 성인과 비교한 것. 성인을 100%로 놓았을 때 공기와 피부의 온도 경사도의 기능으로 상대적인 아동의 지연시간(내구성시간)을 도식으로 표현함

중립적인기온의 환경

Thermoneutral Environment

기온중립적(thermoneutral) 이란 것은 열의 소실 혹은 보존을 최소화하는데 요구되는 기온환경의 범위를 나타낸다(예를 들어 옷을 입을 사람이 냉난방 시설이 된 방에서 쉬고 있을 때). **그림 3.11**은 아동과 젊은 남성이 21도, 67%의 상대습도에서 60분 동안 운동을 했을 때의 실험을 요약한 것이다. 아동의 증발열 손실이 성인남성보다 적음에도 불구하고 그들의 대류, 복사열 손실은 더 컸다. 최종결과는 열 저장(heat storage)과 매우 유사했다. 마찬가지로 직장온도의 증가 역시 두 그룹에서 동일했다(1.2℃)는 것은 비슷한 체온조절 효과를 나타

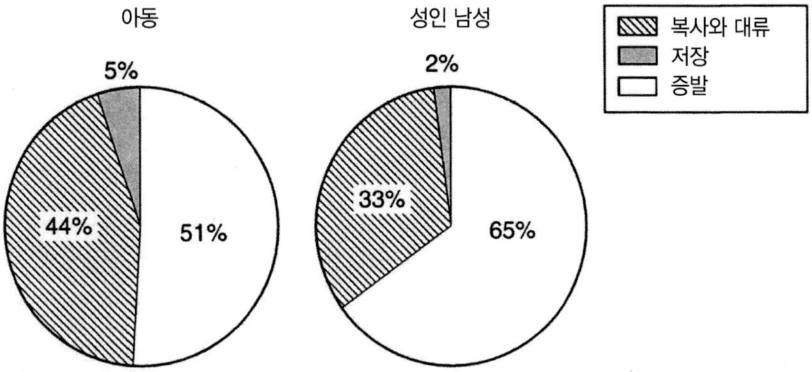

그림 3.11 중립적인 환경에서 운동한 아동과 성인들 대사열의 백분율로 나타낸 열 손실과 저장, 대상은 60분 동안 섭씨 21도, 67% 상대습도에서 달린(68% $\dot{V}O_2max$) 13명의 소녀(13.8±0.7세), 소년(12.9±0.8세) 그리고 8명의 성인(36.1±6.7)들이다.
Based on Davies 1981 (43).

낸다(43). 12살 소녀와 젊은 여성들이 28도 45%의 상대습도에 노출되었을 때에도 비슷한 패턴이 보고되었다(51). 다른 연구에서(67) 11세의 소년이 여러 번의 60분 사이클 운동을 22℃±4℃, 35~55% 상대습도에서 했을 때 각각의 경우에 체온 균형(열평형)에 도달했다. 결론적으로 아동이 증발적 열손실에 덜 의존함에도 불구하고 그들은 높은 대류와 복사열 손실에 보상을 받는다. 이러한 전략을 사용하여 그들은 중립적인 기후환경에 노출되었을 때 효과적으로 온도조절을 한다.

따뜻한 환경

Warm Environment

따뜻하다는 것은 피부온도보다 기온이 8~10도 정도 높다는 것을 나타낸다(예: 38~40℃). 매우 예외적인 몇을 제외하면 아동은 이러한 환경 하에 열을 효과적으로 소멸시킨다(48;51;58;70;71;75;98;122;145). 예를 들어 23명의 10~13세 소년들이 60분 동안 섭씨 30도 80%의 상대습도 환경에서 걸었을 때(시간당 6km, 0% 등급), 오직 한명만이 정해진 과제를 완수하지 못했다. 심부기온은 30분 내에 안정기에 도달했다(48). 체형에 따라 분류하였을 때 내배엽형 소년들은 외배엽형이나 중배엽형 소년들보다 체온조절에 덜 효과적이었다. 이러한 결과는 비만이나 과체중의 9~11세 소녀들과 소년들이 상대군에 비해 덜 효과적인 체온조절을 보인다는 이전의 결과와 일치한다(70;71). 그룹으로 소녀들은 정해진 과제(3번의 20분 걷기, 시간당 4.8km, 0% 등급)를 완수했다. 그리고 그들의 심부체온과 열 저장은 동일한 과제를 수행한 22세의 성인여성과 비슷했다.

사춘기 전, 중 후반의 소년들이 42도, 18% 상대습도에서 운동(3번의 20분 사이클, 50% $\dot{V}O_2max$)을 했을 때 심박수와 직장과 피부온도에서 그룹 간 차이는 없었다(58). 사실 이러한 열 변형지표들은 사춘기 후반 그룹에서 더 높은 경향이 있다. 이 그룹은 몸무게 킬로그램당 열 저장이 사춘기 중반 그룹보다 눈에 띄게 높다. 사춘기 전의 소년의 체온조절 효과성에서의 주요한 부분은 사춘기 이전의 소년들이 그들의 낮은 발한 비율을 보상할 수 있는 높은 팔뚝 혈류량을 갖고 있다는 것이다(**그림 3.2**).

이러한 연구들은 따뜻한 기후에서 운동하는 아동들은 적절한 온도조절 효과를 보임을 나타낸다. 그러나 예외도 있다. 예를 들어 한 연구에서(51) 35도 65%의 상대습도에 노출된 12명의 소녀들 중 40%만이 두 번의 1시간 걷기(30% $\dot{V}O_2max$)를 완수했다. 이것은 젊은 여성의 100% 완수와 비교된다.

강도가 높고 짧은 시간 동안의 운동을 할 때 열의 내구성에 대한 정보는 매우 적다. 10~12세의 소년과 소년들이 30초의 최대초과 사이클 과제는 반대로 따뜻하고 습한(섭씨 30도, 90% 상대습도) 혹은 덥고 건조한(섭씨 38~39도, 25% 상대 습도) 기후의 영향을 받지 않는다(49). 이론적 고찰에 따르면(10;137) 무산소성 수행은 근육온도를 증가시킨다.

매우 더운 환경

Very Hot Environment

매우 덥다는 것은 온도가 40~50℃까지 높은 것을 의미한다. 그렇기 때문에 윤리적인 이유로 이러한 환경에서는 소수의 연구만이 수행되었다. 이 연구들은 아동은 매우 더운 기후에서 지정된 활동을 견디는 능력이 낮거나 성인에 비교해 이러한 환경에서 더 높은 열 변형으로 반응하는 것을 보여준다(51;70;80;163). **그림 3.12**는 이러한 예를 보여준다. 9~11세의 소녀들은 50℃ 습도

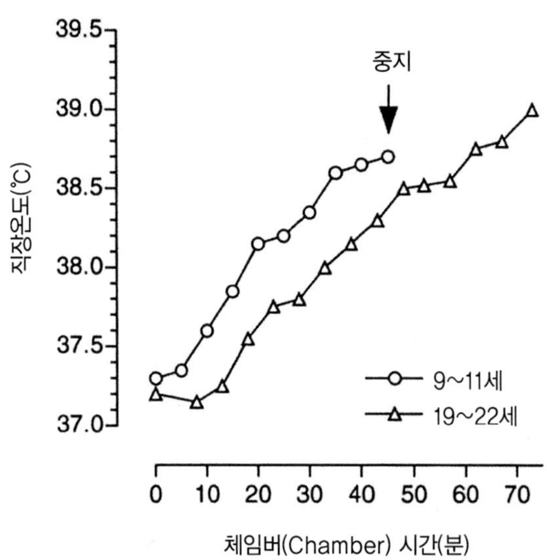

그림 3-12 소녀들(n=12)과 성인여성(n=29)들의 내열성. 극단적으로 더운 기후에서(50℃, 15% 습도) 노출되는 동안 직장 온도의 변화. 대상자들은 4.8km를 간헐적으로 걸었다.

Based on data by Haymes et al. 1974 (70) and Bar-Or et al. 1969 (21). Reproduced, with permission, from Bar-Or 1980 (12).

15%의 기후에서 간헐적인 걷기 과제를 완수하지 못한 반면에 젊은 여성들은 이 과제를 완수했다.

우리와 다른 사람들의 다양한 경험에 따르면 (51;97;122) 따뜻하거나 뜨거운 기후에 노출되는 것을 멈추기를 원하는 아동들은 자주 그들의 생리학적 압박의 지표가(심부체온이나 심박수)가 높은 수준에 이르기 전에 그만두었다. 그들은 때때로 현기증을 호소하기도 했지만 대부분의 경우 어떠한 불만도 없다가 갑자기 그 공간에서 나가기를 요구했다. 이러한 자발적 중단의 체계는 명확하지는 않지만 아마도 이것은 특정 신체부위에 혈액공급이 불충분했음을 반영한 것일 것이다.

차가운 기후에서의 신체적 생리적 반응들

Physical and Physiologic Responses to Cold Climate

추위에 사람이 노출되었을 때 피부로 부터의 열손실은 높아진다. 열손실 비율은 피부와 공기(혹은 물)온도의 차이와 개인이 노출된 매개체의 열전도율에 따라 다르다. 물의 열전도율은 공기보다 25~30배 정도 크다. 실제로 물에서의 전도와 대류를 통한 열손실은 공기에서보다 훨씬 빠르다. 이것은 추운 환경에서 젖은 옷을 입고 있는 것이 빠르고 때로는 파괴적인 열손실을 유발하는 주요한 이유이다. 열손실에 영향을 미치는 또 다른 이유는 피부의 표면(좀 더 정확히는 환경에 접하는 피부의 면적)이다. 이 장의 초반에 논의 되었듯이(**그림 3.1**) 더 작은 사람의 경우, 무게대비 표면적이 크기 때문에 어떠한 생리적인 보상 메커니즘을 가정하지 않는다면 결과적으로 작은 사람일수록 열손실은 더 빠르다.

대류를 통하여 열 손실을 증가시키는 또 다른 중요한 요소는 바람이다. 이러한 맥락에서 체감온도(windchill factor)는 피부에 대한 추위의 영향뿐 아니라 전반적인 열 손실을 수량화하는데 일반적으로 사용되는 지표이다. 체감온도는 풍속에 크게 영향을 받는다. 예를 들어 0℃, 시속 24km의 바람에 노출되는 동안은 실제 영하 10.5℃ 기온에서와 같은 열손실을 경험할 것이다. 마찬가지로 시속 40km의 바람이 부는 곳에서의 체감온도는 영하 16℃일 것이다. 바람의 영향은 비단 불어오는 바람뿐 아니라 움직이는 개인에 의해서도 만들어진다. 고요한 공기의 영하 10℃는 시속 40km로 달리는 스케이터나 스키어에게는 체감온도 영하 31℃ 일 것이기 때문에 어린 크로스컨트리 스키어들의 경우 체감온도가 영하 20~23℃까지 떨어질 때는 얼굴과 머리를 완전히 가리도록 해야 한다.

추위에 노출되는 동안 한 가지 깨닫지 못하는 것은 운동이 아마도 발한을 동반하게 된다는 점일 것이다. 예를 들어 크로스컨트리 스키어는 50km의 레이스 동안 수 리터의 땀을 흘리게 될 것이다. 만약 땀이 의복을 관통하게 된다면 그것의 증발은 몸을 더욱더 냉각시킬 것이다. 비슷한 효과가 어떤 이유에서건 의복이 젖었을 경우에 발생한다. 증발 냉각을 하는 또 다른 중요한 경로는 호흡기관을 통해서이다. 호흡기의 열손실은 대류적인 냉각과(호흡기 점막과 흡입된 공기 사이의 기온의 차이 때문) 증발적인 냉각과(흡입된 공기의 습도 때문) 함께 이루어진다. 아동은 춥고 건조한 날 1시간 동안 운동을 하게 된다면 호흡을 통해 수백 킬로칼로리를 잃게 될 것이다. 자세한 내용은 6장의 천식 부분을 참고하라.

이 장의 처음에 소개된 열균형 등식에서 알 수 있듯 전도, 대류, 복사, 증발을 통한 열 손실과 신진대사열 생성 사이의 균형은 신체의 열 함유량을 증가시킬 것인지 감소시킬 것인지를 결정한다. 몸의 과도한 냉각을 방어하는 두 가지의 생리적 방식이 있다. 첫 번째는 열손실을 줄이기 위한 말초혈관수축이다. 피부로의 혈류를 감소시킴으로서 몸의 중심으로부터 주변으로의 열 대류가 감소한다. 이것은 낮은 피부온도를 유발하고 피부와 공기 사이의 온도차를 감소시킨다. 최종적인 성과는 전도와, 대류, 복사에 의한 환경으로의 열손실을 낮추는 것이다.

두 번째 방법은 신진대사에 의한 열 생성의 강화이다. 안정기 사람의 경우 근육움직임에서의 증가 없이(비오한 열생산: nonshivering thermogenesis) 일차적으로는 호르몬과 신경체계에 의해 유도된다. 만약 열 생산이 불충분했다면, 몸의 떨림이 시작된다(리드믹하고 불수의적인 근육 수축). 몸의 떨림(shivering)은 신진 대사율을 다섯 배 정도 증가시킬 수 있는 가장 강력한 반응이다.

강화된 신진대사열 생성은 또한 신체적 활동에 의해 성취된다. 활동이 충분히 강도 높을 때 심부체온은 감소하지 않는다. 심지어 추운 날씨에서도 운동이 수행되는 동안에는 체온이 올라가기도 한다. 마라톤과 같은 힘들고 장기적인 레이서의 경우 유효체온이 5℃ 정도 낮음에도 불구하고 심부체온은 40~42℃까지 올라갈 수 있다(153). 또 다른 예는 옷이 얇고 주변기온이 영하로 떨어진 경우에도 크로스컨트리 스키를 하는 경우이다(149). 아이스하키와 같은 간헐적인 활동의 경우, 신진대사열생산이 전반적으로 높은 수준이기 때문에 심지어 얼음위에 있는 경우에도 아동의 경우 몸의 냉각으로 인한 위험성은 없다(96;121).

수영 시 체온 조절

Temperature Regulation During Swimming

물속에서 운동을 수행할 때에는 위에서 연구된 것과는 다른 형태의 예외가 발생한다. 왜냐하면 물의 높은 열전도성(그리고 그것의 특정한, 공기의 약 1000배 정도 되는 열) 때문이다. 그래서 물과 피부의 온도차가 3~4도 정도로 낮을 때에도 큰 열 손실이 발생한다. 예를 들어 수영을 할 때의 열 손실의 비율은 사이클을 할 때의 약 30배 정도로 높다(113). 그러므로 첫 번째 연구가 수영을 하는 아동에 미치는 추위의 영향을 살펴본 것은 당연하다. **그림 3.13**은 20.3℃의 물에서 분당 30m의 속도로 수영을 한 8~19세의 수영클럽멤버들의 심부체온(입으로 측정된) 변화를 요약한 것이다. 이것은 4~5MET의 신진대사 수준과 상응한다. 대부분의 나이 든 참여자들의 그들의 구강체온을 수영 전 수준으로 유지한 반면에 더 어린 사람들은 2~3도 정도 체온이 떨어졌다. 게다가 나이가 더 많은 수영선수들은 물속에 약 30분간 머물렀고, 반면에 가장 젊은 쪽은 중대한 주관적 고통으로 인해 18~20분 후에 떠났다(147). 더 어린 수영선수들이 차가운 물속에서 그들의 활동을 지속하는데 어려움을 보인 것은 열을 생성하는 단위 무게당 표면영역이 더 높은 것과 그리고 특별히 덜 두꺼운 그들의 피하지방과 관련이 있다. 지방세포는 어떤 신체 세포보다 가장 높은 절연 능력을 가지고 있다. 특별히 피부에 흐르는 혈류가 줄어들 때, 지방층이 두꺼울수록 더 나은 절연능력을 수영을 하는 사람들에게 제공한다(24;84).

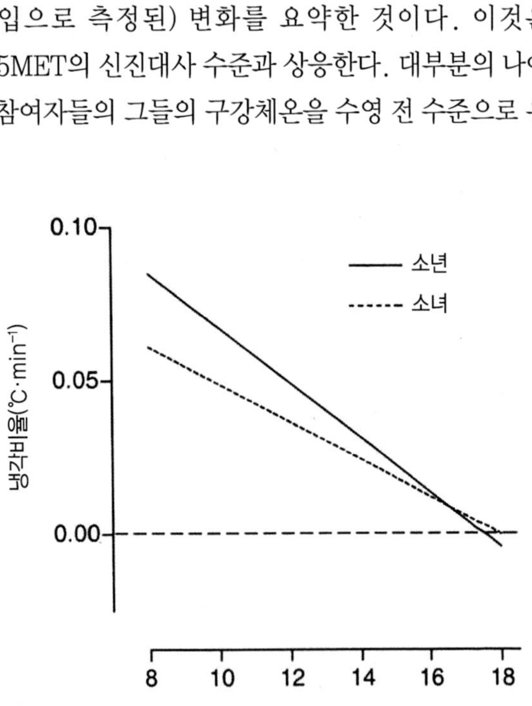

그림 3.13 연령대에 따른 수영 시(물온도 20.3℃) 신체 중심의 냉각 비율. 대상자들은 16명의 8~19세의 훈련된 남자 여자 수영선수들이었다.

Adapted, with permission, from Sloan and Keatinge 1973 (147).

수영장의 물 온도는 일반적으로 25도 이상으로 유지된다. 그러나 아직도 야외에서 20도 이하에서 수영하는 많은 아동들이 있다. 그래서 어린 수영선수들의 과도한 냉각에 대한 의문은 단지 학문적인 것이 아니다. 극단적인 추위가 야기하는 고통은 수영선수들이 저체온으로 위험해지기 전에 물 밖으로 나올 수 있도록 한다. 그러나 임박한 위험에도 불구하고 물에서 나오기를 주저하는 마르고, 열성적이며, 체구가 작은 수영선수들이 가지는 잠재적 위험들이 존재한다. 코치와 건강요원들은 반드시 이러한 가능성을 염두에 두어야 한다. 찾을 수 있는 초기의 위험 표시들은 도취와 방향감각상실이다.

추운 기후에서 휴식 시 체온 조절

Temperature Regulation During Rest in a Cool Climate

많은 연구들이(6;104;162) 쉬고 있으면서, 최소한으로 옷을 입고, 시원한 방에서(16~20℃) 있는 아동들을 대상으로 시행되었다. 대상자들은 전 세션 동안 그들의 초기의 심부체온을 유지하였다. 그리고 추위에 대한 그들의 전반적인 생리학적 반응들은 적어도 성인들만큼 효과적이었다. 연구에서는 성인들과의 비교는 제공하지 못한다(54). 소년들은 운동복을 입고 110분 동안 7℃, 13℃, 20℃에서 앉아 있었다(그리고 중간에 10분의 가벼운 운동이 시행되었다). 그들의 직장체온은 가장 차가운 환경의 마지막 50분 동안 빠르게 감소하였고, 중립적인 환경으로 복귀한 후에도 30분 동안 감소가 계속되었다. 인지적인 기능들은 기후에 영향을 받지 않았다. 이러한 연구들에서 보면 아동들은 가벼운 추위 스트레스 하에서 그들의 단위무게당 넓은 표면적을 보상하기 위해 동등한 생리적 반응들을 보인다. 그러나 추위에의 노출이 1시간 이상 지속되었을 때, 심부체온은 아마 떨어질지도 모른다.

차가운 공기에서 운동 시에 체온 조절

Temperature Regulation During Exercise in Cold Air

차가운 공기에서 노출되어 운동을 한 사춘기 이전의 초기의 아동의 생리학적 반응들에 대해 기술한 단 하나의 연구가 있다. 8명의 11~12살 소년들과 11명의 성인 남성(19~34세)이 5℃, 40%의 상대습도에서, 20분 동안 휴식하고 40분 동안 사이클(30% $\dot{V}O_2max$)을 하였다. 그들은 오직 반바지와, 양말, 운동화만을 착용하였다. 비교를 위해 21℃에서 이전에 노출되었을 때, 소년들은 그들의 단위무게당 넓은 표면적에도 불구하고 성인남성만큼 효과적인 체온조절을 보였다(**그림 3.14**). 이것은 성인과 비교했을 때, 휴식과 운동 동안 높은 열 발생뿐 아니라 팔다리의 피부온도의 큰 감소로부터 말초혈관수축이 더 늘어나면서 비롯되었다(**그림 3.15**). 이 연구자들의 이후의 분석에 기초하면(148), 소년들 사이의 좀 더 효과적인 보상 반응들은 그들의 단위무게당 넓은 표면적에 기인하는 것일 뿐 아니라 그들의 초기 성숙단계와도 관련이 있다.

건강을 위한 추위에 대한 함의

Implications of Cold Climate for Health

추위에의 노출은 아마도 국소피부냉각과 전반적인 열손실을 유발할 것이다. 추위와 관련된 상해를 동반하는 (동상과 같은) 국소냉각은 아마 휴식 중에도 운동 중에도 발생할 수 있을 것이다. 영향을 받는 피부는 일반적으로 턱, 볼, 귀, 손가락, 발가락이다. 반대로 전반적인 신체 냉각은 만약 운동의 강도가 충분하다면 신진대사열 생성이 열손실 이상으로 피부로부터의 열손실을 보상할 것이기 때문에 운동 중에는 거의 문제가 되지 않는다. 그러나 전반적인 냉각은 등산 중이나 스노우슈잉 중과 같이 높은 대사율을 동반하지 않는 활동들일 경우에 문제가 된다(물속의 활동을 위한 이전 논의를 보라).

더위에 하는 운동에 대한 순화와 순응

Acclimatization and Acclimation to Exercise in the Heat

더위에 순화(acclimatization)는 자연적으로 발생하는 기후 열 스트레스에 지속적으로 혹은 반복적으로 노출되는 데서 비롯된 시간에 따른 적응적인 변화들로 구성된다(일반적으로 1~2주). 이것은 향상된 체온 조절과 신체적 정신적 수행, 그리고 열적 쾌적성으로 나타난다. 순응(acclimation)은 비슷한 절차를 가지지만 그것은

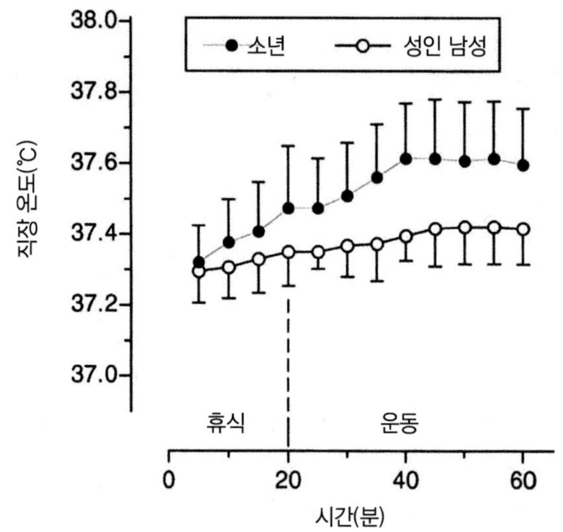

그림 3.14 5℃에서 20분 휴식과 40분 운동(30% $\dot{V}O_2max$)한 사춘기 이전, 초기의 소년들(색칠된 원), 젊은 성인남성들(열린 원)의 직장 체온. 수직선은 SEM을 나타낸다.

Reproduced, with permission, from Smolander et al. 1992 (148).

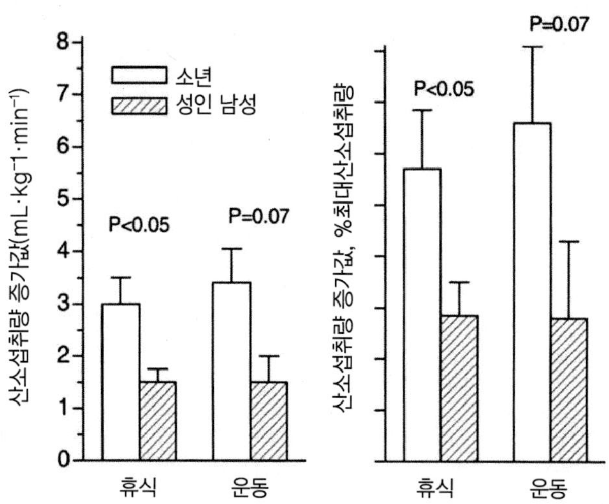

그림 3.15 소년들과 성인남성들이 운동과 휴식 시에 열생성에 대한 주변 추위의 영향. 값들은 각 5℃와 21℃에서 초과한 산소섭취량을 나타낸다. 수직선은 SEM을 나타낸다.

Reproduced, with pennission, from Smolander et al. 1992 (148).

노출이 인공기후실과 같이 인공적으로 조작된 환경에서 수행되는 것이다. 순응과 순화는 특별히 장기간의 폭염이나 따뜻한 기후지역에서의 여행과 같이 갑자기 따뜻한 환경에 직면한 사람들에게 매우 중요하다. 이 주제에서의 대부분의 연구들이 통제된 인공기후실 환경 하에서 수행되었기 때문에 이 부분에서 우리는 일반적으로 순응에 대해 언급할 것이다. 순응되지 않은 단계에서 신체적 정신적 과제들은 큰 생리적 압박감 하에서 수행되어진다. 순응되지 않은 단계에서 강도 높은 지속적인 활동을 하려는 시도는 열 관련 질환을 증가시킨다(불충분한 순화에 대한 부분을 살펴보라).

순응하는 동안 점차적으로 발생하는 주요한 생리적인 변화들을 아래와 같다.

- 정해진 신진대사 수준에서 심박수, 직장과 피부온도의 감소
- 발한 비율과 중심체온에 증가에 대한 발한기관의 민감성 증가
- 땀에서의 전해질 농도(특히 Na+, Cl-)의 감소
- 인지된 운동강도 비율의 증가
- 열적 쾌적성에서의 증가

순응-아동 대 성인

Acclimalion-Children Versus Adulls

성인의 경우, 순응의 합리적인 정도는 열과 운동의 결합된 스트레스에 4~7회 정도의 노출에 의해 성취된다. 효과적인 노출은 반드시 일주일에 3~7회 정도의 비율로 각각 1~3시간 정도 지속되어야 한다. 운동의 강도는 점차적으로 증가해야 한다. 그래서 순응의 마지막에는 더 추운 기후에서도 동등한 수준으로 수행을 할 수 있다. 순응된 상태는 더 이상의 노출 없이 7~10일 정도 지속될 수 있다. 그리고 그것은 점차적으로 없어질 것이다.

어린 십대들은 무더위에 운동하는 것에 순응한다. 그러나 더 나이든 십대들이나 성인들보다는 덜 한 수준이다(163). 덥고 건조한 곳에서 하는 운동에 순응하는 8~10세의 소년들의 능력이 20~23세의 성인들과 비교하는 연구가 이스라엘의 Wingate 기관에서 광범위하게 수행되었다(20;75-77). 2주 동안의 순응 프로그램에

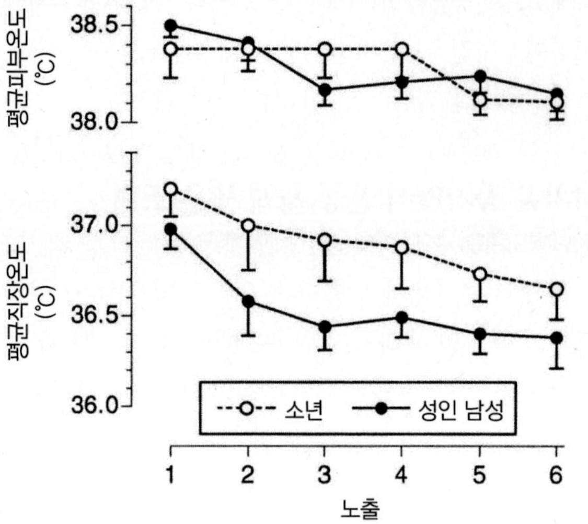

그림 3.16 소년들(9명)과 성인남성(9명) 의 열 순응. 2주간의 순응 프로그램에서 직장온도(Tre)와 평균피부온도(Tsk)에서의 변화. 값들은 43℃, 21% 상대습도에 80분간 노출된 6번 중 마지막에 얻어진 것. 대상자들은 그들의 최대산소섭취량의 40~50%에서 간헐적으로 사이클을 탐. 수직선은 1SEM을 나타낸다.
Reproduced, with permission , from Inbar 1978 (75).

서 양쪽 그룹 모두 같은 정도로 체온과 심박수가 감소되었고 발한비율이 증가하였다(**그림 3.16**). 나이와 관련된 주요한 차이는 순응의 비율에 있었다. 성인의 경우 두 세션만에 특정 수준의 순응에 이른 반면에 아동은 비슷한 결과를 얻는데 4~5세션이 필요했다. 이러한 상대적으로 부진한 반응들은 **그림 3.17**에 묘사되어있다. 비슷한 "지연" 반응이 심부온도를 변화시키는 발한 기관의 민감성에서도 발견되었다. 성인들이 발한 비율에서의 주요한 증가를 통해 적응하는 반면에 아동들은 발한 비율에서 오직 중간 정도의 증가만을 보여주었다(75;120;163;164). 물론 자연적으로 순응된 아동들이 순응되지 않은 아동들 보다 상당히 높은 발한 비율을 보였지만(129), 아동들은 그들이 중립적인 환경에서 운동을 할 때에(76), 무더위에 휴식을 취할 때(77) 열에 적응할 수 있다. 성인들에게 이런 프로토콜은 오직 부분적으로만 유효하다. 그러므로 아동들은 생리학적 순응에서 성인들에 뒤떨어지는 것으로 보이고 그러므로 좀 더 장기적이고 점차적인 프로그램이 요구된다. 즉, 그들이 비록 천천히 적응할지라도 성인들에게 일반적으로 추천되는 것보다 좀 더 덜 엄격한 프로토콜하에서 적응할 수 있다.

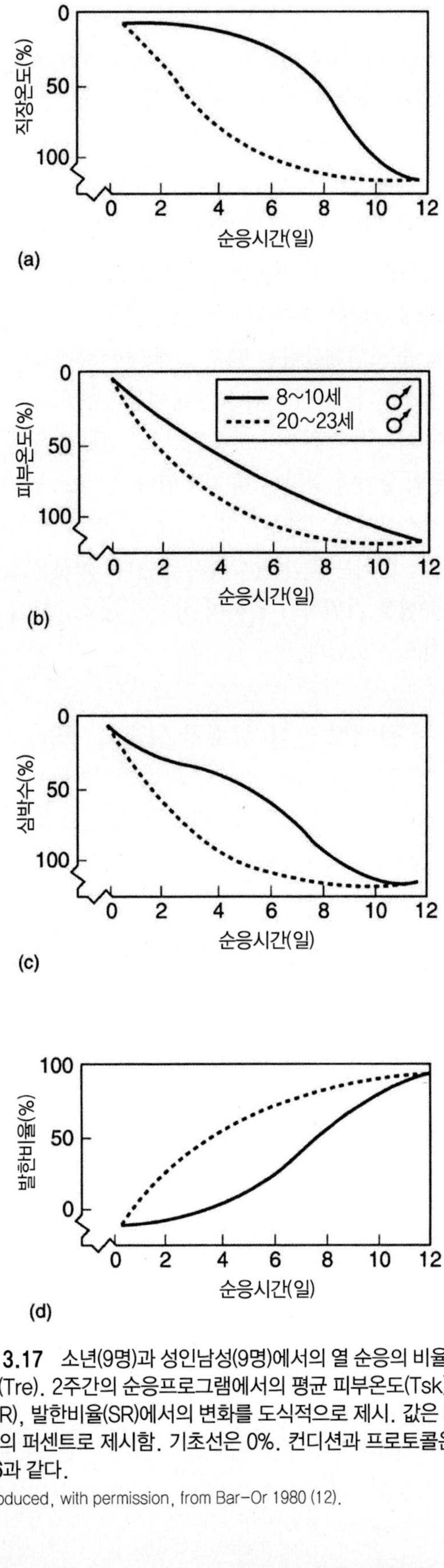

그림 3.17 소년(9명)과 성인남성(9명)에서의 열 순응의 비율. 직장온도(Tre). 2주간의 순응프로그램에서의 평균 피부온도(Tsk), 심박수(HR), 발한비율(SR)에서의 변화를 도식적으로 제시. 값은 마지막 순응의 퍼센트로 제시함. 기초선은 0%. 컨디션과 프로토콜은 **그림 3.16**과 같다.

Reproduced, with permission, from Bar-Or 1980 (12).

순응에서의 지각변화

Perceptual Changes With Acclimation

순응에서 주관적인 요소가 있다. 생리적인 부담이 감소함과 동시에 무기력함은 줄어들고 일반적인 행복감에서의 향상이 있다. 이러한 주관적인 향상을 측정하기 위해 프로젝트에 참가한 아동들은 Borg의 운동자각도(RPE) 범주 척도 도구를 통해 그들이 수행한 운동의 강도를 평가하도록 요구받았다(20)(1장의 “운동자각도에서의 나이와 관련된 차이” 부분을 살펴보라). 운동비율과 환경적 컨디션이 모두 동일했음에도 불구하고, 같은 과제가 점차적으로 쉽게 생각된다는 의미로 평가 정도는 한 세션이 지날 때마다 현저하게 감소했다. **그림 3.18**은 소년들과 성인남성 사이의 이러한 변화의 비교를 보여준다. RPE/HR비율은 정해진 생리적 부담수준에서 주관적인 어려움을 나타내는 것으로 보아야 한다. 2주간의 프로그램 동안 RPE/HR에서의 감소율은 성인이 마지막 낮은 수준에 이르는 것보다 아동이 빨랐다. 이 현상은 아동의 생리적인 순응이 느릴지라도 그들의 주관적인 향상은 성인보다 빠르다는 것을 보여준다. 주관적인 행복감이 유리함으로 간주됨에도 불구하고 이것은 또한 상당히 잠재적인 위험요소가 되기도 한다.

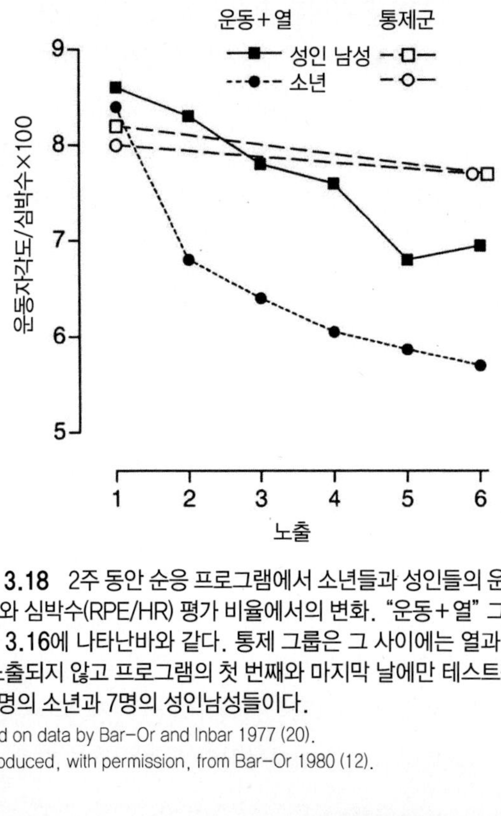

그림 3.18 2주 동안 순응 프로그램에서 소년들과 성인들의 운동자각도와 심박수(RPE/HR) 평가 비율에서의 변화. “운동+열” 그룹은 **그림 3.16**에 나타난바와 같다. 통제 그룹은 그 사이에는 열과 운동에 노출되지 않고 프로그램의 첫 번째와 마지막 날에만 테스트를 받은 7명의 소년과 7명의 성인남성들이다.

Based on data by Bar-Or and Inbar 1977 (20).

Reproduced, with permission, from Bar-Or 1980 (12).

충분히 순응되지 않은 성인이 일반적으로 무더위에 어떤 노력을 하는 것을 꺼리는 반면에 아직 순응되지 않은 아동은 뚜렷한 객관적인 압박에도 불구하고 아마 좀 더 대담하게 참여할 것이기 때문이다.

체온조절에서의 훈련의 효과

Effect of Training on Thermoregulation

성인의 유산소성 운동은 더 나은 내열성과 체온조절 효과성을 동반한다(66;112). 훈련된 사람들은 향상된 발한비율과 낮은 발한 한계점을 가진다. 2주 동안의 유산소 컨디션 프로그램(85%의 최대심박수의 강도로 시행한 6세션)에서 8~10세의 소년들은 심부온도 감소가 나타났다. 그러나 발한비율에서의 증가나 발한 한계점에서의 감소는 나타나지 않았다(76). 유산소성 운동이 아동들의 체온조절 능력을 향상시키는 것에는 영향이 크지 않은 것으로 보여진다(46;48;104).

수분과 전해질 균형

Fluid and Electrolyte Balance

신체에서 물과 전해질의 적절한 수준을 유지하는 것은 항상성의 중요한 요소이다. 땀을 많이 흘리며, 체액구획 사이의 물이 이동하며, 세포 내와 세포 외 구획사이의 전해질이 움직이는 운동은 이러한 항상성 요소의 주요한 변화를 나타낸다. 특별히 운동에서 기후 스트레스가 적재되어있을 때 땀내의 물과 전해질 손실은 크다. 이 장에서는 운동을 하는 동안 체액의 이동, 운동을 하는 동안 아동의 물과 전해질의 손실, "무의식적인 탈수"와 더위에 운동하는 아동의 탈수를 예방하는 방법을 다룰 것이다.

운동 시 물의 이동

Water Shifts During Exercise

과격한 운동의 시작에서, 혈장량(plasma volume)은 약 10~15%까지 떨어진다. 어떤 감소는 빠르면 높은 강도의 운동을 시작한지 10초 후에 명백히 나타나고(134), 이것은 아마도 모세혈관 내 정수압(hydrostatic pressure)에서의 증가 때문일 것이다. 혈관 내 영역에서 물이 더 빠져나오는 또 다른 원인이 되는 기전은 수축된 근육세포로부터 K+와 대사물질의 유출 이후에 따르는 간질구간의 고 삼투압이다. 장기적인 운동(30분이나 그 이상) 기간 충분한 액체 섭취가 이루어지지 않는다면 혈장량은 더 천천히 감소할 것이다(39). 이 감소는 대부분 땀 손실로 인한 전체 몸의 탈수를 의미한다. 이것은 또한 삼투압으로부터 비롯된다. 건조한 기후에서 혹은 높은 고도에 노출되는 동안, 상부 그리고 하부 기도로부터 많은 양의 물이 증발한다. 만약 탈수가 적절한 액체의 공급으로 예방된다면, 더 이상의 혈장량 감소는 없다. 액체가 90~120분의 운동 동안 완전히 공급된다면 혈장량은 점차로 증가할 것이고 결과적으로 그것의 운동 이전 수준에 다다를 것이다(40).

운동 중 소변배출량은 땀 손실에 대한 부분적인 보상으로 감소된다. 이러한 감소는 줄어든 신장의 혈장류와 사구체 여과속도로부터 비롯된다. 소변배출은 항이뇨 호르몬의 증가를 통하여 더 감소된다. 반대로 발한비율은 체액손실이 초기몸무게의 5~6%를 초과하지 않는 한 탈수가 진행되는 동안 감소되지 않는다. 이것은 열손실과 열균형을 지원하기 위하여 신체가 체액균형에 순응하는 것으로 보인다.

운동 시 전해질 손실-성숙과 성별의 영향

Electrolyte Loss During Exercise-Maturational and Gender Effects

인간의 땀은 99% 이상의 물로 이루어져 있다. 그것의 전해질농도는 세포외액에서 더 낮다. 성인 땀의 삼투질 농도는 성인의 체액이 리터당 약 300mmol인 것과 비교해보았을 때 거의 리터당 180mmol을 넘지 않는다(40). K+은 아니고 Na+와 Cl−은 발한비율이 증가하면서 함께 증가한다. 반대로 Mg++와 Ca++의 농도는 높은 발한율에서 감소한다. 열에 대한 조건화와 순응은 발한 비율은 증가시키는 반면 둘 다 땀의 이온 농도를 감소시킨다. 일반적으로 액체의 보충이 없는 발한은 체액의 삼투압에서의 증가와 함께 나타난다. 그러나 땀이 저장성(hypotonic, 낮은 삼투압)임에도 불구하고, 더운 날씨에 지속적이고 반복적인 운동은 뚜렷한 염분소실과 저나트륨혈증을 야기할 수 있다.

아동과 청소년의 경우, 땀은 성인보다 더 저장성(hypotonic)을 보인다(5;47;108). **그림 3.19**는 젊은 성인들의 땀이 사춘기 이전 아동들보다 두 배나 높은 염화물농도를 나타내는 나이에 따른 땀 염화물 농도의 차이를 보

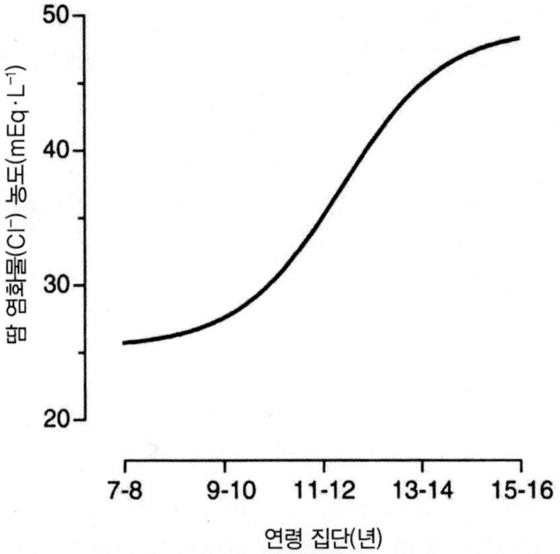

그림 3.19 성장에 따른 땀 염화물 농도에서의 변화. 대상자들과 환경은 **그림 3.3**과 같다. 땀은 가슴 부분에서 채취되었다.
Araki et al. 1979 (5).

여주고 있다. 비슷한 패턴이 Na+에서 발생한다. 땀 K+ 성분은 사춘기 이전 그리고 중반의 아동이 성인들보다 높다(108). 성인들 사이에서는 여성들이 남성들보다 낮은 땀 염화나트륨 성분을 가지고 있다. 그러나 이런 차이는 어린아이인 혹은 사춘기 전의 소년과 소녀들에게서는 나타나지 않는다(108). 아동의 땀에서의 낮은 염화나트륨성분과 그들의 낮은 발한율은 몸무게 킬로그램 당으로 계산할 경우에도 아동들이 전반적으로 성인들보다 더 낮은 염분손실을 갖게 한다. 이 패턴은 여성과 남성에서 동일하게 나타난다.

탈수와 그것의 영향

Hypohydration and Its Effects

운동을 하는 동안 특별히 발한율이 증가하는 동안의 뚜렷한 액체의 변화는 아마도 유동적 결핍을 초래할 것이다. 그러한 체액결핍의 상태는 여기에서는 탈수증(hypohydration)라고 지칭한다. 부정적인 액체균형이 발생하는 동안의 실제적인 과정은 여기에서 탈수(dehydration)라고 지칭한다. 이 영역에서 우리는 첫 번째로 신체활동을 하는 아동의 일반적인 탈수의 두 가지 유형에 대해 설명할 것이고 아동의 수행과 안녕을 위한 탈수증의 영향에 대해 논의할 것이다. 탈수증과 동반되는 여러 가지 소아과적 질환은 이후에 논의될 것이다.

불수의적인 탈수

Involuntary Dehydration

장기적인 운동을 하는 사람들 특히 뜨거운 날씨에 운동을 하는 사람들은 임의적으로 마실 수 있는 것이 허락된 상황에서도 체액손실을 보충할 수 있는 충분한 양의 수분을 마시지 못하는 것으로 알려져 왔다(123). 수의탈수(voluntary dehydration)는 이러한 현상을 설명하는 용어이다. 이 용어가 최근 몇 년 사이에는 불수의탈수(involutary dehydration)로 변화되어왔다. 성인의 경우, 불수의탈수로 인한 체액결핍은 기후와 활동의 지속시간, 강도 그리고 보충을 위해 사용된 액체의 유형에 따라 초기 몸무게의 1.5~7% 범위까지 나타났다. 두드러진 예들은 마라톤에서 발견할 수 있다; 레이스를 마친 63명의 성인들 사이에서, 발한율은 시간당 0.96L였고, 액체 섭취는 시간당 오직 0.13L였다. 그 결과 초기 몸무게의 5.2%의 액체 손실이 나타났다. 레이스의 우승자는 6.9%의 액체손실을 보였다(124).

불수의탈수 또한 더위에 운동을 하면서 마시는 것을 강요받지 않은 아이들에게서도 나타났다(17;18;88;129;131;165). **그림 3.20**은 더위에 간헐적인 운동을 하는 동안 주기적으로 물을 마시도록 요구받은 소년들과 임의적으로 물을 마시는 것이 허락된 소년들 사이의 체액 손실을 비교하여 보여준다. 발한율이 두 노출에서 사

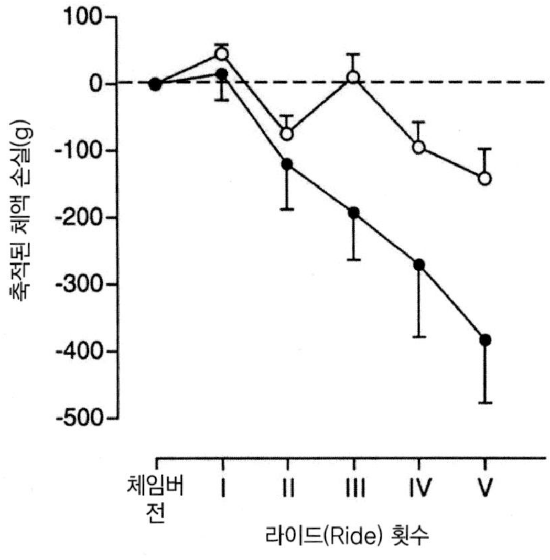

그림 3.20 더위(39℃, 45% 상대습도)에 간헐적 사이클을 한 소년들의 불수의적 탈수. 10~12세의 11명의 소년들이 3.5시간 동안 누적된 액체 손실. 수직선은 1SD이다.
Reproduced, with permission, from Bar-Or et al. 1980 (18).

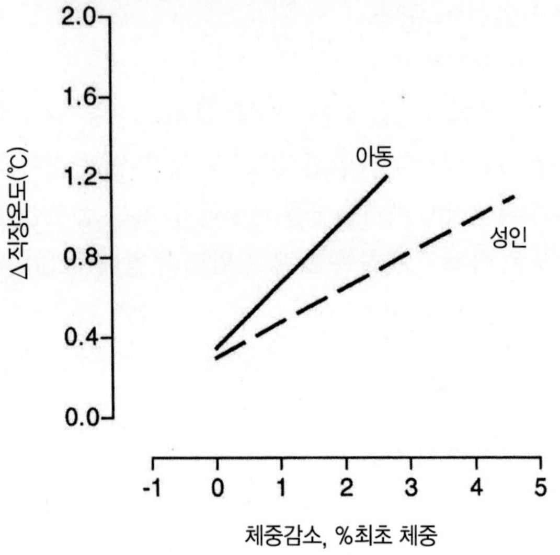

그림 3.21 건조하고 더운 날씨에 운동한 아동과 성인의 직장온도의 상승과 탈수증의 수준과의 관계
Adapted, with permission, from Bar-Or et al. 1980 (18).

실상 거의 동일함에도 불구하고(**그림 3.21**) 수의적으로 물을 마신 그룹의 수분 섭취는 땀과 소변 배출을 보충하는데 요구되는 섭취의 오직 66% 밖에 되지 않았다. 그 세션에서 소변배출은 강제로 물을 마시게 한 세션 동안 각각의 산출량의 오직 68%밖에 되지 않았다. 그러나 소변량의 이러한 감소가 탈수증을 예방하는 대는 충분하지 않았다. 세션이 더 오래 지속될수록 혹은 운동 강도가 더 커질수록 체액결핍이 더 크다는 것은 가정해볼 수 있다. 실제 우리는 최근에 코스타리카의 태평양연안에서 약 40℃에 열린 철인 3종 경기에 참여한 8~17세의 운동선수들을 테스트했다. 참가자의 35% 이상이 실험적 환경에서 묘사된 것 이상으로 큰 수준의 탈수증을 나타냈다. 한 소년은 레이스 동안 주기적으로 수분섭취를 했음에도 불구하고 그의 초기 몸무게의 4.5%를 잃었다.

스포츠에서의 자발적인 탈수

Deliberate Dehydration in Sport

탈수의 또 다른 유형은 개인들이 스스로 액체 섭취를 제한하거나 과도한 액체 손실을 유도함으로써 자발적으로 유체불균형을 유도할 때 나타난다. 자발적인 탈수는 시합 전에 "체중관리"를 원하는 운동선수들 사이에서는(레슬링, 역도, 권투, 유도, 승마 선수) 흔한 일이다. 가장 일반적인 절차는 땀을 흘리는 것이다. 그러나 어떤 이들은 음식과 물의 섭취를 줄이고, 이뇨제나 완화제를 섭취하고, 심지어 구토를 유도하기도 한다. 북미지역에서는 자발적인 탈수가 학령기 레슬링선수들에게서 자주 보여진다(72;116;152). Iowa의 모든 학교대항 고등학교 레슬러의 10%를 대상으로 한 조사에서, 학생들은 "체중측정검사"까지 반복적으로 몸무게를 측정했다. 대부분의 레슬러들은 시합 직전 마지막 10일 동안 그들의 몸무게의 5~7%까지 뺐고, 그들 중 8%는 체중의 10% 나 그 이상을 감소했다. 몸무게의 대부분이 에너지의 손실이 아니라 체액의 손실로 인해 나타나는 것이라고 가정하는 것은 안전하다. 특별히 걱정되는 것은 매우 가벼운 범주에 드는 선수들 사이의(47kg 혹은 그 이하) 뚜렷한 체중감소이다. 어떤 어린 선수들은 그들의 몸무게의 15%까지 감소시켰다. 이런 운동선수들의 대부분이 목표 몸무게를 달성하는 가장 좋은 방법을 친구나 코치와 의논하고 의사와 의논하지 않는다.

1980년대와 1990년대 고등학교 레슬러들의 자발적인 체중감소를 줄이기 위한 시도들이 시행되었다. 한 가지 예는 Wisconsin Wrestling Minimum Weight Project(117) 이다. 이 프로젝트는 세 가지의 장기적인 접근에 기초하였다; (1) 허용 가능한 가장 낮은 경쟁 몸무게를 결정하기 위하여 몸의 지방을 측정(피하지방두께), (2) 주간 몸무게 감소에 제한을 두고 (3) 영양 교육. 이 접근은 다른 주에서도 채택되었다. 이것이 시행되고 2년 후에 이 프로젝트의 효과성을 결정하기 위하여 Wisconsin에서 학교들을 대상으로 조사하였다(118). 결과는 대부분 놀라웠다; 가장 높은 체중손실과 경기 전에 증명하기 위한 체중감소가 줄어들었고, 주간체중관리 주기와 단식기간이 감소했으며, 레슬러들의 폭식 행동이 줄어들었다.

수행과 건강을 위한 함의

Implications for Performance and Health

탈수증은 생리학적 불기능을 초래하며(1;18;37;40;139;169) 수행과 건강에 해로울 것이다. 혈장량, 박출량, 심박출량, 신장혈류, 사구체여과율, 그리고 간 글리코겐 양이 감소한다. 운동을 하는 동안 수분손실은 세포내구간에서 보다 세포외구간에 비례하여 커진다. 안정 시와 최대운동 시 심박동은 증가한다. 4~5% 탈수증 후 1시간 이내에 재수화(rehydration)는 고등학교 레슬러들의 혈액순환기능이 정상으로 돌아오도록 유도하였다(1).

탈수증은 특히 Na+, Cl-와 같은 전해질결핍과 동반된다. K+, Ca++, Mg++은 아니다. 이러한 손실에도 불구하고 이런 이론들의 혈장농도는 아마 혈액농축으로 인해 증가할 것이다. 체액삼투압은 처음에는 높을 것이다. 물을 섭취하면 결과적으로 정상이나 그 이하로 낮아질 것이다. 땀 손실을 보충하기 위해 많은 양의 물을 마치는 것은 저나트륨혈증(hyponatremia)을 유도할 것이다(7;65). 지나칠 경우에 이것은 경련이나 다른 신경학적 증상들을 유발할 수 있다(65).

체온조절은 열 스트레스와 운동, 탈수증이 삼중으로 나타날 때 비효율적이 될 것이다. 몸의 중심으로부터 피부로의 혈액을 통한 열의 대류는 특별히 방해를 받을 것이다. 이것은 체액결핍에 비례하여 심부온도를 증가시킬 것이다. **그림 3.21**은 더위에 운동을 하는 동안 점차적으로 탈수된 성인과 아동 사이의 직장온도의 변화를 비교한 것이다. 성인의 경우 1%의 무게를 잃는 동안, 온도가 0.15℃ 증가하였고, 아동은 0.28℃ 증가하였다(18). 몸에서의 이러한 열의 증가가 임상적으로 중요한 것인지는 확실치는 않다. 경도에서 중도의 탈수증에서(3~4%까지) 발한율은 일정하게 유지된다(19;36). 그러나 높은 수준의 탈수증에서 혹은 혈장삼투압이 현저하게 증가했을 때, 땀 배출이 감소할 것이고 이것은 열 손실을 어렵게 할 것이다.

탈수증과 동반되는 수행에서의 감소는 근력감소(26), 격렬한 활동을 지속할 수 있는 시간의 감소(36;136), 주의력감소(92)를 포함한다. 최대산소섭취량은 탈수증이 굉장히 심하지 않는 이상 감소되지 않는다(22;136). 시각적 단서에 반응하는 시간은 연장되지 않으며(92); 30초 윙게이트 무산소성 검사를 통해 측정되는, 5%까지의 탈수증에 의해 영향을 받는 무산소성 능력도 마찬가지다.

임상의사에게 탈수증은 위험이 임박했다는 중요한 신호이다. 이것은 더하여 아동의 체온조절을 위태롭게 하기 때문이다(이후 부분 "더운 기후에서의 건강 위험들"을 보라). 반복적인 탈수가 성장에 대한 영향을 나타내는 자료는 없다. 그러나 레슬러와 같이 반복적으로 체액과 미네랄 불균형을 겪는 청소년들에게 그러한 가능성을 무시할 수는 없다. 게다가 땀과 소변에서의 K+의 만성적인 손실은 아마 근육피로와 경련에 기여할 것이다.

갈증 강화의 방법들

Means of Enhancing Thirst

탈수증과 전해질 손실을 최소화하기 위하여, 체액보충은 반드시 장기적인 신체활동의 실행의 일부분이 되어야 한다. 이러한 원리는 산업체, 군대, 스포츠에 적용되어왔다. 따뜻한 기후에 사는 사람들은 적절한 수분섭취의 필요성에 대해 인지하고 있다(42;129;132;157). 그러나 사람들이 따뜻한 혹은 추운 기후일지라도 어떤 장기적인 활동에 참여할 때는 적절한 수분섭취 또한 중요하다.

충분한 유체 보충을 위해 그리고 탈수의 가능성을 최소화하기 위해 아래의 것들을 반드시 고려해야 한다.

액체는 반드시 갈증을 푸는 것이 아니라 더 마시는 것을 자극할 수 있는 것이 선택되어야 한다.

위배출은 액체의 정체나 위장의 팽창을 막기 위해 빨라야 한다.

- 소장에서의 흡수는 지연되어서는 안 된다.
- 액체량은 이전의 어떤 탈수뿐 아니라 활동을 하는 동안 추정된 손실을 보충할 수 있을 만큼 충분해야 한다.
- 액체의 미네랄 성분이 중요하다. 하지만 과도할 필요는 없고 식사 동안 섭취할 수 있는 미네랄과 균형이 맞아야 한다.
- 충분한 액체를 소비하기 위해 어떻게 아동을 이끌어야 할지를 이해하기 위해 반드시 지각적인 그리고 생리적인 측면을 고려해야 한다.

지각적인 고려들

Perceptual Considerations

성인을 대상으로 한 연구에서 보듯, 액체의 맛, 색상, 온도는 액체섭취의 기호에 영향을 미친다. 결국 이것은 자발적인 액체섭취에 영향을 미치게 된다. 물은 즉각적인 수분보충에 적절한 음료임에도 불구하고 갈증은 해소하지만 이후의 액체섭취를 자극하지는 않는다. 음료의 기호성이 증가하면 그것 자체가 갈증을 자극할 수 있다(73;156;165). 한 연구에서(165) 물에 포도맛을 첨

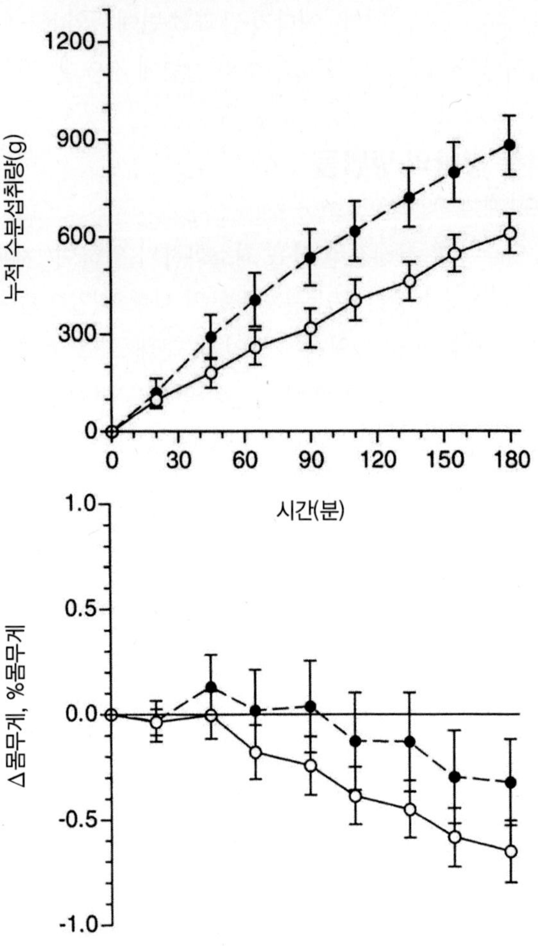

그림 3.22 자발적인 수분섭취에서와 탈수증에 음료 향미가 미치는 영향. 누적된 수분섭취량(위)과 몸무게의 변화(아래)가 35℃, 45~50% 상대습도의 환경에서 두 번의 3시간 동안의 간헐적 운동(50% $\dot{V}O_2max$)세션에서 측정되었다. 두 번의 세션에서 12명의 9~12세의 소년들에게 임의적으로 액체를 섭취할 수 있도록 음료가 제공되었다 또 다른 세션에서 음료는 향이 첨가되지 않은 물이었고(○), 또 다른 것은 포도향이 첨가된 물이었다(●). 각각의 음료는 8~10℃로 냉각되었다. 대상자들은 더위에 훈련되거나 순응되지 않았다.

Adapted, with permission, from Wilk and Bar-Or 1996 (165).

가하는 것은 더위에 3시간 동안 간헐적으로 운동을 한 9~12세의 소년들에서 45%가 자발적인 액체섭취의 향상을 보이도록 하였다(**그림 3.22, 위**). 이렇게 증가된 소비는 아동이 90분 동안 수분이 보충된 상태를 유지할 수 있도록 하였다(탈수가 되거나 과도한 수분섭취가 아닌). 그러나 그들은 이후부터는 탈수가 진행되기 시작하였다(**그림 3.22, 아래**).

아동이 가장 선호하는 특정한 맛이 있을까? 캐나다의 소년 소녀들에게 다양한 맛의 음료를 평가하도록 요구했을 때, 그들은 반복적으로 포도, 사과, 오렌지, 혹은 물을 선호했다(109). 이 패턴은 아동이 중립적인 온도환경에서 쉬는 동안에서나 가볍게 진행 중인 탈수를 겪고 있을 때나 탈수나 최대한의 노력으로부터 회복 중 일 때에도 일관적으로 나타났다. 그러나 남부 온타리오 지방 이외의 지역의 아동 혹은 다른 문화적 사회경제적 배경을 지닌 아동들이 다른 향미 선호도를 가지고 있을 것도 생각해보아야 한다. 실제로 뜨겁고 습한 기후에서 습관적으로 훈련된 푸에르토리코의 아동들은 그들이 좋아하는 향미에서 뚜렷하게 다양한 특성을 보였다(129). 9~12세의 소년 소녀들을 대상으로 한 연구에서(110) 음료의 색상은 그들의 기호 평가에 영향을 미치지 않았다.

사실 사람들이 피곤할 때나 땀에 젖었을 때 차가운 물을 마시지 않는다는 것은 일반적인 오류이다. 차가운 물이 운동 전, 중, 후에 어떤 해로운 영향을 미친다는 어떠한 보고도 없다. 성인에게 볼 수 있듯이 차가운 음료는 미지근하거나 따뜻한 물보다 더 빨리 위장으로부터 비워진다는 이점을 가진다(41). 전체적인 부분에서 물의 희석이 계산되기 때문에 차가운 액체의 직접적 냉각 효과는 매우 적지만 매우 뜨거운 날에 그러한 냉각은 때때로 섭취 시 식욕을 돋울 것이다.

생리학적 메커니즘

Physiologic Mechanisms

갈증을 촉발시키는 두 가지의 생리학적 계기는 혈장량의 감소와 체액 삼투압의 증가이다(61;66;111;114;115). 건강하고 활동적인 사람에게 삼투압에서의 변화는 혈장량에서의 변화보다 좀 더 중요하다. 동물연구에서 알 수 있듯 삼투압의 증가는 시상하부와 위장의 삼투압 수용기를 자극한다.

이 정보에 기초하여, 음료에 염분을 추가하는 것은 자발적인 소비를 증가시킨다. 실제로 더위에 3시간 동안 간헐적인 운동을 한 9~12세의 소년들에게, 염화나트륨(NaCl)(18mmol·L^{-1})과 탄수화물(2% glucose, 4% sucrose)을 더한 포도맛 물을 제공하였을 때 그들의 자발적인 음료섭취가 46% 증가하였다(**그림 3.23, 위**). 이것은 전체 3시간의 노출 동안 탈수증을 예방하는데 충분하였다(**그림 3.23, 아래**). 이러한 음료로부터 비롯된 유익은 일관적이었으며 이것은 심지어 아동들이 2주 이상 무더위에 운동하는데 반복적으로 노출되었을 때에도 발생하였다. 소녀들 또한 이러한 증가가 소년들 보다 확실하지는

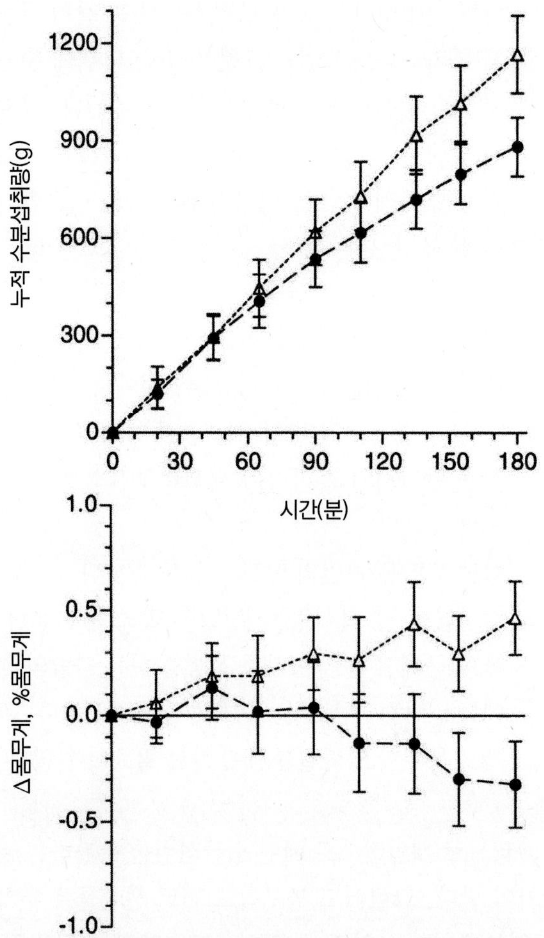

그림 3.23 염분과 탄수화물을 음료에 추가했을 때의 효과, 그래프는 향미가 추가된 음료(●)와 6%의 탄수화물, 리터당 18mmol을 추가한 향미음료(△)의 각 세션에서의 자발적인 음료섭취량(위)과 몸의 수화상태(아래)를 요약한 것이다. 대상자, 환경, 프로토콜은 **그림 3.25**에서 묘사된 것과 같이 동일하였다.

Adapted, with permission, from Wilk and Bar-Or 1996 (165).

않지만 물에 향미를 추가하고 염분과 탄수화물을 더하였을 때 그들의 자발적인 음료섭취가 증가하였다(Bar-Or & Wilk, unpublished data).

이러한 연구에 참여한 사람들은 열에 순응되지 않았고, 그들의 발한율도 시간당 250mL를 초과하지 않았다. 땀이 좀 더 많이 났을 때에도 불수의적 탈수가 여전히 예방될 수 있는지에 대한 의문은 남아있다. 실제로 최근연구에서 방금 묘사한 것보다 두 배나 높은 발한율을 보일 때에도 향미가 포함된 리터당 18mmol의 염화나트륨과 6%의 당질수액을 첨가함으로서 수의적 음료섭취가 강화되었고 탈수가 예방된 것이 보고되었다(129). 대상자들은 푸에르토리코에 사는 훈련되었고 열에 순응된 11~14세의 스포츠학교 학생이었다.

실제적 고려

Practical Considerations

아래는 부모, 코치, 의사 그리고 젊은 운동선수들이 자주 묻는 질문들이다.

얼마나 많이 얼마나 자주 음료를 마셔야 하는가?

How Much and How Often Should One Drink?

음수섭취의 최적의 양에 대한 하나의 답은 없다. 땀의 손실은 특정한 기후환경, 운동의 강도와 지속시간, 그리고 아동의 순응의 정도와 건강에 따라 다르기 때문이다. 한 번에 마시는 많은 양의 음료가 위로부터 빠르게 빠져나감에도 불구하고, 이러한 음수섭취패턴은 자주 복부팽창과 중압감을 동반한다. 한 번에 많은 양의 음수를 섭취하는 것의 단점은 많은 양의 물은 빠르게 소변을 통하여 배출된다는 것이다. 그러므로 음료를 주기적으로 조금씩 마시는 것이(매 15~20분마다) 더 좋다. 예를 들어 시간당 400mL의 수분을 잃은 11세 아동의 경우 매 30분마다 200mL를 마시는 것보다는 매 15분마다 100mL를 마셔야 한다. 한번 탈수가 진행되면, 운동을 하는 동안 그것의 전환은 거의 불가능하다. 그러므로 운동을 시작하기 전에 적절한 수화상태의 정보를 얻어야 하고, 운동을 시작하고 15~20분 이내에 음료를 섭취해야 한다. 도로경주에 참석한 아동들의 경우, 공식적인 음수섭취 구간이 너무 멀리 떨어져 있고, 첫 번째 음수구간이 레이스 시작에서 너무나 멀다. 어린 아동들을 위해서는 특별한 음수섭취를 위한 계획이 마련되어야 할 것이다.

어떻게 충분한 수화상태를 결정할 수 있는가?

How Can One Determine Sufficient Hydration?

코치, 부모, 그리고 운동선수 자신이 충분한 수화여부를 결정할 수 있는 간단하고 가장 효과적인 방법은 훈련이나 시험 전후의 무게를 재는 것이다. 무게 손실의 거의 100%가 체액의 손실에 기인한다. 이상적으로 무게측정은 옷을 입지 않고 공복이 된 후에 이루어져야 한다. 눈금이 새겨진 디지털 화장실 체중계가 이러한 무게 측정에 적절하다.

만약 아동의 몸무게가 줄었다면, 훈련이나 시합 동안 음수섭취량이 불충분했다는 것이다. 이것은 이후의 훈련세션에서와 시합에서 바로 잡을 수 있다. 적절한 수화상태를 결정할 수 있는 또 다른 방법은 뇨비중(specific gravity of urine)을 측정하는 것이다. 그러나 이것은 많은 운동선수들이 격렬한 신체활동 후에는 충분한 소변을 배출하지 못하기 때문에 종종 불가능하다.

아동이 활동의 시작 전에 충분히 수화되어 있는지를 확인하는 것은 중요하다. 이러한 수준에 이르기 위해서 아동은 워밍업 30~45분 전에 300~400mL의 액체를 섭취해야 한다. 이것은 실제로 무게를 측정하기 전에 나머지 액체가 비워지는데 충분한 시간을 남긴다.

음료는 무엇으로 구성되어 있어야 하는가?

What Should Beverage Consist Of?

섭취된 액체의 삼투압은 위장의 운동성과 배출을 결정할 것이다. 예를 들어 리터당 18~20mmol 염화나트륨 용액은 물보다 빠르게 배출될 것이다. 높은 염분을 포함한 액체는 6~7%를 초과하는 당질용액과 같이 아마 위장에서의 배출을 지연시킬 것이다. 상업적으로 준비된 스포츠 음료는 보통 적정량의 미네랄과 탄수화물을 포함하고 있다. 우리와 다른 이들의 연구결과에 따르면 (129) 그러한 스포츠음료는 또한 아이들에게도 적합하다. 용액내의 탄수화물(글루코즈와 수크로즈)는 성인들의 신체적 수행을 향상시키는 것으로 알려져 있다. 아이들에게서도 동일한 효과가 있는지는 확실치 않다. 주스와 탄산음료는 자주 과도한 양의 설탕과 낮은 염화나트륨농도를 가지고 있다. 좀 더 경제적인 대안은 제안된 방법으로 집에서 음료를 만드는 것이다. 이러한 것은 개인의 입맛에 따라 향미를 첨가할 수 있다. 산발적으로 운동을 하는 아동에 있어 맹물은 아동이 균형식을 하는데 충분하다. 그러나 맹물은 자발적인 음수섭취를 자극하지 않는 다는 것과 그러므로 아동은 갈증이 나는 것 이상으로 음수를 섭취해야 한다는 것을 기억하는 것은 중요하다. 더하여 장기적인 신체활동에서의 맹물의 섭취는 나트륨과소혈증(hyponatremia)을 유발할 수 있다.

염분정(salt tablet)을 사용해야 하는가?

Should One Use Salt Tablets?

운동선수들을 때때로 염분정을 사용하거나 식사 동안 적당량의 소금을 첨가한다. 아동에게 이러한 접근의 유익은 알려진바 없다. 그러나 이론적 배경에 따르면 이것은 아래의 이유에서 해로울 수 있다.

- 알도스테론 혈장활동은 격렬한 운동을 하는 동안 나트륨이 신장을 통해 보전되는 것과 같이 뚜렷하게 증가한다(39;57). 그것은 또한 더위에 순응된 사람들의 경우에는 땀샘에 의해 보존된다. 그래서 열에 순응된 상습적인 운동하는 사람들은 정상적인 균형식에 소금을 더하지 않더라도 나트륨균형이 잘 유지된다.
- 가끔 운동을 하는 사람들에게 대부분의 식단의 소금양은 땀과 소변소실의 균형에 있어 충분하다.
- 대부분 예외 없이 땀은 저삼투압성이다. 너무 농도가 높은 염분용액의 섭취는 공간 사이의 저삼투압성을 증가시키고 더하여 세포내구간의 소모를 유도할 것이다.
- 아동의 땀은 성인의 땀보다 농도가 낮다.
- 칼륨균형, 총섭취량, 땀, 그리고 소변 손실에 대한 연구에서 칼륨은 자주 운동을 하는 사람의 경우에도 일반적인 식단을 통해 완전히 보조된다. 그러므로 특별한 염화칼륨의 추가는 필요하지 않다.

그러므로 개인적으로 매일 소금섭취를 추가하는 것은 삼가야 한다. 그럼에도 불구하고 어떤 선수들은 추가적인 염분섭취가 유익할 수 있다. 그들의 땀에 특별히 높은 염화나트륨농도를 가지고 있거나 염분섭취가 없이는 심각한 운동유발근육경련을 겪는 선수의 경우에는 필요하다. 이러한 현상이 성인의 경우에는 보고되어있는 반면에 건강한 어린 선수들에게 이런 접근이 필요한지에 대한 자료는 없다.

결론적으로 갈증은 지속적인 활동 시에나 뜨거운 기후에서는 충분한 음수섭취를 위한 부적절한 기준이다. 이러한 사실을 부모와 코치, 아동들에게 이해시키는 것은 의사의 주요한 교육적 책임이다. 갈증을 강화시키기 위해 음료에 아동이 가장 선호하는 향미를 첨가하고, 더하여 염화나트륨(약 18~20mmol·L^{-1}) 그리고 단순탄수화물(약 6~7%)을 첨가해야 한다.

뜨거운 기후에서의 건강 위험요소

Health Hazards in Hot Climates

이 장의 이전 부분에서는 생리학자의 관점으로 더위에서 운동할 때의 반응을 다루었다. 이 부분에서 우리는 그러한 반응의 보건적 의미에 대해 논의할 것이다.

표 3.2 exertional 열관련 질환, 인식, 인과관계, 예방

질환	주요 증상	기여요인	예방
탈수 (Dehydration)	건조한 입, 갈증, 과민, 냉담, 혼미, 현기증, 나약함, 두통	운동 전, 운동 중 불충분한 수분섭취, 과도한 액체와 전해질 손실(설사)	완전히 수분보충을 한 후 경기장 도착, 갈증이 나지 않을 때에도 주기적으로 수분섭취, 갈증을 자극할 수 있는 음료 사용
열경련 (Heat Cramps)	근육좌상이나 끊임없는 근육수축과 관련 없는 극심한 팔다리 혹은 전체 몸의 고통	탈수, 주요한 전해질 손실(대부분 염화나트륨), 근육피로, 장기적인 운동	식이요법상의 전해질과 액체 보충, 조건화, 열 순응을 강제함
열피로, 열탈진 (Heat Exhaution)	지속적인 운동 불가능, 중추신경계 사인의 부족(혹은 일시적인), 심각하지 않은 고열	불충분한 심박출량과 장기로의 혈류량, 더위에서의 장기적인 고강도 운동	그늘에서 간헐적인 휴식을 도입, 순응, 수분보충, 조건화를 강요
나트륨과소혈증 (Exertional Hyponatremia)	Plasma N^+<130mmol·L^{-1}, 활동 중 무게 증가, 손과 발의 부기, 중추신경계 사인(혼란, 경련, 혼수상태)	장기적인 운동 동안 과도한 수분섭취(특별히 물), 나트륨의 불충분한 보충	액체 손실을 초과하지 않는 액체 섭취, 손실을 보충하기에 충분한 양의 나트륨을 포함하는 음료와 식사
열사병 (Exertional Heat stroke)	심각한 고체온[직장온도 40℃ 이상] 중추신경계 장애(의식장애, 혼수, 혼란, 방향감각상실, 과민행동)	격렬한, 장기적인 운동(대부분, 그러나 꼭 덥고 습한 환경은 아닌), 주요한 탈수, 불충분한 조건화, 순응, 사전의 열관련 질환	열 순응, 조건화, 그리고 적절한 수분보충을 강요, 기후에 따라 활동을 수정함에 있어 가이드라인을 준수(좀 더 긴 그늘에서의 휴식시간)

이 책은 운동을 하는 아동들에 초점을 맞추고 있지만 그것은 쉬고 있는 아동들의 경우에도 뜨거운 기후에의 건강의 위험에 관한 정보를 포함한다. 우리는 비활동적인 아동의 건강의 위험은 오직 높은 대사량에 기후적 열 스트레스가 더해졌을 때 확대될 수 있다는 가정하에 그러한 정보를 포함한다. 열관련 질환의 개념이 처음 소개될 것이고, 그 이후에 더위에 취약성을 가지는 영유아와 아동에 대한 역학조사내용을, 마지막으로 특별히 열 관련 질환에 높은 위험을 가지는 아동군을 자세히 살펴볼 것이다.

열 관련 질환들

Heat-Related Illness

열관련 질환들은 운동 중일 때 뿐 아니라 쉴 때에도 열에 노출됨으로 인해 발생하는 병리학적 상태들이다. 일반적으로 사용되는 다른 용어는 열 장애, 열 상해이다. 조깅과 'fun runs' 같은 레이스, 수천의 참가자와 하는 마라톤 등의 인기가 증가함에 따라 건강요원들 또한 많은 열관련 질환의 피해자들을 다루도록 요구되어지고 있다(154). 치료의 자세한 논의는 의학서적에 포함되어 있지만, 우리는 이러한 컨디션에 의해 공유되는 하나의 공통적인 패턴만을 지나치게 강조할 수 없다: 그것들은 모두 예방가능하다. 그러므로 건강요원들을 레이스가 시작되기 전에 혹은 시즌 전 여름 훈련이 시작되기 전에 숙지해야 한다.

표 3.2는 주요한 열관련 질환의 인과관계, 징후, 예방의 원칙들을 요약하여 나타내고 있다. 좀 더 자세한 분류는 다른 곳에서 찾을 수 있다(93). 심각성에 따른 상태의 범위는 가벼운 열경련과 열실신부터 때론 치명적인 열사병까지 있다. 다양한 컨디션들은 서로 겹친다. 그리고 그것은 항상 명확하게 나타나지 않는다. 예를 들어, 염분의 고갈로 인한 열탈진은 종종 그 자체로 고갈이 아닌 실신이 나타날 수 있는 수분 고갈이 동반된다. 열사병(heatstroke)은 초고열, 건조한 피부, 신경학적 결합의 고전적인 삼중고 이외의 방법으로 나타날 수 있다. 한 가지 눈에 띄는 변수는 체온조절 통제가 잘 되지 않는 사람일지라도 여전히 땀을 흘린다는 것이다. 이러한 사람은 열사병보다 열탈진으로 잘못 진단될 수 있다. 건전한 치료상의 접근은 의심이 들 땐 언제라도 최악을 가정하는 것이다. 열 관련 질환은 따뜻한 날씨가 기후적으로 중립적인 날에도 발생할 수 있다. 마라톤이나 자전거경주, 혹은 축구게임과 같은 장기적인, 강도 높은 활동은 특별히 탈수증과 동반되었을 때 기후에 상관없이 어떠한 열관련 질환도 유발할 수 있다 (155). 가장 중요한 두 가지 예방적인 조치는 이 장의 전 부분에 논의되었듯이 사전순응(혹은 인공적 순응)과 활동 중, 활동 이전의 적절한 수분공급이다. 또한 이장의 후반부에 더위에 체육활동을 실행할 때의 가이드라인을 살펴보라.

저체온증은 심부체온이 35℃나 그 이하로 떨어지는 것을 나타낸다. 저체온증의 여러 단계가 있으나 가장 심각한 단계는 30℃나 그 이하로 규정된다. 작은 아동들은 이론적으로 그들의 무게당 넓은 표면적 때문에 좀 더 이런 상황에 처하기 쉽다. 그러나 추위에 운동을 하는 동안 나이 혹은 몸의 사이즈와 관련된 저체온증의 발생정도를 비교할 수 있는 역학자료는 없다. 피하지방량이 적은 개인들에게의 특별한 위험들은 신경성식욕부진, 만성적인 영양결핍, 그리고 낭포성섬유증같은 것이다. 물의 높은 열 전도성 때문에 저체온증은 수중 활동에서의 특별히 주의해야 한다(추운 날씨에의 반응에 대한 이전 부분을 참고하라).

동상(frostbite)은 피부 일부분 혹은 피하지방의 결정화를 나타낸다. 이는 대부분 뺨, 턱, 코, 귀, 와 같이 노출되는 부분에 나타난다. 그러나 또한 손 끝, 발가락, 유두 남성의 생식기와 같이 덮이는 부분에서도 나타난다. 회복되는 동안(점차적인 가열로 인해), 동상은 자주 영구적인 손상을 초래한다. 그들의 큰 말초혈관수축으로 인해 추위에 노출되는 동안 아동의 피부 온도는 성인보다 더 빨리 떨어진다(148). 이것은 동상의 높은 위험을 수반한다.

차가운 공기를 흡입함으로 비롯된 기관지수축(bronchoconstriction)은 종종 천식을 가진 아동들에게 나타난다(6장의 천식 부분을 살펴보라). 그러나 이것은 또한 추위에 높은 강도의 운동을 하는 건강한 마라톤 선수에게서도 나타난다. 이것은 이런 선수들 사이에서 발견되는 높은 부교감신경과 관련이 있다(86a;91).

열관련 질환의 역학적 측면

Epidemiologic Aspects Of Heat-Related Illness

기후적 열 스트레스와 아동의 수행이나 건강 사이의 관련성에 대한 어떤 가망성 있는 역학적 연구는 없다. 모든 이용 가능한 연구들은 보통 심각한 혹서 이후에 소급적용되는 것들이다. 방법론적인 제약에도 불구하고, 이러한 연구들은 명확한 메시지를 준다. 영유아, 어린 아동들 그리고 좀 더 나이든 사람들은 청소년이나 젊은 성인들보다 기후적 혹서에 더 많이 영향을 받는다.

가장 민감한 것은 탈수증으로 병원에 오거나 설사나 구토에 뒤이어 탈수가 오는 아이들이다. 이러한 부모들은 무더운 날에 액체 섭취를 추가해야 하는 필요에 대하여 무지한 경우가 대부분이다(28;34;42;53;86;141;157). 영유아를 열사병이나 죽음에 이르게 하는 또 다른 주요한 상황은 그들을 야외에 주차된 차에 남겨두는 것이다. 최근 몇 년 동안 이러한 영유아를(대부분 2살이나 그 이하)사망에 이르게한 열사병의 발생은 미국에서만 매해 40명이 넘었다. 따뜻한 날 태양아래 주차된 차안의 온도는 40분 동안 60℃에까지 이를 수 있다. 검은색 혹은 어두운 외부의 차는 태양복사열의 대부분을 흡수하기 때문에 특별히 더 영향을 받는다. 실제로 차 안의 복사 온도는 40분 동안 70℃를 초과할 수 있다(Bar-Or and Wilk 2000, unpublished report).

추위관련 질환

Cold-Related Illness

운동을 하는 동안에는 열생산이 강화되기 때문에 추위와 관련된 질환은 높은 강도의 운동보다는 휴식 중에나 가벼운 강도의 활동 중에 더 발생하기 쉽다. 그럼에도 불구하고 우리는 추운 환경에서의 운동의 3가지 주요 해로운 영향에 대해 알고 있어야 한다: 저체온증, 동상, 기관지 수축.

높은 위험성을 가진 소아과의 그룹

High-Risk Pediatric Groups

더위에 운동을 할 때의 체온조절 반응은 개인마다 매우 다양하다. 다양성은 어느 정도 유전적인 것에도 기인하지만(97) 크게는 후천적인 차이이다. 이 부분에서는 주어진 열 스트레스에 대한 높은 생리적 부담으로 반응하는 아동의 그룹을 집중적으로 살펴볼 것이다. 그러한 반응은 그들의 운동 수행을 방해하며 또한 그들의 건강에도 해로울 것이다. 발달적인 열 관련 질환의 높은 위험군의 아동을 초기에 판별하는 것은 의사들에게 주요한 문제이다. **표 3.3**은 아동을 특정한 위험에 처하게 하는 컨디션과 질환들의 개요를 서술한 것이다. 체온조절의 어려움에 있어서의 가능한 메커니즘도 소개되었다.

거식증

Anorexia Nervosa (AN)

거식증(anorexia nervosa; AN)을 가진 환자의 체온조절 능력은 자주 문제가 있다(44;107;126). 휴식 시

표 3.3 운동하는 아동들의 체온조절을 어렵게 하는 컨디션과 질환들

컨디션 혹은 열 질환	가능한 메커니즘				
	주변부로의 감소된 대류	불충분한 발한	과도한 발한	잠재적인 탈수	기타
거식증(Anorexia nervosa)	×			×	감소된 피하지방 절연
선천성 심장병	×		×	×	
낭성섬유종(Cystic fibrosis)	×		×	×	
당뇨(진성, 요붕증)	×			×	
설사와 구토	×			×	
과도한 열망	×			×	높은 열생산
열	×		×	×	조절 불충분
탈수증	×	× (과도한 경우)			
불충분한 순응	×	×			
불충분한 조건화	×	×			
영양실조					감소된 피하지방 절연
지적장애					불충분한 수분섭취
비만					높은 열생산, 낮은 특정 열과 표면적
사전 열관련 질환					다양함(질환에 따라)
겸상적혈구빈혈증					대부분 탈수와 동반된 겸상적혈구화
불충분 발한 신드롬		×			

그들은 특히 그들의 말단부위의 추위를 호소하며, 청색증(말단청색증)을 동반한다(94;95). 이러한 변화들은 말초혈관수축에 뒤따르는 낮은 피부 온도를 반영한다(94). 이러한 혈관수축은 아마 피하지방의 부족으로 인한 부족한 절연을 보상하기 위한 것일 것이다. 안정기의 거식증 환자의 심부온도는 정상보다 더 낮다. 36℃보다 낮은 값은 일반적이지 않다. 이것은 아마 대부분 낮은 안정 시 신진대사량과 낮은 피하지방의 단열능력 때문일 것이지만 또한 시상하부의 장애를 반영하는 것일 수 있다. 거식증 환자가 열에 대해 부진한 혈관확장 반응을 보임에도 불구하고 그들은 증발보다는 대류와 복사를 통해 좀 더 많은 열을 소모한다. 건강한 개인이 비슷한 환경에 노출되었을 때에는 그 반대되는 현상을 보인다.

중립적인 기후에서 지속적인 운동을 할 때, 거식증환자의 경우 심부 온도의 증가가 정체기에 접어들기까지의 속도가 건강한 사람과 비교했을 때 느리다. 이것은 더 큰 열 수용력, 군살이 없는 조직(제조직)의 특정한 열이 지방조직 보다 더 높은 것을 반영하는 것일 수 있다(45). **그림 3.24**는 추운환경에서 심부온도의 차이를 거식증을 가진 여성과 건강한 통제군과 비교 한 것이다. 환자를 위한 데이터는 5℃에서와 23℃에서 측정되었다. 두 가지 패턴이 눈에 띄었다. (1) 중립적인 환경에서의 세션 전체에서 매우 낮은 직장 온도. (2) 5℃에서의 그리고 그 이후에도 직장온도에서 가파른 감소. 체온은 환자들이 거의 30분 동안 사이클을 한 따뜻한 방에 들어갈 때까지 증가하지 않았다.

결론적으로 거식증환자가 일정한 심부온도를 유지할 수 있는 환경적 구간은 정상인보다 더 좁았다(44). 그들의 부족한 체온조절능력이 낮은 안정 시 대사율 때문인지, 불충분한 단열 때문인지, 혹은 차선의 시상하부통제 때문인지는 확실치 않으나 이러한 환자들은 열 혹은 추위관련 질환의 위험에 처해있다. 게다가 어떤 환자들은 탈수와 전해질 문제를 유발하는 구토를 계속한다. 구토와 그것의 영향은 식욕이상으로 폭식패턴을 보이는 과식증 환자에게서도 나타날 것이다.

선천성 심장병

Congenital Heart Disease (CHD)

임상적인 경험들은 선천성 심장병(congenital heart disease; CHD)을 가진 영유아와 아동들은 땀을 과도하게 흘린다는 것을 보여준다. 비록 극히 드물기는 하지만

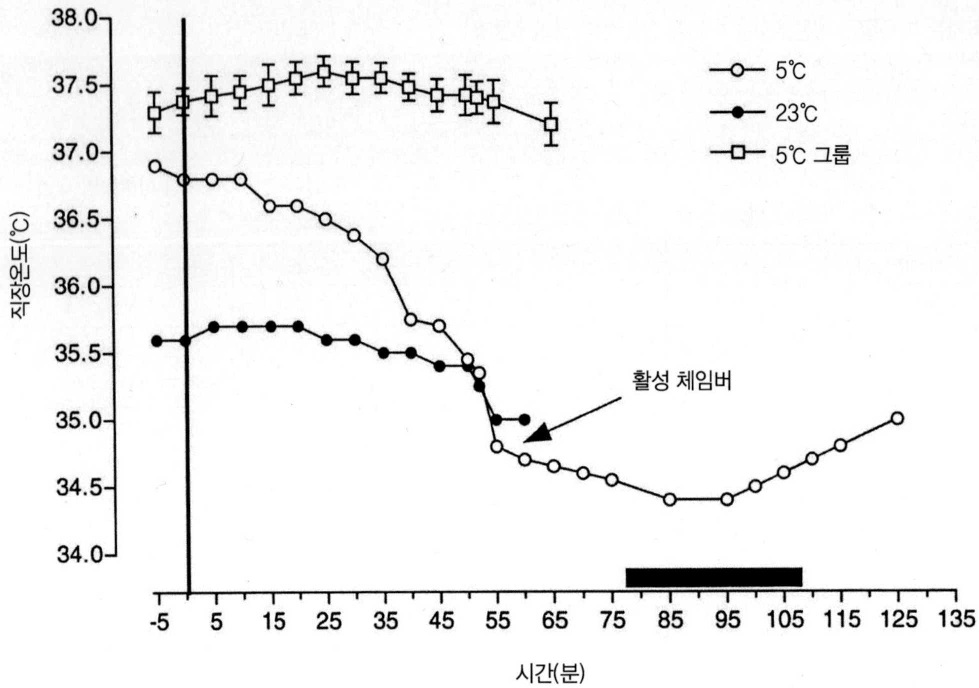

그림 3.24 차가운 공기환경이 거식증환자의 직장온도에 미치는 영향. 21세 환자는 섭씨 5도의 조건인 기후 체임버에서 60분 정도 쉬었다. 그녀의 직장온도는 7명의 건강한 통제군과 비교되었다. 검정 바는 체임버에 다시들어가 사이클링을 한 후를 말한다. 수직선은 SEM을 나타낸다.
Unpublished data from the author's (O. B.-O.) laboratory.

이 현상은 통제된 실내 관찰 시 보고된다(2;105;125). 특별히 영향을 받은 대상은 선천성 심장기혈 혹은 좌우 션트(left-right Shunt)를 지닌 사람들이었다. 6개월 이상의 어떤 CHD환자의 땀샘은 정상인의 것보다 좀 더 길었다(90). 이러한 해부학상의 차이에 의한 생리적 영향은 확실치 않다.

덥고 습한 기후가 실제로 선천성 심장문제를 지닌 외래 아동의 신체적 능력과 안녕을 방해하는지에 대한 보고는 없다. 그러나 성인들의 정보로부터 추론해보자면 심각한 심장문제를 지닌 아동들은 기후적 열 스트레스가 높을 때는 언제든지 야외활동의 수준을 낮추는 것을 제안하는 것에 대한 증거는 충분히 많다.

낭성 섬유증
Cystic Fibrosis

낭성섬유증(CF)을 가진 유아와 아동들은 혹서기간 동안 뚜렷한 열 탈진을 자주 경험한다(42;86;167). 1948년의 혹서기간 동안 낭성섬유증을 가진 뉴욕의 모든 아동 중 15%가 열탈진으로 입원을 했다(86). 초기의 증세 중 하나는 다량의 발한이다(86). 2~3일 내에 아동들은 탈수, 초고열, 그리고 순환부전으로 발전한다. 나트륨과 염소의 혈장농도는 낮았고 각각 125와 80리터당 밀리그램당량에 이르렀다. 적절한 염분보충을 동반한 수분충전은 효과적이다. 이러한 아동들의 증가된 발한 비율은 이온삼투요법(pilocarpine iontophoresis)에서 나타났듯이 활동적인 땀샘의 높은 밀도와 관련이 있다.

최근까지, 낭성섬유증환자의 낮은 열내구성의 메커니즘은 잘 알려지지 않았다. 인공기후실에서의 1.5시간의 노출은 그러한 아동의 체온조절에서의 비정상성뿐 아니라(119) 열에 순응하는 그들의 능력에서의 일탈적 행동을 밝힐 수 없다(120). 그러나 CF환자의 주요한 특성은 그들의 땀에서의 매우 높은 염화나트륨 손실이다. 나트륨과 염산의 수준이 건강한 아동이 20~30mmol·L^{-1}인데 비해 이 환자들은 리터당 125 mmol을 초과한다. 결과적으로 낭성섬유증을 가진 아동이 더위에 운동을 할 때 그들의 나트륨, 염산, 그리고 삼투압수준에서의 뚜렷한 감소가 나타난다.

갈증을 강화하는 방법을 논의하는 첫 부분에 언급되었듯이, 세포외의 삼투압의 증가는 갈증의 주요한 계기가 된다. 비정상적으로 낮은 혈장삼투압이 앞서 언급된 연구에서 발견된 것은 (119) 더위에서 운동하는 낭성섬

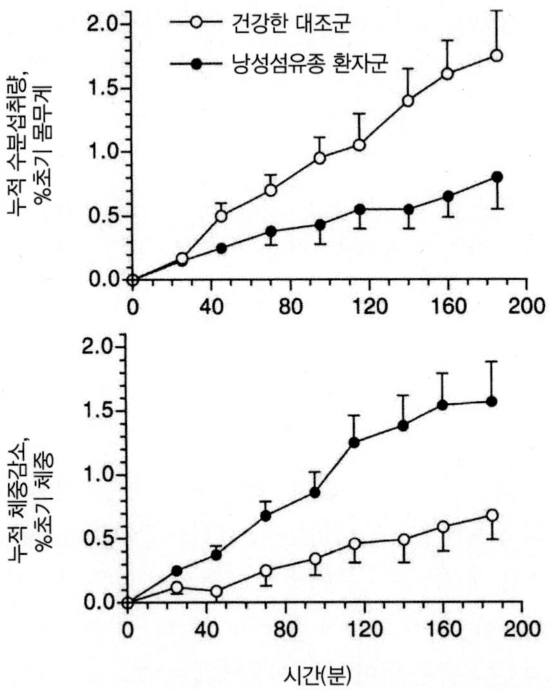

그림 3.25 낭성섬유종 환자와 건강한 대조군간의 자발적인 음용의 누적량(위)과 불수의적인 탈수의 정도(아래). 8명의 환자(9.5~14.1세)와 8명의 건강한 대조군은 31~33℃, 44~46% 상대습도에서 180분 동안 간헐적인 운동(43~47% 최대산소섭취량)을 수행함. 향미가 첨가되지 않은 물이 임의적으로 마실 수 있도록 제공됨.

Reproduced, with permission, from Bar-Or et al. 1992 (17).

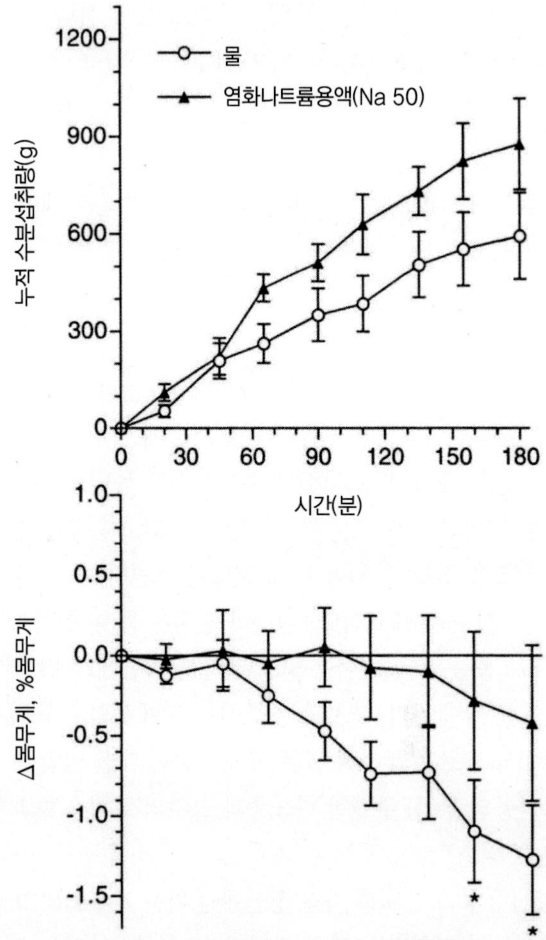

그림 3.26 낭성섬유종환자의 자발적인 음용에서 염화나트륨용액의 효과(위)와 탈수증상태(아래). 6명의 낭성섬종환자(10~19세) 가 35℃, 50% 상대습도에서 3시간 동안 간헐적으로 운동을 함(분당 140~160의 심박수) 한 세션에서 그들은 임의적으로 주어진 물을 마셨고, 또한 쪽에선 그들은 주어진 리터당 50mmol의 염화나트륨 용액을 제공받았다.

Reproduced, with permission, from Kriemler et al. 1999 (88).

유증 환자가 이 계기를 빼앗기고, 결과적으로 그들의 땀 손실을 보충할 충분한 수분섭취를 하지 못한다는 가정을 세워볼 수 있다. 결과적으로 탈수증과 열 과민증이 진행될 것이다. 실제로 31~33℃, 44~47% 상대습도에서 3시간 동안 간헐적으로 운동한 낭성섬유증 환자의 자발적인 음용패턴을 분석해보았을 때, 그들의 향미가 가미되지 않은 물을 마신 비율은 건강한 통제군의 절반 밖에 되지 않았다(**그림 3.25, 위**). 결과적으로 탈수증은 거의 통제그룹과 비교해 3배가 되었다(**그림 3.25, 아래**)(17). 안전성을 고려하여, 방의 프로토콜은 탈수증이 초기 몸무게의 2%를 초과하지 않도록 하였다. 이러한 가벼운 탈수에서 낭성섬유증 환자에서의 열 중압감이 높았다는 것을 나타내는 한 가지는 각각의 운동세션 후에 심박수의 회복이 느렸다는 것이다. 그래도 더 큰 정도의 탈수증이 환자의 체온조절체계의 효과에서의 더 큰 결핍을 유발하였을 확률이 크기는 하다.

낭성섬유종 환자의 자발적인 음용이 강화될 수 있을까? 건강한 아동에게서 발생하는 것과 달리(165) 물에 향미를 첨가하는 것은 3시간 동안 더위에 간헐적 운동을 한 낭성섬유종 환자의 음용을 증가시키지 못했을 뿐 아니라 30몰의 염화나트륨과 6%의 단당을 첨가하는 것도 마찬가지였다. 그러나 염화나트륨 농도를 리터당 50몰까지 올렸을 때, 자발적인 음용은 전 세션동안 탈수를 예방할 수 있을 정도로 충분히 증가했다(**그림 3.26**)(88). 이 패턴은 염화나트륨 농도가 18몰 정도로 낮아도 갈증이 촉발될 수 있는 건강한 아동의 반응과 비교된다(165). 그리고 이것은 낭성섬유종 환자의 땀에서 상당히 큰 염분손실이 있음을 반영한다.

결론적으로, 낭성섬유종을 가진 아동과 청소년은 활동적인 생활을 하도록 격려되어야 하지만, 그들은 특별히 덥고 습한 기후에 반드시 갈증이 나는 것 이상으로 주기적으로 음료를 마실 수 있도록 지도해야 한다. 향미 음료에 염화나트륨을 첨가하는 것은(약 리터당 50mmol) 갈증을 촉발하고, 이후의 음용을 자극할 것이다. 그러한 음료를 준비함에 있어 기호를 증가시키기 위해 염화나트륨용액의 짠맛은 느껴지지 않도록 해야 할 것이다.

진성당뇨와 당뇨 요붕증
Diabetes Mellitus and Diabetes Insipidus

정기적인 신체활동은 당뇨를 가진 아동의 관리를 위해 필수적이다. 그러나 덥거나 습한 날에는 주의를 기울여 운동을 해야 하고 적절한 수분섭취에 특별한 주의를 기울여야 한다. 이것은 특별히 탈수가 되고 과도한 전해질 손실을 겪을 수 있는 다뇨증(많은 소변량)을 가진 환자들에게 매우 중요하다, 비슷하게 혹은 좀 더 심각하게 당뇨요붕증을 가진 아동들도 그러한 위험에 직면한다. 이 드문 장애에서, 소변을 집중하는 데에서의 무능력은 (항이뇨 호르몬의 부족 혹은 이 호르몬에 대한 억압된 신장 반응의 부족) 뚜렷한 다뇨증과 탈수의 위험을 초래한다.

제1유형의 당뇨를 가진 성인에서 더운 기후에의 노출은 운동의 저혈당 효과를 강화할 수 있다. 이것은 결국 주입지역으로 부터의 정상이상의 인슐린 방출율을 초래하는 열유발 말초혈관 확장을 반영하는 것이다. 이 패턴이 아동과 청소년에게도 적용되는지는 알려진바 없다.

설사와 구토
Diarrhea and Vomiting

설사와 구토를 동반하는 어떤 컨디션도 그 인과관계에 상관없이 아동에게서 쉽게 탈수와 전해질 불균형을 유발할 수 있다. 아동이 열탈진과 열사병에 취약하게 하는 그러한 방해로 발한은 약화될 것이다. 전해질의 부분적인 보충을 위해 염분을 포함한 음료를 마시는데 있어 특별한 주의가 요구된다.

과도한 열정
Excessive Eagerness

더위나 추위에 노출되는 사람들이 경험하는 불편함은 이들을 방어적으로 만든다. 일반적으로 사람들은 예를 들어 그늘을 찾는다거나 운동을 멈춘다거나 혹은 차가운 물에서 들어감으로서 그러한 더위에 노출되는 활동을 종료할 것이다. 열 스트레스에 노출되는 동안 아동이 운동강도에 대해 지각하는 것은 그들이 겪고 있는 신체적 중압감 보다 저 평가된다(12;29). 그러므로 아동은 성인들이 기후적 스트레스를 감소시키도록 하는 똑같은 방어적 불편함을 경험하지 않을 것이다. 열정과 욕심이 많은 운동선수들은 아마도 지배적인 기후의 위험에 상관없이 연습을 계속하기로 결정할 것이다. 그러한 아동과 청소년들은 해로운 결과에 관해 반드시 조언 받아야 하고 성인에 의해 감독되어야 한다.

열
Fever

그것의 원인에 관계없이, 열(고온)은 체온조절체계 통제의 문제가 있음을 나타낸다. 그러므로 그것은 높은 대사열을 생성하는 아동에게 있어 특별히 더운 기후에 노출되었을 때, 초고열에 취약하게 한다. 일반적으로 강도 높은 운동은 열이 나는 아동에게는 예방접종 후와 같이 명백한 원인이 있는 경우에라도 감소되어야 한다.

탈수증
Hypohydration

탈수증은 대부분 높은 위험 상태의 컨디션과 체온조절체계의 결함과 관련되어있다. 앞서 논의되었듯이, 탈수는 운동 전, 운동 중, 운동 후 액체 손실을 충분히 보충하지 않은 건강한 아동에게서도 발생할 수 있다.

탈수증은 감소된 혈장량을 동반한다. 이것은 몸의 중심부로부터 피부로의 열의 대류를 방해하고, 중심혈류량을 감소시킨다. 결국 순환부전이 뒤따르게 된다. 탈수증은 거의 대부분 열탈진(물 부족 유형)과 열사병에서 나타난다. 탈수증은 또한 열실신을 유발할 수 있다.

"갈증열"은 어떤 명백한 감염원인 없이 열이 나는 어린아동에게서 보이는 증상이다. 열의 정도는 액체 결핍의 정도에 비례하고 이는 아동이 완전히 수분보충이 되면 사라진다.

불충분한 순화
Insufficient Acclimatization

무더위에 운동을 하는 아동의 순화의 생리적 지각적 현상의 충분한 논의를 위해 이 주제를 다룬 앞부분을 살펴보라. 불충분한 순화는 열관련 질환의 가장 중요한 원인 중의 하나이다. 임상가들은 아동의 순화의 속도가 느린 것과 반면에 그들이 안녕을 느끼는 주관적인 감각은 빠르게 상승한다는 것을 반드시 명심해야 한다. 이것은 특별히 여름에 훈련이 시작되는(미국 풋볼과 같은) 혹서기 동안이나 혹은 운동선수들이 더운 지역으로 여행을 할 때 매우 중요하다. 열사병의 후향 연구들은 불충분한 순화와의 강한 관련성을 보여준다. 고등학교 미식축구에서의 8명의 열사병 사망자 가운데 6명은 선수가 순화할 기회를 갖기 전인 프리시즌의 첫 번째 혹은 두 번째 훈련 후 사망했다(23;64). 또 다른 어린 선수는 다행히도 여름의 첫 번째 훈련세션 후에 발생한 열사병으로부터 목숨을 건졌다(127). 비슷한 사고들이 순화되지 않은 대학미식축구선수들에게서도 보고되었다(151). 호주의 지방에 사는 영유아와 미취학아동들은 도시에 사는 아이들보다 열관련질환에 덜 걸린다고 보고되었다. 아마도 이는 지방에 사는 아동들이 일상적으로 더 더위에 자주 노출이 되고 그래서 좀 더 순화가 잘 되었기 때문일 것이다(42).

아동이나 청소년이 무더위에 새롭게 노출되거나 노출되기 쉬울 때 순화가 되도록 하는 것은 아무리 강조해도 지나치지 않다. 이에 대한 가이드라인이 이 장의 다른 부분에 나와 있다.

불충분한 조건화
Insufficient Conditioning

이전에 논의되었듯이, Se당 조건화(conditioning per se)는 아동에게 열순응의 방법이다. 그러므로 불충분하게 조건화된 아동은 또한 덜 순응되었을 것이고 이에 대한 실험적 증거가 부족함에도 불구하고 갑자기 뜨거운 기후에 직면했을 때 어려움을 초래할 것임을 가정해볼 수 있다.

적응이 덜 된 개인의 또 다른 잠재적 불이익은 힘든 과제를 수행하는데 있어서 그들의 경험이 없다는 것이다. 이에는 몇 가지 증거가 있는데 하나는 초보 달리기 선수인 성인이 그들의 운동 능력에 상응하는 달리기 속도를 선택하지 못해 좀 더 열사병에 걸릴 확률이 높다는 것이다(69). 이러한 무경험과 열관련 질환의 이슈는 아동에게서 연구된 바 없다.

지적 장애
Mental Deficiency

지적으로 장애가 있는 아동이 체온조절체계에 결함을 가지지는 않는다. 그러나 이런 아동들은 그들이 더운 날 조금 더 추가적으로 음료를 마실 필요가 있다는 것을 이해하지 못하거나 표현하지 못함으로 인해서 열과 관련된 질환을 좀 더 가진다고 나타나있다(42).

비만
Obesity

피하지방이 몸의 중심으로의 단열을 제공하기 때문에 추운 날씨에 증가된 지방과다는 자산이 된다(32;83). 반대로 비만은 뜨거운 기후에서는 분명한 골칫거리이다. 조사에 따르면 과체중 여성은 정상체중여성보다 열에는 더 적은 내구성은 가지고 추위에는 더 큰 내구성을 가진다. 남성도 비슷한 경향을 보인다(68). 실제로 비만성인의 내구성 시간은 그들이 가열된 인공기후실에서 운동을 할 때 짧다(21;106). 그들은 더위에서 운동을 할 때 더 높은 심박수, 심박출량 그리고 체온을 갖는다. 그리고 기립성의 스트레스에 대한 그들의 운동 후 혈관의 적응은 마른 통제군보다 덜 효율적이다(21;32;106). 비만인 아동들은 마른 아동들에 비해 특정 열 스트레스에 더 높은 중압감을 가진다. 그러나 9~12세 소년들을 대상으로 한 연구에서 46~48℃, 22%의 상대습도에서 60분간의 운동을 마치는데 있어서 마른 아동들과 비만 아

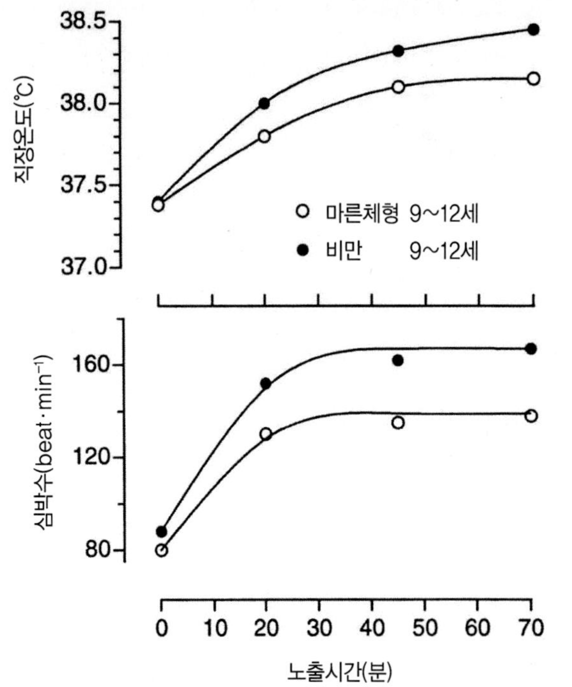

그림 3.27 비만 및 열 변형. 5명의 비만 소년과 7명의 마른 9세에서 12세 소년이 건열(40~42℃, 상대 습도 25%)에서 간헐적으로 (4.8km·hr^{-1}, 5 % 경사) 걸었다. 값은 그룹 평균을 나타낸다.
Reproduced, with permission, from Bar-Or 1980 (12), based on data by Haymes et al. 1975 (71).

동들의 능력 간의 차이는 없었다(70). 경도의 비만(31.2% 지방) 소년(9~12세) 들은 마른 통제군 소년들(15.5% 지방)보다 건조한 더위에 트레드밀에서 걷는 동안 심박수와 직장온도에서의 증가가 더 빠르고 컸다(**그림 3.27**)(71).

어떤 특정 그룹에서는 열 활성화된 땀샘과 피하지방 두께 사이의 정반대의 결과가 나타난다. 비만인 그룹은 특별히 몸통부분에서 활성화된 땀샘의 낮은 밀도를 가졌다(22). 표면적에 의해 수정된 그들의 발한 비율이 마른 사람들과 같거나 혹은 높을 때에도 같은 결과를 얻었다(14;32). 그러므로 비만인이 땀샘당 발한 양은 더 높다. 그들은 더위에서 운동을 할 때 잘 적응할 수 있다. 그러나 탈수가 진행되는 동안 그들의 심부 온도는 어떤 특정 체액손실과 더불어 급격하게 증가한다(19). 비만은 특별히 어린 아동일 경우 체액결핍의 임상적 제시를 감출 수 있다(52). 그러므로 높은 온도에 최근에 노출된 비만 아동의 경우 체액결핍의 가능성을 항상 염두에 두어야 한다.

몇 가지 메커니즘이 무더운 기후에서 비만아동의 어려움의 원인이 된다.

- 특정한 지방의 열은 0.4kcal·g^{-1}·℃$^{-1}$이며 제지방 체중의 열은 0.8kcal·kg^{-1}·℃$^{-1}$이다. 그래서 열의 특정량은 지방세포의 1g의 온도가 오르는 것이 제지방세포의 1g의 온도가 오르는 것의 두 배가 될 것이다.
- 비만인 아동들은 몸무게가 많이 나가고 무게 대비 좁은 표면적 비율을 가진다. 더하여 지방이 축적되면 이는 이 비율을 더 감소시키며 몸의 윤곽을 변화시킨다. 이것은 몸으로 혹은 몸으로 부터의 낮은 열 전달비율을 초래한다. 이것은 피부온도가 공기 온도보다 높을 때 매우 따뜻한 기후에서 불이익이 된다. 극단적 더위에서는 작은 몸무게 대비 작은 표면적 비율이 환경으로부터 열의 유입을 감소시키는데 유리할 수 있다. 그러나 발한을 고려하는 한 그것은 여전히 핸디캡이 된다(14;70).
- 운동을 하는 동안 심부 온도에서의 증가는 상대적인 대사량(최대산소섭취량의 퍼센트와 같은)에 비례한다. 비만아동 집단은 낮은 최대유산소성 파워를 갖는다; 그러므로 특정과제를 수행할 때 그들은 그들의 최대유산소성 파워의 높은 퍼센트로 기능한다. 이것은 더 큰 피로도뿐 아니라 심부온도의 더 큰 증가를 초래한다.
- 지방은 다른 대부분의 세포들 보다 수분의 함량이 적다. 그래서 비만인 사람들은 단위 무게당 낮은 총 신체 수분량을 가지고 있다. 결과적으로 초기몸무게의 퍼센트로 결정되는 특정 탈수증 수준은 비만인 사람에게 있어 전체 신체의 수분에 대해 상대적으로 더 큰 수분 손실을 나타낸다.
- 더위에 운동을 하는 동안 주변으로의 혈류량은 마른 사람보다 비만인 사람이 더 적다(161). 이것은 아마 몸의 중심부터 주변으로의 혈액을 통한 열의 대류를 방해할 것이다.

이러한 생리적 약점은 임상적 영향이 있다. 과체중과 열사병과 사망의 위험 사이의 관계가 밝혀졌다(140). 125명의 열사병 희생자 중, 환자의 대부분이 어느 정도 과체중이었고 실제로 비만이었다(101). 풋볼 훈련 후에 열사병으로 사망한 고등학생 소년들은 뚜렷한 과체중이었다(23;64). 이러한 15.3세의 소년들은 평균적으로 89kg이었는데 이는 아마도 발달된 근육뿐 아니라 비만일 가능성을 내포하고 있다.

비만인 아동들은 그들의 낮은 건강수준과 높은 열 중압감 때문에 다른 아동들 보다 좀 더 빨리 그들의 운동을 종료하거나 속도를 늦추는 경향이 있다. 이러한 학생들에게는 뜨겁거나 습한 날에 특별한 고려를 하고 그들의 한계까지 밀어붙이지 않도록 해야 한다.

사전 열관련 질환들
Prior Heat-Related Illness

열관련질환 병력을 가지고 있는 개인이 미래에 평균 이상의 위험을 보이는 지에 대한 여부는 중요한 질문이다. 운동관련 열사병 병력을 가진 젊은 성인이 건조하고 더운 날씨에 운동을 하는데 다시 노출 되었을 때 그들은 감소된 내구성시간, 높은 직장 온도와 심박수로 반응했다. 그러나 발한율은 정상적이었다(130;142). 이러한 사람들이 어떤 내재하는 체온조절체계의 결함을 가지고 있는지 아니면 과거 열사병경험으로부터 되돌릴 수 없는 어떤 상해를 입었는지의 여부는 확실하지 않다.

겸상적혈구 빈혈증

Sickle Cell Anemia

탈수, 운동, 그리고 더위에의 노출은 겸상적혈구빈혈증 환자에게서 적혈구의 겸상세포생성을 촉발하는 것으로 나타난다(81). 이것은 아마도 혈관폐색이다 조직에 허혈성손상을 야기할 것이다. 이러한 질환에 대한 좀 더 자세한 설명은 11장의 "sickle cell anemia"부분을 살펴보라.

불충분한 발한 증후군

Sweating Insufficiency Syndromes

불충분한 발한 증후군은 매우 드물게 나타나고 종종 전신질환의 하나의 징후로 나타난다(63;99). 이러한 증후군을 가진 아동들은 열을 소멸하는 데에 대류와 복사에 의존해야 한다. 기온이 높고 이러한 경로에 의한 열 소멸이 방해되는 날에는 특별한 위험이 존재한다.

영양결핍

Undernutrition

저열량유형의 영양결핍은 낮은 피하지방절연과 관련이 있다. 거식증과 같이(앞부분을 보라) 이것은 아마도 추운 날씨에 과도한 열 손실을 초래할 것이고(29) 더운 날씨에 특별히 주변의 온도가 피부 온도를 초과할 때 심부온도의 과도한 상승을 유도할 것이다(30). 영양이 결핍된 아동들은 아마도 땀샘에서의 국부적 변화로 인해서 감소된 발한 비율을 나타낼 것이다(30).

이러한 자료들이 영유아를 대상으로 한 실험에 기초했음에도 불구하고 좀 더 나이가 많은 영양실조아동들 역시 비슷한 방식으로 반응할 것이다. 한 가지 명심해야 할 것은 심각하게 영향을 받지 않는 한 영양실조 아동들은 신체적으로 활발할 것이고 그러므로 더운 날씨에 불리한 영향을 받을 것이다. 성인대상 연구에서 알 수 있듯(102) 영양결핍으로부터의 회복은 추위에 열발생 반응(대사열 생성에서의 증가)의 향상을 동반한다.

더위에 체육행사 실행을 위한 가이드라인

Guidelines for the Conduct of Athletic Events in the Heat

아래의 가이드라인은 'American College of Sports Medicine' (4;38)과 'American Academy of Pediatrics' (3)에 개발된 입장문과 우리의 경험에 기초한 것이다.

1. 더위에 순응/순화를 확실히 하도록 해야 한다. 순화가 되지 않은 아동이 처음 더위에 노출되었을 때 반드시 운동의 강도와 지속시간을 줄여야 하며 점차적으로 강도와 지속시간을 늘려가야 한다. 노출은 전체 6~8번의 노출을 위해 일주일에 3~6번 정도 시행되어야 한다. 그 세션 동안 운동은 반드시 휴식시간을 포함하여야 한다.
2. 훈련이나 시합 전 반드시 완전히 수분보충을 해야 한다(10~12세 아동을 위해, 300~400mL, 활동 20~30분 전)그리고 장기적인 활동을 하는 동안 주기적인 음용을 격려해야 한다(매 15~20분 동안). 갈증은 정확한 안내가 되지 않는다는 것을 기억해야 한다. 활동을 하는 아동들은 주관적인 만족을 느끼는 것 이상으로 음료를 섭취하도록 해야 한다. 10세 아동 혹은 그보다 어린 아동들은 충분히 만족할 때까지 마시고 더하여 100~125mL를 더 마셔야 한다. 더 나이가 든 아동들은 만족할 때 까지 마시는 것에 더하여 200~250mL를 더 마셔야 한다.
3. 음료는 냉장되어야 하고 향미가 첨가되어야 한다. 그것은 약 리터당 18mmol의 염화나트륨과 6%의 단당(글루코즈와 수크로즈)을 포함하고 있어야 한다. 아동이 좋아하는 향미를 제공하기 위해 노력하라.
4. 탈수에 의한 "과도한 체중관리"를 삼가라. 이것은 선수들과 코치들에게 뿌리 깊게 박혀있는 습관이다. 그리고 이는 교육을 통해 반드시 근절되거나 최소화되어야 한다. 고무재질의 땀복, 완화제, 이뇨제, 그리고 토약제가 완전히 금지되어야 한다. 징계나 혹은 수양의 방법으로 음료를 결코 제한하지 않는다.
5. 활동은 반드시 우세한 기후에 맞게 조정되어야 한다. 기후적 스트레스로 인해 활동을 연기하거나 축소 취소하는 것이나 휴식시간을 늘리는 것은 팀닥터나 스쿨닥터의 특권이다 제안된 정책이 표 3.4에 제시되어 있다. 이상적으로는 코치나 팀닥터가 건습계를 사용하여 복사열, 습도, 기온을 점검해야 한다. 건습계를 소유하지 못한 사람들은 지역기상국으로부터 정보를 얻을 수 있다. 잘 환기가 되고 그늘이 진 지역에서의 휴식기간은 훈련 기간 동

표 3.4 기후적 열 스트레스와 허용되는 신체적 활동

더위지수(WBGT) ℃* (℉)	WBT ℃† (℉)	활동에서의 변화
<25 (<77)	<15 (<59)	모든 활동이 허용됨
25~27 (77~81)	15~21 (59~70)	1. 그늘에서의 긴 휴식시간 2. 매 15분마다 음료섭취 3. 열관련 질환의 증상에 주의를 기울임
29~29 (81~84)	21~24 (70~75)	위의 것들에 더하여 1. 모든 순응되지 않은 활동들을 중단 2. 모든 활동을 제한(각 활동의 지속시간을 대폭 축소, 휴식시간 증가, 장거리레이스 불허)
>29 (>84)	>24 (>75)	모든 참가자의 모든 신체적 활동을 중단

*WBGT(더위지수, 습구:흑구:온도)=0.7WB+0.2G+0.1DB. WB는 습구, G는 흑구, DB는 건구, 각각 습도, 복사열, 그리고 기온을 측정함.
†WBT=0.7WB+0.3DB(복사가 덜 중요할 때 실내에서 사용하는 공식)

안 저장된 열의 소멸을 위해 중요하다.

6. 의복은 가벼워야 하고, 흡수가 잘 되는 소재의 한 겹 옷으로 제한되어야 한다. 그리고 땀의 증발을 용이하게 하기 위해 피부에 딱 맞아야 한다. 과도한 테이핑이나 패딩은 하지 말아야 한다. 언제든 태양복사열을 감소시킬 수 있는 모자와 밝은 색상의 옷이 추천된다. 피부가 태양에 장기간 노출되는 것은 삼가야 한다.
7. 필요하다면 열 관련 질환에 높은 위험을 가지는 개인을 판별하고 선별해야 한다. 시즌 전 검사는 이러한 선별을 위해 중요하다.
8. 열관련 질환에 앞서는 징후와 초기 주의가 요구되는 증상에 관해 살펴보고 지도한다. 이는 이유 없는 두통, 머리의 욱신거리는 압력, 오한, 매스꺼움, 가슴과 팔의 털이 곤두서는 것, 방향상실, 운동실조, 건조한 피부를 포함한다. 아동이 이러한 증상을 나타내면 활동이 계속되어서는 안 되며 처치가 시작되어야 한다.
9. 안전 이전에 성공을 강요하지 말라. 코치와 선수들 그리고 심지어 부모들도 때로는 선수들의 성공을 위해 열관련 위험을 무시한다. 팀닥터나 학교의료진, 혹은 의사나 의학 전문가가 시합에 참석했는지의 여부에 관계없이 그들을 교육하는데 최선을 다해야 한다. 만약 다른 방법이 실패한다면 당신의 권한을 주장하라.

추위에 체육행사 실행을 위한 가이드라인

Guidelines for the Conduct of Athletic Events in the Cold

아래의 가이드라인은 추운 환경에서의 세 가지 해로운 영향을 예방하거나 개선하기 위해 고안된 것이다: 저체온증, 동상, 운동유발 천식.

1. 만약 가능하다면, 아동수영선수를 위한 물의 온도는 성인보다 1~2℃ 정도 더 따뜻해야 한다.
2. 아동은 매 15~20분마다 물 밖으로 나올 수 있도록 해야 한다.
3. 대부분 호수나 바다와 같은 곳에서의 장거리 수영에서, 피부에 라놀린 오일이나 바셀린을 1~2mm 정도 바른다.
4. 대부분의 아동들은 저체온증이 발생하기 전에 불쾌한 추위감각으로 인해 물 밖으로 나올 것이다. 그러나 열정이나 욕심이 많은 젊은 선수들은 그러한 감각에도 불구하고 물 안에 머무르는 것을 선택할 수도 있다는 것을 알고 있어야 한다.
5. 만약 아동이 저체온증이 오고 있는지 의심이 든다면 아동을 차가운 환경으로부터 나오게 하는 보수적인 접근을 택해야 한다. 아동이 작을수록 의심의 수준은 더 커져야 한다.
6. 만약 옷이 젖어 있다면 열은 신체로부터 더 빨리 사라질 것이다. 영하의 혹은 그 아래의 환경에서 활동을 수행할 때는 여러 겹의 마른 옷을 입는 것이 중요하다.

7. 만약 풍속냉각지표가 15~20℃이거나 그 이하일 때, 얼굴은 완전히 가려야 한다.
8. 운동 유발 천식은 마스크로 입과 코를 가리거나, 과환기가 요구되는 활동을 하는 동안(크로스컨트리스키, 장거리 달리기) 스카프를 함으로서 개선될 수 있거나 완전히 예방될 수 있다. 이는 기온이 10℃ 이하로 떨어졌을 때 사용할 수 있다.

전체 참고문헌은 http://www.hanmibook.co.kr 자료실에서 볼 수 있습니다.

PART II

치료적 맥락에서 아동과 운동

CLINICAL PERSPECTIVES OF CHILDREN AND EXERCISE

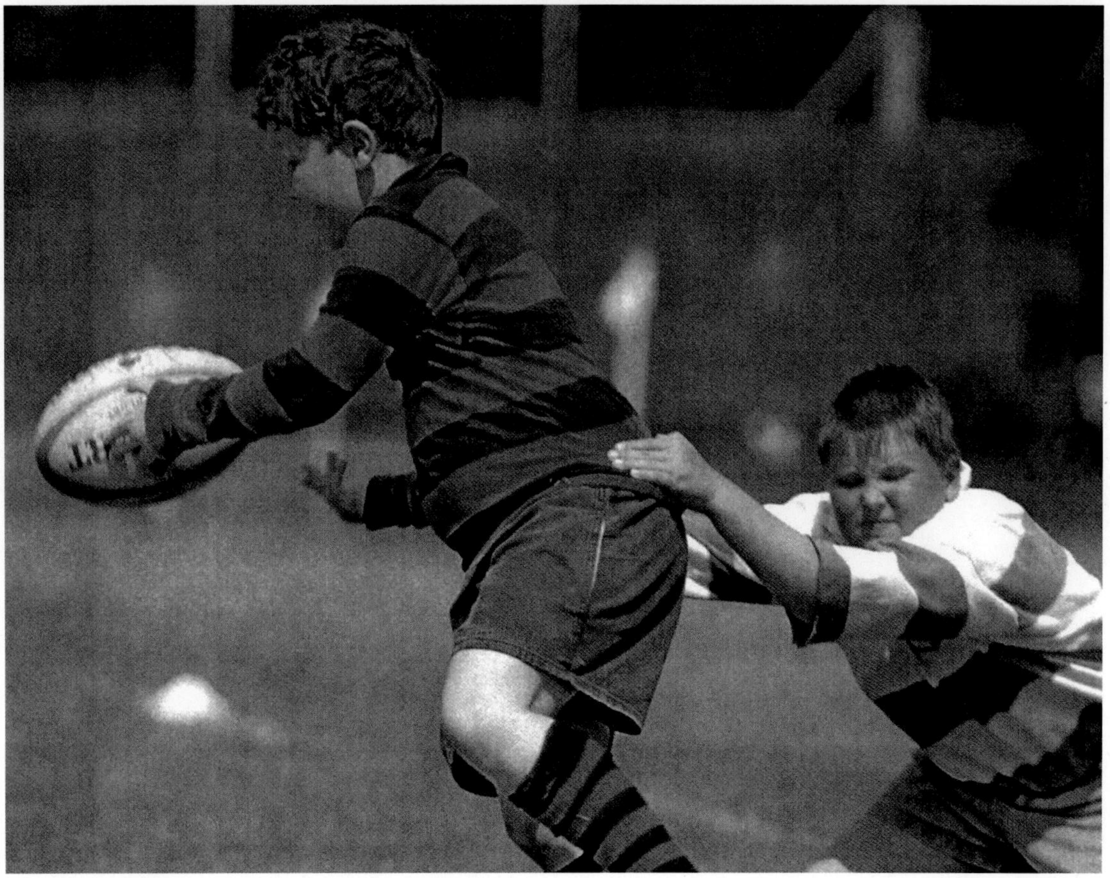

© Martina Sandköhler

CHAPTER 4

치료적 맥락에서 아동과 운동 개요

Children and Exercise in a Clinical Context-an Overview

문효열 서울대학교 체육교육과

진단 또는 관리 전략에 운동을 포함하고자 하는 임상의들은 다음과 같은 질문을 환자들에게 해야 한다.

- 아동이 충분히 활동적인가?
- 그렇지 않다면, 기저(신체적, 심리적, 사회적) 원인이 무엇인가?
- 아동의 체력 상태가 어떠한가?
- 운동이 진단적 가치를 갖는가?
- 늘어난 신체활동이 아동의 건강과 웰빙에 혜택을 주는가?
- 운동이 아동의 건강에 해로운가?

이번 장은 소아과 임상의들에게 위와 같은 질문과 관계된 개요를 제공할 것이다. 자세한 내용은 책의 뒷부분에 기재되어 있다.

습관적 활동과 질환

Habitual Activity and Disease

성인들의 경우, 좌식생활 방식이 이제는 병과 죽음의 제1요소로 구별되고 있다(15). 이런 사실에도 불구하고, 사회에서 성인의 좌식생활 방식은 표준으로 받아들여지고 있다. 그리고 그것은 나쁜 건강상태로 여겨지지 않는다. 대조적으로, 아동들이 활발하지 않으면 대부분 사회에 적응하지 못했거나 신체적으로나, 정신적, 감정적 정상에서 벗어났다고 생각한다. 이 책에서 과소활동(hypoactivity)은 건강한 또래들(비슷한 연령, 성별, 문화적·사회적·환경적 배경을 가진)에 비해 낮은 수준의 활동을 하는 것으로 정의한다. 우리는 요즘의 건강한 아동들이 결코 충분히 활동적이라고 생각하지 않는다.

만성 질환이나 신체적 장애를 가진 아동들과 청소년들은 활동저하 상태이다. 예를 들어, 1990년에 만성 질환, 움직임 장애, 감각 장애가 있는 6~20세 남녀를 대상으로 설문지기반조사를 진행했다(7). 987명의 참가자들은 캐나다 온타리오 주에 사는 13,000명의 환자를 대표했다. 그들 중 29%는 "좌식생활군"으로 분류되었다. 이것은 1983년 캐나다피트니스조사(Canada Fitness Survey)에서 전국적으로 비슷한 설문지로 조사한 결과 중 겨우 10%의 아동들이 "좌식생활군"으로 구별된 것과 대조적이다(4). **그림 4.1**에서 볼 수 있듯, 장애나

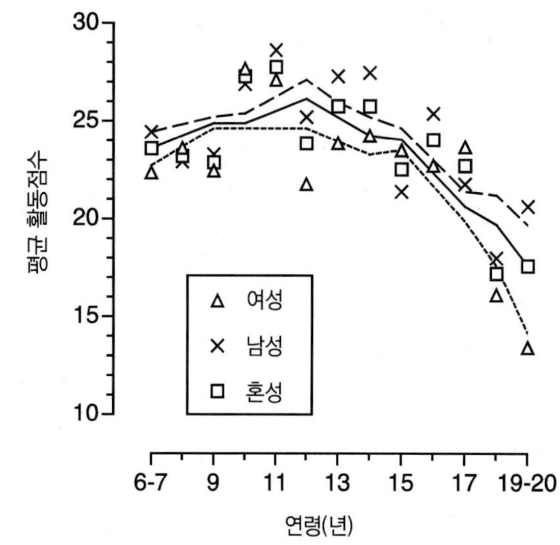

그림 4.1 만성질환, 운동장애 또는 감각 장애가 있는 아동 및 청소년의 습관적 활동. 활동점수는 캐나다피트니스조사(4)에서 사용된 것과 유사한 설문지를 사용함. 응답자는 캐나다 온타리오에서 온 6~20세 소녀(n = 472)와 소년(n = 515)이었다.

Adapted, with permission, from Longmuir and Bar-Or 1994 (7).

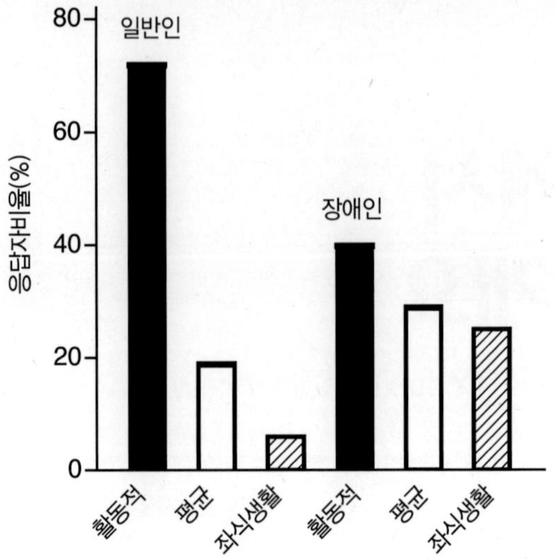

그림 4.2 만성질환이나 장애가 있는 건강한 6~20세 아동 및 청소년의 활동 수준 비교

Based on data by Longmuir and Bar-Or 1994 (7).

만성질환을 가진 아동들의 활동 점수가 12살에 감소하기 시작하는 것을 볼 수 있고 급격한 감소가 후기 청소년기에 나타나는 것을 볼 수 있다. 이러한 패턴은 건강한 아동들과 청소년에게서 나타나는 것과 비슷하다(2장 참고). 그러나 **그림 4.2**는 장애를 가진 그룹 전체의 활동 수준을 건강한 그룹과 비교하여 요약하고 있다. 건강한 그룹의 70% 이상이 "활동적인"으로 분류된 반면에, 장애를 가진 그룹의 겨우 40%만 이에 해당되었다. 대조적으로, 장애를 가진 그룹은 건강한 그룹보다 다섯 배 많은 "앉아 있는"의 그룹 수치를 가졌다. 6~12장에 걸쳐 논의되어 있듯, 더 작은 샘플에서 비슷한 패턴이 다양한 질환과 장애에서 보고되어 왔다.

과소활동의 직간접적인 원인으로 인한 질환

Disease As a Direct and Indirect Cause of Hypoactivity

표 4.1은 과소활동이 보고된 소아 상태를 요약한 것이다. 목록은 두 가지 하위집단으로 나누어져 있다. 하나는 과소활동이 병에 내재된 것이고, 아마도 병의 직접적인 결과일 것이다. 또 다른 그룹은 과소활동이 병의 부수적인 상태를 포함한다. 예를 들어, 심한 관절염 또는 진전된 근육퇴행위축은 환자들의 걸음걸이와 다른 움직임을 명백하게 제한하는 반면, 천식이나 당뇨병은 활동적일 수 있지만 종종 그렇지 않다. **그림 4.3**이 나타내듯, 건강하지 않은 이들은 타인에 의해서 간접적인 제한요소가 부과된다. 부모의 과잉보호, 부모나 어린 아동의

표 4.1 과소활동이 초래하는 소아기 질환 및 장애

질환 내재성 과소활동	과소활동 유발성 질환
관절염	천식
실명	경도, 증등도-낭성섬유증
뇌손상	제1형 당뇨병
뇌성마비	간질
중증-낭성섬유증	여성형유방증
청색증심장병	혈우병
근위축/근육퇴행위축	정신 지체
중증-비만	비청색증(noncyanotic) 심장병
이분척추(척추갈림증)	경도, 증등도-비만
중증-척추측만증	비질환성 문제들
영양결핍	

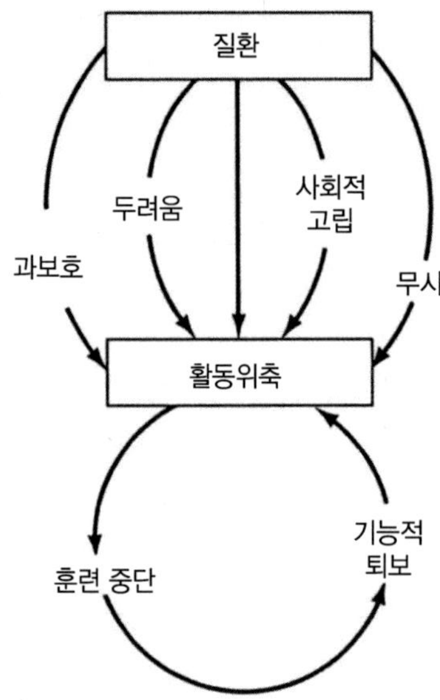

그림 4.3 과소활동과 질환의 직접 및 간접적 관계도

두려움, 부모나 선생님의 무시(그리고 종종 건강의)와 같은 요소들과 또래들과의 사회적 격리는 모두 과소활동으로 이어진다. 손상된 운동 수행력은 과소활동을 일으킬 수 있다. 이는 악순환의 부분이 된다("질환이 체력에 미치는 영향" 절 참조). 다양한 질환을 가지고 있는 아동들과 청소년은 종종 주어진 운동 강도가 건강한 또래들의 운동 강도보다 높다고 생각한다. 이것은 환자들이 과소활동 경향을 갖게 되는 또 다른 이유(1)가 될 수 있다. 예를 들어, 제1형 당뇨병(11), 비만(17), 운동성 장애(2)를 가진 환자들에게서 운동자각도가 높게 나타났다. 질환이 활동에 미치는 직접적이고 간접적인 영향의 구체적인 예는 **표 4.2**에 수록되어 있다.

표 4.2 부모 또는 환자가 지적한 소아질환 및 장애에서의 과소활동 원인

질환	과소활동 원인
관절염	고통
천식	운동 후 발병에 대한 공포
뇌손상	신체활동 폭의 한계
뇌성 마비	기회 부족
당뇨병	저혈당증 위험
간질	간질 및 부상의 위험
심장병	심장마비 공포
혈우병	부상 및 출혈에 대한 공포
생리적 심잡음	심장마비 공포
정신지체	고립, 사회적 부적응
비만	제한, 사회적 차별, 낮은 체력

과소활동으로 인한 "비질환"

"Non-Disease" As a Cause of Hypoactivity

기질적 이상이 없는 질환을 가졌다고 여겨지는 많은 아동들은 충분한 활동으로부터 차단된다. "비질환"의 가장 일반적인 예는 생리적 심잡음이다. 시애틀 중학교에서 시행된 조사에서 간호 파일에 "심장 문제"로 기록된 93명의 학생들이 소아 심장전문의에게 재진료를 받았고 아동들의 부모를 인터뷰했다. 이 연구는 얼마나 많은 아동들이 실제로 기질적 심장 질환을 앓고 있는지 알아내고 활동 제한 수준이 질환의 유무와 관련이 있는지 여부를 알아내기 위해 고안되었다(3). **그림 4.4**에서 볼 수 있듯이, 겨우 1/5의 아동들만 기질적 심장 질환을 앓고 있었다. 나머지 아동들은 생리적 심잡음이었거나 아무것도 발견되지 않았다. 그러나 놀라운 결과는 두 그룹 모두에 있었다. 심장 질환의 증거와 관계없이 약 40%의 학생들의 활동이 제한되었다. 대부분의 부모들에 따르면, 자녀의 활동을 제한하기로 한 결정은 원래 진단 당시 의사로부터 받은 메시지에 근거했다고 한다.

만약 이러한 발견들이 다른 학교 시스템들에서도 전형적인 것이라면, 비질환성 심장병을 지닌 활동저하 아동들은 확인된 심장 질환 아동들의 수보다 많은 것이다. 의사들은 비질환성의 원인과 그 결과로 일어나는 활동저하에서 중요한 역할을 한다. 아동들이 스포츠를 자제해야 한다거나, 이 문제에 대해 인식된 불확실성에 대한 단순한 제한은 아동들을 수년간 비활동적으로 만들 수 있다.

질환이 체력에 미치는 영향

Effects of Disease on Physical Fitness

질환은 여러 가지 방법으로 체력을 줄어들게 만들 수 있다.

- 간접적으로, 과소활동이나 건강을 손상시킨다.
- 최대유산소성 파워를 낮춘다.
- 준최대 운동에서의 신진대사 비용을 높인다.
- 근력과 최고유산소성 파워, 국지적 근육 지구력, 유연성(가동범위)을 떨어뜨린다.

과소활동-상태악화-과소활동: 악순환

Hypoactivity-Deconditioning Hypoactivity: The Vicious Circle

질환은 종종 과소활동을 야기한다. 과소활동은 아이들의 상태악화와 기능적 능력 축소로 이끈다. 그리고 더 나아가 보다 심한 활동저하로 이끈다. **그림 4.3**에서 기술되어 있는 이 악순환은 만성질환 또는 장애에서 나타날 수 있다. 비만이 그 전형적인 예이다. 몇몇의 환자들은 부상이나 수술, 만성 질환의 급성악화 이후 짧게 침대에 누워 휴양한 후 이 악순환이 따른다. 한 예로, 걸을 수는 있지만 근육퇴행위축을 앓고 있는 소년의 사례를 들어 보자. 그의 생활은 약간의 경미한 부상 이후 2~3주간 침대에 국한되었다. 그 결과 그는 더 이상 걸을 수 없게 되었다. 상태악화는 몇 가지 이유로 그들의 활동 수준을 줄인 건강한 사람에게도 나타날 수 있다. 건강 손상의 후유증에 대한 더 자세한 내용은 1장의 "훈련 중단의 생리적 효과" 절을 참고하라.

최대유산소성 파워의 감소

Reduced Maximal Aerobic Power

질환은 산소 수송에 직접적으로 영향을 주고 최대유산소성 파워의 감소를 야기한다. Fick의 원리에 따르면, 최대산소섭취량($\dot{V}O_2max$)은 심박출량의 산물($\dot{Q}max$)과 최대동정맥산소차($[CaO_2-C\bar{v}O_2]max$)의 곱이다. $\dot{Q}max$는 최대박출량(SVmax)과 최대심박수(HRmax)의 곱과 같다. 따라서 Fick 원리에 의한 최대산소섭취량의 공식은 아래와 같다.

$$\dot{V}O_2max = SVmax \times HRmax \times (CaO_2 - C\bar{v}O_2)max$$

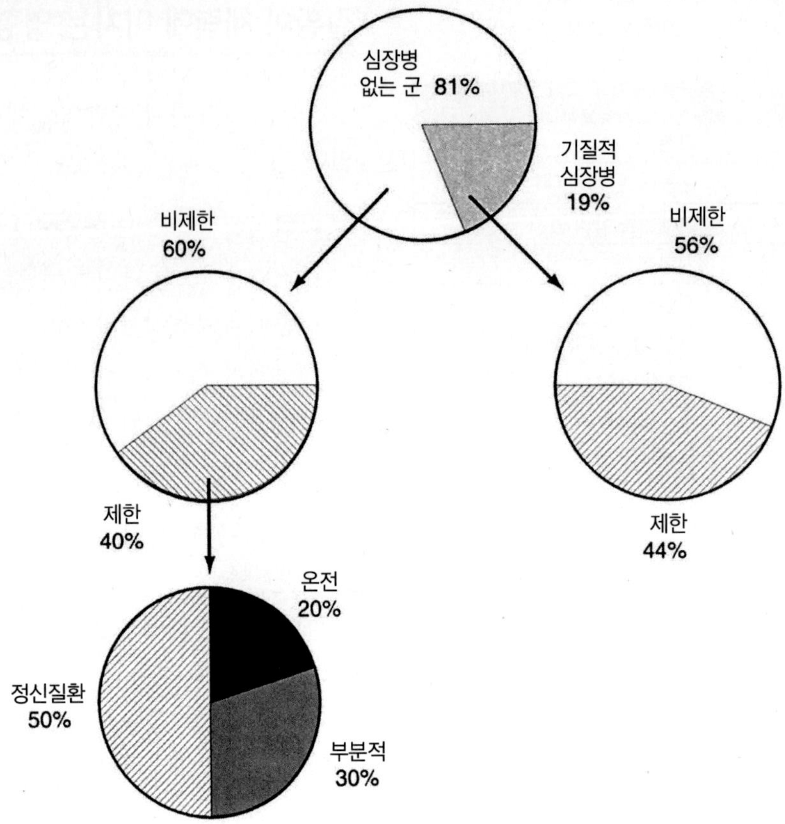

그림 4.4 심장성 "비질환"과 신체활동. 간호사의 파일에 보고된 "심장 질환" 이력이 있는 93명의 학생의 신체활동 제한도. 그들의 건강상태는 인터뷰, 신체검사, 흉부 엑스레이 및 휴식 시 심전도로 진단되었다.
Data from Bergman and Stamm 1967 (3).

질환은 이 방정식의 오른쪽의 세 요소를 줄일 수 있다. 따라서 최대산소섭취량이 줄어든다. 이러한 질환과 각 요소에 영향을 주는 특정 생리적 기능이 **그림 4.5**에 기술되어 있다.

정상 이하의 **최대박출량**(maximal stroke volume)은 다음과 같은 결과를 만들 것이다.

- 혈액 유출 방해(예: 대동맥 협착증)
- 심수축능의 부족(예: 심근병증)
- 낮은 심실 전부하(예: 탈수증에서의 혈액량 감소)
- "이전"의 박출량 부족(예: 심방 중격 결손)

많은 질환에서 **최고심박수**(peak HR)는 연령에서 예측된 최대심박수보다 낮지만, 낮은 최고심박수가 주요 제한요인인 질환이 있다: 완전 선천성 심장차단. 또한 낮은 최고심박수는 심박수가 박동조율기에 의해 결정되는 사람들에게서도 나타난다(7장 "완전심장차단과 박동조율기" 절 참조). 일차적으로 낮은 최고심박수는 약물에 의해 발생할 수 있다. 특히, 베타 차단제가 그렇다. 다른 질환에서 낮은 최고심박수는 낮은 최대유산소성 파워를 야기하기보다는 수반할 수 있다. 예를 들어, 작은 기능 근육량이 충분한 신진대사를 만들지 못하고, 심장 구동이 심박수와 최대산소섭취량을 크게 증가시키는 뒤시엔느근육퇴행위축에서 나타난다. 또한 낮은 최고심박수는 높은 미주신경 긴장도 때문에 나타난 진행성 신경성 식욕부진에서 발생한다.

줄어든 **동맥 산소 함유량**(arterial O_2 content)은 호흡기 문제나 심장 문제 혹은 혈액의 낮은 산소 운반 용량 때문에 발생한다. 호흡기 장애는 낭성섬유증, 심각한 기관지 천식 또는 제한폐증후군과 같은 폐 질환을 포함한다. 또한 호흡기 장애는 심각한 척추측만증, 폐포 환기량이 낮은 극도의 비만과 같은 흉벽장애를 포함한다. 이러한 모든 호흡기 장애는 동맥의 산소 불포화 현상을 만든다. 동맥 산소 함유량을 줄이는 심장 이상들은 팔로네징후(tetralogy of Fallot)와 아이젠멩거 증후군(Eisenmenger syndrome)과 같이 우심계에서 좌심계로 혈액이 이동할 때 발생한다. 빈혈과 혈색소병증은 명

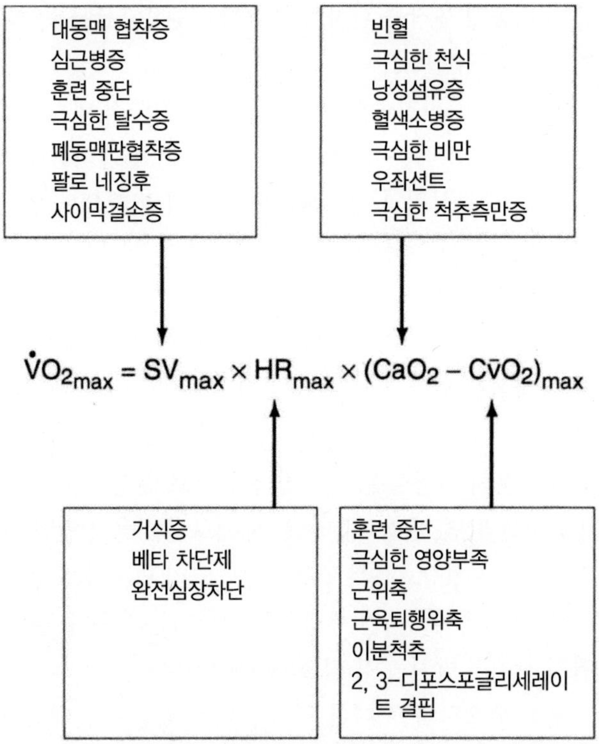

그림 4.5 질환으로 인한 최대유산소성 파워(최대산소섭취량) 감소. Fick 방정식과 최대산소섭취량의 감소를 야기하는 구성요소에 영향을 미치는 특정한 조건이 나타나 있다.

백하게 혈액의 낮은 산소 운반 용량을 일으킨다. 심장박출량 증가에 대한 보상 때문에 경도와 중등도 사이의 활동은 이러한 장애에서 잘 수행될 수 있다. 하지만 극심한 운동상태에서 심장박출량은 더 이상 증가하지 못하고 퍼포먼스는 감소하게 된다(11장 참조).

최대 운동 중 높은 **혼합 정맥혈**(mixed-venous)의 산소 함유량은 다양한 기관, 특히 근골격에서 낮은 산소 이용을 반영한다. 이러한 현상은 근 혈류량이 상대적으로 다른 기관보다 낮을 때 나타난다(예: 근위축, 근육퇴행위축 또는 심각한 영양부족). 2, 3-디포스포글리세레이트(2, 3-DPG)는 주어진 산소 분압에서 더 많은 산소를 조직이 사용할 수 있게 만들면서 산소 해리곡선을 오른쪽으로 이동시킨다. 2, 3-DPG의 감소는 산소 이용도를 줄어들게 만들 수 있고, 높은 혼합 정맥혈의 산소 함유량을 만들 것이다.

운동의 높은 신진대사 비용

High Metabolic Cost of Exercise

최대산소섭취량이 정상이더라도 최대하 활동에서 높은 신진대사 비용은 개인에게 감소된 "신진대사 예비비

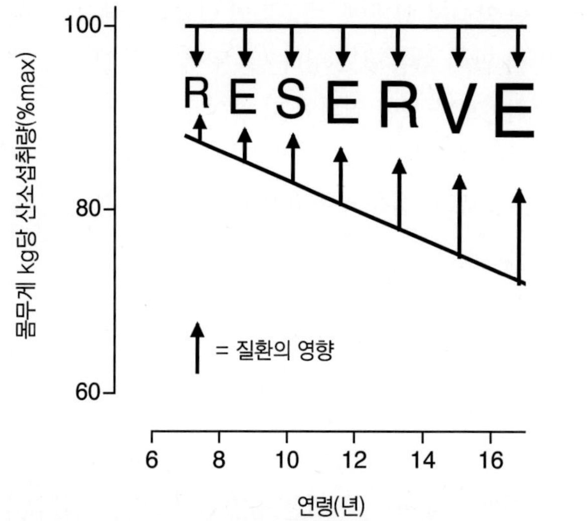

그림 4.6 운동의 대사 비용이 질환에 미치는 영향. 아래로 향하는 수직화살표는 최대산소섭취량에 대한 질환의 효과를 나타낸다. 상향 화살표는 혈관이 최대하산소섭취량에 질환이 미치는 영향을 나타낸다.

용"을 남길 것이고(**그림 4.6**) 중등도에서 극심한 운동을 유지할 수 있는 능력을 손상시킨다(1장 "아동의 운동에 대한 대사 반응" 절과 **그림 1.11**을 참조). 예를 들면, 과도한 무게의 이동으로 신진대사 비용이 높은 비만이 그런 경우이다. 비슷하게, 경직성 또는 무정위성 뇌성마비(16), 조화운동불능과 "낭비되는" 움직임이 수반되는 근신경계와 골격계 질환의 운동 중 분명하게 신진대사의 과도한 수요가 나타난다. 기도 폐쇄 증후군, 수축성 폐 질환, 극도 비만, 또는 흉벽 이상과 같은 상태에서는 호흡에 높은 산소 비용을 발생하기 때문에 산소섭취량이 지나치게 늘어난다.

관절 질환 또는 관절 구축 때문에 활동의 범위가 줄어드는 것은 아동들의 움직임과 체력에 영향을 끼친다. 예로는 뒤시엔느근육퇴행위축과 소아 특발성 관절염이 있다.

요약하자면, 다른 질환들은 특정 결함을 야기하는 반면, 몇 가지 질환은 운동 능력에 한 가지 이상의 기전을 통해 영향을 끼치는 것이 분명하다(예: 비만, 천식, 낭성섬유증, 팔로 네징후). 6~12장에서 운동 병리생리학에 대해 자세히 설명한다.

소아과에서 진단 도구로의 운동

Exercise As a Diagnostic Tool in Pediatrics

"스트레스 테스트"는 보편적으로 성인들의 관상동맥 질환 및 폐 등의 질환의 평가 도구로 받아들여져 왔다.

비록 덜 알려져 있지만, 아동들의 임상평가에서 운동은 점점 더 많이 활용되고 있다. 운동 검사는 임상적으로 성인 질환보다 소아 질환에 더 많이 관련되어 있다(12). 아래 목록에 운동을 통한 소아 진단의 이유가 요약되어 있다. 테스트 방법은 부록 II에 개략적으로 나타나 있다.

- 체력을 측정한다.
- 수술, 치료 또는 추가적인 테스트를 위한 지표 제공을 위해 특정 병리생리학적 특징을 평가한다. 기능상 수술의 성공을 평가한다. 또는 질환을 진단한다.
- 약물치료나 다른 치료법들의 적절성을 측정한다.
- 미래에 일어날 수 있는 질환 또는 현재 질환의 합병증의 "위험"을 측정한다.
- 아동들과 부모에게 자신감을 서서히 주입시킨다.
- 이후의 운동 또는 체중 감량에 대해 아동들에게 동기를 부여한다.

아동들은 질환, 활발하지 않음, 건강의 악화 때문에 종종 운동 클리닉에 체력을 평가하기 위해 의뢰된다. 예를 들어, 혈액투석 또는 방사선 치료를 받고 있는 만성 신부전 아동들은 택시를 타는 것보다는 학교까지 걸어갈 수 있는 능력이 있는지 종종 우리에게 평가받는다. 우리는 때론 아동들이 편안하게 유지할 수 있는 활동수준을 넘어서서 일정한 속력으로 걷는 에너지를 발견한다. 이런 아동의 경우는 걷기를 추천한다. 활동 프로그램을 처방하고 진척을 정기적으로 평가하기 위해 체력 측정 또한 중요하다.

주어진 질환에서 특정한 병리생리학적 패턴을 확인하는 것은 단순한 신체검사보다 임상 관련성이 더 커질 수 있다. 다양한 패턴이 휴식 때보다 운동할 때 더 많이 드러날 수 있다. 그 이유는 스트레스, 때때로의 한계, 대사 환기, 가스 교환, 심장, 혈관, 근신경, 온도조절 기능 등 운동상황에서 대사 요구량이 증가하는 것에 기반한다. 시스템의 오작동은 기능적 요구가 더 낮은 휴식 상태보다는 스트레스 상황에서 더 많이 발견된다. 이는 완전 선천성 심장차단의 심실 리듬장애에서 특정한 패턴을 예로 들 수 있다. 또한 팔로 네징후의 수술 후 대동맥 수술 후 협착, 높은 혈압, 천식에서 운동 후 기관지 장애도 예가 된다. 몇 가지 발견은 특정 치료 개입을 위한 부수적인 지표로 활용될 수 있다(예: 풍선판막성형술이 필요한 대동맥 협착증 환자가 운동하는 동안 나타나는 허혈성 심전도 변화).

예를 들어, 비침습적 운동 테스트는 침습적 테스트의 필요성을 결정하는 검사로 사용된다(예: 심실리듬장애는 심장 도관삽입과 전기생리학적 검사의 필요성의 신호가 될 수 있다). 심장 또는 혈관 수술은 해부학적으로는 성공할 수 있지만 기능적으로는 그렇지 않을 수 있다. 이 또한 스트레스 테스트에 의해 밝혀질 수 있다(예: 하나의 심실을 위한 폰탄 수술법 이후에 박출량의 제한된 상승).

대부분의 아동들은 알려진 진단으로 운동 클리닉에 방문하는 반면, 운동 테스트는 때때로 증상을 진단할 수 있다. 이는 성장호르몬 결핍(8장), 그리고 때때로 천식(아동에게서 이례적인 증상들과 나타나는 운동 유발 기관지 장애의 발견-6장 참조)에 해당된다.

운동 테스트의 또 다른 영역은 다른 활동 수준에서의 약물 요법의 적절성 평가에서 유익하다는 것을 증명할 수도 있다. 운동 유발 천식을 방지하는 인슐린과 몇 가지 약들은 이러한 적합성이 분명하지만, 아직 적합성이 검증되지 않은 혈압강하제, 항염증스테로이드, 항경련제와 같은 다른 약물에서 운동테스트는 적용될 수 있다. 이 분야에 대한 연구는 부족하다. 또 다른 분야는 아직 조사 중에 있는 관동맥성 심질환 또는 고혈압과 같은 미래 질환에 대한 "위험" 예측이다. 운동을 통한 부증상성 당뇨 신장병 또는 신경증 측정에 대한 유용성은 아직 불확실하다.

많은 아동들은 운동 클리닉에 오기 전 오랜 기간 동안 활발하지 않은 상태로 있어 왔고 운동에 대한 그들의 능력에 대해 자신감을 잃어 왔을 수 있다. 따라서 테스트의 성공적인 완료는 아이들에게 자신이 활기차게 움직일 수 있다는 것을 깨닫는 계기가 된다. 훨씬 더 인상 깊은 것은 자녀가 아픈 것에 영향을 받지 않고 높은 강도로 운동할 수 있다는 것을 부모가 깨닫는 것이다. 우리는 일상적으로 부모가 첫 운동 테스트(그리고 만약 그들이 원한다면 그 이후의 테스트에도) 시 곁에 있는 것을 추천했다. 그들은 아이의 뒤에 앉아 집중도를 방해하지 않으면서 아이의 반응을 볼 수 있었다. 우리는 종종 자신의 아이가 열심히 활동하고 땀이 나거나 얼굴이 발갛게 되는 것을 본 적이 없다고 말하는 놀란 부모의 이야기를 듣는다. 테스트 상황은 학습 경험 그 자체이고 환자와 부모 모두에게 비슷하게 자신감을 불어 넣어준다.

비슷하게, 테스트와 해석은 아동들이 하루 활동량을 높이는 것을 동기부여 해주고, 비만 환자에게 체중 감량 프로그램에서 인내심을 갖게 만들어주는 요소로 활용된다. 이는 특히 정기적인 테스트에서 더 나은 성과를 보일 때 명확하다.

다른 실험실 또는 클리닉 테스트와 같이 운동 테스트는 단독으로 사용되면 안 된다. 운동 테스트는 반드시 데이터(아동과 가족들의 습관적 행동과 신체활동에 대한 집에서의 태도, 만약 추가적인 활동이 처방된다면 아동과 함께 추가 시간을 보낼 수 있는 부모의 능력과 기꺼이 하고자 하는 마음–예: 차로 아이를 수영장에 데려가 주는 일)를 모으는 것을 포함하여 의료기록까지 수반되어야 한다. 신체검사는 심폐기능과 근골격계가 강조되어야 한다. ECG, 혈액 헤모글로빈 또는 폐 기능과 같은 다른 실험실 테스트도 종종 필요하다. 결론과 추천은 이러한 결과를 운동 테스트의 결과와 통합해야 한다.

만성 질환을 앓고 있는 아동에게 신체활동의 이로운 영향

Beneficial Effects of Physical Activity for the Child With a Chronic Disease

치료로서의 신체활동의 사용은 신체 치료, 작업 치료, 특수 체육 교육에서 상당히 인정받았다. 훈련은 근력을 성장시킬 수 있고 관절가동범위를 넓혀주며 구축을 예방하고 체력과 보행, 다른 여러 가지 기술들을 발전시킨다. 소아 관리의 맥락에서, 훈련과 교육이 유익한 추가적인 이유들은 **표 4.3**에 기술되어 있다.

운동 치료는 병리생리학적 과정에서 그 자체로만 영향을 주는 일은 거의 없다. 이는 에너지 균형이 직접적으로 영향을 끼치는 비만에서 나타난다. 증가된 활동량이 지질 농도를 증가시키는 이상지질혈증에서 나타난다. 신체활동이 인슐린 저항성을 떨어뜨리는 제2형 당뇨병에서 나타난다. 대부분의 다른 질환들에서 운동의 혜택은 간접적으로 작용하거나 기본 생리병리학적 과정을 바꾸지 못한다.

예를 들어, 진행성 근육퇴행위축은 영향을 받은 근육섬유는 계속 병이 진행되지만 신체 훈련은 나머지 건강한 근섬유들의 기능을 증가시켜준다. 그 결과로 걷는 상태를 더 오래 유지할 수 있게 되고, 아동의 기능 수준이 더 증가하게 된다(10장). 또 다른 예는 제1형 당뇨병이다. 제1형 당뇨병은 기본 내분비계와 신진대사의 결함이 신체 훈련에 의해 수정되지는 않지만, 일일 당뇨 조절은 나아질 수 있다(8장).

늘어난 신체활동을 통한 아동들의 치료는 특별하다. 우리는 운동 처방을 통해 아동들에게 할 수 있고, 해야만 하고, 그들의 건강한 또래들과 같이 행동하라고 신호를 보낸다. 그렇게 함으로써 우리는 장애보다는 능력을 강조한다. 이것은 약물요법이나 식이요법, 침대에서의 휴식과는 대조적이다. 운동 치료는 아동들 스스로 다른 사람들과 다르게 느끼도록 만들어준다. 더 나아가, 운동을 통한 치료는 다른 사람이나 약, 또는 과제를 하기 위해 수동적으로 기다리기보다는 환자에게 활동적인 역할을 주는 유일한 치료방법이기 때문에 특별하다. 어린 환자들은, 심지어 그들의 질환이 치료 불가능하다고 알고 있는 환자들까지도, 이런 생각을 좋아한다. 그리고 이는 강한 동기부여물의 역할을 한다.

표 4.3 운동으로 치료가 가능한 소아질환

질환	이점
폐	
천식	EIA*의 속도와 강도의 감소
낭성섬유증	기도 배수량 증가, 호흡근의 내구성 증가
심장	
고혈압	혈압 감소
이상지질혈증	지질단백체 개선
선천성 결함 후 수술	혈류역학 개선
내분비	
당뇨병	혈당 조절 수치 개선
영양	
신경성 식욕부진	행동수정 수단
비만	지방 감소, 인슐린저항성 향상
근골격계	
뇌성마비	보행, 위축감소, 체중조절
만성통증	통증 경감
소아 특발성 관절염	근육강화, 관절가동범위 증가
근육퇴행위축	보행, 잔여 근육 강화, 체중 조절
마비	잔여 근육 강화
그 외	
혈우병	운동성(동원), 관절가동범위 증가
정신지체	환경적 자극과 사회화 증대

*EIA: 운동유발천식

신체활동의 또 다른 중요한 특징은 신체활동이 진행될수록 더 쉬워지고 성취에 대한 감각은 더 커진다는 것이다. 처음 몇 번의 과정은 다른 어떤 훈련 프로그램보다 어렵다. 아동은 건강하지 않고, 기술과 자신감, 동기가 부족하다. 각각의 새로운 활동은 아마 스트레스가 많이 될 것이고, 아픔과 통증, 좌절을 유발한다. 이러한 과정에서 전문적인 지원과 부모의 지지를 가장 필요로 한다.

운동 처방

The Exercise Prescription

다른 치료와 마찬가지로, 훈련 프로그램은 **강도**, **빈도**와 **각 세션의 시간**, 활동의 **종류**와 **프로그램의 전반적인 시간**이 수량화되어야 한다(1장 "신체 트레이닝의 원리" 절 참조).

운동 처방의 개념은 성인의 심장마비의 예방이나 재활치료에서 유용하게 증명되어 왔다. 이 개념은 몇 가지 수정을 거쳐 소아과에서도 사용될 수 있다. 1장에 기술된 원리와 **표 8.2**, 부록 IV의 세부 정보들을 조합하여 신체활동가, 운동치료사 또는 물리치료사에 의해 적절한 활동이 처방될 수 있다. 간단한 활동은 부모가 감독할 수 있다. 다음 예들은 어떻게 운동 처방이 준비되어야 하는지를 보여준다.

사례 1

Case 1

11살의 143cm(정규분포의 50%), 43kg(정규분포의 75%)인 경도의 비만(32%의 체지방) 여자아이. 이 아이는 다른 질환으로부터는 자유롭고 체육활동에도 참여하지만, 나머지 시간에는 주로 앉아서 생활한다.

치료 목표 성장을 간섭하지 않고 체지방을 25%까지 줄임

운동 요건의 분석 지방조직의 7%의 초과는 현재 무게에서 3.0kg과 같다. 이 양을 줄이기 위해 이 아이는 마이너스 21,000kcal(88mJoule)의 에너지 밸런스에 도달해야 한다. 이 중 절반은 가벼운 식단의 감소에 의해 달성된다고 가정하면, 추가적인 운동으로 남아 있는 10,500kcal를 "태워야" 한다. 한 세션에 250kcal라 하면, 42세션이 필요하다. 일주일에 세 번의 세션의 빈도를 가지면 전반적인 프로그램은 14주 동안 지속될 것이다. 아이가 좋아하는 스포츠는 유일하게 볼링이지만, 아이는 잔심부름을 위해 자전거를 가지고 있다. 볼링의 에너지 환산량은 낮기 때문에 아이의 프로그램은 자전거 타기에 기반을 둘 수 있다(조깅은 대안이 될 수 있지만 덜 오락적이다). 부록 IV에서 볼 수 있듯이, 43kg의 아이는 10분 동안 평평한 지형에서 14km/h로 달릴 때 45kcal를 소모할 수 있다. 이는 약간의 경사가 있는 지형에서 10분 동안 50~55kcal를 소모할 수 있을 것이다(환자의 주변 환경과 같은). 따라서 45~ 50분 동안(11.5~12.5km) 편안한 속도로 달린다면 250kcal를 소모하기엔 충분할 것이다. 진행에서의 원리(1장 "신체 트레이닝의 원리" 절 참조)를 사용하여, 이 아이는 편안하게 느낄 수 있는 거리로 시작하여 점점 증가시켜 나갈 것이다.

처방 운동의 종류 – 약간의 경사(2~3%)가 있는 곳에서 자전거 타기. 강도는 중요하지 않음.

세션의 빈도 – 일주일에 3회

각 세션의 거리 첫 3주는 10km
그 다음 3주는 11km
그 다음 4주는 12km
그 다음 4주는 13km

프로그램의 기간 14주

약물 약물은 필요하지 않음.

이와 같은 개요로 꾸며졌다면, 가족들은 이 프로그램을 쉽게 감독할 수 있다.

사례 2

Case 2

달리기에 의해 촉발된 기침과 숨가쁨, 쌕쌕거림으로 1년 전부터 체육 수업에서 빠진 10살의 남자아이. 다른 때는 증상이 없지만 스테로이드 흡입기를 주기적으로 사용한다. 운동 자극 테스트에서 운동 유발 천식이 보고되어 있다. 또 다른 테스트에서, 최고유산소성 파워가 70Watt였다. 이는 아이 나이의 정규분포에서 평균값의 1.5SD 아래이다(부록 I의 **그림 I.1** 참조).

치료 목표 (1) 정상 체육 수업의 재개 최대, (2) 최고유산소성 파워의 15% 증가

치료 요건의 분석 이러한 아이가 체육 수업 시간에 다시 참여할 수 있게 만드는 가장 간단한 방법은 운동 유발 천식을 막는 약물을 처방하는 것이다. 수업 전에 베타 2-아드레날린 작용제(예: 살부타몰 에어로졸, 두 모금)를 섭취하는 것은 좋은 선택이다. 이 아이의 대부분의 낮은 운동 수행력은 상태악화를 보여준다. 학교에서의 활동 재개는 제한된 정도에서만 아이의 건강을 증진시키는 데 도움을 줄 것이다. 따라서 추가적인 훈련 프로그램이 지시되어야 한다. 전반적으로 에너지 소비가 주요 고려사항이었던 사례 1과는 대조적으로, 이 사례에서는 운동의 강도가 강조되어야 한다. 운동 한계(1장 "신체 트레이닝의 원리" 절 참조)를 넘어서기 위해 심박수가 160beat·min^{-1} 또는 그보다 높게 도달해야 한다. 가장 적게 천식을 일으키는 스포츠인 수영이 이 아이(수영을 잘하는)에게 가장 적절한 훈련 활동이다.

처방 운동의 종류 – 모든 스타일의 수영
강도 – 각 세션에서 15~20분간 심박수 155~160beat·min^{-1}
빈도 – 일주일에 2~3회

프로그램의 기간 3개월

약물 이전 처방과 같이 스테로이드 흡입기의 사용은 지속한다. 천식을 유발할 수 있는 땅에서 하는 활동하기 10~15분 전에 살부타몰을 두 모금 마셔준다.

이 처방은 각 세션의 구성이나 시간 또는 충당되어야 하는 거리에 관해서는 포함하고 있지 않다는 점을 기억하라. 아이의 수영실력과 처방된 강도, 전반적인 시간에 따라 자격을 갖춘 강사가 이 계획을 세울 것이다.

동기의 필요성

The Need for Motivation

어른들은 "건강을 위해" 때때로 자신의 신체활동을 증가시켜야 한다는 동기부여를 받는다. 이러한 이유로 아동들과 청소년들이 그들의 좌식생활 방식을 바꾸려는 것은 거의 찾아볼 수 없다. 더 나아가, 아동들이 처방된 운동 프로그램 동안 습관적 활동이 증가된다 하더라도, 운동 프로그램이 끝나면 습관적 활동을 충실히 하지 않을 것이다. 따라서 활동의 준수와 꾸준함을 위해 프로그램의 요소들은 아동들에게 흥미와 "즐거움"으로 소개될 필요가 있다. 이러한 방식은 보상(예: 용돈)과 게임을 통해 미리 정해진 활동 목표에 도달하는 방식이 될 수 있다. 텔레비전을 보는 것과 같이 아동들이 앉아서 생활하고 싶어 하는 마음을 줄여 주기 위해 비슷한 접근이 사용될 수 있다. 이러한 측면은 비만 아동을 다루는 동기적 접근 부분에서 더 자세하게 논의한다(9장 "동기 부여 및 행동 측면" 절 참조).

운동의 해로운 영향

Deleterious Effects of Exercise

특정 상황에서, 운동은 아동의 건강에 해로울 수 있다. 높아진 신체활동은 운동부상과 운동과다증후군, 비정상적인 생리학적 반응을 포함한다.

비록 부상은 대부분 충돌 사고와 미식축구, 럭비, 아이스하키와 축구 같은 접촉스포츠에서 오지만, 이것들은 모든 운동에서 모든 선수에게 능숙함이나 열망과 관계없이 발생할 수 있다(13). 부상의 위험은 적절한 훈련을 통해 줄어들 수 있다; 적절한 상대(크기, 숙련도, 기술의 수준)와의 연결; 헬멧, 마우스 가드, 무릎 보호대 등의 안전 기구의 사용; 규칙들의 적용; 운동 기구와 시설의 적절한 유지 등. 비록 운동 상해를 예방하는 검사들의 이로운 정도에 있어서는 더 많은 근거가 필요하지만, 매년 시행하는 경기 전 신체검사는 추천된다(6).

운동과다증후군은 대개 높은 강도로, 몇 달 또는 몇 년에 걸쳐, 뼈(피로골절을 포함하여), 연골, 힘줄, 또는 근육에 과도한 기계적 스트레스가 있고 움직임이 반복될 때의 결과로 나타난다. 이러한 증후군은 최근 몇 년간 점점 더 일반적이게 되었다. 대부분 최대 하나에서 두 가지 경기를 전문으로 하며 자주 집중적으로 훈련하는 젊고 야망이 있는 선수들에게서 나타난다(9).

운동과다증후군은 어린 야구 투수에게서는 "리틀 리그 엘보우"(14)가, 조정의 노 젓는 선수와 어린 여자 체조 선수, 승마 선수에게서는 허리 통증이(10), 수영 선수에게서는 어깨 통증(5)이 전형적이다. 어린 선수들에게서 나타나는 운동과다증후군의 특정 위험은 **표 4.4**에 요약되어 있다. 운동 부상과 운동과다증후군의 논의는

표 4.4 어린 운동선수들의 과사용 부상의 위험요인

트레이닝 과오 또는 기술훈련 오류
근육-힘줄 불균형
해부학적 불균형
부적절한 신발
경기장 표면의 종류
질환 상태 관련 요인
성별 요인
문화적 요인
성장

From O' Neill and Micheli 1988 (8).

이 책의 범위를 벗어난다. 이 내용에 관심이 있는 독자는 2000개의 교과서가 엮인 American Academy of orthopedic Surgeons과 American Academy of Pediatrics를 참조하라(13).

이 책에서 우리의 논의는 비정상적 생리 반응에 의해 명시된 급성 운동의 비외상성의 해로운 효과에 국한될 것이다. 이러한 현상은 특정 질환을 가진 아동들에게서 대부분 발견되지만, 건강한 개인에서도 발생할 수 있다. 이는 **표 4.5**에 요약되어 있다.

표 4.5에 수록되어 있는 대부분의 부작용은 한 차례의 운동과 연관되어 있다. 몇몇은 환자에게서 꽤 규칙적으로 발생할 수 있다. 대동맥 협착증(aortic stenosis)에서 허혈성 ST 강하, 대동맥 축착증(coarctation of the aorta)에서 높은 동맥혈압, 제1형 당뇨병과 운동성 혈뇨에서의 저혈당증이 그 예이다. 다른 것들은 몇 가지 악조건에서 나타난다. 그 예로, 열사병은 건강하지만 환경적응이 안된 상황에서 나타날 수 있다. 또한 충분한 액체의 섭취 없이 긴 시간 동안 운동한 아동에게서 나타날 수 있다. 케토산증은 인슐린 의존형의 제1형 당뇨병을 앓고 있으면서 인슐린을 섭취하지 않은 아동에게서 나타날 수 있다. 운동과다증후군을 일으키는 것에 더해 만성 운동은 초경의 지연과 관련되어 있다.

불리한 생리반응은 대개 예방가능하거나, 적절한 예방책을 통해 그 효과를 최소화할 수 있다. 그 예로, 운동 유도 저혈당증은 운동 전이나 운동 중 충분한 탄수화물 섭취, 인슐린 복용량의 감소, 적절한 인슐린 삽입 장소를 찾는 것(8장)으로 방지될 수 있다. 열사병 또는 탈수증은 운동 전 열에 대한 환경적응과 액체의 충분한 공급,

표 4.5 아동 및 청소년에서의 운동의 비외상성 유해 효과

비정상 행동	기본 질환 또는 상태
기관지 수축	천식, 아토피, 천명기관지염(Wheezy bronchitis)의 병력
가슴 통증	대동맥 협착증, 천식
초경 지연	건강*
탈수	건강, 낭성섬유증
부정맥	완전심장차단, 심장외과수술후, 건강
열사병, 고갈	탈수, 비순응, 비만, 낭성섬유증, 건강
혈뇨	건강, 사구체신염, 신장 결석
혈색소뇨	건강*
고혈압	대동맥 축착증, 고혈압, 비만
저혈당증	제1형 당뇨병
허혈성 ST-T 변화	대동맥 협착증과 불충분, 결장, 승모판 탈출증, 가족성 고콜레스테롤혈증, 낫적혈구빈혈
팔다리 및 관절 통증	관절염, 만성 통증 증후군
케톤산증	당뇨병(인슐린 결핍)
생리 불순	건강*
근육 경련	근육퇴행위축, 사립체근육병증
단백뇨	건강, 제1형 당뇨병
발작	간질
적혈구의 겸상적혈구화 (낫적혈구화)	낫적혈구빈혈
경화 발작	부갑상선 기능저하증
돌연사	대동맥 협착증, 선천성 심장동맥 이상, 근육병증
졸도	대동맥 협착증, 완전심장차단, 마르판증후군
심실성 빈맥	완전심장차단

*지속적 운동의 결과, 다른 반응들은 급성운동

특정 날씨에서의 활동 줄이기(3장)로 예방할 수 있다. 운동 유도 천식은 약이나 적절한 준비운동, 달리기를 수영으로 바꾸기, 건조한 날이나 매우 추운 날의 활동 감소(6장)를 통하여 개선하거나 예방할 수 있다.

몇 가지 질환에서, 부모나 환자들은 운동이 실제로 존재하지 않는 위험이나 최소한의 위험, 운동의 이익보다 더 큰 위험을 수반한다고 가정한다. 그 예로, 일반적인 믿음과 달리 뇌전증의 경련은 운동에 의해 촉발되는 일이 거의 없다(10장). 혈우병을 가진 소년의 부모는 때때로 아이를 피 흘리는 것에서부터 보호하기 위해 비활동적으로 만든다. 현재의 증거는 이러한 위험은 최소라고 제안하고 있다. 혈우병을 앓고 있는 아동들도 적절한 대체 치료를 받으면 정상활동을 따라갈 수 있다(11장). 심

장병 아동 환자의 부모에게서도 실제이거나 예상되는 "심장마비"의 두려움 때문에 비슷한 과잉 보호현상이 나타난다.

운동으로 인해 발생할 수 있는 해로운 영향을 이해함으로써, 임상의는 해로운 영향을 예방하거나 최소화할 수 있다. 의사의 역할은 운동에 대한 두려움을 완화시키는 것에서 매우 중요하다.

전체 참고문헌은 http://www.hanmibook.co.kr 자료실에서 볼 수 있습니다.

CHAPTER 5

아동과 청소년들의 신체활동과 예방적 건강관리

Physical Activity and Preventive Health Care in Children and Adolescents

이승범 경인교육대학교 체육교육과

규칙적인 운동을 통한 체력은 건강에 유익하다는 생각은 인류 역사의 오래전부터 있었다. Maimonides(1199)은 "좌식생활을 하고 운동을 하지 않는 누군가는 그가 좋은 음식을 먹고 적절한 의학적인 원칙들에 따라 자신을 관리하더라도 그의 평생은 고통스러울 것이며 그의 힘은 줄어들 것이다"라고 하였다(98).(이 부분은 분명 하루도 운동을 빼먹지 않도록 하려는 메시지가 분명하다.)

다윈은 운동과 행복의 관계에서 체력이 진지하게 생존의 가치를 가지고 있었던 선사시대부터 뿌리내리고 있다고 주장했다. 힘이 더 센 사람, 가장 빠르게 혹은 가장 멀리 달릴 수 있는 사람은 음식을 구하고 도망치거나 적을 제압하는데 분명한 장점을 가지고 있었다. 유전적으로 체력은 생존을 위한 가장 좋은 기회를 제공했기에 운동을 통해 체력을 증진할 수 있는 능력이 중요하였다. 생리적인 체력의 효과(유산소성 파워와 연습으로 생겨나는 힘의 발전) 또한 음식을 얻는 것과 자연 재해, 가난, 그리고 전쟁에서 살아남는 가능성을 높여주었다.

현대사회에서 건강상의 이득은 규칙적인 운동으로부터 확인할 수 있다. 운동은 음식의 과다한 풍족함과 신체적 노력을 제한하는 기술의 발전, 지능적인 시뮬레이션, 그리고 사회 상호작용으로부터의 결과인 질환에 유익한 효과를 제공한다. 조사 데이터는 에서 고대인들은 운동은 신체에 좋다는 것을 정확히 알고 있음을 보여주었다. 21세기에, 성인의 규칙적인 신체활동과 체력증진은 관상 동맥질환, 고혈압, 비만, 그리고 2타입 비만의 위험을 줄였다. 또한 운동을 규칙적으로 한 사람은 더 정서적으로 건강하고 특정한 형태의 암과 골다공증의 가능성을 줄여줬다는 증거도 있다. 체력증진은 노년에 병약해지는 것을 줄이는 데에도 중요한 역할을 할 것이다.

이러한 질환들은 현대사회에서 사망과 질환의 주요한 원인이기 때문에 신체활동과 체력증진은 인구의 건강에 심오한 영향력을 가질 것이다. 이러한 관찰들은 공공 보건이 대부분 성인의 특징인 좌식생활의 반대를 하는 조치를 취하도록 자극을 준다(119).

운동으로부터 긍정적인 신체 건강 결과만을 확인하는 조사는 성인들에 국한되어 있다. 하지만 건강과 관련된 측면에서 아동들의시키는 것에 대한 관심이 커지고 있다. 이 장에서는 예방 건강을 위한 소아의 신체 활동과 체력증진을 장려하는 것에 관한 이슈들과 함께 운동을 장려하는 근거를 검토해 볼 것이다. 이 논의의 목적은 이러한 이슈들을 요약하기 위해서다. 독자는 이 주제를 완전히 언급한 몇 개의 최신 후기들을 읽어 보기를 권한다(6;7;24;91;100).

성인의 운동-건강의 관계

The Exercise-Health Link in Adults

성인에게 신체활동과 유산소성 체력(트레드밀과 같은)은 온갖 이유들로 인한 사망률을 줄여주는 데 연관이 있다. 모든 연구들을 고려했을 때, 좌식생활을 하는 개인들은 활동적인 사람들보다 1.2~2배까지 사망률이 높다(119). 유산소성 체력을 증가시키는 것 또한 그 위험을 낮춰준다. Blair 등은 좌식생활을 주로 하는 사람이 5년 동안 체력증진 활동을 실시하자 계속 좌식생활을 한 사람보다 44% 정도 사망률을 줄였다고 보고하였다.

이전에는 유산소성 체력의 향상이 건강을 위해 필수적이라고 생각됐다. 이러한 (일주일에 3번 정도) 규칙적인 다양한 운동(달리기, 자전거타기)을 강한 운동강도로 (최고 70~80%를 넘는 심박수로) 하는 것을 제안된다. 최근에는 운동의 강도보다는 운동의 양이 건강을 위한 열쇠라고 인식되고 있다, 이에 따라 건강을 위한 수칙은 규칙적이고 적당한 활동을 습관으로 만드는 것을 강조하는 것으로 변화하고 있다. 최근에는 일주일의 대부분을 적당한 강도의 신체활동을 최소 30분간 하는 것을 주로 추천하고 있다(119). 또한, 빨리 걷기와 같은 지구력 운동도 근력운동과 함께 보충되어야 한다.

이렇게 운동 습관을 위해 규칙적이고 편안한 운동을 집중적으로 하는 운동보다 강조하는 것은 좌식생활을 하는 사람에게 더 매력적이다. 성인들의 5분의 1만이 이러한 가이드라인에 만족하고 있으며, 25%는 아예 신체활동을 여가시간에 하지 않고 있다(119).

성인들의 규칙적인 운동의 건강상 이득을 시험하던 중, 필자는 보충 조사 자료의 일관성에 감명 받았다. 대부분의 연구에서 이 장에서 묘사된 질환들의 결과들은 운동과 바람직하고 유익한 관계를 갖고 있었다. 몇몇에서는 관계가 없었고, 매우 드문 상황에서 운동과 질환이 좋지 않은 관계를 갖고 있었다. 광범위한 병의 진행과정에서 운동은 유익한 영향을 가질 수 있다는 것은 명료하다. 혈관 투과성에 의한 신진대사 질환, 과한 체지방(비만), 인슐린 저항성(제2형 당뇨병), 암(대장암), 그리고 골 질량 감소(골다공증)을 포함한 발병과 관련해 고려해야 할 차이점들이 있다. 여러 차례의 반복된 근육 활동들이 이러한 다양한 과정들에 긍정적으로 영향을 줄 수 있다는 것에 의한 다양한 메커니즘은 명확하지 않다.

중요한 것은,이런 성인 연구들은 일반적으로 건강 결과 상 체력증진과 습관적인 신체활동 수준의 비슷한 효과들을 보여준다. 이것이 직관적으로 분명해 보일 수있으나(규칙적 활동이 체력을 향상시킬 수 있기 때문에), 체력과 신체활동 두 개는 실제로는 매우 다르다. 체력은 기능적으로나 생리적으로 운동 과제를 수행하는 개인의 능력 측면에서 정의된 개인의 속성을 말한다. 유전된 것이 크지만 운동 트레이닝으로 어느 정도까지는 성취될 수 있는 높은 수준의 체력은 병의 진행에 영향을 줄 수 있는 혈류의, 신진대사의, 해부의 특징들로 특징지어진다. 반면, 신체활동은 다양한 메커니즘에 의한 발병을 바꿀 수 있는 행동, 일상 생활에서의 에너지 소비량을 뜻한다. 신체활동과 체력증진 효과의 차이를 이해하는 것은 당연히 개입 전략을 짜는데 중요해지고 있다.

관상 동맥 질환

Coronary Artery Disease

관상 동맥의 죽상경화증성 흡장으로 인한 심근허혈은 일년에 약 480,000의 사망자를 내는 미국의 가장 주요한 사망률 원인이다(51). 관상 동맥 질환의 몇 위험요인들은 고정되어 있으나(나이, 성, 유전, 인종), 몇은 가변적이다(흡연, 고혈압, 비만, 비정상적인 혈청지질, 좌식생활). 따라서 규칙적인 운동을 장려하는 것은 이러한 요인들을 최소화하고 심장 위험을 감소시키는 전체적인 전략의 일부분이다.

많은 연구들은 신체활동과 체력증진 모두가 관상 동맥 질환으로 인한 결과들의 위험을 상당히 감소시킨다는 것을 보여준다(6;7;24;91;100). 신체활동의 역할을 평가한 36개의 보고서신체활동과 관상 동맥 질환 사망률과 사망률 간의 상반되는 관계가 관찰됐다. 이 연구들의 메타연구에서, 부정적 결과의 위험은 매우 활동적인 사람들보다 좌식생활을 하는 사람들이 1.8배 높다는 결과가 도출되었다(23). 체력과 관상 동맥 질환의 합병증의 관계를 나타내는 7개의 연구는 같은 유익한 효과가 있음을 보여줬다(119).

몇몇의 다른 메커니즘은 관상 동맥 질환에 운동의 유익한 효과를 설명한다고 상정되어 왔다. 죽상동맥경화과정의 직접적인 영향은 운동 트레이닝이 혈관 장애의 성장을 억제한다는 것을 보여주는 동물 실험을 통해 볼 수 있었다(67). 규칙적인 운동은 관상 동맥 지름을 키우고, 혈관 형성을 개선하고, 혈관 반응도를 변화시키고, 또는 경련의 위험을 줄임으로써 심근 관류를 강화할 수 있다(93). 체력증진이 허혈성 심질환 동안 심실세동의 혈전 용해를 증가시킨다면 치명적인 부정맥의 위험은 감소될 것이다(119). 운동 트레이닝은 또한 혈전 용해를 개선하고, 혈소판 점착을 줄이고, 주로 심근 경색을 촉발시키는 관상 동맥 내의 혈전의 위험을 줄인다(127).

운동은 관상 동맥 질환의 합병증을 다른 위험 요인들

의, 특히 혈청 지질과 비만 그리고 전신 고혈압, 영향을 줄임으로써 감소시킬 수 있다(121). 최소 60개의 연구에서 체력증진과 활동이 혈청지질에 대한 영향력을 시험했다(119). 대다수가 전체 또는 낮은 농도의 지방단백질 콜레스트롤(LDL-C)와 관련이 없다는 것을 발견했다. 하지만 거의 절반에서, 유산소성 운동은 아테롬성 동맥 경화증의 보호요인이 되는 높은 농도의 지방 단백질 콜레스트롤의 단계를 높였다. 중간 강도의 운동과 관련한 연구에서는 여성에게 HDL-C의 긍정적인 반응이 덜 일어난다는 것을 발견했다. 남성과 여성 운동 선수가 민간인보다 20~30% 높은 수준의 HDL-C를 가지고 있다는 것을 횡단 연구에서 볼 수 있다.

중요한 것은, 다양한 요인들이 신체 지방 함량, 담배 사용, 월경 주기, 알코올 소비, 그리고 지질 수준에 영향을 줄 수 있다는 것이다(114). 이러한 변수들은 혈청 지질을 변화시키는 운동의 역할을 평가할 때 고려되어야 할 것이다.

전신성 고혈압

Systemic Hypertension

전신성 고혈압을 가지고 있는 사람들은 뇌졸중, 울혈성 심부전, 관상 동맥 질환, 신장 부전증, 망막증, 대동맥류, 그리고 말초혈관병의 위험에 처해있다. 사람들의 건강에 미치는 고혈압의 영향은 미국인의 4분의 1이 혈압이 높다는 사실로 인해 주목받고 있다.

성인의 규칙적인 신체활동과 체력증진은 진행되고 있는 고혈압의 위험을 줄여주고 이미 고혈압인 사람들의 혈압을 줄여줄 수 있다. 덧붙인 연구들은 활동적인 생활이 고혈압의 발생의 가능성을 거의 30%가량 감소 시킬 수 있다는 것을 보여준다(119). Blair 등의 보고서에 따르면 체력이 약한 사람들은 52%가량 높은 고혈압 발현 위험을 가지고 있었다(27).

운동 트레이닝의 기간은 고혈압과 정상혈압을 가지고 있는 사람들 모두의 혈압을 줄여줄 수 있다. 메타연구에 따르면 고혈압을 가지고 있는 대상은 수축기와 확장기의 혈압을 6~10mmHg 정도 줄일 수 있고, 정상혈압인 대상은 3~4mmHg 정도 줄일 수 있다고 한다(8;119).

규칙적인 운동이 안정혈압을 줄이는 것에 의한 이 메커니즘은 아직 완전하게 정의되지 않았다. 교감 신경 활동을 줄이고 말초혈관확장을 강화하는 체력 활동은 중요해 보인다. 그 효과는 감소된 레닌-앤지오텐신계 활동과 압수용기 수용성의 변화와 함께 일어날 것이다.

비만

Obesity

체지방률은 나이가 들면서 점차 증가하게 된다. 이는 아마 음식 섭취의 변화보다 더 줄어든 에너지 소비량을 반영할 것이다(줄어든 신체활동으로 인한). 전 연령대에서 비만율이 높아짐에 따라 이는 시간이 지날수록 더욱 심화될 것으로 보인다.

건강에 미치는 운동의 모든 영향과 관련하여, 비만의 예방과 관리에 있어서의 신체활동의 유익한 역할은 분명해 보인다. 신체활동의 형태에서 중요한 비휴식 에너지 소비는 전체 에너지 소비의 3분의 1을 차지한다(69). 따라서 에너지 균형 방정식의 "외적" 측면의 향상은 일상 신체활동의 수준을 높이는 것으로부터 기대되어야 한다.

하지만 비만에 관한 운동의 중요한 효과와 관련한 과학 문서는 드라마틱하지 않았다. 그 연구들은 신체의 지방이 신체활동을 제한할 수 있다는 결과 측정으로 인해 혼동이 있었다. 따라서 활동적이거나 건강한 사람들의 신체 지방 지표를 줄이는 것으로 묘사하는 대다수의 원인과 결과가 (어느 것이 먼저인가?) 횡단 연구에서 문제되고 있다(119). 또한 열역학의 법칙들이 준수되어야 함에도 불구하고, 만약 규정된 활동이 음식 섭취가 증가하거나 프로그램 외에 신체활동의 보상이 감소하는 결과를 가져온다면, 비만을 가지고 있는 사람들을 위한 운동 프로그램의 소개는 효력이 없다.

신체 지방 함량을 줄이기 위해서는 상당한 양의 신체활동이 필요하다. 1파운드의 지방을 태우기 위해 3,500칼로리 에너지소모(10시간 동안 장작을 태우는 것과 48km를 30분 동안 달리는 것과 같은)가 필요하다. 여전히, 이러한 에너지 소모로 신체 지방 함량에 주는 영향은 누적된다. 또한 신체활동 습관을 향상하는 것은 제지방 신체 질량을 증가시키고 식이 열발생의 효력을 키운다. 따라서 활동만을 증가시키는 것은 진정한 의미의 몸의 지방을 줄이는 것이 아닐 수 있긴 하지만, 운동은 식이 중재의 중요한 부가물일 수 있다. 비만은 보통 매우 작은 일상적인 에너지 균형의 어긋남이 몇 년 동안 발전되어 발생한다. 규칙적이고 웬만한 운동을 평소의 식이 제한에 더하는 것이 이러한 에너지 불균형을 뒤바꾸는 효과적인 방법이 될 수 있을 것이다(34).

신체 구성 변화에 대한 보고서들과 메타연구들은 비만인 성인을 대상으로 한 운동 트레이닝이 이 결론을 뒷받침한다고 주장한다. 이 연구들은 작지만 긍정적인 지방 손실이 제지방량이 늘어날 때 이뤄질 수 있다는 것을 보여준다(13;43). 이 운동 프로그램의 영향력은 활동 개입의 빈도, 기간, 그리고 강도와 직접적으로 연결되어 있다.

골다공증
Osteoporosis

뼈의 광화 작용은 성장기 동안 발달하고, 성인 초기에 최고조에 이르며, 나이가 들면서 줄어든다. 노인들의 계속 진행되는 골밀도 감소로 인한 골다공증은 골절 뿐 아니라, 특히 여성에게 장애와 사망률에 중요한 결과를 낳는다. 이런 위험을 줄이는 잠재적 전략으로는 어린 시절에 골밀도를 높이거나 노년기의 골밀도 감소를 줄이는 것이다.

골밀도는 체중부하 신체활동에 의한 기계적 부하에 영향을 받는다. 골부피는 지속적으로 침대에서 쉬거나 정지 상태일 때 감소한다. 선수들은 일반인보다 골밀도가 굉장히 높다, 그리고 성인을 대상으로 한 횡단연구에서는 골밀도는 신체활동, 유산소성 운동, 그리고 근육의 힘과 연관성이 있음을 보여준다. 폐경기 여성을 대상으로 한 몇몇 종단 연구에서는 신체활동 향상이 골부피를 증가시킬 수 있음을 보여준다. 식이 칼슘 섭취와 에스트로겐의 순환이 이 효과를 크게 하는 데에 있어 중요한 것으로 나타난다(119).

신체활동 및 체력과 골밀도와의 관계는 종단 연구보다 횡단 연구에서 더 분명해 보인다. 운동 간섭은 골밀도에 보통 작은 증가(1~5%)를 보여주지만, 활동적인 사람들은 보통 활동적이지 않은 사람보다 10~15% 더 높은 골밀도를 가지고 있다(119). 운동이 나이가 먹음에 따라 골밀도가 감소하는 것을 예방해주는 정도는 아직 확실하지 않다. Drinkwater은 "대다수 나이든 여성들에겐 활동적으로 사는 것이 골밀도를 증가시켜주지는 않지만 만약 그들이 비활동적으로 있다면 피할 수 없는 뼈의 손실을 예방하는 데에 도움을 준다"라고 결론을 내렸다(41).

2형 당뇨병(인슐린 비의존)
Type 2 (Non-Insulin Dependent) Diabetes Mellitus

인슐린 순환 장애를 가진 1형 당뇨병 환자들(청소년)과 반대로, 2형 당뇨병 환자들은 주로 인슐린 저항성으로부터 고혈당증을 경험한다. 나이와 유전과 같은 요인들의 영향도 있지만, 2형 당뇨와 신체의 과도한 양의 지방은 특히 가까운 연관성이 있다. 매년 미국에선 최소 170,000명의 사람들이 관상 동맥 질환, 뇌졸중, 그리고 말초혈관병과 같은 당뇨 합병증으로 사망한다.

많은 보고서들이 신체적으로 비활동적인 것과 2형 당뇨와 가까운 연관성이 있다는 것을 밝혔다. 또한 전향적 연구들은 신체활동이 이런 병들의 악화를 막을 수 있다는 것을 보여준다(119). 몇몇 메커니즘들이 이런 효과들에 기여할 수 있을 것이다. (1) 신체활동은 인슐린과 함께 근육 세포에 글루코스가 잘 들어갈 수 있도록 돕는다. 이런 효과는 운동 후 24시간 동안 지속되므로, 환자들의 고혈당증을 줄여줄 수 있는 효과는 신체 트레이닝의 반응보다는 즉각적인 효과들의 중복으로 인한 것일 것이다. (2) 신체활동은 인슐린 감수성을 높여준다. 지구력 운동 선수들은 보통 민간인보다 높은 인슐린 감수성을 가지고 있다. 그리고 인슐린 감수성은 지구력 수준과 관련이 있다. (3) 신체활동은 신체 지방의 감소하는데 도움이 될 수 있다, 또한 2형 당뇨의 중요한 결정요소이다.

소아과 이론적 근거
The Pediatric Rationale

아이들과 청소년들에게 운동을 장려할 좋은 이유들은 수없이 많다. 아마도 우선, 신체활동과 운동에 참여하는 것은 삶의 즐거움이 되기 때문일 것이다. 사실, 운동활동에 참여하는 기쁨이 아마도 왜 전 연령대의 사람들이 운동에 참여하는지 알 수 있는 주요한 이유일 것이다. 좀 더 임상적으로 보면, 규칙적인 운동은 자존감과 자신감을 키워준다. 그룹 활동은 사회성을 기르는 데에도 긍정적인 영향을 주고, 협동력과 규율 그리고 약속을 배울 수 있게 한다. 아이의 심리사회적인 건강에 주는 영향력은 12장에 나와있다. 지금 장은 청소년과 아이의 신체 활동과 체력이 신체 건강과 관련된 영향에 집중되어 있다. 이 주제가 상당한 양의 의학적인 관심을 끌었지만, 신체 건강이 아이들에게 운동을 장려하는 가능성 있는 많은 이유들 중 하나만을 대표한다는 사실을 인지해야 한다.

Blair 등이 언급했듯, 신체활동, 체력, 또는 체력증진을 위한 성장기 동안 직접적으로 건강에 긍정적인 영향을 끼친다고 할 수 없다(26). 아이들의 사망률의 가장 주요한 원인은 사고(이분의 일의 확률로), 암, 그리고 선천적인 기형이다. 주로 학교를 가지 못하는 날들은 감염병이나 알레르기성 병들 때문이다. 십대에 살인과 자살은 매우 흔해지고 있다. 규칙적인 운동은 이런 조건들에 긍정적인 영향을 줄 수 없다.

문서로 기록된 운동과 건강의 관계는 성인에 대한 것이며, 건강결과는 성인 질환과 관련이 있다. 아이들은 관상 동맥 질환으로 인한 심근경색, 고혈압으로 인한 뇌졸중, 또는 골다공증으로 인한 대퇴부 골절을 겪지 않는다. 심지어 젊은이들에게 매우 흔해지고 있는 비만도 소아과 시기에 의학적인 합병증을 자주 발생시키지 않는다. 따라서, 합리적으로 봤을 때, 운동을 장려하는 것이 신체적 건강을 증진시키기 위한 것이라고 지지될 수 있을까?

그 답은 규칙적인 운동 습관이 성인 만성 질환을 예방하기 위한 기초적인 전략이라고 보는 설득력 있는 주장에 달려 있다. 이 개념은 다음의 근거들에 기초한다.

1. 전에 개요에서 설명한 대로, 체력증진과 신체활동은 특히 관상 동맥 질환, 고혈압, 지방, 골다공증, 그리고 2형 당뇨 등의 만성 질환의 위험을 상당히 많이 줄일 수 있다.
2. 이것들이 성인 질환이지만, 대부분 소아기에 시작한 평생 동안의 병리과정을 반영한다(81). 예를 들어, 아테롬성 동맥 경화증은 십대 후반에 잘 생기는 대동맥과 관상 동맥의 벽의 지방 병변으로부터 시작한다. 노인의 골다공증 발병률이 높아지는 것은 성장기에 골밀도의 성장이 최대화하는 것을 실패했다는 것을 보여준다. 과체중인 젊은 사람의 식이 습관과 운동 습관은 주로 성인 비만의 시초이다. 고혈압의 기초는 소아기 후반과 청소년기에 주로 기반을 잡는다.
3. 이론적으로, 삶의 초반에 이러한 질환의 성장을 개선하는 수단으로서 운동 습관을 들이는 것은 성인기 후반에 (심근경색, 뇌졸중, 말초혈관 질환, 골절)을 예방하기 위한 효과적인 수단으로 제공되어야 할 것이다(**그림 5.1**). 이러한 접근을 통해, 아이들에게 신체활동, 체력증진, 또는 둘 모두는 성인 만성질환 합병증을 예방하기 위해 장기적으로 고려되어야 할 것이다.

이 근거는 소아기 건강 관리 제공자들에게 이질적인 것이 아니다. 성인 질환을 예방하기 위해 아이들에게 운동 습관을 만들어주는 전략은 아이들에게 다이어트, 소금 섭취, 그리고 흡연과 같은 다른 행동들을 바꾸는 것을 동반한다. 이 모든 것들은 젊은이들을 미래의 건강 문제로부터 보호하기 위한 것이다(110). 실제로, 행동들은 변화에 예민하다. 다이어트 그리고 신체활동과 같은 사람의 행동을 바꾸는 것은 심각한 도전을 수반한다.

소아과적 근거들이 효력이 있는가? 직접적인 근거는 간단할 것이다. 어렸을 때부터 고강도의 체력운동을 한 그룹과 유년기부터 좌식생활을 한 그룹을 장기적인 질환 결과를 비교하는 것이다. 불운하게도, 이런 연구는 시행된 적이 없다. 그리고 시간의 경과를 필요로 하고, 교란변수를 조정해야 하며, 시간에 따라 운동 습관의 변

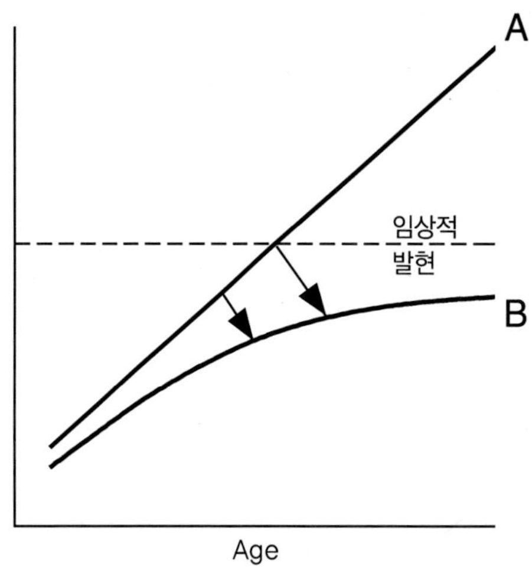

그림 5.1 성인 만성 질환을 예방하기 위해 아이에게 운동을 장려하는 것에 대한 소아과적 근거들. 위험요소(A)의 성장은 더 빠른 그리고 지속적인 운동(B)에 의해 감소하고, 임상적 표출(심근경색, 뇌졸중, 울혈성 심부전)을 예방한다.

표 5.1 아동이 운동을 통해 성인만성질환을 예방할 수 있는 기전들

과학적 증거	
관상동맥 위험인자 감소 일반 아동	아니오
아동의 비정상적인 값	예
위험요인 증가 예방	모름
죽상동맥경화증의 일차적 예방	모름?
골밀도 개선	예
평생 운동습관으로의 발전	모름?

화를 고려해야 하고, 대상 집단의 안정성을 필요로 하기 때문에, 연구는 영원히 이뤄지지 않을 것이다. 결과적으로, 50년 뒤 아이들과 청소년들에게 운동을 장려하는 것의 직접적인 근거(심근경색, 뇌졸중, 그리고 골절의 위험을 줄여줄 것이라)는 나온 것이 없다.

하지만, 간접적인 증거들을 찾을 수 있다(**표 5.1**). 우리가 인식하고 있는 성인 질환 위험 요인들이 어린 시절 때의 운동 간섭을 통해 줄어든다면 그 소아과 근거는 뒷받침될 수 있을 것이다. 예를 들어, 이것은 관상 동맥 질환의 높은 위험 빈도 요인들이다(비만, 이상지질혈증)(7;21). (아동과 청소년들의 이런 요인들의 빈도는 "비정상"을 정의하는 절단값에 달려 있다(7;85). Armstrong 등은 11~16세의 영국 아동들의 5~47%가 개인적인 위험 요소들을 가지고 있다고 보고했다.)(7) 이런 관점에서, 당연히, 그는 요소의 감소는 운동이 관상 동맥 질환과 같은 성인의 만성 질환 위험을 운동이 줄여준다는 점에서 중요한 메커니즘이라고 가정한다.

만약 운동이 아테롬성 동맥 강화증과 같은 만성 질환 과정에 직접적인 영향을 더 가지고 있다면, 간접적인 증거들은 아동에게서 찾기 더 어려울 것이다. 혈전 용해, 관상 동맥 비관류, 그리고 아테롬성 동맥 강화증의 발달과 같은 것들에 대한 운동의 영향력을 고려하면 이 나이의 그룹에서는 적은 정보를 얻을 수 있다.

아동의 운동과 성인 만성 질환의 위험 요소들

Exercise in Children and Risk Factors for Adult Chronic Disease

젊은 사람들의 질환 위험 요인들과 신체활동 그리고 체력의 관계에 대한 의문점은 조사의 큰 관심사이다. 대다수 자료들은 단면적인 것이지만, 관점은 중재적이고 장기간의 종단적 연구들에 의해 제공됐다. 두 개의 최근 합의문에서 자세한 정보를 찾을 수 있다(87;100).

혈청 지질

Serum Lipids

최근 조사들은 신체활동이나 체력이 일반적인 소아과 인구의 지질 수준에 영향을 준다는 설득력 있는 논쟁을 하지 않아 왔다. 거의 모든 이러한 자료들은 정상적인 지질 수치를 가지고 있는 건강한 대상에게서 얻어졌다. 가족성이거나 후천적으로 고지혈증에 걸린 환자들의 운동효과는 아직 평가되지 않은 반면, 운동 간섭의 지질 수준에 대한 이로운 효과는 비만 대상에게서 관찰돼 왔다.

횡단 연구

Cross-Sectional Studies

성인들에게서 조사 연구를 지속적으로 찾는 와중에, 몇몇 초기 횡단연구들은 선수들이나 매우 활동적인 아이들에게서 눈에 띄게 높은 HDL-C 정도를 찾아냈다([4]를 확인하라)(104). 예를 들어, Smith 등은 활동적인 통제 모형들에 비해 9~15살의 훈련 받은 달리기 선수들이 32% 높은 HDL-C 수치를 가지고 있음을 찾아냈다. $\dot{V}O_2max$나 신체활동과 혈청 지질과의 관계를 평가하는 이후의 연구들은 덜 인상적이다. 거의 같은 수의 연구에서 유산소성 운동과 HDL-C가 관계가 없다는 것을 밝혀냈다. 대부분의 보고서에서 습관적인 신체활동과 지질 정도가 명확한 관계가 없다는 것을 보여준다.

몸의 구성과 다이어트와 같은 변수들을 고려하는 데에 실패하는 것은 매우 적당한 대상에서 찾은 연구 결과들을 설명해줄 수 있을 것이다(지질에 대한 늘어난 선수 훈련의 실제적 효과는 없어질 수 없음에도 불구하고). 예를 들어, Hager 등은 262명의 아동에게서 찾은 1마일(1.6km) 달리기 시간과 HDL-C 혈청의 역관계를 보고했다, 하지만 %신체 지방과 성을 고려해 분석했다면, 이 연관성은 사라진다(57). 다른 연구자들은 체력 또는 신체활동과 체지방 함량이 고려된 혈청 지질 간의 관계를 기술하였다(2;22;52;76).

트레이닝 연구

Training Studies

저항성 트레이닝 기간 동안 혈중 지질 반응을 평가하

기 위해 건강한 아동과 청소년에게 시행된 11개의 통제된 연구들은 혼합된 결과들을 만들어왔다(표 5.2). 장기간으로 조사된 것은 없으며, 가장 긴 기간이 20주이다. 이 보고서들 중 6개에서 HDL-C는 변화가 없었고, 4개에서는 증가했으며, 그리고 1개에서 감소했다. 하지만, Tolfrey 등은 많은 이런 연구들이, 특히 작은 샘플 사이즈를 가지고 있으며 의심스러운 트레이닝 기간과 볼륨과 같은 연구 디자인 단계에서 생기는 단점들을 가지고 있다는 것을 알아챘다(113). 그들은 혈청 지방단백질에 주는 장기간 운동의 긍정적 효과들을 무시하기엔 아직 이르다고 결론지었다.

이 논쟁은 71명의 사춘기 전 소년과 소녀의 유산소성 체력(최고 $\dot{V}O_2$), 신체 구성, 그리고 혈청 지방단백질 정도와 관련된 습관적 활동 간의 관계들을 조사한 것에 의해 뒷받침된다(112). 이변량 상호 분석은 유산소성 체력, %체지방, 그리고 습관적 활동 모두가 소녀들의 지질 성분에 명확하게 연관되어 있다는 것을 밝혀냈다. 최고 $\dot{V}O_2$는 HDL-C 정도 25%를 변화시킨다. 소년들은 습관적인 활동이 전체 HDL-C 비율과 연관되어 있었다.

두 보고서는 혈청 지질 변화가 저항성 트레이닝의 결과라고 묘사했다. Weltman 등은 6~11살의 32명의 소년들의 14주의 트레이닝 이후 전체 콜레스트롤의 16%는 감소하지만 HDL-C에게서는 뚜렷한 변화가 없다는 것을 찾아냈다(125). Fripp과 Hodgson은 청소년기 소년들을 상대로 한 9주의 저항성 프로그램의 결과로 HDL-C이 증가한다고 보고했다(49).

비개입 종단 연구
Non-Interventional Longitudinal Studies

세 보고서는 시간이 지남에 따른 신체활동, 체력, 혹은 그 모두의 변화와 혈청 지질과의 관계를 서술해왔다. Raitakari 등은 신체활동 추적(의문이 가는 것들)과 관상 동맥 위험 요소들을 핀란드 청소년들을 대상으로 한 6년간의 종단 연구를 통해 보고했다(86). 소년들에게 활동은 혈청 트리글리세라이드와만 의존적이고 역인 관계가 있었지만, 여성들에게는 혈청 지질과의 관계가 발견되지 않았다.

Janz 등은 Muscatine 연구를 위해 5년 동안(10살에 시작) 125명의 아동의 $\dot{V}O_2max$, 신체활동, 그리고 혈청 지질을 측정했다(63). 다양한 회귀 분석을 통해, 활동과 유산소성 운동 그 어느 것도 지방 단백질 농도를 예측할 변수가 아니라는 것을 알아냈다. 하지만, 암스테르담 성장과 건강 연구에서, 청소년기 초기에 시작해 15년 동안 연구한 결과, 신체활동의 변화는 HDL-C의 변화와 분명히 연관되어 있었다(118).

혈압
Blood Pressure

본태성 고혈압은 일반적으로 어린 아동에는 발견되지

표 5.2 건강한 아동을 대상으로 혈청지질 반응을 조절하기 위한 지구성 훈련 연구들

				변화량		
연구	N	연령(년)	기간(주)	TC	HDL-C	LDL-C
Ben-Ezra and Gallagher (20)	11	MF 8~10	10	없음	없음	없음
Blessing et al. (29)	25	MF 13~18	16	감소	증가	감소
Linder et al. (70)	29	M 11~17	8	없음	없음	없음
Linder et al. (71)	103	M 7~15	4	없음	없음	없음
Rimmer and Looney (90)	14	MF 14~17	15	감소	없음	
Rowland et al. (97)	31	MF 10~12	13	없음	없음	없음
Savage et al. (102)	12	M 8~9	10	없음	감소	없음
Stergioulas et al. (108)	18	M 10~12	9	증가		
Stoedefalke et al. (109)	23	F 13~14	20	없음	없음	없음
Tolfrey et al. (113)	28	MF 9~11	12	없음	증가	감소
Williford et al. (128)	12	M 11~13	15	없음	증가	감소

TC: total cholesterol, HDL-C: high-density lipoprotein cholesterol, LDL-C: low-density lipoprotein cholesterol.

않는다. 하지만, 소아기에 혈압 측정하는 것은 미래 성인 고혈압을 예측하는 데에 도움을 준다. Muscatine 연구에서, 7~18세와 23~28세 때의 정도 사이의 Pearson 연관성 계수들은 수축기압은 r=0.21-0.39였으며 이완기압은 r=0.11-0.50이었다(68). 항상 90번째 백분위수 이상의 혈압을 가진 아동 중에서, 기대수보다 2.4배 높게도 24%가 성인이 되서도 90번째 백분위수 이상이었다. 신체활동을 통한 체력증진을 했다면 성인일 때 혈압이 감소했다. 따라서 비슷한 효과가 젊은 시기에 관찰될 수 있을지 보는 것은 적절해 보인다.

Alpert와 Wilmore은 정상혈압을 가지고 있는 건강한 아이들의 신체활동 또는 체력과 안정혈압과의 종단적 관계를 시험한 14개의 연구를 검토했다(3). 신체활동 또는 체력과 혈압 사이의 정반대의 관계를 말하는 많은 보고서들 때문에 연구 결과들은 혼돈되어 있었다. 하지만, Alpert와 Wilmore가 지적했듯, "신체 용적 지수(BMI)를 위해 만들어진 통계적 조정에 대한 연구에서, 피부 주름 두께, 또는 다른 살 두께 측정 수단, 이 관계들의 강도는 일반적으로 주로 통계적으로 의미 있는 수치를 보이지 않는 정도로 계속 감소했다(3).

단기간(3~5년) 종단 연구에서 얻은 몇몇 정보들은 젊은 시기에 혈압과 유산소성 운동이 시간이 지날 수록 연결되어 있다는 것을 보여준다. 하지만, Twisk 등은 암스테르담의 성장과 건강 연구에서 신체활동의 14년간의 종단적 발달은 수축기와 이완기 혈압 변화와 관련이 없다고 했다(118). 또한, 청소년 초기와 성인 때의 혈압 정도와 습관적 활동 간의 관계가 발견되지 않았다고 했다.

지구력 트레이닝은 비만이 아닌 정상 혈압을 가진 아동과 청소년들에게는 영향을 주지 않는 것으로 보인다. 이런 개입연구들 중 7개에서, 5개는 아무런 효과가 없다는 것을 밝혔고, 나머지 두 개에서는, 아주 작은 효과가 있음을 보였다(3). 하지만, Ewart 등은 혈압이 정규분포에서 상위 3분의 1에 해당하는 아프리카계 미국인인 9학년들의 대부분이 유산소성 운동 수업을 한학기 동안 듣고 나서 뚜렷한 혈압 감소를 보였다고 보고했다(44). 이 연구 대상들은 성인 고혈압 위험이 증가한 것으로 생각됐다. 운동 트레이닝을 하자 120/58에서 114/57로 혈압이 떨어진 것이다. 이 트레이닝 기간 동안 BMI는 뚜렷한 변화를 보이지 않았다(24.8kg·m^{-2}에서 25.1 kg·m^{-2}로 변화).

가벼운 본태성 고혈압을 가지고 있는 청소년들에게 운동 트레이닝은 혈압을 낮추는데 효과적인 것으로 알려져 왔다. 7장 이차고혈압을 가진 아동과 청소년 관리를 위한 신체활동과 체력의 역할에서 언급된 이러한 연구들은 아직 조사되지 않았다.

요약하면, 신체 적성, 활동, 또는 둘 모두는 정상 혈압을 가진 젊은 사람들의 혈압 정도에 영향을 주지 않는 것으로 보인다. 이 아동들에게 있어 혈압과 운동의 관찰된 관계는 신체 지방 과다에 의해 일반적으로 영향을 받는다. 하지만 제한된 정보는 신체 트레이닝을 하는 기간 동안 고혈압을 가진 청소년들의 혈압을 줄일 수 있고, 고혈압을 가진 성인들에게 비슷한 효과를 가진다는 것을 보여준다.

비만
Obesity

앞서 말한 논의에서, 왜 비만이 아동에게 걱정스러운 건강 위험 요소인지는 분명하다(**그림 5.2**)(9장을 보라). 첫 번째, 비만은 다른 심혈관계 위험 요소들과 근접하게 연결되어 있다. 과체중 아동은 제2 당뇨를 발달시킬 큰 가능성이 있고 더욱 더 좌식생활을 하게 한다. 높은 혈압을 가지고, 그리고 비만이 아닌 아동과 비교하면 좋지 않은 혈청 지질 프로필을 가지고 있다. 74명의 7~13세 아동 그룹에서, Gutin 등은 신체 지방과 심장 수축기 혈압(r=0.32) 그리고 HDL-C(r=-0.50)은 뚜렷한 상호 관계가 있다는 것을 언급했다. McMurray 등은 546명의 비만 아이들(BMI>90번째 백분위)에게서 이완

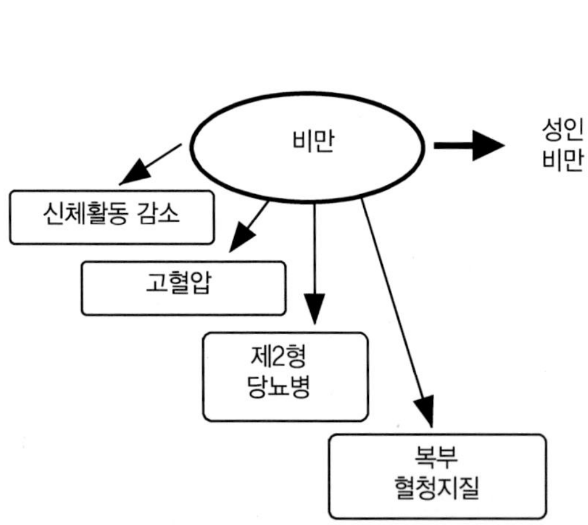

그림 5.2 아동과 청소년의 비만과 관련된 심혈관 위험인자

기와 수축기 혈압이 비만이 아닌 대상들보다 매우 높다는 것(108/70 vs. 104/68), 전체 콜레스테롤 또한 그러하다는 것을(4.47 vs. 4.11mmol · L^{-1})찾아냈다(56;77). Becque 등은 비만인 어린 청소년들의 97%가 4배 혹은 더 많은 심혈관계 위험 요소들을 가지고 있다고 보고했다(19).

비만은 이러한 위험 요소들에게 주요한 영향을 준다. 신체활동 또는 체력과 혈청 지질 또는 혈압과의 분명한 관계들이 신체 지방의 영향을 고려하면 자주 사라진다. 체지방(피부두겹법) 유산소성 체력(왕복 달리기), 혈압, 그리고 혈청 지질 간의 상호관계를 12~15세의 1,015명의 아동을 대상으로 Northern Ireland young hearts project에서 연구했다(32). 신체 지방과 위험 요소들 간의 상호 관계는 체력과 비슷한 요소들의 상호관계보다 더 명확했다. 다양한 회귀 분석에서, 신체 지방을 적용하면 체력과 위험 요소 간의 관계는 없다고 밝혀졌다.

두 번째로, 비만 아동들은 유해한 건강 결과로 인해 비만 성인으로 될 가능성이 크다. 11세 비만 아동 연구에서, 40%가 26세에도 여전히 과체중이었다(106). 5명 중 4명의 비만 청소년들은 중년이 되어도 여전히 비만이다(1). Havard Growth study에서, 55년간 추적해 본 결과 청소년기 비만은 몇몇 유해한 건강 결과들의 더 위험한 요소들을 유발한다(특히 관상 동맥 심장 발병률과 사망률).

세 번째로, 비만율이 증가한다. Dollman 등은 1985년에 시행된 비슷한 연구의 결과들과 1997년에 시행된 1,463의 10~11세 호주 아동의 BMI수치를 비교했다(40). 두 번째 연구의 수치들이 더 컸는데, 첫 번째 연구(**그림 5.3**)의 70번째 백분위 수 이상의 대상들이 확연한 변화를 보였다. 신체 지방의 가장 큰 증가는 처음부터 살이 쪘던 그룹에서 발생했다. 다른 보고서도 비슷한 결과를 언급했다(92;115).

과체중인 젊은 사람들의 운동을 둘러싼 쟁점들은 9장에 언급되어 있다. 다음은 소아 그룹의 비만에 대한 신체활동의 효과를 평가한 연구들의 요점들을 보여준다.

비만을 가진 젊은이들과 비만이 아닌 대상들의 규칙적인 활동과 신체 지방의 관계를 비교한 횡단 연구는 일관성 있는 연구결과가 없음을 보여준다. 13개의 이러한

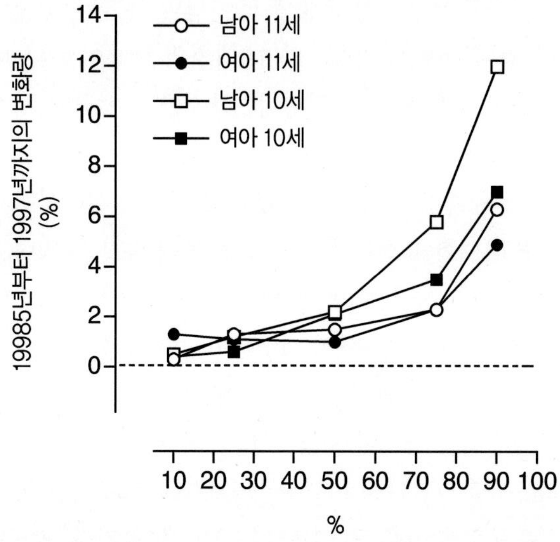

그림 5.3 호주 남아와 여아의(10~11세) 1985년과 1997년 조사 자료를 통한 체질량지수(kg·m^{-2})의 % 차이 비교(40). 체지방이 높을수록 큰 차이가 나타난다.

연구들을 검토하면서, Ward와 Evans는 비만을 가진 젊은 사람들이 몇 연구에서는 매우 활동적이지 않지만, 같은 수의 보고서에서는 비만이 아닌 대상들과 차이가 없다는 것을 발견했다(123).

원인과 결과의 문제(좌식생활이 몸의 지방을 증가시키는가, 아니면 비만이 활동적이지 않도록 하는가?), 그리고 "활동"의 개념에 대한 혼란스러움(활동은 에너지 소비인가 신체 움직임인가?), 이것들은 이 연구들의 해석을 어렵게 했다.

암스테르담의 성장과 건강 종단적 연구에서, 13~27세 사이의 일상 활동은 피부두겹법 측정에 반대의 관계를 가지고 있었다(117). 하지만, 비만이 아닌 젊은 사람들에게는 짧은 기간의(12주 가량) 유산소 트레이닝 프로그램은 몸의 지방에 작거나 아예 변화를 보이지 않았다.

그들의 1994년 연구문헌 검토에서, Bar-Or과 Baranowski는 다수의 연구들이 유산소 트레이닝이 비만 아동과 청소년들의 과도한 비만을 줄이는 데 영향을 준다는 것을 증명했다고 결론지었다. 하지만 만약 트레이닝이 식이 제어와 행동 변화와 함께 이루어지지 않는다면 그 효과는 보통 미미하다(16). 이 연구들은 또한 간섭 기간은 중요할 것이며(1년 이상), 생활 활동을 늘리는 것은 엄격하고 구조화된 운동 프로그램보다 지속적인 효과를 만들 수 있을 것이라 제시했다.

Ward와 Bar-Or은 학교 기반 프로그램 속 비만인 젊

은 사람들의 유산소성 운동 트레이닝과 관련된 13개의 연구들을 검토했다(122). 2~18개월의 트레이닝 후 비만 감소 비율은 5~10%이었다. 하지만 지속적인 체중 감량은 평가되지 않았다.

몇몇 연구들은 또한 비만인 젊은 사람들의 심장혈관계와 관련된 위험 요소는 운동 간섭을 통해 줄일 수 있다고 했다. Becque 등은 비만 청소년이 운동과 다이어트를 했을 때의 HDL-C(35.4~43.4mg·dL^{-1})의 뚜렷한 증가와 혈압 감소를 보여줬다(19). 식이 제한만으로는 대상에게서 이런 변화는 나타나지 않았다. 11세 비만 아동에게서, Sasaki 등은 2년간의 비만 아동을 위한 학교 기반의 달리기 프로그램 이후 16~19%의 HDL-C 증가를 보고했다(101). Widhalm 등은 비만 캠프에서 운동과 함께 칼로리를 제한한 124명의 비만 아동에게서 LDL-C가 감소했음을 보여줬다(HDL-C는 변화 없음)(126). 이 연구에서 다이어트와 운동의 효과는 분리될 수 없었다.

전체적으로 볼 때, 이런 자료들은 운동이 비만 아동과 청소년들에게 효과적인 개입 전략의 부분이 될 수 있다는 것을 보여준다. 가장 적절한 타입들, 구성 방식, 그리고 운동의 기간은 명료화 되어야 할 것이다. 장기간 프로그램의 지속적인 지방 감소 방법 또한 중요하며, 밝혀져야 할 것이다.

골다공증

Osteoporosis

어린 시절이나 청소년기에 미래 골다공증을 예방하기 위한 수단인 골 부피 발달을 위한 운동의 역할은 개념상으로 명확하다. 어린 시절 동안 골밀도는 지속적으로 증가하고, 거의 20~30세에 최고점에 도달한다. 그 후에 골밀도는 나머지 생애 동안 감소하며 폐경기 이후 여성들에게 특히 많은 감소가 이루어진다. 골다공증은 노인들의 뼈가 점점 비어 가도록 하여 골절로 인한 사망이나 장애 위험을 매우 높인다.

성인 초기의 최고 골밀도는 노인이 되서의 뼈 건강을 예측할 수 있는 최고의 예측 변수 중 하나이다(10). 노년기 골부피의 변동성의 절반은 초기 골밀도의 정도에 달려 있다고 추정되어왔다(60). 성장기의 뼈의 골밀도를 최대화해야 하는데, 이것은 후생의 굉장히 좋은 골밀도를 유지하게 한다. 아직 이 개념을 증명한 연구는 없으나 그럼에도 불구하고, 제시할 만한 충분한 증거가 있다. 실제로, 소아기 뼈의 광화 작용을 위한 운동은 후에 성인이 되었을 때 골다공증 위험을 없애 주는 것으로 기대된다.

Bailey와 Martin은 1994년 연구 문헌 속 횡단 연구를 검토했다(12). 어린 선수들을 대상으로 한 연구는 체조, 하키, 축구, 그리고 배구 같은 운동이 뼈의 광화작용을 자극할 수 있음을 보여줬다, 하지만 몇 정보들은 이런 효과가 수영에서는 잘 보이지 않는다고 제시했다(체중 부하 운동이 아닌 것)(39). 연구들에서 선수가 아닌 사람들에게는 일반적으로 습관적인 신체활동과 골밀도 사이의 그다지 대단하지 않은 관계가 있다고 했다.

이런 관계들은 또한 장기적으로 연구되어 왔다. 암스테르담 성장과 건강 연구에서, 청소년기 체중 부하 운동의 양은 같은 27세 사람들에게 있어 골밀도의 중요하고 명확한 예측 변수였다(124). Gunnes와 Lehmann은 470명의 건강한 소년들과 소녀들을 대상으로 한 종단 연구에서 체중 부하 신체활동이 골밀도 변화에 중요한 영향을 준다는 것을 찾았다(53).

몇 그룹들은 골밀도의 신체 트레이닝 기간이 주는 영향을 조사해왔다. Morris등은 일반 체육교육 수업을 보조하기 위해 제작된 10개월의 운동 프로그램 이후 38명의 9~10세 여아들의 골밀도가 7~10% 가량 증가했다는 것을 알아냈다(80). 14주의 엄격한 기본 군대 트레이닝 후에는 뼈 무기질 함량의 증가가 보고되어왔고(75), 8달의 운동 프로그램의 반응으로 사춘기 이전의 소년들에게도 같은 결과가 나왔다(33). Bass 등은 10살의 여성들을 대상으로 한 12달의 체조 트레이닝은 일반인보다 30~85%가량 더 빠른 골밀도 증가를 보였다(18).

하지만, Snow-Harter 등(105)과 Blimkie 등(30)은 어린 여성들의 (각각 6달과 8달의 기간 동안) 트레이닝에서 골밀도의 변화를 어렵게 끌어냈다. Bailey와 Martin에 따르면, 이러한 결과들은 골밀도를 강화하기 위해서는 운동은 활발하게 이루어져야 한다는 것을 나타낸다(12). 이러한 결론은 어린 동물들의 운동과 긍정적인 뼈 성장에 대해 연구한 것에서도 동일하다(47).

Preferred-limb 연구들은 흥미로운 것으로 판명받아 왔다. 운동 이외의 다른 요소들이 두 개의 다리에 똑같이 뼈의 광화작용에 영향을 줘야 하기 때문이다. 결론적으로, 다리의 골밀도 차이는 오로지 운동의 기계적인 스트레스의 영향을 받은 것으로 생각될 수 있다(10). Legg-Calve-perthes 병을 단독으로 가진 7~14세 아동은 건강한 다리의 4~15% 가량의 뼈밀도를 갖는다(11). 어린 농구와 테니스 선수들이 주로 쓰는 팔의 뼈는 주로 쓰지 않는 팔에 비해 골밀도가 매우 높다(12).

체중 부하 운동으로 생기는 기계적인 스트레스는 골아 세포 활동을 자극함으로써 뼈의 성장을 촉진한다. 연구들은 줄넘기, 계단 오르기, 점프하기와 같은 단기간에 강하게 하는, 폭발적인 활동은 특별히 골밀도를 증가시키는 효과가 뛰어나다고 보고했다(65). 따라서 이런 형태의 운동들은 관상 동맥 건강을 향상시키는 저강도의 지속적인 활동보다 뼈의 건강을 향상시키는 데에 더 욱 유용하다(**그림 5.4**).

식이 요법의 칼슘과 순환 에스트로겐은 뼈의 성장을 촉진하는 운동의 효과를 강화한다. 고강도 선수 트레이닝과 관련된 월경불순은 에스트로겐을 감소시키고 일반적인 뼈의 광화작용를 방해할 수 있다. 저에스트로겐혈증은 피로골절 위험을 증가시킬 수 있다, 짐작건대 장기간으로 보면 골다공증도 유발할 수 있을 것이다. Baer 등은 무월경인 청소년 달리기 선수들을 보았을 때, 달리기로부터 뼈에 가해지는 기계적 부하는 에스트로겐의 감소가 뼈의 광화작용에 주는 부정적인 영향을 보상할 수 없다고 보고했다(9). 하지만, Moen 등은 15~18세의 월경불순인 선수와 정상적으로 월경을 하는 달리기 선수들을 비교했을 때 요추의 골밀도의 차이가 없음을 찾아낼 수 있었다(79).

요약하면, 체중부하 운동과 적절한 칼슘섭취가 동반한다면 아동과 청소년들이 뼈의 건강을 유지하고 미래의 골다공증을 예방할 수 있다는 사실을 뒷받침할 데이터들이 있다는 것이다. Bailey(10)가 강조했듯이 "남은 40 또는 50년에 찾아올 위험에 처해있지 않아 매우 관심이 없는 십대들에게" 이런 생각을 심어주는 것이 고비이다.

제2형 당뇨병

Type 2 Diabetes Mellitus

성인 질환을 예전에 고려했을 때, 2형 비 인슐린 의존성 당뇨병(NIDDM)은 소아시기에 급격하게 흔해지고 있다. 큰 당뇨 위탁 프로그램에서, 1982년과 1994년 사이에 청소년들의 NIDDM 발병률은 10배(100,000명 중 0.7명에서 7.2명의 새로운 케이스) 증가했다(83). 대부분은 매우 비만이었으며, 평균 38kg·m^{-2}의 BMI를 보이는, 그리고 단 8%만이 정상적인 BMI수치를 가지고 있었다.

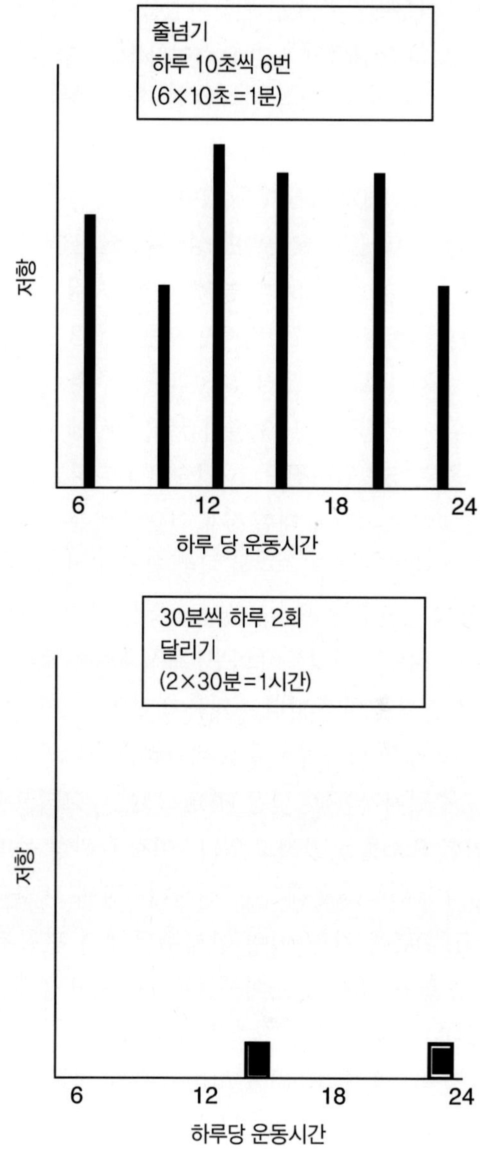

그림 5.4 단시간 폭발적인 운동이 뼈에 가해지는 물리적 스트레스 비교(위)와 체중지지를 통한 지구성 운동(아래)(65).

소아아동의 NIDDM의 증가는 아동과 청소년 비만의 병행 증가로 설명될 수 있다. 성인들에게도 비슷한 흐름이 보여져 왔다. 노인들의 당뇨 위험은 초과 몸무게의 20%마다 2배로 증가한다, 그리고 비만과 NIDDM의 발병은 모두 증가하고 있다(45).

성인 연구에서, 비만과 신체적으로 활동적이지 않은

것은 초과 몸무게가 뚜렷한 원인이었음에도 불구하고 모두 NIDDM의 독립적인 원인 요소이다(50). 따라서 활동 수준의 증가는 직접적으로 인슐린 활성화와 혈당 조절에 영향을 주거나 몸의 지방을(1) 줄임으로써 NIDDM를 예방하거나 다룰 수(2) 있을 수도 있다.

비만 청소년들은 인슐린 저항성, 과인슐린증, 그리고 식사에 대한 높은 혈당 반응에 의해 특징지어진다(58;107). Kahle 등은 7명의 비만 아동의 (13.3세) 가벼운 일상 운동의 효과를 조사했다(64). 15주의 운동 프로그램 이후, 공복혈당이 15% 떨어졌고, 식사에 대한 전체 혈당 반응은 15% 떨어졌으며, 인슐린 최고치는 51% 떨어졌다. 그리고 식사에 대한 전체 인슐린 반응은 46% 떨어졌다. 이런 변화들은 뚜렷한 지방 감소 없이 일어났다. 6년간의 종단연구에서, Raitakari 등은 신체적으로 활동적인 남성들은 (여성들이 아닌) 좌식생활을 하는 사람들보다 인슐린 수치가 낮다는 것을 찾아냈다(86).

NIDDM 성인 환자들은 주로 비만뿐만 아니라 전신고혈압, 고중성지지혈증, 낮은 HDL-C(15), 그리고 관상동맥 위험 요소들을 가지고 있다. 이것은 관상 동맥 질환의 심각한 위험을 초래하는 "신진대사장애"로 불리고, 또한 NIDDM에 걸린 어린 환자들에게서 관찰된다. Gutin 등은 7~13세 비만 아동들에게서 관상 동맥 질환과 NIDDM의 주요 위험 요소들 모두는 상호연관 되어 있다는 것을 관찰했다(56). Gutin 등은 이 발견이 "기초 신진대사장애가 삶의 초반부터 시작한다는 개념에 신빙성을 더해준다"고 결론지었다. Muscantine 연구에서 Burke등에 의해 인슐린과 혈당 수치 그리고 관상 동맥 위험 요소들 간의 비슷한 관계가 서술되었다(35).

Steinberger과 Rocchini는 인슐린 저항성이 직접적으로 비만 청소년들의 지질 이상에 연관되어 있다고 보고했다(107). 그들의 연구 대상인 82명의 십대 청소년의 인슐린 저항성 정도는 (신체 지방 함량이 아닌) LDL-C와 HDL-C의 정도 변화의 큰 부분을 설명했다.

어린 환자들의 위험요소가 모인 것의 잠재적인 영향력을 고려해보면, 이른 시점부터 몸의 지방을 정상화하기 위해 간섭하고 NIDDDM을 다루는 것은 중요하다. 더 나아가 연구들은 신진대사장애를 예방하고 관리하는 운동의 역할을 결정하는 것을 보장했다.

전통적 위험 요소들의 독립적 효과

Effects Independent of Traditional Risk Factors

문서로 기록된 성인의 운동과 건강의 관계에서 아테롬성 동맥 경화증 또는 전통적인 위험 요소들보다는 다른 요소들에 의한 간접적인 효과들이 병의 진행과정에 직접적인 효과를 나타낼 가능성이 있다. 아동의 신체활동 또는 체력에 대한 이런 영향력에 대한 증거를 얻기 어려울 것이다. 그럼에도 불구하고, 젊은이들을 대상으로 한 몇몇 조사 데이터들은 이런 가능성을 고려해야 한다고 제안한다.

섬유소용해

Fibrinolysis

아테롬성 동맥 경화증을 포함한 관상 동맥의 혈전증은 심근허혈과 심근경색의 위험을 제기한다. 성인들에게서 나타나는 증거들은 지구력 트레이닝이 섬유소용해를 강화하고 혈소판 점착력을 줄일 수 있음을 보여준다(46). 혈장 피브로넥틴을 줄임으로써 혈전증 위험을 줄이는 신체활동과 체력증진의 효과에 대한 연구들은 상충되는 결과들을 제공해왔다.

아동 혈장 피브로넥틴 정도는 비정상적인 지질 농도와 연관되어 있다. Bao 등은 5~17세를 대상으로 한 Bogalusa Heart 연구에서 피브로넥틴은 BMI와 직접적으로 연결되어 있고 HDL-C와는 역관계가 있다고 보고했다(14). Isasi 등은 4~25세 193명의 대상들의 신체활동과 (준최대 순환 테스트 동안의 심박수에 의해 정의되는) 혈장 피브로넥틴의 횡단적 관계를 묘사했다(62). 비록 낮더라도 둘($r=-0.24$, $p<0.05$) 사이의 성, 나이, 인종/민족성, BMI 적응 이후에 지속되는 명확한 역관계가 발견됐다. 초기 관상 동맥 질환 가족사와 아동의 피브로넥틴 정도 사이에는 아무런 관계가 없다. 하지만, Mahon은 10~16세 아동에게서 $\dot{V}O_2max$나 신체활동(리콜 조사에 의한) 그리고 피브로넥틴 정도 사이의 관계를 찾을 수 없었다(72).

교감 신경 활동과 심박 변동

Sympathetic Activity and Heart Rate Variability

동물과 인간의 조사에서 자극에 대한 향상된 교감 반응은 아테롬성 동맥 경화증 및 관상 동맥 병의 합병증에 대한 위험 증가와 관련이 있음을 시사한다(31;74). 개들에게 이루어진 지구력 트레이닝은 압력 반사 조절과 미주신경 활동을 강화함으로써 심실 세동의 임계값을 키웠다(61). 이 발견들은 높은 교감 신경 전달이 관상 동맥 질환의 위험 요소로써 활동할 것이라고 제시했다.

심장의 자동 기능은 시간이 흐름에 따른 심박수의 맥박 변동성의 측정에 의해 평가될 수 있다. 스펙트럼 분석은 이 변동성이 고주파(0.15~0.40Hz) 또는 저주파(0.04~0.15Hz)에서 발생할 수 있다고 나타낸다. 저주파는 교감신경의 영향을 더 많이 받는 반면, 고주파는 변동성은 부교감신경계 활동을 반영한다. 변동성을 시간적인 측면에서 측정하는 다른 방법에서는, 더 큰 변동성이 높은 미주신경(교감신경) 긴장도와 연관되어 있었다.

성인들을 대상으로 한 대부분의 (하지만 다는 아니다) 횡단연구들은 고강도로 훈련 받은 사람들이 더 발달한 교감신경계를 나타내는, 더 낮은 심박수 변동성과 더 높은 고주파의 힘을 나타냈다. 하지만, 중재 트레이닝 연구들은 심장 박동 변동성의 일관된 변화 양상을 찾지 못했다(78).

아동에게는 몇 가지 정보가 있다. Kirby와 Kirby는 $\dot{V}O_2max$와 472명의 건강한 소년들과 소녀들을 연구한 보고서에서 심장 박동 변동성의 표시 세 개 중 두 개간의 명확하고 직접적인 상호관계를 보고했다(66). Gutin 등은 17명의 7~11세 비만 아동을 대상으로 한 네 달 동안의 운동 트레이닝 프로그램 이후 저주파에서 고주파로 변하는 과정에서 나타나는 힘의 감소율을 보여주었다(55). 이 자료들은 젊은 사람들에게 체력이 더 발달한 교감신경 활동과 연관되어 있음을 보여준다. 그들의 현재와 미래 심혈관 건강을 위한 이 발견들의 의미를 결정하기 위해서는 추후에 연구가 더 필요할 것이다.

젊은 사람들의 위험요소들과 운동: 증거 고려

Risk Factors and Exercise in Youth: Weighing the Evidence

이러한 신체 연구는 우리가 아동기에 운동을 하는 것이 성인 만성 질환 위험 요소들을 줄일 것이라고 결론 짓도록 충분히 설득력이 있는가? 신체활동, 체력, 또는 신체활동과 체력증진이 함께 하는 것 과 심혈관 위험요소들 사이의 영향이 "약하다"(116) 그리고 "실망스럽다"(87)라고 묘사되었음에도 불구하고, 이 자료들이 나타내는 것을 인지하는 것은 중요하다. 그 조사는 일관적으로 좋은 습관적 활동을 들이는 것이나 유산소성 체력이 정상적인 혈압, 신체지방, 지질 혈청, 그리고 포도당 저항성을 가지고 있는 건강한 아동의 심혈관 위험 요소들을 변화시키지는 않는다고 나타냈다. 그렇지만, 이것은 문제를 잘못 다룬 것일 수 있다. 더 중요한 질문이 있다: 운동 습관이나 체력증진이 아동이 성인이 되어갈 때 위험요소들의 **발달**을 늦추거나 예방할 수 있을까?

최근에 이 문제를 전문적으로 다루는 자료들은 매우 적다. 하지만, 건강하고 활동적인 아동이 심혈관 위험요소들의 발달에 있어 긍정적인 효과를 받을 수 있을 것이라고 믿을 수 있는 좋은 이유가 있다. 이 결론은 명확하게 위험 요소들의 비정상적인 수치들을 줄이는 것으로 보이는 아동의 운동 간섭들을 관찰한 것으로부터 이끌어 낼 수 있다. 이 유익한 효과들은 시험해본 모든 위험요소들에게서 관찰될 수 있다. 규칙적인 운동은 처음에 비정상적인 수치들을 가지고 있었던 아동들의 혈압을 낮추고, 신체 지방을 줄이고, 인슐린 정도를 감소시키고, 포도당 조절을 향상시키고, 골밀도를 증가시키고, 더욱 건강한 혈청 지질 윤곽을 만들어 낼 수 있게 한다(**표 5.3**).

Amsterdam Growth and Health Study와 Havard Growth Study와 같은 장기적 연구에서 나온 결과들은 이 개념을 지지한다. 이 연구들은 개입하는 것이 아니라 장기적인 운동 습관과 혈청 지질과 신체 지방의 변화 사이의 연관성을 묘사한다(118). "아동의 운동습관을 긍정적인 쪽으로 바꾸어 주려는 개입은 시간이 지나면서 위험 요소들의 진행을 긍정적으로 바꿀 것인가?"라는 비판적인 질문에 대한 답은 아직 나오지 않았다.

표 5.3 신체활동과 체력이 아동의 관상동맥 위험요인에 미치는 효과

	횡단적 효과	중재 효과
혈청지질		
일반 아동	No	No
대상자의 관상동맥 위험요인의 증가		Yes
체지방률		
일반 아동	No	No
비만 아동	Yes	
혈압		
일반 아동	No	No
고혈압 대상자		Yes
비 인슐린 의존성 당뇨병		Yes

이 생각에도 불구하고, 운동과 심혈관 위험 요소들과 연관되어 있는 전체적인 증거들은 성인에 비해 아동에게서는 덜 인상적이다. Ridoch(87)와 Twisk(116)는 몇몇 가능한 설명들을 제공했다. 첫 번째, 심혈관 위험 요소들이 아동의 건강 결과와 연관되어 있다는 개념은 유효하지 않을 수 있다. 혈청 지질과 같은 요소들은 운동과의 관계를 혼동되게 하며, 보통 성장과 발달 과정에서 변화한다. 게다가, 대부분의 위험 요소들은 늘어난 신체활동과 체력증진의 결과를 매우 작게 변화시키는, 매우 강한 유전적인 요소들을 가지고 있다.

신체활동과 체력증진의 개념들은 성인 위주의 모델에 강제로 적용되고 있다. 성인들 중, 하루 종일 책상에 앉아있는 좌식생활을 하는 개인들은 활동을 늘이거나 (규칙적으로 걷기, 원예) 유산소성 운동을 향상시키도록 (일주일에 세 번 조깅하기) 격려 받는다. 아동들은 일반적으로 높은 수준의 갑작스러운 운동들을 한다. 지속적인 운동 기간을 배제했음에도 불구하고, 일일 에너지 소비는 (신체 크기와 관계가 있다) 일반적인 성인들의 것보다 높다. 일반적인 아동의 이러한 활동 유형을 수량화하는 것은 어렵다. 설문지와 일기와 같은 잔인한 방법들을 쓰는 것으로는 충분히 정확한 정보를 얻지 못한다.

아동은 이미 최적으로 활동적이다. 대다수의 아동들이, 특히 어린 나이에서, 건강하고 매우 활동적이다(2장을 보라). 더해서, 아동의 "건강 결과"를 위한 활동과 신체단련 기준치를 정의하는 정보들은 없다, 그리고 건강과 관련된 체력에 대한 임의의 정의는 오해의 소지가 있다.

운동을 증진시키기 위한 소아과의 예방적인 건강 근거의 과학적 증거들은 얼마나 필요할까? Riddoch가 지적한대로, "어떠한 하나의 연구도, 또는 연구들도, 활동적인 아동이 됨으로써 얻는 의미 있는 건강 이익을 위한 정의적인 증거를 제공하지 못한다. (하지만) 아동의 활동/건강 관계들을 존중했을 때, 증거의 부재를 부재의 증거로 받아 들이진 말아야 한다."(87) 결과의 확실성의 부재는 예방 건강 노력을 만류해서는 안 된다(96). 분명히, 반박의 여지가 없는 과학적 증거가 없는 상태에서 근거 있는 추론을 바탕으로 한 주요 예방 건강 계획을 위한 우선 순위는 존재한다. 아동의 운동과 건강 결과 사례에서 실제로, 간접적인 증거들은 소아과의 근거들에게 설득력 있는 주장을 제공한다.

- 성인 만성 질환의 소아과적 기원을 고려 해보았을 때, 노년 그룹의 건강에 주는 운동의 인정된 효과들을 더해보면, 초기 간섭의 근거는 직관적으로 만족스럽다. 그것은 상식적으로 맞다.
- 운동이 건강한 아동의 심혈관 위험요소들을 변화시키는 것으로 보이지 않음에도 불구하고, 신체활동, 체력, 또는 둘 모두는 비정상 수치들을 가지고 있는 젊은이들의 이러한 요소들을 분명 개선한다. 이것은 성장기에 규칙적인 운동이 시간이 지남에 따라 위험요소들의 증가를 막는다고 제시한다.
- 젊은 사람들의 심혈관 위험 요소들에 대한 활동과 체력과 관계들은 유익하거나 존재하지 않지만 해를 준 적은 없는 것으로 관찰되어 왔다.
- 뼈의 건강 사례에서, 증거들은 아동과 청소년의 운동 간섭은 최고 골밀도의 발달을 이끌고 골다공증 위험을 줄이는 것으로 보인다.

신체활동 추적

Tracking of Physical Activity

만약 성인이 될 때까지 아동의 신체활동 수준이 지속되고, 또는 추적된다면, 예방 건강을 위해 운동을 장려하는 것에 대한 소아과적으로 접근하는 주장은 강해진다. 운동이 성인 질환 발병에 주는 어떠한 유익한 효과는 아마도 장기간동안 유효할 것이다. 예를 들어, 비만이거나 고혈압인 청소년들에게 운동 습관을 증가시키기 위한 프로그램을 오직 3달 동안 활동을 증가시킨 후 결과를 내는 경우 장기적인 효과는 작을 것으로 기대된다.

실제로생활습관 개선은 활동을 병의 진행과정에 가지거나 가지지 않을 효과로써 독립적으로 본다면, 아동에게 규칙적인 운동 습관이 성인이 돼서도 지속되도록 소개하는 것은 운동 증진을 위해 합리적으로 들린다(26;48). Blair 등은 성인에게 있어 운동은 아동일 때의 운동보다 더 큰 영향력을 가지고 있고, 만약 이런 습관들이 삶의 초반부터 시작된다면 성인일 때 규칙적인 활동을 가진 생활 방식도 위와 같을 것이라고 제시했다(26).

Rowland는 "아동과 청소년의 건강을 장기적으로 향상시키기 위한 최고의 기초 전략은 아동의 체력증진을 장려하는 것보다 규칙적인 신체활동을 생활방식의 한 패턴으로 만드는 것이 성인 때까지 가져갈 수 있을 것이다.”에 동의했다(95).

동기와 청소년기에서부터 성인 초기까지 추적한 신체활동 수준의 정도는 이 주제에 대해 언급하고 있는 몇몇 연구에서는 그다지 중요하지 않아 왔다. 이 보고서들은 Malina에 의해 검토되었다(73). 기대했던 대로, 이 연구에서 추적한 상관 계수는 감소했다, 이후 기간에는 증가하긴 했지만. 아동과 청소년기 동안의 단기 추적 연구들(3~5년)에서, 중간 수준의 상관관계가 관찰되었다($r=0.30-0.60$). 청소년에서부터 성년까지 활동의 연속에 대한 종단 연구에서는 낮은 연관관계를 보여 준다($r=0.05-0.20$). 13~27세 네덜란드 청소년들의 습관적인 주간 신체활동의 계수는(인터뷰 질문들에 의하면) 남성은 $r=0.05$, 여성은 $r=0.17$이었다(120). 몇 증거들은 가장 활동적이지 않은 사람의 경우 그 상태 그대로 있다는 것을 보여준다. 예를 들어, Raitakari 등은 남성과 여성의 54%와 51%는 각각 15세에 활동적이지 않다고 정의된 사람들은 여전히 21세에도 좌식생활을 하고 있었다(86).

이러한 관찰들을 둘러싼 몇 가지 이슈들이 있다. 첫 번째로, 시간에 따른 운동 습관의 종적 관계들의 강도는 신체활동을 평가하기 위해 사용된 방법론의 정확도에 의해 영향을 받는다. 연구에 참여한 인원수는 정확성을 제한시키는 자기보고 질문지들을 주로 사용하게 만들었다.

다시 말하자면, 물어왔던 질문들이 잘못된 것일 수 있다는 것이다. 이 자료들은 만약 아동과 청소년들의 신체활동을 장려하기 위해 아무것도 하지 않았다면 그들이 활동적인 성인이 되지 않을 것이라고 묘사되어 해석된 것일 수 있다. 더 중요한 이슈는 삶의 초반에 소개된 발전된 운동 습관이 성인이 되었을 때에도 유지될 것인가이다. 운동의 장기적인 사후간섭 추적은 사실상 존재하지 않는다. Shephard와 Trudeau 는 강화된 체육 교육 프로그램에 6학년까지 처음 참여했던 30~35세 대상에게서 추적하여 얻은 잇따른 발견들을 언급했다(103). 대조군에 비해 눈에 띄게 많은 비율로(42.1% vs. 25.9%) 여성들은 성인이 되서도 일주일에 세 번 격렬한 운동을 하고 있었다. 하지만, 대조군과의 활동에서의 차이는 남성에게서 발견되지 않았다.

신체활동을 추적한 것은 운동 습관이 꼭 성인일 때 좋은 건강을 가져다 준다는 것을 뜻하지는 않는다. Corbin은 “성인이 아동보다 상당히 활동적이지 않으므로, 성인 그룹에서 상위권에 위치하는 것은 그냥 ‘더 활동을 하고 있다’ 일 뿐, ‘적절한 활동’ 을 하고 있다고 장담할 수 없다.”라고 말하고 있다(36). 그는 좌식생활을 하는 이 젊은이들에게 “추적을 하지 않는” 활동의 더 적절한 접근을 제안했다: “우리는 어린시절에 활동하지 않는 것을 성인이 될 때까지 추적하고 싶지 않다. 우리는 대신에 상대적으로 활동적이지 않는 아동을 어린시절과 성인일 때 모두 더 활동적일 수 있도록 도울 방법을 찾아야 한다.”

운동 진흥 전략 정의

Defining Exercise Promotion Strategies

어린 시절에 운동을 격려하는 접근법에 대한 모든 논의들은 이 장의 범위를 넘어선다. 하지만, 운동이 아동과 청소년들의 건강 결과에 영향을 줄 수 있는 메커니즘에 관한 통찰력에 의해 이 전략들이 어떻게 틀이 잡힐 것인지 시험해보는 것은 유용하다. 이 계획들을 세울 때 몇몇의 핵심 질문들에 답변해야 할 것이다.

젊은이들에게 운동을 장려하기 위한 노력이 보편적이여야 하는가 혹은 고위험 그룹을 대상으로 해야 하는가?

Should Efforts for Promoting Exercise in Youth Be Universal or Targeted to High-Risk Groups?

특정대상으로 해야 하는지 묻는 질문에 대한 답은 “고위험”인구를 어떻게 정의하는가에 많은 부분 달려 있다. 일반적인 인식에 따르면, 아이들은 모이면 좌식생활을 하고 텔레비전, 컴퓨터, 그리고 비디오 게임의 희생자가 점점 되고 있다. 만약 그렇다면, 소아 인구의 운동 습관을 향상하는 일반화된 접근은 순서대로 되어 있을 것이다.

하지만, Blair와 그의 동료들은 “아동은 미국에서 가장 신체적으로 활동적이고 그룹에 맞다.”라고 주장했다(26). 성인의 심혈관 위험도를 낮추는데 중요한 일일 운동량을 정량화한 데이터를 바탕으로, 저자들은 $12kJ \cdot kg(3kcal \cdot kg^{-1} \cdot day^{-1})$일일 에너지 소비는 건강상의 이익을 제공해야 한다고 제시했다. 10~18세 학생들 사이에서, 88%의 소녀들과 94%의 소년들은 이 기준을 만족시켰고 3/4이 매일 $17kJ \cdot kg(4kcal \cdot kg^{-1})$보다 더 많이 소비했다. 이것은 저자들이, 적어도 이 기준에 따르면, "압도적으로 많은 미국의 아동과 젊은이들의 신체적으로 활동적이다."라고 결론지을 수 있게 했다. 이 분석에 의해, 따라서, 운동을 장려하기 위한 노력들은 아마 지속적으로 활동저하상태인 중요한 소수의 아동에게 더 적절히 집중될 것이다(특히 비만이거나 운동을 못하거나 만성 질환을 가지고 있는 아동들).

많은 연구에서 자기 보고 질문지, 일기, 그리고 심박수 관찰을 통해 아동의 습관적인 일일 활동을 평가해왔다(5,89). 이것들은 일반적으로 (1) 젊은 사람들이 격렬한 활동에는 적은 시간을 쓰고 있고, (2) 소년들은 보통 소녀들보다 활동적이고, 그리고 (3) 활동 수준은 점차 나이가 들수록 낮아진다는 것을 보여준다. 이런 결과들이 젊은이들이 적절하게 활동적이지 않다는 걱정을 키우고 있는 것에 반해, 그들은 아동이 건강상의 이득을 얻을 만큼 충분히 활동적인가, 또는 아동의 운동 습관들이 시간이 지날수록 감소하고 있는가에 대해 통찰을 하고 있지 않다. 나이가 들수록 활동이 감소하는 것은 생물학적인 현상으로 보여진다(99). 그리고 그들의 신체활동의 본성에 의해, 아동은 극심한 신체활동 기간 없이도 상당한 일일 에너지 소비를 보여줄 수 있다(88).

건강상의 이득을 얻을 만큼 충분히 활동적이지 않은 아동의 비율은 현재 잘 알 수 없다고 결론지어질 수 밖에 없다. 이 문제는 대답하기 어렵다. 첫 번째, 바라는 결과는 섞여 있다. 특정한 결과를 위해 (예를 들어, 뼈성장을 자극하기 위해 충분한 역학적인 스트레스를 생성할 것인가?) 한계 값까지 아동의 운동을 향상시키는 것이 목적인가? 이 경우에, 바라는 이익에 따라 필요한 활동의 양은 아마 다를 것이다(상당히). 또는, 규칙적인 운동을 성인시기에도 유지될 생활습관으로 대상에게 소개할 것인가? 이 목표를 위해서라면, 신체활동의 한계 값보다 지속하는 것이 더 중요하다. 이런 이유들로 인해, 일반 인구 또는 위험 그룹 전략 중 어떤 것이 젊은 사람들의 신체활동 장려에 더 적절할지 정하는 것은 어렵다.

어떤 신체활동 유형이 가장 적절할 것인가?

What Types of Physical Activity Are Most Appropriate?

역사적으로, 운동기능 테스트에서 나타난 기록을 바탕으로, 1950년대에 미국 젊은이들이 충분히 건강하지 않다는 우려가 나타났다. 이시기에 신체 건강을 향상시키는 것은 성인 건강과 유산소성 운동을 연결 짓는 이후의 자료들에 의해 힘입어 강조되었다. 이것은 표준화 된 학교 기반 체력 검사로 측정한 "건강 관련 체력"의 개념과 청소년의 지구력 및 체력 향상을 유도했다. 더 최근에는, 지난 10년 동안 신체 건강보다 적당한 신체활동의 건강상의 이점에 중점을 두어 왔던 것을 볼 수 있다. 이러한 근거로 평생동안 습관적인 활동을 갖도록 하기 위해 규칙적인 활동이 필요하다는 관점에서 연구가 진행되었다. 신체활동의 습관을 개선한 다음 청년기 운동 습관을 촉진하기 위한 기본 목표로 체력훈련을 하기 시작했다(37). 체력 훈련의 일부는 체중부하에 의해 이루어져야 하며 그 결과 뼈의 건강에 체중부하 체력훈련이 중요하다고 인식되었다.

활동이나 체력훈련이 건강을 증진시킬 수 있는지 기전에 대한 인식은 **표 5.4**와 같이 운동형태 모두가 유용한 역할을 할 수 있음을 시사한다.

에너지 소비

Energy Expenditure

비만의 예방과 치료에 있어 신체활동의 중요한 역할

표 5.4 운동 양식에 따른 신체건강의 이득

	습관적 신체활동	유산소성 체력	저항성 운동
복부 혈청지질	+	+	
고혈압		+	
비만	+		
제2형 당뇨병	+		
정서적 건강	+		
골다공증	+		+
상해 예방			+
만성요통질환			+

은 칼로리를 "태우는 것"이다. 활동의 강도가 높을수록, 더 많은 칼로리가 소비되고 에너지 균형을 바꾸는 데에서 나오는 이득이 커지게 한다. 하지만 많은 비만 아동들이 격렬한 운동을 참아내지 못하기에 저강도 운동을 지속하는 것이 더 적절하다. 많은 비만 대상들의 심혈관 기능은 정상이기 때문에 유산소성 운동을 늘리기 위해 고안된 지구력 트레이닝 프로그램들은 필요하지 않다(94).

심혈관 건강
Cardiovascular Fitness

규칙적인 지구력운동에 대한 신체반응들은 관상 동맥 질환의 위험 요소들을 줄이는데 효과적일 수 있다. 일주일에 3번 하는 달리기, 사이클링, 또는 수영은 교감신경 활성도를 낮추고 정상 혈압을 유지한다. 이런 운동을 오랫동안 한다면 비정상적인 혈청지질농도를 긍정적으로 바꾸는 역할을 할 것이다.

체중부하활동
Weight-Bearing Activities

체중부하활동을 통해 뼈에 역학적인 스트레스를 가하는 것은 성장기 골밀도의 발달을 자극한다. 달리기와 같은 활동들이 체중부하운동이 아닌 것들에 비해 더 효과적이고, 뼈에 스트레스를 급격히 가하는 활동이 가장 효과적이다.

저항성 운동
Resistance Exercise

근력을 향상시키는 저항성 운동들은 사고를 예방하고 (특히 운동게임에서) 사고와 만성 후유증의 심각성을 줄이면서 건강을 증진시킨다고 기대되어야 한다. 하지만 이 점에서 조사 증거들은 드물게 남아있다. 적절한 환경에서의 저항성 운동은 사춘기 전 뿐만 아니라 사춘기 후에 위험 요소 없이 힘을 키워줄 수 있다, 하지만 아동과 청소년의 일상 건강 증진 활동들을 강조하는 것의 역할은 여전히 밝혀지지 않았다.

스트레칭 운동
Stretching Exercise

스트레칭 운동들은 관절 위의 움직임 범위가 유지되든 강화되든 중요하다. 스트레칭은 경직형 뇌성마비, 근육위축병, 그리고 관절염을 가지고 잇는 환자들에게 특히 중요하다.

그래서 예방건강을 위한 최적의 운동프로그램은 규칙적인 유산소성 운동(혈압과 HDL-C에 영향을 주기 위해), 적절 수준의 일일 에너지소비(신체 지방을 조절하고 혈당 조절을 유지하기 위해), 지구력 운동(힘을 기르기 위해), 체중부하운동(골밀도를 자극하기 위해), 그리고 스트레칭(구축을 예방하고 보행을 향상하기 위해)을 포함해야 한다.

아동에게는, 당연히, 적절한 운동 간섭들에 영향을 주는 병의 메커니즘을 넘어 고려할 것이 많다. 가장 중요한 것은, 신체활동의 선택은 아동의 발달 단계에 굉장히 달려 있다는 것이다. 나이에 적절한 활동들, 몇 저자들에 의해 개요가 잡힌, 몇몇 점들을 강조한다. 어린 나이의 아동들은 선천적으로 활동적이므로 놀이의 기회를 제공하는 것에 초점을 맞춰야 한다(38). 유년시절 후기에는 운동기능의 발달이 중요해진다(17). 성인 모델의 평생 운동 장려는 청소년기에 이루어지는 것이 더 적절하다(82).

적절한 운동 가이드라인은 무엇인가?
What Are Appropriate Exercise Guidelines?

아동의 청소년들의 운동과 건강상의 결과 간의 용량 반응 관계를 자신 있게 정의할 정보가 현재 존재하지 않는다. 아동들에게 신체활동을 구체적으로 권장하는 것은 성인 연구에서 추론된 근거 있는 가정들과 자료들을 바탕으로 하고 있다. Pate 등은 발표된 아동과 청소년들 모두를 위한 가이드라인의 비판론을 제공하고 검토해왔다(82).

아동이 3~4kcal·kg^{-1}·day^{-1}의 건강상의 이득을 충분히 줄 수 있는 활동의 한계 기준은 20~40분 동안 적당한 격렬한 신체활동으로 해석할 수 있다. Corbin과 Pangrazi는 아동이 최소 이 일일 운동의 "정량"을 해야 한다고 추천했고 심지어 매일 60분(6~8kcal·kg^{-1})이 더 좋을 것이라고 제안했다(37). 1997년에, 이 정보에 의해 끌어내졌고 영국의 Health Education Authority에 의해 만들어진 그룹 합의는 모든 젊은이들이 하루에 1시간 동안 최소 중강도의 신체활동에 참여해야 한다고 주장했다(24). 중강도 운동의 예로는, 브리스크 워킹, 지속적으로 자전거타기, 야외에서 놀기가 있다.

이 그룹은 일주일에 최소 두 번 근력, 유연성, 뼈 건강을 강화하는 몇 가지의 운동을 해야 한다고 덧붙여 말했다. 아동에게 이런 운동들은 등산, 체조, 미용체조와 함께 놀이터에서 할 수 있는 활동들을 포함할 것이다. 공식적인 지구력 트레이닝은 청소년들에게 적절하다고 여겨졌다. Pate 등은 "이 권고들은 적절한 몸에 대한 지식과 관련된 정부의 공식 입장, 과학계, 그리고 전문기관들과 일관된다. 하지만, 이러한 권장 사항이 원하는 수준에 근접하게 역학적 또는 실험적 연구에 의해 뒷받침되지 않는다는 것은 이미 알려져 있다."(82)

초기(1994년) 청소년들을 위한 신체활동 가이드라인에 대한 합의는 두 가지 권장사항을 만들었다: (1) 모든 청소년들은 매일 혹은 거의 매일, 놀이, 게임, 스포츠, 일, 교통, 오락, 체육교육 또는 계획된 운동의 부분 형태로 신체적으로 활동적이어야 한다. (2) 청소년들은 애를 쓰는 중강도에서 격렬한 운동 수준으로 20분이나 그보다 더 많은 시간 동안 지속하는 활동을 주에 3번이나 그보다 더 많이 참여해야 한다(100).

Pate 등은 첫 번째 가이드라인이 "생활 신체활동" 진흥과 일관되어 있음에도 불구하고, 특정한 양의 일일 운동량을 알아내는데 실패했다(82). 두 번째 권장사항은, 운동량에 따라 다르지만, "성인과 청소년들 모두에게 행동적 관점으로 보았을 때 이상적이지 않을 수 있는 전통적인 성인 운동 처방을 지지한다."

이 저자들이 결론지었듯, 아동 건강을 위해 필요한 신체활동의 양과 특성을 알아보기 위해 분명히 추가적으로 조사가 필요하다. 성인의 규칙적인 신체활동 습관에 관한 아동과 청소년들의 종단적 조사가 특히 중요할 것이다.

어떻게 이 가이드라인들을 아동과 청소년들의 현재 신체활동 수준과 일치시킬 것인가? Epstein등은 3~17세의 아동들의 일일 신체활동을 평가하는 방법으로 심박수를 사용한 26개의 발표된 연구들을 검토했다(42). 예상했듯, 여유심박수의 퍼센트를 측정한 결과(최고 심박수와 안정기의 차이), 운동에 쏟은 시간은 강도와 역관계를 가지고 있다. 나이와 함께 활동은 감소하고 여성보다 남성에게서 더 많이 일어난다. 하루에 평균 47분은 40~50%의 여유심박수로 사용되고, 29분은 50~60%, 15분은 60%를 웃돈다(**그림 5.5**). 권장된 젊은

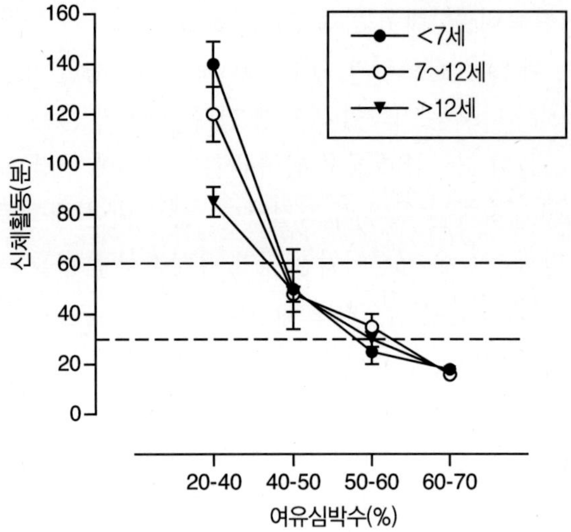

그림 5.5 청소년의 여유심박수 수준에 따른 일별 활동 시간(분)
Adapted, with permission, from Epstein et al. 2001 (42).

이들의 30~60분간의 일일 활동 동안의 운동 강도는 거의 40~50%의 여유심박수와 일치한다(82). 그래서 이 분석은 많은 젊은이들이 이미 이 가이드라인을 만족하고 있다고 제시한다.

Blair 등은 성인의 운동과 건강 연구를 검토했고 12.6kJ·kg^{-1}·day^{-1} 일일 에너지 소비가 긍정적인 건강 결과를 위한 적절한 기준이라고 제시했다(26). 10~18세를 대상으로 한 국가적 아동과 젊은이 체력 연구에서 얻은 질문지 데이터를 사용하면, 청소년과 아동 중, 87~90%의 여성과 90~95%의 남성이 이 기준을 만족시킨다고 추정했다. 더 높은 기준인 16.8kJ·kg^{-1}·day^{-1}을 사용하면, 여성은 77~83% 그리고 남성은 82~87%로 나타난다. 저자들은 몇 아동들이 좌식생활을 하지만, "'청소년 체력 위기'는 과장됐다"라고 결론지었다.

이 관찰이 제시하는 적어도 하나의 불리한 건강 결과, 비만이 증가하고 있다는 사실은, 하지만, 전체적인 부적절한 아동의 신체활동 수준이다. 이는 더 나아가 운동 수준이 잘못 판단되고있거나 긍정적인 건강 결과를 위한 청소년들의 일일 활동 가이드라인에서 권장되고 있는 기준이 너무 낮다는 것을 모두 의미할 것이다.

전체 참고문헌은 http://www.hanmibook.co.kr 자료실에서 볼 수 있습니다.

PART III

아동의 질환과 운동

EXERCISE AND PEDIATRIC DISEASES

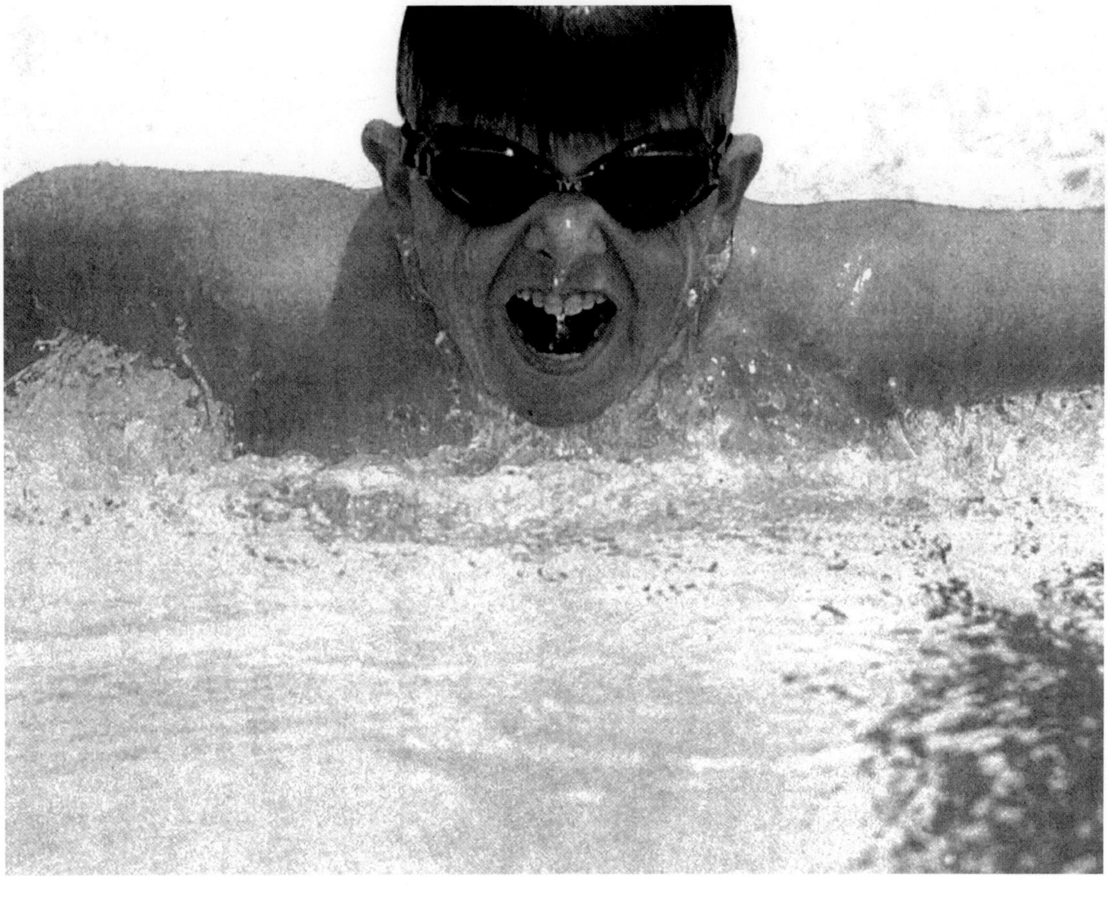

© Mary Langenfeld

CHAPTER 6

폐질환

Pulmonary Diseases

이승범 경인교육대학교 체육교육과

폐는 산소 전달 체계에서 핵심적인 역할을 하는 기관이기 때문에, 아동의 모든 폐와 관련된 질환은 운동 시 나타나는 생리적인 반응과 신체활동, 더 나아가 무의식적으로 하는 습관적 행동에까지 영향을 미칠 가능성이 높다. 결과적으로 운동은 폐질환을 가지고 있는 환자의 건강과 안녕에 어떤 식으로든 영향을 미칠 가능성이 높다는 것이다. 따라서 이번 장에서는 운동과 운동 시 나타나는 생리적 반응, 운동 체력, 그리고 아동 폐질환의 상관관계에 대해 다룬다.

천식

Asthma

아동들 사이에 천식은 비만 다음으로 만연한 질환이다. 국가마다 적게는 인구의 5%에서부터 많게는 17%에 이르는 천식 환자를 보유하고 있으며(120;140;285), 그 수는 지난 20여 년간 지속적으로 증가했다. 그리고 이와 함께 천식으로 인한 아동 사망률 역시 빠르게 증가했다. 성인의 경우에는 일반인보다 운동선수들 사이에 유병률이 더 높은 것으로 나타났다(284). 운동과 천식 아동의 건강상태는 다음과 같이 연관되어 있다.

1. 지나치게 격렬한 운동은 기관지 장애와 천식 발작을 일으킨다.
2. 꾸준한 운동은 천식 치료에 효과가 있다.
3. 운동을 통해 환자의 상태를 진단할 수 있다.
4. 운동에 기초한 연구는 천식을 병리생리학적으로 규명하는 데 도움이 된다.

운동 유발성 천식

Exercise-Induced Asthma (EIA)

운동 유발성 천식은 천식 아동들이 운동을 할 때 보이는 가장 주요한 반응이다. 기존에는 기관지 평활근이 수축해 일어나는 현상으로 이해되었지만[그래서 당시에는 운동 유발성 기관지 수축(EIB)라고 불렸다], 현재는 기도 부종(airway edema)과 염증에 그 원인이 있다고 추측된다.

증상으로는 기침, 천명, 호흡곤란, 또는 가슴 통증 등이 있는데, 간혹 가슴 통증만 나타나는 환자도 있다. 운동 중 가슴통증을 호소한 적이 있는 어린아동과 청소년 중 약 70% 정도는 천식을 가지고 있을 가능성이 있다(422). 또한 운동 유발성 천식이 저산소증(hypoxemia)을 일으키는 경우는 드물지만, 기도저항을 증가시키고 폐에 염증을 유발할 수 있다. 운동 유발성 천식은 대부분의 경우 운동 시작 후 2분에서 4분 사이에 나타나 5분에서 10분 사이에 가장 심한 증상을 보이다가 20분에서 40분 사이에 자연스럽게 사라진다. 하지만 심한 경우에는 1시간 이상 지속되기도 한다. 또한 운동 후 4시간에서 10시간 사이에 후기천식반응이 나타날 가능성도 있다. 이에 대해 자세히 알고 싶다면 이 장의 뒤에 있는 '후기 천식 반응' 장을 참고하길 바란다.

기관지의 확장 정도와 호흡 저항에 대해 알고 싶은 경우에는 주로 1초 강제호기량(FEV_1), 최고호기량(PEFR), 그리고 최대중간호기량(MMEFR or FEF_{25-75})과 같은 폐 기능을 살펴본다. 최대중간호기량이 작은 기도에서 일어나는 호기를 나타내는 반면, 최대호기량과 최고호

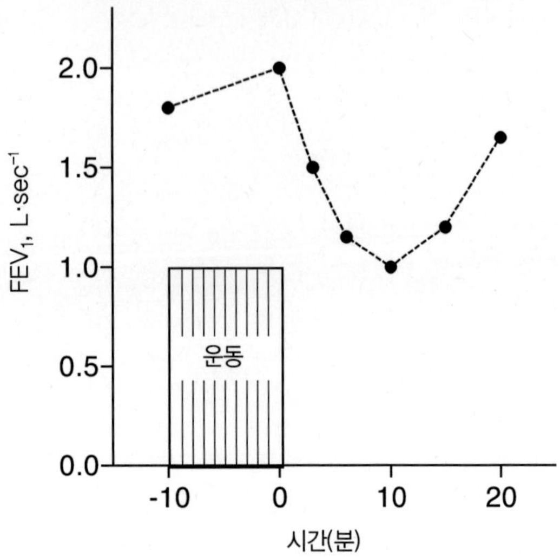

그림 6.1 전형적인 운동 유발성 천식 반응의 패턴을 나타낸 그래프. 천식을 가진 한 10세 소녀에게 8분 동안 동일한 강도로(분당 심박수가 175~180박을 유지하는 정도) 운동을 시켜 얻은 것이다. 첫 FEV_1 수치는 운동을 시작하기 전에 측정되었고 운동이 끝난 후 여러 번 더 측정

기량은 큰 기도에서 일어나는 기류를 나타낸다. 그 밖의 기능은 호흡량이나 기도 저항 등 살펴볼 만한 폐 기능들이 더 있지만, 이들은 대부분 실험실이나 실험실에서 연구 목적으로만 사용되고 환자를 상대하는 병원에서는 잘 사용하지 않는다. **그림 6.1**은 10세 아동에게서 얻은 데이터로, 운동 유발성 천식의 전형적인 패턴을 보여준다.

간혹 운동 중에 기관지 장애가 발생하기도 한다. 그러나 이것이 일반적으로 일어날 수 있는 현상인지, 아니면 기계적인 결함으로 측정이 잘못되어 나온 오류인지는 확실하지 않다(256).

격렬한 운동 후에 발생하는 기관지 장애를 어느 수준부터 '비정상적'으로 정의해야 하는지 결정하기 위해 다양한 기준선이 제시되었다. 이 기준선은 운동 전의 1초 강제호기량이나 최대호기량 값을 기준으로 삼아 운동 후 이 값이 얼마나 감소했는지를 퍼센트로 나타낸 것인데, 그 값이 의사마다 달라 10%에서 25%까지 다양하다. 대부분의 의사들은 15% 이상의 수치를 보일 때 '비정상적인' 기관지 장애라고 판단한다(8;40;66;93;113;127;141;185;205;214;216;299;311;366;407). 자세한 내용을 알고 싶다면 이 장의 뒤에서 다루어질 '이상적인 운동 자극 검사' 장을 읽어보기 바란다.

어떤 사람들은 운동 중에 일어나는 기관지 확장 반응과 운동 후에 일어나는 기관지 수축 반응을 이용해 기준선을 정하기도 한다(149;204). 기관지가 운동으로 인해 확장하고 수축한 정도를 합친 양이 기도의 유연성을 나타낸다고 가정하여 그 값을 운동 전 기관지의 확장, 수축 능력과 비교하는 것이다. 이렇게 비교한 값을 유연성 지표(liability index)라고 하는데, 그 값이 20%를 넘어가면 '비정상적'이라고 판단한다. 실제로 천식 환자가 일반사람보다 기도 유연성이 높은 것은 사실이다. 그러나 이 방법은 최근 몇 년 동안 잘 사용되지 않았다.

운동 유발성 천식의 역학적 측면

Epidemiology of ExerciseInduced Asthma

실험실에서 실제로 운동 실험을 하면 적게는 40~90%에 이르는 천식 환자들이 운동 유발성 천식을 일으킨다. 실험 결과의 차이가 이토록 크게 나타나는 것은 실험실마다 실험 절차가 다르기 때문이다. 운동 실험에 사용하는 운동의 종류와 강도, 지속 시간도 다르고, 표준화된 실험 온도나 습도도 없으며, 실험실에 알레르기 유발 항원이나 오염 물질의 유·무도 확실하지 않다. 또한 실험 전에 복용하지 말아야 할 금지약물의 종류도 다르고, 피험자들마다 병세도 다르다. 심지어 실험실마다 운동 유발성 천식 양성반응에 대한 기준도 달랐다. 이렇게 실험실마다 실험에 대한 기준이 달라 확실하지는 않지만, 아마도 만성 천식을 가진 아동들의 70~75% 정도가 운동 검사를 받기 전 8시간 동안 약물 복용을 중지하고 운동 검사를 받으면 FEV_1가 10~15% 정도 감소한다는 것은 사실로 받아들여도 무방할 듯하다. 이 FEV_1의 감소율은 운동을 하는 장소가 춥거나, 건조할수록 증가한다. 병세가 가벼운 아동들은 기침이나 천명 같은 증상은 보이지 않고 오직 운동 유발성 천식만 나타나기도 한다.

어떤 사람들은 운동 유발성 천식이 발작하는 확률을 운동 유발성 천식의 발병률(incidence)이라고 부르고(96;112;216), 어떤 사람들은 유병률(prevalence)이라고 부른다(33;120;139;256;353). 하지만 우리가 사용하는 데이터는 대부분이 실험실에서 정형화된 절차에 따라 진행된 운동 부하 검사에서 나온 것이기 때문에, 여기서 얻은 결과가 환자들이 실생활에서 겪는 발병률이나 유병률을 뜻한다고 보기는 어렵다. 천식 환자가 운동 검사 시 보이는 반응이 일상생활에서 나타나는 호흡 관련 증상과 어느 정도 궤를 같이 한다고 보는 것이 적절하겠다(96;216;278). 그러니 발병률이나 유병률 같은 용어를 사용하는 하는 것보다 '정형화된 실험에서 관찰된 운동 유발성 천식 발병률'이라고 부르는 것이 바람직하다.

결정적인 역학 데이터가 없는 이상 우리가 할 수 있는 것은 운동 유발성 천식이 실생활에서 어느 정도로 발생하는지 추측하는 것뿐이다. 천식 환자는 운동이 격렬해지거나 오랫동안 지속되면 누구라도 운동 유발성 천식을 겪게 될 수 있다. 즉, 모든 천식 환자들은 잠재적으로 위험에 처해있는 셈이다. 그러나 많은 환자들은 한 번 이런 경험을 하고 나면 발작을 예방하기 위해 운동을 하게 되고, 대부분 발작을 피할 수 있는 비교적 가벼운 운동을 하기 때문에 실제로 운동 유발성 천식의 발생 확률은 높지 않은 편이다.

운동 유발성 천식은 대부분 천식을 가진 아동들에게 나타나지만 가끔 알레르기성 비염(254)이나 아토피성 질환(66;96;139;216), 낭포성 섬유증(98)이나 기관지 폐형성 장애(23;336)가 있는 아동들에게 일어나기도 한다. 천식 아동과 가까운 관계에 있는 친인척이나 일란성 쌍둥이(229), 혹은 낭포성 섬유증 환자나(98;361) 고열 환자(204), 그리고 바이러스성 세기관지염(364)에 걸렸던 적이 있는 사람은 유연성 지수가 높게 발견되는 것으로 보아 운동 유발성 천식을 겪을 가능성이 있다.

운동 유발성 천식은 일반적인 아동들이나(33;139;168), 천식 진단을 받지 않은 10대 운동선수들 사이(120;331;332)에서 나타나기도 한다. 하지만 비교적 건강한 운동선수들 사이에서 운동 유발성 천식의 유병률이 10~15%나 된다는 사실은 그들이 호흡곤란을 운동 후에 나타나는 자연스러운 반응(62)이라고 여긴다는 것을 보여주는 단적인 예라고 할 수 있다. 또한 마라톤 선수와 같이 지속 시간이 긴 운동을 하는 선수들의 경우에는 미주신경이 자극되어 이런 일이 벌어지기도 한다(226). 어떤 운동선수들은 자신에게 운동 유발성 천식이나 일반적 천식이 있다는 사실을 알면서도 팀에서 쫓겨나게 될까봐 두려워 자신의 상태를 알리지 못하기도 한다(120).

또한 산모가 흡연을 할 경우에도 아이에게 운동 유발성 천식이 발생할 수 있다(1;138). 9~14세 사이의 아동들을 대상으로 진행된 실험 결과에 따르면, 흡연을 하는 어머니에게서 태어난 아동은 운동 유발성 천식 증상이 나타날 확률이 10명 중 2.23명이었고, 이것은 흡연을 하지 않는 어머니에게서 태어난 아동보다 높은 수치를 보였다(1). 이와 마찬가지로 공기의 질이 나쁘거나(212;238;356) 알레르기를 일으킬 만한 오염 물질에 노출된 경우(35;139;275) 운동 유발성 천식의 발병 가능성과 그 정도가 심해졌다. 이러한 오염 물질로는 산화유황, 흑연, 질소산화물 등이 있지만 오존은 운동 발생 천식과 관계가 없는 것으로 사료된다(122).

운동 유발성 천식과 운동 자극 검사

Exercise-Induced Asthma-Nature of the Exercise Provocation

운동 후 기관지가 수축되는 정도는 운동을 어떻게 하느냐에 따라 달라진다. 좀 더 구체적으로 **운동 형태**와 **운동 강도**, **운동 시간**에 따라 변한다.

운동 형태

Type of Exercise

천식을 가진 아동들이나 그 부모에 따르면 달리기, 자전거 타기, 스케이트 타기, 스키를 타는 행동이 포함된 운동을 했을 때가 수영을 했을 때 보다 운동 유발성 천식 증상이 더 심하게 나타난다고 보고하였다. 수영이 다른 운동들에 비해 천식 발작을 비교적 덜 자극하는 운동이라는 사실은 이미 많은 연구를 통해 확인되었다(8;32;130;156;196;281;290;320). 이런 비교가 신빙성을 가지려면 운동의 강도를 포함하여 다양한 요인을 확인해야 하는데, 그 중에서도 특히 환기량(ventilation)이 동일하였는지 확인해보아야 한다. **그림 6.2**는 달리기를 했을 때보다 수영을 하고 난 뒤 기관지의 수축 정도가 훨씬 적다는 사실을 나타낸다. 이 예는 천식을 가진 한 8세 아동에게 환기량(ventilation)과 산소섭취율이 동일한 상태에서 달리기와 수영을 하도록 시켜 얻은 데이터이다.

어떤 유형의 운동이 운동 유발성 천식을 가장 많이 자극할까? 1960년대부터 1970년대 초 사이에 진행된 다양한 연구에서는 달리기가 걷기와 자전거 타기보다 훨씬 더 심한 기관지 수축을 일으킨다고 시사했었다(11;125;149;201;206;359). 또한 트레드밀 달리기보다 필드 러닝을 하는 것이 천식 발작을 더 심하게 자극한다고 했으며(11;352), 암 에르고미터 또한 달리기와 마찬가지로 심한 운동 유발성 천식을 유발한다고 주장했었다(8).

그러나 이 연구들은 환기량을 동질화 하지 못한 결함이 있다. 이 장의 뒤에 나오는 '기도의 온도 저하' 장에서도 다루겠지만, 운동 유발성 천식의 강도는 기도의 온도에 의해 결정되는데, 기도의 온도는 환기량과 날씨 상태에 의해 결정된다. 이후 진행된 후속 실험 결과에 따르면 환기량과 온도, 습도를 모두 동일하게 했더니, 걷거나, 트레드밀 달리기, 필드 러닝을 하거나, 자전거 타기, 암 에르고미터 운동은 모두 비슷한 수준의 기관지 장애를 보였다(105;222;266).

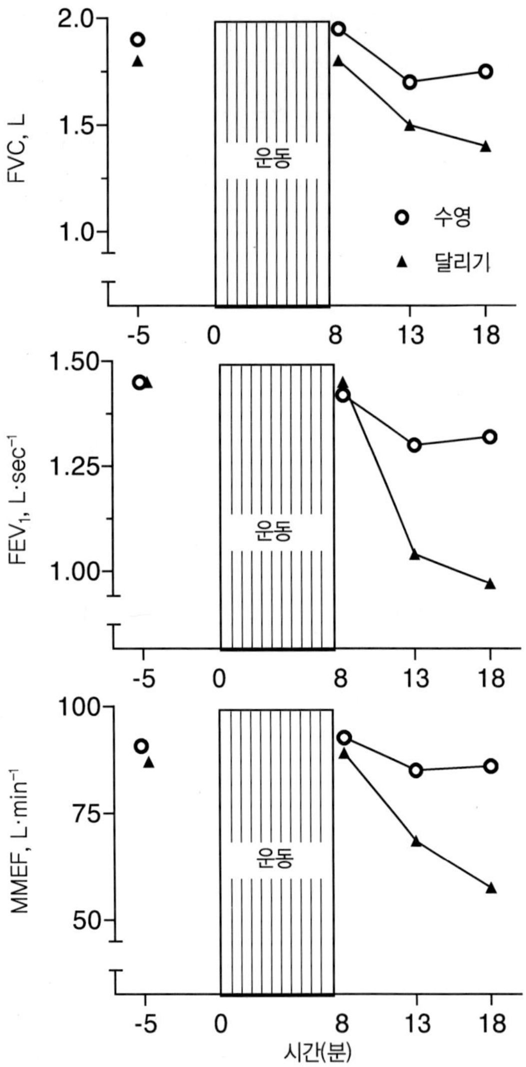

그림 6.2 수영운동은 천식을 유발하지 않는다. 위 그래프는 천식을 가진 8세 아동의 트레드밀과 수영을 실시한 후에 보인 반응을 나타낸다. FVC(노력성폐활량), FEV_1(1초 강제호기량), MMEF(최대중간호기량). 두 운동 모두 8분간 진행되었으며 실험이 진행되는 동안 산소섭취율은 $29mL \cdot kg^{-1} \cdot min^{-1}$, 환기량은 $34L \cdot min^{-1}$, 온도는 27℃, 습도는 30%로 유지되었다.

Data from the Children's Exercise & Nutrition Centre.

따라서 수영이 운동 유발성 천식을 가장 덜 자극하는 운동임은 확실하지만, 어떤 운동이 운동 유발성 천식을 가장 크게 자극하느냐는 결론은 내릴 수 없다. 그러나 환자마다 개인적 특성에 따라 운동 유발성 천식을 유발하는 운동유형은 다양하게 존재한다.

운동 강도
Intensity of Exercise

운동 유발성 천식의 강도는 운동 부하검사의 강도와 관련되어 있다(111;114;155;215;352;359;426). **그림 6.3**에서 나타나듯이, 격렬한 운동이 가벼운 운동보다 기관지 수축을 더 강하게 일으킨다는 사실은 확실하다. 최대산소섭취량의 70~85%(심박수=160~180beat·min^{-1}) 사이의 강도로 6~8분 정도 운동을 했을 때 운동 유발성 천식이 가장 심하게 유발됐다(114;151;426). 격렬한 운동을 했을 때 운동 유발성 천식이 강하게 발작한다는 것은 높은 환기량과 기도의 온도 저하 등으로 설명이 가능하지만, 어째서 최대유산소성 파워를 발휘했을 때 가장 심한 운동 유발성 천식이 발생하지 않았느냐는 명확하게 설명할 수가 없다. 일각에서는 유산소성 체력을 최대한으로 발휘해야 할 정도로 격렬한 운동은 기도가 충분히 냉각될 때까지 지속될 수 없기 때문에 이 같은 결과

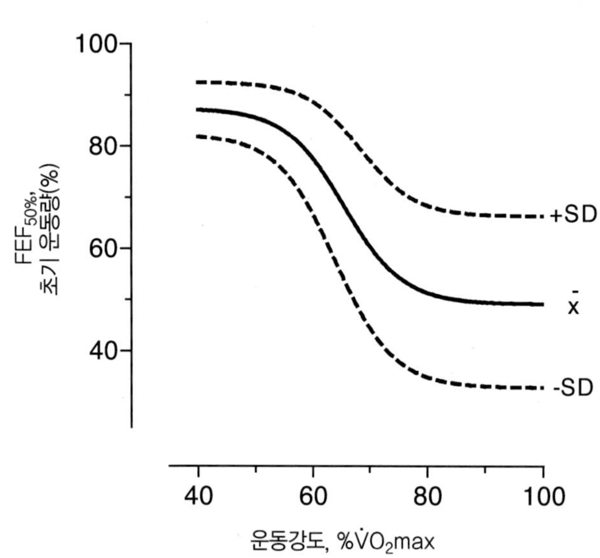

그림 6.3 운동 유발성 천식의 강도와 운동 강도의 상관관계. 9명의 성인이 최대산소섭취량의 40%, 60%, 80%, 100%의 강도로 6분간 운동 후 50% 최대호기량($FEF^{50\%}$)이 운동 전 값 대비 퍼센트로 나타나 있다.

Adapted from Wilson and Evans 1981 (426).

가 나온 것이라고 주장한다. 또한 다른 견해로는 교감신경과 카테콜아민 호르몬이 활성화되어 기관지 확장을 야기해 적게나마 운동 유발성 천식 발작을 약화시켰기 때문이라고도 전해진다.

운동 시간
Duration of Exercise

운동 유발성 천식의 강도는 운동의 지속 시간과도 관련이 있다(206;359). 어느 저명한 연구에 따르면, 최대산소섭취량의 60~85% 사이의 강도로 운동을 했을 경우, 6~8분 정도로 운동을 하는 것이 기관지 수축에 효과가 가장 크다(359). 그러나 다른 강도로 운동을 할 때도 6~8분 사이로 하는 것이 기관지 수축에 가장 큰 효과를 보이는지는 알 수 없다. 이를 규명하기 위해서는 더 많은 연구가 필요하다. 예를 들어, 고강도 운동에 한해서 가장 이상적인 시간은 6~8분 미만이다. 천식환자에게 50초도 되지 않는 짧은 시간 동안 고강도로 트레드밀 달리기를 시켰을 때 나타난 최대중간호기량의 감소량이 7분 동안의 최대강도의 운동에서 나타난 감소량보다 많았다(194). 하지만 아동들에 관해선 이와 비슷한 실험을 한 사례가 없다.

따라서 20분 이상의 운동은 단시간의 운동보다 운동 유발성 천식을 훨씬 적게 발작시킨다는 것은 운동 시간에 있어 매우 중요한 사실이다. 장시간의 운동을 한 천식 환자들이 운동 유발성 천식을 겪지 않았거나, 겪더라도 운동 초반에 매우 약하게 겪은 것이 전부였기 때문이다. 또한 유발된 천식마저도 운동이 종료될 시기에는 사라진다. 이러한 현상을 두고 'running through the EIA' 라고 한다.

불응기
Refractory Period

천식 환자가 운동 후 2시간 안에 다시 운동을 하게 되면 운동 유발성 천식이 유발되지 않거나, 유발되더라도 아주 약한 수준으로 일어난다(34;111;147;262;286;303;424). 이러한 현상이 일어나게 하는 시간의 간격을 불응기라고 한다(**그림 6.4**). 천식 환자의 50% 정도는 이런 불응기를 잘 이용하면 효과를 볼 수 있을 것으로 생각된다(111).

이 현상의 원인에 대해서는 명확히 밝혀진 바가 없지

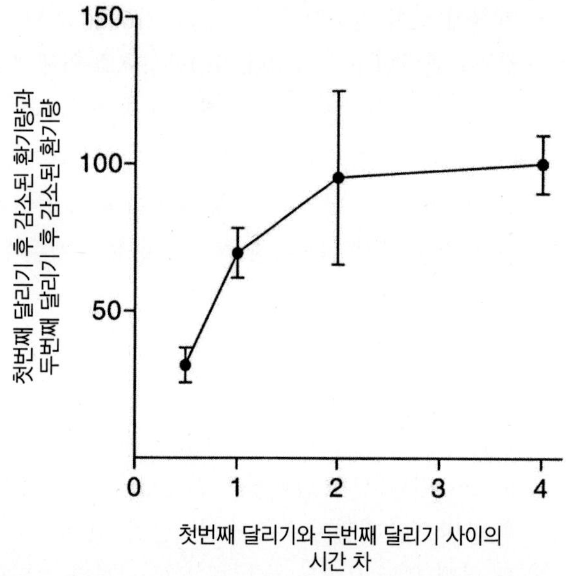

그림 6.4 불응기의 정도를 나타낸 그래프. 천식을 가진 9~14세 사이의 아동 9명을 대상으로 각각 두 번씩 6분간 트레드밀 달리기를 실시했다(심박수 185±11beat·min^{-1}). 첫 번째 트레드밀 달리기 후 두 번째 트레드밀 달리기 사이의 시간 간격은 30분에서 4시간까지 관찰하였는데, 이에 따른 불응성 반응의 효과를 최고호기량 감소량으로 나타내었다.

Reproduced, with permission, from Edmunds et al. 1978 (111).

만, 다음과 같은 특징을 나타내는 것으로 추측된다.

- 불응성 반응를 일으키는 요인은 첫 번째 운동으로 인해 발생한 운동 유발성 천식이 아니라 운동 그 자체이다. 즉 첫 번째 운동에서 반드시 운동 유발성 천식을 유발하지는 않는다(34;424;425). 그러나 한 연구에 따르면 피험자가 첫 번째 운동을 하는 동안 운동 유발성 천식을 예방할 목적으로 따뜻하고 습한 공기를 마셨더니 두 번째 운동을 할 때 불응성 반응이 일어나지 않았다고 보고하였다(171).
- 첫 번째 운동을 할 때와 두 번째 운동을 할 때 서로 다른 근육을 사용하기 때문에 운동 유발성 천식은 유발되지 않는다(425).
- 첫 번째 운동의 강도는 강할 필요가 없다(259;321). 하지만 불응성 반응을 일으키는 운동 역치는 사람마다 다르다.
- 사람에 따라 불응성 반응이 일어나기도 하고 일어나지 않기도 한다.
- 단거리 질주로 불응성 반응을 일으킬 수 있다(341). 혹은 강도를 낮추는 대신 지속 시간을 늘리면 불응성 반응을 일으킬 수 있다.

- 며칠에 걸쳐 인도메타신(indomethacin)이나 프로스타글란딘(prostaglandin)합성효소 억제제로 사전 치료를 받으면 불응성 반응이 약해지거나 일어나지 않을수도 있다(286;424). 이 사실은 불응성 반응이 프로스타글란딘의 생성에 의해 일어난다는 것을 암시한다(가장 가능성이 높은 것은 E_2 타입의 억제성 프로스타글란딘이다).
- E_2 타입의 억제성 프로스타글란딘은 첫 번째 운동을 할 때 분비된다(424).
- 불응성 반응이 일어나는 동안에도 히스타민(histamine)이나(419) 알레르기 요인(172;173)의 영향을 받으면 기관지 수축이 일어날 수 있다.
- 두 번째 운동 시에는 첫 번째 운동 시보다 기도의 온도 변화가 느리게 일어난다. 따라서 반복적인 운동을 하면 천식 환자도 기관지의 미세순환에 변화를 줄 수 있다(147).

천식 환자나 그의 가족, 운동 코치는 이러한 불응성 반응의 원리를 잘 이용하면 상당한 혜택을 볼 수 있을 것이다. 다음은 불응성 반응을 이끌어내고자 할 때 추천하는 권고사항이다.

1. 천식 환자가 최초 수 분 가량은 중강도의 운동을 할 수 있도록 해야 하거나 고강도 단거리 질주를 하도록 지도해야 한다. 예정된 고강도 운동을 하기 전 45~60분에 하면 효과가 있다. 준비운동과 같아 보일지 모르겠으나, 준비운동과 별개로 해야 한다.
2. 불응성 반응을 이끌어내는 적당한 운동의 강도와 시간은 환자에 따라 다르기 때문에 개인적 특성을 알아야 한다.
3. 모든 환자가 불응성 반응을 이끌어 낼 수 있는 것은 아니기 때문에 예비훈련을 통해 환자가 불응성 반응를 이끌어낼 수 있는지 여부를 알아봐야 한다.
4. 중요한 경기가 있는 날에 운동만으로 불응성 반응을 이끌어 낼 수 있다는 확신이 없다면, 경기 직전에 베타2 작용제(β_2-agonist)를 사용해도 무방하다.
5. 아동은 중요한 운동 시합이나 훈련이 있는 날에 예비 훈련을 하다가 운동 유발성 천식이 일어날 가능성이 있기 때문에. 아동에게 예비 훈련을 했을 때의 이점에 대해 확신을 심어주어야 한다.

후기 천식 반응

Late Asthmatic Response

대부분의 경우 운동 유발성 천식은 20분에서 40분 정도가 지나면 자연스럽게 사라지지만, 가끔 운동이 끝난 후 4시간에서 10시간 사이에 기관지 장애가 발생하는 경우도 있다(43;53;56;82;133;227;239;372). 이런 증상을 후기천식반응(last asthmatic response)이라고 하는데, 그 패턴이 **그림 6.5**에 나타나 있다. 이에 관해서는 자료가 적어 확실하게 말할 수는 없지만, 후기천식반응은 30~38% 정도의 유병률을 가진 것으로 보인다(56;373). 후기천식반응을 보이는 젊은 환자들은 집먼지 진드기(227)와 같은 알레르기 요소에 매우 민감하게 반응하는 기도를 가지고 있는데, 이 민감함의 정도에 따라 후기천식반응 증세가 정해진다. 어떤 학자는 (53;329;434) 날마다 기도의 민감도가 달라지는 건 당연한 것이기 때문에 후기천식반응이라는 현상의 존재 자체를 부정하기도 한다. 하지만 현재까지 발견된 증거에 따르면, 후기천식반응은 소수의 환자들에게 확실하

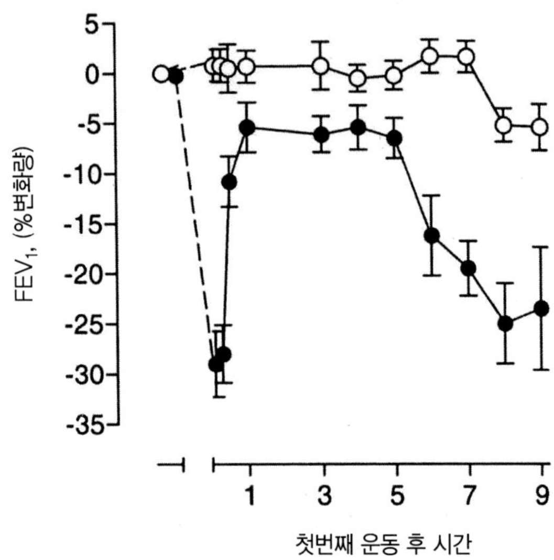

그림 6.5 후기천식반응의 패턴을 나타낸 그래프. 천식환자 13명의 아동과 2명의 성인을 대상으로 이틀에 걸쳐 FEV_1값의 변화량을 관찰했다. 첫째 날에는(그림에서 ●으로 표현됨) 피험자에게 운동을 시킨 후 9시간 동안 주기적으로 측정했다. 둘째 날에는(그림에서 ○으로 표현됨) 운동 없이 9시간 동안 주기적으로 측정했다. 수직선은 1SEM을 나타낸다.

Reproduced , with permission, from Orenstein 1996 (292). Based on Lee et al. 1983 (239).

게 존재하는 것으로 추측된다.

후기천식반응이 어떻게 일어나는지에 대해서는 아직 정확히 알려진 바가 없지만, 이는 아마도 화학적 매개체의 분비가 늦어지는 것과 관련이 있을 확률이 높아 보인다. 한 연구에 따르면(239) 예를 들어, 후기천식반응이 일어날 때 호중성 화학주성 반응이 함께 증가했고, 반대로 후기천식반응이 일어나지 않았을 때는 호중성 화학주성 반응 역시 증가하지 않았다고 한다.

운동으로 인한 호흡 곤란을 일으키는 다른 요인들

Other Causes for ExerciseInduced Dyspnea

운동 유발성 천식 이외에 다른 질환들도 운동으로 인한 호흡 계통의 문제를 유발할 수 있다. 어린아동에게 운동으로 인한 호흡 곤란이 일어나는 가장 흔한 이유는 유산소성 운동 능력이 부족하기 때문이다. 이런 아동들은 다른 아동과 뛰어놀게 될 경우 본인의 환기 능력과 산소섭취능력을 한계에 가깝게 사용하게 될 것이고, 결과적으로 또래 아이들보다 일찍 숨이 차게 될 것이다. 일반적으로 이러한 증상은 운동 도중에 일어나며 운동 후 몇 분만 지나면 자연스럽게 진정되게 되는 경우가 많다. 또한 운동으로 인한 호흡 곤란은 심장병이나 근신경계 질환, 대사질환, 폐질환 같은 병이 있는 아이들에게서도 발생하기도 하고 건강한 아이에게서 발생하기도 한다. 낭포성 섬유증이 있는 경우, 운동을 하게 되면 매우 심한 기침을 하게 되거나, 드물게 운동 유발성 천식이 일어나기도 한다. 환자의 병력에 호흡 곤란이 없다면 운동 자극 검사로 운동 유발성 천식을 치료하는 것도 가능하다. 이와 마찬가지로 베타2 작용제나 크로몰린(cromolyn)을 이용한 시험 치료도 운동 유발성 천식을 없애는 데 도움이 될 것이다.

운동으로 인해 발생하는 호흡곤란이나 천명은 기도폐쇄나 성대 장애(224), 성문폐쇄(44)를 동반하기도 한다. 이런 상황에서는 베타2 작용제나 크로몰린이 효과가 없는 경우가 많다. 폐활량 측정 그래프를 보면 숨을 내쉴 때보다 들이마실 때 그래프가 완만하다는 걸 볼 수 있다.

날씨와 천식의 관계

Climatic Conditions and Asthma

운동의 종류와 강도, 지속 시간이 모두 동일한 조건하에서 실험을 하더라도 환자들이 항상 비슷한 강도의 운동 유발성 천식을 겪는 것은 아니다. 같은 피험자라도 어떤 날에는 눈에 띌 정도로 큰 발작이 일어나기도 하는 반면, 어떤 날에는 거의 일어나지 않기도 한다. 발작이 이토록 불규칙하게 일어나는 이유는 날씨 때문일 가능성이 크다.

날씨가 휴식 중인 천식 환자에게 미치는 영향

Climate and the Resting Patient With Asthma

천식 환자들은 종종 추운 날이나 건조한 날에 천식 발작이 평소보다 심하다고 말한다. 선행연구(107;161;408)와 다양한 역학조사(68;386)의 결과를 보면 실제로 가을이나 겨울처럼 추운 날에 천식이 발작할 확률이 더 높은 것으로 나타났다. 천식 환자는 차가운 물로 샤워를 하거나(80) 차가운 공기를 들이마시게 되면(265;363) 기도 저항이 높아지거나 FEV_1이 감소하게 된다는 사실은 이미 통제된 실험을 통해 확인되었다. 이와 반대로 섭씨 37도의 습한 공기를 마시면 차가운 물로 샤워를 하더라도 기관지 수축을 억제할 수 있다(191).

이러한 결과로 비추어 보았을 때, 휴식 중인 환자들은 전체적인 체온이 떨어졌을 때가 아니라 기도의 온도가 떨어졌을 때 기관지가 수축하는 것으로 보인다. 이와 반대로 습도의 변화는 휴식 중인 환자들에게 별다른 영향을 끼치지 않는 것으로 보인다(191).

날씨가 운동 유발성 천식에 미치는 영향

Climate and Exercise-Induced Asthma

공기의 온도와 습도가 운동 유발성 천식에 영향을 끼친다는 주장이 처음 제시 된 건 1970년대 중반으로, 그 내용은 다음과 같다.

- 온도가 23~25℃ 사이로 비교적 온후하다는 가정하에, 건조한 공기가 습한 공기보다 천식 발작을 일으킬 가능성이 높다(**그림 6.6**)(31;420).
- 차가운 공기는 온후한 공기보다 천식 발작을 일으킬 가능성이 높다(391). 이 현상은 비(非)운동선수들 사이에서도 확인되었다(302).
- 섭씨 30도 정도의 따뜻한 공기는 설령 건조하다 하더라도 부분적으로나마 운동 유발성 천식 발작을 막아준다(79). 공기가 섭씨 37도 정도에 습기를 머금고 있다면 운동 유발성 천식에 관해 거의 완벽에

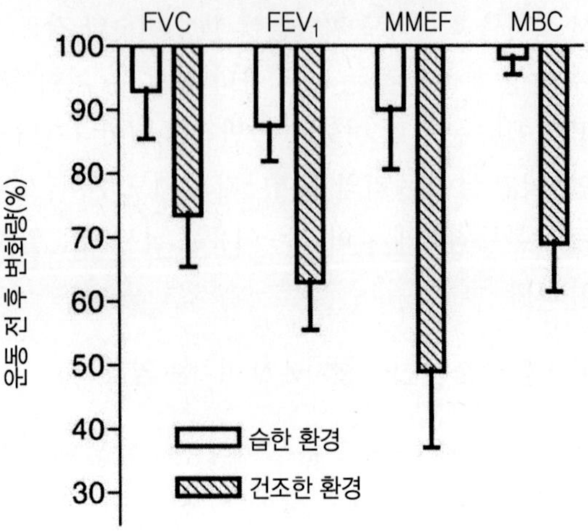

그림 6.6 습도와 운동 유발성 천식의 관계를 나타낸 그래프. 6~14세 사이의 천식 환자들을 대상으로 실험한 결과로 건조한 환경과 습한 환경에서 10분간 트레드밀을 하게 한 뒤 측정하였다. 그 결과 아동 등은 섭씨 약 25도의 건조한(습도 25%) 공간과 같은 온도의 습한(습도 90%) 공간에서 모두 아무 문제없이 편안하게 호흡하는 모습을 보였다. FVC: 노력성폐활량, FEV_1: 1초 강제호기량, MMEF: 최대중간호기량, MBC: 최대환기량. 수직선은 1SEM을 나타낸다.

Based on data by Bar-Or et al. 1977 (31).
Reproduced, with permission, from Bar-Or 1980 (25).

가까운 예방을 해준다(79).

위 사실은 수 없이 많은 실험들에 의해 공통적으로 확인되었다(15;32;103;185;245;390).

위의 내용이 시사하는 바는 크게 두 가지다. 첫 번째는 운동부하검사를 이용해 운동 유발성 천식을 분석하고자 한다면 반드시 기후 조건에 따른 변화를 염두에 두고, 가능하다면 그것을 조절할 수 있어야 한다는 것이고, 두 번째는 운동 유발성 천식이 따뜻한 날보다 추운 날에 더 쉽게 발작하기 한다는 것이다(310). 건조한 날에는 그에 따른 예방책이 반드시 준비되어 있어야 한다-치누크 바람이 불거나 푄 현상이 일어나는 지역에서는 공기가 건조해지는게 아주 흔한 일이다. 날이 건조하다면 약물 치료를 강화하고, 만약 효과가 없다면 아동들의 활동을 줄이는 것을 추천한다.

운동 유발성 천식의 발생 원인

Mechanisms Underlying ExerciseInduced Asthma

운동이 운동 유발성 천식을 일으키는 원인은 크게 두 가지 측면으로 나뉜다. (1) 생리적 반응을 자극하는 물리적, 화학적 측면의 원리이고, (2) 최초 반응이 기관지 근육에 영향을 주는 경로로서의 측면이다.

다양한 자극 요인

Triggering Stimuli

운동 유발성 천식을 유발시키는 요인으로는 저탄산혈증(125), 대사성 산성 혈액증(413), 저산소혈증(21), 과호흡(78;188), 교감 신경 수용기(α and β)의 부조화(368), 과도한 노르에피네프린 활동(162), 안면 피부와 기도의 체온 감소(208;305), 건조한 기도(305) 등 다양한 원인들이 제시되었다. 하지만 이러한 것들에 대해 알아보는 것은 다른 장에서 하도록 하자. 이번 장에서 다룰 내용은 기도의 온도 저하와 건조화에 대한 것으로, 현재 대부분의 연구자들은 이것을 운동 유발성 천식 발작의 가장 주요한 원인으로 보고 있다.

기도의 온도 저하

Airway Cooling As a Tigger

이미 앞에서 다루었듯이, 들이마신 공기가 차갑거나 건조하면 운동 유발성 천식이 악화된다. 이 두 속성의 공통점은 둘 모두 호흡점막을 마르게 한다는 것이다. 흡입한 공기는 기도를 따라 움직이는 동안 대류 현상과 증발 현상을 통해 점막의 열과 수분을 빼앗아 가는데, 바로 이런 현상들이 점막을 마르게 한다. 운동 중에 일어나는 온도 저하에 대한 예가 **그림 6.7**에 나타나있다. 똑같은 환경에서 실험을 했더니 천식 환자는 건강한 통제집단과 동일하게 온도 저하가 비슷한 수준으로 발생했다는 사실을 인지해야 한다.

호흡점막보다 낮은 온도의 공기를 들이마시게 될 경우 대류 현상에 의해 일어나는 기도의 온도 감소량은 다음 공식으로 표현할 수 있다.

$$HL_C = \dot{V}_E \times HC(T_E - T_I)$$

HL_C는 대류로 인한 점막의 열손실을 분당 kJule 단위로 나타낸 것이고, V_E는 분당 리터 단위의 환기량, HC는 공기의 열용량($=0.00127 kJ \cdot L^{-1} \cdot ℃^{-1}$), T_E와 T_I는 날숨, 들숨 시의 공기 온도를 섭씨 단위로 나타낸 것이다. 날숨이 보다 체온과 비슷할 때 V_E가 클수록, 들숨과 날숨 사이의 온도 차이가 클수록 대류 현상에 의한 온도 저하가 크게 일어난 것이다.

들숨 시 공기가 습기를 머금고 있지 않다면 증발 현상에 의해 호흡점막의 온도를 떨어뜨리는데, 공식은 다음과 같다.

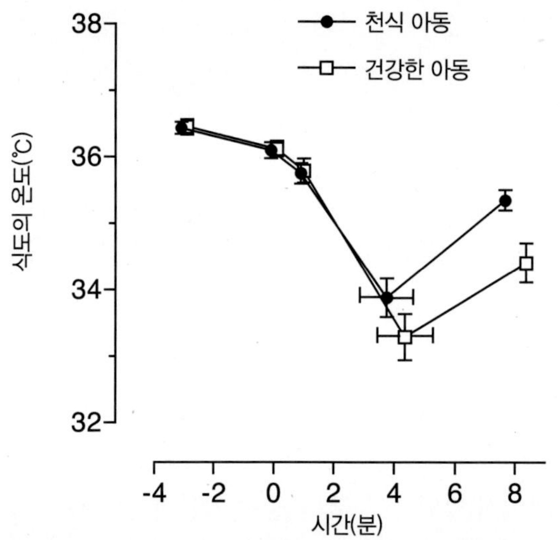

그림 6.7 운동 중 과호흡으로 인한 기도 온도의 변화. −16~−18℃의 온도의 건조한 환경에서 중강도의 운동을 실시 한 후 시간대 별로 기도의 온도변화를 나타낸 그래프. 기도의 온도는 기관(tracheal) 위치의 식도에 서미스터(thermistor) 장비를 삽입하여 측정하였다. "0"시간은 운동이 시작된지 4분이 지난 시점이다. 수직선과 수평선은 1SEM을 나타낸다.

Adapted from Deal et al. 1979 (104).

$$HL_e = \dot{V}_E \times HV(WC_E - WC_I)$$

HL_e는 증발로 인한 점막의 열손실을 분당 kJule 단위로 나타낸 것이고, HV는 물의 증발로 인한 열손실(=2.43kJ·g^{-1})을 나타낸 것으로 2.43kJ·g^{-1}이다. WC_E와 WC_I은 날숨과 들숨의 수증기 함유량을 리터당 g단위로 나타낸 것이다. 들숨과 날숨 사이의 수증기 함유량의 차이가 클수록 증발 현상에 의한 온도 저하가 크게 일어나 V_E가 크게 나타난다. 또한 증발 현상에 의한 온도 저하는 공기가 따뜻할수록 커진다. 그 이유는 공기의 온도가 높을수록 상대습도가 감소하기 때문이다.

이 두 공식을 종합하면 다음과 같이 호흡 시 일어나는 점막의 전반적인 열손실(Respiratory Heat Loss; RHL)에 대한 공식을 얻을 수 있다.

$$RHL = \dot{V}_E[HC(T_E - T_I) + HV(WC_E - WC_I)]$$

증발 현상으로 인한 열손실은 전체적인 열손실(RHL)의 양이 정해지는 데 결정적인 역할을 하는 요소이다. 예를 들어 37℃의 공기에서 증발 현상을 통해 1리터당 0.006kJ만큼의 열손실을 일으키려면 상대습도를 반으로 줄이면 된다. 그러나 증발 현상이 아닌 대류 현상을 통해 같은 양의 열손실을 얻으려면 공기의 온도를 37℃에서 영하 10℃로 떨어뜨려야 한다. 들이마신 공기가 기도를 타고 이동하며 따뜻해지는 동안 공기의 상대습도는 감소하며, 결과적으로 호흡점막을 더욱더 마르게 한다는 것을 알아야 한다. 운동으로 인해 호흡량이 많아지면 점막의 열손실 또한 커지는데 그 정도가 무려 기도의 10배에 이를 정도이다(225). 호흡량이 많아질수록 세기관지에 가해지는 온도 저하 역시 커진다.

운동 중에 RHL이 커지는 요인 중 가장 중요한 것은 과호흡이고, 그 다음은 날숨의 온도 증가이다. 건강한 아동이라면 운동을 할 때 환기량이 운동을 하지 않을 때의 10배까지도 증가할 수 있으며 자연스럽게 RHL도 함께 증가한다. 어떤 사람들은 운동으로 인해 운동 유발성 천식이 발생하는 이유가 오직 환기량의 증가 때문이라고 주장하기도 한다(105;148). 호흡산증, 호르몬 변화, 저산소혈증 등은 중요하지 않다고 말이다. 그 결과, 운동 유발성 천식이라는 말 대신 "열손실로 인한 천식(thermally induced asthma)"이라는 말을 써야 한다고 주장하기도 했다(255).

기관지 수축과 RHL의 상관관계는 정적 선형에 가깝다(**그림 6.8**). 이 선형 관계는 상당히 넓은 범위의 온도 스펙트럼(−10~+80℃, 0~100% 습도)에서 적용된다(105). 다만 천식 아동에게 일정 수준의 운동 유발성 천식을 발생시키는 RHL의 분산 구간이 존재한다(9). 또한 같은 양의 열손실에서도 성인과 아동은 서로 다른 반

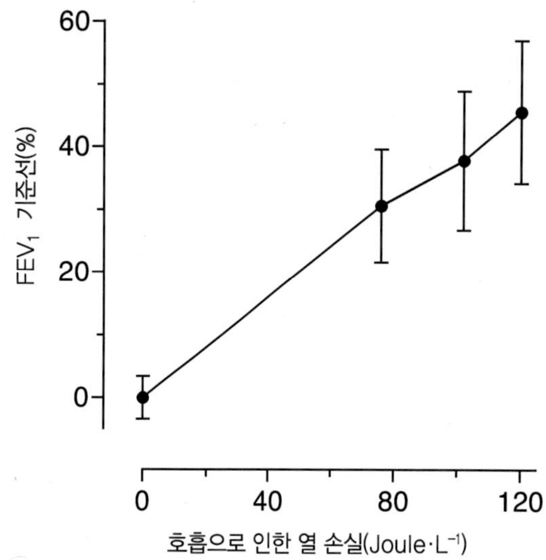

그림 6.8 RHL에 따른 운동 유발성 천식의 그래프. 8명의 아동과 젊은이들이 4가지의 서로 다른 기후조건에서 트레드밀을 하게 했다. FEV_1 감소=1초 강제호기량의 운동 후 감소량으로 운동 전 수치의 백분율로 표시됨. Mean±1SEM.

Data from Chen and Horton (1977) (79).

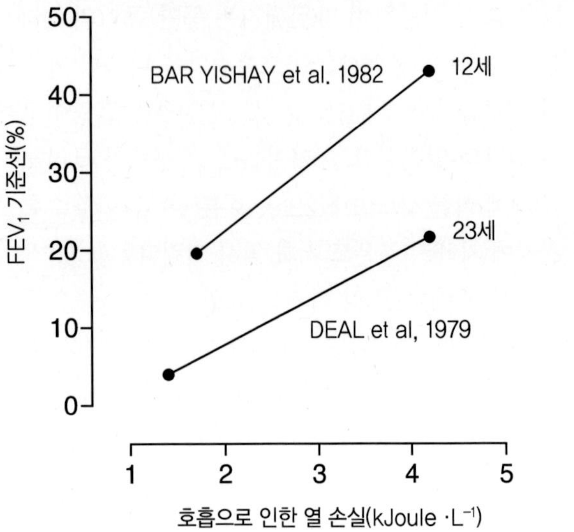

그림 6.9 나이와 신체크기가 운동 유발 천식과 호흡 열량에 미치는 영향. 아동과 성인의 1초 강제호기량(FEV_1)에 대한 운동 후 감소량의 비교(32; 106).
Data from Bar-Yishay et al. 1982 (32) and Deal et al. 1979 (106).

응을 보이는데, 아동은 성인보다 큰 운동 유발성 천식 발작을 보인다(**그림 6.9**). 이러한 이유는 성인과 같은 호흡량이라도 호흡점막의 크기가 작은 아동들에게는 상대적으로 큰 양의 호흡이 되기 때문이라고 생각된다.

온도 저하 그 자체만으로는 어째서 기관지 수축이 운동 중이 아니라 운동 후에 나타나는 것인지 설명하기에 충분하지 않다. 한 가설에 따르면 냉각된 기도가 운동이 끝난 후 급속히 따뜻해지고, 그것이 기관지 수축을 일으키는 실질적인 요인이라고 보고하였다(146;258). 실제로 천식 환자의 기도가 건강한 성인의 기도에 보다 빠르게 따뜻해지는 것은 사실이다(146). 그리고 그 결과로 기도에 혈액이 집중돼 기도를 수축하게 만들기도 한다(148).

기도의 건조화
Airway Drying As a Trigger

기도의 온도 저하가 운동 유발성 천식을 일으킨다는 사실은 이제 전 세계적으로 인정받는 사실이다(256). 그러나 기도의 온도 저하가 운동 유발성 천식을 일으키는 유일한 요인은 아니다. 어떤 연구에서는 기도가 건조해지면 기도점막의 삼투압 작용이 증가하여 온도 저하가 일어나지 않아도 운동 유발성 천식이 발생할 수 있다는 가능성이 제기되었다(15;19;170;324;370;401). 기도에 고삼투압성 용액을 처치하면 1분에서 5분 사이에 히스타민이 분비되고, 그와 함께 기관지 수축이 일어났다. 그러나 그 이후에 일어나야 할 비만 세포의 매개물질의 분비 활동은 일어나지 않았다(244). 흥미로운 사실은, 저삼투압 용액을 처치했을 때에도 기관지 수축이 일어난다는 것이다.

그러나 기도의 건조화가 기관지 수축을 일으키는 요인인지는 아직 확실하지 않다(255). 어떤 연구 결과에 따르면 기도 하부에 온도 저하가 일어나자 수분 손실이 없었는데도 불구하고 기관지 수축이 일어났다고 하기 때문이다.

앞에서 말했듯이, 운동 중에 기관지 수축이 일어나지 않는 이유는 어쩌면 기도가 운동이 끝난 후에 따뜻해지기 때문일지도 모른다. 그게 아니라면 카테콜아민(catecholamine)과 교감 충돌(sympathetic drive)로 인한 기관지 확장 효과 때문일지도 모른다. 카테콜아민과 교감 충돌은 운동 중에 분비량이 늘어나고 휴식을 취할 때 줄어든다(151). 하지만 공기가 차가울 때 천식을 유발하는 것은 카테콜아민과 관계가 없다(6). 천식 환자들이 기도의 온도 저하에 훨씬 더 예민하다는 사실은 어쩌면 환자들의 기도가 반응성이 뛰어나다는 걸 보여주는 것일지도 모른다.

미주 신경 경로와 염증 매개체
Vagal Pathways Versus Inflammatory Mediators

기도의 온도 저하와 과호흡으로 인한 점막의 건조화, 운동 후 기도의 온도 상승이 운동 유발성 천식을 일으키는 주요한 요인일 가능성이 높은 것은 사실이지만, 운동 유발성 천식이 나타난 뒤에 정확히 어떤 작용들이 어떤 순서로 일어나는지에 대해서는 아직 확실하게 밝혀진 바가 없다. 이와 관련해 현재는 크게 두 종류의 가설이 제시되었다. 첫 번째는 인후부와 기도, 기관지에 위치한 수용기에서 미주 신경이 활성화된다는 것이다(261;435). 두 번째는 점막에 예민한 비만 세포(mast cell)에서 히스타민, 브래디키닌, 중성구 화학 주성 인자, 류코트리엔(leukotriene)(LTC_4, LTD_4, LTE_4), 프로스타글란딘 등과 같은 염증 매개체를 분비한다는 것이다(10;111;124;151;240;247;262). 류코트리엔 길항제의 사용은 운동 유발성 천식 유발에 매개체 역할을 하기 때문에 운동 유발성 천식을 예방할 수도 있지만 악화시킬수도 있다(124;204;247). 하지만 미주경로와 매개이론 모두 invitro을 통해 발견된 약물반응, 휴식 시 대사 반응, 불응성 반응 기간에 기초한다.

또한 한 연구에서는 기관지의 대사를 방해하는 매개물질의 방출과 기도를 방해하는 미주신경 반사 반응을 통해 이 두 가지 대사과정이 모두 효과를 미칠 것으로 제안하였다(257). 그러나 이 두 가지의 대사과정은 실제로 관찰한 증거를 제시하지 못하였다.

기도의 온도 저하와 건조화, 그리고 수영으로 인한 천식 발작 가능성

Airway Cooling and Drying and the Asthmogenicity of Swimming

수영이 다른 운동에 비해 천식 발작을 비교적 덜 자극한다는 것은 이미 널리 알려져 있다('운동 유발성 천식과 운동부하검사' 단락을 보기 바란다). 이 현상을 설명하기 위해 수많은 가설들이 세워졌었다. 수면에는 알레르기를 일으킬만한 꽃가루가 없기 때문이라고 주장하거나, 잠수해 있는 동안 가슴에 수압이 가해지기 때문에 몸이 숨을 뱉기 편해지기 때문, 숨을 쉬는 패턴이 변해 저환기(hypoventilation)가 일어나고 CO_2축적이 일어나기 때문, 말초 혈관이 수축되어 몸의 중심부에 혈액이 모여 기도의 열손실을 막아주기 때문, 몸을 수평으로 유지하기 때문에 직립자세보다 환기량이 줄어들기 때문이라거나, 공기가 습해서 기도의 열손실이 적기 때문 등이 중 실험을 통해 사실여부가 밝혀진 가설은 세 가지뿐이다.

어떤 연구에서는 이틀에 걸쳐 천식을 앓는 12세에서 16세 소년들에게 어깨 굽힘-폄(shoulder extension-flexion)운동을 첫째 날에는 선 상태로, 둘째 날에는 누운 상태로 모두 동일한 환기량, 온도, 습도에서 행해졌는데 실시했다(197). 그 결과 두 실험 모두에서 비슷한 수준의 FEV_1 감소(20~22%)가 관측되었다. 이는 수영이 누운 상태로 행해지는 운동이기 때문에 천식 발작을 덜 자극한다는 가설이 틀렸다는 것을 보여준다. 또 다른 연구에서는 천식환자 아동에게 수영장에서 직립 상태와 누운 상태로 isocapnic성 과호흡을 시켰다. 이 연구에서도 역시 온도와 습도는 동일하지만, FEV_1의 감소량에는 별다른 차이가 나타나지 않았다(198). 이는 수영이 천식 발작을 덜 자극하는 이유를 잠수의 여부나 사람이 취한 자세에서 찾을 수 없다는 것을 의미한다.

1977년에는 수영이 천식 발작을 덜 자극하는 이유가

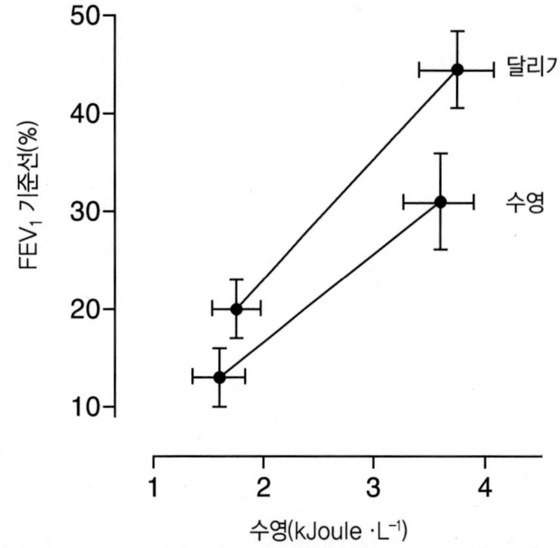

그림 6.10 RHL에 대한 수영의 안정성. 13명의 천식 아동을 대상으로 같은 온도에서 건조한 공기와 습한 공기를 마시며 수영과 달리기를 실시했다. FEV_1 감소=최초에 관찰한 FEV_1의 값 대비 운동 후 FEV1 값의 감소량. Mean±1SEM.

Data from Bar-Yishay et al. 1982 (32).

수면에 가까운 곳에서 숨을 쉬기 때문에 습한 공기를 들이마시게 되기 때문이라 주장하였다(31). 이 가설 역시 천식을 가진 아이에게 건조한 공기를 마시게 하면서 tether swimming(등을 줄로 묶고 제자리에서 수영을 하는 운동)을 하게 하여 실험하였다. 그 결과 RHL이 증가하는 것이 확인되었다(32;196). 또한 아동이 25~30% 사이의 습도를 가진 공기를 들이마셨을 때는 운동 유발성 천식을 겪지 않았다(196). 하지만 **그림 6.10**에서 제시하였듯이, 습도를 8%까지 떨어뜨리면(2mg per L H_2O) 천식 환자 아동들에게 기관지 수축이 일어났다. 이 실험은 습도가 수영의 천식 비자극성과 관련이 있다는 것을 확인시켜주는 실험이었다. 하지만 같은 양의 열손실이 일어났다고 가정하더라도 수영으로 인한 운동 유발성 천식이 달리기 시 발생하는 운동 유발성 천식보다 증상이 약했다(32). 즉, 공기의 습도 외에도 수영이 천식을 덜 자극하게 하는 다른 대사과정이 있을 것이라 추측된다.

그 외 운동 시 나타나는 생리적 반응

Other Physiologic Responses to Exercise

천식을 가지고 있는 대부분의 아동들은 유산소성 운동을 하면 환기량과 혈액의 흐름에 상당한 변화를 보인다. 사실, 운동 중에는 천식환자의 아동이 정상의 아동보다 더 큰 기관지 확장을 보이는 경우도 종종 있다(117;248). 이런 환기량의 변화는 경증 천식 환자들에게는 나타나지 않지만(117;121;318) 중증 천식 환자들에게는 심하게 나타날 수도 있다(38;143). 이런 높은 환기량은 1회 최대 환기량과 관련이 있다. 중증 천식 환자들은 숨을 쉴 때 비정상적으로 빠르게 호흡하는 모습을 보이는데, 이러한 증상은 호흡을 하는 동안 흉막 내압 순환이 비정상적이고 평균 흉막 내압(pleural pressure)은 기압보다 한참 낮기 때문이다(377). 천식 증상이 심하지 않다면 운동을 할 때 1회 환기량이 증가하는 반면 호흡 빈도는 낮게 유지되기도 한다(318). 천식환자는 보통 운동 중 폐포에서 가스 교환량과 폐의 확장 능력이 정상적이다(121;137;143;157). 그러나 운동 후의 기관지 수축이 심각한 아이들은 폐포동맥 간 산소분압(alveolar-arterial oxygen pressure)이 증가하고 산소 포화도가 약하게 저하(oxygen desaturation)될지도 모른다(215). 운동 중에 폐가 얼마나 기능을 잘 하느냐는 환자의 건강 상태에 달려 있다. 그 예로, 젊은 성인 환자는 내뱉은 호기량이 체력이 좋은 환자가 좌식생활을 하는 환자보다 더 크다고 보고하였다(167).

심장크기와 혈액량이 정상인(39;158) 천식 아동은 최대하 운동과 최대운동 시 1회박출량이 정상치를 보인다(137;158). 천식 아동은 최대하 운동 시 건강한 아동에 비해 무산소성 대사에 의존하는 성향이 더 크기 때문에 혈중 젖산 농도가 높다고 보고하였다. 하지만 이러한 대사과정은 정확하게 밝혀지지는 못하였다.

결론을 내리자면, 천식 환자라 하더라도 산소 운반 능력에 나쁜 영향을 끼칠 정도로 심각한 수준이 아니라면 대부분의 경우에는 운동 중에도 호흡 기능과 혈액 순환 기능이 적절한 수준을 유지한다.

천식 아동의 신체활동 습관

Habitual Activity of the Child With Asthma

천식 아동 환자에게 운동은 괴로움과 동일시되는 경우가 많다. 아마도 다른 질환을 가진 아이보다 천식 아동 환자는 더욱 그럴 것이다. 운동 유발성 천식은 천식 아동 환자뿐 아니라 그걸 지켜보는 사람에게도 똑같이 두렵게 느껴질 것이다(301;339). 그렇게 때문에 부모들은 아동을 과잉보호하려는 경향을 보이고 아이의 신체 활동을 제한하려 한다. 또한 그 과정에서 아동은 자기 자신을(심지어는 또래 친구들로부터) 패배자라고 인식하기도 한다. 이런 우려에도 불구하고, 세계 각국에서 진행된 대규모 조사의 결과를 보면 천식 아동이 과소활동(hypoactivity)을 한다는 명확한 증거가 없다. 어떤 연구에서는 천식 아동들이 건강한 아이들보다 훨씬 적은 활동량을 보인다고 하지만, 또 다른 연구에서는 천식 아동이 건강한 아이들과 비슷하거나, 심지어는 더 많은 활동량을 보이기도 한다고 주장하였다.

한 예로써 스웨덴의 학부모들을 대상으로 설문조사를 실시한 결과 10,527명의 아이들(7~16세) 중 420명에게 천식 환자라는 결과가 나왔다(57). 이 아이들 중 40%는 그 전년에 천식 때문에 운동을 하지 못한 날이 연중 10일이 넘었다. 학교에서 천식 발작이 일어나는 경우는 보통 체육 활동과 관련이 있다는 점을 눈여겨봐야 한다(57). 미국에서는 1988년에 17,110가구를 대상으로 국민건강조사를 실시하였다(403). 이 조사에 따르면 정상의 아동과 청소년은 오직 5%만이 체육 활동을 하는데 신체적 제한을 받은 반면, 천식을 가진 아동과 청소년은 30%에 가까운 수가 체육활동에 제한을 받았다(193;417). 이 조사가 있기 전에도 여러 번의 조사를 통해 미국의 천식 환자들이 상대적으로 활동량이 적다는 기록이 있다. 그 중 한 조사는 262명의 체육 교사들을 대상으로 한 설문 조사로, 천식을 가진 학생이 체육 수업에 규칙적으로 참여하는지 조사한 결과 전체의 52%만이 그렇다고 응답하였고 45%는 천식을 가진 학생들이 체육수업에 간헐적으로 참여한다고 응답했다. 또한 전체 교사들 중 76%는 천식을 가진 학생들이 수업시간에 스스로 적당한 운동을 할 수 있게 허락한다고 응답했다.

신체활동과 천식 아동에 관해 현재까지 진행된 연구들 중 가장 종합적인 연구가 노르웨이의 Nystad에서 실시한 것으로(485) 4,585명의 초등학생을 대상으로 조사한 결과 운동 횟수를 기준으로 하든, 운동량을 기준으로 하든, 천식 아동들의 활동량은 건강한 아이들과 비교해 크게 다르지 않았다고 보고하였다. 또한 천식아동과 정상아동 모두 50%가 넘는 인원이 팀 스포츠에 참여했다고 보고하였다(485). 남아프리카 공화국의 연구에서도 천식 아동과 건강한 아동 모두 앞서 발표한 연구와 비슷한 결과가 나타났다고 보고하였다(404). 또한 이스라엘의 초등학생들을 대상으로 체육 수업 출석률을 조사한 결과 천식 아동과 건강한 아동 모두 큰 차이가 없었다(61).

캐나다에서는 16,813명의 12세 이상의 아동과 성인들을 대상으로 레저 활동에서 사용하는 에너지 소비량을 계산한 결과 체중이 같을 경우 평균적으로 천식을 가진 남성이 정상의 남성보다 25% 정도 에너지 소비량(2.47 vs. 1.98kcal·kg·day^{-1})이 많다고 보고하였다(81). 여성의 경우, 천식을 가진 여성이 정상의 여성보다 15% 정도 에너지 소비가 많았다(1.77 vs. 1.54 kcal·kg·day^{-1}). 천식을 가진 사람이 정상인보다 에너지 소비가 크다는 특징은 아동들을 대상으로 실험했을 때 더욱 도드라졌다.

이러한 연구결과의 차이를 밝혀내기는 사실 어렵다. 하지만 이런 차이가 나타난 이유로 방법론적 차이 때문일지도 모르고, 학부모나 교사들이 체육 활동과 천식이라는 병을 바라보는 시선이 다르기 때문일지도 모른다. 따라서 천식을 가진 학생들이 체육 수업에 상대적으로 높은 결석률을 보이는 것은 어쩌면 교사와 학부모가 운동 유발성 천식을 예방하는 방법에 대해 무지하다는 것을 보여주는 것일 수도 있다.

천식 아동의 운동 능력

Physical Fitness of the Child With Asthma

천식 환자의 체력은 아주 나쁜 상태에서부터 올림픽 금메달리스트의 수준에 이르기까지 매우 다양하다. 천식을 가진 성인 중 적지 않은 사람이 세계적인 수준의 운동선수가 되기도 하고, 종종 올림픽 금메달을 따내기도 한다(127). 굳이 천식 발작을 덜 자극하는 수영이 아니더라도, 달리기나 하키, 사이클 같은 종목에서도 말이다. 따라서 천식은 정상인보다 엘리트 운동선수들이 더 많이 가지고 있는 것처럼 보이기도 한다. 노르웨이에서 발표한 연구에 따르면 근력 운동선수와 지구성 운동선수 모두 일주일에 20시간 이상 훈련을 할 때 천식을 가질 빈도가 더 높았다(284). 1984년 로스엔젤레스 올림픽에선 597명의 미국 선수들 중 67명(11%)이 운동 유발성 천식을 가지고 있었다고 기록되어 있는데(312), 그들 중 41명이 14개의 종목에서 메달을 땄다(그 중 15개는 금메달이었다).

유산소성 체력

Aerobic Fitness

선수가 아닌 아동환자의 경우 최대유산소성 파워가 중간이거나(39;48;50;157;394;416) 중간 이하로 나타났다(144;300;354;394;415). 유산소성 체력이 낮아지는 메커니즘에 대해서는 아직 정확히 밝혀지지 않았다. 의학적, 정신적 측면에서 이를 이해하기 위해 많은 연구가 있었지만 명확한 이유를 제시하지 못하였다. 한 연구에 의하면(394), 세 가지 의학적 변수(최근에 증상이 악화되었는지의 여부, 낮은 FEV_1, 낮은 공기 전도량)로 설명할 수 있다고 하였다. 하지만 이 세 가지 변수를 모두 감안한다 하더라도, 실질적으로 설명할 수 있는 부분은 전체의 8.1% 정도이다. 또한 가족과 친구들, 학교 적응, 심리적 변인의 특성을 고려하면 설명력은 1% 더 증가할 뿐이다. 천식 아동 환자에게서 신체 조절능력을 통해 정상적인 최대유산소성 파워를 얻는 것은 심리적으로 자신의 질환을 인정하지 않기 때문이라 강하게 주장하였다(243;277).

따라서 건강을 악화시키는 가장 큰 요인은 질환 그 자체가 아니라, 아동의 유산소성 체력과 상관없이 가만히 앉아있기만 하게 하는 생활 습관 때문일 수도 있다.

무산소성 체력

Anaerobic Fitness

천식이 폐질환이지만, 어떤 사람들은 무산소성 체력에 초점을 맞추고 연구를 하기도 한다. 이런 연구를 하는 이유는 천식 환자들이 종종 영양부족을 겪고, 스테로이드의 복용 여부와 상관없이 성장 장애를 보이는 경우가 있기 때문이다(333). 게다가 천식 아동들은 운동량이 부족한 경우 무산소성 체력이 낮다. 하지만 이런 연구들은 일반적이지 못하다. 윙게이트 검사(48;50)와 무산소성 역치 수준의 운동검사(69)를 통해 확인한 결과 천식 환자의 일부는 무산소성 체력이 정상이기도 하고 일부는 낮게 나타나기도 하였다(91;92). 이렇게 상이한 결과는 설명하기 어렵지만 아마도 천식의 증상 정도, 영양섭취상태, 2차 성장기 상태, 신체활동 수준 때문일 가능성이 높다.

천식을 진단하기 위한 도구로서의 운동

Exercise As a Diagnostic Tool in Asthma

천식을 가진 아동이 운동을 하고난 뒤 기침을 하거나, 숨이 몰아쉬는 증상을 보인다면 운동 유발성 천식을 의심해봐야 한다. 또한 드물게 가슴 통증만 나타날 때도 있다. 대부분의 경우 운동 유발성 천식은 환자의 병력을 보면 알 수 있지만, 간혹 운동 자극 검사가 필요할 때도 있다.

운동 검사 지침

Rationale for Exercise Testing

아동에게 천식이 있거나, 천식이 있을지도 모른다고 생각되는 경우에는 운동 자극 검사를 받아야 한다. 그 이유는 다음과 같다.

운동 유발성 천식의 객관화 운동 유발성 천식이 발생할 경우 가슴 통증이나 기침처럼 상대적으로 명확하지 않은 증상을 보이는 아동일수록 객관화하는 것이 중요하다. 어떤 환자들은 정작 실험실에서는 아무런 반응도 보이지 않다가 밖에 나와 자연스러운 행동을 할 때 갑자기 운동 유발성 천식이 생기기도 한다는 사실을 잊어서는 안 된다. 운동 자극 검사는 운동 유발성 천식이 있다고 의심되지만 기관지 확장제에 반응하지 않는 환자들에게도 유용하다.

선수의 평가 천식 진단을 받은 적은 없지만 운동 후에 눈에 띄는 호흡 곤란을 보이는 운동선수들은 운동 자극 검사를 받아보는 것이 좋다.

약물 평가 정형화된 부하 검사는 다양한 약물을 복용하며 실행할 경우 약의 효능과 적절한 투여량을 알 수 있게 도와준다. 단, 이러한 방법으로 얻은 정보는 운동 유발성 천식에 약리학적 효과가 있는 것이지 천식이라는 질환에 전체적으로 적용되는 것은 아니라는 것을 명심해야 한다.

기도의 민감성 평가 운동 자극 검사는 호흡기가 비정상적인 증상을 보이거나 상당 기간 동안 증상을 보이지 않은 환자들에게 일반적인 부하 검사 방법으로 사용될 수 있다. 이 방법은 히스타민이나 메타콜린 흡입 검사, 추위에 대한 자극 검사와 비슷하다(264;242). 이 목적에 한해서 운동 자극 검사의 정확도는 히스타민이나 메타콜린 흡입 검사와 비슷하거나 약간 부족한 정도이다. 학생들을 대상으로 한 연구에서는(168) 운동 유발성 천식의 빈도와 메타콜린에 대한 기관지의 민감성을 비교했다. 몇몇 아이들은 두 가지에 모두 반응했지만, 다른 아이들은 둘 중 한 가지에만 반응했다. 연구자들은 이 두 가지가 서로 다른 기도 문제에 대한 것이라는 결론을 내렸다. 그들은 더 나아가 운동 자극 검사가 아이들의 기관지 반응을 알아볼 수 있는 효과적인 검사 수단이라고 주장했다.

천식 진단 운동으로 인한 기관지 수축은 천식 진단을 받지 않은 아이에게서도 일어날 수 있다. 운동 자극 검사로 천식을 판별할 수 있는지 알아보기 위해 웨일즈의 초등학생들을 대상으로 역학조사를 실시하였다(67;168;203;421). 학생들은 천식 진단의 유 · 무와 상관없이 6분간의 달리기로 운동 자극 검사를 받았다. 천식이 없는 864명의 학생들 중에서 60명이 운동 유발성 천식 검사에 양성 반응을 보였고 천식을 이미 가지고 있던 92명의 학생들 중에서는 33명이 이 검사에서 양성 반응을 보였으며, 그 중 7명은 숨이 지나치게 가빠져 달리기를 완주하지도 못했다. 이러한 결과는 43%의 민감도와 93%의 일치성을 보여준다(203). 6년 뒤에 후속 연구에서는, 이전 테스트에서 천식은 없었지만 운동 유발성 천식 반응을 보였던 학생들 55명 중 32명이(58%) 천식 진단을 받았다. 따라서 이 연구를 통해(그 외 다른 연구들도 마찬가지로) 운동 자극 테스트가 천식을 진단하는데 적합하지 않다는 걸 보여주었다.

운동 능력의 결정 어떤 질환이든 마찬가지지만, 운동 능력은 운동 프로그램을 계획하기 위해 고려해야 하는 중요한 요소이다. 건강이 나쁜 아이는 작은 운동 자극에도 큰 환기량을 보일수도 있고, 그 결과로 높은 RHL과 운동 유발성 천식이 나타날 수도 있다.

환자와 가족에게 자신감을 불어 넣어주고 싶을 때 운동 자극 검사을 통해 자신감을 심어줄 수 있다는 장점은 종종 저평가를 받고 있다. 고강도의 운동을 하고도 버틸 수 있다는 사실을 알게 되었을 때 아동과 부모는 모두 자신감을 되찾을 수도 있다.

이상적인 운동 자극 검사
The Optimal Exercise Challenge

운동 자극 검사를 시행할 때는 두 가지 서로 상반되는 점을 고려해야 한다. 하나는 이 검사를 통해 기관지 능력의 한계치를 알아보아야 한다는 것이고, 다른 하나는 운동 자극 검사가 아이의 건강을 해쳐서는 안 된다는 것이다. 다음은 이러한 점들을 고려하여 설계된 지침이다.

사전 검사 다음 순서에 따라 진행되어야 한다.

1. 환자의 심폐계, 행동 습관, 그리고 운동과 관련하여 나타나는 증상에 주안점을 두고 환자의 병력 기록을 수집한다.
2. 심폐계를 중심으로 신체검사를 한다.
3. 각 환자에 맞게 운동 자극 검사의 행동 방침을 정한다.
4. 아동과 부모에게 검사의 목적과 실행 절차를 설명하여 걱정을 덜어준다. 아이가 실험 장비와 절차에 익숙해지도록 한다.
5. 폐기능 측정의 기준을 잡는다. 임상학적 목적이라면 최고유량계(peak flowmeter)를 사용하거나 폐활량계를 이용해 충분한 정보를 얻어낼 수 있다.
6. FEV_1나 최고호기량이 예상치의 60% 미만이거나, 아이가 휴식 중 호흡곤란 증세를 보인다면 실험을 중지해야 한다(115). 운동 검사를 하기 전에 목에서 쇳소리(wheezing)가 난다면 실험을 취소해야 한다.

운동 검사 전 약물 복용의 금지 사전 검사에서 항 천식성 약물의 금지 여부는 실험의 목적에 따라 달라진다. 검사에 의한 반응을 최대로 끌어올리고 싶다면 코르티코스테로이드(corticosteroid)를 제외한 모든 약물은 금지되어야 한다. 베타2 작용제, 메틸잔틴(methylxanthine), 콜린 억제제(anticholinergic)는 예비 테스트로부터 최소 8시간 전에 복용을 금해야 한다(효과가 오래 가는 약을 복용했다면 12시간). 디소듐 크로글리케이트(disodium cromoglycate)는 24시간 전에 복용을 멈춰야 한다(115). 반대로, 약의 효과를 알아보기 위해 실험을 하는 것이라면 복용을 금지할 약물의 종류를 선택하면 된다.

운동 PROTOCOL 여러 단계로 이루어진 유산소성 운동테와 달리, 운동 유발성 천식 진단을 위한 운동 자극 검사는 6~8분 정도 걸리는 한 가지 검사로만 이루어져 있다. 운동 강도는 최대심박수의 85~90% 정도가 될 정도여야 한다(아동의 경우 최대심박수는 분당 170~180박).

운동 자극 검사를 처음 받는 아동의 경우 어떤 강도(트레드밀 속도와 경사도)가 정해진 심박수에 도달하는지 아직 알려져 있지 않다. 따라서 실험자는 최초 운동 강도를 스스로 결정해야 하며 심박수의 증가를 관찰하며 2~3분 이내에 목표 심박수에 도달할 수 있도록 해야 한다. 목표한 운동 강도를 5분 이상 지속할 수 있다면 검사는 성공적이라고 할 수 있다(부록 II 참고). 심박수는 심전도 또는 심박수 측정기를 통해 주기적으로 관찰되어야 한다. 하지만 심전도가 부정맥(dysrhythmia)을 포함한 심전계통의 이상 증세를 보여주기 때문에 좀 더 선호된다.

이 운동 자극 검사에선 측정을 위한 장비로 트레드밀을 선택했지만 사이클 에르고미터를 사용해도 비슷한 결과가 나타난다. 이런 장비를 구할 수 없다면 표준화된 높이의 스텝 검사를 사용하는 방법도 유효하다. 트레드밀을 사용하는 이유는 대체적으로 어린아동이 쉽게 할 수 있고 다른 운동 장비에 비해 오랫동안 할 수 있기 때문이다. 게다가 사이클 에르고미터에 비해 검사결과와 재검사 신뢰도가 높다(11). 어떤 의사들은 환자들이 병원 주위를 달리게 하거나 계단을 오르내리게 하기도 한다. 이런 방법들은 천식 발작을 유발하기도 하지만, 무엇보다 정형화될 수 없기 때문에 추천할 만한 방법은 아니다.

운동 자극 검사의 신뢰도를 유지하기 위해서는 다음 지침을 지켜야 한다.

- 검사를 하기 2시간 30분에서 3시간까지는 운동을 피해야 한다. 그렇지 않으면 아동이 불응성 반응을 일으키게 되어 기관지가 반응할 수 있는 최대치를 보이지 않을 수도 있다(111). 할 수 만 있다면 검사 전 10시간 전부터 운동을 금하는 것이 좋다. 그리

하면 이전에 했던 운동으로부터 늦은 반응이 와서 기관지 수축이 일어날 확률을 줄일 수 있다.

- 기후 환경이 정형화되어야 한다(특히 습도). 시중에서 판매하는 에어컨, 가습기, 제습기를 사용해도 괜찮다. 선정한 사례들에선 추운 환경에서(예를 들어 5℃) 운동을 했을 경우의 결과를 측정하기 위해 인공 기후실을 사용했다. 다른 방법으로는 공기를 0℃에 가깝게 내려줄 수 있는 열교환기를 사용하는 방법도 있다(278).
- 실험을 반복해야 하는 일이 생긴다면 최소 하루 이상의 시간 차이를 두어야 한다. 그렇게 해야 최초 실시했던 운동 검사에서 발생할지도 모르는 천식 반응이 실험결과에 영향을 줄 가능성을 낮춰준다. 또한 일주일 이상의 시간차를 두어서도 안 된다. 시간차이가 길어질수록 검사-재검사 신뢰도가 떨어지기 때문이다.
- 재검사를 할 경우 일주 변화량(diurnal variations)을 최소화하기 위해 같은 시간대에 하는 것이 좋다.

폐기능 검사 사전 측정은 운동 직전에 한다. 특정 약물을 평가하기 위함이라면 약물 복용 전에 폐기능을 먼저 검사해보아야 한다. 운동 후 검사를 언제 시행할 지는 실험목적에 따라 다르다. 어떤 경우는 운동 후 2, 5, 10분 시점에 검사하기도 하고 어떤 경우는 15~20분 사이에 하기도 한다. 양성반응이 나타나는 경우에는 운동 유발성 천식 증상이 완화된 직후에 5분 간격으로 실험을 계속한다. 피험자 중 10~15% 정도는 운동을 하고 30분 후에 FEV_1이 가장 크게 떨어진다는 사실을 인지해야 한다(62). 이는 **그림 6.11**에 나타나 있다.

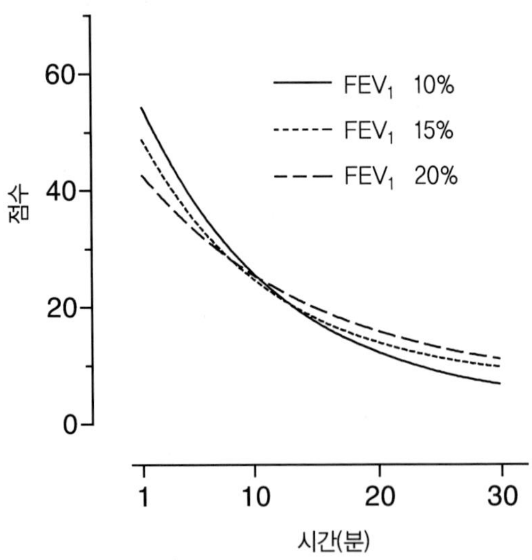

그림 6.11 운동 중 기도저항의 증가가 최대일 때의 시간. 397명의 학생 선수(12~18세)를 대상으로 170beat·min^{-1}의 강도로 6분간 트레드밀 운동 후 운동 유발성 천식 비율. FEV_1의 사전 값이 10%, 15%, 20%일 때 강제호기량의 감소량

Adapted from Brudno et al. 1994 (62).

운동 후 기관지 수축의 해석 가령 운동 전 FEV_1의 값을 A로, 운동 후 가장 낮은 값을 B라고 가정한다면 운동 유발성 천식 비율은 다양한 방법으로 표현될 수 있다. 다음은 가장 흔하게 사용되는 공식이다.

(1) 운동 유발성 천식(EIA) = (A − B)/ × 100

혹은 운동 전 대비 최대 감소치로 표현할 수도 있다. 또 다른 표현 방법은 height-predicted (P)의 감소율로 나타내는 것이다.

(2) 운동 유발성 천식(EIA) = (A − B) P 100

이 방법은 환자의 실질적인 상태를 나타내는 데 좋다. 아동의 경우, 공식(1)에 따르면 감소량은 적다. 하지만 A의 값이 작기 때문에 적은 감소량으로도 심한 증상이 나타날 수도 있다. 세 번째 방법은 비율이 아니라 절대량으로 보는 방법이다.

(3) 운동 유발성 천식(EIA) = A − B

약의 효능을 평가할 때는 반드시 약물이 운동 전 기관지 확장에 어떤 영향을 끼치는지 따로 평가한 후 운동 유발성 천식을 개선할 수 있는지 여부를 따져야 한다. 증상의 정도에 따라 약을 복용하기 전과 후로 나누어 양쪽 모두 운동을 하기 전의 기관지 확장 효과를 평가해야 한다. 약물이 운동 유발성 천식에 효과가 있는지 보기 위해 어떤 사람들은 약물 복용 전의 사전값을 기준으로 사용하고, 어떤 사람들은 약물 복용 후의 사전값을 기준으로 사용한다.

항 운동 유발성 천식 약물을 평가할 때 종종 약물복용 후 뛰어난 효과를 보일 때가 있기 때문에 고려되어야 할 사항은 플라시보 효과다(7;157;360;376). 관련된 연구에서는 플라시보 효과를 평가하려면 피험자에게 진짜

약과 위약을 처치하여 두 번에 걸쳐 실험을 진행해야 한다. 이 결과를 비교하기 위해서 이미 다양한 수학적 접근법이 보고되었다(자세한 사항은 Johnson, 1979의 연구 참고).

운동자극 검사(임상적으로 유의한 운동 유발성 천식)의 검사방법은 실험목적에 따라 기준이 다를 수 있지만 보통 (1)번 공식을 사용하여 10~25%으로 기준점을 잡는다. 직장인은 대부분의 직장인의 최대 감소율은 10~15% 정도면 양성반응으로 본다. 하지만 저자는 15%를 기준으로 한다.

운동 유발성 천식 아동의 처치 방법

Management of the Child With Exercise-Induced Asthma

운동이 천식 반응을 일으킬 위험성을 가지고 있는 것은 사실이지만, 천식 환자들은 운동을 하는 것이 좋다. 전미 아동학 협회(American Academy of Pediatrics)는(3) "아이의 건강 상태가 악화되어 운동을 반드시 피해야 하는 상황이 아니라면 언제나 운동을 하기 위해서 최선을 다해야 한다"고 제안하였다. 현재 실제로도 천식을 가진 아동들이 보다 활동적인 생활을 하도록 돕는 다양한 방법이 보고되고 있다.

천식 아동들에게 운동을 권장하는 가장 큰 목적은 운동 유발성 천식을 예방하기 위해서다. 현존하는 처치 방법을 사용하면 대다수의 천식 아동들이 운동 유발성 천식을 예방할 수 있다. 실제로 대부분의 환자들이 보다 활동적인 생활을 할 수 있고, 격렬한 운동에도 문제없이 참여할 수 있게 되었다. 운동 유발성 천식의 예방법은 약물학적인 방법과 비약물학적 방법으로 나눌 수 있다.

약물 요법

Pharmacotherapy

약물 처치는 운동 유발성 천식의 예방 목적으로도 사용할 수 있고, 발작을 진정시킬 목적으로도 사용할 수 있다. 일반적으론 예방 목적으로 사용하기를 권장한다. 그런데 아동이 천식 발작을 일으키기 전에 복용하는 것보다 천식 발작이 시작되면 약을 복용하는 경우가 더 많다.

그림 6.12는 약물 치료 전략의 알고리즘이다. 현재 가장 먼저, 그리고 가장 널리 쓰이는 약물은 흡입형 베타2 작용제이고, 그 다음이 디소듐 크로몰린(disodium cromoglycate)이다. 비슷한 파생 약물로는 네도크로밀 소듐(nedocromil sodium)도 있다. 코르티코스테로이드는 기도 염증과 부종을 지속적으로 예방하기 위한 약물이지만, 운동 전에 1회 적정 복용량을 복용한다고 해서 운동 유발성 천식을 개선하데 도움이 되지는 않는다. 같은 용도로 쓰이는 약물로는 메틸잔틴, 항 콜린성 약물(anticholinergics), 류코트리엔 작용제(leukotriene antagonists), 칼슘 통로 차단제(calcium channel blockers)가 있다.

단기 작용성 베타2 작용제 전세계적으로 의사들은 운동 유발성 천식을 예방하기 위한 약물로서 단기 작용성 베타2 작용제를 가장 먼저 처방한다. 이 약물을 흡입기를 통해 흡입하면 효과가 오직 기도에만 집중됨으로서 부작용의 가능성을 줄이고 단시간에 효과를 볼 수 있다는 장점이 있다. 운동을 하기 10~15분 전에 사용하면 베타2 작용제는 거의 100%에 가까운 확률로 운동 유발성 천식을 예방하거나 그 증상의 정도를 줄여준다(**그림 6.13**)(13;152;183). 예방 효과는 운동 전 준비를 얼마나 잘 했느냐에 따라 1시간에서 6시간 정도 지속된다(14;37;344;368;429). 크로몰린 소듐(cromolyn sodium)과 함께 복용하면 지속 시간은 더 늘어난다(429). 이 약물들이 가지고 있는 기관지 확장 효과와 기도에 대한 직접 접근성 덕분에 운동을 시작하기 전에 발생할지도 모르는 천식 발작의 증세를 약화시킬 수 있고 운동 중 기관지 확장을 원활하게 해줄 수도 있다(368).

베타2 작용제는 운동 유발성 천식이 유발되었을 때 이를 멈추는 용도로 사용하기도 한다. 어떤 아이들은 한 번의 흡입으로도 괜찮지만, 어떤 아이들은 3, 4분 간격으로 두 번에서 많게는 세 번까지 흡입해야 효과가 나타나기도 한다. 어떤 환자들은 분무기 형식으로 된 살부타몰(salbutamol)에 더 빠른 효과를 보이기도 한다. 운동 유발성 천식을 호전시키려 할 때 일어날 수 있는 가장 근본적인 문제는 아이가 호흡 곤란에 빠진 상태에서 정상적으로 호흡기를 흡입할 수 없다는 점이다(증세가 심각한 아이일수록 더욱 그렇다). 게다가 기도가 좁아지면 호흡기를 흡입할 수 있어도 약물의 침투가 어려워진다. 그래서 이런 경우에 베타2 작용제를 대체할 수 있도록 경피 투여기법이 제시되었다. 그러나 이 방법은 아직 운

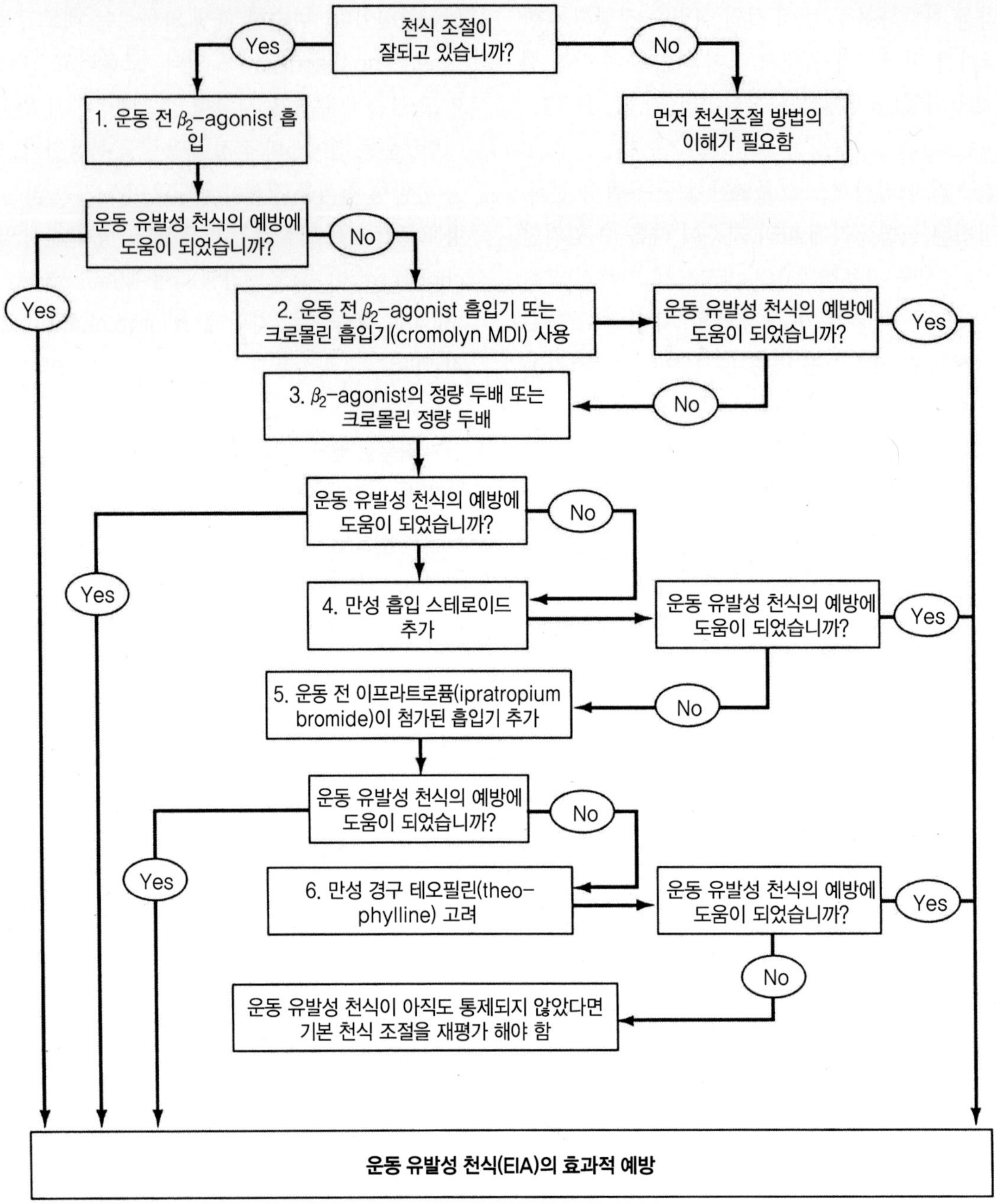

그림 6.12 운동 유발성 천식을 예방하기 위한 약물 사용 순서도. MDI: 정량분무식 흡입기
Adapted, with permission, from Morton and Fitch 1992 (269).

동 유발성 천식을 예방하는 데 효과가 있는지 확실하지 않다(327).

그런데 한 가지 주의해야 할 사항이 있다. 지난 10년간 축적된 데이터에 따르면(346;375) 천식의 발병률이나 천식으로 인한 사망률이 증가한 이유는 베타2 작용제가 유지 요법으로 광범위하게 사용되었기 때문이라는 주장이 있다. 환자와 보호자들은 베타2 작용제가 광범위하게 사용되는 풍토에 휘둘려서는 안 된다. 이 약물은 천식 발작이 일어나거나, 운동 유발성 천식을 예방하기 위해서만 사용되어야 한다.

천식이 없는 운동선수들이 심혈관에 도핑 효과를 주기 위해 베타2 작용제를 흡입했다는 기록이 있다(128;269). 이 기록에 따르면 베타2 작용제의 일종인 클렌뷰테롤(clenbuterol)은 운동 능력 향상에 효과를 보였지만(371) 살부타몰과 터부탈린(terbutaline)은 그렇지 않았다고 한다(263;271;358). 어떤 연구에서는 2

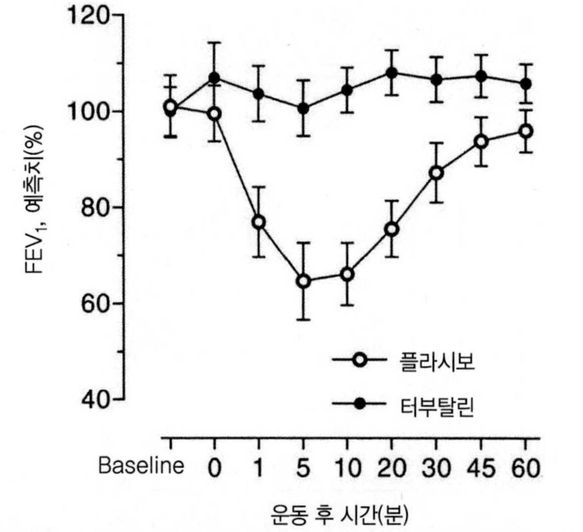

그림 6.13 운동 유발성 천식에 대한 단기 작용성 베타2 작용제의 예방 효과. 천식을 가진 10~14세 사이의 아이들 10명에게 5분간 사이클 에르고미터를 실시하였다. 아이들은 20℃의 환경에서 습도가 0%에 가까운 공기를 마시며 실험에 임했는데, 운동 강도는 아이들의 예상 최대심박수의 90% 정도를 유지했다. 운동 실험 15분 전에 terbutaline(0.5mg)이나 위약을 두 번씩 흡입했다.

Reproduced, with permission, from Dinh Xuan et al. 1989 (108).

차 성징을 겪지 않은 건강한 청소년들에게 베타2 작용제를 투여한 결과 최대하 달리기 효율에 별다른 효능이 나타나지 않았다고 보고하였다(409).

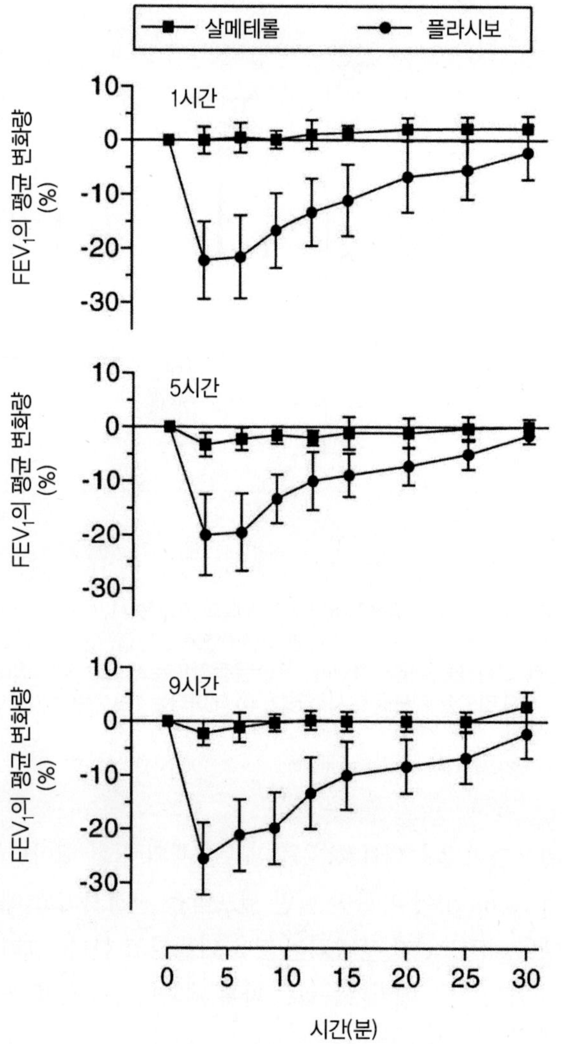

그림 6.14 장기 작용성 베타2 작용제는 9시간 이상 그 효과가 지속된다. 천식과 운동 유발성 천식을 모두 가지고 있는 13명의 아이들을 대상으로 살메테롤(50㎍)과 위약을 복용하고 1시간, 5시간, 9시간 후에 운동을 했다.

Reproduced, with permission, from C.P. Green and J.F. Price, 1992, "Prevention of exercise induced asthma by inhaled salmeterol xinafoate," *Archives of Diseases in Childhood* 67: 1014-1017.

장기 작용성 베타2 작용제 살메테롤(salmeterol)(160; 220; 276)이나 포메테롤(formeterol)(52; 253)같은 장기 작용성 베타2 작용제들은 9시간, 혹은 그 이상의 시간 동안 효과를 유지했다(**그림 6.14**). 이런 경우 아이들이 하루 종일 약을 들고 다닐 필요가 없어지고 운동 전마다 약을 복용할 필요가 없다는 장점이 있다. 아이들에게는 특히 후자가 중요하다. 아이들은 비계획적으로 뛰어 놀고 강도도 격렬하기 때문이다. 장기 작용성 베타 2 작용제는 주로 하루에도 몇 번씩 뛰어노는 아이들에게 적합하다.

그러나 이 약물은 시간이 지날수록 약효가 떨어진다는 문제점이 제기되었다(276; 362). 성인 환자들을 대상으로 한 연구에서는(276) 살메테롤을 매일 복용했더니 30일 동안 운동 유발성 천식이 억제되었지만, 날이 갈수록 약효 지속 시간이 줄어들었다고 한다. 12세에서 16세 사이의 환자들을 대상으로 28일 동안 진행한 실험에서도 비슷한 결과가 관찰되었다(**그림 6.15**)(362). 두 번 투여함으로써 이 문제를 해결할 수 있을지도 모르지만 이 방법이 장기적으로 어떤 효과를 일으킬지는 아직 더 연구가 필요하다.

크로몰린 소듐(Cromolyn Sodium) 크로몰린 소듐은 흡입형 베타2 작용제만큼은 아니지만 충분히 훌륭한 운동 유발성 천식 억제제이다. 70~80%에 달하는 천식 환자들이 이 약의 혜택을 받고 있다(152). 특히 아토피성 천식을 가진 환자들에게 효과적인데, 베타2 작용제나 메틸잔틴, 크로몰린과 달리 휴식기에 기관지 확장을

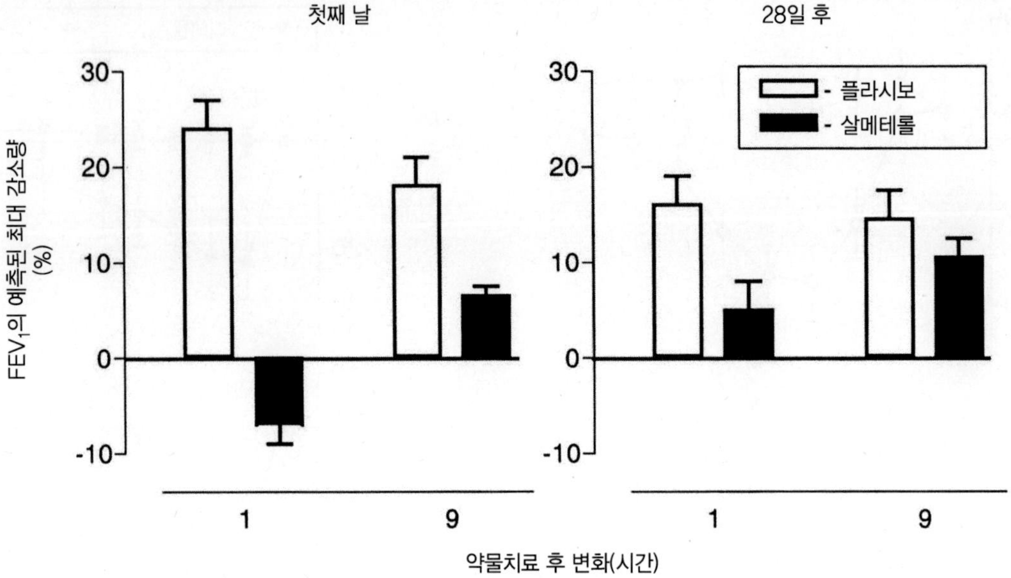

그림 6.15 장기 작용성 베타2 작용제의 효과를 시간에 따라 나타낸 그래프. 14명의 대상자(12~16세)를 무작위 이중맹검 교차실험으로 통제집단은 플라시보(placebo)를 섭취하였고 실험집단은 살메테롤(salmeterol)(25 μg)을 섭취하여 28일간 실험하였다. 각 집단은 매일 오전 8시에 처치약물을 섭취하였다. 또한 운동강도는 세트당 90% 최대심박수나 180beat·min^{-1} 이하로 섭취 후 1시간과 9시간이 지난 시점에서 8분간 트레드밀 검사를 실시하였다. 이 데이터는 1초 강제호기량이 최대 운동 후 감소하는 양을 비율로 예측한 값이다. 수직바들은 1SEM을 나타낸다.
Modified, with permission, from Simons et al. 1997 (362).

일으키지 않는다(152;272;367). 체외 실험 데이터(in vitro data)에 따르면 비만 세포막을 진정시키고 매개체(mediator)가 분비되는 것을 막는다고 한다. 그러나 이 약이 기존 메커니즘과는 다른 메커니즘을 통해 인체에 작용한다는 간접적인 증거가 있다(119). 크로몰린은 기도의 작은 부분보다는 큰 부분에 잘 작용하는 것으로 보인다(397). 이 약은 운동을 하지 않을 때는 별다른 증상을 보이지 않지만 베타2 작용제는 효과가 없는 환자들에게 좋다.

크로몰린과 네도크로밀의 가장 큰 장점은(다음 장을 보라) 부작용이 없어 안전하다는 것이다. 이 약들은 경구 투여가 가능하고 호흡기로 흡입할 수도 있다. 경구투여를 하면 상태유지에는 좋으나 운동 유발성 천식을 예방할 목적으로 운동 전에 복용하면 효과가 적다(97). 흡입을 할 경우에는 운동을 하기 15~30분 전에 흡입하는 것이 좋다. 운동 직전에 흡입하면 효과가 크지 않다(360).

크로몰린은 복용 후 2시간 동안은 뛰어난 효과를 보이지만(228), 그 이후로는 효과가 떨어져, 4시간 쯤 후에는 효과가 많이 사라진다. 베타2 작용제와 함께 복용할 시 약효가 증가할 수 있다(429). 그러나 운동을 시작한 후에 복용하면 효과가 없다(360). 이 약의 효과를 최대화하기 위해서는 운동 전에 크로몰린을 하루 평균 투여량보다 1회 투여량 만큼 더 복용해야 한다. 베타2 작용제나 크로몰린 중 하나만 복용해서 효과가 없는 아이들은 이 둘을 같이 복용하여야 한다.

네도크로밀 소듐(Nedocromil Sodium) 네도크로밀 소듐은 크로몰린과 화학적으로 비슷하고 정량흡입기(1회 분사당 2mg)로 흡입할 경우 크로몰린과 비슷한 수준의 예방효과를 가지고 있다(99). 또한 이뇨성 푸로세미드(diuretic furosemide)와 함께 사용할 경우 더 큰 효과를 낼 수 있다(282). 이 약을 사용하는 이유는 기도 상피의 이온과 수분의 움직임에 개입하여 운동으로 인한 삼투 변화를 무효화하는 것에 있다. 또 다른 이유로는 기관지 확장제인 프로스타글란딘을 분비하게 하는 것이다(304).

메틸잔틴(Methylxanthine) 천식 예방을 위해 종종 처방되는 메틸잔틴은 적게나마 운동 유발성 천식을 예방하기 위해 사용된다. 이 약이 많이 사용되지 않은 이유는 우선 베타2 작용제와 크로몰린보다 약효는 부족한데 유

독성 수치는 더 높기 때문이다. 베타2 작용제와 마찬가지로 휴식 시에 기관지를 크게 확장시킬 수 있다. 전체의 65~80%에 달하는 환자들에게 운동 유발성 천식의 발작 가능성을 낮춰줄 수 있다(7;24;42;152;207). 약효는 투여량에 따라 달라지는데(41), 치료를 위한 최소한의 테오필린 대비 혈장농도는 10μg/mL이다(314). 메틸잔틴의 예방효과는 일반 천식과 운동 유발성 천식에 낮은 상관관계를 보인다(152).

항 콜린제(Anticholinergic) 이프라트로피움 브로마이드 분무기(ipratropium bromide aerosol)같은 항 콜린제들은 환자에 따라 효과를 내기도 하고 내지 못하기도 한다(7;55;428;430). 항 콜린제들은 부교감 신경의 영향으로 발생하는 기관지 수축에 대응한다. 베타2 작용제와 크로몰린을 혼합해서 복용해도 별다른 효과를 보지 못한 환자들은 이프라트로피움 브로마이드를 써 보기도 한다(330). 어떤 환자는 항 콜린제 약물을 복용했을 때 효과를 보지만 어떤 환자는 왜 효과를 보지 못하는 것일까? 이에 대해서는 더 연구가 필요하지만, 한가지 가능성은 이는 사람마다 부교감 신경의 작용 변동성(variability in parasympathetic tone)이 다르기 때문이라 말한다. 부교감 신경이 크게 작용하는 사람들은 쉽게 반응하지만, 아닌 사람들은 그렇지 않다는 것이다(226).

류코트리엔 길항제(Leukotriene Antagonist) 류코트리엔 길항제는 운동 유발성 천식의 발생에 류코트리엔이 어떤 영향을 미치는지 규명하려던 연구에서 태어난 파생물로 소개되었다(247)(앞서 살펴본 "운동 유발성 천식의 발생원인"을 보기 바란다). 이 중 가장 자세하게 연구된 물질이 몬테루카스트인데, 이는 류코트리엔 수용체 길항제의 일종이다. 이 약은 정제 형태로 되어 경구 복용이 가능한데, 이런 면에선 호흡기로 흡입해야 하는 약보다 효과적이다. 천식 증세가 심각한 환자만 아니라면 성인(240)과 아동에게(221) 20~24시간 정도 효과가 지속된다. 현재까지 축적된 데이터에 따르면 몬테루카스트의 약효는 시간이 지나도 항상 일정하다(**그림 6.16**). 몬테루카스트는 모든 환자에게 효과가 있지는 않지만 안전하고, 다른 약과 함께 혼용해도 문제가 없는 것으로 알려져 있다(175).

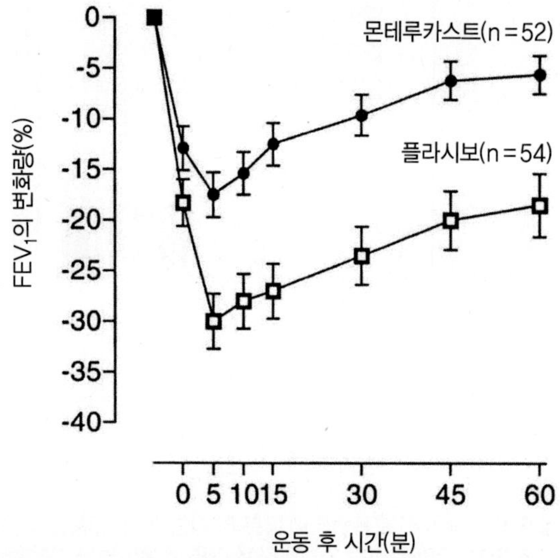

그림 6.16 류코트리엔 수용체 길항제가 운동 유발성 천식을 예방하는 것을 나타낸 그래프. 천식을 가진 106명의 청소년과 성인들을 대상으로 12주 동안 몬테루카스트(montelukast)와 위약을 구강투여하였다. 수직선은 1SEM을 나타낸다.

Reproduced, with permission, from Leff et al. 1998 (240).

코르티코스테로이드(Corticosteroid) 코르티코스테로이드는 기도 염증과 천식으로 인한 부종을 치료하는 대표적인 약이다. 안타깝게도 1회 분량만큼만 사용했을 때는 운동 유발성 천식에 별다른 효과가 없다(418). 하지만 매일 지속적으로 복용하면 운동 유발성 천식의 발작 가능성을 줄여준다. 또한 다른 효과로는 항 운동 유발성 천식 약품의 효과를 강화시켜 준다는 점이다(9;182;184;414;418).

코 호흡을 통한 예방

Nasal Breathing As Protection

코는 오랫동안 뛰어난 공기 정화기의 역할을 하는 것으로 인식되어 왔다(316). 코호흡은 극단적인 습도와 온도의 공기를 들이마셨을 때에도 효율적으로 공기의 질을 바꿔 호흡으로 들어온 공기가 비인두에 도착할 즈음엔 적당한 온도와 습도를 가지도록 만든다(습도 100%, 온도 32~37도 사이)(316;317). **그림 6.17**에서 볼 수 있듯이, 트레드밀 운동을 할 경우 입으로 호흡을 하면 기관지 수축, 기도 저항 증가, air tapping을 발생하는 반면, 코로 호흡을 하면 이런 반응이 약화되고, 운동 유발성 천식으로부터 아이들을 보호하는 효과가 있다(357). 이러한 효과는 달리기를 할 때와 등탄산 과호흡(isocap-

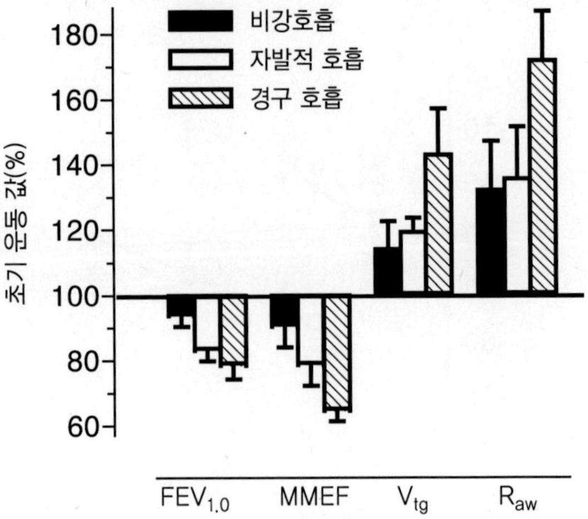

그림 6.17 운동 전 호흡방법에 따른 폐 기능의 처치 후 변화. 7~14세 천식환자 12명은 각각 3일에 걸쳐 다른 호흡방법을 사용하여 최대심박수 75~85%로 트레드밀운동을 실시하였다(20~22℃, 습도 30%). 7~9분간 운동 후 각 변인을 측정하였다. FEV_1: 1초 강제호기량, MMEF: 최대중간호기량, V_{tg}: 흉곽 부피, R_{aw}: 기도 저항. 수직선은 1SEM을 나타낸다.
Adapted from Shturman-Ellstein et al. 1978 (357).

nic hyperventilation)에서도 비슷하게 나타났다. 코호흡은 공기를 인체에 적합하게 만드는 일 외에도, 부분적으로나마 이산화황으로 인한 기관지 수축을 완화하는 효과가 있는 것으로 보인다(223).

그림 6.17의 데이터는 비교적 가벼운 강도로 진행된 운동 검사 결과이다. 코호흡은 추운 장소에서 고강도 운동을 할 때 두 가지 잠재적인 문제점이 있다. 첫 번째 문제점은 코의 공간이 작아 입으로 호흡할 때에 비해 호흡양이 적다는 것이고, 두 번째 문제점은 날씨가 추울 때 기도 저항이 올라간다는 것이다(88). 다행히 운동을 오래 할수록 기도 저항이 내려간다(134;209;323;349). 운동의 강도가 높을수록, 코의 개방성(nasal patency)은 커진다(134). 운동을 하면서 기도 저항이 내려가게 되는 것은 부분적으로는 교감 신경 활성도가 올라갔기 때문이다(209;289). 기도 저항이 내려가는 것만으로는 천식 환자가 운동 유발성 천식 유발을 방지하는데 도움이 되지 않을 것이다(392).

인위적으로 코의 공간을 확장하는 방법으로 external nasal dilator strips(콧등에 부착하는 밴드)가 있다. external nasal dilator strips는 시중에서 구매가 가능한데, 운동 중 기도 저항을 떨어뜨리는 효과가 있을 뿐 아니라 적게나마 코호흡에서 구강호흡으로 전환되는 걸 지연시켜주기도 한다(350).

흡기의 습도와 온도를 올리는 인위적인 방법

Artificial Means for Warming and Humidifying the Inspired Air

추운 날에 마스크를 착용하면 흡기의 온도와 습도가 올라가기 때문에 코 호흡의 대안으로 사용될 수 있다. 시중에서도 구입할 수 있는 이 마스크는 착용자가 들이마시려는 공기를 호기와 혼합하여 온도와 습도를 올려준다. 유일한 단점은 사강(dead space)이 약간 증가한다는 것이다. 마스크를 착용하는 것이 운동 유발성 천식을 예방하는데 효과가 있다는 사실은 실험을 통해 증명되었다(59;338). 4℃의 날씨에서도 마스크 안의 공기는 30℃를 넘는다(338). 마스크가 없다면 입과 코를 스카프로 가림으로써 비슷한 효과를 얻을 수도 있다.

천식 발작을 덜 자극하는 운동 선택

Choosing Less Asthmogenic Activities

이전에 다루었듯이, 어떤 운동들은 다른 운동들보다 천식을 더 자극한다. 대부분의 천식 환자들에겐 수영이나 물에서 하는 스포츠가 많이 추천된다. 육상 스포츠 중에서는 운동을 한 후 1~3분 정도 휴식이나 저강도의 운동을 취하고 다시 경기를 하는 패턴이 반복되는 스포츠가 좋다(301). 이런 활동은 휴식 없이 끝까지 이어지는 활동보다 천식 발작을 덜 자극한다. 서킷 트레이닝, 체조, 보드 다이빙, 활강 스키를 예로 들 수 있다. 팀을 이루어 하는 활동으로는 수구, 미식 축구, 야구 등이 적합하다.

워밍업

Warming Up

불응기의 원리를 생각해보면, 워밍업을 하는 것이 운동 유발성 천식을 예방하거나 개선하는 데 효과가 있는 것은 당연한 것이다(이전에 나온 불응기 단락을 보기 바란다.) 한 연구에 의하면 3분간 걷거나 조깅을 하는 것은 별다른 효과가 없었지만, 운동을 하기 10분 전에 30초간 뛰었다 쉬기를 반복했더니 최고호기량의 감소량이 36%나 줄었다고 보고하였다(342). 다른 연구들의 결과를 보면(259;321) 워밍업은 격렬해야 할 필요도 없고, 본격적인 운동에서 사용할 근육과 다른 근육을 사용해도 괜찮다고 보고하였다. 따라서 운동을 하기에 앞서 워밍업을 하는 것은 필수적이라 할 수 있다(425). 저자를 포함한 대부분의 학자들은 6~10분 정도로 심박수가 150beat·min^{-1}을 넘지 않는 정도로 하는 것이 좋다고 말한다(301). 하지만 이상적인 워밍업 루틴은 사람이나 운동 종류에 따라 다를 수 있다.

운동 유발성 천식이 발생했을 때 가벼운 운동을 하면 발생을 호전시키거나 드물게는 멈추게 할 수도 있다. 이는 운동 중 일어나는 기관지 확장에 근거를 둔 것이다. 1분 이하의 짧은 운동은 운동 유발성 천식을 호전시키는데 효과적이고(206), 흡입한 약물이 인체에서 이용되는 생체 이용률을 증가시킨다(9).

천식 아동과 체력 훈련

Physical Training and the Child With Asthma

체력 훈련이 천식 아동에게 미치는 다양한 영향은 크게 체력 향상이라는 측면과 천식이나 운동 유발성 천식으로 인한 불편을 줄이는 측면으로 나뉠 수 있다.

체력 향상

Improvement of Fitness

천식 아동들도 체력 훈련을 할 수 있으며, 올바른 운동 프로그램에 따라 훈련하면 최대유산소성 파워와 근력뿐 아니라 그 외 다른 체력요소들도 향상될 수 있다는 사실은 이미 수 없이 많은 연구들을 통해 밝혀졌다(65;126;131;144;159;241;277;298;299;308;411;412). 사실 천식을 가진 환자들도 세계 최고 수준의 운동 능력을 얻을 수 있다(312). 건강한 아이들의 경우 운동 강도와 운동량에 따라 운동 능력이 향상되는데(159), 심각한 천식 증세를 가진 환자들은 고강도 운동을 하면 운동 유발성 천식이 유발하기 때문에 이와 같은 고강도 운동 프로그램을 이용한 체력 훈련은 어려울 수도 있다. 하지만 적당한 약물의 도움을 받으면 대부분의 경우 운동 능력을 향상시킬 수 있다(326).

정신적인 이점

Psychosocial Benefits

천식 환자는 놀이나 스포츠에 참여할 경우 정신적인 보상을 얻을 수 있다. 학교 출석률이 올라가고, 또래 친구들과 쉽게 친해질 수 있으며, 자신감과 성취감을 얻고, 스트레스도 줄어든다. 그리고 무엇보다, 천식이 자신의 인생을 결정짓지 않는다는 사고방식을 가질 수 있게 된다(4;22;116;192;193;301;339;393). 호주에 사는 한 소녀는 천식을 이겨내기 위해 수영을 시작했다. 몇 년의 시간이 흘러 그 소녀는 올림픽에서 금메달을 땄고 수영의 역사에 이름을 남겼다(129).

운동 유발성 천식에 미치는 영향

Effect on Exercise-Induced Asthma

의사들이 가장 궁금해 하는 것은 과연 체력 훈련을 하면 환자가 천식 발작을 더 잘 제어할 수 있느냐 하는 점이다. 좀 더 구체적으로 말하자면, 운동 유발성 천식을 예방하거나 줄일 수 있느냐는 것이다. 어떤 연구 결과에 의하면 신체 능력을 향상시켰는데도 불구하고 운동 유발성 천식의 발생률이 줄지 않았다고 보고하였다(64;131). 다른 연구 결과에서는 천식 아동이 체력 증진 훈련을 하면 동일한 강도의 운동을 했을 때 훈련 후 훨씬 작은 기관지 수축이 나타났다고 **그림 6.18**과 같이 보고하였다(15;187;300;399). 운동 유발성 천식 발생이 줄어든 이유는 아마도 체력이 향상됨에 따라 최대하 환기 역치에 도달할 가능성이 줄어들고, RHL이 줄었기 때문인 것으로 보인다. 어떤 이유였던 간에 유산소성 운동은 몇몇 환자들에 한해 운동 유발성 천식 발생이 일어나는 경계선을 높였다. 하지만 운동 유발성 천식의 발생 감소 정도와 체력 증진의 정확한 관계에 대해서는 아직 어떠한 증거도 발견되지 않았다. 스포츠 분야에서 세계 정상급의 선수가 되었더라도 운동 유발성 천식의 발작은 크게 완화되지 않았을 수 있다(126). 또한 어린 나이에 훈련을 하는 것이 천식에 장기적으로 어떤 영향을 미치는

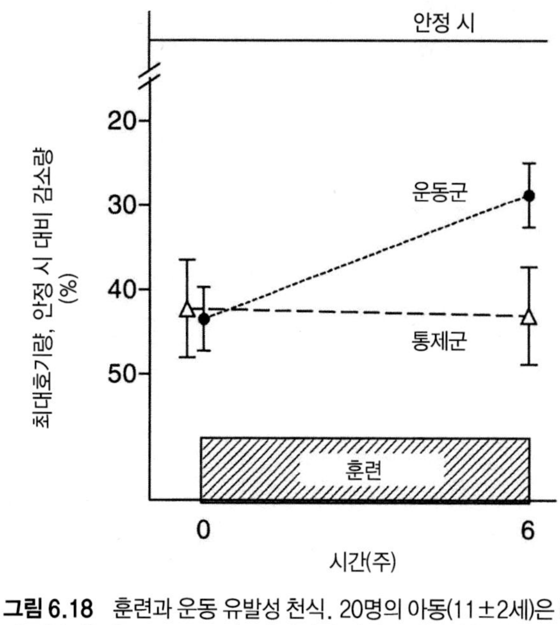

그림 6.18 훈련과 운동 유발성 천식. 20명의 아동(11±2세)은 6주간 맨몸 체조(calisthenics), 팀 경기와 서킷 트레이닝을 실시하였다(통제군은 14명의 천식아동). 제시된 값은 트레드밀 운동 후 가장 낮은 최고호기량. 수직선은 1SEM을 나타낸다.

Reproduced, with permission from Bar-Or 1985 (26), based on data by Henrikson and Nielsen 1983 (186).

지도 알려져 있지 않다.

천식 아동들은 학교 체육 수업에 정기적으로 참여하도록 권장하는 것이 좋다. 그러나 아동들 중에는 먼저 단기간(4~6주)의 적응 훈련을 받아 건강을 증진시키고 자신감을 얻는 것이 필요한 아이들이 있을 수도 있다. 그런 아이들은 교육적인 목적에서라도 학교에 천식약을 가져와 필요할 때 언제나 스스로 약을 사용할 수 있도록 가르쳐야 한다. 전미 아동 협회(American Academy of Pediatrics)는 "운동 유발성 천식을 가진 학생이 주치의로부터 정량호흡기를 사용한 베타2 작용제나 크로몰린의 복용을 처방받았다면, 그 약은 학교에서 주최하는 운동 경기나 체육 수업에서도 사용될 수 있도록 허락해야 한다"라고 말했다.

수영을 통한 처치방법

Swimming As a Therapeutic Tool

앞서 다루었듯이, 수영이나 그 외 물에서 하는 운동들은 상대적으로 천식 발작을 덜 자극한다. 이것이 수영이 천식 환자들 사이에서 인기 있는 스포츠 종목이 된 이유이다(126). 이번 단락에서는 수중 스포츠가 젊은 천식 환자들에게 유익한 운동이라는 사실에 대한 증거에 대해 살펴보고, 또 수중 스포츠가 가지고 있는 잠재적인 부정적 영향에 대해 알아보고자 한다.

수영의 긍정적 효과

Beneficial Effects of Swimming

앞서 육상 운동에 대해 이야기하면서 다루었듯이, 수영은 천식 아동들의 유산소성 체력을 향상시킨다(18;30;131;340;398;400;402).

수영은 천식의 발병률 지수(예를 들면 발작 빈도, 입원율, 결석 일 수)를 낮추는 것으로 보여진다(131;192;400;402). Huang 등(192)의 연구에 의하면 천식을 가진 6~12세 사이의 학생을 대상으로, 그 중 무작위로 뽑은 아이들에게 두 달 동안 일주일에 3번씩 학교 수영 수업에 참여시켰다. 이후 12개월 동안 두 집단을 관찰하여 발병률 지수를 분석한 결과 **표 6.1**과 같이 나타났다. 수영을 한 집단은 발병률 지수가 크게 감소한 반면, 수영을 하지 않은 집단에서는 발병률 감소가 매우 적었다. 또한 이 연구에서는 수영 수업이 끝난 뒤에도 오랜 시간 동안 발병률이 낮게 유지되었다는 사실이 흥미롭다.

표 6.1 수영 훈련이 천식 발생 지수에 미치는 효과

변인	수영 집단	통제 집단
발작 빈도	↓78	↓11
12개월 후 PEFR 변화	↑63	↑25
쇳소리나 나는 일 수	↓66	↓20
약물 복용 일 수	↓61	↓17
보건실 방문 일 수	↓89	↓13
병원 방문 일 수	↓84	↓19
결석 일 수	↓82	↓17

PEFR: 최고호기량. 화살표의 방향은 +, - 변화를 뜻한다. 천식을 가진 6~12세 사이의 아동 90명을 무작위로 수영집단과 통제집단으로 나누었다. 2달 간 수영을 시킨 후 12개월 동안 관찰하여 구한 발생 지수를 보여준다. 테이블의 각 값은 각 그룹의 항목별 변화량을 비율로 나타낸 것이다. 모든 수치가 두 그룹 사이에서 큰 차이를 보인다($p<0.01$).
Reproduced, with permission, from Huang et al. 1989 (192).

또 다른 한 가지 중요한 질문은 과연 수영이 운동 유발성 천식의 빈도와 정도를 줄여주었냐는 것이다. 이 문제를 다뤘던 대부분의 연구에서는 특별한 효과를 찾지 못했다. 두 연구에서는 운동 유발성 천식의 정도를 낮추는 것처럼 보였으나 한 실험에서는 실험 통제에 실패했고(267), 다른 하나는 통제 집단을 무작위로 뽑지 않았다(252;398).

수영의 부정적 효과

Detrimental Effects of Swimming

대부분의 경우 수중 스포츠는 천식 아동들에게 비교적 안전한 운동이다. 다만 한가지 예외적인 운동이 있는데, 바로 스쿠버 다이빙 같은 심층 다이빙(deep-water diving)이다. 심층 다이빙을 할 경우 점막마개가 air tapping을 일으킬 가능성이 있기 때문이다. 다이버가 수면으로 올라올 때 생기는 폐의 확장은 폐의 연조직을 상하게 할 수도 있다. 물론 이런 일이 일어날 가능성은 매우 낮다.

수중 스포츠는 두 가지 잠재적인 부정적 효과를 가지고 있는데, 하나는 부교감 신경이 지나치게 활성화(enhanced sympathetic drive)된다는 것이고, 다른 하나는 염소(chlorine)에 의해 발생하는 부산물에 대한 민감성의 문제가 발생한다는 것이다.

부교감 신경의 활성화 차가운 물에 얼굴을 담그면 부교감 신경이 반사반응을 일으킨다. 이런 반응을 '잠수 반사(diving reflex)' 라고 부르는데, 대부분의 경우 심박수의 서맥을 동반한다. 잠수 반사는 천식 환자들처럼

기도가 예민한 사람들에게서 두드러지게 나타나는데, 기도가 민감할수록 잠수 반사의 반응도 커진다(395). 건강한 사람들은 차가운 물에 얼굴을 담그면 가벼운 기관지 수축과 세기관지 수축이 일어난다(274). 이 두 연구를 종합해보면 천식 환자가 차가운 물에 얼굴을 담글 경우 기관지 수축이 크게 일어날지도 모른다는 가설을 세울 수 있다. 천식 아동이 차가운 물에 들어갈 경우 일어나게 될 기관지 수축이 아이에게 얼마나 위험한지를 알아내려면 더 많은 연구가 필요하다.

염소에 의한 부산물에 대한 민감성 수영장에서는 살균을 목적으로 염소를 사용한다. 염소는 물속의 암모니아나 요소(urea)와 결합하게 되면 삼염화질소를 생성한다. 천식 환자들은 이 혼합물에 예민한 반응을 보이는데, 그 중 가장 눈에 띄는 반응은 바로 기침이다. 기침은 시간이 지날수록 삼염화질소가 축적되는 실내 수영장에서 더욱 두드러지게 나타난다(306). 그러나 이런 반응이 인체에 어느 정도로 나쁜 영향을 끼치는지를 보여주는 자료는 아직 없다.

결론을 내리자면 수중 운동은 단점보다 장점이 훨씬 많다는 것이다. 얼마 되지 않는 단점은 장점에 비하면 사소한 것들이다. 수영이나 그 외 다른 수중 운동들이 천식 아동들에게 적합한 운동이라는 것은 명백한 사실이다.

기관지폐이형성증

Bronchopulmonary Dysplasia

조산으로 인해 호흡 장애 증후군을 갖고 태어난 신생아들은 종종 정압 환기 장치(high positive-pressure mechanical ventilation)나 산소 치료(supplemental oxygen therapy)를 필요로 한다. 그러나 이런 치료는 기관지폐형성이상(bronchopulmonary dysplasia; BPD)을 일으킬 가능성이 있다(chronic lung disease of prematurity라고도 불린다). BPD는 수정 후 36주 이후에도 산소 호흡에 문제가 있는 영아들을 X-ray로 찍어보고 진단한다. BPD가 생길 가능성은 임신 기간과 반비례한다(169). 즉, 아이가 미성숙하고 출생 시 몸무게가 작을수록 BPD에 걸릴 가능성이 높아지는 셈이다. 그런데 이런 아이들이 생존해 성인으로 성장하는 확률이 증가함에 따라 최근 몇 년 동안 BPD가 동반하는 장기적 장애에 대한 관심이 높아졌다. 이런 장애들은 휴식 시뿐만 아니라 운동 중이나 후에도 증상을 보인다. 이번 단락에서 다룰 내용은 운동이 BPD로 인한 발생한 장애에 어떤 영향을 끼치느냐이다. **표 6.2**는 BPD로 인해 손상을 입는 생리적 기능들을 나열한 것이다.

표 6.2 BRD를 가진 아동과 청소년의 생리적 기능 장애

안정 시	운동 중 또는 운동 후
낮거나 보통인 노력성 폐활량	운동 유발성 기관지 수축
낮은 FEV_1과 기도 확장의 다른 폐활량 지표	정상, 때때로 낮아지는 최대산소섭취량, 최대 일률
기도의 과민 반응(메타 콜린 또는 히스타민 유발에 의해 식별 됨)	높은 환기량 (환기량/산소섭취비율)
Hyperinflation(총 폐용적에서 높은 비율의 잔여량)	여유 환기량 사용 증가 (최대호기량/MVV)
경피적으로 높은 이산화탄소압	높은 산소섭취에 따른 일률 (work rate)
영유아-높은 24시간 에너지 소비량 아동-정상적인 안정 시 대사량	낮은 동맥 산소 포화도
	경피적으로 높은 이산화탄소압

운동으로 인한 기관지 수축은 BPD를 가진 아이들에게서 발견되기도 한다(23;336). 이런 아이들이 운동 유발성 천식 증상을 보인 확률을 17~50%까지 다양하다. 원인은 확실하게 밝혀지지 않았으나 민감한 기도를 가졌기 때문이 아닐까 생각된다. 이들이 겪는 기관지 수축은 천식 환자들의 경우와 마찬가지로 자연스럽게 사라진다.

대부분의 연구들은(23;179;200) BPD 환자들이 정상적인 유산소성 체력을 가졌다고 하는 반면, 어떤 이들은 최대산소섭취량이 다소 낮다고 말한다(309;336). 하지만 저자는 BPD를 가진 아이가 같은 양의 산소를 얻기 위해서 더 큰 환기량을 필요로 하며, 운동 중 예비 환기(ventilatory reserve)을 더 많이 사용한다는 주장에 동의한다. 이렇게 과도한 호흡량은 높은 호흡수를 동반한다(309).

아동 운동&영양센터의 한 비공개 자료에 따르면 고정식 자전거 운동을 했을 때가 다른 운동을 할 때보다 높은 산소섭취량을 필요로 했다고 한다. 이는 자전거 운동 자체가 사람으로 하여금 대량의 환기량을 필요로 하게 하는 운동이기 때문 일수도 있지만, 어쩌면 근육의 부조화로 인한 것일지도 모른다. 이런 부조화는 저체중아들에

게서 발견된다(118;219). BPD를 가진 아이들은 하루 총 에너지 소비량이 매우 높은데, 이는 잦은 호흡 빈도와 관련이 있다(102). 그러나 12세 전후의 환자들을 대상으로(11.8±1.7세) 조사를 했을 때는 평균적인 대사량을 보였다(145). 이는 즉, 운동으로 인한 높은 대사량의 소비가 휴식 시 대사량이 높은 탓에 일어나는 것이 아니라는 것을 뜻한다.

운동 때문에 대사량이 높아지는 이유가 무엇이든 간에, 이로 인해 BPD 환자들은 운동을 하면 쉽게 지치게 된다. 이는 환자의 최대산소섭취량에 관계없이 일어난다.

환자가 고강도 운동을 할 때 종종 동맥산소포화도가 감소하는 경우가 있다(17;23;200;336). 산소포화도가 저하된다는 것은 가스 교환에 문제가 생겼다는 것을 간접적으로 보여주는 것으로, 확산 능력이 감소해도 같은 의심을 할 수 있다(200). 하지만 산소포화도가 저하된다고 하더라도 폐동맥고혈압이 일어나지만 않는다면 고강도 운동을 해도 아무런 문제가 없다(211). 즉 BPD 환자가 스포츠에 참여하지 말아야 할 이유가 없는 것이다.

결론을 내리자면, BPD는 가끔 폐동맥고혈압이나 운동 유발성 기관지 수축(EIB), 환기량 증가와 동맥산소포화도 저하를 동반하기도 한다. BPD 환자들은 최대유산소성 파워와 최대산소섭취량이 정상적이더라도 운동 시 대사량 소모가 큰 탓에 운동을 하면 쉽게 지친다. 이런 환자들이 가진 운동습관을 파악하고 그들이 겪는 장애가 성인이 된 후는 어떻게 변화하는지는 아직 더 많은 연구가 필요하다.

낭포성 섬유증

Cystic Fibrosis

낭포성 섬유증(cystic fibrosis; CF)은 치료가 불가능한 상염색체열성 질환이다. 이 병은 주로 폐와 췌장, 장점막, 땀샘에 영향을 미친다. 코카시안 인종에서 1/1700에서 1/7500의 가능성으로 발병해, 가장 발병률이 높은 유전병이다. 낭포성 섬유증을 나타나게 하는 유전적 결함은 1989년에 발견되었는데, 바로 낭포성 섬유증 유발세포막 단백질(cystic fibrosis transmembrane regulator proteins; CFTR)이다. 치료 기술이 발달함에 따라 평균 생존기간이 1966년엔 10.6년에서 1992년엔 29.4년으로(291), 2001년엔 33년으로 크게 증가했는데(334), 남성이 여성보다 수명이 길었다(328). 이는 아마도 여성의 폐기능이 더 빨리 감소하고(90) 지방과 에너지 섭취가 낮기 때문으로 보인다(89). 생존기간이 늘어난 만큼, 의사들은 이 병을 치료하는 것 외에도 어린 환자들이 더 나은 삶을 영위할 수 있도록 하는데 노력을 기울였다. 운동과 낭포성 섬유증은 매우 복잡하게 연관되어 있다. 이 병은 폐기능을 약화시켜 유산소성 체력을 떨어뜨릴 뿐만 아니라, 종종 영양부족 현상을 동반해 근육의 기능을 떨어뜨리기도 한다. 또 갈증 기전의 기능을 떨어뜨려 환자의 열내성을 감소시켜 더운 날에 운동을 하면 환자 **본인도 모르는 사이에 탈수증세**를 호소하기도 한다. 게다가 에너지 소비를 크게 만들어 신체의 에너지 균형을 무너뜨린다. 탈수증세와 열내성에 대해 자세히 알고 싶다면 3장의 'Health Hazards in Hot Climates' 단락을 읽어보기 바란다.

신체활동 습관과 에너지 소비

Habitual Physical Activity and Energy Expenditure

그 어떤 연구도 낭포성 섬유증 환자의 신체활동 습관과 건강한 사람의 신체활동 습관을 비교해보지 않았다. 활동 기록을 사용하여 관찰해본 결과 7~15세의 낭포성 섬유증을 앓은 환자들은 보통이나 보통 이상의 활동량을 가지고 있다고 보고하였다(54). 활동량이 매우 부족하거나 매우 많은 환자는 없었다. 물론, 폐기능과 영양상태의 관점에서 볼 때, 이 환자들은 증세가 심각한 환자들은 아니었다. 8~24세 사이의 환자들과 건강한 성인을 대상으로 24시간에 걸쳐 열소비율을 관찰한 결과 모두 휴식 시 에너지 소비량과 하루 총 에너지 소비량에 별다른 차이가 없었다(374). 이는 낭포성 섬유증에 걸린 아이들이 건강한 아이들에 비해 활동량이 부족한 것이 아닐지도 모른다는 것을 암시한다(2장을 보라). 건강하든 아니든 활동량은 여아보다 남아가 더 크게 나타났다(381). 그러나 이 자료는 노르웨이와 스위스에서 선정한 적은 대상자를 기반으로 한 것이기 때문에 대상자를 더 늘려 실험을 해도 같은 패턴이 나올지는 확실하지 않다.

저자를 포함한 많은 의사들의 경험에 비추어보자면, 낭포성 섬유증을 앓는 아이나 그 부모들은 대부분의 경우 운동에 대해 긍정적으로 생각하고 있다. 9~21세 사이의 낭포성 섬유증 환자가 다양한 놀이 활동을 실천하

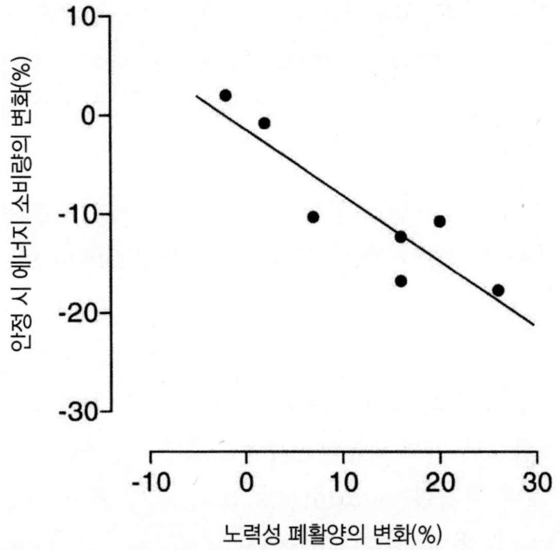

그림 6.19 14일에 걸쳐 재합성된 DNA를 분사기로 처방받고 난 후에 측정한 안정 시 에너지 소비량(REE)과 노력성 폐활량의 상관관계. 15~40세 사이의 낭포성 섬유증 환자들 9명을 대상으로 실험하였다.
Reproduced, with permission, from Amin and Dozor 1994 (5).

는 것에 대해 어떻게 생각하는지 부모에게 질문한 결과 건강한 사람의 부모가 평가한 결과와 비슷하게 대답하였다. 유일한 차이점은 심폐지구력 운동의 형태에 대해 환자의 부모가 더 낮은 점수로 평가하였다는 것이다. 하지만 환자의 부모는 2주간 스포츠 캠프에 참여한 이 후 평가가 좋아졌다고 보고하였다(385).

안정 시 에너지 소비량(5;63;164;374;406;410)과 하루 총 에너지 소비량(60;355;406;410)은 낭포성 섬유증 환자들이 보통 사람들보다 5~25% 정도 높다. 또한 신진대사는 높은 반면, 소화 흡수에는 문제가 있다는 사실이 낭포성 섬유증 환자들이 종종 만성적인 영양부족 증상을 호소하는 이유이다. 또한 높은 에너지 소비율과 그로인한 높은 열발산은 환자들이 열과민증에 걸리는 이유이다(자세한 내용을 보고싶다면 3장을 보기 바란다). 하지만 운동 중 대사량은 높아진다는 연구가 보고된(100) 반면 그렇지 않았다는 연구도 보고되어(164;374) 명확하게 드러나지 제시하지 못하였다.

낭포성 섬유증 환자들이 신진대사가 활발한 이유는 아직 밝혀지지 않았다. 한 가지 가설에 의하면 호흡시에 에너지를 많이 소비하기 때문이라고 주장하였다(5;136). 하지만 높은 대사율은 호흡 기능이 저하되지 않은 환자들 사이에서도 나타나기도 한다. 또 다른 가설로는 미토콘드리아 단계에서 에너지를 소비하는데 결함이 있다는 것이다. 어떤 사람들은 이 가설에 동의하는 반면(36;355), 어떤 사람들은(60;378) 높은 에너지 소비의 원인이 환자들의 높은 제지방 체중 때문이라고 생각한다(60;378). 또한 환자의 델타 F508 돌연변이에 대한 동형 접합성의 유 · 무에 따라 에너지 소비가 높아진다는 논란도 있다(406;60;136).

재형성된 사람의 DNA를 분사형으로 만들어 처방하면 노력성 폐활량이 증가하고 안정 시 대사량은 떨어지게 된다. 더 나아가 **그림 6.19**에서 볼 수 있듯이, 이 두 반응은 밀접하게 연관되어 있다(5). 그림에서 볼 수 있는 이 패턴은 낭포성 섬유증 환자의 높은 에너지 소비가 호흡 시 많은 에너지를 소비하기 때문이라는 가설과 관련이 있다.

운동 능력 부족을 일으키는 생리적 이유
Physiologic Causes of Deficient Exercise Performance

운동 중 또는 운동 후에 나타나는 호흡 곤란과 기침은 폐 손상이 큰 낭포성 섬유증 환자들에겐 흔히 일어나는 증상으로, 사람의 신체 능력은 폐의 손상 정도와 영양

표 6.3 신체활동이 중증 난포성 섬유증 아동에 미치는 병리적 변화

병리적 현상	신체적 변화	신체활동에 미치는 영향
기도 호흡량 장애	기도저항 증가, 호흡으로 인한 산소소비량 증가, 환기량 증가, 최대환기량과 폐포환기량의 감소	최대산소섭취량과 운동 후 기관지 수축 현상의 감소, 지구성 운동 시 호흡과 관련된 근육 변화
폐 미세조직 파괴 및 폐 혈관 손상	폐 용적 저하, 산소의 불포화, 이산화탄소의 잔류, 폐탄성 저하	최대산소섭취량 및 청색증(cyanosis) 감소
혈류역학적 기능장애	1회박출량과 심박출량 감소, 우심실(심방)의 불규칙적 수축, 폐동맥 고혈압	최대산소섭취량 감소
단백질-에너지적 영양결핍	근육량 감소, 근 수축 형태의 변질	무산소성 및 유산소성 체력의 감소, 호흡 및 골격근의 근력 감소
낮은 지방대사적 효율	대사에 사용되는 산소소비량 증가	빠른 피로의 축적

상태에 영향을 받는다. **표 6.3**은 낭포성 섬유증을 가진 아동의 운동 능력과 관련해 병리생리학적 변화를 나타낸 것이다.

최대유산소성 파워에 영향을 미치는 요인

Factors Affecting Maximal Aerobic Power

CF환자들은 절대량, 체중, 제지방체중을 대비하여 평가하였을 때 최대유산소성 파워가 정상인에 비해 상대적으로 낮다(73;76;94;100;16;189;195;234;260;280;293;351). 최대유산소성 파워가 부족한 정도는 폐 질환의 증세에 의해 결정되는데(75;77;94;142;153;189;210;279;297;307), **그림 6.20**에 나타나 있다. 유산소성 운동 능력은 기도 호흡 장애(airflow limitation), 미세조직 손상, 혈류역학적 결함, 영양부족에 영향을 받는다. 또한 유산소성 운동 능력이 떨어지는 이유는 근육량과 근력의 감소로 설명될 수 있다(100).

기도 호흡 장애 기도 호흡 장애(airflow limitation)는 기관지가 좁아지면 발생한다. 기관지는 다양한 원인으로 좁아지는데, 점막의 건조화, 기관지 점막 부종, 기관지의 경련 등이 원인이 될 수 있다. 기관지가 좁아지면 안정 시 최대 호흡량이 줄어들고(153) 심각한 폐 질환을 가진 아동이 운동을 할 경우 최대 환기량이 감소한다(77). 최대운동부하 검사 동안 건강한 아동은 안정 시 최대 호흡량의 60~70% 정도를 사용하지만 심각한 낭포성 섬유증을 가진 아동은 100% 이상을 사용하기도 한다(153). 이러한 현상은, 낭포성 섬유증을 가진 아동은 예비 환기량이 부족하다고 추측할 수 있다(293). 따라서 건강한 아동은 최대심박수가 200beat·min^{-1} 정도인 반면 낭포성 섬유증을 가진 아동은 최대심박수가 160~170beat·min^{-1} 정도가 되면 운동을 멈춰야 한다. 즉, 건강한 아동의 경우 유산소성 운동 능력이 최대 심박출량에 의해 제한받는 반면, 낭포성 섬유증의 아동은 예비 환기량(ventilatory reserve)에 의해 제한을 받는다고 볼 수 있다(153;195).

기도 호흡 장애가 일어나면 사강의 크기가 커지고 폐포 환기량이 감소하여 이산화탄소 가스축적이 발생한다(74;77;86;153;195;251;260). 이런 이산화탄소 가스 축적은 산소 포화도 저하, 1회 환기 호흡량 저하, 그리고 환기량 저하를 일으켜 증상이 악화된 환자에게서 더욱 도드라지게 나타난다(86). 또한 최대하 운동을 하는 동안은 사강의 크기가 늘어난 만큼 이를 보강하기 위해 환기량이 대폭 증가한다(189;195). 환기량이 대량으로 증가하면 생길 수 있는 문제점 중 하나는 산소 소비의 상당 부분이 골격근이 아닌 호흡근에서 사용된다는 것이다(213). 그러면 골격근은 충분한 운동 능력을 발휘할

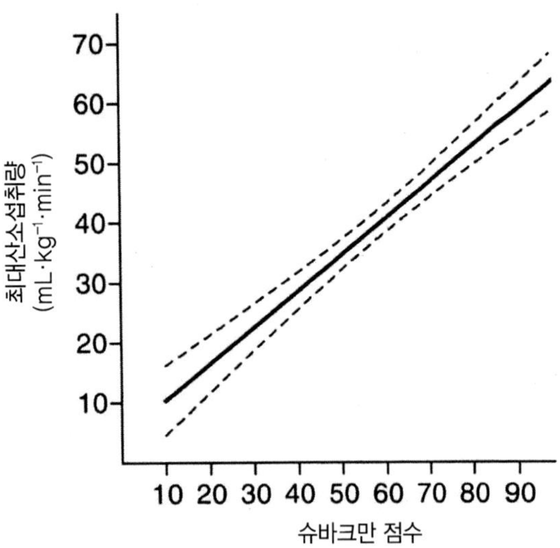

그림 6.20 유산소성 운동 능력은 낭포성 섬유증으로 인한 폐 질환의 정도에 반비례한다. 15~17세의 낭포성 섬유증을 가진 환자 8명을 대상으로 최대산소섭취량과 슈바크만 점수(Schwachman score)의 관계를 나타낸 그래프(임상 및 X-레이에 기초한 폐질환의 중등도 지수). 분활선은 신뢰구간 95%.

Modified from Hjeltnes et al., 1984 (189).

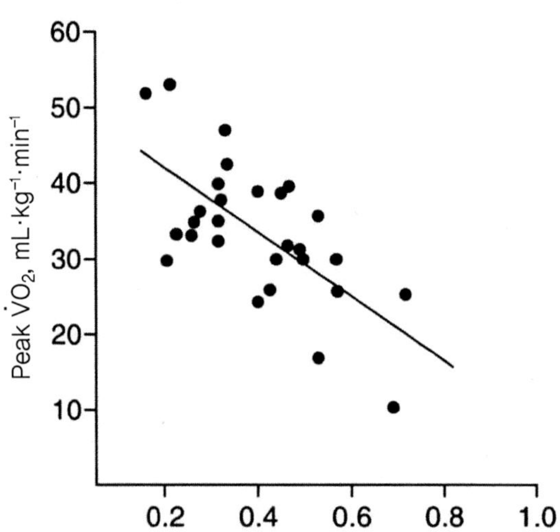

그림 6.21 폐의 과도한 팽창 정도를 함수로 나타내는 최고산소섭취량은 잔여량 비율(RV)/총 폐용량(TLC)으로 표현된다. 이 자료는 다양한 폐 기능 장애를 가진 28명의 환자를 바탕으로 생성되었다.

Reproduced, with permission, from Orenstein and Nixon 1989 (296).

수 없게 되어 금방 지치게 된다.

과도팽창(hyperinflation)을 동반한 air tapping도 기도 호흡 장애로 인해 발생하는 주요한 병리학적 반응으로, 총 폐용량 대비 잔기량의 비율로 반영된다(75;189;232;233;236;251;297). 과도팽창이 일어나면 흡기 시 사용되는 호흡근이 수축할 수 있는 범위가 줄어들게 되기 때문에 어쩌면 과도팽창이 호흡근의 힘을 약화시키는 원인일지도 모른다(58;233). 총 폐용량 대비 잔기량의 비율이 높아지는 것 역시 최대산소섭취량에 영향을 미칠 수도 있다(296)(**그림 6.21**). 하지만 낭포성 섬유증을 가진 아동의 높은 환기량은 호흡근을 자극하여 지구성 운동 능력을 향상시킬 수도 있다.

아동의 높은 환기량을 요구하는 낭포성 섬유증 아동의 많은 활동은 호흡근을 자극하여 훈련되기 때문에 지구력이 향상된다(즉, 장기간 고강도에도 견딜수 있는 환기 능력). 실제로 낭포성 섬유증 환자의 환기에 대한 내구력은 건강한 아동보다 높기도 한다(218).

폐의 연조직 손상과 모세혈관 손상 폐의 연조직과 모세혈관이 손상되면 안정 시의 확산 능력이 저하되어 운동 중 혈액의 방출을 방해한다(153;436). **그림 6.22**는 이 현상을 나타내고 있다. 손상된 폐는 환기한 공기를 효율적으로 사용하지 못하고 생리적 사강(dead space)을 확장시킨다(153).

낭포성 섬유증 환자가 폐에 손상을 입게 되면 고강도 운동을 할 때 동맥의 산소 포화도 저하된다(75;77;86;94;142;181;237;251;279;307). 간혹 청색증을 동반하기도 하고, 최대유산소성 파워를 떨어뜨리기도 한다. **그림 6.23**은 산소 포화도 저하에 따른 최고유산소성 파워(peak aerobic power)의 변화를 보여준다. 이 그림은

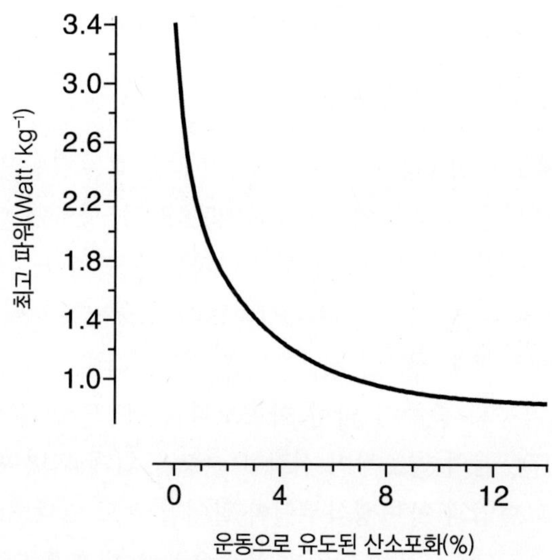

그림 6.23 동맥 산소포화도의 감소가 낭포성 섬유증을 가진 아이의 최고유산소성 파워를 제약한다는 것을 나타내는 그래프. 20명의 낭포성 섬유증 환자에게 사이클을 타게 했다. 산소포화도는 안정 시뿐만 아니라 운동을 하는 중간 중간에도 지속적으로 측정되었다.

Adapted from Cropp et al. 1982 (94).

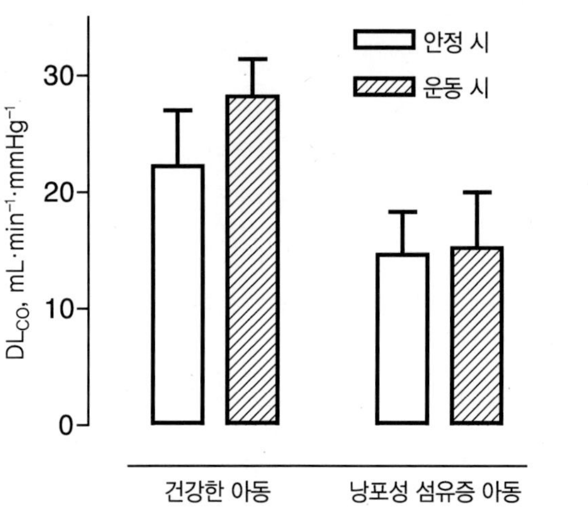

그림 6.22 일산화탄소를 확산시키는 폐의 확산 능력(DL_{CO})을 나타낸 그래프. 낭포성 섬유증을 가진 5~15세 사이의 아동 18명과 건강한 아동 8명으로 측정한 결과로 안정 시의 값은 피험자들이 가만히 앉아 있을 때, 운동 중의 값은 사이클을 운동 직후를 말한다. 수직선은 1SD를 나타낸다.

Adapted from Zelkowitz and Giamonna 1969 (436).

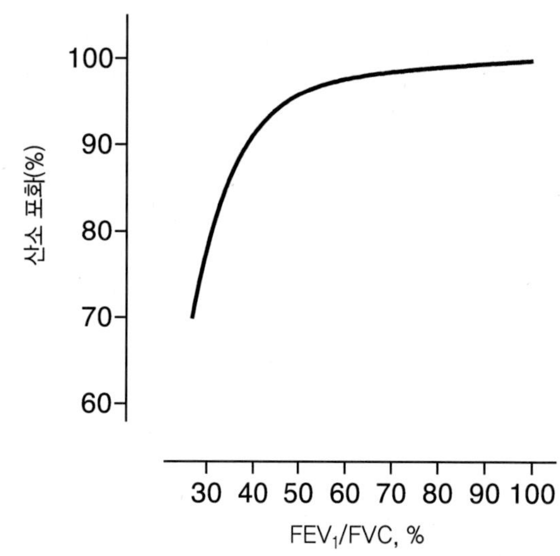

그림 6.24 최고유산소성 운동 중 일어나는 산소 포화도 저하와 폐 손상의 관계. 노력성 폐활량 대비 1초 강제호기량(FEV_1/FVC)의 비율로 나타냈다.

From Henke and Orenstein 1984 (181).

산소 포화도 저하가 일어나면 그 양이 소량이라고 하더라도 운동 능력에 큰 영향을 미친다는 것을 보여준다. 폐 손상이 크지 않은 환자에게 산소 포화도 저하가 일어나는 경우는 거의 없지만, 안정 시 FEV_1의 값이 노력성 폐활량의 40~45% 미만으로 떨어지게 되면 심각한 수준의 산소포화도 저하가 일어날 수도 있다(**그림 6.24**)(181). 병원에서 집중치료를 받아 산소 포화도가 증가하면 최대유산소성 파워도 동시에 증가한다. 이런 현상은 폐 손상이 큰 환자일수록 더 크게 나타난다(75).

혈류역학적 기능 장애
Hemodynamic Dysfunction

낭포성 섬유증의 증세가 심하지 않을 때는 운동을 해도 별다른 문제가 없지만(234;250;307), 증세가 심각하다면 혈역학적 이상 증세가 나타날 수도 있다. 그 예로, 안정 시 FEV_1 값이 예상치보다 50% 낮은 아동 환자들은 최대하 운동 시 1회박출량과 심박출량이 건강한 아동과 증세가 약한 아동보다 눈에 띄게 낮았다(307). 폐의 연조직이 심각한 손상을 입게 되면 폐동맥 고혈압과 울혈성심부전이 일어날 수도 있다(387). 즉, 낭포성 섬유증 환자가 운동으로 인한 호흡곤란을 겪게 되면 폐뿐만 아니라 심실 기능 장애도 겪게 되는 것이다.

단백질-에너지 영양결핍
Protein-Energy Undernutrition

단백질-에너지 영양결핍 현상은 병세가 심한 환자들에게서 종종 발견되기도 한다(319). 이는 외분비췌장(exocrine pancreatic)의 기능 장애로 인해 영양분이 장내에서 제대로 흡수되지 않았기 때문이다. 게다가 에너지 소비까지 높아지면 에너지 밸런스가 무너지게 된다. 이런 에너지 결핍 현상이 일어나면 가장 먼저 타격을 받는 것은 근육이지만, 유산소성 운동 능력 역시 타격을 받게 된다(100;249;273). **그림 6.25**는 건강한 아동, 경증 낭포성 섬유증 아동, 중정도의 낭포성 섬유증 아동의 최대유산소성 파워와 제지방 체중의 관계를 나타낸 것이다(100). 유산소성 파워와 제지방 체중은 모든 집단에서 비례 관계를 보이지만, 경증과 중정도 낭포성 섬유증 아동은 건강한 아동에 비해 상대적으로 유산소성 파워가 비교적 낮다. 학자들은 낭포성 섬유증이 산화적 인산화(oxidative mitochondrial) 과정에서

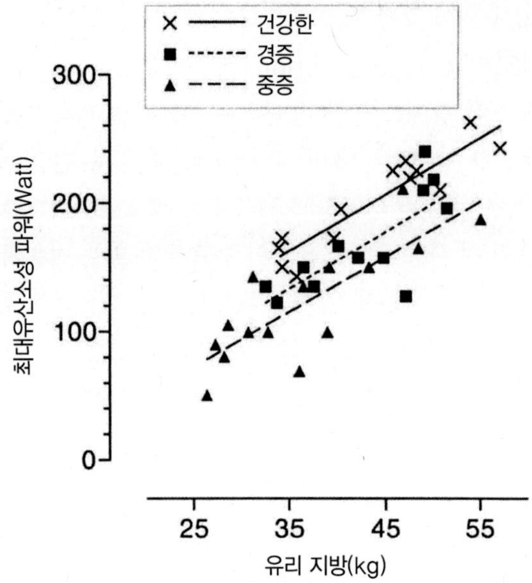

그림 6.25 낭포성 섬유증 아동의 증세 정도에 따른 최대유산소성 파워와 제지방 체중(피부두께법으로 측정됨)의 관계(10~18세). 자전거를 통해 자발적으로 최대유산소성 운동검사를 실시하였을 때 중정도 낭포성 섬유증 아동(■, n=15, r=0.82), 경증 낭포성 섬유증 아동(▲, n=13, r=0.75), 건강한 아동(×, n=13, r=0.93).
Reproduced, with permission, from De Meer et al. 1999 (100).

ATP(adenosine triphosphate)을 합성할 때 효율이 떨어지는 것과 같은 이상증세를 동반할 수 있다고 결론지었다. 이 합성 효율 저하 이론은 핵자기공명분광법(magnetic resonance spectroscopy)으로 얻을 수 있는 데이터와 일치한다(101). 이런 점에서 일정한 강도로 자전거 운동을 하면 필요한 산소량이 낭포성 섬유증을 가진 환자들에겐 과소비 된다는 사실을 눈여겨 볼 필요가 있다(100).

요약하자면, **표 6.3**에서 나타나는 것처럼 최대유산소성 파워를 감소시키는 원인에는 기도 호흡 장애, 확산 능력의 저하, 심장의 기능 저하, 영양결핍, 합성 효율의 저하 등이 있다. 그러나 최대산소섭취량이 감소하는 정도는 폐질환의 정도로 정해진다는 것을 잊지 말아야 한다. 증상이 심하지 않은 낭포성 섬유증 아동은 보통의 최대산소섭취량을 가지고 있어서 대부분의 경우 유산소성 운동을 하는데 무리가 없다. 이에 딱 맞는 사례로 3명의 낭포성 섬유증 아동은 최대산소섭취량이 42.2~63.7mL·kg^{-1}·min^{-1}으로 다양했지만(382), 세 명 모두 1984년에 뉴욕 마라톤을 완주했다(384).

무산소성 운동과 근력
Anaerobic Performance and Muscle Strength

단백질-에너지 영양결핍은 제지방량(lean body mass)과 근육량이 감소할 수 있고(100;180;199;273;319), 근수축력이 감소할 수 있다. 그렇게 되면 근력과 근지구력, 근신경계가 모두 영향을 받게 되고 호흡근의 근력을 떨어뜨리게 될 수도 있다(199).

운동과 낭포성 섬유증에 대한 연구는 아주 오랫동안 주로 유산소성 운동에 초점을 맞춰 진행되어 왔다. 또한 낭포성 섬유증 환자의 무산소성 운동과 근력에 관심을 가지기 시작한 것은 1990년대 초반 이후였다(27;48;51;70;71;174;233-236). 어떤 연구에서는 낭포성 섬유증 환자들을 대상으로 30초간 등속성 윙게이트 검사(51;71;234;236), 최대산소섭취량의 130%에 도달하는 운동부하검사를(351) 실시한 결과 보통 사람들보다 낮은 무산소성 운동 능력을 보인다는 결과가 나타났다. 절대근력, 제지방체중 당 근력, 체중 당 근력으로 계산을 했을 때 모두 낭포성 섬유증 환자들의 무산소성 운동 능력이 부족하다고 측정되었다는 것이었다(51;71;234;236). 그러나 다른 연구에서는 같은 결과가 나오지 않았다(48;174;235;345). 연구 결과가 다르게 나타난 이유는 대상자의 증세가 심각하지 않았고 영양 상태도 좋았기 때문인 것으로 보인다. **그림 6.26**과 **그림 6.27**을 보면 무산소성 운동 능력은 환자의 영양상태(51;71) 및 폐 질환 증상의 정도(71)에 많은 영향을 받는다는 사실을 보여준다. 영양 결핍과 심각한 폐 질환은 종종 함께 나타나기 때문에 둘 중 어느 것이 무산소성 운동 능력에 부정적인 요인인지는 알기가 어렵다. 하지만 무산소성 운동 시 골격근이 호흡근보다 영향을 받는 요인으로 산소 소비 효율보다 영양 상태가 더 큰 영향을 준다는 것은 충분히 예상할 수 있다. 사실 낭포성 섬유증을 가진 성인 환자들을 대상으로 한 연구를 보면(249) 유산소성 운동 시에도 폐의 기능보다는 영양 상태에 더 많은 영향을 받는 것을 알 수 있다.

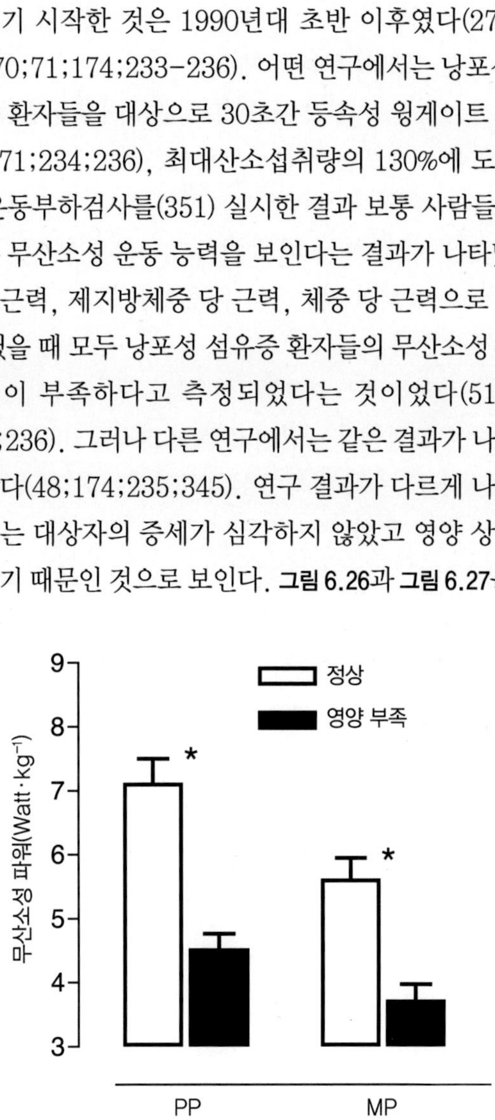

그림 6.26 최고무산소성 파워(PP)와 평균무산소성 파워(MP)을 영양 상태에 따라 나타낸 그래프. 낭포성 섬유증을 가진 10~39세 사이의 남녀 40명에게 윙게이트 검사를 실시하였다 각 값은 표준 체중을 기준으로 하여 '영양 상태 좋음(Nourished)' 은 표준 체중의 90% 이상일 때, '영양 상태 나쁨(Malnourished)' 은 표준 체중의 90% 미만일 때를 나타낸다. 수직선은 1SEM을 나타낸다.
*= $p < 0.001$
Reproduced, with permission, from Cabrera et al. 1993 (71).

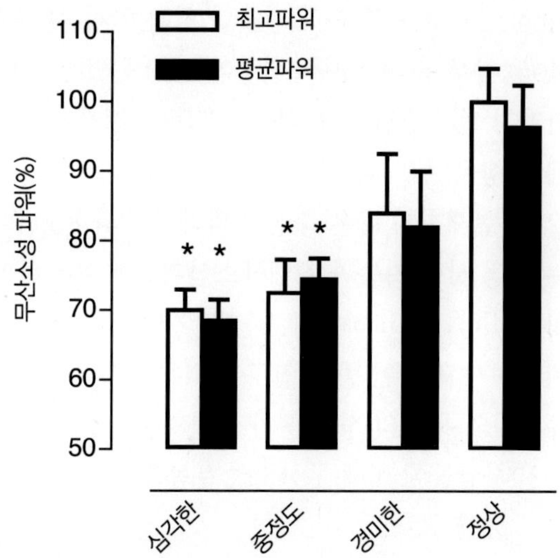

그림 6.27 폐 질환의 정도에 따른 무산소성 파워의 평균치와 최고치를 나타낸 그래프. 피험자와 실험 방법은 **그림 6.26**과 동일하다. 폐 질환의 정도를 구별하는 기준으로 폐 기능 인덱스(pulmonary function score)를 사용했다. 수직선은 1SEM을 나타낸다.
*= $p < 0.001$
Adapted, with permission, from Cabrera et al. 1993 (71).

운동 능력과 유전
Heredity and Exercise Performance

1980년대 후반에 한 변이 유전자가 낭포성 섬유증과 관련이 있다는 주장이 있었다. 이 유전자는 델타 F508이라는 변이 유전자로 CFTR 단백질에서 페닐알라닌이 누락되어 만들어진 것이다. 한 편으로는 낭포성 섬유증의 예후와 임상증상의 관계를 규명하고, 다른 한 편으로는 델타 F508 유전자에 대해 더 자세히 알기 위해 다양한 연구를 진행하였다. 앞선 '신체활동 습관과 에너지 소비' 단락에서 다루었던 것처럼, 델타 F508 유전자와 동형의 성질을 가진 일부 환자는 이중표시물법(doubly labeled water)을 통해 관찰한 결과 안정 시 대사량과 (405) 하루 총 에너지 소비량이(406) 높았다. 그렇다면 한가지 질문이 남는데, "델타 F508 유전자가 운동 능력에 영향을 주느냐"인 것이다. 횡단면 분석을 통하여 (210) 현재까지 나온 증거에 의하면 델타 F508 유전자는 안정 시 폐기능과 최대산소섭취량에 아무런 영향을 미치지 않는다고 하였다. 하지만 그 이후 아동운동영양센터에서 진행된 종적 연구에 의하면 델타 F508 변이 유전자와 동형의 성질을 가진 환자들은 이형의 성질을 가진 사람들에 비해 무산소성 운동 능력이 다소 떨어진다고 하였다(345).

최근 한 연구에서(348) 8~17세 사이의 환자를 대상으로 체력과 유전자형의 상관관계에 대해 조사했다. 환자들은 델타 F508 유전자에 동형접합(heterozygotes)이거나, 이형접합(homozygotes)의 2차 변이를 겪었었다. 2차 변이 시 결함이 있는 CFTR 단백질이 생성된 환자들은 결합이 있는 CFTR 단백질로 변이된 환자들보다 낮은 최대산소섭취량을 보였다. 이와 마찬가지로 무산소성 운동 능력(윙게이트 검사)의 저하도 2차 변이 시 에 일어났다(345).

결론을 내리자면, 낭포성 섬유증의 증세가 심하면 운동 능력이 감소한다. 가장 먼저 최대유산소성 파워가 영향을 받게 되는데, 환자의 유산소성 체력을 제한하는 생리적 요인은 순환계가 아니라 호흡계로 밝혀졌다. 또한 근력과 단기간의 고강도 무산소성 운동에 대한 반응도 영향을 받는데, 영양 상태가 나쁜 환자일수록 무산소성 운동 능력이 더 낮았다. 신체활동 저하가 운동 능력에 미치는 영향을 밝히기 위해서는 보다 많은 연구가 필요할 것이다. 마찬가지로 낭포성 섬유증을 가진 환자에게서 운동 후 생리학적 반응은 성별에 따른 차이도 연구되어야 한다.

임상에서 평가도구로서의 운동

Exercise As a Clinical Assessment Tool

사실 운동은 낭포성 섬유증과 직접적인 연관은 없다. 하지만 다음과 같은 이유로 낭포성 섬유증을 진단하는데 도움이 될 수 있다.

- 운동 강도에 따른 산소 포화도와 폐포 저환기의 값을 구할 수 있다.
- 운동 강도를 정하기 위해 필요한 최대심박수와 환기역치를 정해야 한다.
- 운동이 기관지 수축을 야기하는 환자를 구분할 수 있다.

임상에서 운동 검사를 하는 주된 이유는 운동이 산소포화도 저하반응을 보인 아동을 선별하기 위해서다. 어떤 강도로 운동을 하는가는 산소포화도 저하가 발생하는데 매우 중요하다. 그래야만 환자에게 본인이 견딜 수 있는 운동 강도의 한계를 제시할 수 있고, 한계를 넘지 않도록 조절할 수 있기 때문이다. 운동 처방을 권장하는 병원들은 대체로 치료 프로그램을 시작하기 전에 운동자극 검사를 권장한다(47;73;291). 또한 동맥혈 산소포화도가 저하되거나 폐포 저환기 증상을 보이는 아동은 따로 구분되어 저강도의 운동처방 프로그램을 주어 관찰해야 한다.

운동 검사를 하는 또 다른 이유는 아동이 가지는 최대심박수를 측정하기 위함이고 특히 경쟁적인 운동에 참여하는 아동일수록 더욱 유심히 측정해야 한다(291). 트레이닝을 받게 되면 코치들은 트레이닝의 강도를 정하는 기준으로 심박수를 사용한다. 건강한 아동은 최대심박수가 200beat·min^{-1} 정도지만 일부의 낭포성 섬유증을 가진 아동의 경우엔 이보다 낮다. 그 결과, 정상의 최대 심박수로 추측했던 낭포성 섬유증 아동은 (150beat·min^{-1}) 보다 높은 강도의 운동을 부여할 수 있기 때문에 주의해야 한다. 그렇기 때문에 아이들 각각의 최대심박수를 아는 것이 중요하다. 따라서 측정을 통해 아이의 환기역치를 구하여 운동 강도를 정해야 한다. 또한 이런 판단은 산소 포화도의 변화량에 따라 결정되어야 한다.

매우 심각한 낭포성 섬유증을 가진 환자들의 경우엔 최대유산소성 파워와 26개월 간의 사망률이 부적 상관관계를 보인다(437). Nixon의 연구팀은(280) 낭포성 섬유증을 진단받고 8년 이상 생존한 사람(아동과 성인을 포함)을 조사함으로써 생존에 중요한 요인들을 밝혀냈다. 이 연구에 따르면 나이, 성별, 폐 기능이나 영양 상태 같은 그 어떤 요인보다 최고산소섭취량이 가장 중요한 요인이라 하였다. 높은 체력 수준(여유 최고산소섭

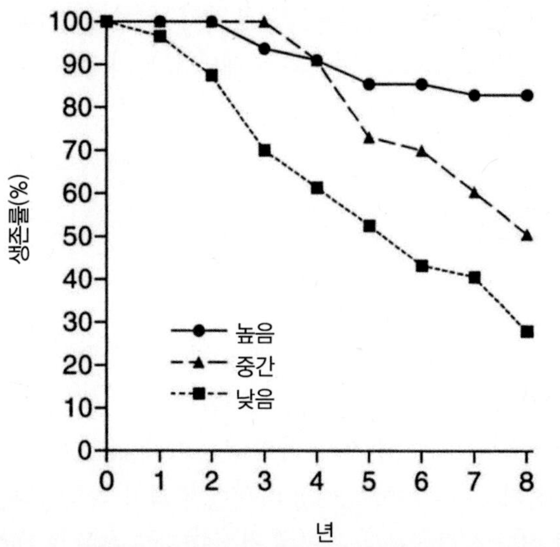

그림 6.28 유산소성 체력과 8년 생존율의 관계. 낭포성 섬유증을 가진 7~35세 환자 109명을 대상으로 실시하였다. 여유 최고산소섭취량 82% 이상이 되면 '높은 체력 수준', 59~81%는 '중정도 체력 수준', 58% 미만 '낮은 체력 수준' 이다.
Reproduced, with permission, from Nixon et al. 1992 (280).

취량 82% 이상)을 가진 낭포성 섬유증 환자의 83%는 8년 후에도 사망하지 않았고 중정도 체력 수준(59~81%)은 81%, 낮은 체력 수준(58% 이하)은 28%로 나타났다(**그림 6.28**). 물론 이 데이터로 인과관계를 규명할 수는 없지만 유산소성 체력은 환자의 체력상태를 포괄적으로 나타내는 지표로 알려져 왔다. 따라서 이 데이터를(268) 통해 유산소성 체력이 낭포성 섬유증 성인 환자의 5년간 생존율을 예측할 수 있게 해주는 요인으로서 최고산소섭취량이 사용될 수 있다는 것을 증명하였다.

환자의 운동 능력이 증상에 영향을 받는 것은 사실이지만, 치료를 받기 전에 운동 검사를 실시함으로써 치료의 성공 여부를 예측할 수 있는지에 대한 결과는 거의 보고되지 않았다.

일부의 낭포성 섬유증 환자들은 운동을 하고 난 후에 일시적인 기관지 확장 반응을 보이지만(315;365) 천식 환자는 기관지 수축 반응을 보인다. 기관지 수축 발생률은 테스트에 따라 0%에서 65%에 이르기까지 다양하다(98;189;365;385;433). 이런 반응은 안정 시 폐 기능의 측정으로도 예측할 수 없다. 따라서 운동 자극 검사는 운동 후 기침을 하고 숨이 가빠지는 증상을 보이는 환자들에겐 효과를 보증할 수 없다. 하지만 운동으로 인한 기침은 비강 및 구강의 점액 배출에 도움을 주기 때문에 운동의 순기능이기도 하다는 사실을 기억해야 한다.

운동 자극 검사로 낭포성 섬유증 환자 중 아토피성 질환을 가진 사람을 선별하는 방법을 찾으려는 연구가 있었다. 이를 위해 낭포성 섬유증 환자에게 달리기 운동을 시켜 변화를 관찰하였지만 아토피성과 비아토비성을 구별하지 못하였다(433). 게다가 운동 자극 검사 자체가 아토피성 질환을 가진 환자를 구별하는데 별다른 가치가 있는 것처럼 보이지도 않았다.

낭포성 섬유증 환자는 안정 시나 운동 중과 상관없이 우심실의 기능이 다소 약하다(36;83). 좌심실의 기능은 안정 시 문제가 없었으나 중증이상의 낭포성 섬유증 환자는 운동 중에 좌심실박출률의 문제가 발생하였다. 따라서 운동 자극 검사는 낭포성 섬유증 환자의 좌심실 상태를 진단하기 위해 사용될 수 있지만 아직 예측치는 아직 알 수 없다.

운동에 대한 반응을 호전시키는 방법

Means of Improving Response to Exercise

운동 중 산소포화도 저하 현상을 보였던 환자들은 산소공급장치나(85;95;251;279) 지속적 기도양압(continuous positive air pressure; CPAP)을 이용함으로써(142) 운동에 대한 반응을 호전시킬 수 있다. 이러한 산소치료(흡기 시 21%의 산소량 보다 많은 30% 산소를 섭취할 때)를 이용하면 운동지속시간이 증가하고 동맥 산소포화도의 저하를 억제한다. 어떤 연구에서는 최대 산소섭취량이 함께 증가하기도 했고, 어떤 연구에서는 그렇지 않다고 했다(73;291). 그렇다보니 최대산소섭취량을 제한하는 요소가 산소포화도인가 하는 의문을 가질 수 있다. **그림 6.29**에서 볼 수 있듯이, 산소치료는 대부분 경증 또는 중등도의 폐질환 환자에게 효과가 가장 좋다(279). 또한 산소치료는 폐 질환의 증세가 심각해 이를 사용하지 않고는 제대로 된 운동을 할 수 없는 환자에게 좋다(177;178). 단점은 할 수 있는 운동의 종류가 고정식 자전거 운동처럼 실내에서 하는 운동 정도로 제한된다는 것이다.

폐 질환이 심각한 환자는 운동을 할 때 지속적 기도양압을 사용함으로서 도움을 받을 수 있다. 그 이유는 본 저자가 제시한 바와 같이 감소된 호흡량과 최대하 산소섭취량의 감소를 감안한다면 향상된 운동 능력으로 인해 호흡 곤란 지수의 감소, 동맥 산소포화도 증가, 강제

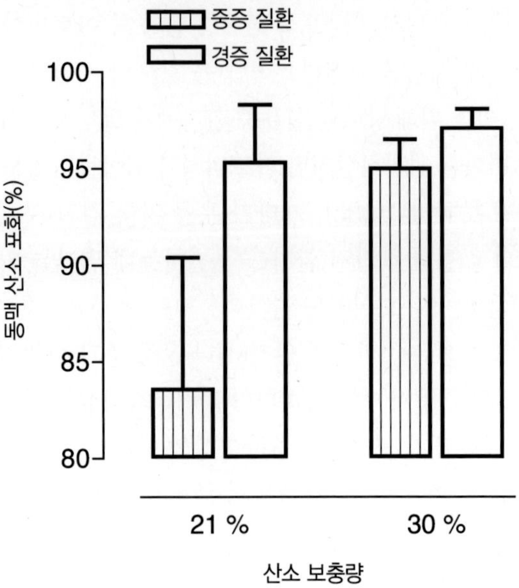

그림 6.29 산소치료를 통한 산소보충이 심각한 폐 질환 환자의 동맥 산소포화도에 미치는 효과. 23명의 환자에게(13.9±4.1세) 1초 강제호기량이 노력성 폐활량의 50% 미만인 심각한 폐질환자(advanced disease)와 1초 강제호기량이 노력성 폐활량의 50% 이상인 경증의 폐 질환자(less advanced disease)의 최대운동부하검사를 실시한 결과. 실험실 대기중 공기의 산소농도가 21%와 30%일 때를 측정하였다. 수직선은 1SD를 나타낸다.
Data from Nixon et al. 1990 (279).

폐활량에 대한 횡격막 압력 감소가 나타날 것이다. 하지만 이러한 효과의 검증은 아직 하지 못하였다.

디곡신(digoxin)을 사용해야 한다고 제한하기도 하였으나 이 약은 울혈심 부전증이 없는 환자에게는 유산소성 운동 능력을 개선해주는 것 같지 않다(87).

운동으로 얻을 수 있는 장점

Beneficial Effects of Training

운동을 하거나 스포츠에 참여하는 것이 낭포성 섬유증을 가진 환자들에게 도움이 된다는 증거가 점점 늘어나고 있다. 다음은 예상되는 운동의 장점이다.

- 객담의 제거
- 호흡근의 지구력과 근력 강화
- 기도 저항의 감소
- 운동부하저항의 증가
- 정신건강의 개선

대부분의 중재 연구들은 계획단계에서부터 운동의 효율을 시험하는데 적합하지 않았다. 대부분의 경우 변인의 통제가 잘 이루어지지 않았고, 잘 통제되었다 하더라도 표본을 무작위로 뽑지 않았다는 문제가 있었다(20;73;337;343). 변인의 통제와 표본의 무작위적 선택이 이루어진 연구는 그 수가 얼마 되지 않는다. 그러므로 다음 정보를 읽을 때 이러한 점을 염두에 두고 읽어야 한다.

객담의 제거

Clearance of Respiratory Mucus

환자들에게 장기간에 걸쳐 수영을 시켰더니 수영을 한 날이 하지 않은 날에 비해 객담이 15% 정도 많이 배출되었다(432). 걷기/달리기 운동이나(295;423) 실내 자전거 운동 후에도(335) 비슷한 결과가 나타났다. 또한 어떤 실험에서는 17일에 걸쳐 고강도 운동을 시켰더니 호흡기 사용과 흉부 물리치료를 받지 않았음에도 불구하고 객담이 제거되었다(431). 이러한 연구는 1회성 운동, 장기간 운동 프로그램 또는 두 가지 운동 모두가 객담 제거에 효과가 있다고 제안하였지만 이 중요한 현상의 기전을 관찰한 연구는 보고되지 않았다. 객담채취법은 환자가 삼켰을지도 모르는 객담은 염두에 두지 않기 때문에 다소 불분명한 방법이다. 다른 방법으로는 최대하 사이클 운동을 하기 전·후로 air tapping을 측정하는 방법이 있다(232). 기도폐쇄와 같은 증상을 보이는 환자들은 apical fields에서 일어나는 air tapping이 운동을 하면서 줄어든다. 저자가 생각하기에 이 현상은 객담이 제거되었기 때문에 일어나는 현상이다. 또한 이 연구에서는 운동 전 기도폐쇄가 약했던 환자 두 명에게서 airway tapping이 악화되었다는 사실이 흥미롭다.

객담이 제거되는 기전은 방금 말한 것처럼 확실하게 알려져 있지 않다. 운동이 흉부 물리치료를 대체할 수 있는 방법으로 자리를 잡으려면 기관지 기능에 도움이 되는 각각의 운동에 대한 연구가 필요하다. 객담의 정화도를 측정하기 위한 보다 정밀한 방법으로 객담에 마커펜을 찍어 투명도를 보는 방법이 있다. 이 방법은 앞으로 진행될 연구에 적합하다. 이 방법을 사용해 만성기관지염을 가진 성인들의 객담의 양을 살펴보았더니(427), 테크니티움 99(technitium 99)를 분무한 환자들은 운동 중 객담이 많이 제거되었다(288). 그러나 테크니티움 99는 방사선 동위원소이기 때문에 아이들에게 사용하는 것은 적절하지 못하다.

코의 상피점막에 생체실험을(in vivo) 한 결과 운동으

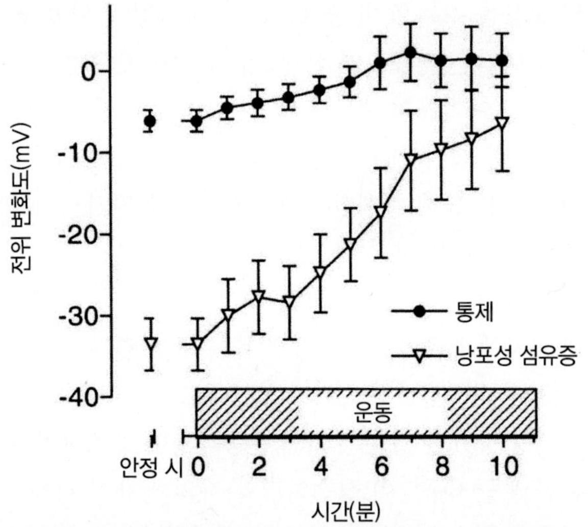

그림 6.30 낭포성 섬유증을 가진 환자가 운동을 하면 호흡점막에서 전기전위(electric potential)의 차이가 줄어들게 된다. 11명의 낭포성 섬유증 환자(10~33세)와 9명의 건강한 성인 모두 10분 동안 중강도(85% 환기 역치)의 자전거를 타게 한 후, 비강 점막 전체에 걸친 상피전위(transepithelial potential)의 차이를 관찰했다. 수직선은 SEM을 나타낸다.

Reproduced, with permission, from Hebestreit et al. 2001 (176).

로 인한 객담 제거 기전에 대해 새로운 가설이 제기되었다(2;176). 이 연구에서는 안정 시 상피전류의 차이(transepithelial electric potential pradient)가 건강한 사람(9~24세)에 비해 낭포성 섬유증 환자들에게서 더 음성 반응을 보였으나 운동을 하면서 차이가 없어졌다고 보고하였다. 이에 대한 한 후속연구에서도(176) 같은 결과가 나왔다(**그림 6.30**). 또한 이온통로 차단제를 사용하여 운동이 나트륨이나 염화물 통로에 영향을 주는지 알아보았다. 실험은 10~33세 사이의 낭포성 섬유증 환자들과 건강한 사람을 대상으로 하여 중강도로 10분간 자전거 운동을 실시한 결과 운동으로 아밀로라이드에 예민한 나트륨 통로가 부분적으로 차단되었다. 또한 루미날 나트륨 전도도(luminal sodium conductance)가 운동 중에 억제되는 것은 환자들의 객담을 묽게 한다고 결론을 내렸다. 이는 부분적으로나마 운동을 하면 객담이 제거되는 이유를 설명한다.

호흡근의 근지구력과 근력

Endurance and Strength of Respiratory Muscles

조깅이나(293) 수영(218), 카누 외에도 호흡근을 향상시킬 수 있는 운동(20;218)을 하면 낭포성 섬유증 환자의 호흡근 근지구력을 증가시킬 수 있다. 흡기근도 IAR 훈련(inspiration against resistance)을 통해 강화될 수 있다(20;337). 한 연구에서는(337) 피험자를 무작위로 나누어 한 그룹에는 IAR훈련을, 다른 그룹은 통제하였다. 그 결과 IAR훈련을 받은 그룹은 최고 흡기 압력이 13% 증가했고, 통제집단은 아무런 변화를 보이지 않았다. 그러나 이와 같은 훈련의 결과로 유산소성 체력이 증가했다고 해서 흡기근의 근력 증가가 호흡 능력의 증가로 이어지는 것은 아니다. 다른 연구에서는(20) 무작위 종적 연구 방법(crossover random design)을 사용했는데, 일부 환자를 대상으로 흡기근을 훈련한 집단과 훈련을 하지 않은 집단으로 나누어 실험 전과 4주 후 변화를 관찰하였다. 훈련을 한 집단은 흡기근의 근력과 근지구력이 모두 상승했지만 유산소성 운동 능력에는 아무런 변화가 없었다.

설령 호흡근의 기능이 향상되어 운동 능력에 긍정적인 영향을 준다고 하더라도, 이것이 아동이 질환을 이겨내는지에 대해서는 확실하지 않다.

기도저항의 감소

Decrease in Airway Resistance

수영(431;432) 및 몇 가지 관련된 운동을 제외하고 훈련을 한다고 반드시 기도 저항이 감소하는 것은 아니다(16;46;110;217;218;293;335). 폐용량이나 총 폐용량 대비 잔기량의 비율도 미비하거나(38) 변화가 없다

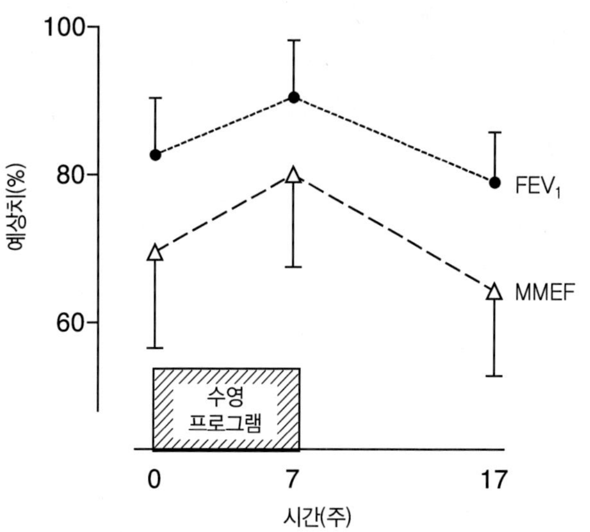

그림 6.31 낭포성 섬유증 환자의 폐 기능에 운동으로 인해 생긴 변화가 얼마나 지속되는지 나타낸 그래프. 6~18세 사이의 환자들 10명이 7주 동안 주당 2~3회 수영 프로그램에 참여했다. FEV_1과 MMEF의 값은 운동 시작 전, 운동 후, 10주 후에 측정했다. 수직선은 1SEM을 나타낸다.

Data by Zach et al. 1981 (432).

(293;431). 이는 훈련을 받는다고 과도팽창을 줄일 수 있는 것은 아니라는 사실을 암시한다. 게다가 증가했던 기도의 기능도 훈련이 끝나면 금세 원래대로 되돌아온다. 그림 6.31에서 볼 수 있듯이, 7주에 걸쳐 수영 훈련을 통해 얻은 1초 강제호기량(FEV_1)과 최대중간호기량(MMEF)의 증가는 훈련이 끝난 지 10주 만에 사라졌다.

운동내성의 향상
Improved Exercise Tolerance

낭포성 섬유증을 가진 아동은 훈련을 통해 더 나아질 수 있다. 최고유산소성 파워와 최대산소섭취량뿐만 아니라 운동내성의 시간도 다양한 훈련을 통해 증가될 수 있다(16;73;177;178;293;335;337;380;383). 특히 처음 훈련을 시작할 때 유산소성 체력이 낮았던 환자일수록 그 효과가 더 크게 나타난다(16;293). 어떤 환자는 운동 능력이 크게 증가하여 마라톤(379)이라 트라이에슬론(291)과 같은 힘든 운동에도 참여할 수 있게 되기도 한다.

낭포성 섬유증 환자에 대한 연구는 대부분 환자의 훈련 결과들을 비교함으로써 이루어진다. 한 연구에서는 입원환자들을 무작위로 나누어 유산소성 훈련을 받는 집단, 근력 훈련을 받는 집단, 그리고 통제집단으로 구분했다. 피험자들은 8~16세 환자로 약 3주 동안 주당 5회의 빈도로 운동을 했다. 근력운동을 한 집단은 체중, 제지방체중, 근력, FEV_1 모두에서 가장 큰 증가량을 보였다(347). 그러므로 운동을 계획할 때는 근력운동을 추가하는 것이 낭포성 섬유증을 가진 아동에게 효과적일 것이라 판단된다. 근력운동으로 인한 효과는 매우 단기간에 나타나기 때문에, 아이들에게 동기부여 측면에서도 중요하다.

Well-Being 효과
Improved Sense of Well-Being

낭포성 섬유증은 시간이 지날수록 증세가 심각해지는 진행성질환이기 때문에 모든 환자들은 생존을 위해 언젠가는 병원에 입원하는 것이 불가피해진다. 증세가 어느 정도 진행되면 아이들은 자신이 또래 친구들과는 '다른 운명'을 타고났다고 느끼게 되고, 그걸 지켜보는 가족들도 무거운 마음의 짐을 지게 된다(291). 그러다보니 저자를 포함한 많은 의사들은 활동적인 생활습관을 통해 육체적, 생리적 측면뿐만 아니라 정신적인 면에서도 도움을 주는 것이 중요하다는 걸 깨닫게 되었다. 그러나 아직은 활동적인 신체활동 습관이 낭포성 섬유증을 가진 아이들의 태도나 행동, 감정에 어떤 영향을 미치는지에 대한 연구가 많지 않다(110;163;347). 무작위 배분을 통해 통제한 실험에서는 입원환자들에게 유산소성 운동을 시켰더니, 유산소성 체력이 증가한 만큼 환자는 삶의 질이 향상되었다고 느낀다고 하였지만 다른 환자에게 근력 운동을 시킨 후 관찰한 결과 이들은 삶의 질이 올라갔다고 느끼지 않았다고 하였다(347).

가장 중요한 질문은 과연 운동내성이 증가하거나 호흡근의 근지구력이 상승하면 환자의 상태가 나빠지는 것을 늦출 수 있느냐는 것이다. 여기서 유산소성 체력이 높은 환자일수록 진단 후 생존율이 높았다는 사실을 떠올리기 바란다('임상에서 평가도구로서의 운동' 단락에 있는 그림 6.28 참고)(280;437) 게다가, 활동량이 증가하면 폐 기능이 저하되는 것을 억제할 수 있다(343).

신체 운동 vs 흉부 물리치료
Physical Training Versus Chest Physical Therapy

흉부 물리치료는 낭포성 섬유증 환자의 객담을 배출하는 대표적인 방법이었다(322). 체력이 폐 기능을 증가시키고 점액을 제거할 수 있을지도 모르는 효과적인 방법이라는 증거가 점점 많아지면서 과연 이 방법이 물리치료만큼이나 효과적인가에 대한 의문이 생겼다(16;46;230;295;431). 어떤 사람들은(335) 환자들의 활동량이 많을 때는 물리치료를 받아야 할 필요가 별로 없다고 말한다. 어떤 사람들은 운동을 할 때보다 물리치료를 받을 때 점액이 더 많이 생성된다고 주장한다. 하지만 이렇게 부족한 증거만 가지고는 운동이 흉부 물리치료만큼 객담을 제거하는데 효과적인지 판단하는 것은 시기상조이다. 추가적인 연구가 발표되기 전까지는 흉부 물리치료를 사용하는 것이 신중한 선택이라고 할 수 있겠다. 하지만 소수의 환자들은 운동만으로 객담을 제거한 사례를 연구해 볼 수 있을 것이다.

낭포성 섬유증 환자에게 적합한 훈련 프로그램
Training Programs Suitable for the Child With Cystic Fibrosis

대체로 낭포성 섬유증을 가진 아이들도 모든 스포츠와 운동에 참여할 수 있다. 수영에서부터 자전거 타기,

조깅, 구기 종목, 스케이팅, 트램펄린에 이르기까지 다양한 운동들이 효과를 입증 받았다. 하지만 무엇보다 유산소성 운동은 생리적으로 가장 큰 이점을 얻는다. 또한 근력 운동을 하면 제지방 체중이 증가한다. 낭포성 섬유증을 가진 아동에게 운동을 추천해야 한다면 먼저 아이가 어떤 운동을 선호하는지를 살펴봐야 한다. 저자의 경험에 비추어보면, 대부분의 아동은 일단 한가지 종목을 정하면 그 종목을 아주 오랫동안 하는 경향이 있기 때문이다.

운동 프로그램에 참여하는 아동이 지칠 때까지 몰아붙여서는 안 된다. 운동은 최대심박수의 70~80%가 될 정도의 강도만 되면(293;347) 유산소성 운동효과의 지속성을 충분히 증가시킬 수 있다. 폐 기능의 가변성과 운동 능력, 그리고 환자의 걱정을 고려하여 각각의 개인에게 맞게 해야 한다.

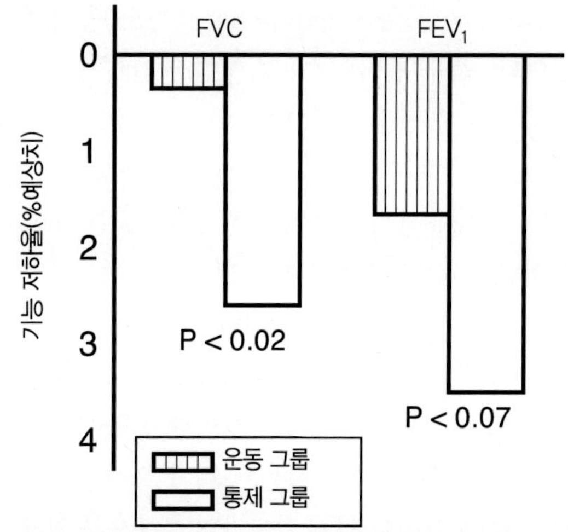

그림 6.32 폐 기능이 저하되는 아이들에게 홈 트레이닝을 시켰을 때와 그렇지 않았을 때의 기능 저하율을 나타낸 그래프. 7~19세의 환자 65명을 무작위로 배분해 운동 그룹과 통제 그룹으로 나누었다. 운동 그룹은 3년 동안 주당 3회, 20분 이상씩 유산소성 운동을 했다. FVC: 노력성폐활량, FEV_1: 1초 강제호기량

Based on Schneiderman-Walker et al. 2000 (343).

홈 트레이닝의 가치

The Value of Home-Based Programs

가장 많이 받는 질문 중의 하나가 운동 프로그램을 받는 동안 아이를 감독해줄 사람이(예를 들어 캠프, 병원, 피트니스 센터) 필요하냐는 것이다. 아니면 홈 트레이닝으로 혼자 해도 괜찮냐는 것이다. 이 문제는 정신적, 경제적으로 함축적인 의미가 크다(28). 지금까지는 집에서 하는 운동이 권장되어 왔다. 집에서 하는 홈 트레이닝은 대부분 아무런 관리감독 없이 잘 진행되는데(16;46;165;343;380), 어떤 경우는(190) 별다른 효과가 없다고 한다. 이는 대부분 규칙을 지키지 않기 때문이다. 홈 트레이닝의 내용에 따라 규칙이 정해야 한다. 특히 처방받은 홈 트레이닝의 규칙이 까다로울수록 잘 지켜지지 않는다. 이와 반대로 운동의 종류가 다양하고 레크리에이션적인 요소가 있을수록 아이들은 더 열심히 참여하게 된다. 부모의 감시가 과연 효과가 있는지는 확실하지 않다. 최근에 발표된 한 연구에 따르면(313) 아이들이 규칙에 따라 훈련을 하게 하려면 가족의 지지와 격려, 전문적인 헬스케어 팀, 그리고 행동 변화 전략이 필요하다고 한다.

좋은 기관의 도움을 받고 규칙에 맞게 훈련을 했다면 홈 트레이닝의 효과는 매우 커질 수 있다. 다음 예는 7~19세의 환자들을 무작위로 나누어 3년에 걸쳐 얻은 결과이다(343). 환자들은 한 번에 20분씩, 주당 3회로 운동하는 운동집단과 평소대로 행동하는 통제집단으로 나뉘었다. 그 결과 운동을 하는 집단이 통제집단에 비해 폐 기능이 감소하는 속도가 느렸다(**그림 6.32**). 게다가, 운동 집단의 삶의 질이 상대적으로 높았다.

홈 트레이닝을 할 때 생기는 장점이 하나 더 있다. 아이가 어릴수록 홈 트레이닝을 자신의 건강을 위해서 하는 일이 아니라 놀이로서 즐기게 된다는 것이다. 이런 점은 다른 장소보다 집에서 할 때 더 유리하다.

이 외에도 많은 질문을 받는다. 언제부터 홈 트레이닝을 시작할 수 있는지 묻는 것부터, 부모들을 어떻게 교육해야 아이의 안전과 규칙 엄수를 보장할 수 있는지, 어떻게 해야 아이에게 맞는 훈련 프로그램을 짤 수 있는지 말이다. 그러나 이런 질문에 대답하기 위해서는 더 많은 연구가 필요하다.

안전을 위한 주의사항

Safety Considerations

낭포성 섬유증을 가진 아동에게 금지되어야 할 운동이 있을까? 반드시 피해야 할 스포츠가 따로 있지는 않지만, 안전을 위해서라면 스쿠버 다이빙이나 이와 비슷한 수중 운동은 피하는 것이 좋다(291). 수중 운동은 폐 압력 변화를 일으켜 기관지 확장증(bronchiectasis)을

악화시키고 수포와 기흉(pneumothorax)을 일으키기 때문이다. 축구나 아이스하키처럼 타인과 신체접촉이 많은 운동은 반드시 피해야 하는 이유는 없지만 비장이 (spleen) 비대해 지거나 간이 손상될 가능성이 있다.

앞선 '최대유산소성 파워에 영향을 미치는 요인' 에서 다루었던 것처럼, 증상이 심한 환자들은 격렬한 운동을 할 시에 동맥산소포화도가 저하되기도 한다. 이에 관해 폐 기능이 좋지 않은 아동이 계속해서 이런 증상을 반복하게 되면 폐고혈압이나 우심실비대가 일어나 건강에 악영향을 미치는게 아니냐는 우려가 오랫동안 존재해 왔다. 저산소혈증이 있는 환자라면 운동으로 인해 부정맥이 일어날 수도 있다(94). 하지만 순간적인 산소포화도 저하가 낭포성 섬유증을 가진 아동에게 그런 장·단기적인 타격을 주었다는 증거는 어디에서도 발견되지 않았다(84;291). 저자는 운동 중 일어나는 산소포화도의 저하가 일종의 자가제한 작용(self-limiting process)이라고 생각한다. 산소포화도 저하가 일어나면 아동이 고강도 운동을 할 수 있는 능력이 줄어들고 운동을 멈추기 때문이다. 그리고 운동이 멈추면 산소포화도는 즉시 원상태로 회복된다. 의사들 중엔 가끔 자신의 환자들이 아주 잠깐이라도 산소포화도가 저하를 겪지 않게 하려는 사람들도 있다. 그러므로 환자 개인에 맞춘 방침을 마련하여 어떤 강도의 운동은 피해야하는지 제시하는 게 신중한 방법이라고 할 수 있겠다. 주기적으로 운동 자극 검사를 하는 것도 추천할 만한 방법이다.

폐 감염(pulmonary infection)은 낭포성 섬유증 환자라면 누구나 걱정하는 문제이다. 그러므로 자신이 힘든 운동을 할 경우 면역력이 떨어지지는 않는지 확인해 보는 것이 필요하다. 한 연구에서는(49) 최대 강도로 유산소성 운동을 했더니 시간의 변화에 따라 세포성 면역 능력이 변했다고 보고하였다. 이 실험에서는 경증, 중정도 또는 급성 발작이 일어나지 않은 8~21세 낭포성 섬유증 환자들을 대상으로 이루어졌다. 피험자는 운동 후에도 건강한 사람과 비슷한 면역 능력을 보였다. 따라서 저자는 운동과 면역능력의 하락은 전혀 관계가 없다고 생각한다. 다만 낭포성 섬유증 환자들은 기본적으로 폐 감염에 취약하기 때문에 혹시 모르는 상황을 대비하기 위해 더 많은 연구가 이루어져야 한다고 생각한다.

더운 날에 땀을 많이 흘리게 되면 환자들은 나트륨 부족으로 인해 삶의 질과 운동내성이 영향을 받을 수 있다. 3장에서도 다루었지만("Health Hazards in Hot Climates"), 이런 환자들은 열과 관련된 질환에 취약하다. 낭포성 섬유증을 가진 아동은 단시간 더위 속에서 운동을 하면 체온을 조절할 수 있지만(294), 더위에 오랫동안 노출되면 염화나트륨이 포함된 음료를 마신다고 하더라도 심각한 탈수 증세를 보이게 된다(29;231). 훈련을 받는 환자가 저염분 식단을 한다면 언제든지 나트륨 부족을 겪을 수 있다. 그렇다 하더라도 식염(salt tablet)을 섭취해서는 안 된다.

낭포성 섬유증을 가진 아동은 덥거나 습한 날씨에서 운동을 하게 될 경우 리터당 50mmol·L^{-1}의 염화나트륨이 든 음료를 15~20분 간격으로 반복해서 마실 것을 권장한다. 경험으로 보건데, 마실 수 있는 음료가 일반 물밖에 없다면 10살 미만의 아이는 갈증을 채우고도 75~100mL 정도 더 마시고, 10살 이상이라면 150~175 mL 정도 더 마시게 된다. 더운 날에 취해야 하는 행동에 또 어떤 것이 있는지 알고 싶다면 3장을 보도록 하라.

낭포성 섬유증과 함께 당뇨병을 앓고 있는 환자라면 30분 이상 지속적인 운동을 할 때 저혈당증에 빠질 수 있다. 게다가 소변량이 많아져 탈수가 일어날 수도 있다. 그러나 이런 문제로 인해 아동이 활동적인 생활을 하는데 지장이 있어서는 안 된다. 운동이 길어질 경우 취할 수 있는 가장 현실적인 예방법은 포도당이나 자당 같은 탄수화물이 들어 있는 음료를 15~20분 간격으로 주기적으로 마시는 것이다. 이에 대해 더 자세한 내용을 알고 싶다면 8장을 보도록 하라.

전체 참고문헌은 http://www.hanmibook.co.kr 자료실에서 볼 수 있습니다.

CHAPTER 7

심혈관계 질환

Cardiovascular Diseases

김현수 고려대학교 의과대학

순환계는 운동의 생리적 반응에 필수적인 역할을 담당한다. 증강된 혈액의 흐름은 산소공급 및 에너지 기질에 대한 근육의 필요를 충족시킬 뿐만 아니라 대사성폐기물을 제거하고 축적된 젖산을 완충시키는 역할을 한다. 혈액 순환은 비운동 조직으로 감소되며, 근육을 축소시키는 것 뿐만 아니라 체온조절을 위해 피부에도 흐름을 재분배한다.

이러한 운동 반응의 특성을 감안할 때, 심혈관 건강과 운동 수행 간의 밀접하고도 복잡한 관계가 있다고 보여진다. 반복 운동(예, 체력훈련)에 대한 반응으로 심혈관 체력이 증진된다. 이러한 심장 기능의 향상은 성인 관상동맥 질환 위험 감소를 포함한 장기적으로 이로운 결과와 관련되어 있다(5장 참조). 반면 심장 질환으로 인해 저하된 심장 혈관 기능은 운동 수행 능력을 저해한다. 게다가, 운동 강도가 높으면 심혈관계에 스트레스가 생기고 특정 형태의 심장 질환이 있는 사람들에게 갑작스런 사망에까지 이를 수 있는 합병증의 위험을 초래할 수 있다.

이러한 운동과 관련된 위험-이익의 관계는 심장병 환자 임상의에게 중요하다. 관상동맥질환을 가진 성인에게 죽상 경화성 질환의 정도 및 신체 활동과 같은 요인에 따라 심근 경색의 위험은 증가하거나 감소될 수 있다. 그러나 아동과 청소년의 심장 질환은 다르다. 선천적으로 심장에 이상을 가지고 있는 대부분의 아동과 청소년들은 운동의 위험과 이익과 관련하여 보다 더 다양하고 복합적인 문제들을 만들어낸다. 이러한 어린 환자들에게 적절한 수준의 운동이 제공되어 심장 질환이 야기되지 않는 안전 한도 내에서 건강에 도움이 되는 신체 활동이 제시되어야 한다.

규칙적인 운동 및 스포츠 활동 참여는 육제적, 감정적, 사회적 관점에서 아동의 정상적인 성장 및 발달에 크게 기여한다. 다행스럽게도, 심장 질환을 앓고 있는 대부분이 아동들 또한 일상적인 신체활동의 이점을 누릴 수 있으며, 스포츠 참여에 제한을 받을 필요는 없다. 이러한 환자들의 일부만이 고강도 운동 참여에 제한을 받을 뿐이며, 극히 일부분만이 스포츠로 인한 갑작스럽 심정지의 위험에 노출될 뿐이다. 이 장에서는 아동 및 청소년을 돌보는 임상의가 가장 흔히 접하게 되는 심장 질환을 가진 환자들의 이슈들을 돌아보고자 한다.

선천성 심장 질환

Congenital Heart Disease

심장은 임신 초기에 형성된다. 혈관 형성부터 시작하여 심방 및 심실의 경계, 방실 및 반월판의 생성 및 심방의 안착이 8주까지 완성된다. 이 과정에서 100명 중 1명 꼴로 선천적 심장 질환으로 불리는 구조적인 이상이 발생하게 된다. 대부분의 다른 선천적 기형과 마찬가지로 이러한 심장 형성 과정에서의 기형 발생의 병인은 제대로 알려진 바가 없다. 여러 형태의 선천적인 심장 질환이 있지만 그러한 "오류"는 무작위로 일어나지 않는다. 이러한 오류들이 상대적으로 균일하게 발상한다는 것은 심장 질환과 관련된 진단과 처방 단계에서의 치료 외에도, 심장 형성 과정이 기형 발생에 있어서 특히 민감하다는 것을 의미한다.

다양한 형태의 선천성 심장 질환이 정상적인 심혈관 기능에 영향을 미친다. 결과적으로, 어린 환자의 심장 질환은 저산소증에서부터 저산소혈증 및 순환기 장애를 초래할 수 있기 때문에 출생 직후 외과적인 개입이 필요하다. 예상대로 선천성 심장 질환이 운동 능력에 미치는 영향은 기형의 유형에 따라 매우 다양하다.

선천성 심장병의 대부분은 세 가지 병태생리학적 분류 중 하나에 포함된다. 좌우 션트, 우좌 션트, 폐색이 그것이다. 아주 심할 때, 이러한 각 기형의 범주는 운동을 수행하는 데 각각의 다른 메카니즘을 가지고 서로 간섭하게 된다. 그러한 관점에서 운동 수행 내성을 내역 기록의 방법이나 실험을 통한 스트레스 테스트 방법으로 측정하는 것은 질환의 정도를 평가하는 데 있어서 유용한 수단이 된다.

좌-우 션트 환자에서 전신 정맥혈은 정상적으로 심장의 오른쪽으로 되돌아가고, 폐로 가서 산소를 공급받고 폐 순환계로 다시 돌아온다. 이 좌우 션트는 선천성 결손이 생길 때마다 발생하여 심장 양면 간의 교감을 가능하게 한다. 이것은 심방중격이 부정확하게 형성되거나 (심방중격결손), 심실 중격에 구멍이 존재할 때, 혹은 거대혈관의 교통이 있을 때(동맥관이 출생후 닫히지 않을 때) 발생한다. 이러한 결함이 적으면 문제가 발생해도 심장 마비가 발생하지 않는다. 결함이 큰 경우, 심장은 양적 부하에 직면하게 되는데, 증가된 폐 혈액으로 인해 폐동맥고혈압과 과호흡, 그리고 울혈성 심부전 증상(빈호흡, 간비대, 성장장애) 등이 발생한다.

우-좌 션트를 가진 어린 환자에서 탈산소화된 전신 정맥혈은 폐를 통과하지 않고 전신 순환계에 도달하는 방법을 찾는다. 그 결과 청색증이 발생하고, 빠른 외과적 개입이 필요하게 된다. 우-좌 션트는 폐혈류 폐색(팔로네증후)이나 폐정맥의 비정상적인 교차(단일심실)로 인한 간섭에서 발생한다. 심한 저산소혈증은 좌심실에서 우심실과 폐동맥(중추의 전이동맥)이 발생할 때 나타나며 두 개의 분리된 전신 순환계 및 동맥류 순환계를 만든다.

폐색은 선천적으로 비정상적인 대동맥 또는 대동맥 판막의 협착으로 인한 협작증으로 나타난다. 그 결과 심실의 압력이 증가하여, 보다 많은 혈류가 필요하게 되어 폐색이 발생한다. 선천성 대동맥 협착(coarctation)과 동일한 증상이 나타나며, 대개 왼쪽 쇄골하동맥의 분지 직전에 위치한다. 심한 경우, 이러한 장애는 운동 특히 중에 동맥이 좁아지는 현상을 불러일으킬 수 있다.

선천성 심장 기형을 가진 아동과 청소년은 종류에 따라 심근 환기 피로, 저산소혈증, 제한된 전신혈류 등 다른 기전으로 인해 운동 내성이 줄어드는 것을 겪을 수 있다. 이전에 언급했듯이 대다수의 어린 환자에서 이러한 기능저하는 스포츠 참여를 포함하여 정상적인 신체 활동을 배제할 정도는 아니다. 즉, 이러한 어린 환자들 적절한 수준의 운동을 할 수 있도록 유도하는 것이 중요하다.

선천성 심장 질환 환자에서 운동으로 인한 피로 완화는 단순히 그들의 기본적 이상의 심각성을 반영 하는 것만이 아닐 수 있습니다. 두려움이나 무지로 인해 이 아이들은 종종 스스로나 가족에 의해 좌식 생활 방식과 낮은 수준의 신체 활동으로 이끌어지곤 한다. 시애틀 중학교의 아동에 대한 고전적인 연구에서 Bergman과 Starnrn은 신체 활동 제한과 부모의 과잉 보호는 사소한 장애만을 가졌거나 심장병이 전혀 없는 아동(즉, 심장병이라고 잘못 분류된 아동)에게도 심각한 장애를 가진 어린와 같이 심장 질환이 발생할 가능성이 있음을 보여주었습니다(**그림 4.4**)(16).

선천성 심장 장애이 있는 아동에게 신체 활동에 안전한 한계까지 참여하도록 장려하는 것이 중요합니다. 이는 단순히 어린 환자의 신체적, 심리 사회적 발달을 최적화하는 것 뿐만 아니라 정기적인 활동을 통해 성인이 된 이후에도 심혈관 질환을 예방할 수 있는 장기적인 이점을 제공하는 것입니다. 이는 특히 성인이 되었을 때 선천성 심장 이상으로 인해 장기간 심장 마비가 발생할 수있는 젊은 환자들에게 특히 적합할 것입니다.

최근 선천성 심장 질환을 가진 아동에 대한 외과적 관리에서 두 가지 트렌드가 이러한 아이들의 운동을 다루는 데 영향을 미치고 있습니다.

첫째, 심각한 이상이 있는 아동은 이제 조기(일반적으로 초기 유아기)에 외과적 치료를받습니다. 더 이상 심실 중격 결손증 또는 팔로네징후를 가진 아동이 결정적인 치료 전에 몇 년씩 기다리지 않게 되었습니다. 대신, 외과적 치료은 일반적으로 몇 개월에 걸쳐 진행됩니다. 결과적으로, 심장 마비가 심각한 많은 아동을 대상으로 하는 수술은 운동과 관련하여 문제가 생기는 나이 이전에 진행합니다.

따라서 이러한 환자들의 신체 활동 및 스포츠 참여에 대한 우려는 일반적으로 수술 후의 상태와 관련됩니다.

둘째, 복잡한 심장 질환이있는 아동을 대상으로하는 외과적 접근 방식에서 극적인 성공사례가 나타나고 있습니다. 결과적으로 한때 생존에 위협을 받던 심장 이상이 가진 영아 (저혈압성 좌심 증후군 및 무비 증후군)들이 유아기를 지나 성인이 되어 잘 신체 기능에 이상 없이 잘 생활하고 있습니다. 이러한 환자가 직면하게 되는 장기적인 합병증 (심근 기능 장애, 부정맥)은 신체 활동의 위험과 이점을 포함하여 환자 관리에 있어 새로운 문제를 제기하고 있습니다.

좌우 션트: 심방중격결손

Left-to-Right Shunts: Atrial Septal Defect

좌-우 션트를 일으키는 선천성 심장 결함은 심실 체적 과부하(심근 스트레스), 과도한 폐 혈류(인공 호흡기) 및 폐 고혈압을 유발한다. 결함은 지속적인 운동을 수행하는 능력을 손상시켜 심혈관 시스템에도 과도한 부담을 준다. 가장 큰 좌-우 션트(심실중격결손, 동맥관개존증)은 조기 심부전의 징후로 임상적으로 뚜렷이 나타난다. 아이들은 위험이 낮고 잔류 질환이 없는 이러한 결함의 조기 수술 또는 카테터 장치 폐쇄를 받는다. 수술이 권장되지 않은 작은 분지를 가진 환자뿐만 아니라 이 결함을 치료한 더 나이 많은 아동은 일반적으로 정상적인 운동 내성을 지니며 신체 활동 또는 스포츠 경기를 하는데 대해 특별히 주목할 필요가 없다(126).

심방중격결손이 있는 환자는 다른 좌-우 션트 경우와 다르게 큰 결함이 있는 사람들은 과도한 폐 혈류가 있지만 다른 좌-우 션트에서 발생하는 폐 고혈압은 발생하지 않는다. 결과적으로 이 아이들은 일반적으로 울혈성 심부전, 그리고 그들은 무증상 상태로 남아 있다. 또한, 신체검사 결과가 미미하고 진단이 어려울 수 있다.

과부하로 인한 울혈성 심부전 및 심각한 폐동맥 고혈압은 성인의 심한 심방중격결손이 있는 많은 환자에게서 결국 진행될 것이며, 치료하지 않으면 수명이 크게 단축될 것이다. 따라서 어릴 때 심방중격결손이 조기에 폐쇄되는 경우(외과적 심장 도관 삽입 장치로) 장기간의 합병증을 예방할 수 있다.

심방중격결손이 심한 대부분의 소아와 청소년은 증상이 나타나지 않아 진단이 어려운 경우가 있으므로 아동과 청소년은 심방활동에 장애를 유발하지 않는 선에서 스포츠 및 신체 활동에 참여해야 한다. 또한 심방중격결손 수술을 하지 않음으로써 운동 내성에 악영향을 미치는 것에 대한 영향을 고려하는 것이 필요하다. 이들의 치료 후 운동 검사에 대한 심장 반응의 평가는 우심실 부피 과부하의 완화 효과에 대한 중요성을 암시해준다.

운동과 심방형 션트

Exercise and Atrial Shunting

심방중격결손 환자에게서 나타날 수 있는 운동의 부작용은 신체 활동으로 인해 좌-우 션트의 증가, 비정상적인 폐동맥 압력의 상승, 또는 둘 다일 수 있다. 큰 심방중격을 통한 혈액 단락의 범위와 방향 결함은 우심실과 좌심실의 상대적 확장 확장에 따르며, 이는 차례로 폐 혈관 저항과 전신 혈관 저항의 균형에 의해 결정된다. 이 균형이 좌우 증가를 선호한다면 폐동맥 압력의 과장된 상승이 발생한다.

전신 혈관 저항과 폐 혈관 저항 모두 정상적으로 건강한 피험자에 대한 실험에서, 운동 중의 세동맥 혈관 확장으로 감소하는 것으로 나타났다. 따라서 이러한 요인의 균형에 대한 운동의 효과와 그 결과로 나타나는 심방중격결손이 있는 폐동맥 혈압은 쉽게 예측할 수 없다.

이 문제에 대한 연구는 Fick 기법으로 추정된 폐 및 전신 흐름과 함께 심장 카테터 삽입 중 운동으로 수행되었다. 심방중격결손이 있는 환자의 운동 중 혈류 및 폐와 전신 유량 비율의 변화에 대한 보고서는 상반되는 결과를 보였다. 이 보고서는 운동과 함께 왼쪽에서 오른쪽으로 션트의 증가(85), 감소(138;155) 또는 안정성(13)을 나타냈다. 그러나 폐동맥 압력의 급격한 상승은 심방이 있는 대부분의 소아에서 나타나지 않았다. 그러나 가벼운 폐동맥 고혈압을 가진 성인의 경우, 운동 내성 감소는 폐동맥 압력의 비정상적인 증가와 관련될 수 있다 (143).

운동 내구성에 미치는 영향

Effects on Exercise Tolerance

심방중격결손이 있는 대부분의 아동들이 운동과 관련된 증상이 없다고 주장하지만, 운동 내성의 한계는 실험실 검사(123)를 통해 드러났다.. 이 연구에서 운동 능력의 정도나 폐 혈류의 정도가 아닌 폐 고혈압의 존재 및 중증도가 관련이 있는 것으로 나타났다(50;60;81). 폐동맥압의 증가 없는 심방중격결손을 가진 아동들은 정상적인 운동 체력을 보인다(37;50). Frick(60)과 Cumming(37) 등 의해 보고된 자료에는 휴지기 폐 동맥압이 50mmHg 이상인 환자에서 활동성에 제한을 받는다고 나타났다. 즉, 심방중격으로 인한 피로 증상은 노인이나 청년층에서 더 많이 나타난다. 정상적인 폐동맥 압력을 가진 환자의 운동 내성이 저하된 것은 앉아있는 생활방식 때문일 수 있다(60;159).

운동 내성에 대한 심방중격결손의 부작용은 주로 연관된 폐 고혈압의 존재 여부 및 정도와 관련이 있다. 심방 분열을 동반한 폐동맥 고혈압의 상승은 어린 시절과 초기 청소년기에 전형적이지 않은 반면, 심방중격결손 경험이 있는 대부분의 환자들은 체력적인 부분에서 특별한 한계를 보이지 않는다. 그러나 원인을 알 수 없는 운동 내성 부족을 보이는 환자의 경우 이 진단을 고려하는 것이 중요하다.

수술 후 결과
Postoperative Findings

심방중격결손이 수술이나 도구 폐쇄로 제거될 때 우심실 기능이 정상화되고, 폐 혈류가 감소되고, 폐 고혈압이 존재한다면 문제가 해결된 것이다. 결과적으로 수술 전의 운동 내성 부족이 개선될 것으로 예상된다. 수술 후 이들 환자의 임상 결과는 우수하지만, 수술 후 운동 관련 연구의 일부에서는 심혈 관계 손상이 나타났다. 감소된 심박출량 및 운동 유발성 부정맥은 일반적으로 30~40년 전의 수술 결과가 반영된 성인 환자에게서 나타났다(125;155).

더 최근의 연구, 특히 조기 치료를 받는 아동의 경우에는 다소 나은 결과를 보인다. Rosenthal은 수술 후 6개월 이상 경과한 22명의 소아를 대상으로 시술을 실시하였다(162). 최대 운동 성능은 건강한 대조군과 다르지 않았지만, 심박수는 심방 결함 군에서 더 낮았다. Reybrouck 등은 5세 이전에 수술 받은 11명의 환자에서 진행형 트레드밀 테스트 중 인공호흡기 문턱 값은 건강한 아동과 같다는 사실을 알아냈다(159). 그러나, 5세 이후에 수술을 받은 13명의 소아에서의 수치가 정상보다 낮았다. 이 연구에서 감소된 심장운동에 대한 비율 응답도 관찰되었다.

이 상대적인 감응 무능력 또는 부비동 절제술이 운동에 정상적으로 반응하지 못하는 경우, 선천성 심장병의 여러 가지 형태에 대한 외과적 치료에 주목할 수 있다. 내재 동성 노드의 기능 장애 및 자율 신경 손상이 원인으로 제시되었지만, Perrault 등은 심폐 우회시 정맥 캐뉼라를 삽입하면 부비동 결손이 발생할 수 있다고 지적했다(153).

요약하면, 수술 또는 심방중격결손의 장치 폐쇄를 겪은 아동은 정상적인 운동을 보일 것으로 기대할 수 있다. 특히 조기에 치료됐거나 폐 고혈압이 없는 경우에 특히 그렇다. 이 환자들에게서 운동 내성 감소의 증명은 습관적인 신체 활동의 낮은 수준을 반영할 수도 있고, 비정상적으로 중요한 연좌 동성의 효과를 반영할 수도 있다.

폐쇄적인 비정상
Obstructive Abnormalities

혈류를 방해하는 선천적인 심장 결함은 심실 압박에 의해 극복되어야 하는 "두부 압박"으로 나타난다. 운동 시 혈류량이 증가하면 고정된 장애물의 효과가 확대되어 심실의 스트레스가 증가한다. 가벼운 정도의 장애가 있는 경우, 신체 활동에 의해 부과된 심장 활동의 증가는 운동 능력을 제한하거나 건강을 증진시키기에 불충분하다. 그러나 더 중요한 협착이 있을 때, 운동 수행은 종종 방해를 받으며, 경우에 따라 실신이나 갑작스런 사망에 이를 수 있다.

대동맥판 협착증
Aortic Valve Stenosis

선천성 대동맥 판막 협착증 환자에서 대동맥 판막의 융합은 판막의 이동성을 제한하고 밸브 구경의 크기를 줄인다. 혈류 차단을 방지하게 위해, 좌심실은 심근을 커지게 하여 보다 큰 압력을 만들어야 한다. 유년기 동안에는 심실의 기능을 손상시키지 않으면서 이러한 증압 작업을 수행할 수 있다. 그러나 수년 동안 지속되는 과부하로 인해 결국 심근 보상 부전 및 성인기의 심부전증 울혈이 발생할 수 있다.

좌심실과 상행 대동맥 사이의 압력 차이 또는 기울기는 유출 정도의 지표로 사용된다. 일반적으로 5mmHg

미만, 70mmHg 이상의 기울기는 심한 폐색을 나타내며 수술 또는 풍선 카테터 성형술의 필요성을 시사한다. 또한 최소 50mmHg의 차이가 있고 협심증, 실신, 운동 피로 증상을 나타내는 환자에게도 필요하다(심전도 허혈 변화가 있거나 없는 경우). 50mmHg 미만의 차이를 가진 사람들은 대개 증상이 나타나지 않고 정상적인 심전도(ECG)를 보이기 때문에 치료가 필요하지 않다.

운동 및 대동맥 협착증 역동적인 운동을 하는 동안 골격 근육을 수축시키는 것은 심장 출력의 증가를 통해 충족된다. 이를 달성하기 위해, 심근의 빈도, 속도 및 강도 와 수축력이 증가해야 한다. 결과적으로 심근 산소 섭취의 증가는 심근 경색의 확장과 관류 증가를 통해 이루어진다.

심근 수축에 의해 생성된 관상 동맥의 물리적 압박 때문에 관상 동맥 흐름의 양은 수축기보다 확장기에서 약 2.5배 더 크다. 이것은 고강도 운동에서 중요한 문제가 된다. 심박수가 상승하기 때문에 확장기의 기간은 휴식 시 약 1/3로 단축된다. 그러므로 운동 중 심장의 임무는 힘들게 된다. 증가된 전신 순환 공급과 확장기 시간의 시간 제한이 점진적으로 심실 충전 및 관상 동맥 관류로 제한되기 때문에 심근 관류 및 관상 동맥 흐름이 대동맥판 협착증으로 인해 좌심실로부터 유출 장애가 발생하여 순환계가 반응할 수 있는 능력이 중요해진다. 대동맥 협착 환자에게서 운동은 심박출량의 증가와 직접적으로 관련하여 좌심실 유출을 증가시킨다(36). 결론적으로, 협착이 심한 환자는 운동 강도가 높을 때 발작이 줄어들고 심장출력이 낮아진다(46). 동시에, 심근 및 말초 근육 대사 를 요구하게 된다.

이 두 가지 문제는 심근뿐만 아니라 전신 혈액 관류에 대한 요구와 관상 동맥 혈류 공급 사이의 관계를 심각하게 왜곡하게 된다. 대동맥 판막 협착 소아의 좌심실 압력의 과장된 상승과 비대한 심실 근육 덩어리 모두 건강한 아동에게서 관찰되는 것보다 심근 산소 섭취를 증가시킨다. 이것은 이완기 혈압이 감소함에 따라 증가하는 이완기 관상 동맥류와 함께 발생하며, 또한 혈관 장벽에 의해 생성되는 전신 혈류와 관상 동맥 혈류의 제한에도 영향을 주게 된다(108).

이러한 문제는 대동맥 유출이 휴식시 40~50mmHg 미만인 환자에서 일반적으로 중요하지 않다. 협착이 더 심한 환자에서는 운동으로 인한 재관류/수요 불일치로 인해 협심증, 실신, 운동 피로와 허혈 및 심실성 부정맥으로 인한 사망에 노출될 수 있다(36;40).

역도와 같은 저항 운동은 역동적인 운동과는 다른 심장 반응을 유발한다. 저항 운동 중에 심박수 및 심박출량의 변화로 수축기 및 이완기 혈압 모두에서 유의한 증가가 관찰된다. 480/350mmHg 정도의 동맥 내압이 성인에서 최대 증대로 보고되었지만 180/140의 소아는 더 흔하다(137). 이러한 심혈 관계 반응은 심근 기능에 상당한 부하 스트레스를 주며, 대동맥 판막 협착과 유출 폐색에 의해 스트레스 생성을 더욱 더 크게 한다.

갑작스러운 사망의 위험 상당한 정도의 대동맥판 협착증이 있는 소아와 성인 모두갑작스런 사망 위험에 노출될 수 있다. 치료받지 않은 아동의 위험도는 처음에는 상당히 높았으나(약 7%), 최근의 정보를 보면 이러한 비극의 가능성을 1%로 낮출 수 있다(179). 이 환자들의 갑작스런 사망 원인은 확실하지 않지만 관상동맥질환이 있는 성인의 허혈성 사망을 초래하는 것과 동일한 것으로 추정된다.

두 경우의 생리 사진은 협심증과 심혈관 허혈성 ST 분절 변화가 유사하여 대사 요구에 대한 관상 동맥 혈류의 불충분함을 반영한다. 말단부에 심근 허혈성 부정맥은 심한 대동맥 판막 협착 환자에서 갑작스런 사망에 대한 가장 가능성 있는 설명으로 추정되었다.

이 아이들의 갑작스런 사망에 대한 또 다른 설명은 특히 운동 등으로 비대해진 좌심실의 높은 공동 압력에 의한 좌심실 기계 수용체의 자극을 포함한다.

비대해진 심실에 의해 생성된 압력, 특히 운동 유출반응에 따른 미주 신경 자극은 저혈압과 실신을 초래할 수 있으며 갑작스런 사망의 메커니즘으로 작용할 수 있다. 대동맥 협착 환자에서 예기치 않은 갑작스런 사망의 대부분은 스포츠 참여 중에 발생하지 않지만 격렬한 경우에는 불균형한 경우가 발생한다. 예를 들어, Doyle 등에 따르면 갑자기 죽어가는 환자 19명 중 8명이 활발한 신체 활동(축구, 수영)에 참여하고 있었으며, 6명은 중간정도의 신체활동 중에(학교에서 집까지 걸어갔다), 5명은 쉬는 (TV를 보면서 자고 있었다) 중에 발생했다(46). 갑작스런 사망 위험이 있는 대동맥 판막 협착증 환자를 확인하는 임상 지표에 상당한 관심이 집중되었다.

불행히도 보고된 사례의 세부 사항 중 많은 부분에서 불완전하지만 특정 패턴이 확인되었다. Doyle 등이 검토한 갑작스런 사망의 원인에서 쉬고 있는 심전도는 70%의 허혈 변화가 나타났다. 21%는 심실 비대를 남기고, 9%만이 정상적인 경향을 가졌다(46). 31명의 환자 중 28명은 협심증, 실신, 또는 호흡 곤란 징후가 있었고, 이 환자들 중 심장 카테터 삽입에의해 측정된 휴식기 값의 차이는 거의 없었지만, 모든 알려진 경우 값은 60mmHg 이상이었다. 다른 보고서도 비슷한 결과를 나타냈다. Wagner 등은 대동맥 협착이 있는 294명의 소아 및 청소년의 임상 경과를 8년 동안 관찰했는데(202), 3건의 갑작스런 사망이 발생하였다. 허혈성 심전도 변화와 55mmHg 구배를 가진 9세 환자, ECG에서 46mmHg 차이 및 허혈성 변화가 있는 15세, 정상 ECG에 68mmHg를 가진 환자 등이다. Reid 등의 연구에서 갑작스런 대동맥 협착으로 사망한 두 소년 모두 심실 비대증, 심전도에서는 증상을 호소 한 적이 한 번도 없었다(158).

이 정보에 기초하여, 갑작스런 사망과 관련하여 대동맥 판막 협착증을 앓고 있는 청소년의 경우 다음 조건 중 세 가지를 모두 충족시키지 않으면 이러한 위험에서 벗어나기가 매우 어려울 수 있다. (1) 좌심실 유출 구배가 40~50mmHg 미만, (2) 정상 휴식 및 운동 심전도, (3) 협심증, 현기증, 실신, 운동시 피로 증상의 부재 등이다.

스포츠 참여를 위한 권장 사항 대동맥 판막 협착증이 있는 아동은 전형적으로 심근 기능 장애의 증거를 보이지 않지만, 강렬한 운동이나 스포츠 훈련이 울혈성 심부전의 발달을 촉진한다는 증거는 없다. 따라서 이들 환자가 경쟁 운동에 참여하는 것을 제한하면 갑작스러운 사망의 위험이 있음을 알 수 있다. 그러한 사건은 드물고 임상 지표에 의한 예측 가능성이 불확실하기 때문에 주관성이 이 환자들에게 운동을 제한하기 위한 권고를 하거나 운동을 제한하는 것은 장점에 비해 단점이 많을 수 있다.

레크리에이션과 조직적인 스포츠에서 신체 활동의 부적절한 제한은 이 어린 환자들에게 중요한 신체적, 심리적인 이익을 감소시킬 수 있다.

대동맥 판막 협착증이 있는 아동 또는 청소년이 경쟁력 있는 스포츠를 해야 하는지, 어떤 종류의 스포츠가 각 환자에게 개별화되어야 하는지 소아 심장 전공의사와 상담하여 결정해야 한다. 경쟁 수준과 같은 요소에 대한 고려가 있어야 한다. 그리고 관련 스포츠의 훈련처방, 운동 상태, 협착의 진행 정도, 증상 유무, 검사실 검사 결과(심전도, 심 초음파, 스트레스 검사) 등의 정보 역시 제공되어야 한다.

1994 년 American College of Cardiology와 American College of Sports Medicine이 후원한 학술회의에서 수술을 받지 않은 대동맥 협착 환자의 스포츠 참여 권장 사항을 설명했다(70). 이 가이드 라인에 따르면, 최대 순간 유출 기울기가 20mmHg 미만이고 환자가 1차성 또는 증상이 없는 경우 모든 형태의 운동 경기가 허용되며(가슴 통증, 실신), 심전도는 정상이다. 환자의 구배가 20~50mmHg 인 경우, 심전도 초음파 검사에서 좌심실 비대가 가볍거나 없거나 심전도상 정상 좌심실 전압, 증상의 부재 및 정상적인 운동 스트레스 테스트(증상이 없거나 부정맥 또는 허혈성 심전도 변화)가 있으면 경쟁 운동이 가능하다. 강도가 낮은 스포츠(야구, 복식 테니스, 배구 포함)에서는 그렇지만 축구, 농구, 수영, 체조, 달리기 및 하키 등 다른 스포츠에서는 그렇지 않다. 이 가이드 라인에 따르면, 50mmHg 이상의 휴식 기울기를 가진 환자는 어떤 스포츠에도 참여할 수 있어야 한다.

이 가이드 라인은 매우 보수적이며, 엄격한 준수를 통해 대동맥 협착증이 있는 환자의 스포츠 참가를 위해 과도한 위험에 빠뜨리지 말기를 권고한다. 반면에, 그들은 대중 스포츠에의 참여는 허용하지 않는다.

갑작스런 사망의 위험이 매우 낮을 것으로 예상되는 상대적으로 경증인 환자의 경우, 대동맥판 협착증 환자와 함께 경쟁적인 팀 스포츠에 참여하는 것이 권장되며 이를 통해 높은 심근의 활동이 필요하게 될 것이다. 덜 격렬한 레크리에이션 스포츠 활동으로 추가 될 수 있는 정도의 게임, 교내 스포츠, 체육 수업은 분명하지 않다. 이러한 활동이 학교 대항 팀 또는 개인 경쟁의 높은 수준의 신체적 강도를 요구하기 때문에 이러한 조건에서 운동 가이드라인이 주어져야 한다고 이야기될 수 있다.

대동맥 협착증으로부터 좌심실 유출 장애가 수술 등을 통해 성공적으로 사라진 후 스포츠를 할 때의 위험 또한 명확히 밝혀지지 않았다. 합의된 가이드라인에 따르면, 환자의 중재, 증상 및 검사 결과에 대한 중재 심장 상태는 치료받지 않은 환자의 경우와 동일한 권장 사항에 따라 스포츠 참여 수준을 결정할 수 있다.

진단 도구로서의 운동 대동맥 판막 협착의 진단은 대개 신체검사에서 수축기 방출 잡음이 우상 흉골에서 발견될 때이며, 심장 카테터 삽입 중 직접 압력 측정은 장애의 심각성을 평가하기 위한 일반적인 방법이다. 그러나 도플러 심 초음파는 유출 구배를 정확하게 비침습적으로 추정한다. 선천성 대동맥 판막 협착증 환자를 평가할 때 운동에 대한 혈압 및 심전도 반응 평가가 유용한 보조 수단으로 계속 사용된다. 운동 테스트 실험실의 정보는 개입에 대한 밸브 방해와 적응의 평가뿐만 아니라 이전 섹션에서 검토한 바와 같이 스포츠 행동에 대한 권장 사항을 만드는데 도움을 준다.

수축기 혈압은 지속적인 최대하 운동 검사 중에 40~60mmHg 상승할 것으로 예상된다. 심한 대동맥 협착증 환자에서 운동에 대한 혈압 반응은 둔해지고, 혈압 반응의 크기는 폐색의 정도와 반비례 관계가 있다. Alpert 에 따르면 수축기 혈압의 35mmHg 이상 상승은 환자가 좌심실 유출 구배가 50mmHg 이상일 확률이 10% 이다(6). 성공적인 외과적 개입에 의해 대동맥 협착 환자에서 운동에 대한 혈압 반응이 크게 증가한다.

심근 국소 빈혈의 일반적으로 받아들여지는 심전도 징후는 0.1mV 또는 80msec 이상 지속되는 수평 또는 하강 ST- 부분 감소이다. 하지만 성인의 운동 검사 중의 기준은 소아에게 사용하기 위해 채택되었으며 비관상동맥질환을 앓고 있는 젊은 환자에 대한 적용 가능성은 분명하지 않다. 심한 대동맥 협착이 있는 환자는 허혈성 심전도 변화뿐만 아니라 운동시 심실성 부정맥을 나타낼 수 있다. ST 감소의 존재 및 범위는 유출 장애의 정도와 관련이 있을 수 있다. 휴식기 차이가 있는 환자가 50mmHg를 초과하지 않는 경우 운동 중 ST 변화가 없는 정상적인 심전도를 가질 것으로 기대될 수 있다(27;77;89)(**그림 7.1**). 수술 또는 풍선 중재 이후에, 잔류 구배의 지표로서 운동 검사에서 ST 변화의 예측 가치는 거의 없다.

대동맥 축착증

Coarctation of the Aorta

선천성 대동맥 협착이나 대동맥 축착은 전형적으로 대동맥 궁 바로 위의 수축을 포함하며 좌쇄골하 동맥의 분지 직후이다. 방해 지점은 대동맥 궁과 협부의 확장된

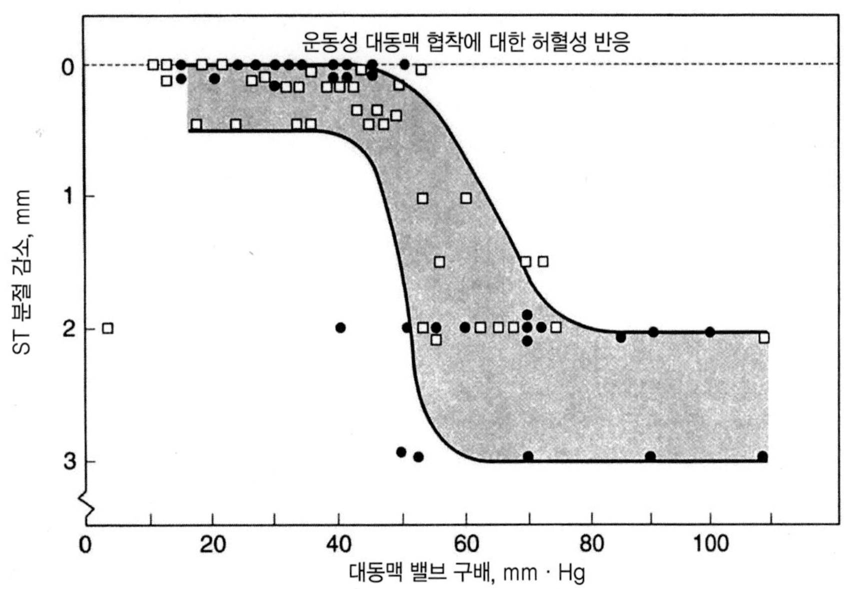

그림 7.1 대동맥 협착 환자에서 유출 장애의 정도와 관련된 운동 검사 중 심전도 ST 감소. Data from Chandramouli et al. 1975(□)(27), Halloran 1971(●)(77), and James 1978(●) (89).

부분을 보다 광범위하게 좁힐 수 있다. 결과적으로 혈압은 상지에서 상승하고, 20~30mmHg를 초과하는 대뇌동맥 압력 구배로 표시된다. 심각한 심근 경색증 환자는 울혈성 심부전증이 나타날 수 있다. 좌심실 후유증으로 흔히 전신성 고혈압, 좌심실 비대가 있는 것으로 진단이 이루어지며, 일상적인 검사에서 대퇴부의 맥박이 감소했다.

대동맥의 대퇴를위한 수술은 보통 단단연결술로로 좁은 부분 절제를 포함합니다. 보다 광범위하게 대동맥 직경을 확대하기 위해 보철 이식 재료 삽입을 필요로 할 수 있다. 초기 영아기의 경우, 지금은 풍선 팽창을 통해 성공적으로 치료가 가능하게 된 재발 장애 가능성 증가와 관련이 있습니다. 일부 의료센터에서는 수술 없이도, 또는 고유한 방법을 통해 풍선 팽창을 안전하게 적용하는 기술도 개발되었습니다.

이러한 직접적인 개입을 통해, 대동맥 축착증 환자는 대동맥 장애와 관련된 수술 또는 풍선 확장술을 통해 혈압의 정상화 및 좌심실 비대 문제가 해결될 것으로 예상할 수 있습니다. 대동맥 축착은 보다 복잡한 병태 생리학적 이상으로, 단순히 기계적 장애물보다 지속적인 고혈압, 혈관 반응의 이상과 운동성 좌심실 기능이 발견되는 것은 흔합니다. 대동맥 축착증가 성공적으로 제거된 경우에도 수술 후 지속적인 고혈압, 혈관 반응성 이상 및 운동성 좌심실 기능의 발견은 드문 일이 아닙니다. 이러한 이상이 지속되면 성인의 경우 대동맥 절제술을 받은 환자에게서 장기 이환율과 사망률이 관찰된다(114). 이러한 결과에 대한 설명은 확실하지 않지만 몇몇 증거는 조기의 외과적 개입으로 잔여 이상이 발생할 가능성이 적어진다고 이야기합니다.

건강한 사람이 런닝 머신 또는 사이클에서 최대하 운동검사를 하는 경우 수축기 혈압이 일반적으로 약 40 ~ 60mmHg (이완기 혈압의 변화가 거의 없음)까지 증가하는 고혈압 상태에 이르게 된다. 따라서, 운동 스트레스에 대한 상체 및 하체의 혈압 반응은 대동맥 축착증을 가진 환자의 수술 전, 후를 평가하는데 유용한 것으로 입증되었다.

잔여 협착 대동맥의 잔류 또는 재발성 대동맥 차단은 대동맥의 10~20%에서 발생한다. 주로 수술 후 1년 이내의 환자에게서 발생하는데 운동 검사는 일반적으로 풍선 확장으로 관리되는 반복적인 장애의 진단을 돕는다.

동적 운동을 하는 동안 심장 출력과 수축기 혈압은 정상적으로 상승하지만 말초 혈관 저항은 감소한다. 협착 이후의 대동맥은 고정된 장애를 나타내며, 상지의 압력 차이는 운동과 함께 증가한다. 즉각적인 운동 후 기간에 35mmHg 이상의 운동에 의한 "가려지지 않은"차이가 중요한 재협착 지표로 알려졌다(33;113;211). Guenthard에 의해 대동맥 폐쇄의 정도가 더 관련이 있다고 이야기되기도 하였다(73).

성공적 협착 교정후 고혈압의 존재 놀랍게도, 휴식을 취했을 때 성공적인 절제 수술 후 젊은 환자의 혈압은 10 %에서 20 %로 상승된 상태를 유지하였으며, 수술 후 휴식시 혈압 정상화가 이루어지고, 20%에서 40%는 운동으로 혈압이 비정상적으로 상승함이 나타냈다(9;39;151;185). Pelech는 "운동 혈압은 활동에 대한 심혈관 반응의 역학적 특성을 반영하며 특히 젊은 환자의 경우 일일 평균 혈압을 더 대표 할 수 있음"을 지적하면서 임상적으로 유의미한 것으로 간주하였.다(151).

협착에 대한 치료 후 고혈압에 대한 명확한 설명은 운동의 유무에 관계없이 어렵다. 혈압의 상승은 노년기의 치료 후에 더 흔하게 나타난다. Sigurdardottir와 Helgason은 출생 이후 1년 이내에 대장 절제술을 받은 아이들의 운동에 대한 혈압 반응을 이후 수술의 값으로 비교했다(184). 조기 치료를 받으면 휴식과 운동 가치가 낮아졌다. 운동으로 인한 고혈압은 조기 치료 그룹의 7%에서 관찰됐고, 수술 후 환자의 23%에서 관찰되었다.

수술 후 전 동맥 혈관의 순응도 감소는 운동 중 혈압 최고치와 관련이 있다(62;72). 대동맥 협착수술 후 환자에서 압박감 감수성이 저하되어, 높은 동맥압 수준으로 재설정 됐다(14). Pelech에 의하면 이 관찰은 지속적인 고혈압의 원인보다는 결과를 나타낼 수 있다고 하였다(155).

형성 부전증에 의해 생성된 경사도는 일부 절제술 환자에서 운동 유발성 고혈압을 유발하는 것으로 나타났다(100;107;204). Cyran에 의하면 대동맥궁 안의 이상이 사소한 것으로 생각되면 과소 평가 될 수 있다(39).

몇몇 연구에서는 협착 교정 후 레닌-안지오텐신 시스

템의 과민 반응이 나타났다(3;188). 그러나, Simsolo에 의하면 정상 혈압, 강직 교정 후 정상 혈압 강하 및 대동맥 교정수술에 따른 고혈압 아동의 혈장 레닌 활동의 휴식 또는 운동 유도 변화에서 차이를 찾을 수 없었다(185).

심근과 수축력 심근 비대 증가는 심근 경색증 환자에서 예상되는 결과이다. 이러한 반응은 외과 수술이나 풍선 제거 후 해결해야 한다. 수술 후 환자들은 심근의 수축 및 심근 수축력의 증가를 지속 할 수 있다. Kimball과 Leandro 등에 의해 설명된 과운동성 심장 소견을 가진 수술 후 환자는 운동에 정상적인 혈압 반응을 보였으나, 좌심실 운동은 지속될 수 있었다(평균값이 22와 37mmHg)(100;107). Carpenter에 의하면 과 운동성 심실의 기능은 수술 후 평균 15년의 환자군에서 발생한다(26). 그러나 모든 연구가 이러한 결과를 입증하지는 못했다. Murphy 등은 휴식과 운동 심박수, 심박출량 에서 아무런 차이를 발견하지 못했다(134).

대동맥 협착 수술 후 심장 과운동성은 증가된 교감 신경절을 반영할 수 있다. 또는 혈압 과부하가 완화된 후 심장이 "재형성"되지 않는지에 대한 여부나 심근 산소 섭취가 지속적으로 증가하거나 부정맥 유발성이 증가하여 장기간의 심장 위험을 나타내는 지표는 알려지지 않았다. 이와 같은 결과가 초기 외과 수술로는 사라질 수 있는지의 여부는 불분명하다.

낮은 사지 흐름 장애 도플러 초음파를 사용하여, Johnson 등은 정상적인 대조군에서의 수치와 비교하여 휴식 시 및 운동 후 곧바로 10명의 소아에서 운동 후 하지 혈관의 유속을 측정하였다(92). 이번 연구 결과는 운동으로 대퇴 동맥이 크게 팽창되었지만, 대동맥 절제술 후 환자는 하지 혈액을 손상시켰다. 이 아이들이 제한된 말초 순환을 특징으로 할 수 있다는 것도 제안되었다. Rhodes 등은 수술 후의 청소년기 환자는 건강한 피실험자보다 운동시 호흡 혐기성 문턱 값이 낮았다(160). 그는 이것이 혐기성 신진 대사에 대한 더 큰 의존을 나타내며, 지속적인 혈류 이상은 성공적인 수술 후에도 나타날 수 있다고 했다.

우-좌 션트: 수술 후 상태

Right-to-Left Shunts: Postoperative Status

청색증 선천성 심장 질환으로 인해 종종 생명을 위협하는 저산소증은 조기에 외과적 개입이 필요하다. 이 작은 아기의 복잡한 심장 이상을 다루는 수술 기술의 놀라운 진보는 한때 치명적인 장애를 가지고 있떤 어린 아이들의 장기간 생존을 가능케 하였다. 결과적으로, 이 환자들이 성장함에 따라, 운동 내성 문제가 보건 의료 제공자에게 임상적 중요성을 가지게 되었다. 진단적인 관점에서 운동 검사는 수술 후 합병증을 둘러싼 문제를 평가하는데 도움이 되었다. 현재 이 아동들에 대한 자연 경과와 예후에 관한 많은 질문에 대한 답을 찾기는 어렵다. 그러나, 21세기 초 심장 질환을 앓고 있는 생존자들은 건강관리 제공자들에게 새로운 미래 관리 문제를 환기시킬 것이다.

대동맥 전위

Transposition of the Great Arteries

대동맥의 전위로 태어난 아기의 경우, 대동맥은 우심실에서 발생한다. 이후 동맥은 두 개의 분리된 순환계가 만들어진다. 불포화 혈액은 우심실에서 대동맥 밖으로 배출되어 정맥순환으로 들어가고 정맥은 우심방으로 되돌아간다.

한편, 산소가 공급된 혈액은 왼쪽 심방 및 좌심실에 도착하여 폐로 다시 배출된다. 태아기에 동맥관(arteriosus)의 개통과 태반류(placental flow)는 동맥에 생리적 영향을 미치지 않는다. 그러나 신생아가 치환술을 시행받으면 동맥관 폐쇄, 폐 혈류의 시작, 두 개의 독립적인 순환이 형성된다. 결과적으로 처음에는 출생시에 난원과 난관 동맥의 개통이 제한되어 산소가 함유된 혈액이 전신 순환계로 섞일 수 있다. 그러나 두 순환 사이의 적절한 혼합을 만들기 위한 수술적 개입이 없으면 점진적인 저산소혈증이 발생할 것이며, 생후 첫 번째 날에 산증과 사망이 증가한다.

1950년 이전에는 대동맥의 전위를 가진 신생아는 거의 생존할 수 없었다. 심방중격을 만드는 외과 및 풍선 카테터 기술의 후속 개발로 신생아 사망률을 낮추었다. 1960년대의 겨자 절차의 도입은 "심방 스위치(atrial switch)"에 의해 서로 직렬로 연결된 폐 및 전신 순환의 원래대로의 계획을 추진했다. 이 수술에서, 심방중격을 절제하고 심낭 배꼽을 배치하여 전신 정맥 혈류가 승모판을 통해 좌심실로 유도된다. 그 다음 폐 정맥혈은 삼첨판막을 가로질러 우심실로 간다. 따라서, 정상적인 폐동맥 펌프(오른쪽 심방부터 심실까지의 폐동맥)의 "정상적인" 패턴을 달성하여 폐와 좌측 펌프(좌심방에서 심실에서 대동맥으로)로 산소가 공급된 혈류를 통해 전신에 전달하는 역할을 한다. 그러나 정상과의 차이는 우심실(tricuspid valve)이 펌프 역할을 계속한다는 것이다.

겨자 수술의 출현으로 대동맥의 전이를 가진 아동의 생존율이 크게 바뀌어 거의 100%의 사망률을 가진 상태가 95% 이상의 생존율을 기대할 수 있게 되었다. 수술 후에는 전이가 있는 아동도 심각한 의학적 문제없이 자라며, 가정을 꾸리고 생산적인 삶을 유지하게 된다. 그러나 시간이 흐르면서 임상적인 문제가 나타나기도 하는데, 장기적으로 우심실 부전, 심박동기 배치가 필요한 "병동 부비동 증후군"과 상실성 부정맥은 성인 시절에 많은 문제를 일으킬 수 있다. 이러한 어려움은 새로운 동맥 전환 수술의 개발을 촉진하였으며, 대동맥 및 폐동맥은 각각의 문합에 의해 적절한 심실로 다시 교환될 수 있다.

관상 동맥 개구부는 "신생 혈관"의 기저부로 이식된다. 현재 이 절차는 해부학적으로 적절한 심장으로의 복귀시키고 장기적인 합병증을 피하기 위한 선택적 수술이다. 조기 추적 관찰 연구가 활발히 진행되어 왔지만, 이 환자가 관상 동맥 부전, 판막 질환 또는 다른 합병증이 없는지 여부를 입증하기 위한 정보가 충분하지 못하다. 운동 검사는 심방 및 동맥 전환 병력이 있는 환자에서 심실 기능, 부정맥, 부비동 절제 기능 및 관상 동맥 관류를 평가하는 데 유용성이 입증되었다. 심장 혈관계에 대한 주의 깊은 관찰로 환자들을 의학적 및 외과적으로 관리할 수 있다.

겨자 수술 후 이상
Abnormalities Following the Mustard Operation

대동맥 전좌 치료를 위해 겨자 수술을 받은 환자는 일반적으로 정상적인 일상 활동에서 운동을 하는데 있어서 부족함이 없다고 보고되고 있다. 그러나, 운동 스트레스 테스트에 따르면 장기간에 걸쳐 합병증이 발생할 수 있는 것으로 밝혀졌다.

감소된 내구력
Decreased Endurance Capacity

건강에 미치는 영향, 내구력 감소 등은 겨자 수술을 받은 환자에서 일반적으로 낮지만 운동 정도의 부족함은 그리 크지 않다. 이 환자들의 작업 능력에 대한 5가지 보고서를 검토 한 결과 Paul과 Wessel에 의하면 정상에 비해 72% 활동성을 보였다 (42~84%)(150). 겨자 수술 후 제한된 운동 능력의 원인은 다음 단락에서 논의될 비정상적인 심장 반응의 일부 또는 전부와 관련이 있다고 추측할 수 있다. 그러나 Gilljam 등은 이러한 요인들이 운동 능력의 강력한 예측 인자로 작용하지 못한다는 것을 지적했다(68).

낮은 유산소 체력($\dot{V}O_2max$) 겨자 수술을 받은 환자는 심장기능 저하를 경험할 수 있다. 운동 능력과 비슷한 정도의 최대 호기성 비교연구에서, Paul과 Wessel은 평균 $\dot{V}O_2max$가 31.2mL · kg^{-1} · min^{-1}임을 발견했다. 건강한 대조군과 비교하였을 때 76%의 수치를 나타냈다(150). 겨자 수술을 받은 환자의 낮은 유산소 체력은 저조한 심장 박동을 반영한다. 운동에 대해 제한된 심박수 반응과 심박출량의 부적절한 상승(또는 실제 감소)이 있을 수 있다.

수축성 기능부전 심방 스위치 수술 후 환자의 피크 심박동이 빈번하게 관찰된다. 이전에 언급했듯이 만성적인 무능력은 선천성 심장병의 다른 형태의 수술적 치료 후 명백하게 나타나며 심장 손상을 반영할 수 있다. 겨자 수술 동안 심방 절개와 구조적 변형에 의해 전도 조직에 대한 영향이 더 크게 나타날 것으로 예상된다. 운동 테스트 중 평균 최대 심박수는 약 86% 정도로 예측된다(150). 심박수의 한계가 어느 정도까지인지 환자들의 유산소 체력 감소가 확실하지 않다. $\dot{V}O_2max$와 $\dot{V}O_2$의 변화율 사이의 관계를 입증하지 못한 경우 일부 연구에서 심박수는 운동에 대한 손상된 심실 기능 이상이 체력을 제한하는 것으로 보인다(68;148).

운동 스트로크로 감소한 스트로크 양 운동에 대한 용량 반응은 Gilljam이 연구한 17명의 환자(평균 14.5세)에서 심박출량이 휴식시 50mL · m^{-2}에서 최대 운동시 39 mL · m^{-2}로 평균값이 감소하였다(68). 피크 운동에서 수축기 방출 시간이 짧아지면 필요한 수축력을 증가시키기 위해 우심실 심근을 사용할 수 없음을 의미하고 있다. 그러나 Gilljam 등의 보고에 따르면 심실 기능 장애(휴식 상태)를 가진 피험자 중 부적절하게 기능하는 작은 심실 대신 심방이 비정상적인 반응에 중요한 역할을 했다.

우심실 기능 부전 우심실의 기능 이상은 겨자 수술 후 휴식과 운동 중 공통점이 발견된다. 환자의 약 4 분의 3이 운동으로 우심실 박출율이 비정상적으로 느리게 상승하였다(150). 흥미롭게도, 환자의 절반이 감소된 좌심실 기능을 보여준다. 이것은 다른 요인들인 저산소증 및 수술과 같이 지속적인 영향과 관련될 수 있다.

Paul과 Wessel은 이 연구를 조사하면서 거의 보편적으로 운동 능력이나 심실 기능과 임상 상태 및 증상사이의 상관관계가 없음이 명확하게 나타났다. 환자들은 무증상이라고 선언했다(150). 그러나 비정상적인 발견의 빈도가 높으면 시간에 따른 심실 기능 장애는 결국이 환자들의 장기 이환율과 사망률에 영향을 줄 수 있다.

운동과 산소 불포화 운동 부하 검사 중 일부 환자에서 관찰되는 산소 발생은 심방에서 누출을 통해 발생한 것이지만, 산소 포화 상태는 결함이 없는 환자에게서 관찰되었다(68;122). Gilljam 등에 따르면 휴식시 90% 이상의 동맥 산소 포화도를 보였다(68). 최대 운동시 5명이 90% 미만의 값을 가졌다. 저자들은 환기 – 관류 불평등, 폐내 분지 또는 산소 확산 제한이 이러한 현상에 기여할 수 있다고 생각했다.

동맥 전환 절차의 결과

Outcome From the Arterial Switch Procedure

동맥 전환 수술은 심방의 구조적 손실 없이 좌심실을 전신 펌프로 작동하게 한다. 따라서, 이 대동맥 혈관 교환을 받은 환자는 부비동 절제 부전, 심실 리듬 장애 및 감소된 우심실 기능의 합병증이 없어야 한다. 다른 한편으로, 동맥 전환 이후의 잠재적인 문제는 (1) 관상 동맥의 꼬임 또는 비틀림이 발생하고, (2) 외과 문합 부위의 장애, (3) 신생 대동맥의 근위 확장과 전신 반월판의 역류(해부학 적으로 폐동맥판 임)등이 발생한다.

1980년대에 개발된 동맥 전환 수술의 임상 결과는 우수하지만 합병증이 장기간에 걸쳐 발생하는 것으로 밝혀졌다. 이 환자들은 운동 검사가 가능한 나이에 도달하고 있다. 러닝머신 테스트를 사용하여 이러한 가능성에 관한 정보를 제공하기 시작했다. Weindling 등은 동맥전환 수술을 받은 4세에서 8세 사이의 23명의 소아를 대상으로 심근 관류 이상(방사성 핵종 스캔에 의한) 및 운동 능력의 유병율, 좌심실 수축력은 모든 피험자에서 정상임을 보였다(206). 모두 허혈 없이 정상적인 운동 내성을 보였고, 휴식시 관류 스캔의 이상이 22%에서 발견되었다. 좌심실에서 휴식 스캔은 75%가 정상이고, 4%, 15%, 6%가 각각 경도, 중등도 및 중증 결손이 있는 것으로 나타났다. 운동시에는 79%가 정상이고 8%, 11%, 2%가 증상이 나타났다.

이 연구는 좌심실 혈류의 이상이 전위된 관상 동맥의 협착 또는 꼬임에서, 동맥 전환술 다음 나타내는 것으로 해석 될 수 있다. 그러나 저자들은 운동으로 이러한 결과가 악화되지는 않았지만(실제로 개선되었음) 관상 동맥 관류 감소 또는 심근 허혈의 다른 지표는 없었다. 또한, 정상적인 건강한 아동에서 관류 스캔 결과에 관한 데이터가 존재하지 않는다는 것이 인정되었다. 그러므로 이 연구의 중요성은 불분명하다.

Massin 등은 동맥 전환 수술 후 정상적인 소아에서 50명의 무증상 소아의 심전도뿐만 아니라 러닝 머신 내구 시간, 심박수 및 혈압 반응을 비교했다(120). 수술 후 47명(94%)에서 모든 결과는 정상이었다. 관상 동맥 폐쇄가 있는 아동과 우관상 동맥이 하나 있는 아동은 심근 허혈 변화를 보였다.

이러한 결과는 지구력, 심실 기능 및 관상 동맥 관류 대동맥의 전이를 위한 스위치 조작 후에 운동 중에 손상될 것으로 예상되지 않는다. 장기간의 문제인 관상 동맥 관류 손상은 이 환자들이 나이가 들어감에 따라 향후 연구에 의해 해결될 필요가 있다.

Fallot 사지 증후군

Tetralogy of Fallot

그 이름에서 알 수 있듯이, Fallot은 4 개의 심장 이상(프랑스 의사가 1888 년에 묘사 한)의 복합체로 심실중격결손, 폐 동맥 협착, 심실중격을 덮는 대동맥 및 우심실 비대 등이 동반되어 있다. 그러나 생리학적(및 외과적) 관점에서 볼 때, 이것은 더 구체적으로는 심실세동을 통해 불투명 한 혈액을 전환하고 대동맥을 통해 전신성 저산소증을 일으키는 장애로 표현할 수 있다. 전신 불포화의 정도는 경한 수준에서부터 완전 폐쇄까지 동맥 협착의 정도에 달려 있다.

수술에 의해 심실중격결손 및 폐동맥 유출 폐색의 완화는 일반적으로 모든 환자에게 나타나며, 저산소혈증 또는 상승된 우심실 압력이 나타날 수 있다. 1960년대에 전체 심내 치료가 가능해지기 전에는 수술적 중재가 유효했다. 폐동맥 혈류를 증가시키고 호흡기 혈압을 향상 시키지만 전신 산소 포화도를 정상화하지는 않는다. 심장 폐 펌프가 도입됨에 따라 전체적인 외과 수술이 가능해졌지만 환자가 적절한시기에 도달 할 때까지 연기해야 했다. 대략 5세의 신체 크기에 1960년대와 1970년대 초반에 태어난 아기들은 처음에는 완화 치료를 받았다. 유년기에는 심실중격 결손과 심근 경색증의 심전도가 수년 후에 발생한다. 최근에는 외과 및 마취 기술의 향상으로 조기 유아에서도 우수한 치료 결과를 얻을 수 있다.

Fallot 증후군에 의한 장기간의 문제는 심실성 부정맥 및 진행성 슬개 신경 밸브를 포함한다. 이러한 문제는 일반적으로 폐 유출 장애가 부적절한 외과 증상을 호소하지 않는 소수의 환자에서 발생한다.

Fallot 증후군의 수술 기술 및 수술 결과의 진화를 이해하는 것은 연구 데이터를 해석하는 데 중요하다. 운동에 대한 심장 반응에 관해서 Wessel과 Paul은 1965년과 1999년에는 사지 마비 환자에서 운동 결과를 기술했다(209). 이 보고서의 대다수는 노년기(일반적으로 8-10세)에서 수술한 환자를 대상으로 했으며, 종종 이전의 분지 수술을 받았다. 이 환자들은 일반적으로 무증상이라고 주장하지만 운동 검사는 감소된 작업 수행력 및 $\dot{V}O_2max$뿐만 아니라 낮은 심박수 및 심박출량을 포함해 다수의 이상을 나타냈다. 저산소 혈증과 전신 우심실 고혈압의 과도한 기간을 피하는 초기 수술 경향이 이러한 수술 후 문제를 개선할 가능성이 높다. 그러나, 거의 모든 장기간의 데이터는 아직까지 이용 가능하지 않다.

수술 자체의 성공의 두 번째 요소가 유산소 체력과 운동에 대한 심장 반응을 포함하여 임상 결과에 중요한 영향을 준다는 것을 나타내는 많은 연구 결과가 있다. 가장 중요한 두 가지 문제는 폐 유출 폐색의 완화 정도와 수술 후 폐색 판막 부전 정도이다. 즉, 수술 후 사지 마비 환자에서 운동 장애가 더 많이 발생할 가능성이 있다.

습관적으로 신체 활동이 낮은 수준은 환자의 체력에 부정적인 영향을 줄 수 있다. 운동시 실질적인 한계로 인해 저활동성이 나타나는 것은 드문 일이 아니었다. 부모의 과잉 보호뿐만 아니라 삶의 처음 몇 달 동안의 현대적인 외과 치료는 이러한 아이들에게 앉아있는 생활 방식의 채택을 예방하는 데 도움이 될 수 있다.

유산소 체력
Aerobic Fitness

저산소혈증으로 인해 예상되는 바와 같이, 팔로 증후군에 대한 전신-폐동맥 분지 완화를 받은 아동의 초기 운동 연구는 오히려 유산소 체력의 심각한 손상을 야기한다. 평균 $\dot{V}O_2max$는 평균 10ml · kg^{-1},min^{-1}이었으며 저산소혈증 정도와 관련이 있었다.(21;35). 완전 수복 후, Wessel과 Paul이 검토한 연구에서 평균 $\dot{V}O_2max$는 36ml · kg^{-1} · min^{-1}이었으며 이는 예상값의 81%였다(209). 이 저자들은 좋은 수술 결과가 체력 개선에 가장 중요한 요소가 되어야 한다고 주장했다. 적절한 안도감을 가진 폐색 장애는 운동 능력의 정상과 가까운 것으로 밝혀졌다(38;90). 일부 연구 일부 보고서에 따르면, 수술의 초기 나이가 더 나은 체력에 부합한다는 것으로 나타났다(90;104).

심박수 변동부전
Chronotropic Incompetence

심장 수술을 받은 다른 환자들과 마찬가지로, Fallot 증후군 아이들은 심박수가 감소했다. 심박수는 정상 아동과 비교하였다. 전형적으로 이러한 문제는 심오하지 않으며 최대 맥박은 약 175 박자이다. 따라서, 이 제한된 심박수 반응은 $\dot{V}O_2max$에 다소 기여할 수 있지만 다른 요인들이 역할을 해야 한다.

앞에서 논의한 바와 같이, 다양한 결손의 개심술 후 생기는 약한 기능 이상은 부비강 내 수술 중 손상 등이다(153). 그러나 Bricker 등에 따르면 운동에 대한 심박수 반응과 부비동 기능 사이의 관계를 찾을 수 없다(24). Driscoll 등은 만성 동맥혈 저산소증이 연쇄 동반되는 무력증의 원인이 될 수 있다고 제안되었다(48). 체력 부족 자체가 역할을 하기도 하는데, 운동에 대한 심박 반응이 육체적 훈련으로 개선되기 때문이다(22). Wessel 등은 사지 증후군 수술 한자에서 운동시점에 정상 심박 역학을 보여주었는데, 이는 그들의 미주 신경 기능이 저하되지 않았음을 의미한다(208).

Wessel과 Paul은 심박수 변동부전 때문에 심박수-일 관계(PWC 170 같은)에 의존하는 최대이하 운동지표로 사지증후군(개심수술이 필요한 경우 뿐 아니라) 수술 교정을 받은 아동에게 적절하지 않다고 지적했다(209). 이러한 지수를 사용하게 되면 유산소 체력을 과대평가하게 될 수 있다.

심박출량
Cardiac Output

감소한 수축 운동에 대한 반응은 사지 교정술 후 아동의 최대 심박출량이 낮은 것으로 나타났다(21). 이러한 결과는 심폐 우회술, 우심실 절제술, 비정상적인 심실 이완기 충전 및 좌식 생활 습관의 영향으로 우심실 순응도 및 수축력 감소로 인한 것이다. 골격근 기능과 같은 심장외 요소도 관여할 수 있다(174).

이러한 결과의 장기적인 경과는 알려지지 않았다. 이전에 언급했듯이, 이상 반응이 있었음에도 불구하고, 팔로 증후군 교정 수술을 받은 대부분의 환자는 무증상이어서 정상적인 활동을 한다. 운동시 심장 기능에 영향을 줄 수 있는 잠재적 요인을 고려할 때 조기 수술은 좋은 해부학적 개선 결과와 함께, 기능적 전망을 개선해야 한다. 이 아이디어를 뒷받침하는 몇 가지 증거(90;104)가 있지만 다른 연구(174)는 그렇지 않다.

Sarubbi 등의 41명의 수술 후 환자에서 운동을 수행한 결과, 수술 연령, 이전의 경관 폐색 단락 및 외과적 접근의 영향(우심실과 대변 검사 / 경폐)이 중요했다(174). 이 분석에서, 총 교정 후 약 9년 동안 연구된 환자들은, 조기 치료(1.4세: 0.5세)와 후기 치료(2.4: t 1.3세) 그룹으로 나누었다. 나이와 일치하는 대조군과 비교했을 때, 사지 각성 환자는 낮은 최대 작업 속도 및 최대 심박수가 소그룹들 사이에서 차이점은 없었다. 팔로 증후군 환자의 이전의 경감 분절, 우심실 절개술 및 수술 연령의 차이는 작업 수행이나 심박수 반응에 영향을 주지 않았다.

기능적 단일 심실: 폰탄 절차
Functional Single Ventricle: The Fontan Procedure

선천성 심장병은 우심실(삼첨판 또는 폐동맥 판막 폐쇄증) 또는 좌심실(심인성 좌심실 신드롬)의 심한 저 발달로 인해 나타낼 수 있다. 전자는 전형적으로 폐색 혈액을 유발한다. 후자는 일반적으로 전신적 출력이나 심장성 장애를 통해 나타난다. 아동들은 하나의 심실에서 발생한 두 개의 큰 동맥이 생기고 정맥 - 동맥혈 혼합 및 울혈성 심부전을 일으킨다.

이러한 형태의 심장 결함은 심실의 일반적인 문제를 같이 나타내며 정상적인 수술 가능성은 없다. 이러한 이례적인 증상을 보이는 아기는 폰탄 수술을 할 수 있는 경우이며, 상완과 하대 정맥에서 직접 폐동맥으로 되돌아간다. 따라서 저혈압이 해결되고 하나의 심실이 전신 펌프 역할을 하게 된다.

1970년대부터 이 절차를 수행하는 방법은 폐동맥으로 시작하여 진화되었다. 가장 일반적으로 사용되는 현재의 기술은 먼저 우심방에서 상행 대정맥을 분리한 다음 오른쪽 폐동맥에 양 끝을 연결하는 것이다. 이것은 나중에 불량 대정맥이 오른쪽 심방을 통해 오른쪽 폐동맥의 밑면에 문합되는 두 번째 수술이 뒤 따른다. 관상동맥은 근원적으로 체순환으로 유출되어 산소 포화도(90–95%)를 경미하게 억제한다.

심실과 폐동맥 압의 기능을 고려할 때, 방향 전환은 생리적으로 효과적이며, Fontan 절차는 복잡한 심장 기형을 가진 환자에서 생존 기간을 연장하는데 성공했다. 그러나, 결국에는 심각한 부정맥과 같은 합병증은 장기 예후에 관해 낙관적인 견해를 가지고 있다.

폰탄 치료를 받은 환자는 일반적으로 운동 지속성이 낮다(49;80;212). 예를 들어, 수술 후 Fontan 환자는 건강 대조군에 비해 37%(48명)였다(48). 이것은 최대 호기력에 대한 낮은 값에도 반영된다. 네 가지 연구에서 $\dot{V}O_2max$는 정상의 평균 57%였다(49). 이 부족한 유산소 체력의 적합성을 담당하는 메커니즘은 잘 해석되지 않았다. 일반적으로 관련성이 의심되는 심근 기능 장애, 기능저하 및 저산소혈증 이외에도 폐동맥 펌프가 없는 것 등이 가능한 원인으로 설명이 된다.

Fontan 환자의 운동 능력이 떨어지는 요인에 대한 분석은 눈에 띄게 향상되었다. 그러한 정보는 운동 재활 프로그램의 유용성을 결정하고, 수술 타이밍과 기술을 향상 시키며, 운동 중 혈액 순환을 통제하는 기본적인 생리적 메커니즘에 대한 더 나은 이해를 제공할 수 있다. 동시에, 연구 문헌을 해석하는 것은 약간의 주의를 기울여 이루어져야한다. 대부분의 폰탄 절차는 아주 어린 시절에 수행되기 때문이다. 그러나 연구 논문은 일반적으로 8세에서 20세 사이의 노년층에서 수술을 받은 환자의 결과를 일반적으로 설명한다. 사전 및 수술 후 Fontan 절차로 인한 생리학적 변화에 대한 정보를 제공한다. 그러나, 훨씬 더 이른 나이에 수행된 외과적 개입에서의 결과는 매우 다를 수 있다. 폰탄 수술 전 수년 동안 환자들은 전신성 저산소증, 심근염을 겪는다.

폰탄 수술은 심각한 저산소혈증을 없애고 심실 일을 감소시키기 때문에 지구력과 $\dot{V}O_2max$는 수술 후 호전되지만 여전히 정상 수치보다 훨씬 낮다. 수술 전후에 연구된 20명의 환자들에서, 평균 총 작업 능력이 28%에서 47%로, $\dot{V}O_2$가 54%에서 59%로, 최대 심박률이 74%에서 81%로 향상되었다(212).

폰탄 치료 후 환자의 경미하게 감소된 산소 포화도(90-95%)는 일반적으로 운동시 약 5%가 떨어지며 운동 불내성에 기여할 수 있다(48;87;139;212). 이 지속적인 저산소혈증은 외과적으로 유도되거나 또는 폐 동정맥루, 심방 배플 누출, 또는 비정상적인 환기 / 관류 관계에 의해 유발 될 수 있다.

폰탄 환자에서 휴식과 최대 심장 박동 모두 운동 검사에 저조한 반응을 보인다(48;52;139;212). 최대 심박수는 대개 70-80%로 예측되기 때문이다(48;139). 비정상적 일회량 반응은 아마도 운동 강도가 증가함에 따라 값이 거의 변하지 않거나 감소할 수 있기 때문에 더 많은 원인이 될수 있다(34;48;139;212).

운동에 대한 반응의 감소가 심한 심근 수축성 또는 심실 충만 감소를 반영하는지 여부는 불분명하다. 대부분의 환자는 폰탄 수술 후 휴식과 운동시 심실 수축기 기능 장애가 있음을 보여준다. 2/3는 운동시에 분출률이 5% 이하 하였다(42). 그러나, Gewillig에 의하면 휴식 사이에 상관 관계가 없다는 것을 발견했다(66).

운동에 대한 심실 단축율 및 심박출량 반응에서 폐동맥 혈류를 유발하는 펌프가 없다면 폐동맥 순환은 일반적으로 저항 회로이지만, 우심실의 발달은 폐 혈류 유지 및 좌심방의 중요성을 암시한다. 폐동맥 펌프가 없는 경우, 폰탄 수술을 받은 환자는 적절한 폐 혈류를 유지한다. 중심 정맥압이 상승하더라도 최소한 쉬어야한다. 운동 중 폐동맥판의 부재로 인해 전신 정맥 혈류가 증가하고 폐 혈류가 증가하는지 여부는 현재 알려져 있지 않다.

스포츠를 위한 권장 사항 이번 장에서 지금까지 검토 한 바와 같이, 청색증 선천성 심장병으로 수술을 받은 환자는 가벼운 정도로 일하는 능력이 감소하는 경우가 많다. 또한 약간의 운동으로 경미한 저산소혈증을 경험하거나 강렬한 신체 활동 중에 불규칙이 생길 수 있다. 이 환자들의 많은 경우, 경쟁 성격을 가진 스포츠는 바람직하지 않으며, 다른 사람들은 적절한 평가를 거쳐 특정한 형태의 운동에 참여해야 한다. 여기에서는 1994년 베데스다 컨센서스 회의에서 발표된 특정 권고 사항을 참조하여 이러한 수술을 한 아동들에게 스포츠 참여를 권고한다(70).

비 선천성 심장 질환

Noncongenital Heart Disease

이 장이 1940년에 쓰여진 것이라면, 페이지의 절반 이상이 류마티스를 앓고 난 후 심장 질환이 있는 아동에게 활용될 것이다. 다행스럽게도 서구화된 사회에서 이 질환이 사실상 사라지는 이유 때문에(분명히 밝혀지지 않은 이유로), 후천성 심장 질환은 소아 연령 그룹에서 드문 경우이다. 그러나 아동들의 심장 질환을 둘러싼 운동과 관련된 문제가 있다. 이 섹션에서는 다음 세 가지를 다룬다: 승모판 탈출증이 있는 청소년의 적절한 스포츠 경기에 관한 질문, 가와사키 병에서의 관상 동맥 침범을 평가하기 위한 운동 검사, 그리고 운동에 대한 심장 반응에 대한 심근 병증 및 심장 이식의 생리적 영향 등이다.

승모판 막 탈출

Mitral Valve Prolapse

승모판 막 탈출증은 심실 수축기 동안 좌심방쪽으로 한쪽 또는 양쪽의 승모판 엽을 뒤로 젖히는 것이다. 충분한 변위가 주어지면 밸브 판막 역류가 발생할 수 있다. 임상적으로 심장 박동이 심장 정맥 절개에서 심장 정맥 절제술을 받은 후 역류가 있는 경우 승모판 막 폐쇄 부전증이 뒤 따른다.

승모판 탈출증은 전형적으로 10대 때까지 명백하게 나타나지만, 6% 정도의 높은 빈도를 가진 젊은 성인 여성에게서 흔히 발견되는 것은 아니다. 승모판막 전위는 마르판 증후군 환자의 공통된 특징이며(이 장의 뒷부분에서 논의를 참조), 특히 고려해야 한다. 남성에서 승모판 탈출 소견은 척추 측만증 환자에서 더 흔하게 보고되었다.

승모판 탈출증을 앓는 대부분의 아동과 청소년은 증상이 없고 합병증도 없다. 탈출증을 가진 많은 성인 집단에서 재발하는 흉통, 심내막염, 부정맥, 진행성 승모판 막 폐쇄 부전증, 갑작스런 사망은 모두 보고되었지만, 젊은 환자에서는 이러한 합병증의 발생률이 매우 낮다(20).

승모판 탈출증 환자에서 가장 보편적인 고려 사항은 심실 및 심방 부정맥의 위험이 증가한다는 것이다. Kavey 등에 따르면 운동 검사 및 24시간 심전도 기록에 의한 평가 후 탈출증을 겪은 103명의 소아 및 청소년 중 43명에서 조기 심실 수축이 언급되었다(98). 그러나 이 환자들 중 어느 누구도 이러한 소견이 임상적으로 유의미한 것으로 드러나지 않았다.

승모판 탈출증 환자의 갑작스런 사망에 대한 드문 보고는 아마도 심실성 빈맥과 관련이 있을 것이다. 갑작스런 사망 사건 60건을 검토한 결과 20세 미만의 아동 4명만 나타났다(91). 전체 그룹 중 활발한 신체 활동(잔디깍기, 테니스, 축구)중에 3명만 사망했다. 따라서 개인의 갑작스런 사망 가능성은 매우 낮다.

승모판 탈출증은 스포츠 참여로는 증가하지 않는다. 승모판 탈출증의 발견은 일반적으로 스포츠나 활발한 신체 활동으로 인해 어떠한 제한도 필요하지 않다. 심전도 검사는 초기 평가에 적절하지만 무증상 환자에게는 운동 검사 및 기타 진단 검사가 불필요하다. 승모판막 탈출증 환자가 원인이 없는 빈맥, 심계항진, 어지러움 또는 실신의 병력이 있는 경우, 추가 평가가 요구된다. 어떤 경우에는 심초음파가 중요하다. 마르판 증후군이 의심될 때 대동맥 근부 확장술을 배제하는데 젊은 선수들이 위험에 처할 수 있는 상황이 있다. Jeresaty는 다음과 같이 제안했다.

경쟁 스포츠 경기에서 승모판 탈출증 환자의 참여를 제한하는 기준

1. 실신의 경험
2. 승모로 인한 갑작스런 사망의 가족력
3. 운동으로 악화되는 가슴 통증
4. 심실성 이소성 활동의 반복 형태 또는 지속적인 상실 성 빈맥, 특히 운동으로 악화되는 경우
5. 승모판 기능 부전
6. 마르판 증후군과의 연관

결론적으로, 소아 및 청소년에서 승모판 탈출증은 일반적으로 거의 영향을 미치지 않는 양성 질환이다. 신중한 과거력, 신체 검사 및 휴식 심전도는 대부분의 경우 스포츠 경기에 대한 무증상 환자를 치료하기에 충분하다. 그러나, 심장 부정맥의 증가된 기회 때문에, 특별한 증상이 없는 환자(흉통, 심계항진, 원인 불명) 또는 방금 설명한 위험 요소가 있는 사람들은 추가 조사와 육상에서 가능한 제한이 필요하다.

가와사키 병

Kawasaki Disease

가와사키 병은 주로 아동에게 영향을 미치는 급성 일반 혈관염이다. 이 염증성 질환의 원인은 알려져 있지 않지만, 발열, 결막염, 뾰루지, 림프절 종창, 구강 홍반, 손과 발의 부종 등을 포함하는 임상 소견의 인식을 통해 진단할 수 있다. 종종 수막염, 관절염, 심근염 및 수두와 같은 다기관 염증의 증거와 관련이 있다. 이러한 염증성 변화는 일반적으로 모두 제한적이고 가역적이며, 초기에 양성으로 느껴진다. 그러나, 드물게 이 질환을 앓고 있는 아동들 중 갑상선염의 회복 단계에서 갑자기 사망했으며 부검 결과 관상 동맥 동맥류의 혈전증으로 인한 심근 경색이 나타났다. 후속 연구에 따르면 그러한 동맥류는 약 5예 중 1예에서 발생하며, 일반적으로 급성기에 임상 증상이 나타나고 2~3 주 후에 나타났다. 다행히도 경미한 동맥류는 퇴행 또는 해소되는 경향이 있지만 큰 동맥류(직경 8mm 이상)는 관상 동맥 협착, 심근 경색 및 급사의 위험을 초래한다. 가와사키 병이 있는 아동의 치명률은 초기에 약 1%로 느껴졌다. 그러나 급성기 동안 감마 글로불린 치료의 출현과 함께 이 위험

은 실질적으로 감소했다.

관상 동맥 동맥류가 있거나 없는 어린 아이와 같은 가와사키 병 환자의 노년층에서의 관상 동맥 건강의 자연 경과는 여전히 평가중이다. 심근 경색은 처음 몇 년 후에 기술되었기 때문에 질환에 걸릴 위험이 있는 사람들을 식별하는 것이 중요하다. 심 초음파 검사, 경우에 따라 혈관 조영술은 이러한 환자에서 관상 동맥 합병증을 진단하는 주요 방법이다. 운동 스트레스 테스트는 심근 허혈의 증거를 조사함으로써 관상 동맥 관류를 평가하는데 가치 있는 정보를 제공할 수 있다. 가와사키 병 환자의 추적 관찰에는 다음과 같은 몇 가지 핵심적인 질문이 있다.

정상적인 관상 동맥이나 작은 신경근을 가진 사람, 특히 관상 동맥 혈관에 무증상적인 변화가 있는가? 이 환자들을 허혈성 질환의 위험에 처하게 하는가? 어떻게 위험의 크기를 확인할 수 있을까? 잔류 동맥류가 있는 사람들의 경우는? 외과 개입의 적응증은 무엇인가? 가와사키 병에 걸린 환자들이 경쟁 스포츠 참가 연령에 도달하면 지침이 적절한가?

심근 경색 운동 검사

Exercise Testing for Myocardial Ischemia

가와사키 병 환자의 운동 검사 연구는 관상 동맥 협착 및 관류의 확인에 초점을 맞추고 있다.

지구력과 $\dot{V}O_2max$뿐 아니라 스트레스 심초음파, 운동 심전도, 스트레스 핵 이미징 등 이 사용된다.

지구력 운동 테스트 중 관상 동맥 이상과 용량의 관계를 평가한 연구 결과가 서로 상충되었다. Paridon 등은 심장 카테터 삽입시관상 동맥 확장이 있거나 협착이 있는 5명의 환자 중 4명에서 내구성이 감소한 것으로 보고하였다(149). 또 다른 연구, Paridon 등에 따르면 46명의 가와사키 환자를 조사한 결과, 동맥류가 없는 27명, 동맥류가 해소된 11명, 영구적인 병변이 있는 8명을 조사했다(147). 지구력의 적합성은 관상 동맥 상태에 관계없이 정상이었다. 관상 동맥 이상(거대 동맥류가있는 4명)이 있었지만 2명을 제외하고는 모두 정상적인 러닝머신 운동 내성이었다(146). 평균 운동 시간은 Henein 등 17명의 환자에서 건강한 대조군에 비해 더 짧았으며, 그 중 5명은 동맥류가 있었고 12명에는 관상 동맥 확장이 있었다(82).

허혈성 심전도 놀랍게도 운동 검사 중 심근 허혈의 전통적 심전도 지표는 가와사키 병으로 인한 관상 동맥 이상이 있는 환자를 확인하는데 있어 제한적인 것으로 보인다. 대부분의 운동 연구에서는 그러한 변화가 없다. 관상 동맥 중재술에도 불구하고 보고되었다(82;83;135;146;147;149). 큰 동맥류를 가진 두 명의 환자에서 운동으로 허혈성 ST 변화를 설명하였지만(2), Kato 등은 혈관 조영술로 동맥류나 협착이 있는 13명의 환자 중 5명에서 유사한 심전도 소견을 보였다(97).

스트레스 핵 이미징 가와사키 병 후 관상동맥질환이 있는 환자는 운동 중 핵 스캔에서 심근 관류 결손을 나타내는 경우가 많다(83;147;149). 예를 들어, Paridon에 의해 설명된 영구 동맥류가 있는 8명의 모든 환자는 재관류 방사성 핵종 스캔시 이상이 있었다(149). 그 연구에서 임상 경과에 언제나 관상 동맥 이상이 없는 27명의 가와사키 환자들 중 10명은 재관류를 보였다.

이러한 결과는 "거짓 긍정"을 나타낼 수 있다. 관상동맥질환으로부터 벗어난 것으로 보이는 아동에게 잠재적으로 심각한 관류 이상이 존재할 수 있음을 나타낸다.

스트레스 심 초음파 운동 직후의 2차원 초음파로 심실 분절벽 운동의 이상을 평가하는 것은 성인의 허혈성 관상 동맥질환을 확인하는 유용한 방법이다. 이 기술은 가와사키 병 후에 관상동맥질환이 있는 환자를 평가하는 데에도 가치가 있는 것으로 보인다. Pahl 등이 연구 한 거대 동맥류 환자 4명 중 2명은 분절 무운동증 (segmental akinesis)을 보였다(146). 관상 동맥 이상이 없는 15명의 환자에서 정상적인 스트레스 심 초음파가 관찰되었다. 동맥류가 없는 10명의 소아는 운동 후 심 초음파에 변화가 있었다(195). Henein에 의한 연구에서, 5명의 환자는 동맥류를 가지고 있었고 12명은 관상 동맥의 외전을 가지고 있었다(82). 운동 후, 좌심실 장축 소실의 평균값, 확장기의 최고 신장 속도 및 최고 단축 속도는 모두 건강한 대조군의 수치와 비교하여 감소했다.

Hijazi 등은 동맥류가 있는 환자 11명(직경 3.5~10mm)에서 이러한 진단 기법을 비교했다(83). 운동을 한 환자 중

허혈성 심전도 변화는 없었으며, 5명은 핵 스캔에서 관류 결손을 보였고 4명은 비정상적인 스트레스 심 초음파를 보였다. 2명의 환자는 심각한 협착을 동반하였다.

그들의 동맥류(심장 도관 술에 의해 확립됨)는 모두 비정상적인 핵 검사와 스트레스 심초음파 검사를 받았다. 이 연구에서 사용 가능한 연구 문헌을 대표하는 것으로 보인다. 즉, 핵 스캔 및 운동 후 심 초음파 검사는 관상 동맥 질환이있는 가와사키 병을 가진 아동을 식별하는 데 가치가있는 것으로 보이지만 운동 심전도는 가치가 없습니다.

운동 권고
Exercise Recommendations

임상 경험에 의하면 가와사키 병이 초기인 아동과 청소년이 스포츠에 참여할 때 심근 경색의 위험을 확인하지 못했다. 그럼에도 불구하고 관상 동맥 질환이 있는 성인들의 위험에 비추어 볼 때, 관상 동맥류 형성 또는 협착증이 있는 가와사키 환자에게 고강도 운동 제한을 고려하는 것은 신중해야 한다. 동시에, 관상 동맥류 형성이나 협착의 위험을 증가시키지 않아야 한다.

1994년 미국심장협회는 가와사키 병을 경험한 환자를 특정 위험군으로 계층화하여 운동 권장 사항을 발표했다(32). **표 7.1**에서 볼 수 있듯이, 관상 동맥 침범이 없는 환자에서 스포츠 활동에 대한 제한은 필요 없다고 느꼈다. 또는 급성기에 관상 동맥 혈관의 일과성 외배엽을 가진 사람, 장애가 없는 관상 동맥류의 경우, 운동 참여에 대한 결정은 운동 스트레스 테스트의 결과에 근거해야한다. 관상 동맥 폐색이 있는 경우, 경쟁적인 스포츠 경기는 피해야 한다.

표 7.1 이전 가와사키 병을 가진 환자를 위한 운동 가이드라인

위험 수준	신체활동
질환의 어떤 단계에서 관상 맥 변화 없음	질환 후 6–8 주간 제한 없음
급성 질환 중에 사라지는 일과성 관상 동맥 확장	질환 후 6–8 주간 제한 없음
중소 형 단독 관상 동맥류	10 세 미만의 환자의 경우, 병 후 6–8 주간 제한이 없다. 10 세 이상인 경우 연간 트레스 테스트를 통해 권장 사항을 추천한다. 격렬한 운동은 강력하게 권장되지 않는다.
하나 이상의 거대한 관상 동맥 동맥류, 또는 장애가 없는 여러 개의 중소 동맥류	10세 미만 환자의 경우 제한 후 6–8 주. 위에 10세, 연간 스트레스 테스트를 통해 권장되는 권장 사항. 격렬한 육상 경기는 강력하게 권장되지 않는다.
관상 동맥 폐색	접촉 스포츠, 아이소 메트릭 및 웨이트 트레이닝을 피하라. 스트레스 테스트 또는 심근 재관류 검사에서 안내하는 기타 권장 사항

류마티스성 열, 심내막염, 가와사끼 병 협회, 미국심장협회 1994(32)

확장성 심근 병증
Dilated Cardiomyopathy

원발성 심장 근육 질환은 아동의 확장된 심근 병증으로 나타날 수 있고 많은 잠재적인 원인이 있지만 보통 특발성이다. 후천성 심근 병증은 바이러스 성 심근염을 앓을 수 있으며 악성 종양에 대한 안트라사이클린 화학 요법의 불행한 합병증이다. 심근 병증이 있는 소아 및 청소년의 결과는 완전 회복에서부터 진행성 심부전 및 사망에 이르는 급속한 임상 악화에 이르기까지 다양하다(121).

확장된 심근 병증의 생리학적인 특징은 심근 기능의 저하이며, 소아에서의 좌심실 기능 장애의 중증도는 임상 결과를 예측할 수 있다(121). 운동은 심장의 변성 용량을 강조하므로 이 환자의 질환 중증도와 예후를 평가하는 데 트레드밀 또는 주기 검사가 도움이 된다. 사실, 성인의 경우 허혈성 및 일차성 심근 병증, 유산소 체력이 낮았으며 운동 중 좌심실 박출률(<5%)의 상승이 감소했다. 검사는 생존율을 예측한다. 그러나 이러한 특징들은 심근의 지표와 일관되게 관련이 없다. 기능(예: 심실 박출률 또는 단축율)은 휴식시 측정된다(59).

운동 응답
Responses to Exercise

심근 병증 아동의 생리학적 반응에 관한 일부 정보는 성인 환자와 유사한 결과를 나타낸다. Rowland. 등은 심근 기능 장애(휴식 시간에 28% 이하의 단축율), 대부분 독소루비신 독성을 보인 7–17세 11명의 환자에서 운동에 대한 심장 반응을 측정하기 위해 도플러 심 초음파를 사용했다(168). 건강한 피실험자의 수치와 비교할 때, 최대 심장 지수, 심박출 지수, 심장 속도, 최대 대동맥 속도, 그리고 좌심실 단축율은 모두 유의하게 낮았

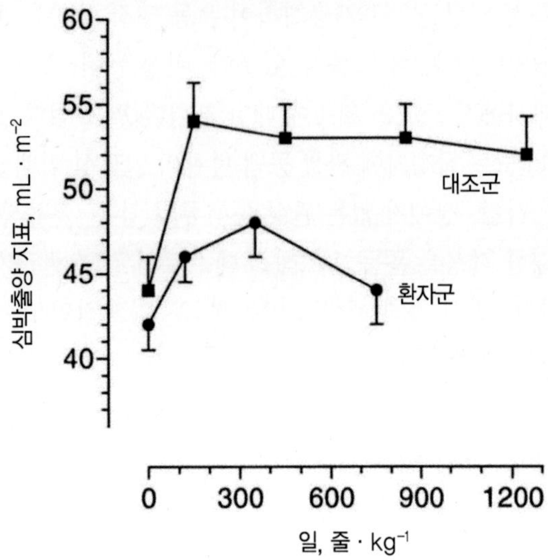

그림 7.2 심근병증 환자 및 건강한 대조군에서 심박출량 지수의 변화. Rawland 등에 근거 1999(168).

다. 높은 작업 속도에서 심박출량은 비정상적인 피험자에서 정체 되었으나 심근 병증 환자에서는 감소했다(**그림 7.2**). 저자들은 이 결과를 심실 심근이 수축의 힘과 속도를 증가시킬 수 없음을 나타내는 것으로 해석했다. 스트로크 양이 방출 기간이 단축됨에 따라. 성인 연구에서와 마찬가지로, 심실 단축율이나 지구력(피로감에 걸리는 사이클링 시간)은 운동 변수(분화율의 최대 또는 변화, 최대 심박출량 지수 또는 최대 피크 대동맥 속도)와 관련이 있었다.

휴식시 심근 기능의 정상 지표를 가진 환자에서도 비슷한 결과가 관찰되었다. Johnson 등은 5년 간격으로 후 13명의 젊은 환자의 심장 체력을 평가하여 휴식중인 심 초음파 검사에서 좌심실 수축력에 이상이 없음을 보여 주었다(93). 그러나 대조군과 비교했을 때, 환자는 $\dot{V}O_2max$보다 낮은 $\dot{V}O_2max$를 나타냈다. 비슷한 최대 운동 부하에서 환자는 산소 섭취량에 비해 심장 지수가 낮았으며, 심박출량이 조금 증가했기 때문이다. 이러한 결과는 운동이 심근의 안트라 사이 클린 독성이 없는 환자에서 심근 기능 장애를 조절할 수 있음을 시사한다.

유사한 결과는 Weesner 등이 4년에서 13년 전 악성 종양에 대한 안트라 사이클린 치료를 받은 10-20세의 8명의 환자에서 주기 운동에 대한 심장 반응을 안트라 사이클린을 투여 받지 않은 10명의 암 생존자와 비교했다(205). 두 군 모두 정상적인 심박동 수, 심박수, 혈압, 심근 기능의 심 초음파 지표(원위부 섬유 단축 단축율, 최대 대동맥 속도)를 보였다. 심근 경색 직후의 심 초음파는 치료받지 않은 피실험자가 치료군과 비교하여 심근 기능의 모든 측정에서 더 큰 증가를 보였다. 저자들은 안트라 사이클린 치료를 받은 소아 암 생존자와 심근 기능이 정상인 심근 기능을 나타내는 심근 기능의 미묘한 이상이 존재할 수 있다고 결론지었다. 이러한 결과는 운동 검사 중에 평가된 변수가 더 민감하게 작용할 수 있음을 시사한다.

심근 건강 지표는 휴식중인 환자보다 높았다. 임상 결과의 예측 인자로서 가장 가치 있는 것으로 여겨지는 생리학적 마커를 확인하기 위해서는 추가 연구가 필요하다.

만성 울혈성 심부전 환자의 예기치 않은 발견은 운동 불내성의 수준이 반드시 심장 출력 또는 근육 혈류와 상관 관계가 있는 것은 아니라는 것이다. 진행성 운동 테스트에서 성능을 제한하는 호흡 곤란 및 피로 증상은 환자의 혈역학 상태와 관련이 없다는 증거가 있다. 이 환자들에서 운동 피로를 설명하기 위해 제안된 다른 요인들은 말초 혈류, 내피 기능 이상, 비정상적인 골격근 구조 및 대사 기능, 그리고 근육 소모의 이상이다. 이 문제는 아직 심근 병증이 있는 소아에서 평가되지 않았다.

심장 이식
Heart Transplantation

심장 이식은 말기 단계 심근 기능 장애 아동에게 표준 치료법이 되었다. 확장성 심근 병증, 특발성, 안트라사이클린에 의해 유도된 것은 이식을 해야되는 가장 일반적인 경우이며, 4분의 1 정도는 선천성 심장 질환 수술 후 심한 심실 기능 장애가 있는 소아에서 시행되었다(Fontan, Mustard 수술)(17). 심장 이식 후 합병증은 거부, 감염, 고혈압, 악성 종양 및 관상동맥질환이 있다. 면역 억제 치료법의 발전으로 5 년 생존율은 75%, 생존율은 65%로 나타났다(203).

이식 수술 후, 이전에 심장 기능 저하 및 운동 피로를 나타낸 환자는 신체 활동능력이 크게 향상되었다. 그러나 이식된 심장은 자율 신경 분포가 없고 운동에 정상적으로 반응하지 않는다. 성인에서 심장 이식 후 운동에 대한 심장 반응을 기술한 연구는 Shephard에 의해 요약되었다(181). 휴식하는 심박수가 증가하여(90-110비트, 분 I), 아마도 미주 신경의 소실과 관련될 수 있다. 운동시 심박수는 교감 신경 자극보다는 순환하는 카테콜라민

표 7.2 심장 이식 후 아동 및 청소년 운동 연구

	최대 심박동수	예상 일 능력	최대 $\dot{V}O_2$값($ml \cdot kg^{-1} \cdot min^{-1}$)
Hsu et al. (84)	136 ± 22	61%	22 ± 6
Christos et al. (29)	154 ± 8	61%	22 ± 3
Nixon et al. (140)	134	64%	22
Schulz-Neick et al. (176)		62%	30

에 의해 유발된다. 결과적으로 심장 박동수의 상승이 지연되고 최고치가 낮아진다. 휴식시 심박출량은 적다. 운동 전반에 걸쳐 심박출량은 증가하는 경향이 있다. 최대 운동시, 심장 출력은 $\dot{V}O_2max$ 및 작업과 마찬가지로 예측치보다 약 25% 낮다. 운동에 대한 심근 부정 반응은 정상적인 것으로 보인다. 셰퍼드(Shephard)가 지적한 대로, 성인은 이식된 심장이 구조적으로나 기능적으로 정상이지만 심장 용량은 제한된다. 아동 심장 이식 시술에서 수행된 제한된 수의 연구는 비슷한 결과를 냈다.

표 7.2에 요약되어 있듯이, 이들은 감소된 심박수 반응을 포함한다. 낮은 작업 용량 및 $\dot{V}O_2max$로 운동을 순환하여 보아라. Christos의 연구에서 최대 허혈 부위는 대조군보다 더 컸다(29). Hsu 등은 2년 후 원래 환자 31명 중 16명에게서 운동 검사를 반복하여 동일한 결과를 얻었다(84). 이 저자들은 좌절된 심장 박동 반응뿐만 아니라 앉아있는 생활 방식에 이르기까지 환자의 체력 감소에 대한 결과를 지적했다.

심장 운동 재활 프로그램

Cardiac Exercise Rehabilitation Programs

넓은 관점에서 심장병이 있는 아동의 대부분은 정상적인 운동 내성을 가지고 있습니다. 그러나 일부, 특히 이 장에서 다루는 결함으로 인해 정상적인 신체 활동에 참여할 수 없는 것은 그들의 인생을 살아가는 데 매우 큰 장애물이다. 규칙적인 운동 프로그램을 통해 제공되는 체계화된 프로그램이 이 환자들의 체력을 향상시키는데 도움이 될 수 있다는 개념은 관상 동맥 질환이있는 성인을 위한 심장 재활 프로그램의 성공에 기초합니다.

훈련될수 없는	**훈련될수 있는**
저산소혈증	낮은 신체 활동
부비동 부작용	상실된 골격근 호기성 능력
잔여 해부학적 결함	근육 모세관 감소
심근 기능 장애(?)	낮은 박출양 (예비하중)

그림 7.3 청색증 선천성 심장병 수술 후 환자의 운동 내성에 영향을 미치는 요인.

심각한 심장 질환을 앓고 있는 아동의 운동 능력을 제한하는 다양한 요인을 검토하면 운동으로 잠재적으로 변형 될 수 있는 반면 다른 운동에서는 수정할 수 없음을 나타낸다(**그림 7.3**). 저혈압, 부비동 절제 부전, 예를 들어, 해부학적 질환은 반복적인 운동에 의해 변경 될 것 같지 않다. 건강한 피실험자 및 운동 선수의 결과를 토대로, 심근 수축 기능은 아마도 훈련 프로그램에서 변경되지 않을 것이다. 반면에 심박출 부전 및 골격근 호기성 능력 저하로 인한 심박출량 저하는 운동 훈련에 긍정적으로 반응할 수 있다(152).

심장 질환을 앓고 있는 아동들을 위한 운동 재활의 개념적 호소에도 불구하고 오랫동안 유지 되어온 몇 가지 프로그램이 개발되었다. 이러한 활동은 이질성과 환자의 지리적 근접성 부족, 제한된 자금 지원, 시설 및 숙련된 인원의 필요성으로 인해 수행하기 어렵다(209). 그럼에도 불구하고 이 프로그램에 관한 일부 결과는 잠재적인 효과를 드러내고 있다.

관상동맥질환이 있는 성인의 재활 운동으로부터의 통찰

Insights From Exercise Rehabilitation in Adults With Coronary Artery Disease

운동재활 프로그램은 관상동맥질환이 있는 성인 환자에게 표준이 되었다. 이 프로그램들은 협심증 위험의 감소, 심근 경색 및 사망의 위험 감소 등의 목표를 가지고 있다. 관상 동맥 질환에 성인에 있는 운동 훈련의 기간이 $\dot{V}O_2max$(11%에서 56%에)와 육체적인 활동을 용인하는 더 나은 기능에 있는 뜻 깊은 상승으로 이끌어 낸다는 것을 나타낸다(193). 더욱이, 대부분의 연구는 장기 이환율 감소에 대한 이러한 프로그램의 유리한 효과를

시사한다.

보존된 심근이 있는 환자의 기능 및 운동 훈련의 유익한 효과는 심장 근력의 개선에 대한 증거를 포함하지 않았다. 증가된 최대 수축력은 효율적인 골격근 펌프로 인해 심실압이 향상될 가능성이 있는 주요 생리학적 외상이다(152).

마찬가지로, 심한 좌심실 기능 장애가 있는 환자의 경우 운동 기능이 심근 수축력을 향상시킬 수 있는지 의심스럽다. 개인은 주로 혐기성 신진 대사의 초기 발병에 의해 유발되며, 이것은 차례로 운동에 대한 골격근 대사 반응의 이상(호기성 효소 감소, 제 1 형 섬유의 감소, 미토콘드리아 부피 밀도의 감소, 모세관 감소의 감소)을 유발한다(8;30;189). 이러한 요인들은 운동 훈련을 통해 향상 될 수 있기 때문에 심근 기능의 주요 변화 없이 체력을 향상시킬 수 있다. 이러한 데이터를 검토하면서 Sullivan은 "운동에 대한 골격근 반응이 운동 내성을 결정하는 데 중요한 역할을 한다는 개념은 만성 심부전 환자의 운동성 증상을 개선할 수 있는 잠재적인 수단으로 운동 훈련을 사용하는 것에 대한 생리학적 근거를 제공한다"고 했다(189).

소아 환자의 운동 재활

Exercise Rehabilitation in Pediatric Patients

어떤 면에서, 아동을 위한 심장 재활 프로그램은 성인용 프로그램과는 다른 목표에 기반한다. 환자 인구 및 질환 과정은 다르며, 아테롬성 동맥 경화성 혈관 질환에 대한 운동은 선천성 심장 이상과 운동이 다를 것으로 예상된다(47). 그러나 두 그룹의 재활 프로그램은 이전의 낮은 수준의 체력을 가진 환자가 일상 생활의 정상적인 활동에 참여할 수 있게 하여 삶의 질을 향상시키는 공통 목표를 공유한다(62). 또한, 정신 사회적 혜택(사회 기술 향상 및 자신감 향상)을 제공하는 이 프로그램의 규칙적인 운동 습관의 지속성을 자극할 수 있다.

아동의 6~12 주간의 재활 운동 프로그램에 따른 업무 능력 및 $\dot{V}O_2max$ 최대치에서의 향상은 성인에서 관찰된 것과 유사하다(표 7.3). 주로 중대한 동맥의 전이, Fallot의 사지 증후군 및 단일 심실과 같은 결점을 위해 주로 수술을 받은 환자에서 이러한 프로그램에 대한 12개의 보고서를 검토한 결과를 검토했다(11). 건강한 아동에 대한 훈련 연구에서 30% 증가한 것에 비해 21%였다. $\dot{V}O_2max$는 심장 재활 연구에서 평균 11% 증가한 반면, 정상 아이들의 훈련, 심장 질환을 가진 아동의 운동 프로그램 후에 이러한 개선을 설명하는 생리학적 메커니즘은 다루어지지 않았다.

성인에서와 마찬가지로 심장 재활을 위한 생리학적 기초가 아동과 동일하다면 최대 혈액량의 증가는 혈장 부피의 증가, 골격근 펌프 기능의 향상 및 골격근 세포의 호기성 대사 능력 증가의 결과일 가능성이 크다.

대부분의 저자는 심장 질환이 있는 아동의 운동 훈련 프로그램에서 긍정적인 심리 사회적 결과에 깊은 인상을 받았지만 이러한 영향에 대한 증거는 대개 일화로 남아 있다. Calzolari 등은 "프로그램이 끝났을 때 아이들은 모두 독립과 주도권을 증가시켰으며 사회 관계에 있어 더 자신감을 갖게 되었다 "고 했다(p156)(25). 4명의 환자를 대상으로 실시한 설문 조사에서 Donovan은 운동 프로그램이 자녀의 활동을 둘러싼 어머니의 두려움을 덜어 주었고 그 프로그램으로 인해 자녀가 더 나은 자아상을 갖게 되었다고 보고했다(45).

소아 심장 재활 프로그램에 대한 연구 데이터를 검토하면 연구 디자인에서 공통점(높은 중퇴율, 짧은 기간,

표 7.3 선천성 심장병 아동의 심장 재활 프로그램에 대한 반응

연구	환자수	기간(주)	일 능력 증가(%)	최대 $\dot{V}O_2$값 증가(%)
Vaccaro et al. (198)	21	12	19%	21%
Balfour et al. (10)	16	12	21%	20%
Sabath et al. (173)	14	12	22%	29%
Bradley et al. (22)	11	12	17%	21%
Goldberg et al. (69)	26	6	25%	
Calzolari et al. (25)	9	12	8%	

비 훈련된 통제의 부족)이 있고, Driscoll(47)은 다음과 같은 몇 가지 중요한 질문에 대한 답이 남아 있다고 결론 지었다: (1) 조직적 프로그램을 통한 체력 향상은 프로그램 기간을 넘어서 계속 유지 되는가? (2) 이 프로그램은 아동의 생활 방식을 바꾸고, 운동과 체력 증진에 가까워지는 데 효과적인가? (3) 운동 내성의 변화가 보고되고 $\dot{V}O_2max$ 최대 재활 프로그램을 연습하거나 단순히 참가자 선정 및 탈락 편향을 반영하는가?

운동의 위험

Risks of Exercise

규칙적인 운동과 스포츠 참여가 건강에 유익한 만큼, 격렬한 운동은 아주 드물게 아동과 청소년에 예기치 않은 급사의 위험을 내포하고 있다.

구조적 심혈관 질환을 가진 운동선수들의 갑작스러운 예기치 않은 죽음

Sudden Unexpected Death in Athletes With Structural Cardiovascular Disease

구조적 심혈관 질환을 앓고 있는 운동선수가 이전에 인지 할 수 없는 심장병으로 갑자기 사망하는 사례는 드물다. 아마 미미한 보고일지라도, 미국에서 그러한 비극의 발생 빈도는 매년 약 10-13명으로 개인, 즉 250,000명의 참가자 중 약 1명의 비율이다(199). 그럼에도 불구하고 건강하고 건전한 활동으로 여겨지는 청소년기의 갑작스런 붕괴와 죽음은 특히 극적이다. 사전 참여 의료 평가를 하는 동안 심장병이있는 운동선수를 자세하게 평가하는 것이 중요하다.

스포츠 경기 중 갑작스런 사망 위험, 급성 심정지는 아마도 심장 질환을 앓고있는 운동 선수에서만 발생하기 때문에 심장 진단 검사는 위험을 초래하는 이상을 식별할 수 있어야 한다. 이를 위해 스크리닝 방법에 대한 권장 사항이 게시되었다(118;119). 스포츠 참여로 위험에 처한 선수를 탐지하고 금지한다. 그러한 심장 결함 중 일부는 일상적인 진단 조치에 의해 쉽게 확인될 수 있으며, 어떤 경우에는 스포츠 경기제한이 갑작스런 사망의 위험을 상당히 줄이기도 한다. 하지만 임상가들은 확인될 수 있는 심장 결함을 인지하고 위험에 처한 운동선수의 활동을 제한하는 것이 중요하다고 생각한다.

이 섹션에서는 스포츠 경기 중 갑작스런 심정지를 일으킬 수 있는 구조적 조건을 검토하려고 한다. 특히 사전 평가에서 이러한 이상을 판별하는 적절한 수단에 중점을 두려고 한다.

비대증 심근 병증

Hypertrophic Cardiomyopathy

비대증 심근 병증은 심실의 심실 벽이 극적으로 두꺼워지는 것을 특징으로 하는 유전적 질환이다. 비대는 대개 비대칭이며 주로 심실중격전을 포함한다(따라서 "비대칭 중격 비대증"). 종종 대동맥 유출 폐색을 어느 정도 포함하고, 이 조건을 가진 개인에서 급사의 위험이 높다고 보고된 사례가 일부 있다. 최근의 정보에 따르면 사망률이 현저히 낮을 수 있음을 알 수 있다.

비대증 성 심근 병증에 의한 갑작스런 사망의 기전은 불확실하지만 관상동맥질환의 상대적 부적합, 특히 신진 대사가 증가한 시기에 두꺼워진 적합하지 않은 심근 경색의 재관류 등, 갑자기 사망한 대부분의 경우에는 당시 활발한 신체 활동을 하지 않았지만 운동의 생리학적 요구가 갑작스런 사망 확률을 증가시키는 것처럼 보인다. Maron은 37%는 휴식이나 수면 중 사망, 24%는 가벼운 운동(예: 쇼핑), 29%는 달리기와 같은 활발한 신체 활동으로 사망했다(117). 이러한 이유로 비대증성 심근 병증 환자는 경쟁 스포츠 참여가 제한되어야 한다. 위험을 줄이는 수단으로 스포츠를 즐겨라.

불행히도, 사전 참여 검사를 통해 이 질환을 발견하는 것은 어렵다(118). 결과적으로, 인식할 수 없는 비대증성 심근 병증은 스포츠 경기(**그림 7.4**)동안 젊은 선수에서 예상치 못한 갑작스런 사망의 가장 흔한 원인이 된다. 이 조건을 가진 가족 구성원의 보고가 약 20%의 경우에서 있을 수 있고, 비대증 환자의 절반 이상이 있을 수 있으므로 심근 병증은 이전의 흉통, 실신, 또는 운동으로 인한 피로의 용이함을 설명할 수 있다. 신체검사는 종종 잘못된 결과가 나올 수 있다.

대동맥 폐쇄 또는 관련 승모판 막 부재가 있는 경우에만 심장 소리가 들릴 것이다. 심잡음은 일어서거나 내리는 동안 강도가 증가할 수 있다. 발살바(Valsalva) 방법을 통해 발견할 수 있지만 항상 분명하지는 않다.

비대성 심근 병증이 있는 환자의 심전도는 거의 항상 비정상적이며 좌심실 비대증, 심부 Q 파 또는 허혈성 ST 변화를 보여준다. 심 초음파는 심실중격 두께가 18

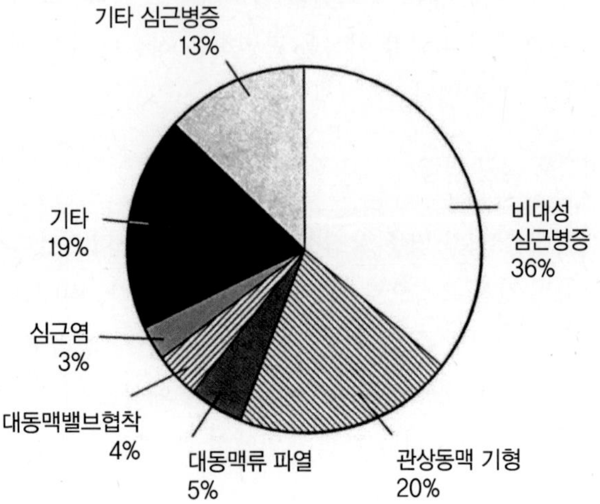

그림 7.4 젊은 운동 선수의 예상치 못한 심장 사망의 원인.

을 초과하면 확진 진단을 한다. 수축기의 승모판막 운동 이상과 종종 어느 정도의 대동맥 폐쇄를 동반한다.

의학적 병력 및 신체검사가 종종 이 질환을 가진 운동 선수를 식별하지 못하기 때문에 일상적으로 사용하는 심초음파가 위험군에 있는 사람들을 위해 사용되었다. 그러나 심 초음파 검사는 비용이 많이 들지 않는 검사이며 일상적으로 사용하는 것은 많은 거짓 결과가 나타나는 문제가 있어 식별에 혼란이 올 수 있다.

결론적으로 그러한 "발견"은 불확실성과 추가 검사의 필요성으로 인해 선수, 가족, 팀 및 기관에 막중한 정서적, 재정적, 의학적 짐을 초래할 것이라고 이야기되었다(119).

일상적인 검사를 위해 심전도를 고려할 때, 건강한, 무증상의 심 초음파(12-15mm)의 중격 막 두께, 가족력을 가지지 않은 청소년은 어렵다. 운동 선수는 갑작스런 사망의 위험이 있는 경증 비대증 성 심근 병증이 있어 스포츠 경기에서 제한이 필요하다는 신호를 주거나 또는 정상적인 해부학적 변이형을 발견할 수 있다. 스포츠 훈련에 대한 심장 반응("운동 선수의 심장")을 반영한다.

Maron은 이러한 차별화에 유용할 수 있는 몇 가지 기준을 제안했다(115). 비대증 성 심근병증의 진단은 (1) 심실 중막 두께가 18mm를 초과하는 경우, (2) 좌심실 이완기 치수가 작다, (3) 중격 비대의 기간이 지나면 비대증이 후퇴하지 못한다. (4) 가족의 심장 초음파 검사 좌심실 비대를 나타내며, (5) 심실 이완기 충전의 비정상적인 패턴(감소된 순응도를 나타내는 고조파)을 도플러 심초음파로 관찰된다.

관상 동맥 이상

Coronary Artery Anomalies

젊은 운동 선수는 죽상 경화성 관상동맥질환의 위험이 없다. 그러나 드물지만 심근 관류가 불충분하지만 종종 이러한 혈관의 선천적 기형이 스포츠 경기 중 갑작스런 사망의 위험을 초래할 수 있다. 가장 보편적인 형태로, 왼쪽 주 관상 동맥 에서 발생한다. 갑작스러운 관상 동맥 부전으로 인한 사망은 이 혈관이 대동맥 기저부와 폐동맥 사이에서 진행됨에 따라 발생할 수 있다. 다른 이상은 관상 동맥 형성 저하 또는 협착, 심장 근육 내에 묻힌 혈관 및 폐동맥으로부터의 좌측 관상 동맥의 기원을 포함한다.

이러한 이상은 매우 드물다. 임상적으로 진단하기가 불가능한 경우가 많기 때문에 운이 좋다. 관상동맥질환이 있는 청소년에서 흉통, 현기증, 실신과 운동이 조기 징후로 보고되었다. 이례적이지만, 보통 그들의 존재에 대한 첫 번째 징후는 갑작스런 죽음이다. Basso 등은 관상 동맥 기형으로 인한 갑작스런 사망 27건을 보고했다(12). 이전의 흉통이나 실신이 10건 발생하였다. 주의를 해야 한다. 이전의 심전도가 있는 9건과 운동 스트레스 검사를 받은 6건에서는 모든 것이 정상적이었다.

마르판 증후군

Marfan Syndrome

상염색체 우성 유전 상태 인 마르판 증후군 환자는 결합 조직이 과장되어 있다. 그들은 긴 사지와 키가 큰 것이 특징이다. 근골격계 이상(척추 측만증, 방실 내강), 관절 내 과잉 유연성 및 안구 렌즈 탈구, 가장 심각한 측면은, 점진적인 팽창과 동맥류 형성을 동반한 근위 대동맥 벽의 약화이다. 이로 인해 대동맥판막의 부전이 증가할 수 있다. 예방적 중재에는 베타 차단제 치료(대동맥 박동 감소), 특정 형태의 신체 활동 제한 및 수술 대동맥 직경이 55~60mm를 초과 할 때 대동맥 판과 근위 대퇴 대체, 마르팡 증후군을 앓고 있는 개인이 스포츠를 할 위험은 1985년 경기 중 배구 선수 FloHyman의 갑작스런 죽음으로 나타났다. 1984년 미국 올림픽 팀의 스타인데, 부검에서 전형적인 마르판(Marfan) 특징을 가진 파열된 대동맥류로 사망했다. 이 비극적인 사건은 키 큰 운동 선수들에게 일어날 수 있는 마판 증후군에 대한 인식을 높였다. 특정 형태의 스포츠 경기에서 마르판 증후군을 앓는 개인의 위험은 대동맥 확장이나 동맥류 파열이 가속되었다. 여기에는 저항 운동(역도, 레슬링), 가슴에 타격을 줄 수 있는 스포츠 및 지구력 훈련이 포함된다.

현재 마르팡 증후군의 진단을 확립하는 실험실 검사는 없다. 신체적 특징, 종종 긍정적인 가족력과 함께, 스포츠 검진에 대한 마르판 증후군의 의심은 심장내과의사에게 의뢰해야한다. 마르팡 증후군을 가진 대부분의 환자는 승모판의 이완(승모판 탈출증의 심 초음파 검사 소견에 의해 표시됨) 및 대동맥 근부의 확장이 있다.

대동맥판 협착증
Aortic Valve Stenosis

대동맥 판막 협착증으로 인한 중대한 장애를 가진 소아 및 청소년의 갑작스런 사망의 위험성은 이 장의 앞부분에서 논의되었다. 다양한 형태의 심장병 중 젊은 운동선수의 급사에 대한 위험을 초래하는 이 상태는 훨씬 더 흔하다. 비대증성 심근병증 및 관상동맥 질환과는 달리, 진단은 신체검사에서 쉽게 이루어진다. 오른쪽 가슴에 있는 수축기 잡음의 발견은 특히 스포츠 경기 전에 심장 전문의에게 의뢰해야 한다.

긴 QT 증후군
Long QT Syndrome

긴 QT 증후군은 심근 재분극을 지연시키고 ECG의 QT 간격을 연장시키는 심장 근육 세포의 유전적 전기생리학적 이상이다. 이 희소한 증상은 상당한 의학적 관심을 끌었다. 왜냐하면 긴 QT 증후군을 가진 사람들은 심실성 빈맥과 갑작스런 사망의 위험이 있기 때문이다. 이 증후군이 많은 것을 설명 할 수 있다고 제안되었다. 연간 3,000명의 예상치 못한 사망자가 발생했다(200). 치료를 받지 않은 경우의 사망률은 높으며 10 년 동안 사망률이 50% 나 되는 것으로 보고되었다. 10대가 끝나기 전에 전형적으로 나타나는 그러한 사건의 약 85%는 운동과 감정적 자극에 의해 유발되어 스포츠 활동의 위험을 초래한다. 육상 경기 참가 확인 및 제한에 환자 관리가 중요하다(178).

긴 QT 증후군 환자의 기전, 진단 및 치료에 대한 이해는 지난 10년 동안 상당히 발전했다. QT 간격의 연장과 심실 빈맥성 부정맥의 발생은 초기에는 "자율 신경계 불균형 "이 관여한다. 상염색체 열성 저혈압 Oervell-Lange-Nielsen 증후군(선천성 난청) 또는 상염색체 우성(RomanoWard)에서 유전되는 패턴이 있다.

이제는 긴 QT 증후군이 상염색체 우성 유전 질환으로 인식되고 있다. 상당한 정도의 유전적 이질성(genetic heterogeneity)이 관찰되었으며, 몇몇 특정 유전자에서 180개가 넘는 돌연변이가 관찰되었다. 아직 임상 적으로 진단된 경우의 절반에서 이 유전자의 이상은 분명하지 않다. 그럼에도 불구하고 특정 유전자의 결함이 특징적인 위험 요인, 자연 경과 및 치료 옵션과 관련이 있다는 조기 증거가 있으며 이 장에서 유전자 특이적인 관리에 대한 가능성을 제시한다(200). 환자의 30%는 가족력이 없고 자발적인 돌연변이를 나타낸다(207).

갑작스런 사망의 위험이 있는 장기 QT 간격은 특히 심장 질환(특히 심근 병증), 전해질 장애 및 특정 약물을 통해 얻을 수 있다. 이 상태에 대한 그의 리뷰에서 Vincent는 QT 간격을 연장시키는 것으로 알려진 88 가지 약물 목록을 제공했다(200). 이것은 이 약물을 복용하는 극소수의 환자들만이 특정 개인이 의약품에 대한 이러한 반응에 유전적으로 취약할 수 있다.

연장된 QT 증후군을 가진 개인의 증상은 대개 재발성 실신과 발작형이다. 그러나, 갑작스런 사망의 30%~40%가 초기 사건으로 발생한다. 반면에 증후군 환자의 약 60%는 증상이 없이 남아 있다. 이 상태의 특징은 ECG에서 QT 간격의 연장이다.

심실 탈분극 및 재분극의 총 지속 기간을 정의하는 QT 간격은 일반적으로 심박수와 반비례로 변한다. 임상 실습의 분석을 위해 QT 간격의 값은 60비트 속도로 수정된다.

정상 건강한 개인의 평균 속도 보정 QT 간격(QTc)은 0.40초이며, 상한은 0.44초이다. 연장된 QT 증후군에서 평균 QTc는 0.49%이지만 5%의 경우 간격은 0.44 초이다(28;200). 정상적인 사람과 영향을 받는 개인에 대한이 값의 작은 중복과 QT 간격이 시간에 따라 다를 수 있다는 관찰은 진단을 어렵게 한다. 경계가 긴 QT 간격이 있는 대부분의 사람들이 건강한 반면 긴 QT 증후군의 진단은 정상 상한선의 QTc로 제외할 수 없다는 것도 사실이다.

유전 테스트는 향후 환자 식별 및 위험에 대한 정보를 제공하지만 일상적인 진단 도구로는 아직 제공되지 않는다. 긴 QT 증후군의 진단은 현재 QTc의 길이와 운동에 대한 반응을 포함한 여러 요인을 고려하여 결정된다.(다음 섹션 참조). QT 증후군이 길거나 설명 할 수없는 갑작스런 사망을 가진 가족; 실신의 경험, 특히 연장된 QT 증후군 환자에게는 몇 가지 치료 옵션을 사용할 수 있다(28).

대부분 베타 차단제에 반응하며 갑작스런 사망률이 80%~90% 감소한다. 다른 환자에서는 맥박 조정기, 심장 교감 신경 차단 또는 이식형 제세동기를 적용할 수 있다.

운동에 대한 QT 간격 반응

QT Interval Response to Exercise

이미 언급했듯이, 긴 QT 증후군을 가진 환자는 전형적으로 정서적 스트레스에 대한 반응으로 실신(실신, 갑작스런 사망)을 경험한다. 베타 차단제 치료에 따른 이점과 함께 가능성 있는 메커니즘은 교감 신경계의 자극이다. 순환하는 카테콜아민과 교감 신경 활동 모두에서 운동이 증가함에 따라 이들 환자의 심전도 변화가 예상된다. 보고서는 실제로 운동으로 심박수가 증가함에 따라 정상적으로 단축되는 QT 간격은 QT 증후군환자의 특징이다. 이 발견은 진단 마커로 유용하다. 운동 검사 중 QT 간격 측정은 대개 쉽지 않다는 것을 알아야한다. T 파는 기준선에 접근한다. 식별은 어려울 수 있다. 이 문제는 다음 빈맥의 P 파가 T 파의 하향 경사에 겹쳐지고 기저선이 비정상일 때 운동 빈맥에 의해 혼란스럽게 된다. QT 변경 사항을 설명하기 위하여 "접하는 접근법"을 사용하여 이러한 어려움을 해결하려고 시도해 왔다. QT 간격의 끝은 T 파의 가장 가파른 아래쪽 경사에서 PQ 선으로 그려지는 탄젠트의 절편에 의해 정의된다.

건강한 대상자에 대한 연구는 QTc 값이 운동에 수반되는 빈맥에서 반드시 안정적이지 않음을 나타낸다. 아이들의 연구에서 평균 QTc가 100-170 박동의 심장 박동 범위에서 0.41에서 0.42초로 상승했다가 0.40초로 돌아간다(18).

이 발견에도 불구하고 긴 QT 증후군 및 정상을 가진 환자의 반응을 직접 비교한 연구는 운동 및 회복 중 QTc의 변화에 유의 한 차이를 나타냈다. 게다가, 이 보고서에 따르면 환자의 최대 및 최대 심박수 값이 낮아서 심장 교감 신경 결핍과 관련된 저하된 능력을 암시한다.

긴 QT 증후군 환자 27명을 대상으로 운동 검사를 실시한 후 최대 QTc 값과 회복 QTc 값에서 휴식시, 평균값은 환자 및 대조군 각각 0.47 및 0.42초였다(201).

평균 QTc는 최대 운동시 또는 정상 피험자에서 회복 3분(0.40 및 0.43초)에서 유의하게 변화하지 않았다. 그러나 최대 운동시 환자의 평균 QTc는 0.54 초로 회복되었고 0.55초로 회복되었다. 최대 심박수는 156대 188박자였다. 환자와 대조군에서 각각 나타났다.

시미즈 등에 의해보고된 긴 QT 증후군 환자 11명 QTc가 0.48에서 상승하여 회복의 처음 2분 동안에는 10 분 동안 회복되었다(182). QTc는 11과목 중 10과목

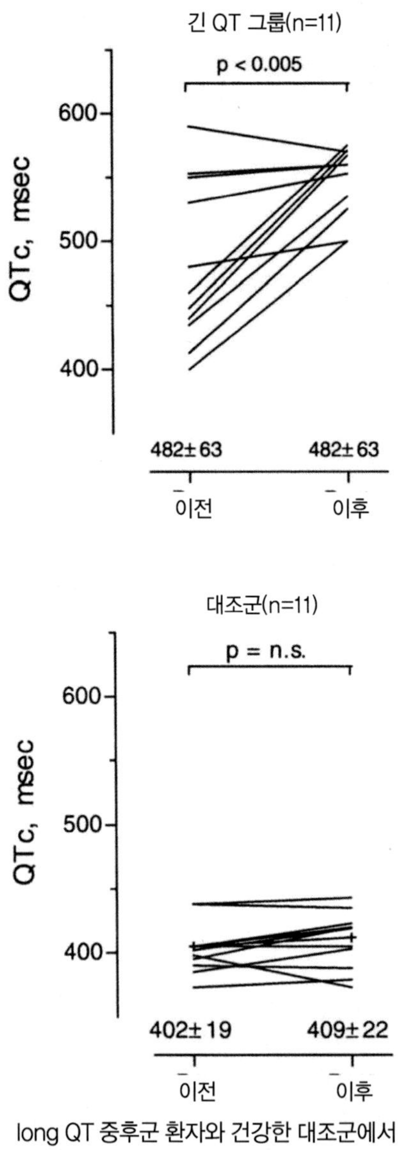

그림 7.5 long QT 증후군 환자와 건강한 대조군에서 운동 중 교정된 QT 간격의 변화(182).

에서 증가했다. 건강한 대조군 12명에 대한 각각의 값은 0.40: t 0.02 및 0.41: t 0.02초였다. 그 중 6명에서 0.01과 0.02초의 작은 증가가 관찰되었다(**그림 7.5**).

QT 증후군이 긴 6명의 소아(96명)에서 QTc가 1분에 휴식시 0.47초에서 운동 후 0.52초로 평균 증가했다고 보고했다(96). 6명의 대조군에서 평균 휴식 시간은 0.40초였고 회복 기간에는 0.39초였다. 6명의 환자 중 5명은 증가를 보였으나 대조군 중 하나를 제외한 QTc는 모두 감소했다.

긴 QT 증후군을 앓고 있는 청소년 16명을 대상으로 Weintraub 등이 실시한 러닝머신 테스트에서 휴식시 0.47초, 최고 운동시 0.51, 회복시 2분, 평균 0.52의 QTc를 나타냈다(207). 정상 피험자의 R-R 간격 단축 100msec 당 QT 간격의 9.5% 단축을 설명했다(177). 두 가지 다른 유전자형을 가진 긴 QT 증후군 환자 15명은 3.6%였다. 절대 QT 간격과 운동시 심박수 사이의 관계에 근거하여, 긴 QT 증후군 환자에서 QTc의 비정상적인 증가가 회복 중에 가장 분명해야 한다고 제안했다(190).

이러한 결과는 운동 검사를 통한 QTc의 변화가 특히 비정상적인 결과를 구별하는데 있어 진단적 가치를 가질 수 있음을 나타냈다. 데이터는 그러한 비교가 조기 회복에서 가장 잘 수행됨을 제시하였다. 휴식 위의 QTc 증가 특히 변화가 0.03~0.04초보다 큰 경우, 긴 QT 증후군의 진단을 의미한다.

현재, 이들 환자에서 운동 유발 QT 간격 변화에 대한 임상 경과와 관련하여 예측할만한 가치는 없다. Chiang 등이 지적한 바와 같이, 정상적인 기준은 없으며 계층화 위험에 대한 운동과 QT 간격의 변화에 대한 예상 정확도는 연구되지 않았다(28).

운동 권고
Exercise Recommendations

운동 중 많은 사고를 경험하기 때문에 긴 QT 증후군 환자에게는 경쟁 스포츠 및 고밀도 신체 활동의 제한이 필요하다. 흥미롭게도, 수영은 특히 위험이 높다(133;177). 일련의 사례에서 알려진 유발인자를 가진 320명의 환자 중 107명(33%)이 수영하는 동안 실신을 경험했으며, 이 스포츠는 피해야 한다(177). 그러나 수영과 관련된 사건을 경험한 환자는 특정 유전자형 및 유전적 테스트를 통해 미래의 특정 리스크를 차별화할 수 있다.

그것이 육체가 아니라고 제안했다. 오히려 긴 QT 증후군을 가진 부작용의 주요 자극제 역할이 관련된 정서적 흥분을 의미한다(178). 그들은 수영이 특히 위험한 운동 형태라고 제안했다.

심장뇌진탕
Commotio Cordis

심장뇌진탕은 갑작스럽게 아동 또는 청소년의 잦은 사망을 초래한다. 이러한 비극은 구조적으로 정상적인 심장을 가진 젊은 사람들에게서 발생한다. 누가 야구, 하키 퍽과 같은 발사체에 의해 가슴의 왼쪽을 두들겨 맞습니까? 심장뇌진탕은 가슴에 타격(축구 중 가슴의 무릎, 가라데 킥)으로 묘사되었다. 공(풋볼, 농구)에 의한 흉부 외상 후 대동맥 경화로 인한 사망은 기록되지 않았다(109).

다행히도 이러한 비극적인 사건은 드물지만 실제 빈도는 분명하지 않다. 미국에서 연간 약 2건의 사례가 있었다. 가장 일반적인 시나리오인 가슴에 야구 타격으로 인해 보고되었다(1). 그러나 이 숫자는 총 사건에 대해 과소평가를 의미한다. 또한 복구가 신속한 경우가 기록되지 않을 수 있다.

일반적으로 프로레슬러의 속도는 과도한 것으로 간주되지 않았으며, 거의 항상 던진 물체나 타격에 의해 발생했다. 대부분의 사고는 경쟁 스포츠 경기에서 발생하지만 비공식적인 경우 놀이터에서 또는 집에서 발생한다. Maron 등이 검토 한 심장뇌진탕 25 예에서 9명은 경쟁 선수로 간주되지 않았다(116).

통증의 위험은 아동 및 청소년에게만 국한된다. 보고된 환자의 평균 연령은 11세에서 12세이며, 약 3에서 19세에 걸쳐있다(109;116).

Maron의 검토에서 한 여성에서만 사건이 발생했다(116). 이 성별 차이는 스포츠 참여의 여성 비율이 반영될 수도 있다(109).

보고된 사례의 72%에서 전방의 흉부가 외상에 노출되었다. 그러나, 심장뇌진탕의 4분의 1이상, 피사체는 발사체 충격의 영역을 커버하는 보호 패딩을 입고 있었다. 여기에는 축구 선수 인 라크로스 골키퍼와 야구 포수의 사망 사례가 포함된다(116).

전형적인 경우, 젊은 운동선수가 갑자기 왼쪽 앞가슴에 심장 박동을 당하고 땅에 쓰러지며 소생을 할 수 없다. 어떤 경우에는 회복기가 짧아지거나 걸을 때와 같이 심한 심장 마비로 다시 쓰러지는 경우 짧은 회복 기간이 나타난다. 그 중 약 1/10에 해당하는 사람은 살아남았다. 그러나 사망률 90%는 빠른 회복이 없는 사례가 보고되지 않을 가능성을 고려하지 않았다.

이러한 아이들의 소생술 노력에 대한 저항은 수수께끼였다(1). 25명 중 19명은 훈련된 의료진에 의한 상황 중 7번의 경우 즉시 현장에서 심폐 소생술을 받았다(116). 오직 두 명의 피실험자만이 심장 리듬을 회복시키는 데 성공한 소생술이었다(두 젊은이는 결국 9일 이내에 사망했다).

심장 부검 검사 결과는 눈에 띄지 않게 밝혀졌다. 심근 손상이나 관상 동맥이나 심장 판막 손상의 징후는 보이지 않았다(116).

ECG가 발생했을 때 거의 얻지 못했던 경우에는 심실세동이 거의 항상 기록되어 있었다. 소생된 사람들에게서 심근 손상과 일치하는 ST 부분의 유의한 상승이 관찰되었다. 이로 인해 흉부 대동맥은 흉부 충격으로 인한 심근 손상으로 인한 치명적인 심실 부정맥을 나타냈다.

Link의 돼지 실험을 통해 메커니즘에 대한 귀중한 정보를 알게 되었다(110). 인간에서 심장뇌진탕(Commotio cordis) 발사체는 동물의 가슴에 30mph(48km. hr1)이었고 충격은 심장주기의 여러 부분에 시간을 맞추었다. 심실세동은 ECG에서 T 파의 피크 전 30~15 msec에서 충격이 발생할 때 발생의 90%에서 생성되었다. QRS 군에서 충격이 발생한 경우, 전체 심장 차단은 시험의 40%에서 일시적으로 발생했다. 부정맥은 발생하지 않았다. 충격이 심장주기의 다른 부분과 일치할 때 심실세동 또는 심장 박동이 유발된다. 실험 프로토콜은 야구와 다양한 경도의 부드러운 볼 3개를 사용하여 반복되었다. 심실세동을 유발할 위험은 공 경도에 직접적으로 비례한다. 이것은 아동의 야구 경기에서 부드러운 공을 사용하면 위험을 감소시킬 수 있음을 나타낸다. 상업적으로 이용 가능한 가슴 보호 장치가 협심증의 위험을 감소시킬 수 있는지 여부는 알려져 있지 않다. 유용성을 테스트하기 위한 실험 모델이 개발되지 않았다. 앞서 언급했듯이 운동 선수가 보호 패드를 착용하는 동안 사망자가 발생했다.

아동의 심장 비질환

Cardiac Non-Disease in Children

불규칙적 심장 리듬, 심장비대, 그리고 특히 운동 중 흉부 통증과 실신의 증상은 조심스러운 진단이 필요하다. 특히 젊은 운동선수의 경우, 사실, 그러한 발견은 격렬한 활동과 스포츠 경기에 위험을 초래할 수 있는 심각한 근본적인 심혈관 질환과 동시에, 아동과 청소년의 불규칙 심장 리듬이 양성이고, 가슴 통증이 이 연령대의 심장 질환으로 인해 드물게 발생하는 실신은 보통 다른 사람에 의한 것이다. 원인 및 그 서맥과 경증 심장 확대는 지구력 훈련에 대한 정상적인 생리학적 반응을 나타낼 수 있다.

이러한 결과는 심장 이상에 대한 우려를 제기하지만 사실, 이상이 존재하지 않는다. 불안과 부모의 과다 보호로 심각한 합병증이 생기므로 아동들이 심장 질환으로 인한 위험을 안고 있다고 잘못 표시하지 않는 것이 중요하다. 젊은 운동선수들은 스포츠 경기 중 갑작스런 사망의 위험에 대해 많은 걱정을 한다. 오컬트 심장 질환의 발견에 주의를 기울이는 것이 필요하므로 자녀를 돌볼 때 가족을 보장하는 것도 중요하다. 그러한 비극의 위험을 극도로 낮추는 것은 정상이다.

운동 관련 실신

Exercise-Related Syncope

실신은 소아와 청소년에게 흔하지 않으며 일반적으로 양성 반응을 보인다. 신체 운동 및 스포츠 경기를 둘러싼 갑작스런 의식 불명은 유기적 원인의 가능성이 더 높으며 진단상 주의가 필요하다(142). 대부분의 경우, 운동 관련 실신은 심각한 심폐 기능이나 대사성 질환의 지표가 아니다(167).

스포츠 중에 실신을 경험한 아동이나 청소년의 평가와 관리는 광범위한 진단이 수반되었다(**표 7.4**). 심장 관련 원인은 이미 검토되었다. 이러한 가능성을 배제하기 위해 심장 전문의에게 의뢰하는 것이 바람직하며, 심 초음파 및 운동 스트레스 테스트와 같은 추가 조사가 종종 적절하다. 그러나 이 에피소드를 설명하는데 필요한 핵심 단서가 대부분 있다.

표 7.4 운동 중 실신의 원인

심인성	비심인성
비대성 심근병증 대동맥협착	고혈압
관상동맥기형 확장성 심근병증	탈수
허파 고혈압 긴 QT 증후군	의존적 정맥 풀링
우심실 이형성 상심실성 빈맥	과호흡
심실성 빈맥	신경심인성 저혈당 발작 질환

종종 이벤트를 둘러싼 세부 사항의 신중한 자료에서 얻어진다. 운동성 실신의 원인에 대한 역학 분석은 수행되지 않았지만 말초 혈관 색조, 수화 상태, 주변 온도 및 운동을 하는 환기 패턴의 변경은 실신에 훨씬 더 자주 원인이 된다. 스포츠 경기 중에는 심장 질환보다 혈관 확장에서 정맥류 풀이되는 것을 방지하기 위해 계속 움직여야 한다고 코치들은 강조했다. 노력에도 불구하고 불충분한 체액 섭취는 여전히 젊은 운동선수들에게 공통적이며, 고열과 결합된 탈수는 운동 장애와 함께 실신의 흔한 원인이 된다.

저혈당은 건강한 젊은이에서 운동 관련 실신의 빈번한 원인은 아니지만 감별 진단에서 고려해야 할 필요가 있다. 드물게 스포츠 경기에 의해 유발된 경련 장애의 사례가 설명되었다. 실신은 스포츠 경기의 흥분을 호흡하는 운동선수의 저산소증과 알칼리증으로 인해 발생할 수도 있다.

이러한 사건은 불안, 손가락의 무감각에 의해 종종 선행된다. 신경 심리적 실신을 가진 개인에서는 혈관 확장 및 서맥을 동반한 반사적 미주 신경 활동이 높은 공동 내압과 낮은 부피로 자극되는 심실 기계 수용체에 의해 유발된다. 높은 심박출량은 탈수로 인한 낮은 혈장량과 함께 심실 압력을 증가시킨다. 직립 기울기 시험은 신경심인성 실신에 걸리기 쉬운 환자를 확인하기 위해 사용된다. 이 검사에서 피험자는 일반적으로 서맥이나 저혈압 또는 두 가지 모두에 대한 진단 반응을 일으키기 위해 60도 경사로 테이블 위에서 기울였다(192). 직립 불내성에 대한 경향으로 인해 실신이 있는 훈련된 운동선수의 평가에서 기울기 테스트가 수행되어서는 안 된다 (142). 그러나 Grubb는 설명할 수 없는 실신이 재발한 젊은 운동선수 24명 중 17명이 대조군 10명 중 어느 것과도 비교되지 않은 양성 경사 검사를 보였다(71). 이 저자들은 기울기 테스트가 운동선수의 실신 평가 및 관리에 유용하다고 결론지었다.

비 운동 성 실신의 관리는 구체적인 메커니즘에 달려 있지만 방금 설명한 신경성 실신은 수액 보충 및 소금 섭취, 베타 차단제, 및 9-alpha fluorocortisol, 스테로이드로 치료된다.

재발성 흉통

Recurrent Chest Pain

재발성 가슴 통증은 소아과 전문의의 소견이 아니다. 미국에서 매년 10~21세 사이의 65만명의 환자가 의사가 이를 볼 수 있다고 한다(56). 부모는 불편함을 관상동맥질환 및 심근 경색과 연관 시키며, 자녀가 똑같은 운명을 겪을지도 모른다는 것을 두려워한다. 아마도 이로 인해 흉통은 소아과 심장 전문의에게 자녀를 데리고 온 두 번째로 흔한 이유이다(103).

사실, 젊은 사람들의 만성 재발성 가슴 통증의 증상은 거의 심장병에 기인한다. 흉통의 증상이 나타나고 정상적인 검사에서 확인할 수 없는 건강한 아동의 경우 기질적 원인이 있을 수 있다. 특발성 흉통의 초기 진단을 받은 젊은 환자 31명을 대상으로 한 추적 조사에서 3년 이상 추적 관찰된 환자의 81%에서 증상이 사라졌다(169). 안심되는 것은 어떤 경우에도 초기 증상을 설명하는 것처럼 보이지 않는다.

운동으로 흉통이 발생하면 확실해진다. 협심증의 사진과 일치하기 때문에 가능한 심장 질환에 대해 신중히 고려해야 한다. 실신과 갑작스런 사망의 위험이 있으며, 심장 학자에게 의뢰하는 것이 적절하다. 운동 스트레스 테스트는 거의 항상 운동에 의해 유발된 가슴 통증, 허혈성 ST 변화, 부정맥 및 근본적인 심장 질환의 존재를 알릴 수 있는 반응이다. 그러나 운동과 관련되어 있을지라도, 심장병은 거의 설명이 안 된다. 아동과 청소년의 운동 유도된 흉통은 거의 항상 심장 외적인 원인과 관련이 있다.

운동 유발성 천식은 아마도 소아 연령 그룹에서 운동을 하는 가슴 통증의 가장 흔한 원인 일 수 있다. 일반적으로 불편함은 호흡 곤란, 기침, 천명음 또는 이들의 조합이 동반된다(6장 참조). 증상은 장기간의 활동에서 회복하는 동안 특징적으로 발생한다(최소 6-12분). 천식이 있는 대부분의 환자는 운동으로 기관지 수축을 일으키지만, 천식이 없는 아토피 환자(알레르기 성 비염, 아토피 성 피부염)가 많으며 알레르기 병력이 없는 환자도 더 적다. 최대 호기량의 감소 또는 첫 번째 호흡량의 강제 호기량 운동으로 15% 이상인 2번째(FEV_1)는 진단에 도움이 되지만 운동에 대한 임상적 증상이 있는 아동의 기관지 확장제는 적절한 첫 번째 단계이다.

위식도 역류는 일반적으로 활발한 신체 활동, 특히 달리기에 의해 유발된다. 가슴의 불편함 및 트림의 증상은 성인 대상자의 8~36%에서 나타났다(132). 역류는 운동선수에서 똑같이 보인다(187). 특히 활발한 활동으로 유발된 전립선 통증, 어떤 경우에는 메스꺼움, 기침, 구토 또는 산 맛이 보고되기도 한다. 환자는 초기에 항역류 치료제를 제공받을 수 있다. 어떤 경우에는 식도 pH 탐침을 이용한 운동 검사보다 확실한 진단을 제공할 수 있다.

근골격계 통증, 때로는 운동과 관련된 가슴 통증은 가슴의 불편함을 나타내는 명백한 증거이다. 그러나 때로는 운동의 과다한 호흡으로 인해 잘 정의되지 않은 흉부 통증이 유발되기도 한다. 흔히 연골 결절염(costochondritis)의 라벨 또는 연골 결절(chondrosternal junctions)의 염증이 이러한 경우에 적용된다. 환자는 호흡에 의해 악화되고 운동 중에 악화되는 통증을 호소하며, 치료는 휴식 및 진통제/항염증제로 구성된다.

"스티치"는 대부분의 개인이 경험한 운동과 함께 경련을 일으키는 통증이다. 일반적으로 통증은 옆에서 일어난다. 왼쪽 흉곽 아래에 있지만 오른쪽에서도 발생할 수 있다. 호흡으로 통증이 심해지고 운동이 참을 수 없게 된다. 원래 위장관이나 맹장 충혈에 갇혀 있는 가스로 인한 것으로 생각되는 통증은 대부분 근육 골격 구조의 경련 또는 긴장으로 인한 것으로 간주된다. 이 상태는 종종 낮은 수준의 지구력과 관련되어 있으며 운동 능력을 향상시키면 증상이 완화 될 수 있습니다. 다른 제안된 구제 방법으로는 입술을 통한 강력한 호흡(즉, 횡경막 스트레칭), 손으로 통증 부위 압박, 복근으로 복부 근육 훈련 등이 있다(129).

불규칙한 심장 리듬

Irregular Heart Rhythm

불규칙 심장 리듬이 있는 소아 환자에서 시행되는 심전도는 일반적으로 부정맥, 조기 심방 박동, 조기 심실 박동 등이 있다. 부비동 부정맥은 심박수의 생리학적 변화로 일반적으로 호흡과 함께 발생한다. 이소성 뇌실성 초점에서 조기 심방 수축은 양성이며 심전도에서 확인된다. 빠르거나 비정상 P 파가있는 초기이지만 주목할 가치가 없는 QRS 복합체 조기 심실 수축(PVC)나 초기의 QRS 복합체에 의해 야기되고 심실의 이소성 초점에 의해 시작된 심장 탈분극을 나타낸다. 젊은 사람들의 조기심실 수축은 일반적으로 임상적으로 중요하지 않지만 근본적인 심장병을 반영하거나 더 위험한 상태로 나아갈 수 있다.

조기 심실 수축은 심전도가 정상인 심정지 아동에서 시행한 심전도의 0.3%에서 2.2%에서 감지 할 수 있다(64). 그들은 (1) 심장의 증거가 없다면 양성으로 간주될 수 있다. (2) 이전에 심실 빈맥이나 세동(실신, 위장 장애, 발작) 그리고 (3) PVC는 운동 테스트 중에 사라진다. 일반적으로 양성 PVC는 가벼운 운동 후에도 더 이상 보이지 않으며 시험이 시작되기 전에 예상되는 빈맥에 의해 가끔 없어진다. 운동으로 증가하거나 심실 빈맥이 진행됨에 따라 추가 평가가 필요하며, 보통 심장 카테터 삽입시 전기 생리학적 검사를 받게 된다.

PVC의 빈도는 각 PVC가 격리되어있는 한(즉, PVC가 2개 또는 3개가 함께 발생하지 않는 한)이 분석에 영향을 미치지 않는다. bigeminy(매 2박자) 또는 trigeminy(매 3박자)로 나타나는 조기 심실 수축은 여전히 방금 설명한 기준이 충족된다. 조기 심실 수축은 더 많은 것으로 생각되어왔다. 다 초점(multifocal)보다는 단일 구성(unifocal), 후자는 정상적인 심장을 가진 아동에게는 매우 드물며, 근본적인 심장 질환을 배제하기 위해 주의 깊은 평가가 필요하다(64).

양성 외전을 위해 인용된 기준에 맞는 PVC가 있는 선수는 모든 경쟁 스포츠에 참가할 수 있다(213). 이 경우 PVC는 시간이 지남에 따라 사라질 것이다. Jacobsen에 의해 기술된 17명의 환자들에서, 평균 7 년의 추적 관찰 후 8명 만 여전히 문제점을 가지고 있었다(88). 이후 78명의 아동 중 28%가 PVC를 경험했다고 보고되었다(196).

"운동선수 심장"

The " Athlete's Heart"

고도로 숙련된 성인 지구력 운동선수는 "운동선수의 심장"이라고 불리는 임상 특징이 있다. X선 촬영 및 심 초음파 검사에서 심장 확대, 부비동 서맥, 그리고 심전도 변화의 숫자, 가장 흔히 좌심실 비대를 보인다. 이러한 기능은 훈련에 대한 생리적 적응을 나타내는 것으로 보이지만 심장 질환을 앓고 있는 개인의 발견을 모방한다. 따라서 임상의사는 지구력 훈련으로 인한 정상적인 심장 성향과 지구력 훈련으로 인한 심장 성격을 구분할 수 있어야 한다.

운동선수에서 발견되는 것들

Findings in Adult Athletes

성인 운동선수의 좌심실 이완기 확장, 수영 선수 및 자전거 타는 사람의 심 초음파 검사는 평균 54-56 mm(보통 40-52mm의 정상 범위에 비해)이다(55). 훈련된 성인은 종종 불균형 챔버보다는 벽 비대 팽창을 보인다. 성인 지구력 운동선수의 휴식 심박수는 평균 약 11비트이다. 비운동선수 보다 느리다.

"운동선수의 심장"에 관련 있는 기전은 유전적 기증과 생리학적 장기 지구력 훈련에 적응 등이다. 심장 크기의 유전성을 평가하는 연구에서 의미 있는 유전적 영향을 나타내지 않았다. 그러나 유전적 요인이 운동에 대한 심장 반응의 정도를 결정하는데 중요한 역할을 한다는 증거가 있다(19;43;102). 이 질문에 대한 통찰력은 훈련 기간 동안 좌심실 크기의 변화를 조사하는 연구에 의해 제공되었다(19;105).

일반적으로 이러한 결과는 심실 확장기 크기가 평균 약 1mm 감소하지만 여전히 더 크다는 것을 나타낸다(53;55;61). 이 보고서는 유전적 요인과 훈련 요인 모두 "운동선수의 심장"에 영향을 미친다는 것을 보여준다. 지구력 훈련이 좌심실 크기를 증가시키는 메커니즘은

주로 만성적이고 반복적인 체적 과부하에 대한 적응일 수 있다(31). 그러나 Perrault와 Turcotte는 훈련 요인에 의한 혈장 용량의 증가와 증가된 미주 신경 자극에 의한 서맥의 조합과 관련하여 결정 요인이 심근 경색과 관련이 있다고 주장했다(154).

아동의 "운동 선수 심장"

The " Athlete's Heart" in Children

아이들을 돌보는 클리닉은 서맥, 심근 확대 및 심전도상의 좌심실 비대와 같은 결과가 훈련된 내구 시간 운동선수들에게서 기대되는 결과인지 알아야한다. 생리 적응보다는 아동 운동선수가 나타날 확률이 적을 것으로 의심되는 이유가 있다. 젊은 운동선수들은 수년간의 집중 훈련을 경험하지 못했지만 이러한 운동을 자극하는데 필요한 것처럼 보인다. 최대 스트로크 증가 호기성 훈련에 대한 부피는 성숙한 피실험자와 비교하여 사춘기 이전에 적다. 심근 경색 요인 또한 중요할 수 있다(171). 교육에 대한 심근 반응에 영향을 미칠 수 있는 두 가지 호르몬인 에스트로젠과 성장 호르몬의 수준은 사전 사춘기 운동선수에서 낮다.

심장 기능은 주로 남자 아동 수영 선수, 자전거 타는 사람에게서 묘사되었다. 이 연구에서 일부 "운동선수의 심장"의 특징은 성인뿐 아니라 아동에서도 관찰된다(165).

부비동서맥 아동 지구력 선수의 쉬는 심장 박동수를 조사한 여섯 가지 연구 중 다섯 건이 비운동보다 수치가 낮았다(165). 운동선수와 평균 차이는 15비트였다. 성인 선수와 대조군간에 관찰된 것과 유사하다. 3건의 소아 연구에서 휴식 서맥이 관찰되었다.

심전도 변화 좌심실 이완기 크기가 더 큰 소아에서, 휴식 전 심전도(부비동 서맥을 제외하고는)는 이전의 아동 운동선수들 사이에는 차이가 없다(141;166;170). 젊은 경쟁자들은 좌심실 비대, 전도 차단, ST 변화 및 부정맥은 성인 운동선수에서 보고되었다.

심장비대 고도로 훈련된 아동 운동선수에서 좌심실 이완기 크기의 경미한 증가가 관찰되었으며, 이는 성인 운동선수에서 관찰된 것보다 체격에 뚜렷할 수 있다. 그러나 흥미롭게도 지금까지의 보고서는 스포츠 관련 반응을 나타내는 것으로 보인다. 예를 들어, 수영을 하는 5개의 연구는 모두 비수술 군에 비해 평균 차이는 10% 였고, 이는 성인 지구력 선수에서 관찰된 증가의 크기와 다르지 않다(165). 정신 분열병 환자를 대상으로 한 두 연구에서, 좌심실 이완기 크기는 평균 8.7% 비운동에

서보다 더 크다. 그러나, 아동 육상 선수 5명에 대한 보고는 좌심실의 확대를 입증하지 못했다(165). 이러한 차이의 원인은 아직 밝히기 어렵다.

완전한 심장 차단과 맥박 조정기

Complete Heart Block and Pacemakers

부비동 부위에서 시작된 자극과 심방을 통과하는 통행이 방실 아래로 전도되지 않으면 완전한 심장 차단이 발생한다. 심실의 "백업" 페이싱 초점이 심실 퍼긴제 섬유 및 심근에 영향을 주지만, 부비동 절제술의 속도보다 상당히 느린 속도이지만, 이 상태에서 두 개의 맥박 조정기, 부비동 노드와 심실은 서로 다른 속도로 서로 독립적으로 작동한다.

결과적으로 심방과 심실은 연속적으로 수축하지 않는다. 진단은 P파와 QRS 복합 사이에 관계가 관찰되지 않기 때문에 느린 맥박을 가진 개인의 ECG로 진단 할 수 있다. 소아에서 완전한 심장 차단은 선천적이고 출생시에도 존재한다. 소아과 연령 그룹에서 실시한 심장 차단은 거의 항상 심장 수술의 결과이지만, 드물게는 라임병, 디프테리아 및 류마티스 열과 같은 염증성 질환에 의해 나타날 수 있다. 선천적인 완전 심장 블록을 가진 대부분의 아동은 근본적인 특징이 없다. 구조적 선천성 심장 이상, 이 중 많은 경우 심장 블록은 모성 결함의 임상적 또는 실험실 증거와 관련이 있다. 약 25%~33%의 경우가 구조적 심장 이상, 대개의 경우 대동맥의 L전위("정정된" 전이)로 인한 심실 반전에서 발생한다(163).

완전한 심장 차단 환자의 주요 문제는 정상 심박수를 생성하지 못하는 것이다. 심실 맥박 조정기의 속도는 부비동 결절의 약 3분의 2이며 나이가 들면서 감소한다. 나이든 아이들의 비율은 일반적으로 약 45에서 50비트이다. 더 중요하게는, 이 초점은 자율성 및 체액성 자극에 대한 반응이 좋지 않으며 운동으로 적절하게 증가하지 않는다는 것이다. 임상적 합병증은 이 반응의 적절성에 따라 매우 다양하다. 심장 질환이 없는 선천적인 완전 블록을 가진 대부분의 아동은 정상적인 삶을 살지만 어느 정도 운동을 경험할 수 있다. 반면에, 심장 블록과 55비트 이하로 태어난 유아는 종종 울혈성 심부전이 발생한다(127). 심장 마비가 있는 아동은 실신과 급사의 위험에 처해 있지만, 이러한 현상의 기전과 예측 신호는 완전히 이해되지 않았다. 이 아이들의 실신(Stokes-Adams attack)은 심실성 빈맥 또는 서맥과 관련이 있을 수 있다(130).

울혈성 심부전, 심각한 운동 불내성 또는 실신을 가진 완전한 심장 차단 환자를 위한 구체적인 치료법은 맥박조정기 삽입이다. 예방적 심장 박동기 배치는 무증상의 젊은 환자에게 갑자기 사망할 위험이 있음을 나타낸다. 여기에는 낮은 심실 빈도(40회 미만, 1회 이상 깨우기), 빈발하거나 다초점 심실 기형, 연장된 QT 간격 및 심비대가 포함된다.

운동 응답

Responses to Exercise

정상적인 건강한 아동이 최대 운동 테스트를 수행하면 심박수의 증가로 인해 심장 출력이 휴식 값보다 3~4배 증가한다(일반적으로 휴식시 80비트, 최소 1 회, 최대 200회, 최소 1회 운동). 스트로크 양의 변화는 거의 기여하지 않는다. 왜냐하면 직립 자세에서 운동을 하는 동안의 수치는 일반적으로 휴식중인 수치보다 약 30% 정도 크기 때문이다.

완전한 심장 블록을 가진 환자는 운동에 따라 맥박이 상승하고 어떤 경우에는 매우 적을 수 있다. 평균 환자에서 심방 박동율은 정상적으로 반응하지만 심실 속도는 약 100비트까지 두 배가 된다. 그러나 최고 속도가

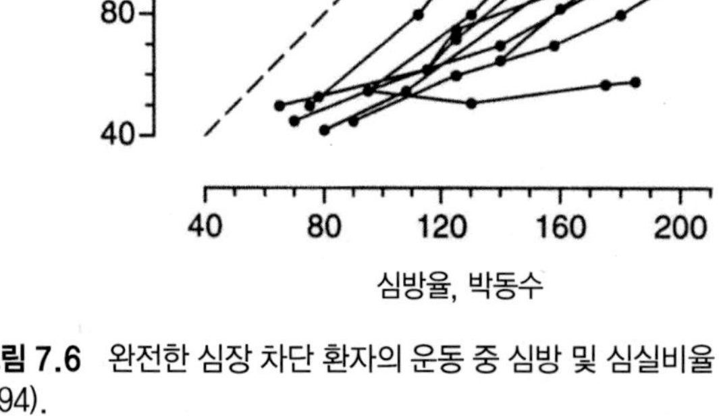

그림 7.6 완전한 심장 차단 환자의 운동 중 심방 및 심실비율 비교(194).

50에서 145박자로 보고되었다(**그림 7.6**)(194). 이러한 차이는 아마도 다양한 감도를 반영할 것이다. 심박 맥박 조정기의 자율 자극이 환자들의 심박수 안정과 운동에 대한 심장 박동 반응의 정도 사이에는 상관관계가 없는 것으로 보인다.

심장 박동 반응의 이러한 한계를 고려하여 완전한 심장 블록을 가진 피실험자가 제한된 심장 예비력, 낮은 $\dot{V}O_2max$와 지구력을 나타내는 이유를 이해하는 것이 어렵지 않다. 그러나 흥미롭게도 선천성 심장 차단 및 제한된 심박수 반응을 보이는 많은 환자가 정상으로 표시된다(86;191). 사실, 일부는 경쟁적인 육상경기를 잘 수행 한 사람도 있다(86). Winkler 에 의해 심장 차단(heart block)은 단지 운동 부족(운동 부족 시간이 예측보다 2 SD 초과)을 보였다(210). 이 보고서는 완전한 블록을 가진 개인이 정상적인 지구력을 허용하는 보상 메커니즘을 사용할 수 있음을 보여줍니다. 완전한 심장 블록을 가진 환자는 종종 운동으로 더 큰 일회성 부피를 나타낸다. 그러나 이것은 보통 낮은 심장박동을 보상하지 않는다(191). 심장 박동은 여전히 감소된 상태이다. 왼쪽 심실 충만 용량은 심방 박동기와 함께 끊임없이 변하기 때문에 완전한 심장 차단을 가진 비트에서 비트로의 스트로크 양의 변동성은 상당해야 한다. 이것이 운동에 대한 일회량 반응에 어떻게 영향을 줄 수 있을까? 알 수 없다.

Taylor와 Godfrey는 "정상적인 최대 작업 부하에 도달한 환자와 그렇지 않은 환자의 차이는 아마도 순환 근육에서 산소를 추출하기 위한 작동 근육의 반응으로 인한 것"이라고 결론지었다(p933). 낮은 정맥 산소량을 견디는 것은 완전한 심장 블록으로 더 큰 운동 내성을 허용할 수 있다. 운동 검사를 받는 일부 환자에서 최대 동맥 산소의 차이가 관찰되었지만 이는 일치된 결과는 아니었다(86;191).

심실 기형은 운동 검사 중 심장 블록이 완전한 환자에서 흔히 발생하며 40-70%의 경우에서 발생한다(86;191;210). 그러나 이 발견의 임상적 의의는 아직 확실하지 않다. Winkler et al. 는 앞에서 설명한 복합 PVC, 두통 또는 심실 성 빈맥을 환자의 50%(210명)에게 투여했다(210). 그 연구에서 빈도는 나이와 관련이 있다. 10세 미만의 환자에서는 관찰되지 않았다.

완전한 심장 블록을 가진 환자가 운동으로 심실 기형을 입증하는 이유를 알 수 없는 이유는 무엇인가? 낮은 심박수는 그 자체로는 쉬울 것이다. 왜냐하면 PVC는 휴식중인 사람들에서도 인식되기 때문에 운동 중 발생하는 비율은 심박수 상승과 관련이 없다(210). Winkler등은 "완전한 심근 차단은 심박수가 낮은 단순한 문제가 아니라 복잡한 병이다"라고 제안했다.

이 환자들에서 심실 기형의 예후 중요성 또한 불확실하다. 이전에 언급했듯이 완전한 심장 블록을 가진 실신은 심실성 빈맥과 관련이 있다(130). 심실 외부 검사와 임상 결과 사이의 명확한 관계는 관찰되지 않았다(183). 이 환자들의 보행에 대한 징후를 공식화함에 있어서, Sholler와 Walsh는 "빈번한, 다형성, 또는 반복적인 심실성 외전근" 등이 중요하다고 했다(183).

운동 테스트 및 스포츠 경기를 위한 권장 사항

Exercise Testing and Recommendations for Sport Play

완전 심장 블록을 가진 환자의 사이클 또는 러닝머신 운동 테스트는 체력 수준, 운동에 대한 심박수 반응에 관한 정보를 제공할 수 있다. 이미 언급했듯이, 그러한 발견은 맥박 조정기에 관한 결정을 내리는데 유용하다. 적절한 신체 활동 및 스포츠 참여에 대한 지침을 환자에게 제공할 수 있다.

운동에 대한 정상 심박수 반응을 가정하는 최대 호기력을 추정하기 위한 최대 근력 검사는 완전한 심장 블록을 가진 아동에게는 부적절하다. 예를 들어 최대 호기력의 극심한 과대평가는 최대 심박수가 200 비트가 아닌 100회인 아동에서 발생할 수 있다. 다른 한편 심방율의 사용은 보다 정확해야 한다. 그러나 유산소 체력 평가는 브루스 프로토콜을 사용한 $\dot{V}O_2max$, 트레드밀 또는 사이클 미터에서 달성된 최대 기계 출력이 바람직한 방법이다.

1994 Bethesda Consensus Conference의 권고 사항에 따르면 (1) 정상적인 심실 기능 및 근본적인 구조상 질환이 없는 경우, (2) 실신이나 실신의 증상이 없는 경우, (3) 좁은 QRS 복합체, (4) 40~50 박자 이상의 심실율, (5) 가끔 PVC 이상이 없고 심실 빈맥이 없는 운동 검사(213) 등을 고려해야 한다.

이 가이드 라인에 따르면, 실신, 심실성 부정맥 및 운동 피로를 앓고 있는 운동선수는 스포츠 참여 전에 이식된 맥박 조정기를 착용해야한다. 심박 조율기가 있는 사람들은 신체 충돌 가능성이 있는 심장 박동기 시스템을 위험에 빠뜨릴 수 있는 스포츠를 해서는 안 된다.

맥박 조정기 배치의 효과

Effects of Pacemaker Placement

눈에 띄는 기술적 진보로 심각한 심장 리듬 문제를 가진 아동에게 심장 박동기 이식이 일상적으로 개입하게 되었다(186). 나이가 많은 아동의 경우 페이싱 생성기가 정맥 내 주머니에 넣고 리드를 우심실의 정점 근처의 심 내막 부위에 삽입한다(67). 요오드화 리튬 배터리가 출현했다. 페이싱 시스템의 예상 수명은 페이싱 모드에 따라 3년에서 15년 사이다.

선천적이거나 후천적인 완전한 심장 차단은 아동과 청소년의 심장 박동기 배치에 가장 흔한 징후 중 하나이다. 수술 후 장애가 있는 환자와 구조적인 질환이 있는 환자는 종종 즉각적인 페이싱이 필요하다. 과거에는 선천성 완전 차단 환자에서 페이싱이 지연되었지만 증상이 나타날 때까지는 심장 결함이 없었다. 이 환자에 대한 첫 번째 사건이 갑작스럽게 사망 할 수 있다는 인식으로 이전에 간략히 설명된 특정 사전 증상 소견이 있는 경우 예방적 조치가 실시된다. 그러나 완전한 심장 차단과 추적 기간의 어려움 때문에 이 마커의 예측 타당성은 아직 확립되지 않았다(186).

페이싱의 목표는 일반적인 심장 전기 시스템을 시뮬레이팅하여 혈역학 기능을 향상시키는 것이다. 심박동기를 조기에 고정한 심실 보조기는 휴식기 상태를 정상 수준으로 증가 시켰는데, 이 비율이 환자의 심실 집중력의 비율을 초과하면 금지되었다. 이 시스템은 대부분의 환자에게 운동시 심박수를 증가시키지 못하고 심실간 동기를 회복시키지 못한다. 최신 듀얼 챔버 맥박 조정기는 완전한 심장 블록을 가진 아동에게 선택의 모드와 운동에 더 생리적 반응을 제공한다(186). 부비동 절개 이후 기능은 보통 정상이며, 심방 탈분극을 감지하고 심실 수축을 유발하는 이 심장 박동 조절기 시스템은 심실간 동기를 회복시키고 운동으로 심실율을 증가시킨다. 예상대로 전체 심장 블록을 가진 아동은 고정식 시스템과 비교하여 듀얼 챔버 맥박 조정기를 이식 한 후 더 큰 심장 용량을 보인다. Karpawich는 듀얼 챔버 맥박 조정기가 최대 심박출량을 고정 속도 페이싱에 비해 23% 개선하였다(95). 평균 심박동 수는 175와 94였다. 흥미롭게도 평균 운동 기간은 두 그룹에서 비슷했다. 다른 심실 맥박 조정기는 부비동 활동이 아닌 신체 움직임을 감지하여 속도를 증가시킨다. 이 속도 반응형 맥박 조정기는 또한 운동시 심박수를 증가시킨다. 그러나 듀얼 챔버 맥박 조정기의 경우에 내구성 성능에 미치는 영향이 인상적이지 않다. Hanisch는 고정 속도 및 속도 반응 모드에서 심장 박동 조절 장치를 가진 심장 마비가 있는 7명의 소아에서 최대주기 운동 성능을 비교했다(78). 운동 지속 시간은 속도 반응형 페이싱 동안 16% 길었고, 심박수가 124비트에 도달했다. 82비트에 비해 고정 속도 페이싱을 사용하여 $\dot{V}O_2max$ 값은 29.7:t 2.9mL이었다. 또한 속도 조절이 가능하다.

Ragonese 등이 비슷한 결과를 얻은 10명의 젊은 환자의 최대 심박동 수는 77: t13과 130: 15이었다(157). 고정 속도 및 속도 반응성 페이싱에 대해서는 속도 반응형 페이싱 동안 내구 시간이 길었다. 그 차이는 통계적으로 유의하지 않았다. Miller는 고정 속도 및 속도 반응 모드로 운동하는 5명의 환자에서 차이가 없음을 발견했다(128).

전신성 고혈압

Systemic Hypertension

전신성 고혈압은 중요한 공중 보건 문제이다. 성인의 15%~25%는 혈압이 높아 관상동맥질환, 울혈성 심부전, 뇌졸중 및 말초 혈관 질환을 일으킬 확률이 3~4배 높다(74). 대부분의 경우 특정 원인은 알려져 있지 않지만 이 고혈압은 혈액량과 전해질 농도에 대한 호르몬 효과에 대한 반응으로 증가된 심장 출력 및 말초 혈관 저항과 관련이 있다. 근본적인 고혈압은 대부분 유전적 원인이 있으며 따라서 종종 가족적 특성을 보인다.

필수 고혈압은 대개 청소년기까지 임상적으로 나타나지 않는다. 이 연령이 되기 전에 아동의 혈압 상승은 종종 기질적 원인이 있으며, 가장 흔하게는 만성 신장 또는 내분비 질환이다. 일반적으로 어린 아이가 더 작고 혈압이 높을수록 주요 질환 과정이 더 많이 나타날 수 있다. 체지방이 혈압 상승에 주요한 원인임을 인식하는 것이 중요하다. Londe 등의 연구에서 고혈압을 가진 4-15세 아동의 53% 비만이다(111). Lauer는 과체중 아동 중 1/4이 혈압이 90%를 초과하는 것으로 나타났다(106).

수축기 및 이완기 혈압은 연령에 따라 증가하고 신장의 영향을 받는다. 정확한 측정 기술은 잘못된 값을 피하는 게 특히 중요하다. 고혈압은 반복 측정시 90~95 백분위 수를 초과하는 압력으로 정의된다. 진단 기준과 방법론에 대한 더 자세한 내용은 1987 년 아동과 청소년의 고혈압에 관한 태스크 포스 보고서의 업데이트를 참조하면 된다(197).

고혈압에서 운동을 둘러싼 몇 가지 질문들은 다음과 같다.

- 평생 고혈압 발생을 예방하는데 있어 소아과에서 신체 활동과 체력의 역할은 무엇인가?
- 고혈압을 가진 젊은 피험자는 정상 혈압을 가진 개인보다 운동에 대해 다르게 반응하는가?
- 운동은 고혈압을 가진 소아 및 청소년에게 치료적 중재로서 도움이 되는가?
- 고혈압 환자에게 운동이나 스포츠 경기로 인한 위험이 있는가?

첫 번째 질문은 5 장에서 다룰 것이다. 이 절에서는 임상 관리에서 중요하게 여겨지는 나머지 문제들을 다룰 것이다.

운동에 대한 반응
Response to Exercise

정상적인 사람들의 급성 운동은 고혈압 증상을 유발한다. 혈압 상승의 메커니즘과 범위는 유형에 따라 다르다. 역동적인 운동(달리기, 사이클링, 수영)에서는 심장 출력의 상승이 수축기 압력을 높이고 정적 운동(역도)을 할 경우 말초 저항의 증가는 확장기 압력 상승을 유발한다. 고혈압 환자에서 이러한 반응이 과장되는지 판단하는 것이 타당하다.

다이내믹 한 운동
Dynamic Exercise

최대 운동 검사 과정에서 정상 노인의 전신 혈압은 약 120mmHg에서 150-170mmHg로 상승하지만 이완기 혈압은 거의 변화하지 않는다(4;161). 고혈압 피험자에서도 같은 패턴이 나타난다. 운동 고혈압을 가진 소아와 청소년의 연구에서 휴식과 최고 혈압은 증가하지만, 상승의 크기는 정상 혈압 환자의 그것과 유사하다(참고 문헌 [5] 참조).

고혈압 피험자의 최대 수축기 혈압은 종종 200 mmHg(Fixler [57]의 보고서에서 30%)를 초과하지만 값은 드물게 230mmHg 이상을 보이기도 한다. 이러한 결과는 혈역학 및 혈관의 동적 반응(증가된 심장 출력과 감소된 말초 혈관 저항)등 정상 혈압과 고혈압 환자에서 유사하다. 그러나 Klein은 고혈압 피험자는 운동에 의해 유도된 에피네프린 수치가 더 높았으며 이것이 운동에 대한 혈역학적 반응의 변화를 나타내는 것으로 보고하였다(101).

저항 운동
Resistance Exercise

역동적 활동과는 달리 정적 운동은 말초 혈관 저항의 급격한 증가를 특징으로 하며 산소가 제한적으로 증가한다. 수축기 및 이완기 혈압은 부하의 정도, 기간 및 반복 횟수에 따라 상승하게 된다. 480/350mmHg 만큼 높은 압력은 레그 프레스를 수행하는 훈련된 성인 보디빌더에서 보여진다(112). 젊은 피험자의 피크 값은 낮다. Nau et al. 는 단일 최대 팔 벤치 프레스 동안 8세에서 16세 사이의 아동 8명에서 162/130mmHg의 평균 혈압(동맥 내 주사에 의한)을 보고했다(137).

고혈압 환자는 정상인보다 저항 운동에 대한 수축기 및 이완기 혈압이 높다. 대조적으로, 변화 정도의 차이는 없다(57;101;175). 그러나 이 연구들은 모두 저 저항 손잡이 운동(최대 25-30%)에서 행해졌고, 이 작업 수준은 고혈압의 1/4에서 이완기 혈압이 100mmHg 이상으로 상승을 유발했다(57).

운동 테스트의 예측 가치
Predictive Value of Exercise Testing

보고에 따르면 운동으로 인한 과장된 혈압 변화는 미래의 고혈압 위험을 예측할 수 있다. 11개의 그러한 연구에서 Benbassat은 운동에 대한 혈압 반응이 더 높은 정상 혈압 환자의 최종 고혈압은 2.1 정상 혈압 증가를 가진 피험자보다 3.4배 더 흔했다(15). 이 예측운동에 대한 혈압 반응의 가치는 25세의 젊은 연령대에 기술되어 있다(44).

그러나, 제한된 정보는 운동에 대한 혈압 반응이 아이들에게 유사한 예후적 함의를 가지고 있지 않음을 시사한다. Fixler는 동적 또는 정적에 대한 혈압 반응의 예측 가치를 찾지 못했다(58).

향상된 신체 활동에 의한 유익한 효과

Beneficial Effects of Enhanced Physical Activity

성인 연구 결과에 따르면 정기적인 에어로빅 운동 처방은 건강한 비약물학적 치료가 될 수 있다. Hagberg는 25개의 연구를 검토 한 결과, 성인 고혈압 환자의 지구력 훈련 기간 중 수축기 및 이완기 혈압이 대다수에서 유의하게 감소하여 약 10mmHg의 평균 감소가 있음을 발견했다(74). 운동 훈련은 또한 정상 혈압 성인의 혈압을 감소시킬 수 있다. 보고서는 수축기 혈압을 평균 4mmHg 감소 시켰다. 이완기 혈압은 3mmHg 증가했다(99). 그러므로 규칙적인 유산소 운동은 본태성 고혈압을 가진 성인의 관리에서 중요하다(144).

나이가 많은 아동 및 청소년의 조사 건수는 적으며 가벼운 본태성 고혈압 환자에 한정되었다. 그럼에도 불구하고, 이용 가능한 데이터는 고혈압을 앓고 있는 젊은 사람들이 정기적인 에어로빅 운동의 혜택을 받을 수 있음을 시사한다.

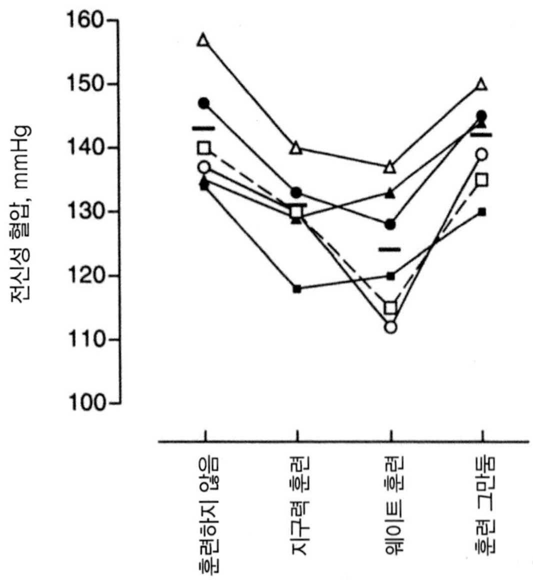

그림 7.7 청소년의 지구력 및 체중 훈련으로 인한 수축기 혈압의 변화(75).

Hagberg는 경미한 고혈압이 있는 25명의 청소년에게 6개월간의 에어로빅 훈련 프로그램(일주일에 3 회, 하루 30-40분)의 유리한 효과를 보고했다(76). 평균 수축기 혈압은 훈련과 함께 137에서 129mmHg로 감소하였고 평균 이완기 압력은 80에서 75mmHg로 감소했다. 혈압은 훈련이 중단된 후 6개월 후에 원래대로 되돌아갔다.

두 번째 연구에서 6명의 고혈압 청소년을 대상으로 5개월간의 지구력 훈련을 실시한 결과 같은 연구자가 혈압 강하에서 유사한 결과를 보였다(75). 프로그램이 체중 훈련으로 바뀌었을 때 계속해서 혈압이 감소되었다. 평균 최종 수축기 혈압은 17mmHg는 프로그램 시작 때보다 낮았다(**그림 7.7**). Alpert와 Fox는 이러한 피실험자들이 체중 훈련보다는 역동적인 운동인 것이다(5).

Hanson et al.은 69명의 고혈압 아동과 8명의 정상 혈압 환자(79명)에서 8 개월 동안 주당 2 회의 체육 교육을 추가했다(79). 수축기 및 확장기 혈압은 각각 고혈압과 정상 혈압 모두에서 나타났다. Danforth은 12주간의 보행, 조깅 및 자전거 타기 프로그램에서 12세 고혈압 아동 12명을 대상으로 했다(41). 수축기 및 이완기 압력뿐만 아니라 체지방량의 현저한 감소가 관찰되었다.

이 정보가 고무적이지만, 고혈압 치료에 있어 운동의 구체적인 역할은 명확히 해야 한다. 유익한 것으로 밝혀질 운동의 유형, 빈도, 기간 및 강도는 여전히 불분명하며, 또는 구조화된 제도는 효과가 있을 가능성이 더 높다. 만성 신장이나 내분비 질환으로 인한 이차성 고혈압 환자의 치료에서 운동의 역할은 아직 평가되지 않았다.

운동이 혈압을 낮추는 메카니즘 또한 불확실하다. 고려해야 할 사항은 혈압, 반복 운동은 심박출량이나 말초혈관 저항(또는 둘 다)을 감소시켜야한다. 일부 증거는 젊은 피험자의 초기 필수 고혈압이 순환 에피네프린의 증가와 운동성 심혈 관계와 관련되어 있음을 시사한다(124). 규칙적인 운동은 휴식시 에피네프린 수치를 낮추고 혈압을 낮출 수 있다. 이 아이디어를 뒷받침하게 Duncan은 젊은 성인에서 운동 훈련으로 인한 혈압 강하는 카테콜아민 수치가 높은 사람들에서 더 높았고 혈압 강하는 카테콜아민 수치 감소와 직접적으로 관련이 있음을 보여 주었다(51). 나이가 많은 개인의 경우 운동이 말초 혈관 확장을 촉진하여 혈관 저항을 감소시키는 역할을 한다.

비만 환자에서 관찰되는 운동으로 인한 혈압 강하는 체지방만 감소한 것이 아니다. Hagberg가 지적한 바와 같이, 정기적인 운동의 항고혈압 효과는 체중 감소의 정도와 관련이 없다는 연구 결과가 있다(74).

운동의 위험

Risks of Exercise

전신성 고혈압 환자가 운동 프로그램 참여를 통해 효과를 얻는다는 요인 등은 다분히 매력적이다. 그럼에도 불구하고, 이미 고혈압 상태에 있는 환자들은 운동 시 급격한 혈압 상승의 위험에 노출되어 있다. 저항 운동 시에 수축기와 이완기 혈압이 급격히 증가하는 것은 특히 걱정스럽게 여겨지곤 했다. 스포츠 경기의 경쟁적인 성격이 고혈압의 합병증을 촉진시킬 수 있다는 우려(심장 스트레스, 뇌졸중, 신 병증)가 고혈압을 앓고 있는 청소년이 참여할 수 있는 종목을 특정한 몇 가지로 제한하게 하였다. 가 고혈압을 앓고 있는 청소년이 참여할 수 있는 종목을 특정한 몇 가지로 제한하게 하였다. 고혈압 청소년의 운동 연구를 통해 뒷받침되지 않았다. 동적 및 정적 를 통해 모두 실패했다. 증상, 부정맥 또는 심각한 허혈성 ST 변화를 일으킬 수 있다. 또한, 고혈압 아동과 청소년의 스포츠 경기 중에 나타난 의학적 합병증에 관한 특별한 보고도 알려진 바가 없다.

고혈압 청소년의 운동 데이터를 검토한 결과, Alpert와 Fox(5)는 "특정 수준의 휴식 또는 운동의 측정 가능한 이환 가능성 또는 위험을 보고한 운동 연구에서 수축기 또는 이완기 혈압데이터를 찾을 수 없었다"고 결론지었다. 저자와 다른 사람들은 주요 초점은 압력 상승의 원인을 파악하고 적절한 의료 또는 생활습관 관리를 시작하는 데 있어야 한다고 했다.

이러한 연구를 바탕으로, 고혈압 아동과 청소년의 스포츠 참여가 권장사항이 되었다. 1994 Bethesda Consensus Conference에서는 경증부터 중등도의 고혈압을 가진 아동 또는 청소년에게 말초 기관 손상(망막 변화, 좌심실 비대, 신장 기능 부전)이 증거가 운동이라 볼 수 없고, 따라서 제한해서는 안된다고 하였다(94). 이 그룹은 중증 고혈압(수축기 혈압>135-144mmHg 또는 이완기 혈압>90-120mmHg, 10-12세에 이식 혈압>150-159mmHg 또는 이완기 혈압>95-99mmHg)-15년)은 혈압이 조절될 때까지 제한되어야 한다고 이야기하였다.

일부 사람들은 스포츠 참여를 제한하는 표시로 표준 최대 운동 검사(수축기 혈압이 230-250mmHg 이상으로 상승)에 대한 급격한 혈압 반응에 주목하였따. 그러나 Alpert와 Fox가 지적한 것처럼, 운동을 제한하는 가이드라인의 타당성을 구체적으로 뒷받침 할 데이터는 없다(5). 그러나 이러한 유형의 반응은 약리학적 개입의 필요성을 나타낼 수 있다(7).

전체 참고문헌은 http://www.hanmibook.co.kr 자료실에서 볼 수 있습니다.

CHAPTER 8
내분비 질환
Endocrine Diseases

김현수 고려대학교 의과대학

내분비 시스템과 신체 활동 사이에는 뚜렷한 연관성이 존재한다. 운동과 훈련에는 호르몬 변화가 동반된다. 또한, 아동의 육체적 운동에 대한 생리적 반응은 종종 호르몬 상태와 관련 있다. 이 장에서는 운동과 관련된 내분비 계통의 질환을 검토한다.

제1형 당뇨병
Type 1 Diabetes Mellitus

이전에 "인슐린 의존성 DM"(IDDM) 또는 "청소년"으로 알려진 제1형 당뇨병(DM)은 췌장 베타 세포에 의해 인슐린 생산이 결핍된 면역 질환으로, 결과적으로 환자는 외인성 인슐린에 의해 치료된다. 항상 그런 것은 아니지만 전형적으로 소아기에 시작된다. 북아메리카의 경우, 학령기 인구의 평균 유병률은 1,000명당 약 2명이며 백인 인구의 경우 연간 10만 명당 15명, 아프리카계 미국인의 연간 인구 10만 명당 11명이다. 유럽의 경우 유병률과 발병률 모두 북부 국가보다 남부 지역에서 높다.

다른 어떤 질환보다도 제1형 당뇨병 환자의 관리에 있어 신체 활동이 가장 중요하다. 활동, 영양 및 인슐린 치료는 이 질환 관리의 핵심이다. 이 치료방법 사이에는 상호 작용이 있기 때문에 하나의 변경은 종종 다른 두 요소의 조정이 필요하게 된다. 이 절에서는 급성 운동이 환자의 대사 조절에 미치는 해로운 영향과 제1형 당뇨병을 가진 아동이 신체 활동, 습관에서 파생될 수 있는 이점에 초점을 둘 것이다. 이 문제에 관한 더 자세한 정보는 Dorchy 와 Poortmans(40)의 1996년 종설논문 자료와 미국당뇨병협회(132)에 의해 출판된 2001년 도서에서 찾을 수 있다.

습관적 활동
Habitual Activity

신체 활동의 변화가 제1형 당뇨병 환자의 영양 및 인슐린 요구 사항에 영향을 줄 수 있으므로 의사는 환자의 신체 활동 패턴을 철저히 알고 있어야 한다. 그런데 제1형 당뇨병 환자의 행동 및 신체 활동에 대한 태도와 관련된 정보가 의학 문헌에 거의 없다는 것은 놀라운 사실이다. 일반적으로 어린 시절의 환자의 활동 패턴은 건강한

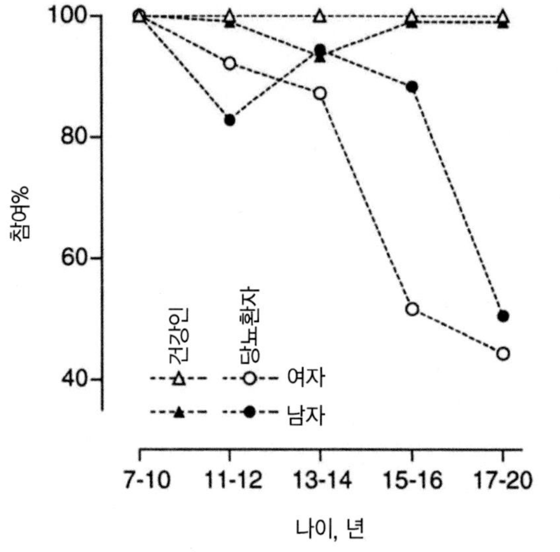

그림 8.1 제1형 당뇨병의 신체 활동. 당뇨병을 앓고 있는 136명의 학생과 123명의 연령 대조군의 체육 수업에 참여하는 빈도.
Data from Sterky 1963 (146).

사람들과 유사하다. 대조적으로, 사춘기와 사춘기 이후의 환자는 종종 자신의 건강한 또래보다 덜 활동적이게 된다. **그림 8.1**은 제1형 당뇨병과 건강한 대조군의 소녀와 소년의 체육 수업 참여 빈도를 요약한 것이다(146). 7~14세의 환자가 좋은 출석을 보인 반면, 나이가 많은 그룹에서는 매우 높은 결석 빈도를 보였다. 여가 시간 스포츠의 경우, 제1형 당뇨병을 앓고 있는 15세에서 20세 사이의 소년들은 상당히 활동이 적었다. 소녀들에서는 건강한 사람들과 당뇨를 가진 사람들 모두 자발적 활동 수준이 다소 낮았다.

사춘기 환자들은 왜 활동하기를 꺼리는가? 한 가지 가능성은 저혈당 위기에 대한 두려움이다(66). 그들은 활동 수준을 일관되게 낮게 유지함으로써 그 사실을 깨닫게 되었으며, 대사 조절에 관한 한 가지 불확실성을 제거하였다. 불행히도, 일부 건강 전문가들은 적극적인 생활 방식의 중요성에 관한 무지에서 이 문제에 동의하고 당뇨병을 앓고 있는 젊은이들에게 소극적 육체 활동을 장려하였다.

스웨덴 환자의 활동 태도에 대한 연구(89)에서, 절반 이하가 매일 운동한다고 명시되어 있다. 같은 비율의 사람들이 육체 운동과 스포츠는 "매우 흥미롭다"는 것을 발견하였다. 응답자 중 10% 미만이 운동에 대해 부정적이었지만, 대부분 운동을 시작하기에 충분한 시간이 없다고 느꼈다. 대부분의 환자들은 너무 많은 운동으로 인해 문제를 야기할 수 있다는 두려움에 대해 주목하지 않았다. 저자들은 신체 활동의 이점과 적극적인 생활 방식에 대한 실제 약속에 대해 환자가 아는 것과 명확한 차이가 있음을 깨달았다. 이것은 아동 및 성인 인구의 대부분에서 일반적인 패턴이지만, 저자는 환자 샘플과 건강한 대조군을 비교하지 않았다.

이러한 결과는 문화적으로 다르므로 당뇨가 있는 모든 개체군에 대해 추론할 수 없다. 그럼에도 불구하고, 이 설문 조사는 운동의 중요성을 아는 것과 규칙적인 활동을 하는 것 사이에는 차이가 있다는 것을 알게 해주었다.

습관적 활동의 낮은 수준은 낮은 체력 수준에 의한 것일 수도 있다(다음 섹션 참조). 사춘기 환자, 특히 소녀들에서 종종 체중이 과하게 증가한다(42;146). 그런 경우 비만이 발생하면, 체력이 낮고 활동이 저조한 악순환의 또 다른 요인이 될 수 있다.

체력

Physical Fitness

모두는 아니지만(6;42;59;61;130;133), 다양한 연구(11;12;64;67;82;83;116;117;146)에서 제1형 당뇨병 환자들에서 낮은 체력 수준을 보여준다(45). 부족한 활동성이 힘, 속도 그리고 근육 지속성 등의 운동 체력에서도 보이지만 최대 호기성 능력에서 특히 나타난다.

제1형 당뇨병 환자의 체력에 대한 일관성 없는 데이터는 몇 가지 가능한 이유가 있다. 최대호기력과 발병 연령 또는 당뇨병 지속 기간 간에는 거의 또는 전혀 상관이 없지만(42;133), 병의 조기 발병과 장기 지속의 병용 효과는 낮은 최대호기력에 기여한다(146).

유산소성 체력은 심혈관 자율 신경 기능 장애가 있는 환자가 정상적인 자율 기능을 가진 환자에 비해 낮다(14). 또한, 최대호기력은 글리코실화된 헤모글로빈(6;64;116)에 의해 평가 된 바와 같이 혈당 조절 정도와 반비례 관계가 있다. 이러한 관계는 **그림 8.2**에 표시되어 있다. 신진 대사 조절이 상대적으로 열악한 청소년 환자(헤모글로빈 A1이 8.5% 이상)는 대사 조절이 더 좋은 환자(헤모글로빈 A1이 8.5% 이하)보다 최대 산소 흡수량이 낮다. 두 그룹 모두 건강한 대조군보다 최대산소섭취량이 낮았다.

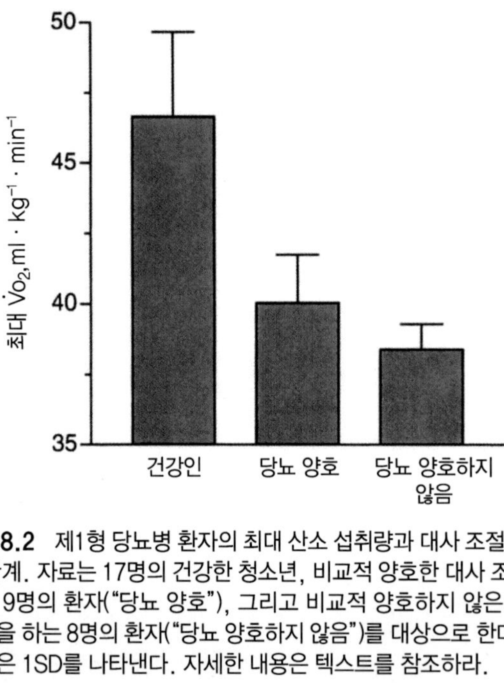

그림 8.2 제1형 당뇨병 환자의 최대 산소 섭취량과 대사 조절 사이의 관계. 자료는 17명의 건강한 청소년, 비교적 양호한 대사 조절을 하는 9명의 환자("당뇨 양호"), 그리고 비교적 양호하지 않은 대사 조절을 하는 8명의 환자("당뇨 양호하지 않음")를 대상으로 한다. 세로선은 1SD를 나타낸다. 자세한 내용은 텍스트를 참조하라.

Poortmans 등 자료에 근거 1986(116).

제1형 당뇨병이 있는 일부 아동의 체력 및 운동 능력 부족은 또래 아동이나 청소년(41;146)과 비교할 때 하체 신장에 의해 설명될 수 있다. 실제로, 신체 크기를 보정하면, 최대 호기력의 차이는 줄어들거나(146) 사라진다(30;59;133).

낮은 체력이 질환 자체로 인한 것이 아니라는 또 다른 징후는 일부 연령 집단에서만 부적당하다는 것이다. 특히 사춘기와 사춘기 이후 환자는 적합하지 않다. 대조적으로, 더 젊은 청년 및 아이들은 그들의 건강한 동료와 같이 적합하다(42;83;130;146). 사춘기 또는 사춘기 이후 환자의 운동 능력 저하는 부분적으로 습관적 활동의 낮은 수준 때문일 수 있다(146). 실제로 그러한 환자가 컨디셔닝 프로그램에 노출되면 최대호기력 및 기타 심혈관 기능이 건강한 청소년의 상태로 호전된다(26;27;29;65;83). 다양한 운동을 하는 상당수의 엘리트 운동선수는 제1형 당뇨병(40)을 가지고 있으며, 이는 체력이 낮으면 질환이 내재하지 않음을 나타낸다.

당뇨 환자의 운동성 심폐 기능에는 몇 가지 결점이 있지만, 이들은 기능적 손상을 유발하지는 않는다. 운동 중, 동맥-정맥 산소의 차이에 비례하는 산소 펄스는 1형 당뇨 환자에서 더 낮다. 이는 무증상 미세 혈관 침범으로 인한 말초 산소 사용 감소를 의미한다(11). 제1형 당뇨병을 가진 젊은 성인에서는 근육 조직 모세관 현상이 정상보다 낮으며 근육 산화 활성이 낮다. 근육 글리코겐 농도와 운동 중 글리코겐 이용은 정상이며(135), 유산소 운동 후에 근육 글리코겐을 재합성하는 능력도 정상이다(92). 이러한 정상적인 재합성의 기전은 장기간 강렬한 운동을 한 후에 잘 조절할 수 있고 잘 회복할 수 있다는 것이다.

직접적인 연관성은 없지만 제1형 당뇨병과 비만 사이에는 일부 환자에서 당뇨병 관리의 결과로 비만해질 수 있다. 이것은 과도한 용량의 인슐린을 투여받는 환자가 다량의 음식 에너지를 섭취하도록 권고받을 때 발생할 수 있다. 과체중 자체의 결과로 체력이 손상될 수 있다.

제1형 당뇨병에서의 인식된 활동

Perceived Exertion in Type 1 Diabetes Mellitus

1장("노력의 생산과 자율 조정을 위한 수단으로서의 활동의 평가")에서 주어진 운동의 평가에서 신체적 노력을 평가하기 위해 운동의 등급을 사용한다. 건강한 아동 및 청소년과 비교할 때, 만성 질환 및 장애가 있는 환자는 종종 높은 RPE(9,10) Borg 6~20 범주 내(20)에 있다. 이러한 높은 평점은 이들 중 일부가 채택한 좌식 생활 방식이 한 가지 이유 일 수 있다. 소아에서 RPE에 관한 정보는 거의 없다. 고도로 숙련된 스웨덴 청소년 환자의 운동 강도는 건강한 대조군보다 1~1.5포인트 높았다(110). 운동선수가 아닌 캐나다 13세에서 19세의 환자가 최대산소섭취량의 60%로 60분 동안 운동을 했다. 운동 과제의 각 단계에서, 그들의 RPE는 1.5에서 2포인트 더 높았다(**그림 8.3**)(122). 이 높은 등급은 두 집단이 최대산소섭취량에서 차이가 없었기 때문에 체력 차이로 설명될 수 없다. 또한 피험자가 60분 동안 탄수화물을 섭취했을지라도(저혈당 반응을 예방할 때조차도), 저혈당으로 설명할 수 없다. 소아형 제1형 당뇨병은 말초 감각 신경 기능 장애와 관련이 있다(13). 따라서 과장된 RPE는 이들 환자에서 감각 피드백 메커니즘의 손상을 반영한다. 이 문제는 더 많은 연구가 필요하다.

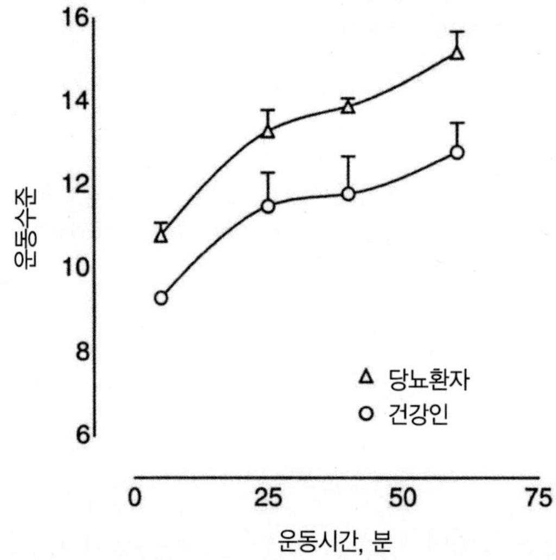

그림 8.3 제1형 당뇨병에서의 운동 수준(RPE). 8명의 남성 환자와 8명의 건강한 대조군(13-19세)은 30분간의 운동 세션을 2회(최대 O_2 섭취량 60%로 사이클링) 실시하고 그 사이에 5분의 휴식을 취했다. 운동의 평가는 Borg 6에서 20범주 척도(20)를 사용하여 주기적으로 결정되었다. 수직축은 SEM을 나타낸다.

Riddell 등 자료 활용 2000(122).

운동 유발성 저혈당증

Exercise-Induced Hypoglycemia

제1형 당뇨병 환자의 급성 운동에 대한 대사 반응은 운동 전 혈당 조절에 달려있다. 환자가(30분 이상) 운동을 하면 혈당 수치가 점차적으로 감소한다(17;94;118;123;157;167). 이러한 감소는 조절되지 않으면 저혈당 수준에 도달할 수 있다. 3세의 제1형 병력을 가진 13세 소년의 경우 운동에 대한 혈당 반응은 **그림 8.4**에 나와 있다. 이 소년은 공복이라 했다. 그는 이것이 저혈당을 반영할 수 있는 가능성을 부인했다. 그는 저항과 페달링 속도를 선택하여 사이클 에르고미터에서 90분간의 주행을 시뮬레이션 했다. 운동 강도는 적당했고, 심박수는 140~150beat · min^{-1}로 올렸다. 그는 인슐린 주사를 허벅지에 주입하고 아침 식사를 했다. 그의 혈당은 현저히 감소하여 3.2mmol · L^{-1}에 달했다. 시작 70분 후, 그는 열감, 굶주림, 피곤함, 허벅지 통증에 대해 불평하기 시작했다. 그는 다양한 근육의 미세한 떨림을 경험했다. 이러한 불만은 운동 후 10분에서 15분 사이에 사라졌으며 탄수화물 음료를 마셨다. 저혈당의 다른 증상과 징후로는 두통, 인지 기능 장애, 어지러움, 흐린 시력, 공격적인 행동 등이 있다. 매우 심한 저혈당(1mmol · L^{-1} 이하)은 경련과 혼수를 일으킬 수 있지만 운동 장애가 있는 사람에게는 극히 드물다.

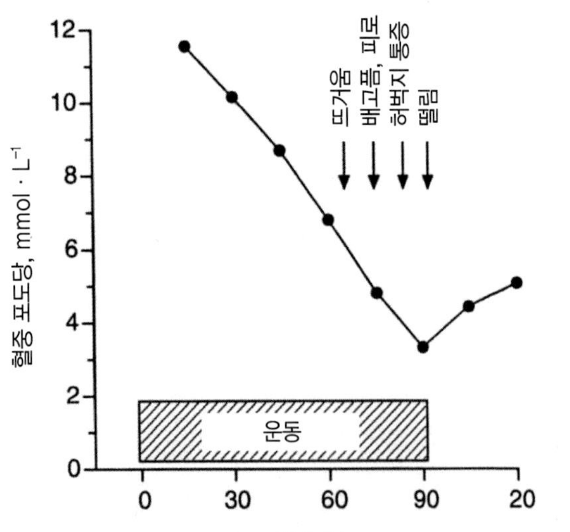

그림 8.4 제1형 당뇨병을 가진 소년에서 장기간 운동을 하는 동안의 저혈당. 혈액 샘플은 정맥 도관을 통해 채취되었다. 자세한 내용은 텍스트를 참조하라.

환자들의 혈당 반응에는 큰 변동이 있다(94;121). 그러나 **그림 8.5**에서 볼 수 있듯이, 인슐린 요법과 에너지 섭취가 일관성 있는 한 운동하는 동안 인슐린 내 혈당 반응은 하루 종일 일관되게 유지된다. 이 일상적인 일관성은 개입의 효능을 평가하고자하는 임상의에게 고무적이다. 그들의 개입이 혈당 강하율의 변화를 동반한다면, 이러한 변화는 무분별한 반응보다는 개입의 영향을 반

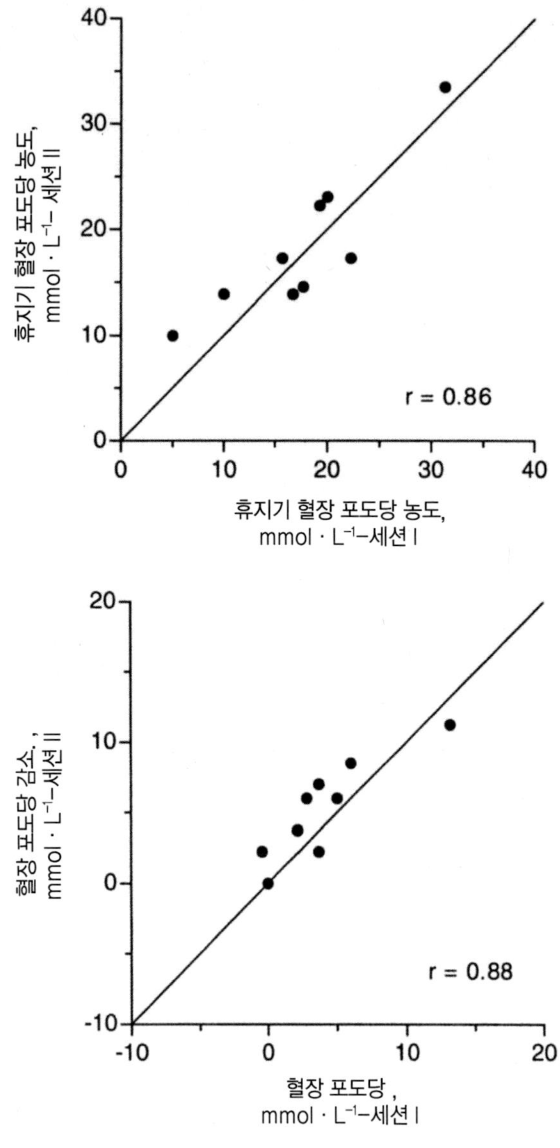

그림 8.5 운동에 의한 혈당 강하의 일관성. 제1형 당뇨병을 앓던 9명의 청소년(16 ± 1.8세)은 7–15일 간격으로 두 번 검사를 받았다. 각 세션에서 그들은 온건한 강도(심장 박동수)로 6회의 10 분간의 사이클링을 수행했다. 상단 그래프는 혈당치를 나타낸다. 하단 그래프는 두 번의 방문에서 혈당 저하 정도를 보여준다.

McNiven-Temple 등 자료 활용 1995(94).

영할 가능성이 있다.

후발성 저혈당증
Late-Onset Hypoglycemia

대부분의 혈당 강하 반응은 장기간의 운동 중 또는 운동 직후에 발생하지만, 저혈당은 운동 후 몇 시간(90) 또는 심지어 다음 날(4)에 나타날 수 있다. 일부 환자에서는 저혈당증이 신체운동 후 36시간에도 발생하지만 가장 일반적인 시간 간격은 6~10시간이다. 환자와 부모는 저녁에 운동을 하는 아동의 경우 잠자는 시간 동안 저혈당의 위험이 있음을 인식해야 한다. 늦게 발병하는 저혈당에 대한 정확한 메커니즘은 명확하지 않지만, 운동 회복에서 근육 및 간 글리코겐 저장의 부족함을 반영한다.

환자가 저혈당을 인지할 수 있는 능력
Ability of the Patient to Perceive Hypoglycemia

제1형 당뇨병 환자는 운동 중 임박한 저혈당을 인지할 수 있는가? 청년 및 성인 환자들이 휴식 시 혈당치를 적어도 40회 추측하도록 한 연구는 낮은 지각 능력을 나타냈다(102). 제1형 당뇨병 환자의 약 25%(주로 성인)는 저혈당을 알지 못했다. 이 상태는 저혈당이 나타나기 전에 경고 증상이 없기 때문에 나타난다(98). 이것은 운동 중에도 발생할 수 있다. **그림 8.6**은 사춘기 환자가 적당한 강도(심박수 145~150beat · min^{-1})로 60분 동안 운동한 실험을 요약한 것이다. 환자들은 포도당 수치가 15mmol · L^{-1}을 초과했을 때 현저하게 그들의 혈당을 과소평가했고, 10에서 15mmol · L^{-1} 사이의 범위에 있을 때에도 여전히 이들을 과소평가했다. 그러나 포도당 수치가 10mmol · L^{-1} 이하로 내려가면 환자들은 이를 과대평가한다(94;120). 따라서 제1형 당뇨병을 가진 젊은 환자는 높거나, 정상이거나, 낮거나 간에 자신의 혈당 수치를 올바르게 인지 할 수 없는 것으로 보인다.

운동에 의한 혈당 강하 기전
Mechanisms for Exercise-Induced Reduction in Blood Glucose

혈중 포도당 수치의 감소는 운동 근육에 의한 글루코스 이용 증가와 간에서의 생성간의 불균형을 반영한다(143;167). 제1형 당뇨병 환자에서 이러한 불균형의 정도는 외인성 인슐린의 유용성과 운동 근육에서 인슐린 수용체의 민감성에 달려 있다. 순환할 때 인슐린 수치가 높으면 간 내 포도당 생산량이 크게 억제되고 근육에 의한 섭취량이 증가하며, 운동은 대개 대조군 호르몬의 완만한 반응을 동반하며, 주로 글루카곤(77) 및 카테콜아민(138), 특히 당뇨병성 신경병증 환자에서 그렇다. 카테콜아민의 둔화된 증가는 이전 섹션에서 설명한 원인을 알 수 없는 저혈당의 원인일 수 있다.

운동 중 순환하는 인슐린의 양을 조절할 수 있는 요소로는 인슐린 투여와 운동 사이의 경과 시간, 인슐린의

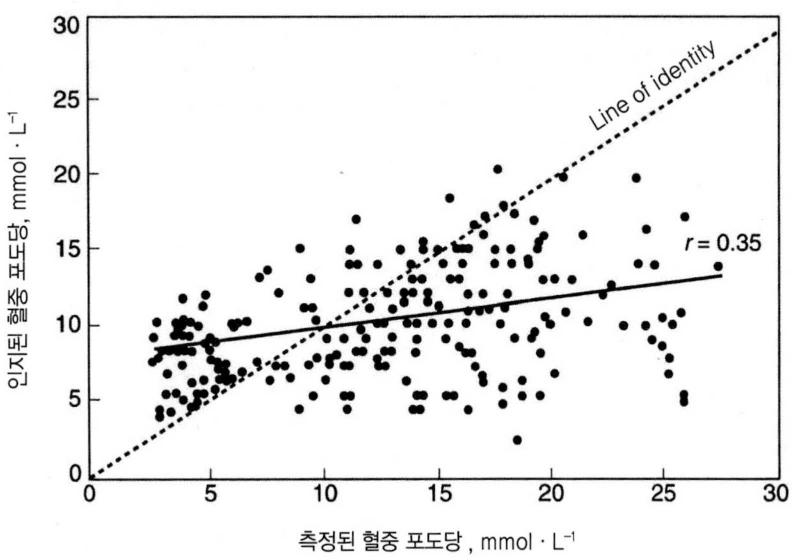

그림 8.6 제1형 당뇨병 환자가 운동 중 혈당치를 인지 할수 있는 능력. 남자 1형 당뇨병 환자를 대상으로 약 10%의 최대 호기성력으로 10회의 사이클링 복싱을 6차례 시도 할 때마다 혈당치를 추측하도록 요청받은 개인 데이터가 표시된다.
McNiven-Temple 등 자료 및 Riddell과 Bar-Or 등 자료 활용 1995(94).

표 8.1 인슐린 주사 경로 및 부위가 인슐린 의존성 당뇨병 아동의 혈당치 및 관련 변수에 미치는 영향

투여경로	주입부위	혈장 인슐린 수준	간에 의한 포도당 생성	근육에 의한 포도당 소비	혈중 포도당
정맥내	어느곳이나	변화없음	≠≠	≠≠	변화없음
피하	운동하지 않은 사지	변화없음	≠≠	≠≠	변화없음 혹은 약간 감소
피하	운동중인 사지	≠≠	≠	≠	

≠또는=약간의 변화; ≠≠=큰 증가

종류, 인슐린 항체의 존재, 주사 부위 및 투여 경로 등이 있다.

인슐린 주입의 경로와 위치 **표 8.1**은 경로 및 부위가 혈당 수준 및 관련 변수에 미치는 영향을 요약 한 것이다. 인슐린을 운동중인 사지에 피하 주사하면 운동 중 저장소에서 인슐린이 더 빨리 방출된다(18). 마찬가지로 방출은 비운동 부위보다(78;167)보다 빠르다. 이로 인해 혈장 면역 반응성 인슐린 수치가 증가하고 간에서 포도당 생산이 감소하며 혈당 수치가 감소한다. 대조적으로, 비운동 부위에 대한 피하 주사 또는 연속 정맥 내 주입은 간에서의 포도당 생성을 방해하지 않으며 혈당 수준을 감소시키지 않는다(운동 사지에 피하 주입 후 일부 감소는 발생할 수 있지만). 운동이 활발한 근육에 직접 주사하면 주사 부위에서 인슐린이 사라지게 되고 피하 경로보다 혈장 인슐린 수치가 높아지고 혈당치가 빠르게 감소한다(50). 근육에 일시적인 주사를 피하기 위해 피하 주입용 짧은 바늘을 사용하거나 피부 주름부위에 주입할 수 있다.

운동 중인 근육 위에 놓인 저장소에서 인슐린이 더 빨리 방출되는 것은 온도의 국소 증가, 충혈 또는 림프액의 증가 때문일 수 있다. 또한 더 높은 주위 온도(124)와 더 낮은 주위 온도(124)에서 방출이 향상되며, 이는 아마도 더 높은 피부 온도 때문일 것이다. 주변 온도가 인슐린 방출에 미치는 영향에 관한 용량-반응 데이터는 없지만, 기후 조건의 현저한 변화(예: 겨울철 따뜻한 나라 방문)에는 인슐린 투여량의 조정이 필요할 수 있다.

인슐린 수용체 결합 운동은 단핵 세포 또는 적혈구에 위치한 수용체, 건강한 개인 및 제1형 당뇨병 환자에서 인슐린 결합을 증가시킨다(109). 어떤 조건 하에서는 생

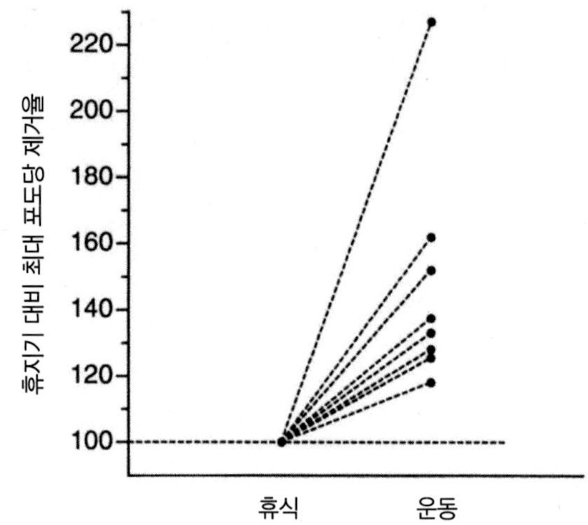

그림 8.7 정맥 내 포도당 내성과 운동. 최대 O_2섭취량의 50%에서 휴식 중 및 순환 중 35분 동안 혈액에서 포도당의 최대 소실률. 피험자는 인슐린과 포도당을 50% 정맥 주사 한 12-18세의 1형 당뇨병이 있는 비만 남성이다. 개별 값은 휴식시 최대 포도당 소실의 백분율로 표시된다.

Data from Dorchy et al. 1976(36).

체 내 인슐린 감수성과 단핵 세포에 결합하는 인슐린 간에 상관관계가 존재한다. 하나는 운동에 의해 유도된 인슐린 매개 단핵 세포에 대한 증가는 근육 세포를 운동시키는 수용체와의 결합이 증가되었음을 반영한다. 이것은 운동의 포도당-강하 효과와 운동 후 포도당 내성을 향상시키는 또 다른 메커니즘 일 수 있다. 인슐린 치료를 받는 제1형 당뇨 청소년과 성인에서는 운동 중(36) 혹은 후(37) 정맥 내 포도당 내성이 증가하지만 인슐린이 없는 청소년에서는 그렇지 않다(38). **그림 8.7**은 제1형 당뇨를 가진 청소년에서 운동으로 유발된 포도당 청소율(제거율) 증가를 보여준다.

운동 유발 저혈당 방지 수단

Means for the Prevention of Exercise-induced Hypoglycemia

운동 환자에서 저혈당을 예방하려면 인슐린 투여량을 줄이거나 탄수화물 섭취를 늘리거나 두 가지를 모두 해

야 한다. 이러한 조치는 활동이 30분 미만으로 지속될 경우에는 필요하지 않을 수 있다. 이는 상대적으로 단기간의 운동이 저혈당을 유발하지 않음을 의미한다(155). 그러나 환자가 하이킹, "야유회" 또는 축구 토너먼트와 같이 더 장시간의 수행할 때는 고려해야 한다. 운동 전이나 운동 중 인슐린 투여량과 탄수화물 섭취량을 최적으로 결정하는 것은 젊은 환자들에게 특히 어려운 과제이며, 그 활동 패턴은 종종 불규칙하고 예측할 수없는 경우가 많다(8).

인슐린 복용량 줄이기 시너지 효과가 있는 인슐린 작용과 신체 활동 때문에 장기간의 운동을 기대하면서 인슐린 투여량을 줄이는 것이 저혈당 예방에 가장 보편적인 접근법이었다.

각 활동에 앞서 투여량 감소의 최적 범위를 체계적으로 관찰한 연구는 없다. 운동이나 다른 장기간의 활동에 참여하는 환자에게는 시행착오 접근법이 필요할 수 있다. 규칙적으로 운동하는 일부 성인과 숙련된 청소년은 예상한대로 인슐린 투여량을 맞출 수 있다. 예를 들면, 조슬린에 의해 언급된(71) 매일 25km를 순환하는 당뇨병 환자인 우체부의 경우이다. 아침에 시작하기 전에 유리창문에 머리를 내밀고 바람이 그를 향해 불면 인슐린이 20단위 감소했다. 이 접근법은 많은 경험이 필요하며 예상 활동의 양과 강도가 예측 가능한 경우이다. 그러나 소아 환자에서 활동이 규칙적이고 예측 가능한 소아 환자는 소수에 지나지 않는다. 인슐린 감소의 정도는 운동의 지속 시간과 강도, 마지막 식사 후 시간, 특정 환자의 인슐린 요법에 따라 다르다.

예를 들어, 단기간 인슐린 투여 후 1시간에서 3시간 후에 장기간, 중등도의 활성이 예상되는 식사와 같은 경우, 일반적인 인슐린 용량을 50% 이상 줄여야 할 수도 있다(137). 그러나 인슐린 투여량의 최적 감소는 개별화되고 빈번한 혈당 모니터링을 통해 결정되어야 한다. 우리의 경험(123)에서, 식사 후 약 90분 동안 운동을 하면 저혈당의 위험이 커질 수 있는데, 그 때 순환하는 인슐린 수치가 특히 높기 때문이다.

독창적인 전략으로 인슐린 투여량을 줄이는 것은 큰 결점이 있다. 이러한 감소의 정도에 관한 결정은 활동 전에 이루어져야하며, 후속 운동이 예상했던 것에서 벗어난 경우에도 되돌릴 수 없다. 이것은 특히 활동 패턴을 예측할 수 없는 어린 아이들에게 특히 문제이다. 인슐린 감소의 또 다른 단점은 운동 유발 고혈당의 위험이다("운동 유발 고혈당증과 케톤산증" 참조).

탄수화물 소비량 증가 탄수화물 소비를 증가시키는 전략이 운동 전의 인슐린 투여보다 효과가 있다. 추가 탄수화물을 섭취하기 전에 운동 기간 뿐 만 아니라 아이가 활동을 하는 동안, 이 방법은 탄수화물을 소비한다.

얼마나 많은 탄수화물을 추가해야 할까? 소아과의 권위 있는 2000년 교과서는 "활발한 운동을 기대하면서, 운동 전에 1회 추가 탄수화물 섭취를 하고 오렌지 주스, 탄산음료 또는 캔디 형태의 포도당은 운동 중에도 운동 후에도 가능해야 한다"(p.1783). 이 권고안은 너무 일반적일 수 있다. 개인차(즉, 아동의 크기 또는 활동의 유형, 강도 및 양)를 인정하지 않는다. 이 문제에 대한 자세한 내용은 다음 섹션 "운동 교환 메뉴"를 참조하면 된다.

운동 전과 운동 중 탄수화물 섭취가 저혈당 예방에 얼마나 효과적일까? **그림 8.8**에서 보듯이 주기적으로 섭취

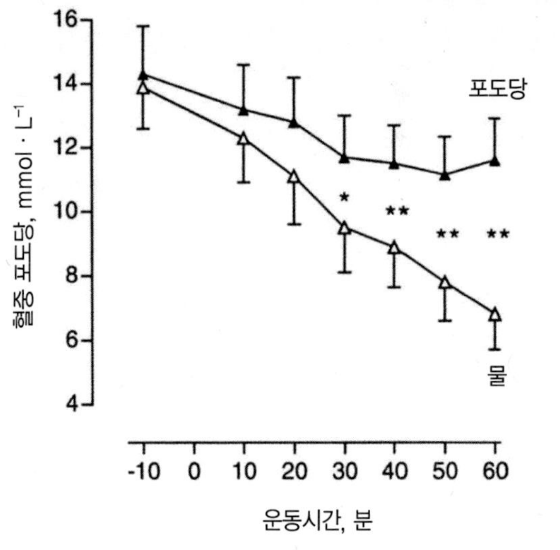

그림 8.8 운동 전과 운동 중 섭취 한 탄수화물은 당뇨병이 있는 청소년에서 운동으로 인한 저혈당을 예방할 수 있다. 17명의 남성과 3명의 여성 환자는 규칙적인 용량의 인슐린을 주입하고 정상적인 아침 식사를 먹은 지 100분이 경과 한 후 60분간 (60–65%의 최대 산소 섭취량) 60분간 2회 사이클을 반복했다. 한 번의 방문에서 그들은 간헐적으로 마셨다 탈수를 방지하는 물. 후속 방문에서 그들은 6%에서 8%의 포도당 용액을 마셨다. 각 아동의 총 포도당 량은 첫 방문시 사용 된 포도당 량과 호흡기 환율 및 O_2흡수. 수직선은 SEM을 나타낸다. * = $p < 0.05$; ** = $p < 0.01$.

Reproduced, with permission, from Riddell et al. 1999(121).

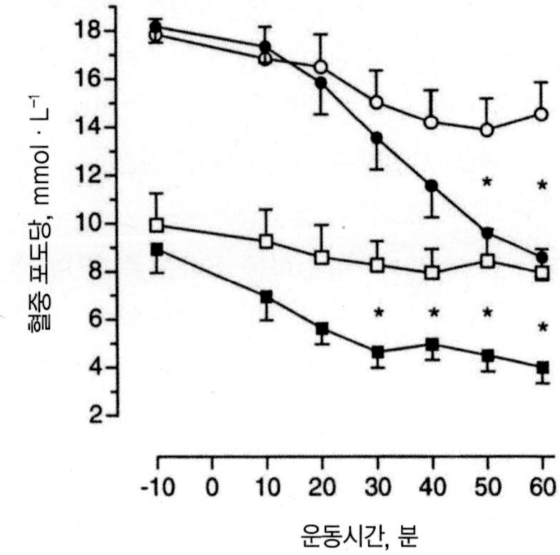

그림 8.9 탄수화물의 섭취는 갑작스러운 상황을 예방할 수 있다. 사전 운동 시에도 혈당 수치가 감소한다. 피실험자, 운동 및 음주 프로토콜은 그림 8.8과 동일하다. 피실험자는 운동 전 혈당치 인 15 밀리몰을 기준으로 두 그룹으로 나누었다. L^{-1} (두 개의 상단 라인) 및 <15 mmol, L^{-1} (두 개의 하단 라인). 하얀 동그라미와 사각형은 포도당 섭취를 나타냅니다. 검은 색 원형과 사각형, 물 섭취
Riddell 등 자료 활용 1999(121).

되는 탄수화물의 양은 장시간 운동을 하는 동안 신체가 사용하는 탄수화물의 양과 같으면 혈당 강하가 모두 사라지게 된다(121). 그 연구에서, 환자가 물을 마셨을 때도, 거의 절반이 60분간의 사이클 작업 동안 저혈당에 도달하거나 접근했다. 그들이 포도당을 마셨을 때, 단지 15%만이 저혈당에 도달했다. 섭취된 포도당이 몸에서 사용되는 양의 절반에 지나지 않았을 때 혈당치가 떨어지는 것을 방지할 수 없다는 점에 유의해야 한다.

탄수화물 음료의 효능은 운동 전 혈당이 정상 범위 내에 있는 환자에만 국한되지 않는다. 초기 수준이 20mmol · L^{-1}일 때조차, 혈당치가 급격히 감소하는 것을 방지 할 수 있다(**그림 8.9**).

운동 교환 메뉴

The Exercise Exchange Menu

대부분의 임상의는 환자의 탄수화물 이용률을 측정하는 운동 실험실을 이용할 수 없으므로 보다 실질적인 방법은 필요한 탄수화물을 추정하는 것이다. 이 책의 초판에서 우리는 음식 교환 메뉴와 유사하게 사용할 수 있는 운동 교환 메뉴의 개념을 소개했다. 각 운동 교환은 100kcal(420kJ)의 에너지 소비와 같다. 총 에너지 연료의 60%로 탄수화물 기여도를 고려하면 운동 교환은 60kcal 또는 탄수화물 15g에 해당한다. 허용되는 관례에 의하여, 15g의 탄수화물은 또한 1개의 음식 교환이다. 따라서 탄수화물 균형 면에서 운동 교환은 하나의 식량 교환과 같다.

체중이 다른 아동들의 운동 교환 목록은 **표 8.2**에 나와 있다. 이러한 목록은 학부모와 환자에게 교육 목적으로

표 8.2 다양한 체중의 아동에서 100 킬로 칼로리(420킬로 줄)의 "운동 교환값"

	체중		
활동	20kg	40kg	60kg
농구(경기)	30	15	10
맨손 체조	75	40	25
크로스 컨츄리 스키(레저)	40	20	15
사이클링			
10 km · hr^{-1}	65	40	25
15 km · hr^{-1}	45	25	15
필드 하키	35	20	15
피겨 스케이트	25	15	10
승마			
보통 구보	110	60	40
경마 속보	45	25	15
느린 갤럽 경마	35	20	10
아이스하키	20	10	5
유도	25	15	10
달리기			
8 km · hr^{-1}	25	15	10
10 km · hr^{-1}	20	15	10
12 km · hr^{-1}		10	10
14 km · hr^{-1}			5
앉아있기			
완전한 휴식	125	100	85
조용한 경기	90	65	55
눈 신	30	15	10
축구	30	15	10
수영–30 m · min^{-1}			
평영	55	25	15
자유영	40	20	15
배영	60	60	20
탁구	70	35	25
테니스	45	25	15
배구(게임)	50	25	15
걷기			
4 km · hr^{-1}	60	40	30
6 km · hr^{-1}	40	30	25

*수치는 어떤 운동이 지속되기 위해 필요한 시간을 의미함.

사용될 수 있다. 환자는 자신의 것을 만들 수 있다. 운동 교환 메뉴, 게임 및 선택한 다른 활동을 결합하여 당뇨병 클리닉의 환경에서 간호사나 영양사는 운동 교환 개념을 철저히 알고 있어야 한다. 그리고 의사는 이 개념을 이해하고 그에 따라 활동을 처방한다.

방금 설명한 방법이 최적의 방법일 수 있지만 모든 아동, 특히 더 어린 아이에게는 효과적이지 않을 수 있다. 어린 아이는 지나치게 정확한 지시 사항을 준수하지 않을 수도 있다. 그런 아이에게 운동 교환 개념을 고수하도록 강요하는 것은 비생산적 일 수 있다. 임상의와 부모가 어느 아동에게 이 접근법을 얼마나 멀리, 그리고 얼마나 빨리 도입해야 하는지를 느끼는 것이다. 아동이 운동 교환의 틀 안에서 매일 운동을 하고 스포츠의 즐거움을 즐긴다면 성공할 것이다.

운동 유발성 고혈당증 및 케토산증

Exercise-Induced Hyperglycemia and Ketoacidosis

운동은 항상 저혈당을 일으키는 것은 아니다. 고혈당증 또는 케토산증이 있는 상태에서 운동을 하거나 인슐린이 없는 환자는 혈당 수준이 상승한 운동(3;17;46;93;119;136;157)에 반응할 수 있다. **그림 8.10**은 그들의 아침 인슐린 복용량을 건너뛰고 운동한 사춘기 환자는 적절한 양의 인슐린을 복용한 후에도 중등도 운동을 하는 동안 또는 그 직후에 환자는 고혈당으로 반응할 수 있다(39). 다른 사람들에서는 고혈당증이 교감 신경-아드레날린 성 색소의 급상승으로 인해 단기간에 심한 운동을 하는 동안 발생할 수 있다(164).

제1형 당뇨병을 가진 인슐린 부족 환자의 운동 유발성 고혈당의 원인은 근육에 의한 섭취를 초과하는 간에서 생산된 포도당의 증가이다(136). 이러한 생산은 일반적으로 인슐린에 의해 저해된다. 휴식중인 케톤성 환자는 운동 중 케톤의 정상적인 생산보다 더 많은 양을 가지고 있다(46). 그런 환자에서는 근육 내 케톤체의 섭취가 높지만(157), 격렬한 운동을 하는 동안 특히 이러한 물질의 혈중 농도가 순 증가하는 것이다(17;157). 운동으로 유발된 제1형 당뇨병을 가진 인슐린 부족 환자의 케톤증은 혈장 글루카곤과 코티솔의 증가가 원인이다(17).

운동에 의해 유발된 고혈당을 예방하기 위해 제1형 당뇨병 환자는 혈당 수치가 15mmol · L^{-1}(270mg/dL) 이상인 경우 운동을 해서는 안 된다.

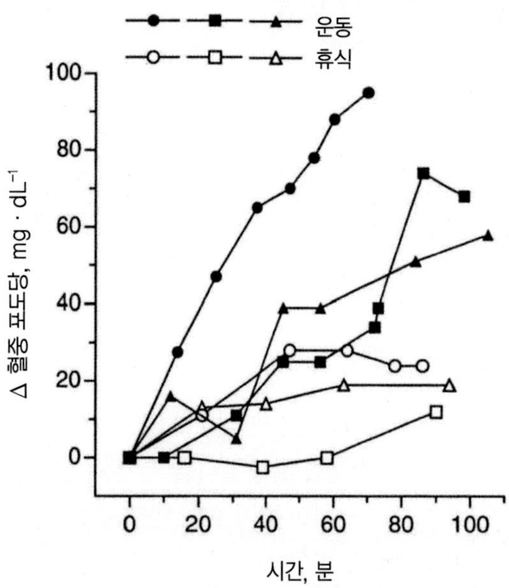

그림 8.10 인슐린 부족과 운동 유 성 고혈당증. 소년은 두 번의 아침에 각각 검사를 받았다. 전날 저녁부터 인슐린을 전혀 복용하지 않았다. 아침 휴식을 취한 상태에서 혈당을 모니터링하고, 환자가 2~3회의 5분간의 계단 오르기를 수행하는 동안 혈당을 모니터링했다. 실험 중 혈당치의 개별 변화 (Δ).

Marble과 Smith 자료 참고 1936(93) .

운동 기능이 신장 기능에 미치는 영향

Effect of Exercise on Renal Function

몇몇연구(62;92;106)에서, 모두는 아니지만(113), 제1형 당뇨병을 가진 아동과 청소년이 건강한 사람보다 더 많이 운동에 반응한 알부민 뇨를 동반한다고 제안한다. 마찬가지로 제1형 당뇨병을 앓고 있는 일부 청소년은 운동에 반응하여 동맥혈압이 과도하게 상승한다(28;101). 더 중대한 알부민 뇨는 약한 운동 동안 주로 생기고(97), 적당하거나 강렬한 운동시에는 덜 생긴다(113;114). 당뇨에서 과도한 운동 유발성 알부민 뇨가 신 병증의 초기 무증상 단계를 암시한다고 가정하기 쉽다. 그러나 이 분야의 전문가들은 진단을 위한 도구로서 운동 도발의 사용을 반대한다(40;117). 또 다른 흥미로운 아이디어는, 제1형 당뇨를 가진 청소년에게 운동에 대한 과도한 혈압 반응이 5년 후 당뇨병 성 신 병증의 위험을 의미한다는 것(101)은 추가 확인이 필요하다는 것이다.

체육 훈련에 대한 반응

Responses to Physical Training

향상된 신체 활동은 제1형 당뇨병이 있는 젊은 환자에게 여러 가지 이점을 제공한다. 여기에는 증가된 유산소 체력이 인슐린 감수성 증가, 지단백질 개선, 체지방 감소시키고, 가장 중요한 것은 사교성과 삶의 질을 향상시키는 것이다.

체력에 미치는 영향

Effects on Physical Fitness

건강한 아동 및 청소년과 마찬가지로 제1형 당뇨병 환자는 훈련을 통해 체력을 향상시킬 수 있다. 무작위 통제 연구에서, 5~11세의 환자들은 12주 동안 주 3회 에어로빅 프로그램을 받았다(26). 30분짜리 세션은 상당히 격렬했으며 아동의 심박수는 분당 160회 이상으로 올랐다. 최대산소흡수량은 7% 증가하고 최대 1분간 환기량은 12% 증가했다. 비슷한 반응이 다른 사람들에 의해 보고되었다(65;82;99). 개선점은 비슷했다. 훈련으로 인한 다른 생리학적 변화로는 근력 증가, 체지방 감소, 지단백질 개선(99) 등이 있다. 하루 6시간 에어로빅 프로그램은 운동에 의해 유발되는 알부민과 β_2 microglobulin의 비뇨기 배출을 50% 감소시켰다(115).

인슐린 요구 사항에 대한 영향

Effects on Insulin Requirements

인슐린 이전 시대에 운동은 당뇨병의 주요 치료 방법으로 여겨졌다. 예를 들어 1915년 의학 저널(3)에 언급된 것처럼, 100g 빵이 주어진 시기에는 개가 당뇨를 보였으나, 운동을 하게 되면 당뇨가 없이 매일 빵 200g을 취할 수 있었다. 그리고, 사람에서도 고지혈증이 지속되는 당뇨병이 없는 환자의 경우, 하루 빨리 운동을 하면 운동 없이 며칠 동안 혈당을 줄일 수 있다.

인슐린과 운동의 혈당 수치에 대한 시너지 효과는 1926년에 처음 보고되었다. 몇 주 동안 운동을 하면 당뇨병 환자가 인슐린 복용량을 동반하지 않고 매일 탄수화물 섭취량을 두 배로 늘릴 수 있었다. 일부 환자는 탄수화물 섭취량을 늘리지만 인슐린 투여량을 줄일 수도 있다(84). 그러한 관찰은 이후 많은 연구에서 재현되었다(1;43;69;71;82;83).

인슐린 필요량 감소는 극적일 수 있다. 가을과 겨울에는 40~60 유닛의 인슐린이 필요한 환자가 봄과 여름에

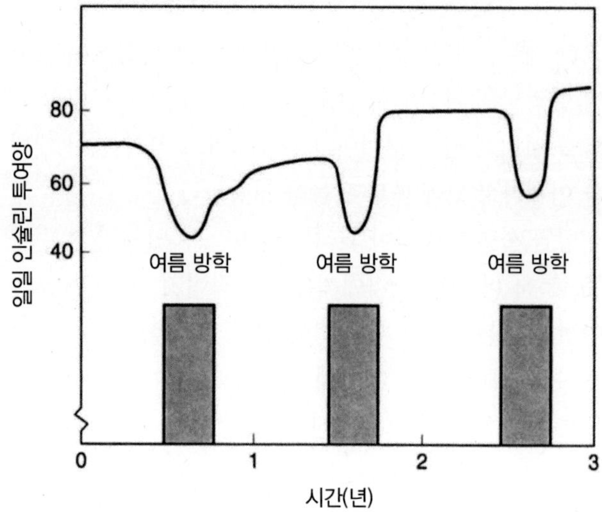

그림 8.11 인슐린 요구량은 아동이 활동 중일 때 더 낮다. 인슐린 의존성 진성 당뇨병이 있는 소년 기록.
Jackson과 Kelly 등 자료 활용 1948(66).

는 5~10 유닛의 인슐린이 필요했던 어린 환자를 볼 수 있다. 비슷한 추세가 여름철에 연속 3년 동안 인슐린 섭취량을 거의 절반으로 줄인 아동의 경우에서 나타났다(**그림 8.11**)(66).

제1형 당뇨병을 가진 활동적인 아동이 소량의 인슐린을 사용할 수 있게 하는 메커니즘은 완전히 명확하지 않다. 생체 내 민감도 인슐린과 체외에서의 단핵 세포와의 결합은 컨디셔닝 프로그램을 겪은 사람 사이에서 더 높다(79;87;142;165). 쥐 연구에 따르면 훈련은 GLUT4 포도당 전달체의 활성을 증가시킨다(55).

제1형 당뇨병 환아에 대한 이들 자료의 유효성은 아직 밝혀지지 않았다. 더욱이, 훈련 받은 개인의 인슐린에 대한 높은 민감도는 일시적이며 마지막 훈련시기 이후 1~2일 이내에 사라질 수 있다(5;25). 따라서 훈련된 사람의 특성이 아닌 단일 운동 시합 후 증가된 포도당 내성을 반영할 수 있다. 이 가정이 맞다면 당뇨병 환자의 운동으로 인한 인슐린 스페어링 효과는 규칙적으로 운동하는 동안에만 기대할 수 있다.

혈당 조절 효과

Effects on Glycemic Control

젊은 나이의 혈당 조절과 당뇨병 합병증의 미래 위험인 신경 병증, 신 병증, 망막증 등 이러한 위험을 줄이기 위해서는 엄격한 통제가 중요하다는 가정이 있다. 따라서 신체 활동이 당뇨병 통제에 영향을 미칠 수 있는지 여

부를 묻는 것이 필요하다.

소변에서 당 발생 빈도를 당뇨병 통제의 대략적인 지표로 삼아 정기적인 신체 활동이 조절을 증가시키는 것으로 보인다(43;71;83;84). 예를 들어 특정 당뇨병 진료의 사례로, 인슐린 투여량이 낮고 칼로리 섭취량이 더 높더라도(1;83) 더 활동적인 아동이 대사 조절을 유지하거나 심지어 개선하지 못하는 경우도 있다. **그림 8.12**는 이러한 훈련 캠프에서 얻은 관찰 결과를 요약한 것이다(88). 일일 칼로리 섭취량이 50%에서 100% 증가했지만 글리코뇨량은 65%에서 30% 미만으로 감소했다. 일일 소변에 근거한 활동 범위와 "통제 지수"사이의 통계적 연관성이 보고되었지만, 두 변수는 낮았으며, 비록 규칙적인 활동의 역할이 중요하더라도, 다른 요인들이 당뇨병의 통제에 강력하게 영향을 미친다는 것을 암시한다.

대조군의 다른 지표는 당화 혈색소(HbA_1 또는 그 비율 HbA_{1c})인데, 일부 연구에서는 운동 중재 프로그램에 참여한 아동에게서 당화 혈색소의 감소를 보였다(1;26;30;65). 예를 들어, 5개월간의 훈련 프로그램을 시행한 환자의 경우 당화 혈색소가 15.1%에서 13.8%로 감소했다(30). 통계적으로 유의미하지만, 그러한 감소는 작고 생물학적 실제 이익은 평가하기가 어렵다. 또한, 최근의 연구 글리코실화된 헤모글로빈의 훈련에 의한 감소를 확인할 수 없었다(7;81;131;147). 이 불일치를 조화시키기는 어렵다. 하나의 가능한 요소는 개입의

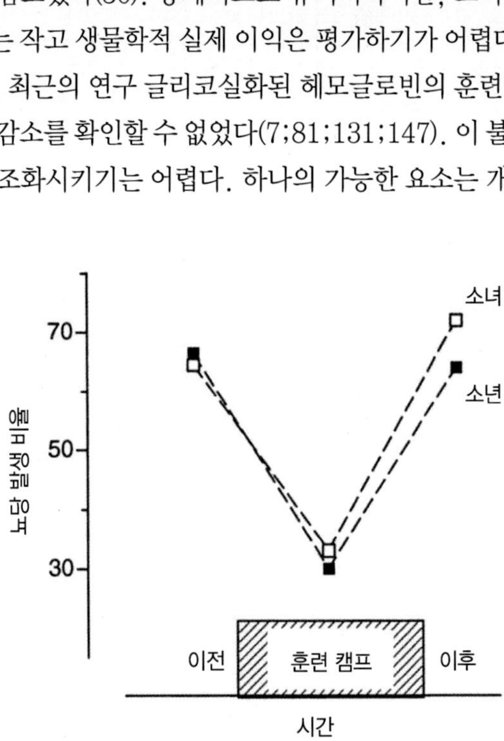

그림 8.12 제1형 당뇨병의 신체 활동 및 일일 대사 조절. 당뇨병 소녀와 소년의 당뇨병 발생. 훈련 캠프 전, 도중, 운동 중.
Sterky 등 자료를 Larsson 등이 인용 1962(83).

길이와 강도이다. 또 다른 하나는 대상의 나이 또는 성숙 단계이다. 이와 관련하여, 동일한 그룹으로 수행된 무작위로 제어된 두 연구에서, 당화색소는 사춘기 전에는 감소(26)했지만 청소년기에는 감소하지 않았다(81).

결론적으로, 규칙적인 신체 활동은 아마도 제1형 당뇨병 관리에 도움이 될 것이다. 그러나 그러한 이익은 간접적일 수 있다. 육체 활동을 하는 아동은 매일 대사 증진에 영향을 미치는 다른 일일 습관을 변화시킬 수 있다. 증가된 활동이 실제로 매일의 신진 대사의 변화로 인해 더 큰 도전 일 수 있다.

제1형 당뇨병 환자를 위한 일일 관리의 운동 및 식이 요법 고려 사항

Exercise and Dietary Considerations in the Daily Management of Patients With Type 1 Diabeles Mellilus

다른 질환에는 제1형 당뇨병과 매우 밀접한 관련이 있는 음식, 활동 및 약물이 없다. 이전 세션은 인슐린 투여량을 다뤘다면, 이번 세션은 인슐린 감소를 유발하는 신체 활동과 영양에 초점을 맞춘다.

신체 활동의 선택

Choice of Physical Activities

제1형 당뇨병을 가진 어린 환자들은 건강한 친구들과 함께 신체 활동이나 스포츠에 참여할 수 있다. 최적의 대사 조절을 위해 걷기, 달리기, 수영, 자전거 타기, 크로스컨트리 스키(40, 63)와 같은 에너지 소비를 예측할 수 있는 신체 활동이어야한다. 이것은 단시간의 격렬한 활동과 그에 따른 에너지 소비의 변화(예: 팀 게임)가 필요한 스포츠 참여를 배제하지 않지만, 혈당 조절을 균형 있게 유지하려면 혈당을 더 자주 모니터링 해야 한다.

환자에게 위험을 유발할 수 있는 활동(주로 저혈당의 경우)은 특별한 주의를 기울여야한다. 예를 들면 스카이다이빙, 등산, 스쿠버 다이빙, 행글라이딩 등이 있다. 일반적 예방 차원에서, 제1형 당뇨병 환자는 스포츠에 참여하는 동안 다른 사람과 동행해야 한다.

영양 고려 사항

Nutritional Considerations

영양 계획은 예상되는 연습 시간, 경쟁 또는 기타 장기간의 활동 전에 수행되어야한다(31;57;66;83;121;123;129;145). 활동 전 및 도중에 첨가될 식품 품목은 **표 8.3**에 열거된 과일 교환 및 전분 교환으로 계산할 수

표 8.3 여분의 신체 활동을 하기 전에 인슐린 의존성 당뇨병을 앓고 있는 아동이 먹을 과일 전분

활동	기간(분)	20 kg				30 kg				30 kg			
		소요된 에너지 (kcal)	탄수화물 (g)	교환		소요된 에너지 (kcal)	탄수화물 (g)	교환		소요된 에너지 (kcal)	탄수화물 (g)	교환	
				과일	전분			과일	전분			과일	전분
농구(경기)	20	100	15		1	200	30		2	300	45		3
	40	200	30	1	1.5	400	60	1	3	600	90	2	4
크로스 컨츄리 스키	30	70	10		.66	140	20		1.5	210	30		2
(레저용)	60	140	20	.5	1	280	40	.5	2	420	60	1	3
사이클링: 10km · h^{-1}	30	45	7		.5	75	10		.66	120	20		1.5
15km · h^{-1}	30	65	10		.66	120	18		1	180	30		2
피겨 스케이트	20	80	12		.75	160	25		1.6	240	35		2
(연습)	40	160	25	.5		320	50	1	6	480	70	.5	4
									2				
아이스하키	10	50	10		.66	100	20		1.5	150	30		2
(빙판위)	20	100	20		1.3	200	40		2.5	300	60		4
					3								
달리기: 8km · h^{-1}	30	110	17		1	200	30		2	270	40		2.5
12km · h^{-1}	30	–	–	–	–	270	50		3	370	70		4.5
눈 신	30	100	15		1	200	30		2	300	45		3
	60	200	30	.5	1.5	400	60	1	3	600	90	1.5	4.5
축구(경기)	30	110	17		1	215	32		2	320	50		3.5
	60	220	35	.5	1.5	430	65	1	3	640	95	2	4.5
수영(평영–30m · min^{-1})	20	60	10		.66	120	18		1	230	35		2
	40	120	20	.5	1	240	36	.5	2	460	70	1	3.5
테니스	30	75	12		.75	130	20		1.5	190	30		2
	60	150	24	.5	1.5	260	40	1	2	380	55	1	3
걷기: 4km · h^{-1}	40	75	12		.75	105	16		1	135	20		1.5
8km · h^{-1}	40	105	16		1	135	20	.5	1	170	26	.33	1.5

목적: 당뇨병이 있는 아동들과 부모들에게 일일 운동 이상으로 신체 활동을 위한 칼로리 섭취량의 보충적인 증가에 대해 안내한다. 20kg, 40kg, 60kg의 체중의 아동을 대상으로 한다.

가정:

1. 추가 된 활동은 매일 매일의 음식 섭취에 고려되지 않았다.
2. 탄수화물은 총 에너지 소비의 75% 인 12km.hr^{-1}의 아이스하키와 렌탈을 제외하고는 에너지 소비의 60%에 해당하는 활동의 탄수화물이다.
3. 추가 음식은 활동 전에 취한다 (1시간 이상 지속되는 활동의 경우 정기적 인 음식 섭취가 활동 중에 실시되어야 함).

* Karen Chelswick 부인의 도움을 받아 만들어진 테이블.

있다.

경쟁 또는 주요 연습 식사 시간은 워밍업 3시간 전에 이상 먹어야 하며(31), 보통 탄수화물 함량보다 높아야 한다(129). 정기 연습 세션의 경우 60분에서 80분 간격으로 충분하다. 장기간에 걸친 활동 중에는 설탕 함유액(포도당, 자당 또는 과당)을 매 15~20분마다 섭취해야 한다(121;123). “유체 및 전해질 균형” 단원에서 설명한 것처럼 적절한 수화 작용에 주의해야 한다. 운동을 할 때 늦은 오후 또는 저녁 늦게 발병하는 저혈당 예방을 위해 복합 탄수화물의 추가를 고려해야 한다.

인슐린 펌프 및 운동

The Insulin Pump and Exercise

인슐린 투여량을 더 잘 제어하기 위한 또 다른 접근법은 인슐린 펌프에 의한 지속적인 피하 주입의 사용이다(73;166). 펌프를 사용하면 주사 부위에서 인슐린이 통제되지 않고 방출되는 것을 예방할 수 있다. 운동(“혈당의 운동 유발성 감소 메커니즘” 참조) 또한 인슐린 투여량의 수정이 가능하다. 일부 환자가 사용하는 경우에도 인슐린 펌프가 아동에게 적합하다(15;73). 스포츠 활동 중 인슐린 펌프를 사용하는 사람들은 Zinman(166)이 요약한 것처럼 몇 가지 예방 조치를 취해야 한다.

- 수상 스포츠. 펌프가 방수이면 활동 전반에 걸쳐 착용할 수 있다. 그렇지 않은 경우 제거해야 한다.
- 접촉 및 충돌 스포츠. 농구, 미식 축구, 축구 또는 아이스하키와 같은 스포츠에서는 스포츠 보호 케이스 또는 보호 패드를 사용하여 펌프를 보호 할 수 있다. 또 하나의 예방 조치는 특정 스포츠(예: 축구 등에서 작은 등)에서 부딪칠 가능성이 적은 부위에 펌프를 착용하는 것이다.
- 동계 스포츠. 추운 계절에는 인슐린이 얼 수 있으므로 펌프 및 튜빙은 예를 들어 충분한 옷감으로 열을 보호해야 한다.
- 펌프 제거. 펌프를 1시간 이내에 제거하면 여분의 인슐린이 필요하지 않다. 더 오랜 기간 동안 제거하기 전에 (펌프를 통해) 인슐린 보충제를 투여해야 한다.

제2형 당뇨병

Type 2 Diabetes Mellitus

제1형 당뇨병과는 달리, 췌장에 의한 인슐린 생산은 제2형 당뇨병(성인 발병 형 또는 비 인슐린 의존형 당뇨도 알려져 있음)에서 정상적이다. 실제로 인슐린 순환 수준은 과도하며, 근육을 포함한 신체 조직에서 인슐린 저항성을 반영한다. 인슐린 저항성은 비만, 이상 지질혈증, 고혈당, 고혈압으로 분류된다(2;19;58;107). Syndrome X라는 용어가 이 경우에 사용되었다. 성인과 마찬가지로 7세 아동의 인슐린 내성은 내장 지방의 양과 밀접한 관련이 있다(154).

1983년에 출판된 이 책의 초판은 제2형 당뇨병에 대한 항목을 포함하지 않았는데, 그 이유는 “소아성”으로 간주되지 않았기 때문이다. 그러나 이것은 지난 15년에서 20년 사이에 극적으로 변했다. 제2형 당뇨가 소아, 특히 청소년에서 증가했다(16;75;111;126). 제2형 당뇨병은 예를 들어, 신시내티의 한 연구에 따르면 1982년과 1994년 사이에 특히 소아 청소년에게 제2형 당뇨병의 발병률이 10배 증가한 것으로 나타났다(111). 1976년과 1995년 사이의 비교에서 일본에서는 훨씬 더 큰 증가(30배)가 보고되었다(76). 북아메리카에서 아메리카 인디언들은 가장 많은 영향을 받은 그룹이고, 아프리카 계 미국인, 히스패닉 및 백인이 그 뒤를 이었다. 그러나 최근 연구에 따르면 중년부터 중년까지의 비만 아동과 청소년의 제2형 당뇨병의 유병률은 히스패닉, 아프리카계 미국인, 백인 간에 유사하다(141).

제2형 당뇨병의 유병률과 발병률의 급등은 청소년 비만을 동반한다(9장 참조)(141). 실제로 제2형 당뇨 젊은 이들 사이에서 주로 비만한 사람들에게서 나타난다(75;111).

적절한 영양 섭취와 함께, 강화된 신체 활동은 제2형 당뇨병의 예방 및 치료의 주요 요소이다. 연구 아동 및 청소년은 이미 질환을 앓고 있는 개인의 치료보다는 제2형 당뇨병 예방에 있어 신체 활동의 향상에 집중했다. 신체 훈련은 비만에 대해 설명된 것과 유사한 혜택을 유도한다. 체중 감소, 체지방률 및 휴식 혈압 뿐만 아니라 인슐린 감수성의 증가 등을 유발한다(47;58). 이러한 기능과 아동 활동 증가 사이의 관계에 대한 용량 – 반응 데이터는 없지만 성인 데이터는 그것의 강도보다는 인슐린 감수성에 대한 유익한 효과는 분명히 짧다(33).

환자가 덜 활동적인 생활 방식을 다시 시작할 때 사라진다. 예를 들어, 혈장 인슐린 수치는 7개월에서 11세 사이의 뚱뚱한 아이들에게 4%, 주당 5회 에어로빅 프로그램에 참여한 경우 10% 감소했다. 그러나 프로그램 중단 4개월 후 혈장 인슐린은 반등하여 19% 증가했다(47).

제1형 당뇨병과는 달리, 운동은 제2형 당뇨병 환자에게 저혈당을 일으키지 않으며 고혈당증과 케톤 산증의 위험도 없다. 환자가 망막 병증이나 신경 병증을 앓고 있을 때 주의를 기울여야하지만, 소아나 청소년에서는 그렇지 않을 수 있다.

결론적으로, 제2형 당뇨병 또는 인슐린 저항성 환자의 경우 능동적인 생활 습관을 적극 권장한다. 활동을 위한 구체적인 권장 사항은 비만 아동 및 청소년에게 제안된 권장 사항과 유사하다(9장).

성장호르몬 부족

Growth Hormone Deficiency

성장호르몬 결핍은 고립된 상태 또는 일반적인 뇌하수체기능저하의 일부로 발생한다. 선천적일 수도 있고 삶의 후기 단계(예: 외상 또는 뇌 수술 후)에 발생할 수 있다. 성장호르몬 결핍은 신장이 짧아지고, 성장이 지연되며, 또는 둘 다 발생하기도 한다. 그 진단은 효과적인 치료가 있는 작은 키의 주요 원인이기 때문에 가장 중요하다. 그러한 진단에 도달하는 방법 중 하나는 운동에 의한 도발 테스트이며, 이 부분의 중요한 내용이다.

도발 테스트의 필요성

The Need for a Provocation Test

성장호르몬은 뇌하수체에서 맥동 패턴으로 분비되며, 혈중 농도는 현재의 분석 기술로는 거의 검출되지 않는다(95). 따라서 혈액 검사는 진단 도구로 부적합하다. 뇌하수체를 자극하여 혈액 검사를 하기 전에 성장호르몬을 생성 및 방출할 필요가 있다(72;125;127). 시상하부 뇌하수체 기능이 적절한 아동은 보통 혈청 성장호르몬 상승으로 반응하지만, 뇌하수체기능저하 상태에서는 응답이 거의 없거나 전혀 없다. 인슐린 유발 약리학적 자극에는 아르기닌 또는 성정호르몬 방출 인자의 정맥 내 투여; 근육 내 글루카곤; 경구용 L-dopa, 클로니딘 또는 프로프라놀롤 등 이 있고, 생리학적 자극은 운동과 수면과 같은 것이지만, 금식은 또한 성장호르몬 상승을 자극한다. 도발 검사에 대한 정상적인 반응에 대해 보편적으로 받아들여지는 기준은 없지만(127), 혈청 성장호르몬 수준이 7~8 μg · L^{-1}으로 상승한다는 것은 일반적으로 인정된다. 성장호르몬 결핍증이 있다. "양성 검사"라는 용어는 혈청 성장호르몬의 상승 또는 불충분한 상승을 나타내는 데 사용된다.

휴식 시의 도발 테스트

Provocation Tests at Rest

성장호르몬 방출에 대한 가장 강력한 약리 자극은 인슐린 유발 저혈당을 통해 일어난다(48;72;86;150). 그것의 주요 단점은 아이에게 불편함이다. 또한, 저혈당의 위험 때문에, 이 절차는 위험하다. 특히 뇌하수체 기능이 부족한 아동은 극도의 저혈당(예: 1mmol · dL^{-1} 이하의 혈당치)으로 반응할 수 있다. 아르기닌 투여와 같은 기타 약리학적 자극은 아동이 더 잘 견딜 수는 있지만 인슐린보다 강력하며 결과적으로 높은 위양성 반응을 나타낼 수 있다(48;53;127). 수면은 성장호르몬 생산을 위한 효과적인 도발 역할을 하지만, 혈액 샘플링을 특정 단계와 동기화하기 위해 병원에서의 밤 체류와 뇌파 동시 모니터링이 필요하다. 따라서 이 접근법은 임상 목적으로 널리 사용되지 않는다.

도발 테스트로서의 운동

Exercise As a Provocation Test

이것은 Roth 등이 처음으로 보여주었다(128). 운동은 혈청 성장호르몬의 상승을 유도한다. 1970년대 초반부터 많은 소아과 진료에서 성장호르몬 결핍의 선별 검사 또는 진단 검사로 운동을 채택했다(22;32;68;91;100;103;108;112;134;139;156;160;161;163). **그림 8.13**은 운동 시작 후 경과 시간의 함수로서의 성장호르몬 상승 범위를 보여주고, 일부 프로토콜에서는 운동 약리학적 자극과 함께 사용된다(85;91;140).

약리 자극과 운동을 병행하면 운동 검사의 유용성이 증가할지 여부를 결정하려는 시도가 있었다. Sutton 과 Lazarus에서 볼 수 있듯이(148), 젊은 건강한 성인에서 운동에 대한 성장호르몬 반응은 베타-아드레날린 성 차

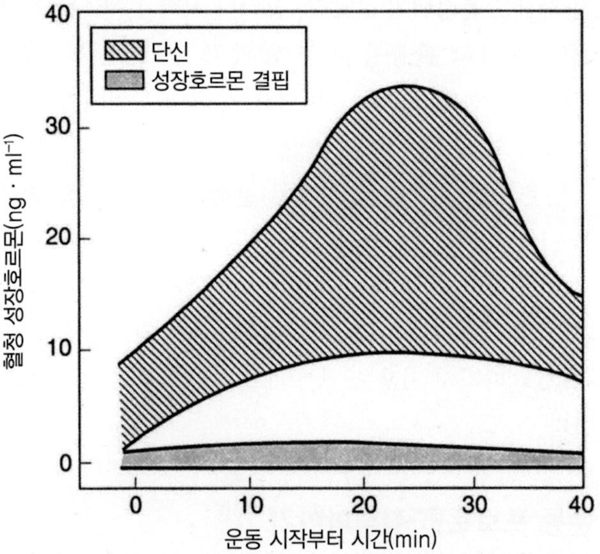

그림 8.13 성장호르몬 결핍(도트 패턴)과 비 성장호르몬 결핍(대각선 패턴) 아동에서 운동 도발 후 혈청 성장호르몬의 변화. 응답 범위의 합성 그래프. 다양한 연구(74, 80, 100, 105, 108, 112, 139, 140, 161)의 평균 데이터를 기반으로 한다.

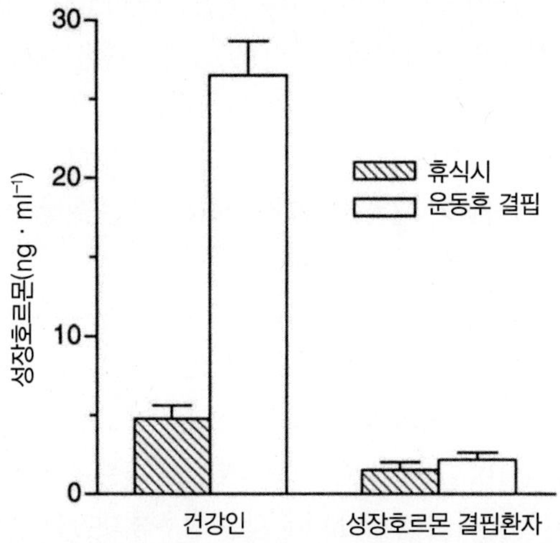

그림 8.14 성장호르몬 결핍 진단에서 운동 도발과 프로프라놀롤 병합. 성장호르몬 결핍증을 앓고 있는 건강하고, 짧은 3-5세의 아동들과 5명의 아이들은 중등도에서 강렬한 20분 운동을 수행했다. 프로프라놀롤 24-40mg을 경구 투여받은 지 2시간 후, 운동 직후 혈액을 채취했다. 수직선은 1SEM을 나타낸다.

Data from Shanis and Moshang 1976 (140).

단(정맥 내 프로프라놀롤) 후에 강화되었다. 운동 검사 2시간 전에 프로프라놀롤를 경구 투여했을 때, 성장호르몬 수준의 상승은 건강한 아동들에게서 위양성 반응이 없었으며 위음성 성장호르몬 결핍이 있는 5명의 아동들 사이의 반응을 보여준다(**그림 8.14**)(140). 저자들은 환자의 성장호르몬 반응에만 운동 테스트의 효과를 보고하지 않았다. 운동 테스트를 다른 자극과 결합시키는 진단적 가치를 결정하기 위해서는 더 많은 연구가 필요하다.

모든 선별 검사의 목적은 질환이 없는 아동을 선별하여 보다 정확한 평가가 필요한 아동을 더 적게 얻는 것이다. 선별 검사는 안전하고 간단하며 저렴하고 민감해야 한다. 선별 검사가 특이적(양성 반응이 적음) 인 경우 유리하지만, 이것은 필수 조건은 아니다. 운동 테스트가 사이클 에르고미터 또는 트레드밀 중 성장호르몬 결핍이 확인된 환자 중 어느 누구도 위음성 결과를 보이지 않았 다 (23;32;51;56;56;80;100;108;112;139;161;163). 성장호르몬 결핍이 없는 502명의 환자 중 380명이 성장호르몬의 정상 상승을 보였으나 20%의 오탐지율을 나타냈다. 이러한 특이성은 약리학적 또는 다른 생리학적 검사와 유사하다.

위양성 결과의 주요 원인은 다음과 같다.

- 운동 스트레스가 너무 짧다.
- 강도가 너무 낮다.
- 혈액 샘플이 너무 적기 때문에 성장호르몬 피크를 놓치게 된다.
- 뇌하수체가 다른 자극에 불응 할 때 검사가 수행되었다.

또한, 운동이 성장호르몬의 방출을 유발하는 경로는 다른 자극을 따르는 경로와는 다르다(54;134;150;153). 결과적으로 일부 유형의 성장호르몬 결핍증은 한 검사에서 더 잘 진단 될 수 있고 다른 검사에서는 다른 검사에 의해 더 잘 진단 될 수 있다. 이러한 불일치는 특히 부분 성장호르몬 결핍의 경우 발생할 수 있다(103;127;148;162).

운동에 대한 성장호르몬 반응을 변화시키는 요인

Factors That Modify the Growth Hormone Response to Exercise

검사에 대한 반응이 변하는 주된 이유는 운동 강도의 표준화가 부족하기 때문이다. 최대 70%~100%의 강제성 호기성 동력은 보다 가벼운 강도보다 성장호르몬 상승이 더 크다(22;35;60;100;139;149). 아동 운동 및 영양 센터에서 우리는 최대 10분간의 운동검사(약 10분)를 사용하고, 10분간 휴식을 취한 다음 최대 호기성 힘의 75%에서 80%까지 10분간 운동을 하였다. 다단계 운동검사 또한 실시되었다(108). 일부 실험실에서는 부모와 함께 계단 달리기, 뛰기 및 걷기를 사용하고 있다(24;54;85;105;112). 운동 강도는 표준화하기가 어렵고 너무 약하기 때문에 그러한 프로토콜은 권장하지 않는다.

운동검사결과에 영향을 줄 수 있는 또 다른 요소는 혈액 샘플링의 타이밍이다. 이상적으로는 혈청을 채취 할 때 샘플을 얻어야한다. 성장호르몬 농도는 운동 시작(22;34;100;108)을 시작으로 약 20~35분 후 최고점에 이른다. 따라서 작업이 매우 짧은 경우 최댓값은 중지 후 10시간에 도달 할 수 있다. 반면에, 운동이 40분 이상 지속될 때, 개인이 아직 운동을 하는 동안 최고점을 얻을 수 있다(22;161). 운동 후 혈액 샘플 하거나(160) 또는 하지 않고(70) 사전 샘플을 검사한다. 이러한 반응은 최대 응답 시간이 서로 다르기 때문에 바람직하지 않다. 운동 후 성장호르몬 수준이 높고 역설적인 혈청 수치가 낮아지는 아동도 있다. 후자만 결정되는 경우 위양성 결론에 도달 할 수 있다. 따라서 위양성 결과를 줄이려면 2~3회 정도의 혈액 샘플을 채취해야 한다.

성장호르몬 반응은 체력이 다른 개인에게 주어지는 적합성 수준에 따라 다르지만 적합도가 적으면 실제보다 큰 성장호르몬 상승을 나타낸다(22;151;158). 따라서 상대적 운동 강도는 개인 간에 동일해야 한다. 모든 아동을 170~185 박동의 심박수로 운동시켜야한다.

비만 아동은 운동 및 약리 자극에 1% 증가한 성장호르몬을 보였다. 반면에 제1형 당뇨는 운동에 대한 정상 또는 강화된 성장호르몬 반응을 보인다. 그러한 반응의 메커니즘이나 함축된 의미는 분명하지 않다.

불응 기간의 개념은 정상 뇌하수체가 성장호르몬 방출을 위한 자극에 충분히 반응하지 않는 시간을 나타내는 것으로 소개되었다. 이러한 불응성은 성장호르몬 방출 인자와 같은 약제(34)에 의한 자극뿐만 아니라 이전의 운동 자극(44) 다음에 발생할 수 있다. 운동 후 불응기 기간은 결정되지 않았다. 그러나 시험 전에 4~6시간 동안 격렬한 활동을 하지 않았고, 시험 시작 전에 45~60분 동안 육체적으로나 감정적으로 쉬어야 한다는 것을 확인하는 것이 현명할 것이다.

높은 주위 온도는 그 자체로 혈청 성장호르몬의 상승을 자극한다(49;104). 높은 주위 온도와 운동의 성장호르몬에 대한 총 효과는 실험적으로 관찰되었으며(49), 환경 온도의 하강은 성장호르몬 방출의 감소를 초래했다(21). 따라서 기후 조건을 표준화하기 위해 통제해야 한다.

운동 프로토콜 최적화하기

Optimizing the Exercise Protocol

앞의 토론을 바탕으로 다음 프로토콜을 권장한다.

- 검사 받기 4~6시간 전에 강렬한 운동을 해서는 안 된다.
- 아이는 적어도 8시간 동안 금식해야 한다.
- 실험실에 들어가면 운동 전 최소 45~60분 동안 휴식을 취하고 정서적 스트레스를 피해야 한다.
- 운동 테스트 5~10분 전에 정맥혈을 뽑는다. 카테터를 사용하는 것이 이상적이다.
- 강도를 표준화할 수 있는 에르고미터(주기, 트레드밀)를 사용하라. 에르고미터를 사용할 수없는 경우 표준화된 단계 테스트를 사용할 수 있다(부록 II "단계 테스트"/ 섹션 참조).
- 운동은 10분에서 15분 정도 지속되어야한다.
- 운동 강도가 최대 75%~최대 85%인 에어로빅 파워(심박수 170~185beat · min^{-1})
- 실내 온도를 23~25℃로 유지하라.
- 운동 후 10분에 시작하여 최소 2~3회의 운동 후 혈액 샘플을 준비하라.

전체 참고문헌은 http://www.hanmibook.co.kr 자료실에서 볼 수 있습니다.

CHAPTER 9

영양 질환

Nutritional Diseases

김윤희 삼육서울병원 재활의학과

영양, 신체활동 및 체력 간의 관련성이 중요하게 부각되고 있다. 적절한 영양은 아동과 청소년의 건강, 행복, 신체활동뿐만 아니라 정상적인 성장 및 발달에 필수적이다. 특히, 에너지 섭취와 에너지 소비 간의 균형은 성장, 사춘기의 변화 그리고 체성분(body composition)에 큰 영향을 미칠 수 있다. 에너지의 섭취가 에너지 소비보다 지나치게 많은 경우는 과체중과 비만으로 이어질 수 있다. 유년기와 청소년기에 에너지 소비가 에너지 섭취보다 많을 경우, 특히 단백질 섭취 부족이 동반된 경우에는 지속적인 성장을 방해하고 지방과 지방제외체중을 감소시키며 아동의 신체적 활동과 건강에 악영향을 미칠 수 있다.

몇몇의 영양 이상은 아동 운동 의학(pediatric exercise medicine)과 관련이 있다. 이 장에서는 아동과 청소년 사이에 가장 흔하게 나타나는 영양 이상인 신경성 식욕 부진, 비만, 만성 영양 부족에 대하여 알아보겠다.

신경성 식욕 부진

Anorexia Nervosa

신경성 식욕 부진(anorexia nervosa; AN), 신경성 거식증(bulimia nervosa), 폭식 장애(binge-eating disorder)는 청소년들에게서 나타나는 세 가지 주요 섭식 장애이며, 이중 가장 흔한 것은 신경성 식욕 부진이다. 특히 신경성 식욕부진(AN)은 신체활동 및 운동 수행과 관련이 있다. 신경성 식욕부진의 4가지 주요 진단 요소(3)는 다음과 같다.

- 기대체중의 85% 미만(또는 젊은 성인의 경우, 신체질량 지수(body mass index)가 17.5kg·m^{-2} 미만)
- 체중 증가에 대한 과도한 두려움(마른 경우라 할지라도)
- 자신의 신체 크기, 체중 또는 모양에 대한 부정확한 인식
- 무월경(초경 후 3개월 이상 생리 주기가 없는 경우)

신경성 식욕 부진은 일반적으로 여성에서 발생하지만 약 5%에서는 남성에게서도 발생한다. 일반 인구에서 추정되는 신경성 식욕부진의 유병률(prevalence)은 0.2%에서 1%이다. 그러나 이러한 수치는 과소 평가되었을 것으로 생각되는데, 그 이유는 많은 환자들이 의학적 조언을 구하는 것을 꺼려 하여 진단이 되지 않기 때문이다. 신경성 식욕부진의 유병률은 리듬체조나 피겨 스케이팅과 같이 지구력과 외모가 중요한 무용수나 운동 선수들 사이에서 특히 높다(273). 최근 수십 년 동안 신경성 식욕 부진의 발병률은 여성의 신체에 대해서 "마른 것이 아름답다"는 인식과 함께 증가했다.

습관적 활동 및 에너지 소비

Habitual Activity and Energy Expenditure

비자발적으로 영양이 부족한 경우와는 달리 신경성 식욕부진환자는 건강한 사람보다 더 활동적이다. 환자는 영양실조가 진행이 된 다음에야 비활동적이 된다. 과도한 운동과 스포츠 참여는 많은 신경성 식욕 부진 환자

들이 에너지를 소비하는 전략이다. 신경성 식욕 부진 환자는 강박적인 음식 거부와 함께 에너지 소비를 높이기 위한 노력한다(54). 달리기 또는 수영을 하기도 하고 하루에 수백 번의 팔 굽혀 펴기 또는 윗몸 일으키기를 하기도 하며, 계속해서 계단을 오르내리기도 한다. 또한 컴퓨터 작업, TV시청, 숙제를 할 때에도 계속해서 의자를 움직이며 가만히 있지 않는다. 환자들은 전형적으로 친구, 형제 또는 부모보다 적극적으로 움직이는 것을 좋아하기 때문에 이러한 부적합한 행동도 개의치 않는다. 일부는 침실에서 운동을 하기도 하고 다른 환자들은 집에서 운동하는 것을 선호하기도 한다. 실제로 신경성 식욕 부진 환자에서 하루의 운동 에너지 소비(exercise energy expenditure)는 높은 반면(53), 안정 시 대사율(resting metabolic rate)은 낮다(252). 한 연구에 따르면, 이중 표지 물 기법(doubly labeled water) 으로 측정한 총 일일 에너지 소비량은 신경성 식욕 부진 환자군과 건강한 대조군에서 같았다(53). 그러나 이 연구에서의 환자군은 일정한 체중을 유지한 환자들이었기 때문에, 이러한 결과는 체중이 줄거나 증가한 환자에서는 적용되지 않을 수 있다.

어떤 환자에서는 다이어트나 체중 감소가 시작되기 전에 습관적인 신체활동의 증가가 나타난다(73;74). 예를 들어, 성인 여성 입원 환자를 대상으로 한 후향적 분석에서, 환자들은 초기 사춘기부터 건강한 대조군보다 더 활동적이었던 것으로 나타났다. 그들 중 60%는 운동선수였고, 높은 수준의 신체활동이 다이어트보다 선행되었다(**그림 9.1**)(74). 또 다른 연구에서, 발병 전 활동 수준은 발병 후의 과도한 활동의 정도를 나타내는 예측인자였다(73). 따라서 과도한 신체활동이 신경성 식욕 부진의 발병 원인이 될 수 있다는 것이 제기되었다(73).

진행된 영양 실조와 근육 소실 단계에서 환자들은 종종 낮은 에너지 수준을 보인다. 결과적으로 이러한 환자들은 자신의 활동을 조절하게 되고, 건강한 사람들보다 덜 활동적으로 될 수 있다(40). 이러한 사실은 여전히 체중을 줄이고 싶어하는 환자들에게 주요한 좌절 요인이 될 수 있다.

치료사는 이와 같은 환자의 운동에 대한 전념과 의존을 행동 수정 치료의 기초로 사용할 수 있으며, 체중 증가가 있을 때마다 보상으로 운동을 허용할 수 있다.

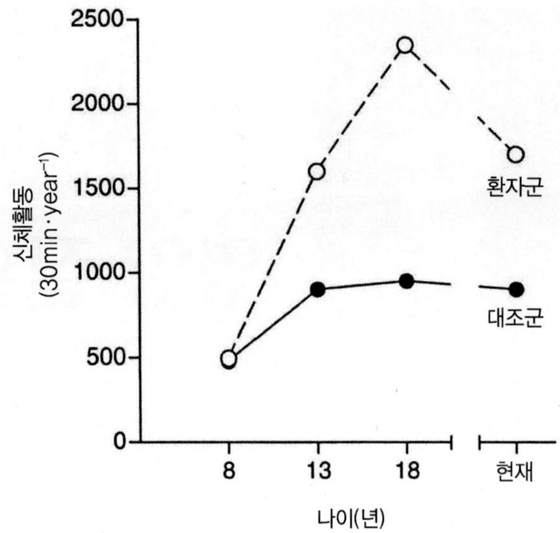

그림 9.1 신경성 식욕 부진의 진단에 앞서 과도한 신체활동을 보이는 양상. 이 데이터는 16세에서 20세 사이에 신경성 식욕 부진 진단을 받은 젊은 성인 여성을 대상으로 후향적 조사에 의해 이루어졌다. 활동의 단위는 보고된 활동의 양, 빈도 및 강도를 기반으로 한다.

Reproduced, with permission, from Davis et aL 1994 (74).

생리적 체력

Physical Fitness

신경성 식욕 부진 환자에서의 영양 부족은, 환자가 매우 활동적인 경우라고 할지라도, 일반적인 영양 실조에서 보이는 것과 유사한 생리적 특성을 동반한다. 신경성 식욕 부진은 매우 진행된 단계에서는 비활동적이 된다.

휴식 및 운동 중 생리적 특성에 대한 요약이 **표 9.1**에 나와있다. 체지방 감소 이외에도 지방제외체중(lean body mass), 뼈의 미네랄 함량 및 질량, 전체 체내 칼륨, 세포 내 수분량, 심장 용적(heart volume) 및 혈액량과 같은 다른 항목도 감소한다(69;141;208). 특히 안정 시에는 생리적 기능이 저하되는데 대사율, 호흡수, 심박수, 혈압 및 심박출량이 낮아진다.

이번 장에서는 운동과 연관된 생리적 기능에 대하여 다룬다.

유산소성 수행능력

Aerobic Performance

신체 용적(body dimension)의 감소가 수행능력에 직접적인 영향을 미치기는 하지만, 신체 작업 능력이 낮아지는 것을 충분히 설명 할 수는 없다. 신경성 식욕 부진 환자에서 체중이나 신장(67;97;98;149)으로 보정하더라도 **최고출력(peak power output)과 최대산소섭취**

표 9.1 신경성 식욕 부진을 동반한 청소년의 몇 가지 생리학적 특성

휴식 시	
지방비율	낮음
마른체중	낮음
심장용적	낮음
혈액량	낮음
심부온도	낮음
산소섭취	낮음
호흡수	낮음
심박수	낮음
혈압	낮음
심박출량	낮음
ECG 전압	낮음
혈액 젖산염	낮음
운동 중	
최고유산소성 파워	낮음
산소섭취-최대하 그리고 최대	낮음
심박수-최대하 그리고 최대	낮음
혈압-최대하 그리고 최대	낮음
심박출량-최대	낮음
산소섭취당 심박출량	정상
혈액 젖산염-최대	정상

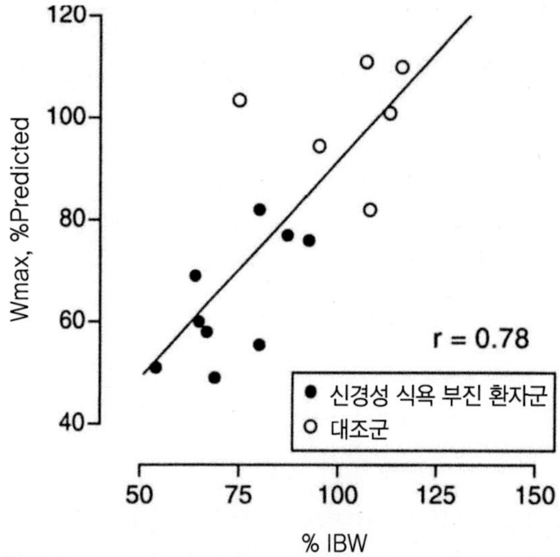

그림 9.2 영양 상태와 이상체중의 백분율로 표시되는 최대유산소성 파워(Wmax). 9명의 신경성 식욕 부진 청소년 여아와 9명의 건강한 대조군을 대상으로 주기적인 에르고미터 테스트를 시행하였다. 모든 환자는 연구 당시 25% 이상의 체중 감소를 보였다.

Adapted, with permission, from Lands et al. 1992 (149).

량(maximal O_2 uptake)은 낮다. 예를 들어, 최대산소섭취량은 신경성 식욕 부진 남아에서는 35.0mL $\cdot kg^{-1} \cdot min^{-1}$이며, 여아에서는 34.3mL $\cdot kg^{-1} \cdot min^{-1}$이다. 이 수치들은 남아의 평균 기대치보다 2SD 이하이고 여아의 평균보다는 1SD 이하이다. 신경성 식욕 부진에서의 최대산소섭취량의 부족은 작은 심장 용적(small heart volume)(96;97) 또는 낮은 지방제외체중(low fat-free mass)이 원인인 경우보다 훨씬 심하다(69). 평균적으로, 심장 용적이 500mL인 건강한 청소년은 최대산소섭취량이 거의 2L$\cdot min^{-1}$인 반면, 같은 심장 용적을 가진 AN 환자는 1.3L$\cdot min^{-1}$에 불과하다. 유산소성 수행능력의 부족은 **그림 9.2**에서 보듯이 영양 부족의 심각도와 관련이 있는 것으로 보인다(149).

신경성 식욕 부진 환자의 또 다른 전형적인 반응은 낮은 최대심박수이다. 일부 환자의 경우 분당 150~160회 정도이며 분당 180회에 도달하는 것은 아주 드물다. 이것은 근육량 감소 또는 높은 미주 신경 활성도(high vagal activity) 그리고 운동에 대한 낮은 카테콜아민(catecholamine)의 반응성 때문일 수 있다(175;193). 낮은 최대심박수와 작은 심장 용적(cardiac volume)은 낮은 최대심박출량(maximal cardiac output)을 야기한다. 이는 철 결핍 빈혈의 여부와 상관없이 보통 이하의 최대산소섭취량의 원인이 된다. 그러나 주어진 O_2출력에서의 최대하 심박출량(submaximal cardiac output) 및 최대하 분당 환기량은 정상 범위 내에 있음을 유의해야 한다(149).

신경성 식욕 부진 환자는 또한 안정 시 심박수와 최대하심박수(submaximal heart rate)가 낮다. 우리의 (183) 연구에서는 청소년 환자에서 안정 시 심박수가 분당 30회 미만을 보였다. 이것은 높은 미주신경 활성도(high vagal tone)를 반영하는 것이다. 따라서 이러한 사실은 신경성 식욕 부진 환자에게서 최대하심박수가 최대산소섭취량의 예측 인자로 사용되어서는 안 된다는 것을 의미한다. 환자의 실제 유산소성 체력(aerobic fitness)이 과대평가 될 수 있다.

골격근 기능

Skeletal Muscle Function

진행된 영양 실조에서, 특히 근육량이 고갈된 경우에는 골격근의 기능이 저하된다. 한 연구에서 근육의 자발적 수축과 전기 자극에 의한 최대 힘(maximal force)은 낮았으며, 체중이 이상적 체중의 48%에서 80% 사이인 성인여성에서 근육 피로도(muscle fatigability)가 높았다. 우리 클리닉에 내원한 진행된 신경성 식욕 부진 여성에서는 윙게이트 무산소성 검사상에서 무산소성 수행능력(anaerobic performance)이 저하된 소견을 보였다.

기타 생리적 기능
Other Physiologic Functions

신경성 식욕 부진 환자는 특히 무월경이 길어질 때 골질량과 뼈의 미네랄 함량이 감소할 수 있다. 이러한 환자에서 신체활동의 증가가 골 감소를 개선할 수 있는지에 대한 질문이 제기되어 왔다. 중등도의 활동은 뼈를 보호할 수 있지만 격렬한 활동은 골 소실을 동반한다는 연구가 있다(134). 다른 연구에서는 신경성 식욕 부진 환자에서 골 대사와 신체활동 정도 사이에서 상관 관계를 보이지 않았다. 또한 신경성 식욕 부진 환자는 춥거나 더운 온도 모두에서 운동 중 체온 조절 능력이 저하되어 있다. 자세한 내용은 3장에 기술되어 있다.

영양 섭취가 생리적 체력에 미치는 영향
Effects of Nutritional Repletion on Physical Fitness

신경성 식욕 부진이 있는 여아와 남아들을 대상으로 영양을 보충하면서 추적 관찰한 연구에서(96) 이 기간 동안에 최고유산소성 파워(peak aerobic power)와 최대산소섭취량이 향상되는 소견을 보였다(**그림 9.3**). 또한 전체 체질량(total body mass), 지방제외체중 및 기타 신체 치수가 정상화되었다. 또 다른 연구(257)에서는 체중과 근육량의 증가 후 유산소성 수행능력(aerobic performance)의 향상이 관찰되었다. 따라서 신경성 식욕부진 환자의 낮은 유산소성 수행능력은 일부분 영양 부족의 직접적인 결과라고 가정 할 수 있다. 영양의 보충은 또한 근육의 기능을 향상시킨다. 한 연구(208)에서, 근육의 피로도는 영양을 섭취한지 4주 이내에 정상 수준에 도달하는 반면, 근력은 8주 이내에 정상화되었다. 주목할 점은 이러한 근육의 피로도와 근력의 개선이 총체내 질소(total body nitrogen), 체지방량(body fat mass) 및 세포 내 수분량이 정상 기준으로 회복하기 전에 선행했다는 것이다.

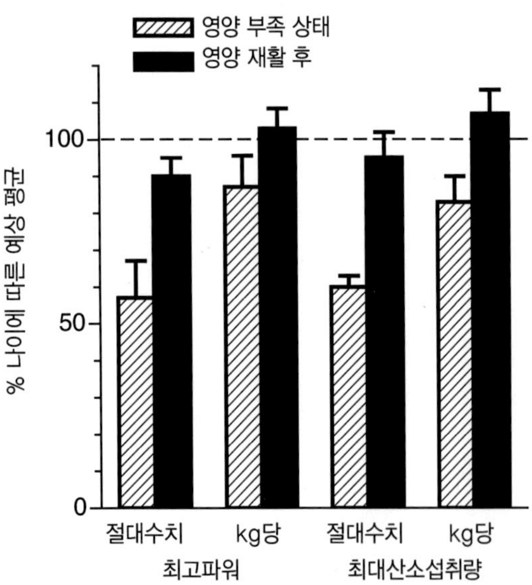

그림 9.3 신경성 식욕 부진 후의 영양 재활이 수행에 미치는 영향. 8명의 사춘기 환자(5명의 남학생, 3명의 여학생)는 영양 섭취 전후에 순환식 에르고미터로 검사를 받았다. 값은 예상 평균의 백분율로 표시된다.
Based on data from Fohlin 1980 (99).

운동 지각
Exercise Perception

신경성 식욕 부진 환자는 종종 영양 실조와 낮은 작업능력에 적합하지 않게 격렬하고 장시간에 걸친 신체활동을 한다. 신경성 식욕 부진 환자들이 왜곡된 신체 이미지를 가지고 있고 피로감을 느끼지 못하는 것과 마찬가지로, 자신이 지나치게 활동적이라는 사실도 부인한다는 주장이 있다. 그렇다면 이 환자들은 자신의 운동 강도와 관련하여 정확한 지각력을 상실한 것일까? 이러한 주장이 실험적으로 검토되었으며(67), 위의 주장과는 달리 신경성 식욕 부진 청소년은 다양한 운동 강도를 구별할 수 있는 능력이 있다는 것이 밝혀졌다.

비만
Obesity

유아, 아동 및 청소년 사이의 비만 및 과체중에 대한 여러 가지 정의가 있다. 대부분은 나이와 키에 대한 체중을 기준으로 한다. 영아(infant)의 경우 키에 대한 몸무게가 기준치의 2SD을 벗어나는 경우 과체중으로 간주된다. 기준 값은 1977 년 U.S. 국립 보건 통계 센터(National Center for Health Statistics)의 값을 기준으로 하며 이 기준은 세계 보건기구(World Health Organization)에서도 채택되었다. 이 값은 2000년에 업데이트되었지만(146), 다음에서 나오는 정의와 유병률은 여전히 1977년 값을 기반으로 한다. 미취학 아동의 과체중을 평가하는데 일반적으로 사용되는 기준은 키에

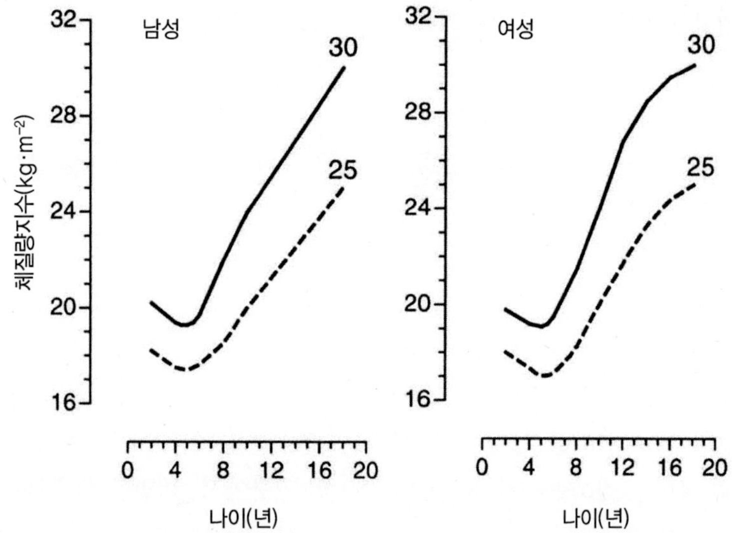

그림 9.4 2세에서 18세 사이의 남성(97,876명)과 여성(94,851명)의 과체중(파선)과 비만(실선)에 대한 체질량지수의 국제 절단값(cutoff value). 라인은 18세에 25 및 30kg·m^{-2}의 체질량지수를 통과한다.
Reprinted, with permission, from Cole et al. 2000 (63).

대한 몸무게의 95백분위수이다. 나이가 많은 아동이나 청소년의 경우, 체질량지수(BMI), 즉 체중(kg)과 키의 제곱(m^2)의 비율이 기준이 된다. 과체중에 대한 BMI 임계 값은 85백분위수, 비만에 대한 BMI 임계 값은 95백분위수다. 성인의 경우 BMI가 25~30kg·m^{-2}인 경우 과체중 및 비만에 해당한다. BMI 값은 어린 아동에게는 사용되지 않는데 이는 청소년, 아동, 유아의 BMI 분포가 성인의 BMI 분포와 다르기 때문이다(63). **그림 9.4**는 과체중과 비만에 대한 기준점(cutoff points)을 보여 주며 이는 6개국의 영 유아, 아동 및 청소년을 포함한 190,000개가 넘는 데이터를 기반으로 한 것이다.

영양 상태를 평가하는데 있어서 신장과 체중을 사용하는 것의 가장 큰 단점은 총체질량에 대한 체지방의 비율을 반영하지 않는다는 것이다. 이러한 점 때문에 삼두근(triceps)의 피하지방두께(skinfold)를 BMI 측정에 추가한 후 85백분위수와 95백분위수를 과체중과 비만으로 결정한 연구도 있다(173). Children's Exercise & Nutrition Centre에서는 수중 계량(underwater weighing) 또는 생물학적 임피던스 분석을 기반으로, 비만의 심각도에 대하여 다음 기준을 사용했다.

- 체지방 30~ 35%=경도 비만(mild obesity)
- 체지방 35~40%=중등도 비만(moderate obesity)
- 체지방 40% 이상=중증 비만(marked obesity)

유병률과 공중 보건학적 시사점

Prevalence and Public Health Implications

아동과 청소년 비만은 최근 선진국과 개발도상국 모두에서 증가하고 있다(50;107;179;248;270;275). 미국에서는 아동과 청소년 중 4분의 1이 과체중 또는 비만이고, 유병률은 1988년부터 1991년까지 실시한 전국 조사에서 1976 년부터 1980 년까지 조사된 유병률(248)에 비해 약 20% 증가했다. "비만(Obesity)"은 BMI가 85백분위수 보다 높을 때로 정의되었고 이러한 유병률의 증가는 특히 청소년과 히스패닉 및 아프리카계 미국인 사이에서 두드러졌다. 캐나다에서는 1981년과 1996년 사이에 아동과 청소년의 비만 유병률이 2배 이상 증가했고 이는 특히 7~9세 연령 그룹에서 뚜렷했다(247). 영국에서는 1989년에서 1998년까지 2.9~4.0세 아동의 유병률이 70% 증가했다(50). 이와 같은 유병률의 빠른 증가는 유전적 측면(14)보다는 젊은 세대들과 그 가족의 생활 양식 변화 때문인 것으로 생각된다.

비만은 관상 동맥 질환(22;52;116)과 비 인슐린 의존성 당뇨병(116;192)의 위험 인자이지만 청소년 비만의 주요한 동반 질환은 심리사회적 문제이다(46;101). 공중 보건의 관점에서 볼 때, 청소년 비만의 중요성은 성인 비만으로 이어질 수 있다는 점이다. 아동기와 청소년기부터 성인기까지의 체지방률(250)과 지방 분포(254)를 추적했을 때 전체적으로는 적당한 결과를 보인 반면, 비만한 아동이 비만 성인이 되는 상대위험도는 약 2.0이었다. 특히 부모가 비만인 경우 비만한 청소년의 상대위험도는 5.0까지 상승한다(268).

청소년기에 과체중이 아니었던 사람과 비교했을 때, 과체중이었던 여성은 죽상경화증(atherosclerosis)의 위험성이 높았고, 과체중이었던 남성은 관상동맥 질환(coronary artery disease)으로 사망할 확률이 두 배 이상이었다(174). 이러한 차이는 청소년기에 과체중이었던 성인이 현재 비만이 아닐 경우에도 마찬가지였다. 청소년 비만의 다른 장기적인 결과로는 낮은 고용 가능성과 경제적 기회의 감소가 있었다(108).

요약하면, 청소년 비만은 여러 나라에서 빠른 속도로 증가함에 따라 급속한 확산(epidemic proportions)에 도달했으며 이러한 사실은 공중 보건학적으로 매우 큰 의미가 있다. 따라서 청소년 비만의 예방과 치료를 최우선 과제로 삼아야 한다.

습관적인 활동과 에너지 소비

Habitual Activity and Energy Expenditure

유년기 비만과 저 활동성(hypoactivity) 사이의 관계는 매우 중요하다. 다른 질환과는 달리, 저 활동성은 유년기 비만의 원인일 뿐만 아니라 결과에도 영향을 미칠 수 있다. 최근 유년기 비만의 유병률은 수십 년 동안 지방의 소비가 전반적으로 감소하고 전반적인 에너지 섭취량이 거의 변화하지 않았음에도 불구하고 증가했다. 이러한 사실은 에너지 소비가 감소하고 있음을 강력히 시사한다(14). 비슷한 양상이 성인들 사이에서도 발생했다(234). 이 장에서는 먼저 비만 아동 및 청소년이 저 활동성을 보인다는 가설에 대한 근거를 다루고, 다음으로 비만과 저 활동성 사이의 인과 관계(causal relationships)를 분석한다.

비만과 습관적 활동

Adiposity and Habitual Activity

신체적 저 활동성이 비만인에게서 전형적인 패턴이며 비만의 원인이 된다는 생각은 1907년에 처음으로 제시되었다(256). 여러 저자들이 이러한 관계에 대하여 논의했었지만, 과체중 아동의 활동 패턴을 체계적으로 평가 한 최초의 사례는 1940년 Bruch(46)의 연구였다. 2~14세의 과체중 아동 140명을 대상으로 했으며 이 중 68%의 여아와 76%의 남아가 저 활동성을 보였다. 저 활동성을 보인 아동들은 활동적인 아동들보다 부모의 과보호가 많았고 사회적 접촉이 훨씬 적었다. 1940년 이래로 많은 연구가 이루어졌는데 비만 아동과 청소년들은 동료들과 비교하여 학교(13;61;132), 방과후(61;161;238), 여름 캠프(49) 또는 집(100;148;263)에서 낮은 활동 수준을 보였다. 미국에서 진행된 전국적인 연구에서, 비만은 신체활동과 반비례 관계가 있었다(189). 비만한 아동들은 스포츠에 참여할 때조차도, 활동의 강도가 낮았고(49), 이러한 점은 특히 교사나 강사가 아닌 아동 자신이 참여의 수준을 결정할 때 특히 두드러졌다(65;161).

활동 수준과 비만도(27;162;210;212;232;237;261;271) 사이의 관계가 거의 또는 전혀 없는 것으로 나타난 연구들도 있다. 그러나 종합적으로 판단할 때, 비만 아동과 청소년은 비만하지 않은 아동들보다 덜 활동적이라는 결론을 내릴 수 있는 근거는 충분하다(13). 위와 같이 연구들 간에 결과가 일치하지 않는 것은 연구대상의 인종 및 사회적 배경의 다양성뿐만 아니라 비만을 정의하는 데 사용된 기준과 활동성을 평가하는 데 사용된 방법이 다양하다는 것을 의미한다. 또한, 아동의 활동 패턴은 환경에 따라 달랐다. 예를 들어, 비만한 남아는 비만하지 않은 형제 자매와 비교했을 때 가정에서의 활동은 확실히 적었고, 가정 밖에서의 활동은 약간 적었으며, 학교에서의 활동성은 비슷하였다(263).

영아들에서도 비만과 활동 간에 역관계(inverse relationship)가 있는 것으로 나타났다. 4~6개월된 아기들을 비만도에 따라 나누었을 때, 가장 비만한 그룹에서 활동계(actometer)로 평가한 사지의 움직임이 가장 적었다(**그림 9.5**). 총 에너지 섭취량과 "추가" 섭취량(즉, 유지 필요량 이상의 에너지 섭취량) 또한 비만 수준과 역관계를 보였다(206). 6, 9, 12개월에 반복적으로 관찰했을 때도 마찬가지로 비만과 활동간에 역의 관계를 보였다(151). 이와 대조적으로, 6개월된 유아를 대상으로 한 더 큰 규모의 연구(129)에서는 비만한 유아와 마른

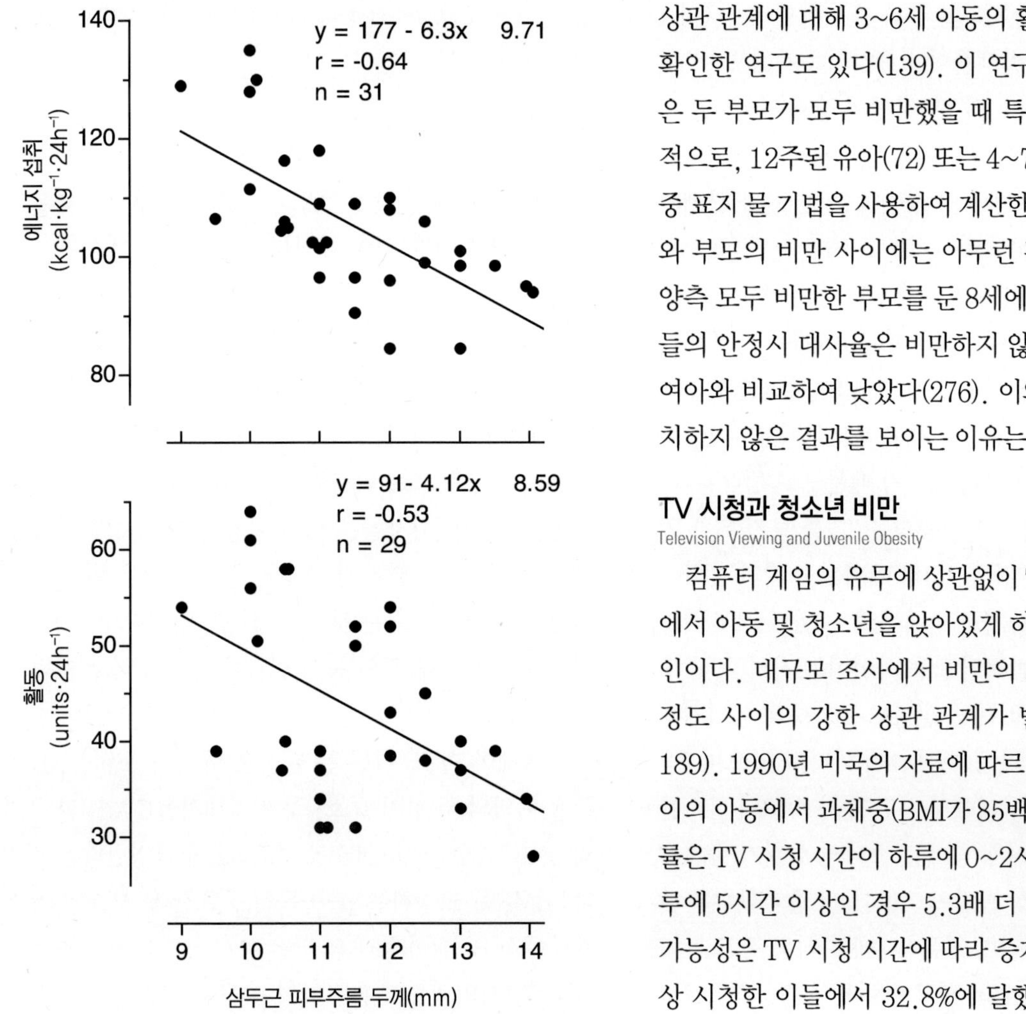

그림 9.5 신체활동과 에너지 섭취는 6개월 아기의 비만(삼두근 피부주름 두께)과 관련이 있다. 활동은 손목과 발목에 부착한 활동계로 측정되었다.

Data from Rose and Mayer 1968 (206).

유아 간의 활동성의 차이가 없었다. 또한 12주된 건강한 유아(264)에서 24시간 에너지 소비량과 비만도 사이에도 상관 관계가 없었다.

종합하면, 비만한 유아에서 활동 수준이 낮음을 시사하는 증거는 있지만, 이는 총 에너지 소비가 낮을수록 반영되지 않는다.

고려해야 할 또 다른 요소는 부모의 비만이다. 한 연구(112)에서, 4~5세의 아동들을 부모의 비만도에 따라 나누어 실험하였다. 비만한 부모의 자녀는 심장 박동 모니터로 측정하였을 때 덜 활동적이었고, 마른 부모의 자녀보다 더 적게 먹었다. 이러한 결과는 실험 당시 두 부모 집단의 자녀들의 신체 치수(anthropometric) 및 체성분이 비슷했기 때문에 중요하다. 이러한 부모-자녀 상관 관계에 대해 3~6세 아동의 활동을 직접 관찰하여 확인한 연구도 있다(139). 이 연구에서 부모의 영향력은 두 부모가 모두 비만했을 때 특히 두드러졌다. 대조적으로, 12주된 유아(72) 또는 4~7세 아동(104)에서 이중 표지 물 기법을 사용하여 계산한 일일 총 에너지 소비와 부모의 비만 사이에는 아무런 관련이 없었다. 반면 양측 모두 비만한 부모를 둔 8세에서 12세 사이의 여아들의 안정시 대사율은 비만하지 않은 부모를 둔 비만한 여아와 비교하여 낮았다(276). 이와 같이 연구 간에 일치하지 않은 결과를 보이는 이유는 분명하지 않다.

TV 시청과 청소년 비만

Television Viewing and Juvenile Obesity

컴퓨터 게임의 유무에 상관없이 TV 시청은 많은 국가에서 아동 및 청소년을 앉아있게 하는 가장 일반적인 원인이다. 대규모 조사에서 비만의 가능성과 TV 시청의 정도 사이의 강한 상관 관계가 발견되었다(81;109;189). 1990년 미국의 자료에 따르면 10세에서 15세 사이의 아동에서 과체중(BMI가 85백분위수 이상)이 될 확률은 TV 시청 시간이 하루에 0~2시간인 경우에 비해 하루에 5시간 이상인 경우 5.3배 더 컸다(109). 과체중의 가능성은 TV 시청 시간에 따라 증가하여 하루 5시간 이상 시청한 이들에서 32.8%에 달했다(**그림 9.6**). 청소년

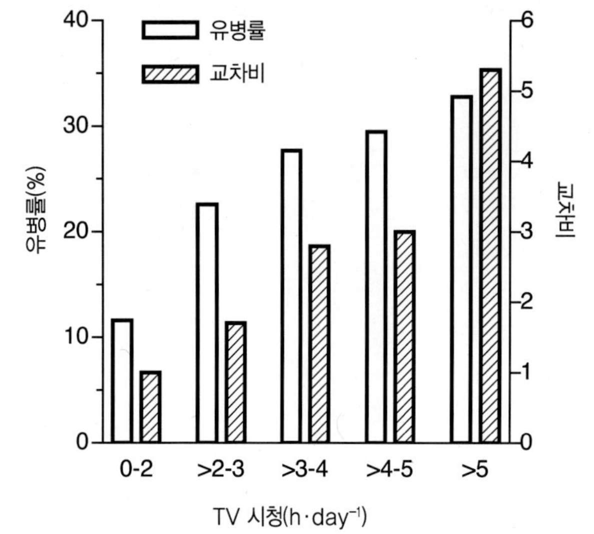

그림 9.6 미국 내 청소년에서 주당 TV 시청시간과 관련된 과체중의 유병률 및 교차비. 자료는 1986년에 조사 된 10세에서 15세까지의 남녀 746명을 대상으로 했다. "비만"은 1971년부터 1973년까지 NHANES의 삼두근 피부두께가 85백분위 수 이상일 때로 정의하였다.

Based on data from Gortmaker et al. 1996 (109).

을 대상으로 4년 동안 시행한 추적 조사에서 TV 시청 1시간당 새로운 비만 발생률이 1.3%씩 증가했으며, 비만의 완화율(remission)과 TV 시청의 양 사이에서는 역의 인과관계를 보였다(106). 이러한 장기적 관찰연구는 청소년 비만과 TV 시청의 양 사이에 강한 인과 관계가 있음을 의미한다.

반면, 일부 연구에서는 청소년 비만의 유병률이나 빈도와 TV 시청의 정도(84;204;249) 사이에는 거의 또는 전혀 상관 관계가 없었다(84;204;249). 이러한 연구들 간에 결과가 일치하지 않는 이유는 분명하지 않지만, 후자의 연구에서 표본의 크기가 작기 때문으로 생각된다.

TV 시청과 비만 사이의 연관성은 TV를 보기 위해 앉아있는 동안에 비만 아동(140)의 에너지 소비가 낮아지고 음식의 섭취량이 증가하기 때문일 수 있다. TV 시청의 정도와 아동의 전반적인 활동 사이에는 거의(204) 또는 전혀(241) 관계가 없는 반면, TV 시청 중의 에너지의 소비는 감소한다. 이것은 **그림 9.7**에 나타나 있으며 TV가 켜졌을 때의 앉은 상태에서 신진 대사 속도의 감소를 보여준다(140). TV 시청 중에는 스낵의 섭취가 증가되었으며(58), 이는 음식 관련 광고(241)가 증가할수록 비례하여 증가했다. 이러한 점은 TV에서 식품 광고를 하는 이유이기도 하다(236). 미국 아이들이 평균적으로 1년에 약 1만 개의 식품 관련 광고를 보는데, 그 중 95%가 패스트푸드, 사탕, 시리얼 및 스포츠 음료(20)라는 것을 고려하면 TV 시청이 식생활 패턴에 미치는 영향은 엄청나다고 할 수 있다.

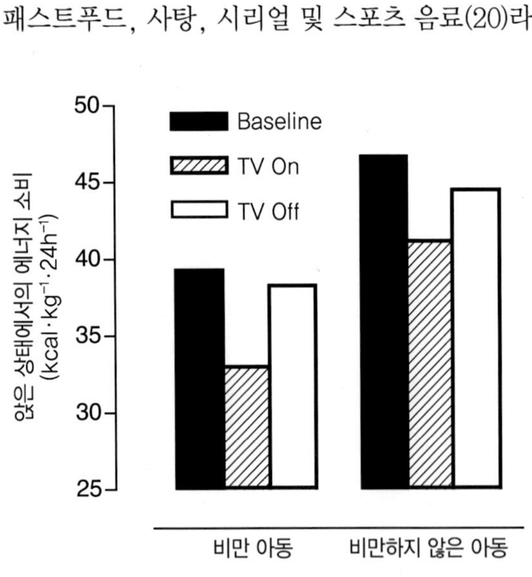

그림 9.7 앉아있을 때의 신진 대사 속도에 대한 TV 시청의 영향. 비만한 8~12세 아동 15명과 비만하지 않은 아동 16명을 대상으로 TV가 꺼져 있거나 켜져 있는 상태에서 25분 동안 앉은 자세에서 모니터링했다.

Based on data by Klesges et al. 1993 (140).

비만과 에너지 소비
Adiposity and Energy Expenditure

대부분의 연구자들은 비만 아동의 활동성이 낮다는 사실에 동의하지만, 일일 에너지 소비가 비만이 아닌 아동보다 낮다는 증거는 거의 없다. Waxman과 Stunkard (263)는 처음으로 비만 아동과 비만하지 않은 형제 자매를 대상으로 연구를 하였다. 비만한 남아가 비만하지 않은 형제 자매보다 덜 활동적이었음에도 불구하고, 활동시 산소요구량으로 평가했을 때 에너지 소비에는 차이가 없었다. 이 저자들은 비만 아동의 몸무게가 더 무겁기 때문에 걷기, 달리기, 뛰기, 등산과 같은 활동 중에 대사 요구가 증가되는 것을 보정하지 않았다. 이 개념은 비만 아동의 신체 작업 능력에 관한 절에서 더 논의될 것이다.

고려해야 할 또 다른 문제는 총 에너지 소비(TEE)가 활동 이외의 두 가지 요소, 즉 기초대사율(BMR)과 음식의 열 효과(thermic effect of food)를 반영한다는 것이다. BMR을 교정하는 것이 특히 중요한데, 대부분의 사람들에서 BMR이 TEE의 많은 부분을 차지하기 때문이다. 지방제외체중과 관련하여 BMR은 절대적 수치로는 비만인에게서 높지만 전체 체중으로 나누게 되면 비만인에게서 낮아진다(10;45;240). 그러나 이러한 구분은 비례 원칙(scaling principle)에 위배되며(1장과 부록 V의 "Size-Dependent and Size-Independent Differences" 절 참조) 비만인에게서 낮은 값을 나타낼 수 있다.

활동의 에너지 소비를 보다 정확하게 측정하기 위해 TEE에서 BMR을 빼서 BMR을 교정할 수 있다. 이 값은 활동의 에너지 소비와 음식의 열 효과를 더한 것을 반영한다. BMR로 TEE를 나누는 것은 또 다른 접근법이다.

에너지 소비를 계산하는 방식은 비만의 영향에 대한 결론에 영향을 미칠 수 있다. Bandini 등의 연구(10)는 중요한 사례이다. 이중 표지 물 기법을 사용하여 측정했을 때, TEE의 절대값은 비만 청소년의 경우에서 마른 대조군 그룹보다 높았다. 그러나 체질량당 계산했을 때 TEE는 비만한 청소년에서 더 낮았다(**그림 9.8**). 사춘기 전 아동(76)에 대해서도 비슷한 패턴이 보였다. 1.5세

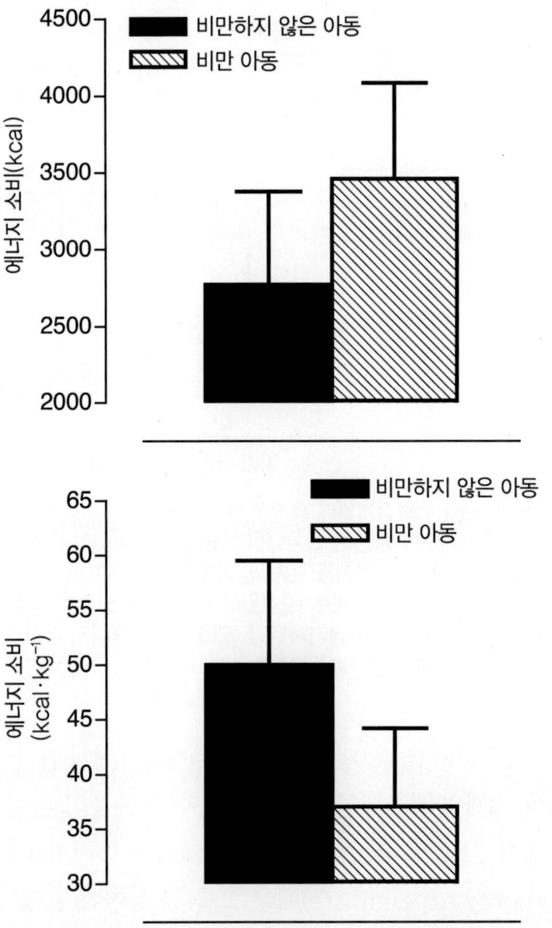

그림 9.8 비만과 연관된 절대적 에너지 소비와 상대적 에너지 소비. 피험자는 비만한 35명과 비만하지 않은 12~18세의 여아와 남아를 대상으로 하였다. 총 에너지 소비는 이중 표지 물(double labeled water)에 의해 평가되었다.
Based on data by Bandini et al. 1990 (10).

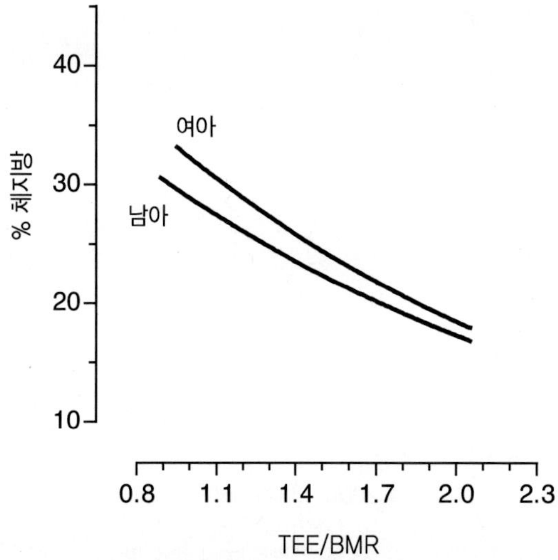

그림 9.9 미취학 아동의 활동 관련 에너지 소비 및 체지방. 1.5세에서 4.5세 사이의 77명의 여아와 남아에서 체지방률(중수소 희석법), 총 24시간 에너지 소비량(TEE, 이중 표지 물) 및 기본 신진대사율(BMR, 체질량으로부터 계산)을 측정했다. 선은 회귀를 나타낸다.
Adapted from Davies et al. 1995 (71).

에서 4.5세 사이의 비만 아동을 대상으로 했을 때, TEE를 BMR로 나눈 값(**그림 9.9**)과 TEE에서 BMR을 뺀 값은 체지방 비율(71)과 반비례 관계를 보였다. 샘플 사이즈가 작았던 한 연구에서는 Prader-Willi 증후군을 가진 비만 청소년은 외인성 비만 환자와 비교하여 활동 관련 에너지 소비가 낮았다(216).

청소년 비만이 낮은 활동 수준과는 관련이 있지만 낮은 에너지 소비와는 관련이 적은 이유는 확실히 밝혀지지 않았다. 이러한 역설은 신체활동을 정량화하는 방법론적 평가 때문일 수도 있고 단순히 활동과 에너지 소비가 두 가지 다른 현상이라는 사실을 반영하는 것일 수 있다. 실제적으로, 미취학 아동과 학령기 아동에서 저 활동성과 저 에너지 소비 사이의 해리(dissociation) 소견이 보이기도 하였다(105;274).

재미있는 가설에 따르면, 저 활동성은 아동의 에너지 소비에 직접적인 영향을 미치기보다는 비만(예를 들어, 음식섭취 등)을 유발할 수 있는 다른 행동들에 영향을 미친다는 것이다. 예를 들어, 18개월 아동(255)들에서 저 활동성이 많은 음식 섭취량과 관계가 있는 것으로 나타났다.

에너지 섭취와 청소년 비만

Energy Intake and Juvenile Obesity

과도한 식사는 비만으로 이어질 수 있다. 그러나 일반적인 믿음과 달리 비만해진 아이들이 반드시 음식을 과도하게 섭취하는 것은 아니다. 그들은 종종 적게 먹고(11;41;65;132;213;232) 마른 아이들(41;65;132;213;232)보다 하루 당 에너지 전환율이 낮다. 이러한 예로 **그림 9.10**에 사춘기 여아의 낮은 에너지 전환율이 제시되어 있다. 과체중군의 68%가 하루 8.4mJ(일일 2,000kcal) 이하의 에너지를 소비하였고 마른 사람군에서는 11%에서 이와 같았다. 반대로, 마른 사람군의 53%와 과체중군의 11%만이 하루에 10.5mJ(하루에 2,500kcal) 이상을 먹고 소비했다. 영국의 최근 대규모 조사에서 1.5~4.5세 아동의 체질량지수와 식이 섭취 간에는 아무런 관련이 없음을 보여 주었다(70).

음식 섭취 정보에 관한 주의 사항: 비만 환자와 부모는 종종 자녀의 음식 섭취량을 낮게 보고한다. 우리 클

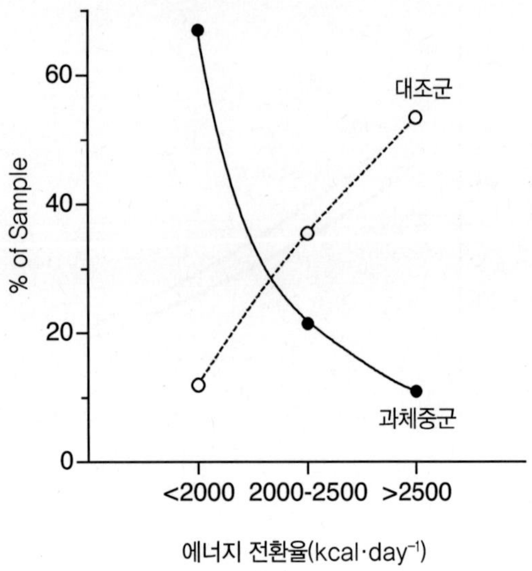

그림 9.10 29명의 과체중 청소년 여아와 28명의 대조군의 일일 에너지 전환율에 따른 빈도 분포. 조사자가 실행한 회상 설문지(recall questionnaires)에 근거한다.
Schematic adaptation from Johnson et al. (132).

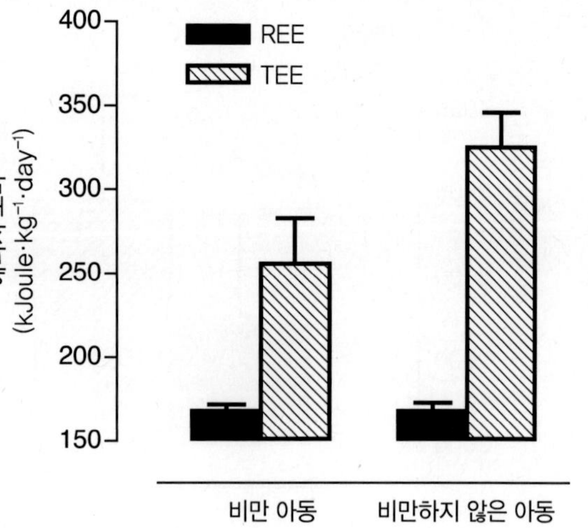

그림 9.11 생후 3개월에 측정한 에너지 소비가 낮은 경우 생후 12개월에 과체중의 원인이 될 수 있다. 비만한 어머니를 둔 12명의 유아에서 생후 3개월에 이중 표지 물 기법을 사용하여 총 에너지 소비(TEE)를 측정하였고, 생후 12개월에 체중 지수 및 피부두께를 통해 유아의 체지방 수치를 평가하였다. REE: 휴식 에너지 소비
Data from Roberts et al. 1988 (202).

리닉에서 부모가 자신의 자녀가 "전혀 먹지 않는다"고 확신 있게 이야기하는 것이 드물지 않다. 실제로, 비만한 성인(152), 청소년(11), 아동(152)은 자신의 음식 섭취량을 현저하게 낮게 보고하고 활동 수준은 종종 과대 보고하는 것으로 나타났다. 그러므로 보고에 근거한 섭취량을 자료로 사용하는 것은 다소 회의적이다.

아동 비만의 원인으로서의 저 활동성
Hypoactivity As a Possible Cause of Childhood Obesity

청소년 비만과 저 활동성 사이의 인과 관계를 평가하기 위해서는 비만해지기 전의 자료의 수집이 필요하다. 초기 연구(155)에서 비만 산모의 신생아 5명을 생후 8주 동안 관찰했다. 이 아이들은 일반적인 식이(formula-fed)를 했는데, 체중 증가는 활동계로 평가한 활동량과 반비례 관계가 있었다. 반면에 키의 증가는 활동량과 양의 상관 관계가 있었다. 대조적으로, 288명의 아기의 식사 패턴을 생후 첫 1년 동안 관찰했을 때, 에너지 섭취량이나 식사 유형, 식사 빈도, 또는 이유식을 시작한 시기가 1세 때 측정한 피부 두께의 예측 인자가 아니었다(102).

최근에 이중 표지 물을 이용한 연구에서 흥미로운 패턴을 보였다. 한 연구(202)에서 비만 산모에게서 출생한 정상 체중 신생아에서 생후 3개월에 TEE를 측정하였다. 이 유아들은 생후 12개월에 일부는 과체중이 되었고 나머지는 그렇지 않았다. **그림 9.11**에서 볼 수 있듯이, 3개월에 측정한 TEE는 나중에 과체중이 된 유아들에서 21% 더 낮았다. 안정 시 에너지 소비량(resting energy expenditure)에는 그룹 간 차이가 없었다. 저자들은 생후 3개월의 낮은 활동량이 생후 1년 동안 빠른 체중 증가의 중요한 요소가 될 수 있다고 결론 지었다. 그러나 유사한 방법론을 사용한 후속 연구에서는 생후 12주의 TEE와 2세(131), 2.5세, 3.5세(265)의 신체 비만 사이에는 아무런 관련이 없었다. 이 연구들 간의 결과가 일치하지 않는 것은 후자의 두 연구에서 아기의 어머니가 비만이 아니었다는 점 때문일 수 있다. 우리의 잠정적인 결론은, 비만한 어머니에게서 태어난 유아에서는, 생후 몇 개월의 에너지 소비가 이후의 유아의 과체중의 원인이 될 가능성이 있다는 것이다. 3개월 이전의 에너지 소비가 청소년 비만의 발생에 어떠한 영향을 미치는지에 대한 자료는 없다. 그러나 미취학 아동의 낮은 활동 수준은 학령기 때의 과체중 발생과 관련이 있는 것으로 보인다(145, 172).

저 활동성의 원인
Causes of Hypoactivity

왜 뚱뚱한 젊은이들은 충분하게 활동을 하지 않을까? 생애 초기에 활동 수준을 결정하는 설명되지 않은 유전적 또는 다른 생리학적 기전이 있을 수 있지만, 비만 아

동이 활동적인 삶을 추구하려는 의지에 대한 심리 사회적 요인 및 운동 관련 요인이 있다. 비만 청소년 대부분은 그들의 "ugly body" 때문에 스포츠와 게임에 참여하는 것을 꺼려한다. 남아들은 종종 자신의 큰 가슴을 부끄럽게 여기기도 한다. 이것은 자신의 비만이 인지적으로는 수용이 된다 하더라도 감정적으로는 수용하기 어렵다는 점을 나타낸다.

비만한 사람(101)에게서 자존감의 저하, 왜곡된 신체 이미지 및 우울증이 발생한다. 비만한 여아들은 자신이 과체중이라는 생각에 사로잡혀 있다. 이들은 수동적이고 포기를 잘 하며 사람들이 자신을 편견을 가지고 바라본다고 생각한다(169). 그러한 여아들은 자신의 활동 수준이 낮다는 것에 대한 인식은 있지만 종종 저 활동성의 정도에 대한 인식은 없는 경우도 있다(48).

활동 행동(activity behavior)은 가족 안에서 강화될 수 있다(211). 부모의 비만 및 활동 행동은 개별적으로나 종합적으로 아동의 활동에 영향을 미친다(139). 한 연구에 따르면, 비만 아동의 부모는 "위험"이 있을 수 있는 사회적 접촉이나 신체활동을 하지 못하게 했으며(46), 실제로, 부모의 과잉 보호와 아동의 활동 부족 사이에는 관계가 있는 것으로 나타났다. 비만 여자 청소년들의 가정은 마른 여자 청소년들의 가정보다 여가 활동을 덜 하는 것으로 나타났으며, 후자의 경우에 형제 간의 우애와 친밀감이 더 좋은 것으로 나타났다(46). 아동과 비교했을 때 비만한 청소년들은 친구들에 의해 더 많은 영향을 받는 것으로 보인다(176). 직접적인 관찰과 설문 조사에서 비만한 젊은이와 청소년은 비만이 아닌 동료들이 자신에 대하여 "너무 부자연스럽고" "육체적으로 한계가 있다"라고 생각한다고 느꼈다(1). 실제로 비만한 아동들과 청소년들은 친구들(25) 사이에서 고립되어 게임에 참여하기 힘들고 종종 비웃음을 당하기도 한다.

다음 장에서 논의되는 것처럼, 비만 아동 및 청소년은 물리적인 운동 능력이 낮고, 이로 인하여 스포츠에 참여하는 것이 어렵고 매력적이지도 않다. 비만한 아동은 자신에게 주어진 운동 강도가 마른 친구의 운동 강도보다 더 높다고 인식한다(260). 자신에게 주어진 운동의 강도가 높다고 느끼는 것은 비만 아동이 격렬하거나 오래 지속되는 활동을 꺼리는 또 다른 이유일 수 있다. 결론적으로 비만한 유아, 아동, 청소년 남녀 모두에서 비만 성인에서와 마찬가지로 저 활동성을 나타낸다. 청소년 비만과 컴퓨터 게임 및 인터넷 서핑과 같은 다른 "스크린" 기반 활동과의 연관성에 관하여 더 많은 연구가 필요하며 특히 청소년 비만과 TV 시청의 연관성이 중요하다. 저 활동성이 항상 낮은 에너지 소비를 나타내는 것은 아니다. 이는 활동이 적은 생활 방식이 청소년 비만과 관련된 다른 행동(예: 음식섭취)과 연관이 있을 수 있음을 암시한다. 비만해지기 전 유아를 대상으로 한 연구뿐만 아니라 동물 연구에서도 비 활동성이 유년기 비만의 병인학적 원인이 될 수 있다는 점은 제시한다. 그러나 이러한 연관성은 비만한 부모를 둔 영아에게만 국한되었다. 우리는 여전히 이와 같은 인과 관계에 대한 확실한 증거가 없으며 아기 또는 태아의 활동량이 다른 이유에 대해서도 명확한 설명을 할 수 없다. 모성 행동, 음식의 가용성, 아기와 엄마 사이의 미묘한 상호 작용, 또는 유전적 성향 때문일 수 있는가? 유년기 후기와 청소년기에는 저 활동성이 비만의 원인 일 뿐만 아니라 결과일 수도 있다. 시작이 무엇이든지 간에, 저 활동성과 비만은 불행한 공생관계를 만들게 된다. 비만한 아동은 저 활동성을 보이며, 이는 양의 에너지 균형(positive energy balance)을 초래하고, 이는 다시 비만으로 이어지며, 체력의 감소를 초래하고 저 활동성을 더욱 강화하게 하는 악순환이 될 수 있다.

생리적 체력

Physical Fitness

비만 아동들과 청소년들은 육체적인 일에서 비만하지 않은 아동들과 동등하게 수행할 수 없는 경우가 많다. 이것은 비만 아동과 청소년은 낮은 수준의 생리적 체력(physiologic fitness)을 가지고 있다는 것을 반영한다. 실제로 실험실이나 현장에서 측정할 때 비만인의 체력 수준은 종종 비만하지 않은 사람보다 낮으며 이러한 체력의 저하는 비만의 정도와 관련이 있다.

최대유산소성 파워

Maximal Aerobic Power

킬로그램당 최대산소섭취량, 무산소성 역치(anaerobic threshold), 또는 분당 170회(W_{170}) 심박수에서의 기계력(mechanical power)으로 나타낼 때, 비만 아동 및 청소년

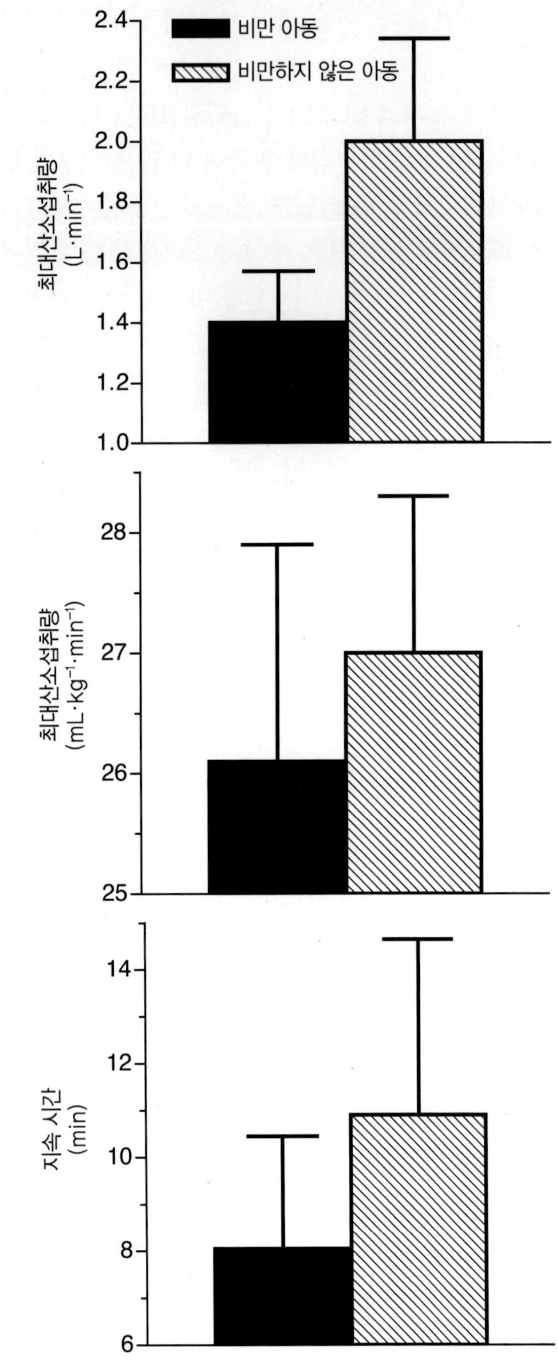

그림 9.12 유산소성 수행과 비만. 15세에서 18세의 비만 여아 14명과 비만이 아닌 13명의 대조군을 대상으로 5.25km·hr^{-1}의 속도로 트레드밀에서 최대 보행 테스트를 실시하였다. 경사도는 매 3분마다 2%씩 증가시켰다.
Data from Rowland 1991 (207).

의 유산소성 수행능력은 비만하지 않은 아동보다 낮다. 이러한 사실은 수많은 연구(156;59;68;77;167;170;187;198;200;201;243;280)에서 나타났으나 그렇지 않은 연구도 있었다. 마찬가지로, 비만 아동 및 청소년(59;111;262)의 달리기 수행 능력은 낮았다. 유산소성 수행능력은 과체중의 정도 또는 체지방률(% body fat)과 역의 상관 관계가 있다(168;200;207;262). 이러한 사실은 지방제외체중(198), 근육량(muscle mass)(68) 또는 심장용적(35)이 정상화가 되어도 마찬가지이다.

체질량(body mass)과 체성분이 다른 사람들 간의 최대산소섭취량의 결과를 해석할 때는 주의해야 한다. 몇몇 연구자들은 최대산소섭취량을 비만하지 않은 동료들과 비교하여 분당 리터 단위로 표현하면, 비만 아동의 최대산소섭취량이 더 높다고 보고했다(156;207). 이것은 비만인 사람들이 우수한 최대유산소성 파워를 나타낸다는 것이 아니라, 단지 비만인 사람들에서 지방제외체중이 크다는 사실을 나타낸다. 아동의 고강도 유산소 과제 수행 능력을 보다 잘 반영하려면 체질량(kg) 당 또는 지방제외체중 당 최대산소섭취량을 나타내야 하며, 또는 allometry를 사용해야 한다(부록 V 참조). 실제로, 몸 크기를 보정하면, 비만한 아동들은 거의 항상 유산소성 수행에 있어 낮은 점수를 보였다. 이러한 사실은 높은 강도의 수행을 지속할 수 있는 능력을 측정할 때에도 나타난다(**그림 9.12**).

최대유산소성 파워가 낮은 것 그 자체로 산소 수송 시스템의 이상을 의미하지 않는다(64;207). 신체 크기에 대한 보정이 이루어졌을 때 운동에 대한 심혈관 반응은 비만한 남녀의 2/3에서 정상이었고, 1/3에서는 이상을 보였다(64). 비만한 사람에 대한 한 가지 일반적인 패턴은 O_2 uptake에 대한 과도 시간(on-transient time)은 정상임에도 불구하고, CO_2 배출 및 미세 환기에 대한 과도 시간(transient time)은 비정상적으로 연장되었다는 점이다. 분당 환기 시간이 현저히 길면 운동 초기 단계에서 동맥 산소 압력이 낮아질 수 있다.

운동의 생리학적 및 기계적 비용

Physiologic and Mechanical Cost of Locomotion

유산소성 활동에서 낮은 수행을 보이는 한 가지 이유는 운동의 신진 대사 비용(metabolic cost)이 더 크기 때문이다(**그림 9.13**). 생리학적 관점에서 볼 때, 비만 아동들은 보행이나 주어진 속도로 달리는 것과 같은 과제를 수행하기 위해 보다 많은 산소섭취가 필요하다고 대부분의 저자들(768;158;201;280)에서 보고하였다. 높은 신진 대사 비용은 특히 높은 보행 속도(135)로 걸을 때 나타났다. 과도한 에너지 비용은 걷기, 달리기, 등산과

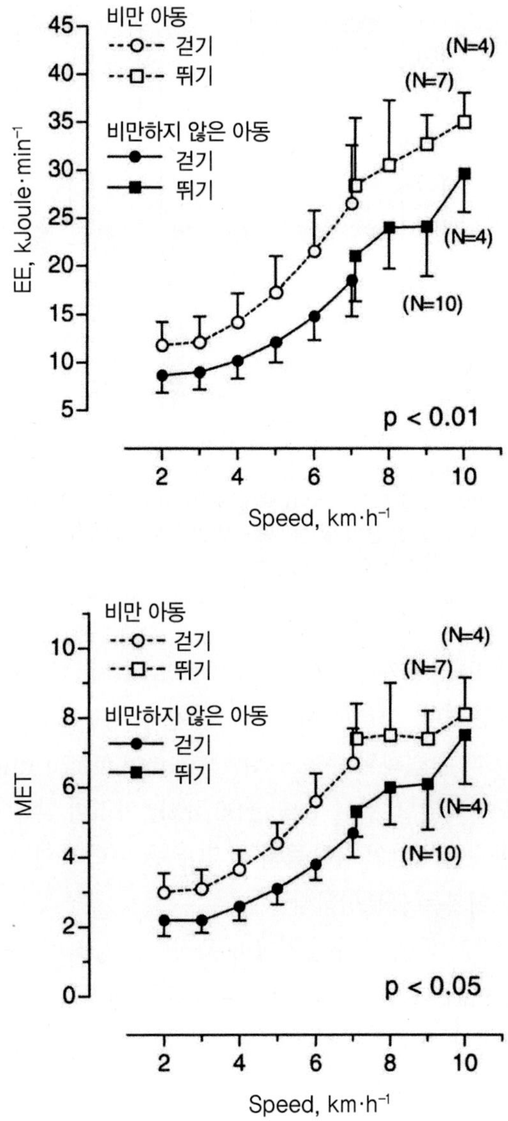

그림 9.13 비만 아동과 비만하지 않은 아동의 보행에 따른 에너지 비용. 23명의 비만 여아와 남아(9.3±1.1세, 31.3±6.9% 체지방)와 17명의 대조군(9.2±0.6세, 16.5±5.4% 체지방)이 여러 가지 속도로 트레드밀 걷기를 시행하였다. 상단 그래프 = 절대 에너지 비용; 하단 그래프 = METs로 표시되는 에너지 비용[운동 중 에너지 비용을 안정시 대사율로 나눈 값]. 상단 그래프와 하단 그래프의 그룹 간 차이가 뚜렷하다.

Reproduced, with permission, from Maffeis et al. 1993 (158).

같은 체중 부하 활동에만 국한되지 않으며 비록 정도는 덜 하지만 앉아서 자전거를 타는 동안에도 발생한다(4;6;64).

그렇다면 운동 시에 발생하는 높은 에너지 비용은 큰 체질량이나 큰 지방량 때문에 발생하는가? 비만 청소년 남아들과 몸무게가 일치하는 대조군을 비교한 연구에서 느린 속도와 보통 속도로 트레드밀을 걸을 때 O_2 비용에는 집단 간 차이가 없었다. 빠르게 걷는 속도에서만 (6km·hr^{-1}) 비만 그룹에서 높은 신진 대사 비용을 보였고, 몸통과 팔다리 사이의 지방 분포는 산소비용이나 다른 심폐 기능 변수에 영향을 미치지 않았다(7).

운동 시의 높은 대사 비용은 "소모적인" 걷기 또는 달리기 패턴을 반영하는 것일 수 있다(126;127;166). 비만 아동들과 비만하지 않은 아동들의 기계적 보행 특성을 비교 한 연구에서 비만 아동들은 보행주기가 길고 상대 속도(stature per second)가 낮았으며, 긴 입각기(stance)(126)를 보였다(125). 또한 부분적인 보행 구성 요소에서 더 큰 비 대칭성을 보였으나(125), 근전도 패턴에는 차이가 없었다(127). 따라서 아동에서 생체 역학적 이상과 비만의 정도 사이의 관계를 알기 위해서는 더 많은 연구가 필요하다. 마찬가지로, 이러한 운동학적 특성이 비만도가 다른 사람들 사이의 대사 비용의 차이를 설명할 수 있는지도 아직 밝혀지지 않았다.

최대하 강도의 운동에 대한 심폐 반응

Cardiorespiratory Responses to Submaximal Exercise

높은 신진 대사 비용에 비추어 볼 때, 비만 아동들은 운동할 때 높은 심박수를 보이는데(25;168;197) 이것은 낮은 심예비력(cardiac reserve)을 의미한다. 성인에서는 체지방이 10% 증가할 때마다 분당 심박수가 10회씩 증가하며(19). 아동에게도 마찬가지인지 여부는 아직 확인되지 않았다. 운동 시 심박출량 대한 아동 비만의 영향에 대한 자료는 없는데, 심박출량을 반영하는 O_2 pulse는 비만 아동(207)에서 낮다. 수축기 동맥 혈압은 운동 중에 비만 아동에게서 과도하게 상승되며, 휴식 시보다 더 많이 증가하는데(8;18) 이와 같은 차이는 비만한 사람에서 팔 둘레가 크기 때문일 수도 있다.

비만 아동들에서 주어진 속도와 기울기(158;207)에서 걷고 달릴 때 분당 환기(minute ventilation)가 높다(158;207). 또한 현저하게 비만 한 성인들에서 보이는 것처럼 호흡할 때 산소비용이 과도하다(266). 또한 비만 성인들에서 1회호흡량(tidal volume)의 감소, 과도한 호흡수의 증가, 최대하 운동(submaximal exercise) 시 폐포-동맥 산소 분압의 증가를 보이는데(78) 아동에 관한 비슷한 연구는 없다.

휴식 시 비만 아동들은 이산화탄소에(55) 대한 낮은 환기 반응(low ventilator response), 호흡근지구력 감소, 기도의 좁아짐 및 낮은 확산능(diffusing capacity)(130)을 보인다. 이러한 호흡 패턴이 두꺼운 흉벽으로 인한 폐의 협착 또는 기관지 과민 반응으로 인한 것이지는 정확히 알려지지 않았다. 우리 클리닉과 다른 연구자들이 보고한 것처럼(178), 비만한 아동과 청소년에서 천식의 발병은 매우 일반적이다. 비만이 천식에 동반되는 저 활동성으로 인한 이차적인 것인지 또는 두 가지 사이에 더 미묘한 병태생리학적 연결이 있는지 여부는 명확하지 않다. 어떤 연구에서, 체중 감소는 폐활량(vital capacity)의 증가와 중간최대호기량(forced mid expiratory flow)의 증가를 동반했지만, 메타콜린 자극 검사로 측정한 기관지 반응의 변화는 없었다(178).

운동과 주변 열로 인한 스트레스는 비만 아동에게 높은 생리학적 변형을 유발한다. 자세한 내용은 3장의 "비만(Obesity)" 편을 참조하시오.

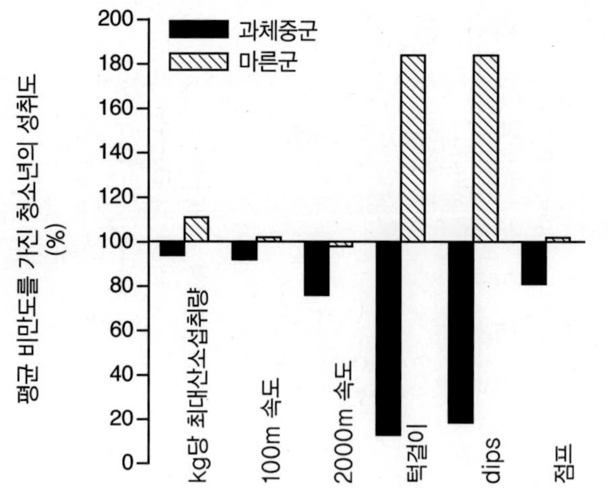

그림 9.14 과체중 및 매우 마른 남자 청소년의 최대유산소성 파워($\dot{V}O_2max$), 속력, 근력 및 힘. 평균 비만도를 가진 청소년의 성취도 백분율을 이용하여 수치를 나타냄.

Based on unpublished data from the Wingate Institute, Israel.

근력
Muscle Strength

비만 아동들(33;34)과 젊은 비만 성인들(138)은 키가 크고 동료들보다 힘이 세게 보이나 근력을 체중으로 보정하면 그들보다 낮다. 결과적으로, 자신의 몸을 운반하거나 들어 올리는 작업을 수행할 때 불리하다(17;26;123;221;222). Wingate Institute laboratory에서 테스트 한 세 그룹의 청소년 50명의 결과가 **그림 9.14**에 있다. 첫 번째 그룹은 매우 마른 청소년들, 두 번째 그룹은 평균적인 비만도를 가진 청소년들, 세 번째 그룹은 다소 비만한 청소년들로 구성되어 있다. 마른 그룹과 평균 비만도를 가진 그룹에서 근력과 관련한 수행에서 비슷한 점수를 보인 반면, 비만한 그룹에서의 수행도는 매우 낮았다. 후자의 약 70%는 수평 바를 잡고 자신을 끌어올리는 동작을 한번도 수행할 수 없었고 평행봉에서 한번의 "dip"을 완료 할 수 없었다("dip"은 팔을 편 상태에서 체중을 지지하다가 팔꿈치를 구부렸다가 다시 팔을 편 상태로 돌아오는 동작을 말한다).

체질량과 지방제외체중의 관계로 볼 때, 위의 결과는 일정한 크기의 근육이 비만인 사람들에게서 더 적은 힘을 발생한다는 것을 의미한다. 그러나 무릎 신근과 팔꿈치 굴근의 단면적(33;34)을 컴퓨터 단층 촬영을 이용하여 계산했을 때 사춘기 전 남아들에서 비만한 그룹과 그렇지 않은 그룹간에 등속 근력(isokinetic strength)에 차이가 없었고 또한 수축 특성들(peak twitch torque, peak torque까지의 시간, half-relaxation time)의 차이도 없었다. 그러나 비만 남아들에서 최대 자발적 수축을 할 때 활성화된 운동 단위(activated motor unit)의 비율이 낮았으며(81.5% vs 95.3%), 이러한 낮은 활성화 비율이 비만인 사람들의 힘 및 운동 능력과 관련이 있는지 여부는 불분명하다.

따라서 몸을 들어 올리거나 움직이는 동작에 있어 비만 남아가 더 낮은 성과를 내는 것은 본질적으로 근육이 약하거나 수축 특성이 부족하기 때문이 아니라, 오히려 과도한 체중이 이러한 동작들을 방해하기 때문이다. 여아들에게도 같은 결과를 보일 것인지에 대해서는 더 많은 연구가 필요하다.

운동 수행
Motor Performance

앞 절에서 논의된 것처럼 신체를 운반하거나 들어 올리는 동작 외에도, 비만 남아(26)와 비만 여아(160)의 운동 능력은 종종 낮다. 한 가지 사례가 7세에서 16세 사이의 벨기에 비만 남아 및 여아를 대상으로 한 연구이다. 비만 여아는 속도, 민첩성, 최고 근력, 복부 근지구력, 팔로 몸을 들어 올리는 능력, 균형을 측정하는 항목에서 상당히 낮은 점수를 받았다. 비슷한 패턴이 사춘기 소년들에게서 보이며 이는 **그림 9.14**에서 나타낸다. 훈련 프로그램에 따른 기술의 향상도 비만 아동에서 비만하지 않은 아동보다 낮았다(25).

비만도와 수행 능력의 저하 사이에 선형 관계가 있을

까? **그림 9.15**에서 알 수 있듯이, 최대산소섭취량은 지방 비율이 증가함에 따라 선형적으로 감소한다. 그러나 다른 운동구성 요소는 비만도와 선형의 관계가 없다. **그림 9.15**의 하반부에서 step test로 계산한 "체력 지수"는 경미한 비만 청소년에서 마른 그룹보다 작게 나타났으며 23% 이상의 지방률을 가진 남아들의 경우 점수가 현저하게 낮아졌다. 따라서 비만도가 높은 청소년들은 두 배로 불리하다: 이들의 최대유산소성 파워는 낮으며 무거운 몸을 들어야 하기 때문에 움직임이 둔하고 다리에 피로가 빨리 생겼다. 체중을 지지해야 하는 다른 운동 요소에서는 정상에서 경도 비만에 이를 때의 수행의 저하보다 경도 비만에서 중등도의 비만에 이를 때의 수행의

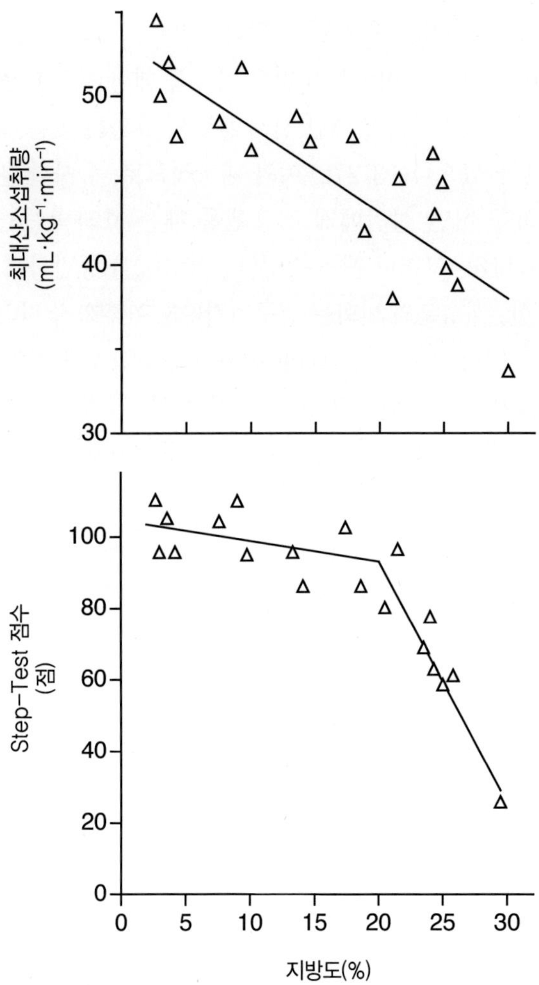

그림 9.15 신체 지방도와 관련하여, 트레드밀 테스트 동안 측정된 최대산소섭취량(위)과 modified Harvard Step Test에서의 체력 지수(아래). 마른 아동부터 비만한 아동까지 포함된 19명의 비 운동선수 청소년의 각 수행능력을 측정함. 체력지수(Fitness Index)는 step수와 정비례 상관 관계가 있었으며 운동 후 심박수와는 반비례 관계가 있는 것으로 나타났다.

Data fro m Bar-Or and Zwiren, unpubli shed report, 1972.

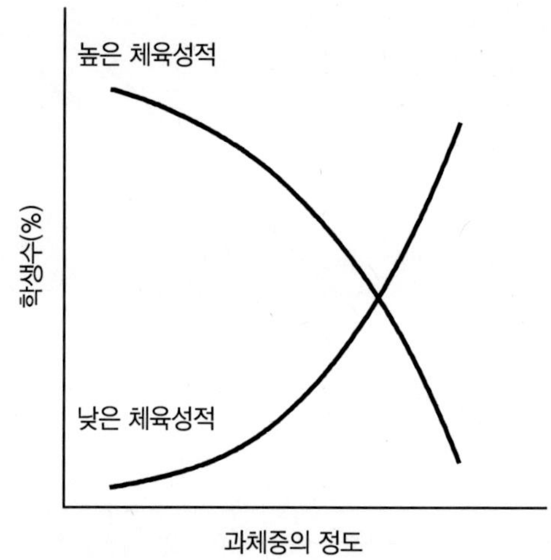

그림 9.16 6세에서 18세 사이의 남아와 여아 518명에서 체육 성적과 과체중 정도 간의 관계

Schematic adaptation from Rehs et al. 1973 (197).

저하가 더 뚜렷했다.

가벼운 비만의 경우는 몸무게가 수행에 있어 자극제로 작용하기 때문에 반드시 수행의 저하가 따르지는 않는다(246). 그러나 이러한 이론은 아동이 충분히 활동적 일 때만 가능하며 비만 아동이 저 활동성인 경우에는 무거운 체중은 수행에 해로운 영향만을 준다.

비만 학생은 체육 수업에서 더 낮은 성적을 받는 경향이 있다(161;197). 가장 마른 51명의 학생 중 80% 이상이 체육 수업에서 높은 성취를 보였다. 가장 비만한 그룹에서는 낮은 성취를 보인 아동이 높은 성취를 보인 아동보다 3배 이상 많았다(**그림 9.16**).

운동 지각 평가

Rating of Perceived Exertion

일부의 연구에서(260)는 비만하지 않은 사람보다 비만 아동 및 청소년에서 운동의 강도가 높은 것으로 나타났다. 이 차이는 Borg 6~20 범주 척도에서 1.5에서 2점에 해당한다(**그림 9.17**)(38). 운동 지각 평가(Rating of Perceived Exertion)는 일반적으로 체력(fitness)의 지표로 간주되지는 않지만, 점수가 높은 경우 높은 강도의 활동이나 장시간의 활동을 꺼리는 성향이 있는 것으로 설명된다.

신체활동 강화의 유익한 효과

Beneficial Effects of Enhanced Physical Activity

일반적으로 생각할 때 신체활동을 강화하면 체지방이

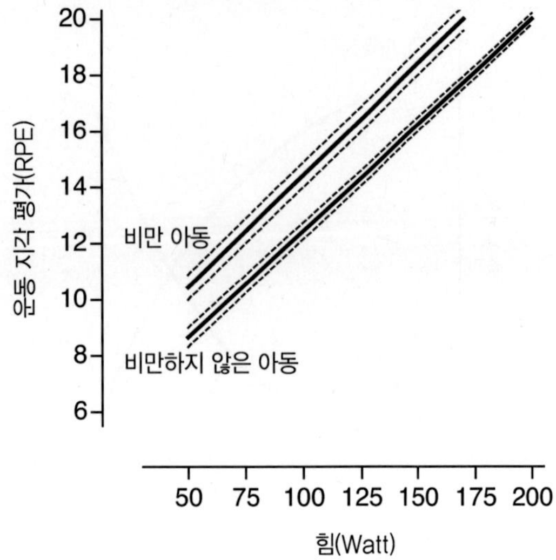

그림 9.17 비만과 마른 아동에서의 운동 지각 평가. 대상자는 13.0~17.9세 여아와 남아로 34명은 비만(평균=지방량 35.6 %)이었고, 50명은 비만이 아니었다. 모든 대상자들은 다단계 사이클링 테스트를 수행했다.

Based on Ward et al. 1986 (260).

감소하는 것으로 생각되지만, 이 외에도 다른 여러 가지 입증된 이점이 있다. 이 장에서는 다음의 몇 가지 의문점에 대해 설명한다. 신체활동의 강화가 체중감소에 얼마나 효과적인가? 지방 분포에는 어떤 영향을 주는가? 신체활동 강화의 효과는 에너지 섭취 제한의 효과와 비교하여 어떠한가? 운동 프로그램이 비만 아동의 자발적인 신체활동에 영향을 주는가? 식욕에 영향을 주는가? 청소년 비만 예방 및 치료에 있어 학교의 역할은 무엇인가? 이와 같은 쟁점들을 다루는 연구들은 운동 그룹과 비 운동 그룹을, 또는 운동-식이조절 그룹과 식이조절 없는 운동 그룹들을 비교하여 볼 수 있다. 일반적으로, 후자의 연구 디자인이 체성분, 생리학적 변수들, 체력에 보다 큰 변화를 가져왔다(13,86).

체중 감소 요법으로서의 신체활동 강화

Enhanced Physical Activity As a Reducing Regimen

신체활동은 TEE을 가장 유연하게 조절할 수 있는 단일 구성 요소이다. 보행이나 조깅과 같은 가벼운 활동을 45~60분가량 하면 일일 에너지 소비(daily energy expenditure)의 10%에서 15%까지 소비할 수 있다(다양한 활동의 에너지 등가(energy equivalents)에 대해서는 부록 IV 참조). 만약, 운동 선수가 연습할 때 보다 높은 강도로 장시간 운동을 하면 일일 에너지 소비의 100% 이상까지 늘릴 수 있다.

이러한 에너지 소비의 증가가 체중과 비만에 영향을 미치기에 충분한가? 학부모와 보건 종사자들은 종종 여러 활동의 에너지 등가가 낮기 때문에 운동으로 인한 감소 요법은 "가치가 없다"고 생각한다. 실제로 1kg의 지방 조직(약 35mJ 또는 8,300kcal)을 빼려면, 40kg의 아동은 165km를 달리거나 30시간 동안 테니스를 쳐야 하며 이러한 신체활동을 1~2주 내에 완수해야 체중 감량의 효과가 있다. 그러나 에너지 소비는 누적 효과가 있다. 예를 들어 에너지 섭취량의 변화가 없다고 가정할 때, 하루에 4km(40kg 아동의 경우 200kcal에 해당)를 걷거나 달릴 경우 30일 이내에 0.7kg의 지방, 반년이면 4.2kg의 지방이 감량될 수 있다.

비만 아동과 비만하지 않은 아동을 대상으로 한 연구들에서 체지방률에 대한 신체 훈련의 효과는 없는 것으로 나타났으나(13;272) 이와 대조적으로, 유사한 운동 방식을 비만 성인에게 적용했을 때는 효과적이었다(87;116). 그러나 행동 수정(44;85;88)을 동반하지 않는 한, 체성분의 변화는 연구기간(93) 이후까지 지속되지 않았다. 비만 아동과 청소년을 대상으로 한 여러 연구들이 시행되었다. 지방 감소의 속도는 일주일 당 초기 지방 질량의 1%와 5%로 여러 연구들 사이에서 다양했다. 이 감소 속도는 운동의 강도나 운동의 종류에 따라 달라지지 않았으며, 중요한 것은 전체 에너지 소비이었다(215). 지방의 감소량과 비만의 정도 사이의 용량-반응 관계(dose-response relationship)가 있다는 증거는 없었다(13).

운동 시합 후에는, 기초대사율 및 안정 시 대사율이 상승된다(194). 이러한 상승의 정도는 활동의 기간과 강도에 따라 다르다. 운동 후 15시간까지는 약간의 상승이 유지될 수 있으며 운동의 에너지 등가에는 이러한 실제 추가적인 에너지 소비가 잘 반영되지 않을 수 있다.

이유를 알 수는 없지만, 남아들은 체중 감량 훈련 프로그램(186;218;224)에서 여아보다 더 큰 효과가 있는 것으로 나타났다. 성별과 관련된 이와 같은 차이는 쥐 실험에서도 나타났다(128). 그렇다 하더라도 단기 체중 조절 요법을 받는 여아에서도 체중과 지방량 감소가 가능하다(114;115;171;186;187;218;269).

체중 조절 요법의 효과는 추운 기후에 노출될 때 더 효과적이다(219). 이러한 사실은 젊은 성인을 대상으로 10일간 북극에서 -40℃(220)로 냉각된 climatic chamber를 이용하여 시행한 연구(177)에 의해서 제시되었다. 이러한 현상의 장기적인 영향은 알려져 있지 않으며, 체중 감소 요법으로 사용할 수 있는지 여부에 대해서도 연구되지는 않았다.

신체활동 강화가 지방 분포에 미치는 영향

Effects of Enhanced Physical Activity on Fat Distribution

성인에서는 복부, 특히 내장 지방의 축적이 관상 동맥 질환 및 제2형 당뇨병의 위험 인자로 간주된다(79). 이는 아동 및 청소년에게도 동일하다(52;110). 신체활동 강화는 7세에서 11세의 비만 아동의 복부 및 내장 지방 감소에 효과적이었다(117). 구체적으로, 중간 강도에서 높은 강도의 운동(평균 분당 심박수 157회)을 주 5회, 일회당 45분으로 시행했을 때 피하 복강 지방 조직의 부피가 감소하고 내장 지방 조직의 자연적인 증가가 감소하였다(**그림 9.18**). 이 프로그램은 또한 총 비만율과 인슐린 저항성 같은 다른 위험 요소도 감소시켰다.

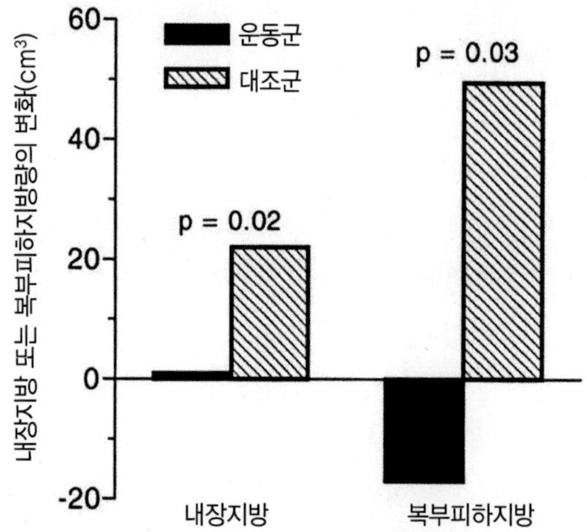

그림 9.18 7세에서 11세 사이의 내장지방(VAT) 및 복부 피하 지방(SAAT)이 있는 87명의 비만 아동의 유산소성 운동 프로그램의 효과. 지방량은 자기 공명 영상으로 측정하였다. 훈련 프로그램은 주당 5회, 한 세션에 45분씩, 4개월간 지속하였다.

Reproduced, with permission, Gutin and Owens 1999 (117).

표 9.2 유년기 비만 감소 요법으로 식이 제한과 운동의 비교

효과	식이제한	운동
체중감소	있음	있음
지방감소	있음	있음
지방제외체중	감소	증가
성장부진	가능성 있음	없음
체력 증가	없거나 부분적으로 있음	있음
지방세포크기의 감소	있음	식이요법보다 효과 있음(?)
배고픔	있음	없음
체중감소율	빠르거나 느림	느림
이월효과	없음	없음

식이 요법과 운동 요법

Dietary Restriction Versus Exercise Therapy

낮은 에너지 섭취와 활동 증가는 각각 또는 같이, 체중과 지방의 감소를 일으킬 수 있다. 식이 요법만을 감소 요법으로 사용하는 것에 대해서는 다른 책에서도 충분히 다루어졌기 때문에 여기에서는 다루지 않는다. 이 장에서는 **표 9.2**에서 요약했듯이 식이 요법과 운동 요법의 단점과 장점을 비교한다.

식이 요법을 통해 에너지 소실(negative energy balance)을 유도하는 것이 신체활동을 강화하는 것보다 더 쉽다. 그러므로 단기간의 저 에너지식이 요법이 체중과 비만도를 줄이는 데 단기 운동 요법보다 효과적이다. 식이 요법의 또 다른 장점은 며칠 내에 그 효과가 나타난다는 것이다. 운동 요법을 사용할 때는 변화가 상당히 느리기 때문에 실망하지 않으려면 운동 요법을 시작하기 전에 부모와 아동에게 운동의 효과가 느릴 수 있다는 것을 설명해야 한다.

신체활동 강화는 식이 요법에 비해 몇 가지 장점이 있다. 모든 체중 감소 요법에서 가장 걱정되는 점은 아동의 정상적인 성장을 방해할 수 있다는 것이다. 이상적으로, 단백질, 수분, 미네랄, 또는 비타민의 손실 없이 체지방 만을 감소시키는 것이 좋다. 매우 낮은 에너지 요법(예를 들어, 하루 1,000kcal 미만)은 단기간의 체중 감소에는 효과적이지만, 성장 속도를 저해할 수 있다(2;42;82;186). 또한 매우 낮은 에너지 섭취는 이화 작용(catabolic effect)을 유발할 수 있다. 이 같은 작용은 negative nitrogen balance와 지방제외체중의 감소가 나타나는 것으로 알 수 있다(31). 성인에서 나타난 바와

같이, 식이요법과 운동을 같이 할 때 이화 작용을 감소시킬 수 있으며 심지어 역전시킬 수도 있다(142;217;224;281). 이러한 동화 작용(anabolic effect)은 특히 성장기와 관련이 있다. 비만 아동과 청소년에서 매우 낮은 에너지식이 요법과 운동 요법을 병행했을 때 지방제외체중이 보존되었다는 연구가 있지만 이는 단순 관찰에 의한 것이기 때문에 근거가 부족하다. 앞으로의 연구는 성장하는 아동에서 저항 운동(resistance training)이 지방제외체중의 손실을 예방하는데 있어서 유산소성 운동보다 더 효과적인지를 규명해야 한다.

다음 장의 "체성분 외의 효과(Effects Other Than on Body Composition)"에서 논의 된 것처럼, 운동을 통한 체중의 감소는 체력 수준을 증가시킨다. 식이 요법에 의한 체중 감소도 체력을 향상시키지만, 장기간에 걸친 반 기아(semistarvation)와 같은 극도로 낮은 에너지 섭취량은 운동 수행능력을 감소시킨다(136). 자세한 내용은 앞부분의 신경성 식욕 부진(anorexia nervosa) 및 영양결핍(undernutrition)을 참조하시오.

동물 연구에서 저 에너지식이 요법이나 운동 요법 모두 지방 세포의 크기를 감소시킬 수 있지만(181), 식이 요법 보다 운동 요법이 지방 세포의 크기를 더 크게 감소시킬 수 있었다. 그러나 이와 같은 차이가 어떠한 실질적인 의미가 있는지는 분명하지 않다.

만약 아동이 장기적인 목표를 추구하지 않는다면 운동이나 식이 요법 모두 효과적이지 않다. 일부 비만 아동은 식이 요법시의 배고픔을 견딜 수 없을 수 있으며, 목표가 확실한 아동조차도 치료에 따르지 않을 수 있다. 이러한 점에서 운동 요법은 배고픔을 동반하지 않는다는 장점이 있다.

이와 같은 사실들은 저 에너지 식이 요법과 운동 요법이 결합되어야 한다는 것을 제시한다. 또한 두 요법 모두 행동 수정과 함께 시행되어야 한다. 그렇게 할 때 효과가 극대화되며 한 가지 치료법만을 사용할 때도 부족한 부분이 보충될 수 있다.

구조화된 운동이 자발적인 신체활동에 미치는 영향

Effects of Structured Exercise on Spontaneous Physical Activity

체질량 및 체지방(adiposity)의 변화는 종종 운동 요법에 의해 발생하는 추가적인 에너지 소비와 일치하지 않는다(171;253). 이러한 경우는 운동 요법이 에너지 섭취량을 변화시키거나 또는 에너지 소비의 다른 요소들을 동반하는 경우이다. 후자의 예로, 아동의 운동 요법 결과로 자발적인 활동이 변화하는 경우를 들 수 있다.

학교 기반 연구에 따르면 실제로 3~5학년 학생들이 2년간 운동과 식이 개선(83)에 참여하는 동안 방과 후 활동이 16% 줄었다. 반대로 10~11세 경증 비만 남아를 대상으로 실험실 기반 4주 사이클링 프로그램(32)(**그림 9.19**)을 시행했을 때 총 일일 에너지 소비는 기대치보다 더 많이 증가했다. 총 에너지 소비는 이중 표지 물을 이용하여 측정되었으며, 이러한 결과는 신뢰할 만하다. 심박수 모니터링으로 평가한 자발적인 활동은 다소 증가했으며, 음식의 열 생성 효과와 운동 후 안정 시 대사율의 증가가 있었다.

방금 논의된 두 연구의 결과가 일치하지 않는 것에 대하여 한 가지 가능한 이유는 처방된 운동의 강도 때문 일 수 있다. 한 연구에서 중등도의 비만 남아(143)에서 운동 프로그램의 강도가 높았을 때(심박수 분당 150~160회에서 40분간) 프로그램을 시행한 날과 그 다음날에는 에너지 소비와 자발적인 활동이 감소했다. 대조적으로, 운동프로그램의 강도가 중등도일 때는 자발적 활동과 에너지 소비가 증가했다(심박수 분당 130~140회에서 30분). 이 부분에서 더 많은 연구가 이루어질 때까지, 우

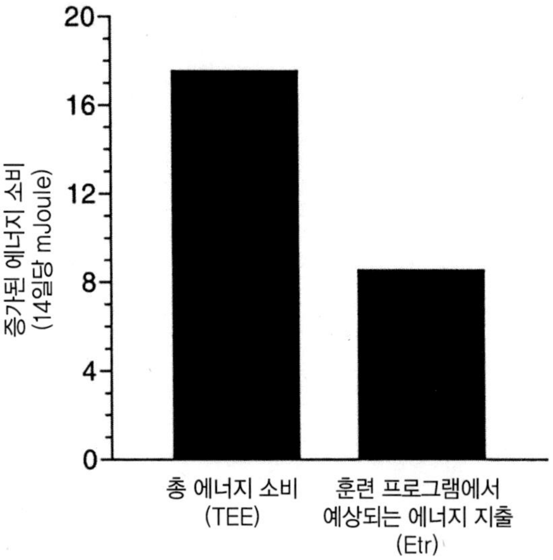

그림 9.19 총 에너지 소비(TEE)는 계획된 훈련 프로그램(E_{tr})에서 예상되는 에너지 지출보다 훨씬 증가한다. 10살에서 11살의 경도 비만 남아가 4주간 실험실 사이클링 프로그램에 참여했다. 총 에너지 소비는 이중 표지 물에 의해 측정되었다.

Reproduced, with permission, from Blaak et al. 1992 (32).

리는 경도에서 중등도도 정도의 강도로 운동 요법을 시행했을 때 자발적인 활동이 증가하고 전체 에너지 소비를 증가시킬 수 있다는 가설을 세울 수 있다. 반대로 강도 높은 운동 후 피로는 자발적 활동의 감소를 유발할 수 있다.

신체활동 강화와 식욕의 변화

Enhanced Physical Activity and Changes in Appetite

부모들이 자주하는 질문은 활동이 증가하면 식욕도 같이 증가되어 체중 감소의 효과가 무효화되지 않을지 여부이다. 활동적인 사람들에서 에너지 소비가 증가되면 식욕이 종종 증가한다는 것은 사실이다. 스포츠에서 강도 높은 훈련을 하는 아동은 일반 아동보다 더 많은 칼로리를 섭취한다(1;15;24). 그러나 활동 수준과 식욕 간의 양의 상관관계는 모든 활동 범위에 해당하지는 않는다. 쥐(164;235), 개(188), 원숭이(9)의 연구에서 매우 정적인 동물의 경우 신체활동 수준이 증가할 때 식욕이 증가하는 것이 아니라 감소할 수 있다고 보고했다. 성인의 경우에서도, 단면적 연구(165) 및 추적연구(150)에서 이러한 패턴이 확인되었다.

같은 현상이 아동에게도 나타난다. 과체중인 8~10세 남아들에게 4개월 동안 한 주에 한 개 또는 두 개의 체육 프로그램을 추가로 수행하게 하였다. 연구가 끝날 때까지 이들의 일일 에너지 섭취량은 12%(2,129에서 1,874kcal·day^{-1}) 감소했다. 주당 두 개의 프로그램에 참여한 아동들은 한 개의 프로그램에 참여한 아동들보다 에너지 섭취량에서 더 큰 감소를 보였다(35). 일부 운동 요법을 이용한 연구에서는 비만 아동들이 식이 조절 없이 임의로 먹을 수 있도록 했으며, 그럼에도 불구하고 체중이 감소했다(114;182;215). 이것으로 활동이 증가했을 때 피험자의 식욕이 감소했다는 것을 증명하지는 못하지만, 운동량의 증가 시에 보상적인 식욕의 증가가 없었다는 간접적인 증거는 될 수 있다.

이와 같은 사실의 기전은 명확하지 않다. 식욕이 잘 조절되지 않고 자신이 소비하는 에너지보다 더 많이 먹게 되는 활동량의 임계치(threshold)가 있을 수 있다(아래 **그림 9.20** 참조). 이 임계 값을 초과 할 때만 식욕이 활동량의 증가에 따라 변할 수 있다. 진화의 관점에서 인간과 일부 동물의 정적인 생활 방식은 적절한 식욕 조절

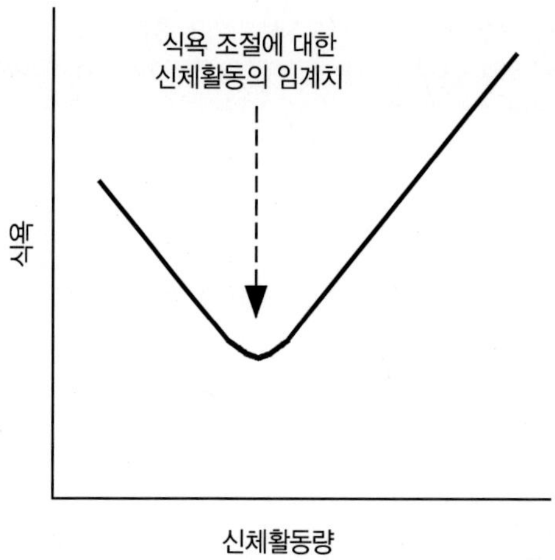

그림 9.20 식욕과 신체활동을 도식적으로 나타낸 그래프. 자세한 내용은 텍스트를 참조하시오.

을 위한 생리적 측면이라는 추측도 있다(164).

그 기전이 무엇이든, 식욕은 비만하고 잘 움직이지 않는 사람에서 활동량의 증가에 따라 증가하지 않는다. 운동 요법으로 음식물 섭취가 증가하는 사람에서조차도, 최종 결과는 에너지 소실(negative energy balance)(28;51)이었다.

체성분 이외의 다른 효과

Effects Other Than on Body Composition

비만증에 대한 효과 외에도, 운동 처방은 **표 9.3**에 열거 된 다른 변화를 유발한다. 일부는 비만인 사람에게 해당되는 것이지만, 다른 것들은 운동 요법을 시행 받는 모든 사람에게 적용된다.

대사의 변화(metabolic change)는 탄수화물, 지질 및 단백질의 신진 대사에서 뚜렷하다. 혈장 인슐린 농도는 운동(93)으로 인하여 감소하는데 활동적이지 않은 사람의 절반만큼 낮을 수도 있다. 이러한 낮은 혈장 인슐린 농도는 더 나은 포도당 내성(glucose tolerance)을 동반하고, 이는 다양한 조직에서 인슐린에 대한 세포 민감도가 더 커진다는 것을 의미한다(28;29;93;223;233). 체중 감소 자체가 인슐린에 대한 민감성을 향상시킬 수 있다. 그러나 또한 체중 변화에 관계없이 체력 증가의 결과이기도 하며(30), 최대유산소성 파워 향상과도 높은 상관 관계가 있다(223).

지질 대사의 변화에는 지방 분해의 증가, 지방 조직으로부터 유리 지방산(free fatty acid)의 이동 및 혈장 저

표 9.3 비만 아동에서 신체 조성 이외의 훈련 효과

기능	효과*
대사	
혈장 인슐린	−
인슐린에 대한 세포 민감도	+
포도당 내성	+
유리지방산 동원	+
조직에서의 지방분해	+
혈장 중성지방	−
총 콜레스테롤	−/0
저밀도 지질단백질	−/0
고밀도 지질단백질	0/+
저밀도 지질단백질/아포단백 B	+
혈장 렙틴	−
질소 보존	+
24시간 에너지소비	+
심폐	
심박수−휴식 시 그리고 최대하	−
수축기 혈압−휴식 시	−
환기 당량(ventilator equivalent)−최대하	−
산소섭취−최대하	−
산소섭취−최대	+
심리와 행동	
자아 이미지; 신체 이미지	+
활동지각척도	−
자신감	+
사교성	+
자발적 신체활동	+

*−=감소, 0=변화 없음, +=증가

밀도 지단백 콜레스테롤(low-density lipoprotein cholesterol) 감소가 있다. 일부 연구에서는 고밀도 지단백 콜레스테롤(high-density lipoprotein cholesterol)의 증가와 총 콜레스테롤(total cholesterol) 및 중성지방(triglyceride)의 감소가 발견되었지만, 다른 연구에서는 결과가 일치하지 않았다(103;269;277). 비만 아동의 지질 계수(lipid profile)에 대한 운동의 장기 효과에 대한 정보는 없다. 높은 지질 계수가 관상 동맥 심장 질환에 대한 위험을 높이기 때문에 이 문제가 가장 중요하다. 최근의 연구에 따르면 7~10세의 비만 아동들에서 4개월간의 훈련 프로그램을 마친 후에 혈장 leptin 수치가 감소하는 것으로 나타났다(118). 이러한 효과는 체지방의 변화에 관계없이 발생했는데 운동 프로그램에 대한 직접적인 반응과 운동 프로그램에 의한 에너지 소실을 나타낸다(113).

청소년 비만에서 운동의 질소 절약 효과(nitrogen-sparing effect)는 이미 논의되었다. 생화학 분석과 지방제외 체중 평가에서 운동은 단백 합성(protein synthesis)(37;133;144;217;281)과 같은 동화작용(anabolic process)을 유발하는 것으로 보인다.

운동 및 체중 감소는 몇 가지 심폐기능의 변화를 유발하고 운동 중에 생리적 부하를 감소시킨다. 휴식 시 심박수와 최대하 운동 시의 심박수(187;233;267;277)는 휴식 시 동맥혈압(205;267)과 같이 감소한다. 비만 청소년의 치료 전 혈압이 가장 높은 군에서 혈압이 떨어지는 정도가 가장 컸다(44). 1회심박출량(stroke volume)이나 심박출량(cardiac output)에 대한 데이터는 없다. 환기(ventilation)는 최대하 운동량, 특히 무산소성 역치에서 떨어진다(267). 호흡의 부하(work of breathing)는 흉부 및 복부 질량이 감소함에 따라 감소하며, 이는 운동의 산소 소비를 낮추는데 기여한다.

체중 감량과 함께 발생하는 심리 사회적 변화는 주로 식이 제한에 관하여 연구되었다. 훈련으로 인한 변화로는 자아 이미지(self-image)와 신체 이미지(body image)의 개선(231), 자신감의 향상, 또래 사회에의 적응력의 향상이 있었다(191). 지금까지 소외되었던 아동들은 사회적 인식이 증가하고 그룹활동에 참여하고 즐길 수 있는 능력이 생긴다. 비만한 청소년기 여아들이 체중 감량 전에는 자신보다 훨씬 어린 아이들과 노는 것, 즉 어머니의 역할을 하는 것으로 활동을 제한했다면 성공적으로 체중 감량을 한 후, 자신들의 나이에 맞는 또래와 어울렸다. 또한 아동들은 이전에 참여하기를 꺼려했던 스포츠 및 레크리에이션 활동에 자주 참여하고, 개선된 외모에 대한 인식으로 인해 자신의 외모를 더 잘 관리하게 된다.

한 실험에서 10세에서 12세의 비만 여아와 남아를 대상으로 두 시간의 학교 정규 체육 시간 외에 두 시간의 체육 시간을 추가한 프로그램을 6주간 시행하였다. Borg 범주 척도를 이용한 운동 지각 평가(38)에서 50~100W의 작업을 할 때 2단위 정도의 감소를 보였다. 이는 훈련 후 피험자들이 주어진 작업을 더 쉽게 느꼈다는 것을 의미한다.

자녀가 체중 감량에 성공했을 때, 다른 가족 구성원, 특히 과체중인 부모가 유사한 프로그램에 참여하기도 한다. 경험적으로 볼 때 이러한 경우 아동의 체중감량 지속에 좋은 예후를 보인다.

비만 아동에서 활동의 증가로 인한 **기능의 변화**는 일반 아동에서 활동이 증가할 때 체력 수준이 향상되는 것과 유사하게 나타난다. 비만한 젊은이들을 대상으로 관찰했을 때 최대유산소성 파워(35;185;187;225;244;277)의 개선과 체중 감소에 비례하여 산소섭취량의 감소를 보였다(187;267). 이러한 작업 효율의 증가로 아동의 수행 능력이 향상될 수 있다(62). 또한 턱걸이에서와 같이 아동이 자신의 몸무게를 들어 올릴 수 있는 능력(57)은 체중 감소와 근력 증가로 인해 향상된다.

지방 조직의 세포 충실성(cellularity)은 신체활동에 의해 영향을 받을 수 있다. 지방 조직의 총 질량은 지방 세포 수와 세포의 평균 질량으로 이루어진다. 지방 세포의 성장 및 복제를 이해하는 것은 유년기 비만의 발생을 밝히고 예방에 도움이 된다.

비만 아동의 지방 세포에 대한 신체 훈련 효과에 대한 자료는 없다. 그러나 쥐의 지방 세포에 대한 훈련의 장기 효과에 대한 연구가 있다. 쥐에서 생후 5일째부터, 한 그룹은 28주까지 매일 수영이나 식이 요법을 시행하였다. 이후 모든 쥐들은 62주까지 활동이 없는 상태로 유지하였다. 62주에서 측정 한 결과에 따르면, 성장하는 동안 수영을 시킨 그룹에서는 대조군에 비하여 하체 질량, 지방량 및 지방 세포 수를 유지했다(**그림 9.21**). 또한 지방 세포 수는 식이 요법을 하지 않은 쥐의 지방 세포 수(180;181)보다 낮았다. 이 연구는 성장하는 동안에 시행한 운동이 성장한 쥐의 지방 세포의 복제 속도를 줄이는 데 효과적이며 이 효과가 오래 지속됨을 보여준다. 이러한 결과를 인간에게 직접적으로 적용할 수는 없지만, 아동 비만에 대한 유사한 연구에 대한 필요성을 제기한다.

강화된 신체활동의 지속 효과

Lasting Effects of Enhanced Physical Activity

매우 실질적이고 중요한 점은 운동 프로그램이 끝난 후에도 그 효과가 지속되는지 여부이다. 이 주제에 대한 초기 연구는 고무적이지 않았다. 예를 들어, 체코 슬로

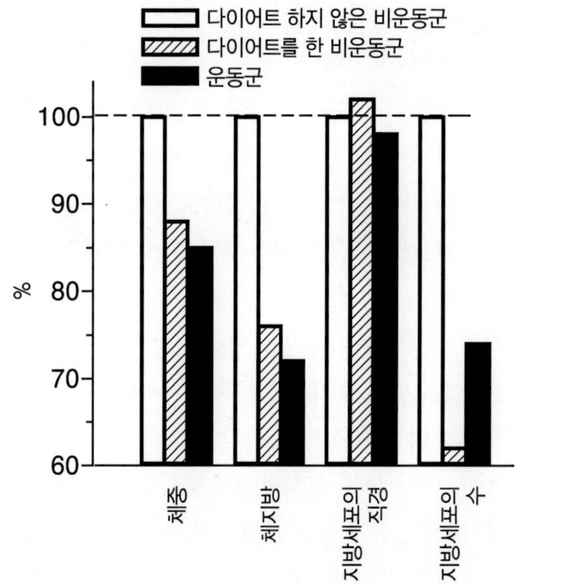

그림 9.21 성숙한 쥐의 체중, 체지방, 지방 세포 크기 및 지방 세포 수에 대하여 성장하는 동안의 운동 또는 저 에너지식이 요법의 장기적 효과. 수치는 생후 62주에 얻어졌으며, 성장 도중 운동도 다이어트도 하지 않은 쥐에서 얻은 값의 백분율로 표시된다.

Data from Oscai et al. 1974 (181).

바키아 연구자들은 7주간의 식이 요법과 여름 캠프를 통해서 비만 한 아동들에서 체지방이 감소하고 활동 수행 능력이 향상되었다고 보고했으나, 아이들이 집으로 돌아간 후 효과는 사실상 사라졌다(186). 학교를 기반으로 하는 프로그램이 비만 남아의 체중 조절에 효과적이었으나, 3개월간의 방학 동안, 실험군에서 프로그램에 참여하지 않은 비만 대조군보다 더 많은 체중 증가를 보였다(57). 또 다른 연구는 공립학교에서 4년간 실시되었으며 체중 감량에 성공적이었다(219). 그러나 3년 후 실시 된 추적 조사에서 프로그램에서 얻은 유의한 효과는 모두 사라졌다(163).

이 초기 연구들은 거의 예외 없이(186;233) 운동과 식이의 효과가 프로그램의 지속 기간을 넘어서서 유지되지 않았음을 보여준다(60). 성인을 대상으로 한 연구에 따르면 행동 수정 요법(behavior modification techniques)은 치료 기간(122;230)을 넘어서 최대 1년간 운동 요법의 효과를 연장시킬 수 있었다. 그러나 1980년대까지는 아동에게서 유사한 연구가 이루어지지 않았다. 다음 장에서 자세히 설명한다.

동기 부여 및 행동 측면

Motivational and Behavioral Aspects

모든 연령대의 사람에서 비만 치료 성공의 핵심은 치료 프로그램 동안 치료의 기준을 지키고 일단 프로그램이 완료되면 라이프 스타일의 변화를 유지하는 것이다. 비만 아동과 청소년은 대부분 처음부터 치료 프로그램에 적극적이지 않으므로 동기 부여가 모든 프로그램에서 핵심 요소가 된다는 것을 명심해야 한다. 어른들은 "건강한" 생활 방식의 이점에 대하여 높이 평가하지만 아동들에게는 더 구체적이고 즉각적인 만족이 필요하다. 예를 들어, 아동 또는 청소년에게 활동 프로그램에 참여하는 것이 30년 후에 당뇨병 예방에 도움이 될 수 있다고 설득하는 것은 비현실적일 수 있다. 보다 현실적인 설득은 실제 건강 목표와는 관련이 없는 동기 부여 방식을 사용하는 것이다. 예를 들어 자녀가 목표에 도달하면 부모가 자녀에게 용돈을 주는 것 등이다. 이러한 경우 목표는 체중의 변화 자체보다는 활동 행동에 근거해야 한다. 예를 들어, 아동이 일주일에 걷는 거리를 누적하여 계산하거나, 일주일간 야외 활동을 한 시간을 계산하거나, 매주 TV를 보지 않는 날을 정하여 지킬 수 있다. 이러한 목표들은 현실적이며 1개월 이내로 짧은 것이 좋다.

자격을 갖춘 행동 치료사가 없는 경우에는 영양사, 운동 처방사, 의사 등이 행동 치료로 접근해야 한다. 행동 치료에는 다음과 같은 방법들이 있다.

- **활동에 대한 자체 모니터링:** 아동은 스스로 활동을 기록하거나 달력에 스티커를 붙인다.
- **긍정적 강화:** 아동은 활동에 대한 보상으로 포인트를 모을 수 있다. 규칙과 보상은 미리 아동과 부모가 상의하여 정한다.
- **모델링:** 자녀와 부모는 서로에 대해서 모범을 보여야 한다.
- **조건부 계약(contingency contracting):** 부모는 일정 금액을 클리닉이나 학교에 입금해 놓고 아동이 특정 목표에 도달하거나 특정 활동을 목표한 만큼 성취하면 돌려받는다. 이러한 접근법은 부모의 협조를 위한 것이지만 아동의 동기 부여에도 도움이 될 수 있다. 또한 어린 아동들보다는 청소년에게 더 적합하다.

영양학적 변화와 관련하여 비슷한 접근법을 사용할 수 있다. 아동이 프로그램에 참여할 때 부모 및 다른 가족 구성원의 역할은 매우 중요하다(44;89;90). Brownell 등의 고전적인 실험에서 활동 –식이 요법 프로그램의 행동 수정이 엄마와 아동이 같이 참여할 때 그렇지 않은 경우보다 가장 효과적이었다(**그림 9.22**). 게다가 이 경우 프로그램으로 인하여 얻은 효과는 프로그램이 끝난 후 1년까지도 유지되었다.

L. Epstein과 그의 동료들은 성공적인 활동 프로그램을 위한 행동 원칙에 대하여 통찰력 있는 연구를 했다(86). 한 가지 중요한 것은 오락적 요소가 포함된 활동뿐만 아니라 학교 등하교, 강아지 산책시키기 같은 일상적인 활동이 계획되고 관리되는 프로그램보다 효과적이라는 것이다. 게다가 프로그램이 끝난 후에도 사람들은 이러한 일상 활동들을 더 오랫동안 유지한다(92). 최근의 관찰에 따르면 운동 처방 없이 TV 시청과 같은 정적인 활동에 소비되는 시간을 줄이는 것이 처방된 활동을 하는 것보다 더 효과적이었다(91). 이를 촉진하기 위해서, 부모는 아동과 함께 보상 시스템을 만들어야 한다.

Epstein의 연구는 의욕이 있는 피험자와 그들의 협조적인 가족들을 대상으로 이루어졌다. 이러한 접근법이 병원, 학교 등의 실제 상황에도 적용 가능한지 여부를

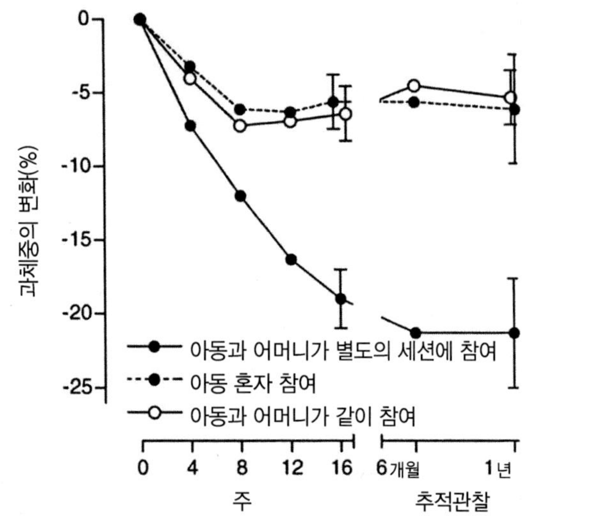

그림 9.22 행동 수정 프로그램에 부모의 참여가 체중 조절에 미치는 영향. 피험자는 12세에서 16세까지 비만 여아와 남아 42명을 세 가지 치료 조건으로 나누었다. 세 가지 치료 조건: 아동 혼자서 참여하는 경우, 아동과 어머니가 같이 참여하는 경우, 아동과 어머니가 별도의 세션에 참여하는 경우. 치료는 16주간 지속되었다. M: 어머니, C: 아동. 수직선은 SEM을 나타낸다.

Reproduced, with permission, from Brownell. 1983 (44).

알기 위해서는 더 많은 경험이 필요하다. 우리 클리닉에서는 TV시청 시간의 감소가 실제로 대부분의 환자에게 효과적이며 준수하기 쉬웠다.

결론적으로, 태도와 행동의 변화, 아동과 가족의 변화를 포함하지 않는 모든 개입 프로그램은 효과적 일 수 없다는 것을 기억해야 한다. 또한 아동들은 행동 수정 없이 활동과 식이의 변화를 유지할 수 없다.

체중 조절 성공 기준

Criteria for Success of Weight Control

체중 조절 프로그램의 성공 여부는 어떻게 결정할까? 체중의 변화 자체는 성인에게서 유용한 기준이 될 수 있지만, 성장하는 아동들에게는 유용하지 않을 수 있다. 아동은 마른 상태이지만 체중은 증가할 수 있기 때문이다. 따라서 키의 변화와 이상적으로는 체성분을 고려하여 판단해야 한다. **그림 9.23**은 체중과 신장의 변화에 기초한 세 가지 예상할 수 있는 바를 요약한 것이다. A는 신장이 증가하고 체중이 감소하는 이상적인 예를 나타낸다. B는 키가 성장하는 동안 아동이 일정한 체중을 유지하는 예이며 이 또한 좋은 예이다. 그렇다면 C는 좋은 예인가? 개입 프로그램에서 얻은 결과에 근거하여 볼 때 그렇지 않다. 그러나 프로그램 시작 이전에 얻은 성장 기록과 비교하면 프로그램 중에 체중의 증가율이 느려지므로 이 또한 긍정적인 반응을 나타낸다고 할 수 있다.

키와 체중의 변화가 체중 조절 성공의 유용한 기준이지만, 생활 방식, 태도 및 기분의 변화에도 주목해야 한다. 이는 장기간의 성공을 위해서는 체중이나 체지방의 변화보다 더 중요할 수 있다.

체중 조절 프로그램의 권장 활동

Recommended Activities Within a Weight Control Program

지금까지의 연구들에서는 어떤 신체활동이 가장 알맞

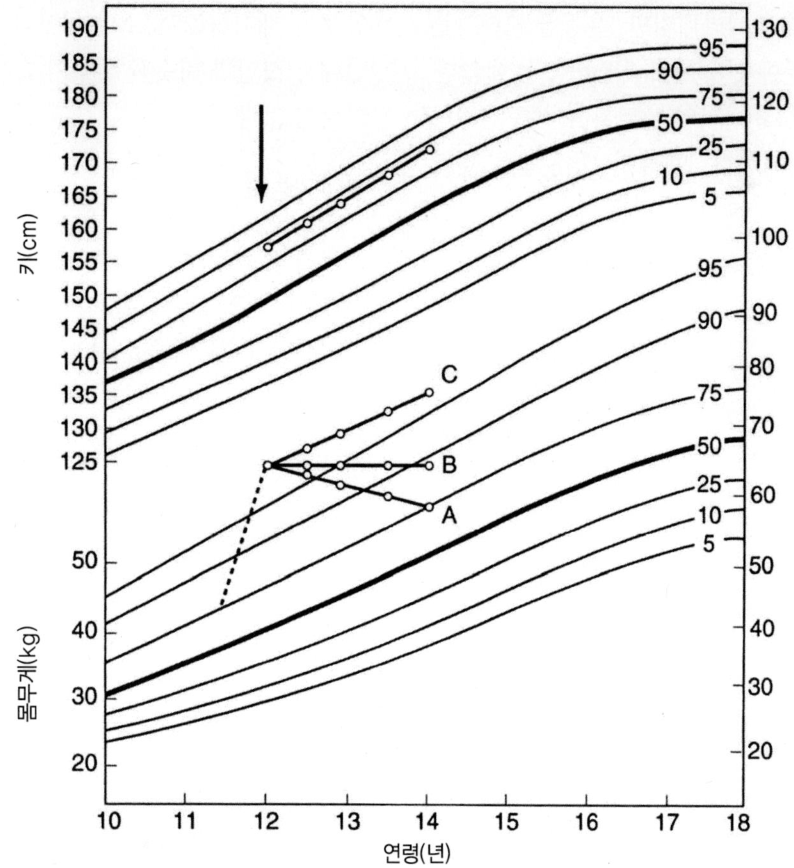

그림 9.23 체중과 신장의 변화를 기준으로 하는 체중 조절 프로그램의 성공을 나타내는 세 가지 시나리오. 화살표는 프로그램의 시작을 나타낸다. 차트는 미국 국립 보건 통계 센터(U.S.National Center for Health Statistics)에서 개발한 것을 기반으로 한다. 자세한 내용은 텍스트를 참조하시오.

은 것인가에 대해 충분하게 연구되지 않았다. 그러므로 이 장은 주로 저자의(O.B.-O.) 아동 운동 및 영양 센터(Children's Exercise & Nutrition Centre)에서 축적된 경험을 기반으로 한다.

표 9.4에서는 활동 프로그램에서 고려해야 할 가장 중요한 요소를 나열하였다. 비만 아동을 위한 활동을 선택하는데 있어서 3가지 원칙이 있다. 첫째, 활동 프로그램은 지방 감소를 위해 효과적이어야 하며, 둘째, 아동 및 가족이 할 수 있는 것이어야 하며, 셋째, 재미가 있어야 한다.

유효성
Effectiveness

지방 감소를 위한 활동은 에너지 소비(energy expenditure)에 중점을 두어야 한다. 몸집이 클수록 걷기, 달리기, 자전거 타기, 춤, 스케이트, 크로스 컨트리 스키 또는 수영과 같은 전신을 움직이는 활동이 적합하다. 체중 조절에 덜 적합한 활동들은 근력 운동, 체조 또는 내리막 스키 등이다. 이러한 활동들은 높은 에너지 출력(high power output)을 나타내지만, 운동을 지속하는 실제 시간은 짧기 때문에 전체 에너지 소비는 높지 않다.

걷거나 달리기에서, 전반적인 에너지 소비를 결정하는 것은 속도보다 거리이다. 따라서 1km 걷는 것이 1km를 달리는 것만큼 효과적이다. 유일한 차이점은 걷는 것이 시간이 더 많이 걸린다는 것이다. 식이 요법과 같이 활동은 에너지양으로 환산할 수 있다. **표 9.5**는 40kg의 아동이 수행할 때 200kcal(840kJ)이 요구되는 활동의 예를 보여준다. 아동이 무거울수록 주어진 활동에서의 에너지 소비가 커지며 특히 전신을 움직이는 활동에서 뚜렷하다. 부록 IV는 체중이 20kg에서 60kg 사이인 아동에게 해당하는 포괄적인 활동 및 에너지양을 나타낸다. 이러한 목록은 의사들이 운동 처방을 할 때 사용될 수 있다.

운동에 의한 체중 감량을 극대화하기 위해서는 주어진 활동이 높은 에너지 소비를 하도록 노력해야 한다. 흥미로운 점은 특정 운동이 하루 중 서로 다른 시간대에 동일한 에너지 소비를 나타내는지 여부이다. 성인과 비만 여성에서 에너지 소비의 일주기리듬(circadian rhythms)이 보고된 적이 있는데, 동일한 작업을 수행하는 데 있어서 오후와 저녁이 아침에 비해 20% 더 많은 에너지를 소비하는 것으로 나타났다. 이러한 에너지 소비의 차이는 안정 시 대사율(278)보다 높았다. 그러나 아동과 청소년에서 성인과 비슷한 일주기 리듬이 존재하는지는 명확하지 않다.

실행 가능성
Feasibility

모든 스포츠가 비만 한 아동에게 똑같이 실행 가능하지 않다. 예를 들어, 점프, 로프 클라이밍 또는 평행봉에서는 무거운 체중은 분명한 장애물이다(**그림 9.14 및**

표 9.4 청소년 비만을 위한 최적의 강화된 활동 프로그램의 구성 요소

큰 근육 그룹을 사용한다(높은 에너지 소비를 달성하기 위해).
몸 전체를 멀리 이동한다(예: 걷기, 스케이트, 춤, 수영).
강도를 강조하지 말고 지속시간을 강조한다.
세션당 일일 총비용의 10~15%에 해당하는 에너지 목표를 세운다(예: 200~300kcal).
저항 훈련을 포함한다(프로그램에 저 에너지식이 요법이 포함된 경우).
빈도와 양을 점진적으로 증가시킨다(매일 활동하기 위해 노력, 하루에 30~45분).
자녀가 선호하는 활동을 고려한다.
수중 스포츠와 게임을 강조한다.
단순히 계획된 활동이 아닌 라이프 스타일의 변화를 고려한다.
부모가 자녀와 함께 앉아있는 활동(예: TV)을 줄인다.
토큰 보상으로 동기를 유발한다.
그룹 활동에 다른 비만 아동들을 포함시킨다(이것은 억제를 감소시킨다).
순응도의 결정적인 요인은 재미와 즐거움이다.

표 9.5 40kg의 아동이 200kcal(840kJ)를 소비하는 데 다양한 활동에 대해서 필요한 시간

활동	지속시간 (분)
크로스컨트리 스키	50
자전거타기: 10km·hr^{-1}	80
아이스하키	20
달리기: 8km·hr^{-1}	30
달리기: 10km·hr^{-1}	25
축구(경기)	30
수영(평영, 30m·min^{-1})	50
테니스	45
걷기: 4km·hr^{-1}	80
걷기: 6km·hr^{-1}	60

9.15 참조). 당황하거나 실망하지 않기 위해서는 이러한 활동을 처방해서는 안 된다.

비만 아동 및 청소년의 신체적 특징 중 일부분은 실제로 스포츠에 유리하다. 비만 아동들은 키가 크며 지방제외체중이 큰데, 이는 절대적 근력이 강하다는 것을 의미한다. 또한 이들의 높은 체지방은 물 속에서 부력을 증가시키고 피하 내 단열을 제공한다. 이러한 특성은 투포환(shot put), 원반 던지기(discus), 미식 축구 및 농구의 특정한 포지션, 특히 수영 및 수구(water polo)에서의 활동을 향상시킬 수 있다.

많은 비만 청소년들이 높은 부력과 낮은 온도에서 잘 견디는 이유로 수영을 선택할 뿐만 아니라 운동 중에 몸이 물에 잠겨서 노출이 되지 않는다는 이유로도 수영을 선택하기도 한다. 한 예로 13세 비만한 남아는 티셔츠를 입을 때 큰 가슴이 보인다는 이유로 체육 수업 및 기타 스포츠에 참여하기를 거부했지만, 수영에는 즐겁게 참여했고 프로그램 참여 1년 후, 지방이 감소한 후에는 학교 축구 팀에 합류했다.

비만 아동과 비만하지 않은 아동을 같이 신체활동에 참여시키는 것이 이상적으로 생각된다. 그러나 이 방법은 불행히도 성공적이지 못했으며 비만 아동들은 종종 그렇지 않은 아동에 의해 거부당했다. 오히려 모든 참가자가 비만인 경우에 프로그램을 통해서 더 많은 성공을 거두었다. 어른과 마찬가지로, 비만 아동이나 청소년들은 비만한 그룹 안에서 서로 쉽게 받아들이고 비만하지 않은 집단에 속해 있을 때보다 더 편안하게 느낀다(191;218). 여름 캠프(187;191;225;267;269)와 병원(230), 학교(35;39;57;171)에서 비만 아동을 위한 프로그램이 시도되었으며 성공적이었다.

재미
Fun

동기 부여(motivation)와 순응도(compliance)를 높이려면 활동을 즐겁게 해야 한다. 비만 아동 및 청소년이 선호하는 활동은 요트 타기(sailing), 춤, 승마, 양궁, 아이스 스케이팅, 자전거 타기, 물에서 하는 운동 등이다. 이러한 스포츠는 여러 가지 공통점이 있다. (1) 팀보다는 개인으로 참여함으로써 동료의 반감을 피할 수 있다. (2) 경쟁적이기보다는 오락적이며, 이것은 특히 사춘기 여아에게 중요하다(191). (3) 각 스포츠에서, 강도와 전체 활동 양은 개인의 성향과 능력에 따라 개별적으로 조절할 수 있다. 이는 프로그램을 시작할 때 점진적인 발전에 초점을 두어야 할 때 특히 중요하다. 댄스 위주의 운동은 비만 한 모든 연령의 사람들에게 매우 성공적이었다. 올바르게 수행되면 즐거운 레크리에이션과 함께 높은 수준의 에너지 소비를 유도할 수 있다. 이러한 운동은 그룹으로 시행될 수도 있지만, 가정에서도 적용될 수 있다(153).

운동 강도를 처방하기 위한 운동지각평가의 이용
Use of Rating of Perceived Exertion to Prescribe Exercise Intensity

체중 조절 프로그램에서 활동의 강도가 높을 필요는 없지만 때로는 아동에게 운동의 강도를 선택하는 방법을 알려주어야 한다. 운동 선수가 사용하는 한 가지 방법은 심박수를 모니터링 하는 것이다. 그러나 운동 중 맥박(예를 들어, 경동맥)의 촉진은 기술이 필요하며, 경험상, 아동들이 측청할 때 신뢰도가 낮고 실용적이지 못하다. 최근에는 전자 심장 박동 모니터링의 대중화로 심박수 측정에 대해 신뢰할 수 있고 유효한 정보를 쉽게 얻을 수 있지만 비용 때문에 대부분의 가정에서 이러한 장치를 사용하는 것이 어렵다.

또 다른 접근법은 운동지각평가를 이용하는 것이다. 자세한 내용은 부록 II의 "운동지각평가(Rating of Perceived Exertion)" 단원을 참조하시오. 간단히 말하면 먼저 아동에게 RPE의 개념을 가르치고, RPE의 여러 가지 강도로 운동할 때의 느낌을 경험하게 해야 한다. 우리의 경험은 보그 6~20 범주 척도(Borg category scale)(38)에 속한다. 이것은 실험실에서 또는 여러 가지 속도로 걷거나 뛰기 등과 같이 활동의 범위가 넓은 경우는 야외에서 시행할 수 있다. RPE의 개념을 배우고 경험한 후에는 실제 처방 단계, 즉 RPE에 근거한 주어진 강도로 활동을 수행하라는 지시를 받을 수 있다. 예를 들어, "8번으로 5분간 걷고 12번으로 5분간 뛰다가 15번으로 느껴질 때까지 달리기 속도를 높이고 2분간 계속 유지하시오"라고 처방할 수 있다. 일단 이 과정을 거치면, 아동과 청소년은 RPE에서 규정 한대로 다양한 강도의 자전거 타기 또는 달리기를 구별할 수 있다(그림 9.24).

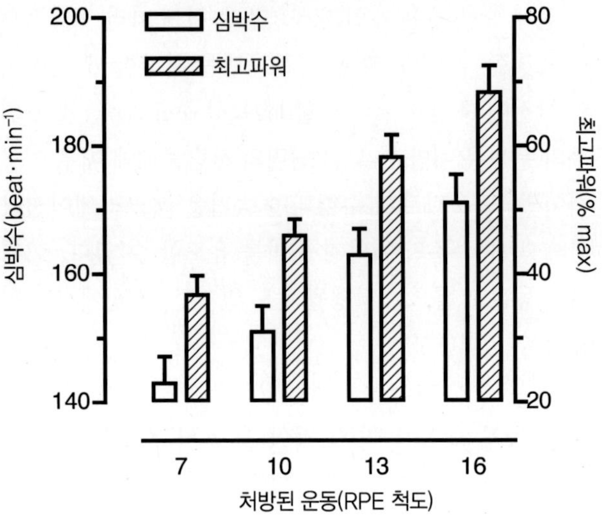

그림 9.24 비만 아동 및 청소년에서 Borg 6~20 범주 척도에서 처방된 운동 강도를 숫자로 구별하는 능력. 7세에서 15세까지 20명의 경도 및 중등도의 비만을 가진 여아와 남아를 대상으로 함
Based on Ward and BarOr 1990 (259).

청소년 비만 예방 및 치료에 있어서 학교의 역할

Role of the School in Prevention and Treatment of Juvenile Obesity

비만 아동을 위한 강화 된 활동 프로그램이 어떤 틀 내에서 시행되어야 하는가? 청소년 비만 관리에 관한 실제 경험의 상당 부분이 병원 및 여름 캠프에서 수집되었다. 의료 서비스는 전문적 지식과 장비를 제공하지만 비용이 비싸고, 비만 인구 또는 비만이 될 위험이 있는 사람들의 극히 일부에서만이 이용할 수 있다. 여름 캠프의 단점은 당시의 환경이 지속적이 되기 힘들다는 사실이며 그 결과로 캠프에서 얻은 효과의 지속시간은 짧았다.

현재 청소년 비만이 확산되고 있으므로 대규모이면서 효과적인 예방적 관리 프로그램을 찾아야 한다. 학교가 그러한 역할을 수행할 수 있으며 대규모 청소년 비만 프로그램을 시행하는 데 특히 적합하다(**표 9.6**).

5세에서 17세 사이의 북미 아동 중 95%가 학교에 다니기 때문에 학교 기반 프로그램은 잠재적으로 대부분의 비만 및 위험 집단에 접근할 수 있다. 학교는 일년 중 거의 8~9개월을 학생들과 접촉할 수 있고 부모와 효율적으로 의사소통을 할 수 있다. 학교마다 다르지만 많은 학교들에서 체육 및 건강 교육 전문가와 상담 전문가를 보유하고 있다. 특히 유럽 국가의 일부 학교에는 상주하는 간호사가 있다. 활동 프로그램을 시행하고 신체계수의 변화를 모니터링할 수 있는 능력을 갖춘 체육 교사들

표 9.6 청소년 비만의 효과적인 예방 및 관리에 도움이 되는 학교의 특성

비만 아동 및 청소년을 풀링(pooling)
비만의 위험도가 높은 아동 및 청소년을 풀링
전문가 풀링(간호사, 신체 및 건강 교육자, 카운슬러, 영양 서비스)
학생들 사이에서 역할 모델 자원 봉사자 이용 가능
실내 및 실외 스포츠 시설 이용 가능
학생들과 매일 접촉
부모와의 효과적인 커뮤니케이션
"의학적" 낙인을 하지 않음

Adapted from Bar-Or 1995 (12).

(physical educators)은 특별한 역할을 수행할 수 있다. 그들은 과체중 아동과 비만 아동을 구별할 수 있으며 비만의 위험성을 가진 아동들도 구별해 낼 수 있다.

학교는 점심 급식을 제공하기 때문에 식사의 구성을 조절하기에 매우 좋은 조건을 가지고 있다. 또한, 주방을 사용할 수 있어서 음식을 선택하고 요리 실습을 할 수 있다. 대부분의 학교에는 실내 및 실외 스포츠 시설이 갖추어져 있으며 아동들이 사용할 수 있도록 되어 있다. 이러한 시설들은 비만 관련 프로그램을 위한 훌륭한 장소가 될 수 있다.

학부모에게 자녀의 진행 상황을 알리고 프로그램에 참여하도록 하기 위해서는 부모와의 원활한 의사소통 수단이 중요하다. 항상 그런 것은 아니지만(154) 부모의 참여는 성공하는데 도움이 된다(43;137).

학교 기반 프로그램은 얼마나 효과적일까? 이 문제를 다룬 몇 개의 문헌고찰(184;199 ;209;258)이 있다. 일반적으로 신체활동과 영양 교육 프로그램을 결합한 프로그램이 단일 프로그램 보다 체중과 비만에 더 큰 영향을 미쳤다. 이러한 경우 프로그램이 진행되는 중에는 효과가 지속되었지만, 프로그램이 끝난 후에 효과가 지속되는 경우가 드물었다(279). 행동 수정을 추가할 경우는 효과적이었지만(43) 대규모 프로그램을 위한 타당성 연구는 아직 시행되지 않았다.

대부분의 프로그램이 비만의 감소를 유도하기 위해 시작되었지만 어떤 프로그램은 태도(behaviors)와 건강 행동(health behaviors)의 변화에 초점을 두었다. 이 중 주목할만한 것은 CATCH(Child and Adolescent Trial for Cardiovascular Health) 프로젝트이다. 이

가장 큰 규모의 무작위 대조 연구(randomized, controlled trial)는 California, Louisiana, Minnesota와 Texas의 56개 학교에서 3학년으로 시작하여 3년 동안 진행된 연구이다(154). 이 프로그램에는 강화된 체육 시간, 학교 급식 서비스 조정 및 교실 건강 커리큘럼이 포함되었다. 또한 일부 학교는 가족 교육도 시행하였다. 주요 결과로는 체육 수업 중 활동의 강도가 증가했고, 하루 일상 생활 중 활발한 활동을 하는 시간이 많아졌으며 급식에서 지방의 섭취량이 감소했다. 그러나 비만이나 혈중 지질에는 변화가 없었다. 가족의 교육을 추가로 시행한 경우에도 결과에 영향을 주지 않았다.

2년간의 소규모 연구(83)에서는 교실에서의 신체활동과 고밀도 지 단백 콜레스테롤이 증가했으며 점심 식사의 에너지 및 지방 함량이 감소했다. 그러나 학교 밖에서의 활동은 감소하고, 학교 밖에서의 에너지 섭취가 증가하기도 했다. 이러한 보상적 행동이 프로그램이 신체 비만에 영향을 미치지 않는다는 결과의 원인이 될 수 있다.

최근의 무작위 대조 연구는 학교 기반 프로그램의 특별한 가능성을 보여주었다. 한 학교에서 92명의 3학년과 4학년 학생들을 대상으로 7개월간 가정에서 TV, 비디오 게임, 비디오 테이프를 시청하는 시간을 줄이는 행동 수정 프로그램을 시행하였다. 다른 학교의 백 명의 학생이 대조군이 되었다(203). 실험 그룹에서 실제로 TV 시청 시간과 TV 시청 동안의 음식 섭취가 줄었다. 대조군과 비교했을 때, BMI, 삼두근 표피 두께, 허리 둘레, 허리-엉덩이 비율이 유의하게 감소하였다.

영양 부족

Undernutrition

청소년 비만의 유병률이 세계적으로 증가하고 있음에도 불구하고 전 세계의 많은 아동들은 여전히 충분한 음식을 섭취하지 못한다. 영양 결핍, 특히 단백질-에너지 유형(protein-energy type)은 다양한 지역에서 유행하는 아동기 장애이며 유년기와 영아기 성장 장애의 가장 흔한 원인이다. 영양 부족은 특정 영양(예: 비타민 또는 미네랄)이 결핍된 경우에도 발생할 수 있다. 이러한 특정한 영양 결함에 대한 논의는 이 책의 목적에 벗어나므로 여기에서는 단백질-에너지 유형에 초점을 맞추겠다.

체중과 신장에 기반한 단백질-에너지 저 영양의 여러 유형이 있다. 세계 보건기구(WHO)에서 제안한 세 가지 유형은 다음과 같다.

- **저 체중(Underweight):** 50th percentile of the U.S. National Center of Health Statistics/WHO reference를 기준으로 할 때 같은 나이의 2SD 미만의 체중
- **발육 저하(Stunting):** 같은 나이의 2SD 미만의 신장
- **쇠약(Wasting):** 같은 신장의 2SD 미만의 체중

영양 결핍의 정확한 유병률은 알려져 있지 않지만, 개발도상국에서는 5세 미만 아동의 40%가 넘는 것으로 생각된다(251). 이 연령의 영양 결핍 아동 중 가장 많은 비율이 아프리카 및 동남아시아에 있다. 세계 보건기구(WHO)의 자료에 의하면, 1995년 저 체중 유형의 유병률은 27.8% 였고 발육 저하는 34.9%, 쇠약은 8.4%였다(75).

영양 결핍은 식이의 부족을 의미하는데, 질환뿐만 아니라 빈곤 및 특정 사회, 문화적 관습과 관련이 있을 뿐 아니라 기생충 및 다른 감염성 질환과 종종 결합되어 나타난다는 것을 명심해야 한다. 이는 아동의 건강, 생활 습관 및 행동에 영향을 줄 수 있다. 따라서 식이 부족 자체의 영향을 알아내는 것은 아주 어렵다. 많은 운동 관련 연구가 경계성 영양 부족(marginal undernutrition)에 초점이 맞추어져 있는데, 이는 체중이 나이와 키에 대한 기대치 체중의 95% 미만인 경우이다(228).

습관적 활동과 에너지 소비

Habitual Activity and Energy Expenditure

Keys 등(136)의 고전적 연구에서 기아 요법(starvation regimen)을 처방했을 때 성인들에서 자발적인 활동이 감소하였다. 윤리적 이유로, 그러한 프로토콜은 아동 또는 유아에게 시행 될 수 없다. 그러나 몇몇 관찰 연구에서 단백질-에너지 부족 아동은 잘 먹는 다른 아동들 보다 덜 활동적이라는 사실이 밝혀졌다. 시간 및 움직임에 대한 직접적 관찰 연구에 의하면 발육 저하(stunted) 가 있는, 12개월에서 24개월된 자메이카 유아의 활동 수준은 그렇지 않은 대조군의 활동 수준보다

낮았다(165a). 이러한 현상은 중등도-높은 강도의 활동에서 특히 두드러졌다. 심박수 모니터링을 이용하여 경계성 영양 부족 상태의 6~16세 콜롬비아 아동에서 일일 에너지 소비량을 측정하였을 때, 영양이 좋은 대조군보다 낮았다(**그림 9.25**). 활동과 관련된 에너지 소비에서도 비슷한 차이가 관찰되었다(228). 에너지 소비의 차이는 모든 참가자가 스포츠와 활동에 적극적으로 참여하는 여름 캠프에서 더욱 두드러졌다(227).

활동과 영양 결핍에 대한 가장 중요한 연구 중 하나는 출생에서부터 2세까지 추적된 두 그룹의 멕시코 유아에 대한 종단 연구이다. 한 그룹에서는 어머니와 자녀가 모두 충분한 식이를 공급받았고 다른 그룹은 농촌 지역의 저소득 가정에서 충분한 식이를 공급받지 못했다. 신체 활동은 직접적인 관찰과 어머니의 인터뷰를 통해 측정되었다. 충분한 식이를 공급받은 유아는 연령에 따라 활동 수준이 증가하는 반면 영양이 부족한 유아는 지속적으로 활동 수준이 낮았다. 그룹 간의 차이는 시간이 지남에 따라 증가하여 24개월 만에 영양이 충분한 아동의 활동량은 영양이 부족한 아동의 6배가 되었다(56). 같은 연구에서, 영양 부족 아동은 야외에서 보내는 시간이 적었으며 어머니의 등에 자주 업혀서 다녔다. 자세한 내용은 **그림 9.26**을 참조하시오.

Chavez and Martinez(56)는 "영양 실조는 활동을 감소시키며, 이로 인하여 아동은 환경과의 접촉, 어머니와 가족과의 상호 작용, 그리고 두뇌의 기능적 발달에 매우 중요한 역할을 하는 자극들로부터 격리된다" 라고 결론지었다. 1972년 Heywood et al.(124)에 의해 유사한 가설이 제기되었는데, 영양 결핍 또는 이전에 영양 결핍이 있었던 아동이 보통 이하의 지적 능력을 가지는 것은 제한된 활동으로 인하여 결과적으로 자극 및 학습 기회가 제한되기 때문이라는 것이다. 전 세계적으로 영양 결핍인 아동들이 많기 때문에 인류 학자, 영양사 및 운동 생리학자들은 이러한 가설을 검증하여야 한다.

결론적으로, 영양 상태의 이상은 유아, 아동 및 청소년의 활동 행태에 영향을 미치는 것으로 보인다. 비만뿐만 아니라 영양 결핍 아동도 영양이 풍부하고 마른 사람보다 덜 활동적이다(**그림 9.27**).

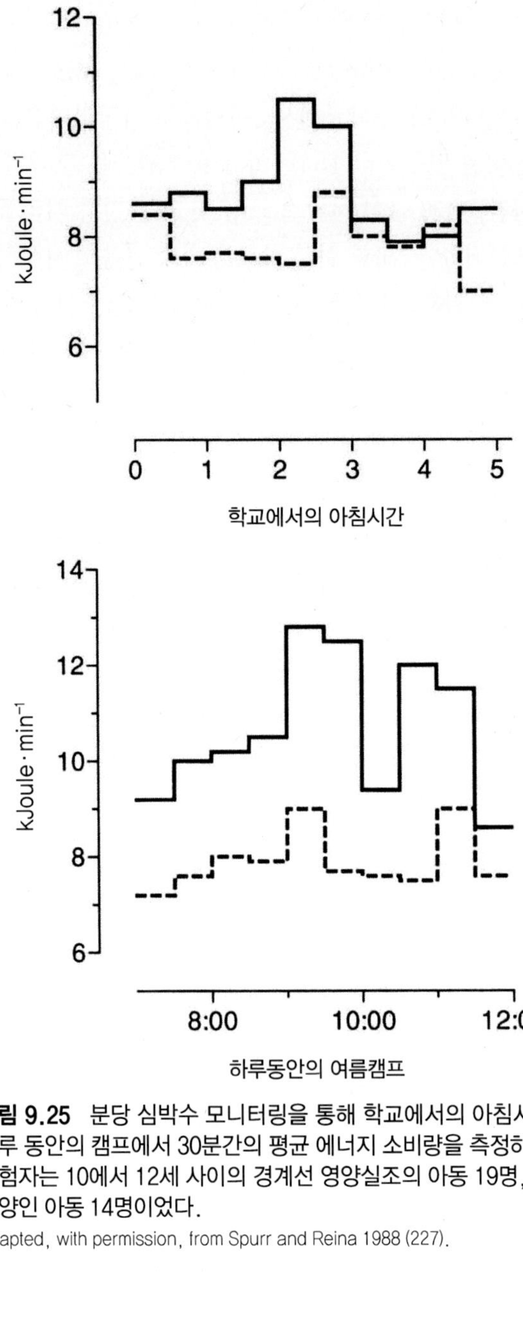

그림 9.25 분당 심박수 모니터링을 통해 학교에서의 아침시간과 하루 동안의 캠프에서 30분간의 평균 에너지 소비량을 측정하였다. 피험자는 10에서 12세 사이의 경계선 영양실조의 아동 19명, 정상 영양인 아동 14명이었다.

Adapted, with permission, from Spurr and Reina 1988 (227).

운동 수행과 성장

Exercise Performance and Growth

유년기 및 유아기의 만성적인 영양 결핍은 성장 장애를 초래한다. 성장 장애는 특히 어머니의 모유가 부족해지는 출생 6~9개월 후에 저명하다. 영양 보충이 없는 경우, 성장 속도는 어린 시절과 청소년기까지 느리게 유지된다. 성장이 둔화될 뿐만 아니라 근육량과 지방제외 체중도 느리게 증가한다. 심하게 영양이 결핍된 아동은 부종, 근력의 약화 및 자세 이상을 보일 수 있다.

성장과 근육 발달의 저하는 영양 부족 아동의 신체 작

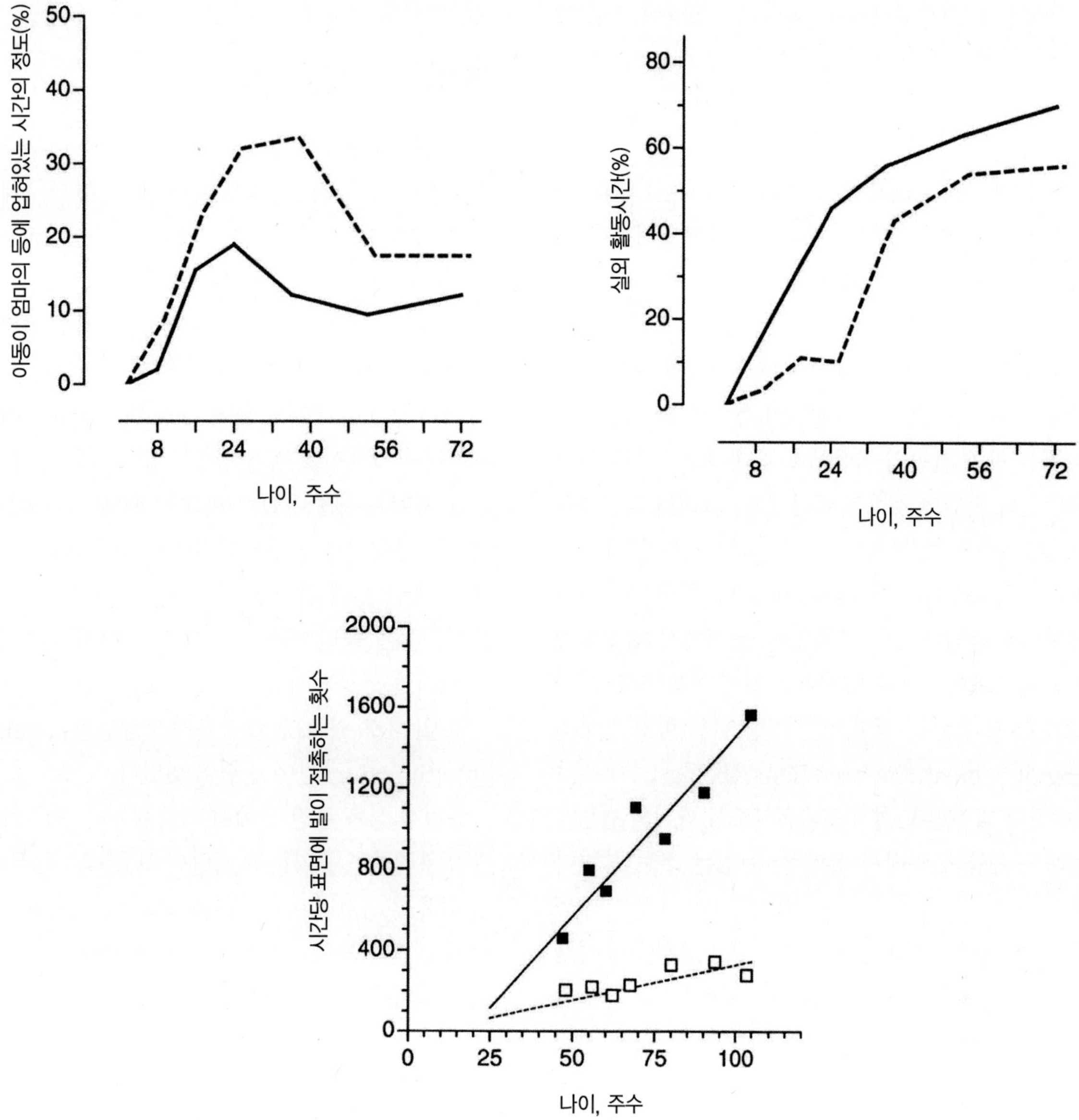

그림 9.26 멕시코 농촌의 두 그룹의 유아에서의 활동 패턴의 종단적(longitudinal) 추적 관찰. 한 그룹((broken line and ■)에서 임신한 어머니는 임신 45일부터 하루에 350kcal의 영양을 보충받았고 그들의 유아는 생후 3개월 또는 4개월부터 충분한 영양을 보충받았다. 다른 그룹(solid line and □)은 영양 보조를 받지 못했다. 하단 그래프는 매 10분마다 표면(예: 유아용 침대, 침대, 바닥)에 발이 접촉하는 횟수를 직접 관찰하여 표시한 것이다.

Adapted, with permission, from Chavez와 Martinez (1984).

업 능력에 영향을 미칠까? 간단하게 신체적 원리에 근거하면, 작은 신체 크기는 키나 절대적인 근육량에 의존하는 운동에 있어서는 장애가 된다. 예를 들어, 작은 아동과 큰 아동이 같이 수레와 같은 무거운 물건을 밀거나, 야구공을 던지거나, 높이 뛰기나 배구와 같이 몸을 높이 들어올리는 경우에는 작은 아동이 불리하다. 노 젓기와 같은 장시간의 활동에서도 큰 아동이 더 오래 활동을 지속할 수 있다. 실제로, 다양한 연구 결과에 따르면, 영양 결핍 아동과 청소년의 작은 신체 크기가 낮은 운동 능

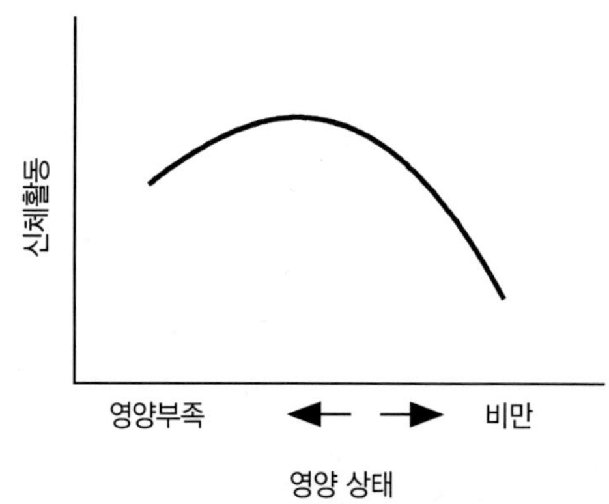

그림 9.27 소아 및 영아의 영양 수준과 관련된 습관적 활동(habitual activity)을 나타낸 개략도

력의 가장 좋은 예측인자이다. 이와 같은 중요한 주제에 대한 대부분의 데이터는 저개발국의 인구에서 나온다.

유산소성 수행능력

Aerobic Performance

최대기계력(maximal mechanical power), 최대산소섭취량, W_{170} 또는 달리기 거리로 측정했을 때 유산소성 수행능력은 영양 결핍이 있거나 이전의 영양 결핍으로 인하여 성장 지연이 있는 아동과 청소년에서 종종 낮다(5;36;66;226;229). 6세에서 16세의 콜롬비아 여아와 남아의 연구(229)에서는 영양이 충분한 대조군에 비해 경계선 영양 결핍의 아동에서 절대적으로 최대산소섭취량이 더 적었던 것으로 나타났다. 그러나 체중 1킬로그램당 계산을 했을 때는 그룹 간의 차이는 없어졌다. 에티오피아(5)와 다른 동 아프리카(66) 그룹에서도 비슷한 패턴이 나타났다. 일부 연구(36;226)에서 체질량에 대한 최대산소섭취량은 영양이 결핍된 아동(6세)의 경우 낮게 유지되었다. 심한 성인 영양 결핍(혈청 알부민 $<2.5g \cdot dL^{-1}$, creatinine excretion $<450mg \cdot L^{-1} \cdot hr^{-1}$/1평방미터당 피부면적)에서 최대유산소성 파워의 결핍은 체중과 근육량에 의해서 설명될 수 있는 것보다 컸다(16).

대부분의 경우, 영양 결핍 아동의 낮은 유산소성 수행능력은 체질량의 감소, 구체적으로 지방제외체중과 직접적으로 관련이 있다고 결론 지을 수 있다. 특히 심각한 수준의 영양 결핍에서는, 낮은 최대유산소성 파워는 철 결핍성 빈혈(iron deficiency anemia)와 같은 산소 수송 시스템의 결핍과 관련이 있을 수 있다. 이와 관련된 것은 11장에서 논의된다.

영양 결핍의 어떤 형태가 신체 작업 능력에 가장 해로운가? 인간에 대한 연구는 영양 결핍의 특정 유형을 비교하기 위해 쉽게 설계될 수 없기 때문에 대부분의 연구는 후향적 연구이다. 그럼에도 불구하고 성장을 저해하고 작업 능력을 저하시키는 주요한 영양 결핍 유형은 단백질-에너지 영양 부족이다. 성인 쥐의 연구에서(121) 수영할 때의 지구력은 정상적인 식이 요법을 받은 쥐보다 10주간 저 단백질식이 요법을 받는 쥐에서 더 높았다. 이러한 역설은 단백질이 결핍된 동물에서 탄수화물 섭취가 더 많게 되고 근육의 글리코겐 함량이 증가하여 지구력이 향상된 것으로 설명할 수 있다. 유사한 현상이 사람에서도 나타났다(16).

근력과 무산소성 수행능력

Muscle Strength and Anaerobic Performance

체력에 대한 영양 결핍의 영향에 대한 대부분의 연구가 유산소성 수행에 초점을 두지만, 일부 연구에서는 근력, 최고무산소성 파워(peak anaerobic power) 및 근지구력도 영향을 받는 것으로 나타났다. 예를 들어, 볼리비아의 사회 경제적 수준이 낮고, 경계성 영양 결핍으로 분류된 사춘기 전의 여아들은 사회 경제적 수준이 높은 여아들과 비교할 때 forced-velocity test에서의 최고파워와 윙게이트 검사에서의 평균 파워가 낮았다. 이러한 차이는 체중대별로 비교할 때 두드러졌는데(36), 이것은 근육이나 신경운동 조절(neuromotor control)에 두 집단 간에 질적인 차이가 있음을 시사한다. 예를 들어, 같은 볼리비아 소녀들 사이에서(21) 최고파워(peak power)와 해당 작용(glycolysis)을 자극하는 것으로 알려져 있는 인슐린유사성장인자(insulin-like growth factor) 간에 관련이 있었다.

신경성 식욕 부진 장에서 언급했듯이 근육 피로는 영양이 부족하면 증가하고 영양이 보충되면 감소한다. 낭성 섬유증(cystic fibrosis)을 앓고 있는 아동과 청소년에 대한 연구에서, 영양 상태가 큰 근육의 힘과 수축력 및 피로의 예측 인자 중 하나인 것이 발견되었다(120).

운동 수행력

Motor Performance

인류 학자와 운동 학자들은 현재 또는 이전의 영양 실조를 앓았던 아동의 운동 발달(159)의 저하와 운동 능력(23)에 대하여 연구했다. 저하된 것으로 밝혀진 운동 수행 동작에는 달리기, 민첩성 운동, 멀리 던지기, 멀리 뛰기 등이 포함된다. 영양 실조 아동에서는 공 잡기, 한 발로 뛰기, 발끝으로 서기, 정확히 던지기와 같은 신경운동조절력(neuromotor coordination)도 저하된다. 데이터를 신체 크기와 나이에 대해 보정하면, 운동 수행 동작은 서로 다른 영양 그룹 간에 차이가 없지만, 신경운동조절력은 영양 결핍 아동에게서 여전히 저하된 것으로 나타난다(23). 영양 실조가 어떻게 신경운조절력에 영향을 미치는지는 명확하지 않지만, 심한 영양 실조를 앓고 있는 아동들은 신경 전도 속도가 느리고 학령기 전까지 신경 전도 속도의 저하가 남아있는 것으로 나타났다(147). 쥐 연구에서는 영양 결핍의 결과로 신경의 수초화(myelinization)의 지연을 보였다.

선진국에서는 영양 실조가 젊은 사람들의 신체활동 능력에 미치는 영향에 대한 데이터가 제한적이다. 이스라엘의 Wingate Institute에서 비만도가 다른 남자 고등학교 졸업생들의 체력을 측정하는 연구를 시행하였다. 2,000명의 졸업생 중 가장 마른 50명의 남아와 평균 비만도를 가진 50명의 남아를 비교하였을 때, 마른 남아들에서 100m 및 2,000m 달리기에서 좋은 결과를 보였고 턱걸이에서도 더 나은 결과를 보였다. 예상대로, 절대 최대산소섭취량(absolute maximal O_2 uptake)는 마른 남아에서 낮았지만 몸무게 킬로그램당 보정했을 때는 그렇지 않았다. 이탈리아 남부의 영양 섭취가 더 좋은 유치원생과 이탈리아 중심부의 유치원생의 신체활동을 비교한 연구에서도 유사한 경향이 관찰되었다(94). 이 자료는 일반적으로 영양공급이 잘 이루어지는 아동과 청소년은 체중이 낮더라도 작업 능력이 떨어지지 않음을 시사한다.

영양 보충이 운동에 미치는 영향

Effects of Nutritional Supplementation on Fitness

영양을 보충하면 이전에 영양 부족이었던 아동의 신체 작업 능력이 향상될 수 있는지 여부는 임상 및 공중보건에 중요한 문제이다. **그림 9.28**은 콜롬비아의 6세 아동 연구에 대한 데이터를 요약한 것이다(226). 그룹 A는 3세 이후까지 영양 부족 상태가 지속되었고 그룹 B는 3세에 영양 부족 상태였으나 그 이후로 영양 상태가 회복되었으며 그룹 C는 생후 6년 동안 영양이 충분하였다. 영양 보충에도 불구하고 그룹 B에서는 여전히 성장의 둔화와 W_{170}의 감소가 있었다. 또한 다른 관찰 연구에서는(214) 이전에 영양부족이었던 아동의 최종적인 최대유산소성 파워는 신체 크기가 정상 표준에 도달할 수 있는지 여부에 달려 있다고 보고하였다. 신경성 식욕 부진 환자에서도 영양 보충에 따른 유사한 호전 양상이 관찰되었다(이전 장 참조).

그러나 어린 시절의 영양 부족으로 인한 낮은 수행력은 이후의 영양 보충으로 완전히 회복할 수 없다. 쥐 연구(195;196)에서 생후 첫 주에 영양 실조가 된 쥐는 영양을 보충했음에도 불구하고 여전히 수영할 때 지구력

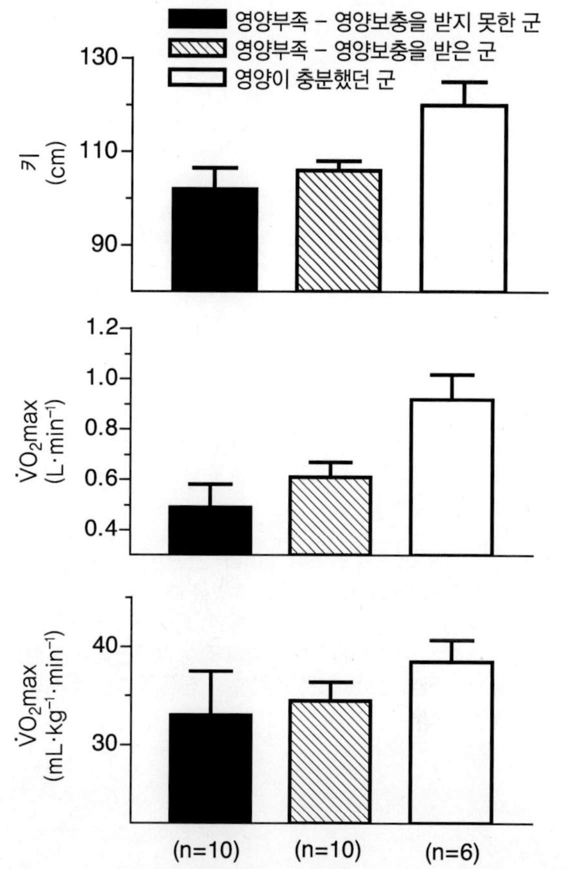

그림 9.28 영양과 작업 능력. 6세 콜롬비아 아동들의 키와 $\dot{V}O_2max$. 그룹 A는 3세 때 영양 부족을 겪고 그 이후로 영양 보충을 받지 못했다. 그룹 B는 3세 때 영양 실조 상태였고 특수 학교에서 영양 보충, 건강 관리 및 정신-교육적 자극을 받았다. 그룹 C는 어린 시절에 충분한 영양 공급을 받았다.

Data from Spurr et al. 1978 (226).

의 감소를 보였으며 근지구력과 당분해 작용(**그림 9.29**)이 불충분하였다.

훈련이 건강과 성장에 미치는 영향

Effects of Training on Fitness and on Growth

영양 부족 아동의 신체 작업 능력은 훈련을 통해 어느 정도 향상될 수 있을까? 영양 부족 아동에게 훈련 요법을 실시한 연구는 없다. 그러나 신체활동이 활발한 영양부족 남아는 신체활동이 활발하지 않은 영양부족 아동들보다 운동 수행력이 좋다는 연구가 있었다(5;214). 영양이 부족한 쥐들이 수영 훈련을 받으면 체중이 증가하지는 않았지만 근지구력과 수영 시의 지구력이 뚜렷하게 향상되었다(196).

이러한 자료에 근거하여 볼 때, 이전에 영양 부족이

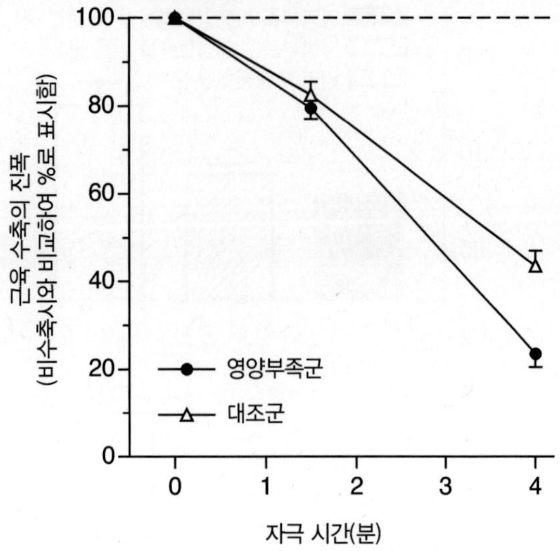

그림 9.29 근육 피로와 영양학적 이력. 그래프는 성숙한 쥐의 가자미근에 외부에서 반복적인 수축을 주었을 때 진폭의 감소를 보인다. 영양부족군에게는 생후 13주 동안 식이를 감소시킨 다음 15~20주 동안 영양 상태를 회복시켰고 정상 대조군에게는 정상적인 음식을 섭취하게 했다. 값은 초기 수축 진폭의 백분율로 표시된다. Mean±1SEM.

Data from Raju 1974 (195).

있었던 아동은 신체 치수가 여전히 감소되어 있는 상태라 할지라도 훈련을 통해 운동 수행 능력이 향상될 수 있음을 의미한다.

전체 참고문헌은 http://www.hanmibook.co.kr 자료실에서 볼 수 있습니다.

CHAPTER 10

신경근육질환과 근골격계 질환들

Neuromuscular and Musculoskeletal Diseases

김윤희 삼육서울병원 재활의학과

정의에 따르면 신체활동이란 골격근의 활동을 의미한다. 골격근의 활동은 신경계에 의해 시작되고 조절되며 힘줄이나 인대를 통해 뼈에 기계적 힘을 가한다. 따라서 신경 근육계 및 근골격계 시스템의 통합은 성공적이고 효율적인 신체적 성능을 위해 매우 중요하다.

여러 가지 소아 질환은 근육, 신경, 뼈, 관절 등에 영향을 준다. 이러한 질환을 가진 아동들은 종종 신체적 장애를 가진다. 예를 들어, 듀센 근이영양증(Duchenne muscular dystrophy) 같은 일부 질환에서는 아동의 성장에 따라 장애가 진행된다. 이로 인해 신체활동이 극도로 제한되고 더 나아가 상태가 악화될 수 있다. 간질(epilepsy)과 같은 다른 질환에서는 보통 장애가 진행되지 않으며 아동은 수년 동안 활동과 체력 수준을 유지할 수 있다. 청소년 특발성 관절염(juvenile idiopathic arthritis)과 같은 질환에서는 질환이 완치될 수 있으며 정상적인 활동 패턴 및 운동 수준을 회복할 수 있다. 따라서 질환, 아동의 활동 행동, 아동의 신체적 수행 간의 상호 작용을 이해하는 것이 가장 중요하다.

이 장의 목적은 비교적 흔한 소아 신경 근육 및 근 골격 질환에 초점을 맞추고 그러한 상호 작용을 분석하는 것이다. 이 장에서는 또한 아동이 신체활동을 강화하거나 특정 운동의 요소를 훈련함으로써 얻을 수 있는 생리학적 및 임상적 이점을 다룬다. 또한 운동의 잠재적인 해로운 영향과 이를 예방하는 방법에 대해서도 논의한다.

6장과 7장에서 논의된 심폐 질환들은 주로 아동의 산소 수송 능력에 영향을 미치고 유산소성 수행을 방해한다. 반대로, 신경근육 및 근골격계 질환은 근력의 감소, 최고무산소성 파워(peak anaerobic power), 국소적인 근지구력 및 신경근육 협응과 같이 대부분 근육의 성능에 영향을 준다. 따라서 이 장에서는 이러한 운동 구성 요소에 대하여 특별히 논의한다.

뇌성마비

Cerebral Palsy (CP)

뇌성마비(CP)는 자세와 움직임, 주로 이동에 영향을 주는 비 진행성의 뇌의 이상이다. 뇌성마비는 1000명 출생당 4명에서 발생하고 임신과 주산기의 중추신경계 손상과 관련이 있다. 모체 감염 및 주산기 질식, 1,000g 미만의 신생아에서 뇌실 주위 백질 연화증과 뇌출혈 등이 그 예이다. 이 질환은 이환된 사지(예를 들어, 하지마비, 편마비, 사지마비)뿐만 아니라 운동 이상(예를 들면, 강직성, 무정위 운동성, 운동 실조성)의 유형에 따라 분류된다.

습관적인 신체활동 및 에너지 소비

Habitual Physical Activity and Energy Expenditure

장애 아동의 성공적 재활의 기준 중 하나는 서기(verticalization)와 보행의 성취이다(231). 뇌성마비 아동에게는 이러한 목표를 달성하기 위해 초기에 많은 외과적, 물리 치료적, 약물 및 교육적 노력이 투자되며 이의 결과로 목발 또는 보조기의 도움이 있든 없든 아동은 걸으면서 다른 유용한 운동을 수행할 수 있게 된다. 그러나 임상적으로 이러한 성공은 오래 가지 못한다. 이 아동들이 사춘기에 이르면 걷기를 점점 더 꺼려하고 결국 휠체어를 타게 된다. 한 가지 사례는 1~2년 동안 추적 관찰된 청소년 그룹이다. 이들의 심박수는 주어진 운동에서 나이가 들수록 일년에 10회씩 증가했으며(149), 이것은 운동에 대한 심혈관의 적응력이 점진적으로 악화되는 것을 의미한다. 게다가 보행에 대한 높은 신진대사 비용(metabolic cost)(159;171;245)과 겹쳐서 곧 이동성이 악화된다. 전동 휠체어, 램프 및 유압 침대와 같은 보조 장치는 편리하지만, 환자의 근육의 작용을 감소시키고 상태의 악화를 촉진한다. 보행에 있어서 이와 같은 퇴행 증상은 척수수막류(myelomeningocele), 근위축증(muscular atrophy), 근 디스트로피(muscular dystrophy)와 같은 다른 운동 장애가 있는 청소년에게도 발생한다.

뇌성마비 환자의 활동에 대한 정량적 평가는 처음에는 심박수 원격 측정(telemetry)(27)에 의해 이루어졌다. 에너지 소비는 950~3,500kcal 범위였고 비만하고 경직이 있는 환자는 마르거나 운동 이상증이 있는 환자보다 활동이 적었다. 임상 경험에 따르면 심하게 이환된 뇌성마비 아동은 건강한 아동보다 활동력이 떨어진다. 정규 체육수업을 포함한 습관적인 활동들은 상태의 변화를 유도할 만큼 집중적인 경우는 드물다(26).

이중 표지 물 기법(doubly labeled water technique)(249)을 사용하여, 경직형 뇌성마비를 가진 다섯 명의 여아와 다섯 명의 남아(8.0±1.4세)의 총 24시간 에너지 소비를 대조군과 비교하였다. 수면 시의 신진 대사율은 호흡 챔버(respiration chamber)로 모니터링 되었다. 뇌성마비 아동 중 한 명만이 휠체어를 사용했음에도 불구하고 평균 24시간 에너지 소비는 대조군보다 21% 낮았다(7.0 vs 8.5mJ·day^{-1}). 마찬가지로 신체활동의 지표로 측정한 수면 에너지 소비에 대한 총 에너지 소비의 비율은 환자에서 유의하게 낮았다(1.56 vs. 1.95)(**그림 10.1**). 사실, 환자의 경우 이 비율은 일상적인 생활 조건일 때와 호흡 챔버에서 하루 종일 있을 때를 비교했을 때도 유사했으며, 이는 환자들이 이용할 수 있는 신체활동을 위한 기회를 거의 사용하지 않았다는 것을 암시한다. 기초 에너지 소비 비율에 대한 총 에너지 소비 비율이 낮은 것은 보행이 불가능한 청소년 뇌성마비 아동에서도 보였으며 보행이 가능한 뇌성마비 환자와

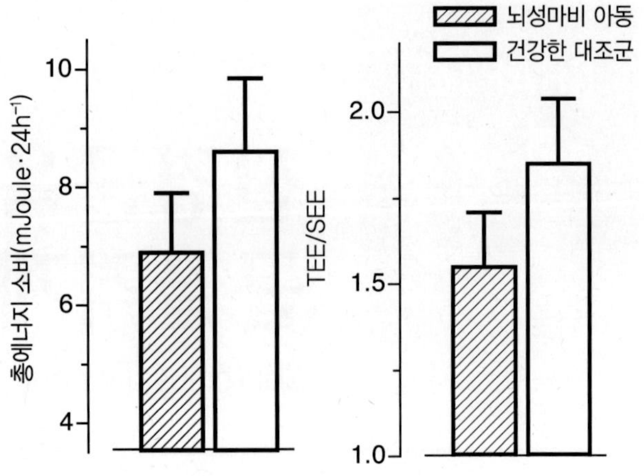

그림 10.1 뇌성마비 아동의 일일 에너지 소비는 낮다. 이중 표지물(doubly labeled water), 호흡 챔버(repiratory chamber)를 이용하여 10명의 뇌성마비 아동(8.0±1.4 세)과 9명의 건강한 대조군(8.4±1.0세)에서 24시간 동안의 총 에너지 소비와 수면 중 에너지 소비를 측정하였다. TEE/SEE의 비율은 활동의 에너지 소비를 반영한다. 수직선은 1SD를 나타낸다.

Based on data by Van Den Berg-Emons et al. 1995 (249).

건강한 군을 비교했을 때는 차이가 없었다.

최근의 관찰된 결과에 따르면 뇌성마비 아동은 건강한 아동과 비교하여 활동성이 낮으며 청소년기에 활동 수준이 악화된다는 것이 입증되었다. 온타리오 주의 전역 조사에서 6세에서 20세 사이의 환자와 가족들을 대상으로 활동 행동 및 태도에 관한 설문 조사를 실시하였다(146;147). 이 조사에서 대다수가 "움직임이 적은(sedentary)" 또는 "적당히 활동적(moderately active)"으로 분류되었다. 환자의 80%는 자신이 할 수 있는 신체활동의 양이 제한되어 있다고 느꼈다. 응답자의 절반은 자신의 체력 수준이 동급생보다 낮다고 생각했고 단 10%만이 동급생보다 건강하다고 생각했다.

과거에는 뇌성마비 아동은 수면과 휴식 중에도 골격근의 강직이 유지되기 때문에 아동이 활동적이지 않더라도 신진 대사율이 높을 것이라고 생각되어졌다. 그러나 이것은 잘못된 것으로 입증되었다. 일부 저자(249)는 뇌성마비 환자와 건강한 대조군 사이의 수면 신진 대사율에 차이를 발견하지 못했고 다른 저자(14)는 환자들에서 안정 시 또는 기초 대사율이 낮다고 보고하였다.

생리적 체력

Physiologic Fitness

뇌성마비 아동은 경직성, 무정위성 또는 혼합성 모두에서 신체 능력이 제한된다. 근육의 강직으로 인하여 근

력, 근지구력, 최고파워(peak power) 및 체력의 저하를 보인다. 경직성 환자는 무정위성 환자보다 미세동작을 더 잘 수행할 수 있고 무정위성 환자는 힘이 필요한 활동과 보행을 더 잘 수행할 수 있다(108). 경직성과 무성위성이 혼합된 아동이 기능에 있어 가장 제한적이다. 이 장에서는 생리적 체력의 특정 요소와 젊은 뇌성마비 환자의 운동 능력 제한과 체력의 저하 간의 관계에 초점을 맞춘다.

유산소성 체력
Aerobic Fitness

직접적으로 측정한 뇌성마비 아동과 청소년 뇌성마비 아동의 최대유산소성 파워(maximal aerobic power)는 대조군(20;29, 105;152;153)보다 10~30% 낮게 나타났다. **그림 10.2**는 건강한 대조군에 비해 환자의 최대산소섭취량이 상당히 낮은 것을 나타낸다.

최대유산소성 파워를 최대하심박수(submaximal heart rate)로 간접적으로 평가하면 뇌성마비 아동에서는 정상 수치의 약 50%(61;62;149)에 불과하다. 뇌성마비 아동에서 최대하심박수는 불균형적으로 높은데 이는 경직으로 인해서 움직임 효율이 낮기 때문이다. 이와 반대로 최고심박수는 낮으며(20;105;248), 따라서 최대유산소성 파워를 예측하기 위해 심박수를 사용하는 것은 뇌성마비 아동에서는 적절하지 않다.

가스 검사를 필요로 하지 않는 최대유산소성 파워의 지수는 점진적 "all-out" 프로토콜을 통해 얻은 **최고기계력(the highest mechanical power)**이다(예: Mc-Master Progressive Continuous Cycling Test, 부록 II). 한 연구에서 뇌성마비 아동에게 사용되었는데 이 테스트는 실현가능하고 신뢰할 수 있는 것으로 밝혀졌다(250). 이 연구에서 프로토콜의 다리 버전을 사용했을 때, 강직성 양 하지마비 또는 사지마비 아동은 기대치의 약 50%의 점수를 보였다(250).

뇌성마비 환자의 낮은 유산소성 체력은 산소 수송 시스템의 문제인 것 같지는 않다. 낮은 유산소성 체력의 가능한 원인으로는 골격근이 심혈관계를 최대로 활성화시킬 정도의 충분한 대사를 유발할 수 없다는 것이며, 이 점이 낮은 신체활동과 결합되어 낮은 유산소성 체력을 보이는 것으로 생각된다.

무산소성 체력
Anaerobic Fitness

단기 근지구력과 최고 근육 파워에 의해 나타나는 무산소성 수행은 대부분의 뇌성마비(184;185;242) 아동 및 청소년에서 매우 결핍되어있다. **그림 10.3**은 경직성 뇌성마비 환자에서 근지구력 지수인 윙게이트 무산소성 검사(Wingate anaerobic test) 중 30초간의 암 크랭크(arm cranking)를 실시하는 동안의 평균 힘을 보여준

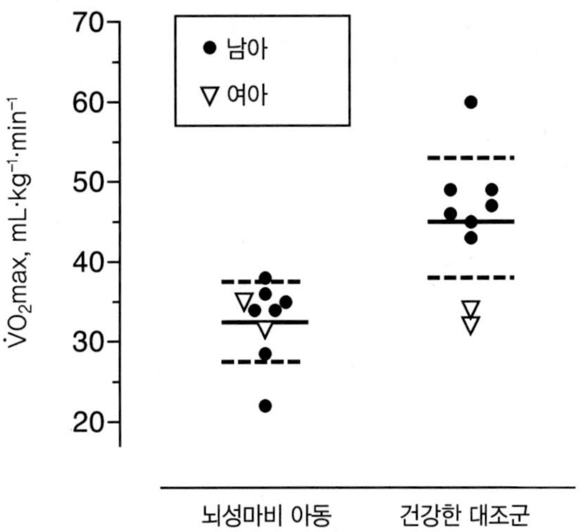

그림 10.2 10세에서 16세 사이의 뇌성마비 아동과 건강한 대조군을 트레드밀에서 걸리면서 각각의 최대산소섭취량을 측정하였다. 실선은 평균을 나타내고 파선은 1SD를 나타낸다.
Reproduced, with permission, from Hoofwijk, 1995 (105).

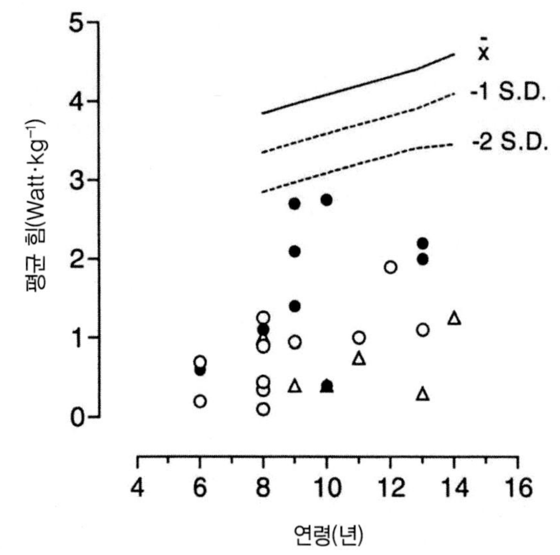

그림 10.3 경직성 뇌성 마비가 있는 27명의 남아에서 나이에 따른 기능을 보기 위해 윙게이트 검사 암 크랭크를 이용하여 평균 무산소성 파워를 측정하였다. 실선은 건강한 대조군을 나타내며 Children's Exercise & Nutrition Centre에서 시행되었다.
Adapted, with permission, from Parker et al. 1992 (183).

다. 27명의 모든 환자에서 건강한 아동 집단에 비해 2~6SD 이하로 낮은 점수를 보였다. 이 중에서 양 하지마비와 비교하여 편마비와 사지마비 환자의 경우 수행 정도가 특히 낮았다. 뇌성마비 아동과 건강한 아동간에 무산소성 능력의 뚜렷한 차이가 있기 때문에 운동 실험실과 임상의는 뇌성마비 환자의 수행을 평가할 때 표준 데이터를 기준으로 하는 것은 유용하지 않다.

뇌성마비 아동에서 낮은 무산소성 수행을 보이는 메커니즘은 분명하지 않다. 한 가지 가능한 가설은 길항근 사이에서(24;244) 경직, 경련, 낮은 협응으로 인해 페달을 밟을 때 또는 암 크랭크 시에 측정되지 않는 추가적인 에너지를 소모한다는 것이다. 자세한 내용은 운동의 효율성(economy of movement)에 관한 장을 참조하시오. 길항근에 의한 반대 힘은 운동 속도(70)의 상승에 따라 더 증가하는 것으로 보인다. 또한, 뇌성마비 환자는 윙게이트 검사(Wingate test)의 항목 중 고빈도(high frequencies)에서 근육 수축을 일으키는 능력이 특히 제한적이다(176). 마지막으로 근육 강직은 빠른 트위치 섬유(fast-twitch fiber)의 선택적 감소를 동반할 수 있다(42). 이것 자체가 윙게이트 검사의 수행을 저해할 수 있는데, 윙게이트 검사는 빠른 트위치 섬유가 얼마나 많은가에 따라 결과가 달라지기 때문이다(18).

근력
Muscle Strength

뇌성마비 아동과 청소년에서 근력이 낮으며 특히, 이환된 사지에서 낮다. 근력의 손상은 경미한 정도에서 심각한 정도까지 다양하다. 한 연구(54)에서 6세에서 14세 사이의 경직형 양하지마비형의 뇌성마비 여아와 남아를 대상으로 무릎 신근의 등척성 강도를 측정하였을 때 30도 굴곡상태에서 건강한 아동의 37%에 불과하였다. 60도와 90도에서의 각각의 값은 53%와 69%였다(**그림 10.4**). 마찬가지로, 90도 굴곡 상태에서 넙다리뒤근육의 강도는 대조군의 52%였다(54). 또한 뇌성마비 환자의 등속 운동 강도도 매우 낮았다(**그림 10.5**)(248).

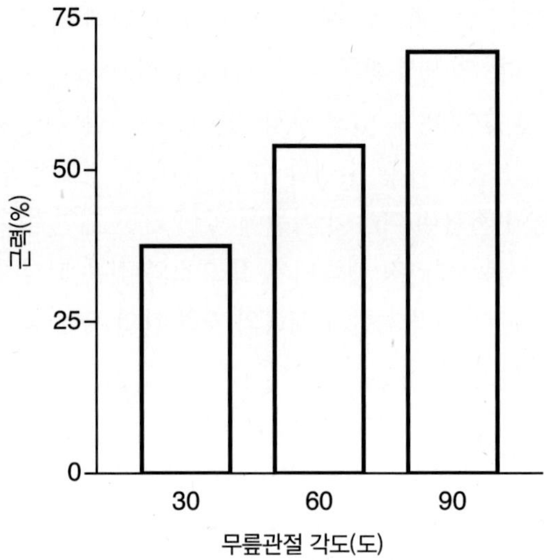

그림 10.4 건강한 아동과 비교한 뇌성마비가 있는 아동의 대퇴사두근의 등척성 근력의 백분율. 경직성 양 하지마비가 있는 6세에서 14세 환자들과 건강한 대조군 25명과 비교하였다. 근력 측정은 30°, 60° 및 90° 무릎 굴곡에서 시행되었다.
Data from Damiano et al. 1995 (54).

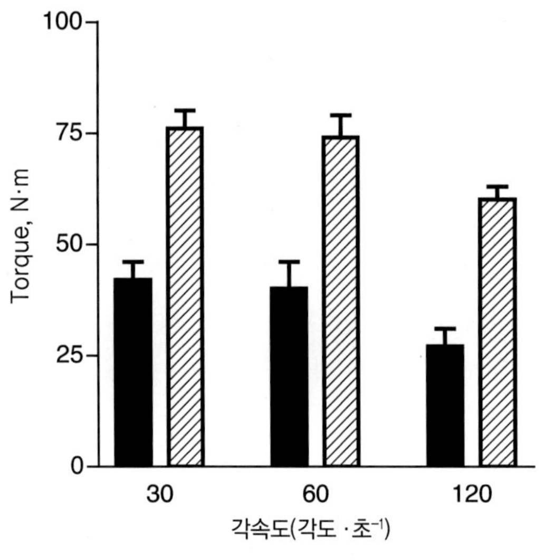

그림 10.5 경직형 뇌성마비(검은색 막대)를 가진 아동의 무릎 신근의 등속성(isokinetic) 근력을 건강한 대조군 (빗금친 막대)과 비교하였다. 8명의 경직형 뇌성마비 아동과 38명의 대조군이 시험에 참여하였고, Cybex 2 동력계를 사용하여 3개의 각속도로 측정하였다. 수직선은 1SEM을 나타낸다.
Data from Van Den Berg-Emons 1996 (248).

움직임의 신진대사 비용과 효율
Metabolic Cost and Economy of Movement

뇌성마비 환자, 특히 경직형 환자의 경우 운동의 신진대사 비용이 높다. 이러한 현상은 페달링(26;150;151), 암 크랭킹(20;158) 또는 걷기(159;245) 중에도 동일하다.

그림 10.6에서 볼 수 있듯이, 경직형 뇌성마비 아동이 페달링을 시행할 때의 평균 효율성은 건강한 아동의 약 50%에서 60%에 불과하다. 무정위형 환자의 효율성은 경직형 뇌성마비와 건강한 사람들의 중간 정도이다(150). 환자의 경우 반대 방향으로 페달에 힘을 가함으

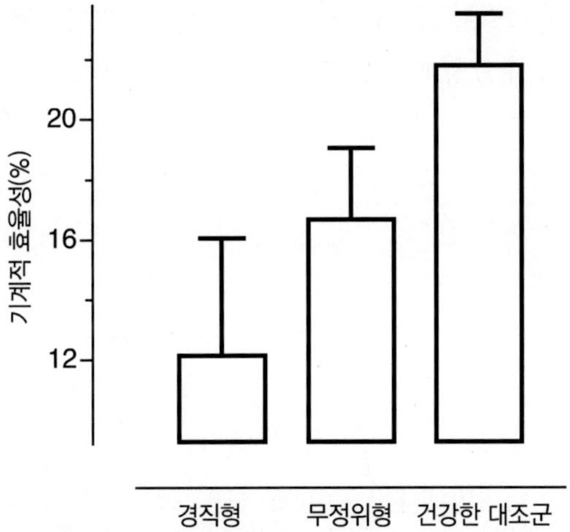

그림 10.6 뇌성마비 환자의 기계적 효율성. 경직형 뇌성마비, 무정위형 뇌성마비, 그리고 건강한 대조군의 비교

Data from Lundberg 1975 (150).

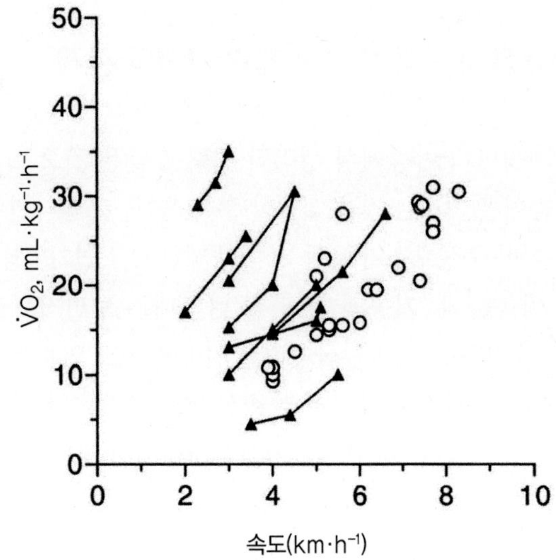

그림 10.7 건강한 대조군과 경직형 뇌성마비가 있는 남아가 운동할 때의 순 산소소비량(net O_2 cost). 피험자는 사이드 바를 잡지 않고 트레드밀에서 걸었다. 선은 각 환자의 데이터를 연결한다.

Reproduced, with permission, from Unnithan et al. 1998 (245).

로 페달링 또는 팔 크랭크의 지속적인 흐름을 방해하는 경우를 볼 수 있다. 이러한 힘은 페달 저항을 극복하는 데 쓰이지 않으며 기계 출력 산출(mechanical power output)에도 포함되지 않는다. 사이클링 중의 산소비용(O_2 cost)는 테스트마다 상당히 다를 수 있다(26). 이러한 가변성은 뇌성마비 환자들 사이의 높은 신진대사 비용이 신체의 생화학적 변화 때문이 아니라 운동을 할 때 효율성이 떨어지기 때문이라는 것을 제시한다.

다양한 보행 속도에서의 순 산소비용(운동 시 $\dot{V}O_2$에서 휴식 시 $\dot{V}O_2$를 뺀 값)은 대부분의 경직형 뇌성마비 아동에서 건강한 대조군과 비교할 때 높다(200;245)(**그림 10.7**). 이는 특히 사지마비 환자에서 높고 편마비 환자에서는 덜 높았다. 일부 환자의 경우에서 보행의 신진대사 비용은 건강한 신체 대조군(200;245)의 2~3배가 될 수도 있다.

단위 대사 연료당 ATP(adenosine triphosphate)의 생산량은 환자와 건강한 아동 간에 다르지 않다. Unnithan과 동료들은 뇌성마비 환자의 높은 신진대사 비용이 경직이나 운동 이상이 있는 근육의 "소모적인" 활동 패턴(245)에 기인한 것으로 보았다. 이것은 전체 신체 기계적 힘(total body mechanical power)이 높은 것(247)과 종아리와 허벅지에서 길항근의 부적절한 협응으로 나타날 수 있다(244;246). **그림 10.8**에서 볼 수 있듯이 총 기계적 힘이 높은 환자의 경우 보행의 신진대사 비용이 높다. 이것은 건강한 신체 대조군과는 반대되는 현상이며, 건강한 신체 대조군의 경우에는 신진대사 비용은 기계적 힘에 덜 의존적이다(247) 높은 기계적 힘은 비정상적인 자세와 보행 패턴(예를 들면, 웅크리기 보행, 첨족, 까치발로 걷기)에서 비롯된다.

걷기와 달리기 동안에는 정상적으로 사지의 길항근에서 이완과 수축이 교대로 나타난다. 정상적인 보행주기

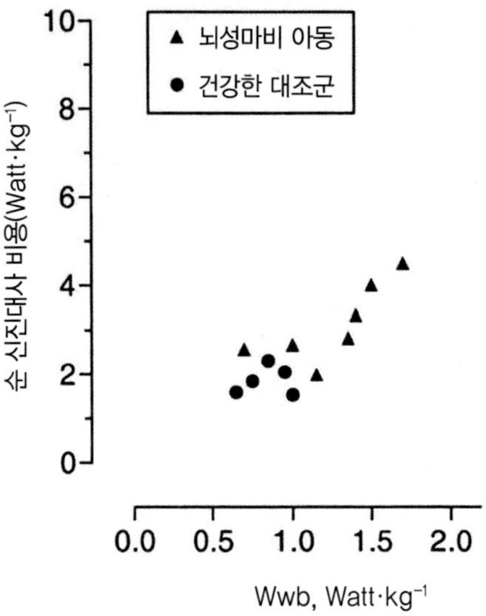

그림 10.8 경직형 뇌성마비 환자의 보행에 대한 순 신진대사 비용(net metabolic cost)은 전신의 기계적 비용이 증가함에 따라 증가한다. 경직형 뇌성마비가 있는 8명의 아동들(12.7±2.8세)과 건강한 대조군(13.6±2.1세)이 3km·hr^{-1}의 속도로 트레드밀에서 걸었다. Wwb는 팔다리 사이의 힘 전달을 포함하여 전신의 기계적 힘을 나타낸다.

Reproduced, with permission, from Unnithan et al.1999 (247).

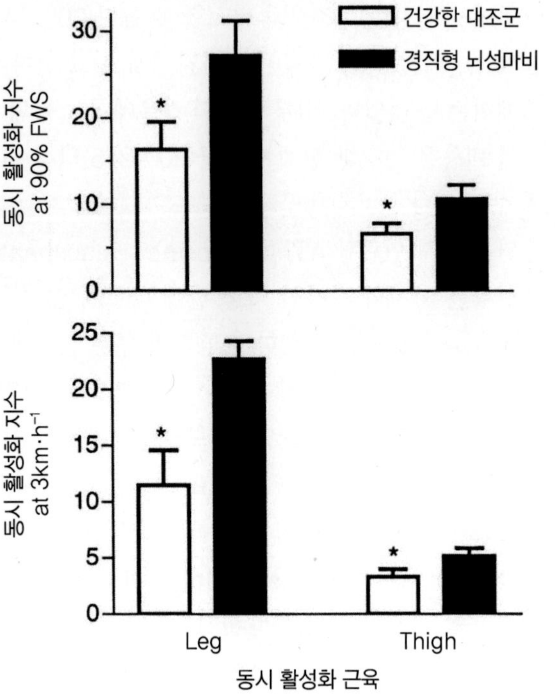

그림 10.9 경직형 뇌성마비(12.7±2.8세) 아동 9명과 건강한 대조군(13.6±2.1세)을 대상으로 한 트레드밀 보행 중 근육과 길항근이 동시에 활성화되는 지수. 측정은 가장 빠른 보행 속도(FWS)의 90%와 $3km \cdot hr^{-1}$의 속도에서 시행하였다.

Reproduced, with permission, from Unnithan et al. 1996 (244).

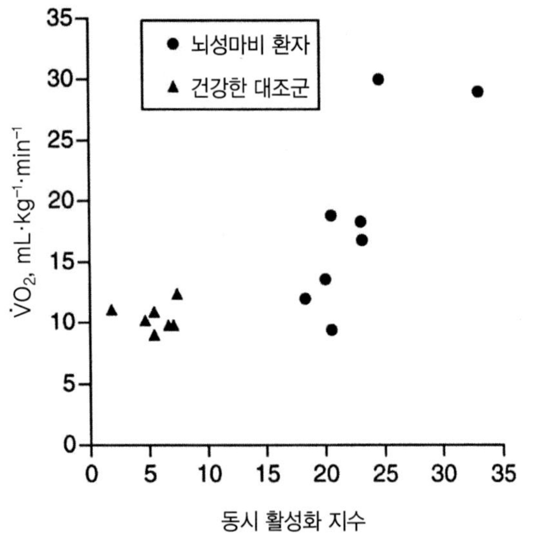

그림 10.10 경직형 뇌성마비(CP) 환자 8명(12.7세±2.8세), 건강한 대조군 7명(13.6±2.1세)에서 운동 시 신진대사 비용과 트레드밀 보행 시 다리의 길항근의 활성화 지수간의 관계

Reproduced, with permission, from Unnithan et al. 1996 (246).

에서는 근전도 검사에 의해 나타나는 바와 같이 작용근이 수축하는 동안 길항근은 이완된다. 작용근과 그의 길항근이 동시에 활성화되는 시기를 "co-contraction" 또는 "co-activation"이라고 한다. **그림 10.9**에서 볼 수 있듯이, 트레드밀에서 걸으면서 측정한 허벅지와 종아리의 동시 활성화 지수(co-activation index)의 길이와 전기적 활동의 강도를 합한 식; 1장, 운동 부분)는 대조군에 비해 경직형 뇌성마비 아동에서 컸다(244). 또한, 높은 산소섭취량을 가진 사람들이 높은 동시 활성화 지수(246)를 가지는 것처럼, 높은 동시 활성화 지수는 환자의 높은 신진대사 비용(**그림 10.10**)의 중요한 원인이 될 수 있다.

결론적으로 소모적인 보행 패턴과 길항근의 동시 활성화는 뇌성마비 환자의 낮은 운동 효율성의 중요한 원인이 된다. 뇌성마비 아동에서 자전거운동력 측정계(cycle ergometry)를 시행하는 동안에도 상당히 높은 동시 활성화가 발생한다(116).

기능적 능력과 생리적 체력 사이의 관계

Relationship Between Functional Ability and Physiologic Fitness

뇌성마비 아동에서 생리적 체력이 낮은 것으로 운동 기능이 떨어지는 것을 설명할 수 있을까? 그렇다면 운동의 어떤 구성요소가 운동 기능의 제한 요소인가? 뇌성마비 아동들의 "기능적 능력"을 나타내는 보편적으로 사용되는 지표는 없다. 국제적인 인식을 얻고 있는 하나의 지표는 뇌성마비 또는 두부 손상(202;206) 아동을 위해 특별히 개발된 GMFM(Gross Motor Function Measure)(205)이다. 이 테스트의 구성 요소는 정상적인 발달 단계로 이루어져 있다. 다음과 같은 기능을 수행하는 능력을 순차적으로 평가한다: 엎드려서 눕기, 눕기, 뒤집기, 앉기, 무릎 꿇기, 네발 기기, 서기, 걷기, 달리기, 그리고 뛰기. 한 연구(185)에서 저자들은 경직형 뇌성마비 아동에서 유산소성 또는 무산소성 체력과 GMFM의 수행간에 관련이 있는지 연구하였다. 최대유산소성 파워는 상지 운동력 측정계(arm ergometry)로 측정하였고 윙게이트 검사를 사용하여 상지와 하지의 무산소성 수행을 측정했다. 유산소성과 무산소성 점수 모두 눕기, 뒤집기, 앉기, 네발기기 또는 무릎 꿇기(r=0.65 이하, n=23)와 같은 기능과 밀접하게 관련되지 않았다. 그러나 하지의 무산소성 운동은 유산소성 운동이나 상지의 무산소성 운동에 비해서 서기, 걷기, 뛰기, 뛰어 내리기의 구성 요소와 총 GMFM 점수와 높은 상관 계수를 보였다(**표 10.1** 및 **그림 10.11**).

표 10.1 뇌성마비 아동의 대동작기능평가(GMFM)와 유산소성 및 무산소성 체력 사이의 상관 계수

	GMFM 요소					
체력 요소	LR	Sit	CK	Stand	WRJ	Total
최고파워, 팔	0.41	0.36	0.36	0.30	0.28	0.34
평균파워, 팔	0.50*	0.44*	0.38	0.36	0.32	0.40
최고파워, 다리	0.65*	0.42	0.59*	0.75**	0.83**	0.80**
평균파워, 다리	0.62*	0.44	0.55*	0.72**	0.80**	0.73**
유산소성 파워	0.43	0.48	0.40	0.38	0.31	0.55

경직성 뇌성마비가 있는 7세에서 14세의 여아 및 남아 23명은 최대유산소성 파워 검사(암 크랭크) 및 윙게이트 무산소성 검사(암 크랭크 및 하지 페달링)를 시행했다. 체력은 지방제외체중 킬로그램당 와트 단위로 계산되었다. LR: 눕기와 구르기, Sit: 앉아있기, CK: 네발기기와 무릎꿇기, Stand: 서기, WRJ: 걷기-뛰기-점프

*=$p<0.05$

**=$p<0.01$

Adapted, with permission, from Parker et al.1993 (185).

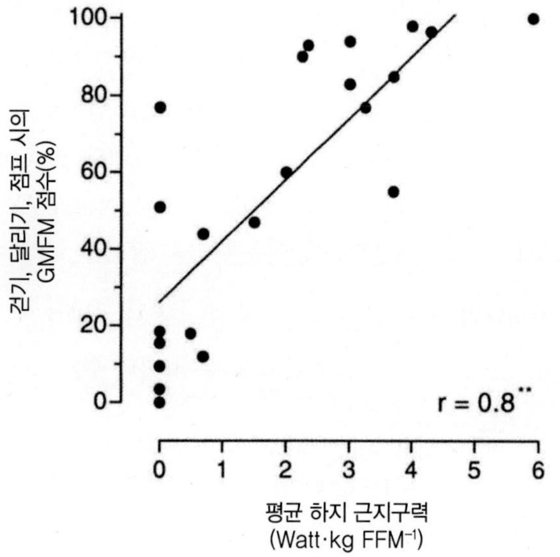

그림 10.11 Gross Motor Function Measure (GMFM)에서의 걷기, 달리기, 점프의 종합 점수와 하지의 근 지구력 사이의 관계. 후자는 윙게이트 무산소성 검사(하지 프로토콜)에서 지방제외체중 1킬로그램당 평균 동력으로 표현된다. 피험자는 7~14세의 보행 가능한 경직형 뇌성마비 여아와 남아였다. FFM: 지방제외체중(fat free mass). **=$p<0.01$

Adapted, with permission, from Parker et al. 1993 (185).

이와 유사하게 중증 뇌성마비 또는 소아 마비가 있는 청소년에서 유산소성 체력과 최대속도에서 걷기나비탈길 오르내리기 사이에는 낮은 연관성(r=−0.47 이하)이 보고되었다(17). 젊은 성인 뇌성마비 환자에서 최대산소섭취량과 휠체어 바퀴를 돌릴 수 있는 능력 사이에 낮은 상관 관계(r=−0.30 이하)가 발견되었다(29). 따라서 뇌성마비 아동에서는 무산소성 운동이 유산소성 운동보다 더 크게 제한되는 것으로 보인다.

운동 구성요소 중 낮은 근력은 뇌성마비 환자의 운동 기능을 제한하는 중요한 요소이다. 아동이 성장함에 따라 걸음 걸이가 악화되며(39) 근육 약화(52)와 작용근과 길항근 간 힘의 불균형으로 인하여 웅크림 보행(crouch gait)을 보인다(53;54). 무릎 신근의 약화는 환자의 자발적인 보행 속도에 중요한 제한 요소이며(54), 근력은 GMFM(130)의 점수와 양의 상관관계를 갖는다.

결론적으로, 몇몇 생리학적 운동 구성 요소, 주로 근력 및 무산소성 근력은 뇌성마비 아동의 운동 능력에 영향을 미친다. 그러나 운동 능력은 운동 범위, 경직의 정도 그리고 신경운동 조절력에 따라서도 달라진다는 것을 알아야 한다. 다중 회귀 기술(multiple regression techniques)을 사용하여 이러한 구성 요소의 상대적인 중요성을 결정하기 위한 더 많은 연구가 필요하다.

운동 테스트
Exercise Testing

뇌성마비 아동을 대상으로 테스트를 실시하려면 특수 프로토콜과 장비는 물론 숙련되고 봉사할 수 있는 인력이 필요하다. 일부 환자에게는 실험실 환경에서의 검사가 필요할 수도 있다.

실험실 기반 테스트
Laboratory-Based Testing

많은 환자들은 다리를 사용할 수 없으므로 arm cranking ergometry(1;21;68;158;243)를 이용하여 검사해야 한다. 자전거 타기가 가능한 환자는 페달에 발을 고정시킬 수 있는 신발이 필요할 수 있으며(184;185;243;248) 특히 무정위형 뇌성마비 아동에게 필요하다. 이들은 경직과 협동장애(incoordination)로 인하여 일정한 속도로 페달을 밟는 것을 어렵기 때문에 (116) 이러한 경우 에르고미터(ergometer)를 사용하

면 실제 페달의 회전수(248)를 계속 계산해야 한다. 건강한 아동은 자전거 또는 arm cranking을 할 때 50 또는 60rpm의 속도로 테스트할 수 있지만 뇌성마비 아동의 경우에는 이 속도가 너무 빠르다. 한 연구(158)에서 arm cranking의 회전 속도는 30rpm이 20 또는 40rpm보다 가장 편안하고 신진 대사적으로도 효율적인 것으로 나타났다. 일부 젊은 환자는 집중시간이 매우 짧았고, 운동하는 동안 마우스 피스를 착용하고 코를 막는 것을 참을 수 없는 환자도 있었다(164). 결과적으로, 특히 운동 강도가 높을 때 산소섭취량을 직접 측정하는 것은 불가능하다. 가스 수집 없는 최대 유산소성 검사(예를 들어, McMaster 프로토콜, 부록 II)가 대안으로 사용될 수 있으며 이것은 심박수를 기준으로 한 최대하 테스트(submaximal test)보다 바람직하다.

뇌성마비(105;152;195) 아동에서 트레드밀에서 걷기 중 $\dot{V}O_2max$를 측정하려는 몇몇의 시도가 있었으며 트레드밀에서 달리는 중 $\dot{V}O_2max$를 측정하는 연구는 없었다. 신경근육 질환이 있는 아동이 트레드밀에서 걷는 기술을 습득하는 것은 어렵지만, 뇌성마비 아동의 경우에는 적절한 학습과 연습을 통해 보행 능력이 현저하게 떨어지는 뇌성마비 환자(예: 목발이나 보행기 사용에 의존해야 하는 환자)조차도 손잡이를 잡지 않고 트레드밀을 걷는 법을 배울 수 있다(105). 사실, 이러한 환자들은 때로는 카펫 바닥에서보다 트레드밀에서 최대 걷기 속도를 보일 수 있다. 건강한 아동들은 일반적으로 걷기 또는 달리기 기술을 습득하는 데 2~4분이 필요하지만 뇌성마비 환자는 15~20분(105;159;245)이 걸릴 수 있다. 그러나 기술을 습득하여 형성하는데 얼마나 많은 연습이 필요한지에 대한 체계적인 연구는 없다.

트레드밀이나 지면에서 최대하 보행(submaximal treadmill walking or ground walking)에 대한 생리적 반응은 아동의 운동 능력의 지표로 이용될 수 있다. 이전 장에서 생리적 체력(physiologic fitness)에 대해 논의 된 바와 같이(**그림 10.7 참조**) 보행의 신진대사 비용은 뇌성마비 환자들 사이에서 현저하게 다르다. 높은 신진대사 비용은 대개 낮은 체력 수준(fitness level)을 나타낸다. 따라서, 표준 속도로 걷는 동안의 최대하 산소섭취량을 체력 테스트로 사용할 수 있다. 이것은 또한 치료의 효과를 결정하는데 사용될 수도 있다. 한 연구(159)에서 경직형 뇌성마비(9.0세±2.1세) 아동 10명에서 3km를 걸은 후 순 산소섭취량(net O_2 uptake)을 측정한 결과 발목 보조기를 착용했을 경우 착용하지 않을 경우와 비교하여 순 산소섭취량이 8.9% 감소했고 가장 빠른 보행 속도의 90%로 걸었을 때는 하락률이 5.9%였다. 분당 환기(minute ventilation)에서도 비슷한 패턴이 관찰되었다. 또 다른 연구(161)에서, 4세에서 13세 사이의 15명의 환자를 대상으로 보툴리눔 독소를 근육에 주사한 후 산소섭취량을 측정하였다. 주사 후 2개월 째 산소섭취량은 2mL·kg^{-1}·min^{-1}까지 감소하였으나 대부분의 환자에서 4개월 후에는 주사 이전 수준으로 돌아갔다.

호기(expired) 가스 수집이 가능하지 않을 경우 보행의 생리적 비용을 측정하기 위한 대안으로 심박수를 모니터링 할 수 있다(38;113;155;199;200). Energy Expenditure Index라고도하는 Physiologic Cost Index(PCI)를 계산하는 공식은 다음과 같다.

PCI(미터당 비트 수)=(보행 시 HR−휴식 시 HR) / 보행 속도(분당 미터 수)

이 지표를 사용하기 위한 이론적 근거는 뇌성마비 아동(r=0.84, n=13)(200)의 최대하 보행 시 심박수가 각 산소섭취량(mL·kg^{-1}·min^{-1})과 연관이 되어 있다는 것이다. 지수가 낮을수록 보행 성능은 좋아진다. 예를 들어, 7~17세의 건강한 피험자의 평균 PCI는 0.4beat·m^{-1} 였고(범위 0.25~0.64), 뇌성마비 환자에서는 1.38beat·m^{-1}(범위 0.24~2.58)이었다(199). 이를 토대로, PCI는 보조기 치료의 기능적 결과를 평가하는 데 유용할 수 있다. 예를 들어, 11세의 경직형 양 하지마비 여아의 경우 PCI 1.53beat·m^{-1}를 보였으나 발목 관절 보조기를 사용했을 때 0.98beat·m^{-1}로 떨어졌다(38).

양하지마비 또는 사지마비 환자를 위해서 사용할 수 있는 에르고미터는 휠체어 에르고미터이다. 다양한 방법이 제안되었지만, 일반적인 방법은 피험자의 휠체어를 마찰이 있거나 없는 롤러에 위치시키는 것이다. 측정된 변수에는 일정 시간에 걸쳐 측정된 최대 거리, 사전에 설정된 돌리기 속도에서 견딜 수 있는 가장 높은 마찰 또는 직접적으로 측정한 최대산소섭취량이 포함된다.

한 연구(29)에서, 젊은 성인 뇌성마비 운동 선수들이 48시간에 걸쳐 최대산소섭취량 테스트를 두 번 반복했을 때 r=0.89(n=6)의 신뢰도가 얻어졌다. Arm cranking ergometry와 비교했을 때는 r=0.31의 유효 계수가 산출되었다. 휠체어 에르고메트리(wheelchair ergometry)를 시행하는 동안의 최대산소섭취량은 arm cranking 시의 최대산소섭취량의 97%였다. 운동 선수가 아닌 젊은 사람들에게서 이러한 접근법이 적합한지에 대한 더 많은 연구가 필요하다.

뇌성마비와 다른 신경근육 장애(16;69;184;185;243;250;253)를 가진 아동들을 대상으로 윙게이트 무산소성 검사의 적합성과 유용성이 증명될 때까지 지난 10년간 무산소성 수행의 테스트에 대한 관심이 없었다. 윙게이트 검사는 대부분의 뇌성마비 환자에게 가능하다. 예를 들어, 27명의 경직형 뇌성마비 남아와 여아 모두가 상지의 프로토콜을 성공적으로 수행했고 하지 프로토콜은 환자의 89%에서 성공적으로 수행되었다. 테스트를 수행 한 가장 어린 아동은 5세였다. 무정위형 뇌성마비 환자에 대한 적합성은 더 낮았다(상지와 하지의 경우 각각 91%와 46%)(243).

건강한 신체군에서 보여지는 것처럼 윙게이트 검사는 뇌성마비(69;243;250) 아동들에서 사용하는 경우에도 매우 신뢰할 만하다. **그림 10.12**는 뇌성마비 및 기타 신경근 질환 환자의 검사-재검사 점수를 표시한 것이다. 테스트는 1~2주 간격을 두고 시행되었다. arm cranking과 pedaling의 신뢰성 계수는 모든 그룹에서 0.98과 0.96이었다. 경직형군 단독의 경우 각각의 r값은 0.96과 0.95였고 무정위형 환자의 경우 0.92와 0.82였다. 6세에서 12세의 네덜란드 환자들 69명에 대해서도 마찬가지로 높은 검사-검사 상관 관계가 나타났다.

기계적 힘(mechanical power)은 속도와 힘으로 결정된다. 이론적으로, 힘과 속도의 조합으로 정해진 힘을 얻을 수 있다. 그러나 무산소성 운동에서 pedaling 또는 arm cranking 수행 시 최고의 기계적 힘을 일으킬 수 있는 최적의 힘이 있다. 부록 II에서 논의된 바와 같이, 그러한 힘은 근육량과 전체 체중의 관계가 정상이라는 가정하에 피험자의 체중에 따라서 정해진다(15). 근육량은 종종 뇌성마비를 포함한 신경근육 장애 환자의 경우 비정상적으로 낮으므로 이러한 환자에서는 총

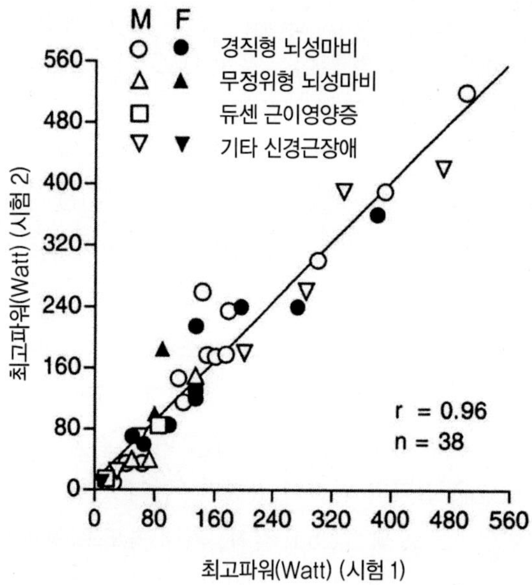

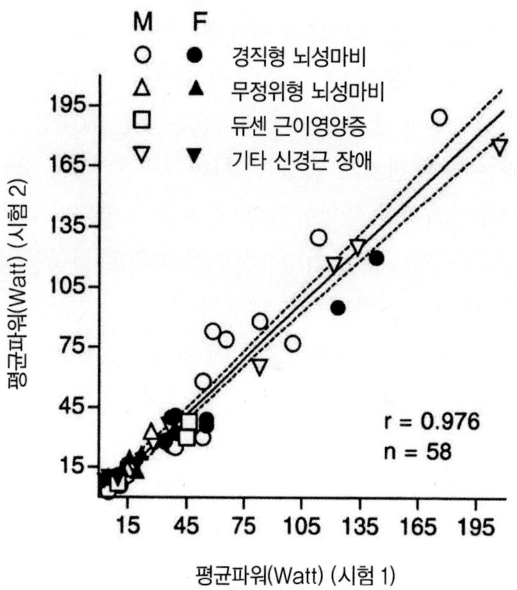

그림 10.12 하지(a)와 상지(b)에서 다양한 신경근 장애(NMD)를 가진 5~18세의 환자가 수행한 윙게이트 검사의 시험-재시험 신뢰도 테스트. MD: 근이영양증, CP: 뇌성마비

Reproduced, with permission, from Tuosh. 1990 (243).

체중이 아닌 근육량에 근거한 최적의 힘을 찾아야 한다. Van Mil와 동료들(253)은 arm cranking test를 수행한 뇌성마비 및 기타 신경근 질환을 가진 아동 및 청소년을 위한 두 가지 대체 접근법에 대하여 검증했다. 하나는 마른 팔의 체적을 기반으로 하고 다른 하나는 각 피험자의 force-velocity 무산소성 검사 중의 최적의 힘에 근거한다(212;254).

현장 테스트
Testing in the Field

뇌성마비 아동의 실험실 운동 테스트는 상대적 복잡하고 비용이 많이 들기 때문에 클리닉이나 스포츠 클럽에서 운동 테스트를 할 수 있다. 간단하고 친숙한 운동 동작을 사용할 때 강한 동기 부여 효과가 있다. 다양한 현장 테스트가 뇌성마비 환자의 체력을 평가하는 데 사용되었으나 실험실 테스트는 거의 없다. 한 예로, 심한 뇌성마비와 소아마비가 있는 청소년(231)을 대상으로 한 연구에서 2년간의 건강증진 프로그램에서 정기적으로 여러 번의 보행 작업을 수행했으며 그 결과는 실험실에서 얻은 결과와 연관이 있었다. 위의 보행 작업에는 편안한 속도로 평지 25m 걷기, 최대 속도로 평지 25m 걷기, 15도 경사로에서 5m 걷기, 그리고 15도 경사로 내려가기가 포함되었다. 피실험자들은 일상적인 보조장치(목발 또는 보조기)를 사용했으며, 피실험자들의 보행 습관을 수정하는 시도는 하지 않았다. 정상 속도에서 걷거나 경사로를 오르거나 내려오는 것은 최대산소섭취량과는 아무 관계가 없었다. 최대 속도로 걷는 것이 최대산소섭취량과 유의한 상관 관계를 보였으나 걷는 속도 변화의 30%만이 최대유산소성 파워로 설명될 수 있었다. 따라서 심하게 이환된 환자에서 이러한 보행 작업의 성공은 최대유산소성 파워에 의해 제한받지 않는다. 이는 걷는 기술과 관련이 있을 수 있으며, 아마도 근력과 근지구력과 관련이 있을 것으로 생각된다.

현장 평가에는 공 잡기, 표적에 공을 던지기 또는 정적 및 동적 균형과 같은 운동 능력을 보는 과제가 포함될 수 있다. 예를 들어 근지구력은 시간 단위(197) 당 수행되는 윗몸 일으키기 횟수로 평가할 수 있다.

휠체어를 사용하는 환자 또는 하지의 기능 제한이 심한 환자의 경우 바퀴를 굴리는 능력에 기반한 테스트가 실용적이다. 하나의 접근법은 일정한 거리를 주행하는 데 필요한 시간 또는 일정한 시간에 수행할 수 있는 거리를 기록하는 것이다. 이러한 프로토콜에는 단기간의 "무산소" 과제 또는 장기간의 "유산소" 과제(180)가 포함될 수 있다. 또한 물건을 돌리거나 바퀴를 뒤로 돌리거나 지그재그로 바퀴를 돌리는 것 같은 더 복잡한 작업도 포함할 수 있다(19).

결론적으로 현장 평가의 신체적 상관 관계가 아직 완전히 확립되지는 않았지만 단순성과 동기 부여 측면에서 고려할 때 추천할 만하다.

신체 훈련에 대한 반응
Response to Physical Training

뇌성마비 아동과 특히 청소년은 점차적으로 움직이지 않게 되고 상태가 악화된다. 훈련에 의한 재활은 상태 악화의 속도를 감소시키고, 그러한 퇴보를 되돌릴 수 있기를 기대한다. 또한 생리적 체력의 증가는 환자의 웰빙, 사회적 참여 및 직업적 잠재력을 향상시킬 수 있다.

최대유산소성 파워의 영향
Effect on Maximal Aerobic Power

뇌성마비 아동의 훈련에 대한 혈역학적, 호흡 및 대사의 반응은 건강한 젊은이들(20;25;68;76;153;154;194;231;251)과 유사하다.

훈련 프로그램에 따른 최대산소섭취량의 증가 또는 최대기계력의 증가는 8%에서 35%까지 다양하다. 무작위로 선택된 대조군(251)이 포함된 연구는 Van Den Berg-Emons 등의 연구팀이 시행한 연구 하나뿐이다. 이 연구에서 환자는 장애의 중증도에 따라 분류되었고 무작위로 훈련그룹 또는 통제 그룹에 배정되었다. 훈련은 9개월 동안 주당 4회, 1회에 45분의 유산소성 운동 세션으로 구성되었다. 이 세션은 학교 체육 및 정기적인 물리 치료 세션에 추가하여 시행되었다. 활동에는 사이클링, 휠체어 밀기, 달리기, 수영, 매트 운동, 원반던지기 훈련이 포함되었다. 훈련그룹에서는 최대유산소성 파워(지방제외체중당 Watt)가 35% 증가했으나 대조군에서는 변화가 없었다(**그림 10.13**). 다음 학년도에 유사한 프로그램이 주당 2회 빈도로 시행되었으며 유산소성 체력(aerobic fitness)이 증가하였지만 21%에 그쳤다. 첫 해에 발생한 35%의 증가는(1장 참조) 비 장애 아동에서 관찰되는 향상보다 더 큰 것이다. 이것은 프로그램 이전에 환자의 활동 수준이 매우 낮았고 상태가 안 좋았던 것을 반영한다. 강도가 낮은 프로그램은 주어진 과제를 수행할 때 심장 박동은 감소하였지만 최대산소섭취량은 개선되지 않았다(e.g., [20]).

뇌성마비 환자에서 훈련에 대한 또 다른 반응은 최대하 강도의 운동을 하는 동안(154)에 해당 근육으로 혈류량이 증가하는 것이다. 이러한 혈류량 증가의 기전은 분명하지 않다. 경직이 있는 근육은 운동 중에 비정상적인

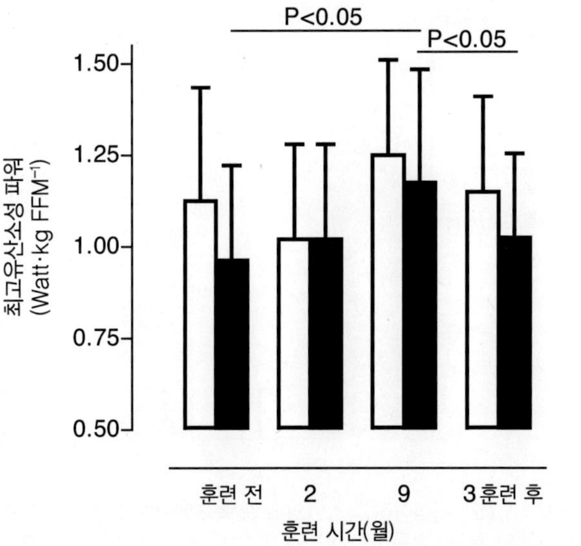

그림 10.13 경직형 뇌성마비가 있는 7~13세 아동의 최대유산소성 파워에 대한 유산소성 훈련 효과. 20명의 환자에게 무작위로 주당 4회의 유산소성 훈련 프로그램을 체육 수업 및 물리 치료에 추가하여 시행하였으며(검은색 막대) 대조군에서는 체육 수업 및 물리 치료만 시행하였다(흰색 막대). 신체 능력과 지능이 비슷한 아동끼리 매칭하였다. 훈련은 9개월간 지속되었으며, 피험자들은 12개월 후에 재시험되었다.

Based on Van Den Berg-Emons et al. 1998 (252).

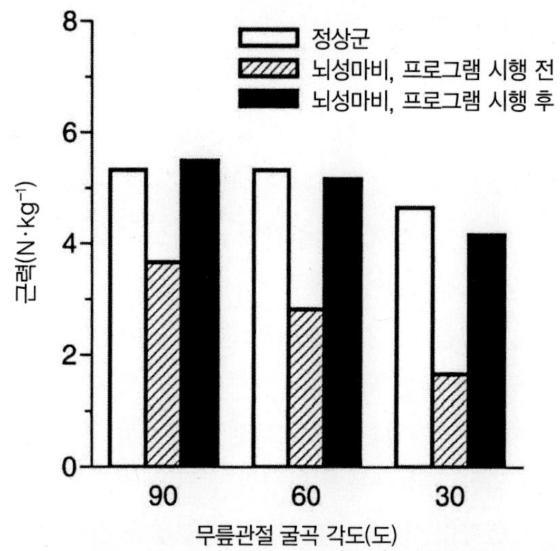

그림 10.14 경직형 뇌성마비(CP) 소아에서 저항 운동이 무릎 신근 힘에 미치는 영향. 6세에서 14세 사이의 14명의 환자들을 대상으로 주 당 3회, 12주간 발목에 무게를 사용하여 대퇴사두근의 근력강화 프로그램을 시행하였다. 결과값은 3개의 무릎 각도에서 휴대용 동력계로 측정한 등척성 근력이다. 수직선은 1SEM을 나타낸다.

Adapted, with permission, from Damiano et al. 1995 (54).

혈류를 나타내며(135), 운동 후 혈류의 증가는 경직의 감소와 연관이 있었다. 그러나 이러한 사실은 아직 임상적으로나 객관적으로 확인되지는 않았다.

기계적 효율에 미치는 영향
Effect on Mechanical Efficiency

자전거 타기의 산소 소비량을 통해 기계적 효율(mechanical efficiency)에 대한 훈련의 효과를 본 4개의 연구(20;62;153;248)가 있다. 이 중 3개의 연구에서는 기계적 효율성에 변화가 없었지만 1개의 연구(62)에서는 10주간의 체육 강화 프로그램을 시행했을 때 30W에서 사이클링 시 산소비용이 10% 감소한 것으로 보고되었다. 이 연구는 무작위 대조군 연구였는데, 같은 방법으로 연구한 다른 연구에서는 역학적 효율성에 변화가 없었다(248). 이러한 결과의 차이는 이해하기 어렵다.

근지구력과 근력에 미치는 영향
Effect on Muscle Endurance and Strength

무산소성 수행(anaerobic performance)에 대한 신체 훈련의 효과를 규명하려는 유일한 시도는 Van Den Berg-Emons와 동료(251)의 연구이다. 이 연구에서 무산소성 지수(anaerobic indices)의 변화는 발견되지 않았으며 무산소성 특성이 뇌성마비 아동 또는 청소년에서 훈련 가능한지 여부도 밝혀지지 않았다.

근력에 대한 저항 훈련(resistance training)의 효과는 여러 연구에서 입증되었다. 그러나 환자를 대상으로 한 훈련 연구가 많음에도 이들 중 무작위대조연구는 없었다. **그림 10.14**는 6세에서 14세의 경직형 양하지마비가 있는 여아와 남아를 대상으로 주당 3회, 6주간의 프로그램을 시행한 연구이다(54). 이 프로그램에서 양쪽 다리의 무릎 신근을 중점적으로 훈련시켰으며 이는 대퇴사두근의 등척성(isometric) 근력을 상당히 증가시켰다. 대부분의 피험자는 건강한 대조군과 비슷한 근력 값에 도달했다. 그러나 넙다리뒤근육(hamstring)의 근력은 거의 증가하지 않았으며 이는 위의 프로그램의 특이성을 시사한다.

Van Den Berg-Emons 외 4명의 연구에서 주당 4회, 9개월간의 유산소 활동으로 구성된 프로그램에도 불구하고(252), 덜 이환된 사지에서 측정한 무릎 굴곡근의 최고 등척성 힘은 2개월에 32%, 9개월에 39% 증가했고, 더 심하게 이환된 사지에서는 2개월에 28% 증가했고 9개월에는 더 이상 증가하지 않았다.

근육 경직의 효과
Effect on Muscle Spasticity

근육 경직에 대해 신체 훈련의 효과가 있는가 하는 것은 실제적이고도 이론적인 가치를 지닌다. Ashworth의 임상적 점수 프로토콜에 의해(10) 반 정량적으로 평가한 결과, 성인에서 4주간의 유산소 프로그램(269)과 뇌성마비 청소년에서 8주간의 근력강화 프로그램(156)을 시행했을 때 근육 경직의 변화는 없었다. 마찬가지로, 경직에 대한 객관적인 검사인 근전도 검사를 이용한 연구에서, 1년간의 점프, 트램펄린 점핑 및 Bobath 방법에 의한 신경근육의 활성화가 근육 경직을 감소시키지 못했다(203). H : M 반사 비율(8)을 경직의 지표로 사용한 게임 및 체조 프로그램(231)에서도 경직이 감소되지 않았다.

동적인 운동(사이클링 및 one-arm cranking) 중의 경직에 대한 유산소성 훈련의 효과에 대한 한 개의 연구가 있다(248). 주당 2회, 45분 세션으로 9개월간 훈련했을 때 경직이 감소하는 추세를 보였으나 유의미하지는 않았으며, 근전도 검사로 평가했을 때, 사이클링 시에는 길항근이 동시에 활성화되었으나 one-arm cranking 시에는 그렇지 않았다.

결론적으로 뇌성마비에서 근육 경직에 대한 운동의 효과는 임상적으로는 제안되었지만 객관적인 기준에 의해 입증되지는 않았다. 이에 대한 더 많은 연구를 위해서 보다 잘 계획된 실험 방법이 필요하다.

운동 기능에 미치는 효과
Effects on Motor Function

스포츠를 재활의 수단으로 이용하는 체육 교사 또는 물리 치료사는 달리기, 수영, 배구, 하키 및 다른 스포츠에서 훈련하고 경쟁하는 아동의 능력을 통해서 뇌성마비 아동의 이동성이 향상되었는가와 이동성과 운동 과제에 대한 향상의 가능성이 있는가를 알 수 있다.

훈련에 대한 신체적 적응에 따른 기능 향상에 대한 연구는 광범위하게 이루어졌다(25;53;54;203;229;231). 매우 심하게 장애가 있는 사람조차도 기능의 향상이 가능하다. **그림 10.15**는 2년간의 스포츠 재활 프로그램(231)에 참여한 중증 장애를 가진 경직형 및 경직형-무정위형의 혼합형 뇌성마비 청소년 19명의 보행 성과를 요약한 것이다. 일반적인 속도와 최대 속도에서 보행 속도의 향상이 뚜렷했다. 더욱 인상적인 것은 15도의 경사로 5m를 오르거나 내려오는 속도가 45~55% 향상된 점이다. 환자들은 프로그램의 시작 시에 일상적인 필요를 위해 짧은 거리를 걸을 수 있는 사람("functional walker")와 몇 걸음 이상 걸을 수 없어 기능적인 보행을 할 수 없는 사람("physiologic walkers")로 나뉘었다. **그림 10.16**에서 볼 수 있듯이, 후자의 그룹에서 프로그램을 통하여 더 큰 기능적 이점을 얻었으며 보행 능력이 극

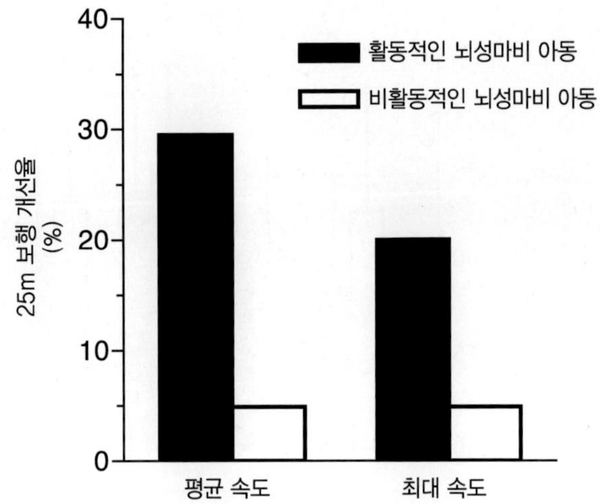

그림 10.15 뇌성마비 청소년의 보행 속도에 대한 2년간의 교육 프로그램의 효과. 활동적인 아동과 비 활동적이 아동의 비교. 결과값은 개선율이다.
Adapted from Spira and Bar-Or 1975 (231).

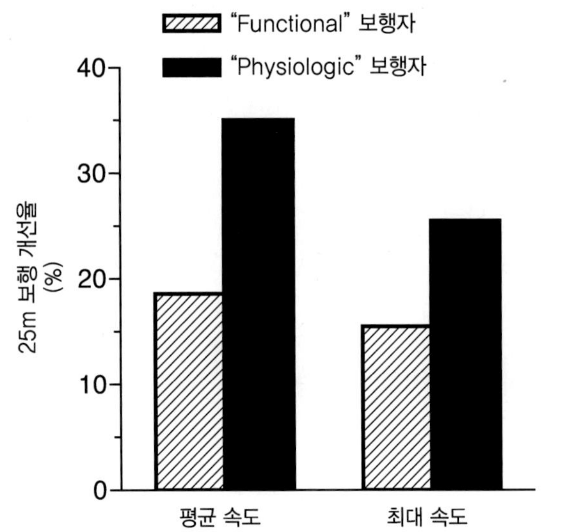

그림 10.16 뇌성마비 청소년의 장애의 정도와 보행의 향상과의 관계. 2년간의 훈련 프로그램에 참여한 "functional" 또는 "physiologic" 보행자(정의에 대해서 텍스트를 참조) 간의 비교. 결과값은개선율이다.
Adapted from Spira and Bar-Or 1975 (231).

적으로 향상되었다. 이 프로그램을 평가하기 위한 설문지에서 참가자 중 70%가 근육 경련의 완화와 보행 시 클로누스(clonus)의 완화를 보였다.

6세에서 14세의 경직형 양하지마비 뇌성마비 아동에서 6주간 저항 훈련 프로그램을 시행했을 때 대퇴사두근 근력의 증가와 웅크림 보행 패턴의 감소를 보였다(53;54) 특히, 보폭의 증가와 뒤축딛기(heel strike) 시 무릎 굴곡 각도의 감소가 두드러졌는데 후자는 웅크림 보행의 지표이다. 흥미롭게도, 웅크림 보행의 개선 효과는 넙다리뒤근육의 길이를 연장하는 수술을 통해 얻은 효과와 유사했다. 이것은 운동 치료로 보다 공격적인 치료의 필요성을 줄일 수 있음을 시사하는 예이다.

뇌성마비 아동에게 권장되는 활동

Recommended Activities for the Child With Cerebral Palsy

뇌성마비(248) 아동에서는 학교와 가정에서의 습관적 활동이 적절한 에너지 소비와 체력 수준을 일으키기에 충분하지 않다. 생리적 체력을 증가시키기 위해서는 특수 훈련 프로그램에 의한 이러한 활동의 강화가 필요하다. 경미하거나 중등도의 환자에서 더 높은 최대유산소성 파워를 유도하는데 효과적이라고 밝혀진 활동들은 메디신 볼(medicine ball)을 이용하여 운동하기, pulley, 페달 돌리기나 암 크랭크, 삼륜차 타기, 휠체어 전속력 달리기, 휠체어 활강경기 및 수영 등이 있다. 더 심한 환자에게는 능력에 따라 개별화 된 매트 운동을 할 수 있다. 예를 들어 물에서 뜨고 잠수하고 움직이기, 기기, 앙와위 자세로 에르고미터 페달 구르기 등이며 이는 각자의 능력에 맞게 선택되어진다. 근력의 개선은 등척성 및 등속성 운동을 제공하는 운동 기계뿐만 아니라 free weight를 통해서도 이루어질 수 있다(55). 중등도의 운동 기능 향상은 공 던지기와 잡기 그리고 동적 균형 운동(197)을 통해 달성 할 수 있다.

의욕이 많은 경우가 아니면, 뇌성마비 아동이 격렬한 활동을 지속하기는 쉽지 않기 때문에 재미가 있는 게임과 같은 활동을 같이 포함시키는 것이 중요하다. 뇌성마비 아동은 상대적으로 집중력이 짧기 때문에 한 게임에서 다른 게임으로 자주 변경해야 한다. 격렬한 활동은 10분에서 15분 정도가 적당하며 덜 격렬하고 오락적 요소를 포함하는 활동은 30~45분까지 지속될 수 있다. 이

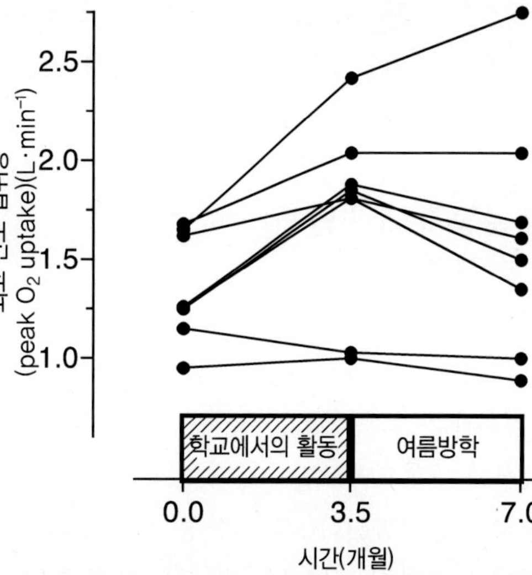

그림 10.17 학교에서 훈련프로그램을 시행한 후 3.5개월간의 여름방학 동안에 훈련프로그램을 중지 한 후 유산소성 체력(최고산소섭취량)의 개별 변화. 대상자는 10~18세 사이의 뇌성마비 환자이다.
Adapted from Berg 1970 (25).

러한 활동을 통하여 주당 두 번의 세션으로 몇 주 안에 눈에 띄는 훈련 효과를 보일 수 있다. 장애의 중증도와 장애가 있는 신체 부위가 다양하기 때문에 뇌성마비 환자의 훈련은 개별화 되어야 한다.

증가된 신체활동은 지속이 되어야 하며 아동의 생활방식의 일부가 되어야 한다. 신체활동이 중지되면 수행은 급속히 저하된다. **그림 10.17**은 여름 방학 동안에 훈련 프로그램을 중단한 뇌성마비 아동들의 최대유산소성 파워의 변화를 보여준다(25). 방학 후, 8명의 피험자 중 5명에서 최고산소섭취량이 감소되어 이전에 얻었던 활동의 효과가 거의 무효화되었다. 이는 1년 내내 특별 프로그램에 참여하지 않는 한 뇌성마비 아동과 청소년의 건강을 유지할 수 없음을 시사한다.

만성 피로 증후군

Chronic Fatigue Syndrome (CFS)

만성 피로 증후군(CFS)은 적은 신체활동 후의 육체적 정신적 피로뿐만 아니라 휴식 시나 운동 후에 근육과 관절 통증이 나타나는 질환이다. CFS는 성인에서 가장 흔하게 발생하나 소아와 청소년에서도 종종 발생한다. 일부 환자는 만성 두통과 우울 증상을 나타내며 일부에서는 바이러스 감염 후에 피로와 통증이 나타나기도 한다. CFS의 세 가지 주요 진단 기준이 있다: (1) 증상은 적어

도 6개월 이상 지속되어야 한다. (2) 적어도 하루의 50%는 피로와 무기력이 있다. (3) 다른 근육, 대사성 또는 염증성 질환의 명확한 특징이 없다.

급성 운동에 대한 반응

Response to Acute Exercise

만성 피로 증후군 환자는 운동으로 인한 피로를 느끼며 이는 습관적 신체활동을 감소시킨다. 매일의 운동 패턴을 2주간 가속계(accelerometry)를 이용하여 객관적을 측정한 결과 트레드밀 수행 후 12~14일 후에 활동의 실제 감소가 나타났다(225). 만성 피로 증후군의 명확한 병태 생리학적 패턴은 없다(65). 자기 공명 분광법(Magnetic resonance spectroscopy)을 이용한 연구에서 반복적인 근육 수축이 일부 환자에서 과도한 근육세포 산도(acidity)를 유발할 수 있음을 제시하였다(23). 만성 피로 증후군 환자의 근육은 정상적인 수축 특성을 가지고 있을 뿐만 아니라 24시간 내에 최대 자발 수축의 정상 회복을 보인다(91). 유산소성 체력은 정상이거나 약간 낮지만 최고심박수는 정상보다 낮다. 일부 환자는 운동에 대한 반응으로 높은 혈중 젖산농도(136) 또는 낮은 최대하심박수(109)를 보인다. 성인 환자에서는 주어진 최대하심박수(87;91)에서 높은 피로도를 인지하는 특징을 보이기도 한다. 그러나 만성 피로 증후군 아동들에 대한 비슷한 자료는 없다.

강화된 신체활동의 유익한 효과

Beneficial Effects of Enhanced Physical Activity

임상 경험에 따르면 만성 피로 증후군 환자에서 운동이 피로와 통증의 주요 원인이지만, 통증이 발생하는 근육군에 대한 활동 프로그램을 시행하고 운동량과 강도를 점진적으로 증가했을 때 종종 유익한 효과가 있다. 이러한 프로그램은 무작위대조연구에서 효과가 있는 것으로 밝혀졌으며 부작용은 없는 것으로 나타났다(87;189;219;263;268). 최근의 치료법에 대한 근거 중심 보고서(evidence-based review)에 따르면 만성 피로 증후군 환자(263)에서 단계적 운동 프로그램이 가장 일관된 유익한 효과(피로 회복 및 통증 감소 및 삶의 질 향상)를 나타낸다. 그러나 프로그램이 끝난 후의 장기적 효과에 대한 데이터는 없다.

간질

Epilepsy

간질(epilepsy)은 흔한 소아 신경계 질환으로 아동의 0.5%에서 1%에서 발생한다. 간질은 열이나 중추 신경계의 급성 손상을 원인으로 하지 않으며 여러 가지 형태의 발작으로 나타난다. 간질 발작의 분류는 수년에 걸쳐 발전해 왔다. 현재의 국제 분류에서는 부분 발작, 전신 발작 및 분류되지 않은 발작으로 분류된다. 일부 유형에서는 의식 상실이 동반되며 그렇지 않은 유형도 있다. 이 장에서는 전신 발작에 대해서만 다루며 다른 다양한 유형의 간질에 대해서는 다루지 않는다. 이 장에서는 운동과 관련된 안전 문제에 중점을 둔다.

습관적 신체활동

Habitual Physical Activity

간질이 있는 아동 및 청소년의 습관적 신체활동에 대한 규명된 연구는 거의 없다. 그러나 간질 이 있는 아동의 활동 수준은 종종 저하되어 있는 것으로 보인다. 활동에 대한 제한은 종종 부모, 교사 및 아동의 안전을 염려하는 다른 성인들에 의해서 이루어진다. 예를 들어, 일본 학교 간호사를 대상으로 한 설문 조사에서 24.5%는 주치의가 허용을 했더라도 간질 아동이 수영에 참여하는 것을 제한시켰다고 보고했다(178). 홍콩 부모를 대상으로 한 설문 조사에서 20%는 발작이 조절되더라도 수영은 금지시켜야 한다고 생각하는 것으로 나타났다(134). 간질이 있는 청소년과 성인은 건강한 사람보다 활동량이 적을 수 있다. 한 연구(30)에서 노르웨이의 건강한 사람들은 50%에서 규칙적인 운동을 한 반면 16~60세의 환자들은 25% 미만에서만이 규칙적으로 운동을 했다. 본인이 생각하는 정적인 생활 방식의 이유는 발작에 대한 두려움이었다. 이 연구의 저자들은 아동이었을 때 과보호 된 환자들은 이후 성인이 되었을 때도 과도하게 걱정하는 태도를 보였다고 보고했다.

생리적 체력

Physiologic Fitness

여러 형태의 간질을 앓고 있는 청소년과 성인의 연구에서 최대유산소성 파워는 일반인(30)의 75~80%에 불과했다. 마찬가지로, 간질을 앓고 있는 젊은 성인들은 유산소성 운동, 근지구력, 유연성(232) 및 근력(112)의 손상을 보였다. 간질 자체가 산소 수송 시스템이나 근육 기능의 결핍을 일으키지는 않는 것으로 보이며 따라서 위와 같은 현상의 가장 가능한 원인은 환자의 정적인 생활 방식 때문인 것으로 보인다.

운동이 발작을 유도하는가?

Does Exercise Induce Seizures?

운동이 발작을 일으키는 지에 대한 문제를 다룬 몇몇의 역학 자료가 있다. 예를 들어, 노르웨이의 간질 환자 200 명을 대상으로 조사한 결과 약 10%의 환자가 운동으로 인해 발작을 일으킨 것으로 보고되었으며 이는 증상이 있는 부분 간질 유형의 환자에서 특히 뚜렷했다(173). 다음의 사항들은 임상의사의 경험과 매우 적은 수의 실험실 관찰에 의한 것이다.

보통 환자와 부모들은 육체적 운동이 발작을 유도하는 것을 두려워하지만, 이것이 사실인지 여부에 대해서는 서로 다른 의견들이 있다. 연구들 간에 결과가 일치하지 않는 원인 중 하나는 간질은 40가지 이상의 요인들에 의해 유발 될 수 있는 다양한 임상적 증상들이 있으며, 그 중 일부는 서로 상호 작용하기 때문이다(예를 들어 수분공급 상태, 수면 박탈 및 산-염기 균형)(4). 몇몇 저자들은 운동과 격렬한 활동이 뇌파(electroencephalographic; EEG) 이상을 동반한 발작을 일으킨 사례를 보고했다(115;129;182;214). 보고된 사례의 수가 적기 때문에 간질 아동에서 운동과 관련된 일반적인 임상적 특징을 제시하기는 어려우나 Schmitt et al. (214)는 이러한 아동들의 다음과 같은 공통적인 특징을 제시했다.

- 간질이 생후 첫 1~3년 안에 진단된다.
- 운동으로 유발 된 발작은 1세 이후부터 시작된다.
- 임상적으로 증상이 없는 동안에는 EEG는 정상이다.
- 과 환기(hyperventilation)는 발작을 유발하지 않는다.
- 뇌 자기 공명 영상 및 컴퓨터 단층 촬영은 정상이다.
- 간질의 원인이 밝혀지지 않았다.

최대 운동(maximal exertion)(175)에 대한 아동들의 반응을 연구한 Nakken 등은 운동 중에 EEG 간질파의 비율이 감소하는 아동은 운동 중이나 운동 후에 발작을 하지 않는다고 보고 했으며, 반대로, 운동 중에 위와 같은 뇌파 반응이 없는 환자들은 운동과 관련된 발작이 보고되었다. 이 저자들은 뇌파를 모니터링 하는 실험실 기반의 운동 테스트가 운동 유발 발작의 위험이 있는 아동을 확인하는 진단 검사의 역할을 할 수 있음을 제안하였다.

발작을 유발하는 운동 강도 또는 지속 시간에 대하여 제시한 연구는 없다. 그러나 대다수의 경우, 운동이 길어질 때(예를 들어, 10분 이상) 발작이 일어나는 것으로 생각된다. 우리 클리닉에서 운동으로 인한 발작의 병력이 있는 두 명의 아동을 테스트했다. 실험실에서 중등도의 강도로 약 10분간 지속적으로 사이클링을 할 때 발작을 일으켰다(심박수는 140~150beat·m^{-1}). 이후에, 동일한 강도로 간헐적으로 운동(2분 운동 및 2분 휴식)을 했을 때에는 25~30분 후에도 발작은 발생하지 않았다. 이후의 실험에서 이 두 가지 패턴을 반복했고 같은 현상이 다시 발생했다.

운동 유발성 발작의 병태생리학은 알려지지 않았다. Schmitt et al. (214)는 운동에 의한 발작이 반사 간질(reflex epilepsy)의 한 형태일 가능성이 있다고 하였다. 운동 유발성 발작의 메커니즘을 밝히기 위해서는 많은 연구가 필요하다.

운동이 발작을 감소시키는가?

Does Exertion Protect Against Seizures?

몇몇 연구자들은 신체활동이 증가된 기간 동안 발작 빈도가 감소한다고 보고했다(57;72;173-175). 예를 들어, 난치성 부분 및 전신 간질을 앓고 있는 26명의 아동 중 20명은 최대 운동에 반응하여 EEG상에서 간질파의 감소를 보였다. 간질을 앓고 있는 노르웨이 성인들을 대상으로 실시한 설문 조사에서 36%는 정기적인 운동이 발작 조절에 더 효과적이라고 응답했다(173). 간질을 하도록 조작된 쥐는 45일간의 유산소성 훈련 후에 훈련을 하지 않은 대조군 쥐보다 발작이 적었다(9).

운동이 과호흡의 해로운 영향을 없앨 수 있을까? 이 질문을 다룬 첫 번째 연구(93)에서는 전신 발작 형태의 간질이 있는 30명의 청소년을 대상으로 하였다. 처음에는 휴식을 취한 상태에서 과호흡을 하였고, 다음에는

20~50회의 무릎 굽히기 운동을 하고, 다시 과호흡을 하면서 EEG 모니터링을 하였다. 처음의 과호흡 시 모든 환자에서 EEG 이상이 증가하였다. 반대로 운동을 시행했을 때 저 주파수 파의 감소와 경기파의 감소 및 파동 진폭의 감소를 보였다. 이러한 뇌파의 정상화는 운동 후 1~2분 동안 지속되었다. 또한, 운동 후 시행한 10~15초간의 과호흡은 초기의 과호흡과 같이 뇌파 이상을 유발하지 않았다. 이 연구는 운동이 일부 환자에서 과호흡으로 유도된 뇌파 이상 및 발작을 억제 할 수 있다는 것을 제시한다. 이와 비슷한 운동의 효과가 다른 연구에서도 확인되었다(72;106;132;133). 특히 중요한 연구는 Esquivel et al. (72)에 의한 연구이며 간질이 없는 아동과 청소년을 대상으로 휴식 시, 최대 운동 시, 회복 시 및 자발적 과호흡 시에 혈장 pH와 뇌파를 모니터링했다. 발작의 발현은 운동 중에 가장 낮았고 과호흡 시 가장 높았다. **그림 10.18**에서 볼 수 있듯이, 발작 빈도와 혈장 pH 사이에는 밀접한 양의 상관 관계가 있었다. 따라서 운동에 의한 발작 역치를 높이는 메커니즘은 대사성 산증이라는 것을 의미하며 이는 과호흡으로 인한 호흡성 알칼리증을 막아준다. 그러나 이러한 메커니즘에 대한 가설은 혈장 pH가 감소하기 전인 운동 시작 직후에 발작 빈도의 감소가 시작되는 이유를 설명하지 못한다.

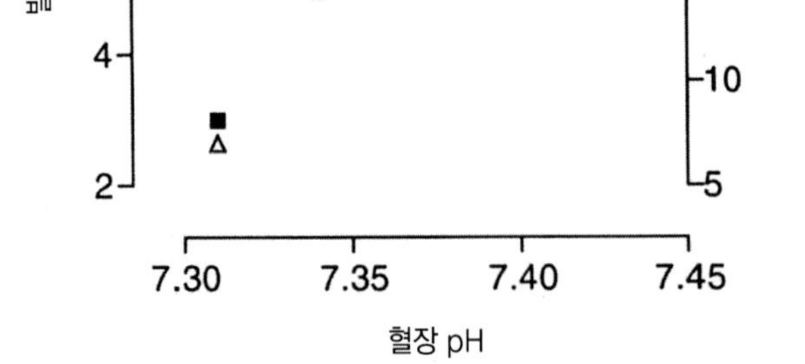

그림 10.18 혈장 pH와 발작의 관계. 6개월에서 17세 사이의 소발작(absence epilepsy)이 있는 환자는 15분간 휴식을 취한 후 최대한으로 운동을 하고 30분간 회복한 다음 3분간 과호흡을 하였다. 소발작은 뇌파 검사에서 3Hz의 spikes와 wave가 임상적 증상과 함께 나타날 때로 하였다.
Reproduced, with permission, from Esquivel et al. 1991 (72).

피로가 발작을 유도하는가?
Does Fatigue Induce Seizures?

피로와 수면 박탈 모두 발작의 가능성을 증가시키는 요소로 생각된다(4). 증명되지는 않았지만, 피로 자체가 발작을 일으킨다. 그와는 반대로, 임상적 또는 뇌파상의 대부분의 발작은 수면 또는 휴식 중에 발생한다(93;129;142). 그러나 간질을 앓는 아동이 건강한 아동들보다 더 오래 잠을 자거나 휴식을 취할 필요가 없다. 1941년 Lennox(1972년 Livingston에 의해 인용됨)는 "육체 및 정신 활동은 발작의 길항제(antagonist)로 보인다. 간질은 환자가 방심하거나, 자거나, 휴식을 취하거나, 빈둥거릴 때 공격하기를 좋아한다"라고 요약하였다.

두부 외상은 발작을 유도하는가?
Does Head Trauma Induce Seizures?

충돌 또는 접촉 스포츠에 간질이 있는 아동의 참여를 반대하는 것은 머리에 반복적인 물리적 타격이 질환의 상태를 악화시킬 수 있다는 것에 근거를 둔다. 두부 외상, 특히 관통 손상은 간질을 악화시킬 수 있지만 충돌이나 접촉 스포츠의 위험을 평가한 역학 데이터는 없다. Livingston(142)은 1971년에 34년 동안 추적 관찰하던 15,000명의 젊은 환자들 중 운동과 관련된 머리 외상으로 인한 경련은 한 건도 발생하지 않았다고 보고하였다.

아동과 다른 사람들에 대한 사고
Accidents to the Child and to Others

간질이 있는 아동이 자전거 타기, 말 타기, 줄타기 또는 나무 오르기, 다이빙 및 수영(6;207) 등의 활동을 하는 동안 발작이 발생할 수 있는 잠재적인 위험이 존재한다는 것은 일반적인 생각이다. 마찬가지로, 물건을 던지거나 쏘는 것을 포함하는 스포츠(예를 들어 창 던지기, 원반 던지기, 활 쏘기)과 관련된 스포츠에 관여하는 동안 발작이 일어나면 주변 사람들에게 명백한 위험이 될 수 있다(145). 이러한 사고의 가능성을 줄이기 위해서 예방 조치를 취해야 하는데 약물로 잘 조절되지 않는 환자는 일시적으로 위와 같은 스포츠에 참여하지 못하게 해야 한다. 이러한 예방 조치가 타당한 반면, 간질이 있는 젊은 환자의 우연하게 발생하는 상해율에 대한 역학적 데이터는 거의 없다. 최근 연구에서, 캐나다 병원의 5~16세 환자와 건강한 대조군을 대상으로 우연히 발생하는 상해율에 대한 연구를 하였다(124). 피험자는 성별과 나이가 일치되었다. 인터뷰에 따르면 두 그룹 간의 상해율이나 중증도에는 차이가 없었으며 두 그룹 모두에서 주의력 결핍 과잉 행동 장애를 가진 아동들은 그렇지 않은 아동보다 상해율이 높았다.

의사의 딜레마

A Physician's Dilemma

이전 장에서 논의했듯이, 강렬한 운동 자체가 간질이 있는 아동에게 위험을 초래하지는 않으며 오히려 발작의 위험을 줄일 수 있다. 그러나 휴식 중에는 발작을 하지 않으면서 운동 중에 발작을 하는 젊은 환자들이 있다. 의사는 간질이 있는 모든 아동들에게 강렬한 활동이나 접촉 스포츠를 삼가도록 지시함으로써 이들을 "안전하게" 해야 하는가? 단순하게 결론을 내기 전에 의사와 부모는 신체활동이 모든 아동들에게 자기 표현과 사회적 수용의 기본 통로라는 것을 알아야 한다. 간질이 있는 아동은 기본적인 신체적 기능이 열등하지 않으므로 신체적, 정신사회적 표현의 기술을 키워야 한다. 눈에 띄는 사례는 장거리 달리기를 취미로 삼은 정신 운동 발작(psychomotor seizure)의 병력을 가진 13세 소녀의 예이다. 이 소녀는 장애를 극복할 수 있는 능력을 보여주기 위해 40일 동안 약 2,000km를 성공적으로 달렸고 다른 울트라 마라톤 경주(50)에 참여했다. 반복적으로 지적한 바와 같이(5;34;35;43;49;95;129;142-144;201), 과도한 보호로 인한 저 활동성으로 인한 손해는 종종 운동으로 인한 부상 또는 운동으로 유발된 발작보다 더 클 수 있다.

1983년 미국 소아과 학회 성명서에서(47) 접촉 및 충돌 스포츠에의 참여는 간질이 있는 각 아동에 대해 개별적으로 결정되어야 하며, 실제로 스포츠 활동이 위험을 수반 할 수 있음을 환자와 부모에게 가르쳐야 한다고 하였다. 특정 스포츠에 대한 아동의 반응을 평가할 수 있는 연구가 시작되어야 한다. 1994 년의 학회 성명서(6)에서는 간질이 잘 조절되는 환자는 모든 스포츠에 참가할 수 있다고 권고했다. 간질이 잘 조절되지 않은 환자는 개별적으로 참여에 대한 평가를 받아야 한다. 일반적인 가이드라인으로 양궁, 소총, 수영, 파워 리프팅, 근력 강화 운동, 그리고 높은 곳에서 시행되는 운동을 피해야 한다.

그러므로 발작의 조절의 수준, 아동의 욕구, 운동이 아닌 다른 표현 수단의 이용 및 처방된 운동에 대한 순응도를 고려하여 각 경우에 대한 최종 결정이 내려져야 한다.

신체활동에 대한 권장 사항

Recommendations for Physical Activity

방금 설명한 간략한 고려 사항을 감안할 때 간질이 있는 모든 아동에게 적절한 규칙을 제정하는 것은 불가능하다. 다음 권장 사항은 임상 경험 및 생리학적 근거를 토대로 한 것으로 일반적인 지침이다.

- 간질이 의학적으로 조절되는 아동은 자신이 원하는 만큼의 신체활동을 하도록 권장되어야 한다.
- 격렬한 활동(장거리 달리기, 테니스 경기)은 눈에 띄는 피로를 발생시키더라도 금기 사항이 아니다.
- 승마, 암벽 등반, 수영, 다이빙 등의 활동은 감독 없이 실시하지 않아야 한다.
- 간질이 약물로 조절되지 않는 경우에만 자전거 타기를 제한해야 한다.
- 의학적으로 간질이 조절된 환자는 충돌(축구, 아이스 하키, 럭비)과 접촉(농구, 축구, 레슬링) 운동을 할 수 있다.
- 머리에 반복적인 물리적 충격이 가해지는 복싱은 허용되지 않는다.
- 설명할 수 없지만, 특정 활동은 특정 아동에게 다른 활동보다 더 많이 간질을 유발할 수 있다. 어떤 활동이 반복적으로 발작을 유발한다면 피해야 한다.
- 관중을 다치게 할 수 있는 활동은 조절되지 않는 간질이 있는 아동에게는 허용되어서는 안 된다.
- 의사는 각 환자를 개별적으로 고려해야 한다. 권장 활동은 바람직하게는 부모와 아동의 협조와 동의 하에 결정되어야 한다.

극 저체중 출생아

Extremely Low Birth Weight (ELBW)

주 산기 치료가 개선됨에 따라 조산으로 태어난 유아, 특히 극도의 저체중 출산(ELBW=1,000g 미만) 및 재태 연령이 짧은(26주 미만) 유아의 생존율이 크게 증가했다. 임신 23주에 태어난 유아들의 생존율은 2%에서 35% 사이이며 24주에 태어난 유아의 생존율은 17~58%, 25주에서는 35%에서 85%로 증가한다(96).

ELBW의 많은 유아들이 30년까지 생존한 반면, 그 중 많은 비율의 아동이 인지 기능, 뇌성마비, 실명 및 난청(267)과 같은 신경 발달 장애를 가지게 된다. 또 다른 합병증은 기관지폐이형성증(BPD)이다. 이 장은 ELBW였던 아동과 청소년의 운동 수행에 초점을 맞춘다. BPD에 대한 논의는 6장에서 한다.

습관적 신체활동

Habitual Physical Activity

뇌성마비(9장 참조) 또는 정신 지체(12장 참조) 아동의 신체활동 및 일일 에너지 소비는 제한적이지만 ELBW인 아동들의 습관적 행동 패턴에 대해 발표된 정보는 거의 없으며 명백한 신경운동 또는 정신적 문제를 나타내지 않는다. 아동 운동 및 영양 센터(Children's Exercise & Nutrition Center)의 관찰 연구에 따르면 5세에서 7세 사이의 ELBW 생존자의 부모는 그들의 아이들이 정상 출생 체중을 가진 대조군(NBW=2,500g 이상)과 비교하여 활동 양상에 차이가 없다고 보고했다. ELBW 아동들의 24시간 에너지 소비에 관한 데이터는 없다.

생리적 체력

Physiologic Fitness

ELBW로 출생한 아동 및 청소년은 종종 생리적 체력이 낮은데(101) 특히, 최대유산소성 파워(188;208;211), 무산소성 근력 및 근지구력(73;121;226)이 낮다.

유산소성 수행

Aerobic Performance

조산으로 태어난 소아에서의 최대산소섭취량은 정상(13;22)부터 매우 낮은(208;211) 범위까지 다양하다. 수행(performance)이 출생 체중과 관련 있다고 가정하는 것은 합리적이다. 한 연구에서 가장 낮은 출생 체중(800g 이하)을 가진 아동들에서 산소섭취량이 가장 낮았다(여아에서는 30mL $\cdot kg^{-1} \cdot min^{-1}$, 남아에서는 34mL $\cdot kg^{-1} \cdot min^{-1}$). 그러나 가장 낮은 산소섭취량(25mL $\cdot kg^{-1} \cdot min^{-1}$)은 평균 출생 체중이 1,400g인 6세에서 12세 아동들에서 보고되었다. ELBW의 낮은 유산소성 성능은 폐 기능 장애와 관련이 있을 수 있지만(6장의 BPD 부분 참조), 활동 정도가 낮아서 발생할 수도 있다.

저체중 출생 아동의 낮은 유산소성 성능이 성인까지 지속되는지는 알려져 있지 않다. 19세의 스웨덴 군대 연구에서 유산소성 수행[자전거 운동력 측정계에서 측정 시 최고기계력(peak mechanical power)]은 출생 체중이 1,500g 미만인 218명(즉, 매우 낮은 출생 체중, VLBW)을 대상으로 연구되었다(71). 이 집단에서 최고기계력이 정상에 미치지 못하는 교차비(odd ratio)는 3.3으로, 저체중 출생의 성인은 유산소성 능력이 다소 떨어졌다.

무산소성 수행과 근력

Anaerobic Performance and Muscle Strength

ELBW의 5~8세 여아 및 남아에서 뚜렷한 신경근육 장애가 보이지 않더라도 낮은 근력을 지니고 있으며 윙게이트 검사로 측정했을 때 정상 출생 체중(NBW)(>2,500g)(73;121)의 대조군과 VLBW 군에 비해 최고 근력과 근지구력이 낮았다. 이와 같은 현상은 전체 체중(**그림 10.19a**) 또는 지방제외체중으로 교정했을 때도 마찬가지였다. 한 연구에서는, 점프를 할 때 발생한 힘과 점프의 높이는 NBW 대조군에 비해 ELBW 아동에서 저하되어 있었다(73). 무산소성 수행의 따라잡기가 가능한지를 보기 위해 다른 연구에서는 11세에서 17세 사이의 ELBW 청소년을 대상으로 실험을 하기도 하였다(226). 결론적으로 저체중 출생자는 뚜렷한 신경학적 또는 정신적 결함이 없었지만, 무산소성 성능은 낮았다(**그림 10.19b**).

근력이 ELBW에 의해 영향을 받는지는 확실하지 않다. VLBW였던 5세 아동의 악력은 정상체중의 대조군에 비해서 낮았다(83). ELBW의 11~17세의 여아 및 남아와 그들의 대조군에서(226) 등속성(isokinetic) 무릎 신전 및 굴곡에서의 최고 토크는 차이가 없었으나

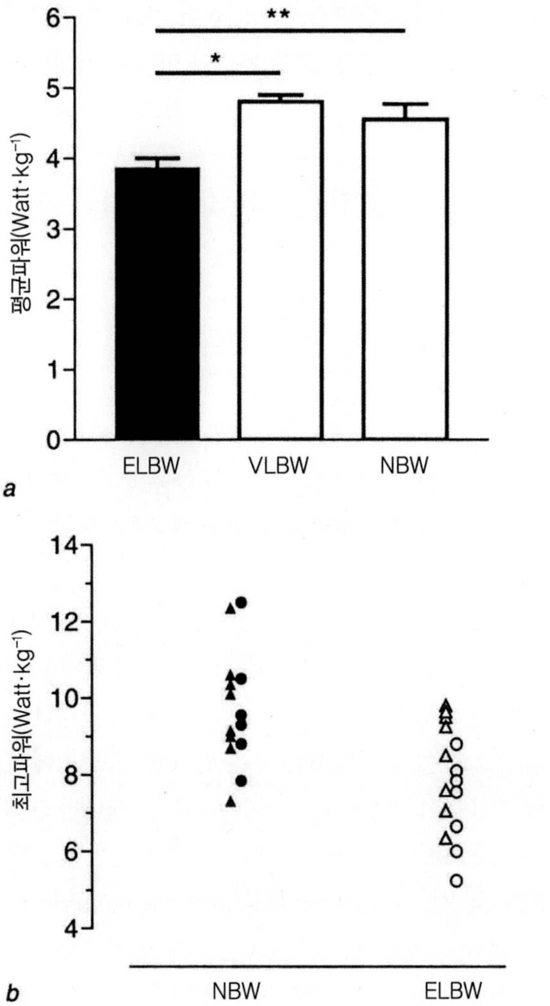

그림 10.19 극소 저출생 체중아(ELBW)의 5세에서 7세 아동(a)과 11~17세 청소년(b)의 무산소성 수행. 피실험자는 윙게이트 무산소성 검사를 받았다. VLBW=매우 낮은 출생 체중; NBW=정상 출생 체중. 삼각형은 남아의 개별 데이터를 나타내며 원은 여아의 데이터를 나타낸다. 수직선은 1SD를 나타낸다.

Graph in figure 10.19a is reproduced, with permission, from Keller et al. 2000 (121). Graph in figure 10.19b is reproduced, with permission, from Small et al. 1998 (226).

Graph in 10.19b is reprinted, by permission, from E:. Small et al., 1998, "Muscle function of 11- to 17-year-old children of extremely low birthweight," Pediatric Exercise Science 10: 327-336.

VLBW인 19세의 남자에서는 악력, 무릎 신전 및 팔꿈치 굴곡에서 근력의 감소를 보였다(71). 이와 같이 근력 감소에 대한 일관성 없는 결과들이 근육의 크기와 성능의 차이 때문인지는 명확하지 않다.

운동의 신진대사 비용

Metabolic Cost of Exercise

3개의 연구에서는 조산으로 태어난 소아에서 주어진 물리적 과제에 대해 높은 산소섭취량을 보였다. 그 중 한 연구에서 재태 연령에 비해 체중이 작았던 VLBW 7~12세의 소아는 체중이 재태 연령에 적합한 VLBW 소아와 건강한 대조군과 비교하여 트레드밀에서 달릴 때 높은 산소섭취량(O_2 uptake)을 보였다(22). 다른 두 연구에서 조산으로 태어난 아동들 사이에서 자전거 타기 동안 높은 산소비용을 나타냈다(102;131). 낮은 경제성(트레드밀 달리기)과 낮은 효율성(자전거타기)의 원인은 분명하지 않지만 아마도 중추 신경계의 발달 장애를 반영하는 것으로 생각된다. 이러한 손상은 정상적인 신경운동 조절, 근육의 협응력(다음 장 참조) 및 대사 효율을 저해할 수 있다. 높은 신진대사 비용의 최종 결과는 그러한 아동들이 상대적으로 높은 최대유산소성 파워로 일하므로 일찍 피로를 느낄 수 있다는 것이다(1장의 "운동의 물리적 효율과 경제성" 참조).

신경운동 기능

Neuromotor Functioin

이전에 언급한 바와 같이, ELBW 소아와 청소년에서는 무산소성 수행이 현저히 낮았으며, 등척성(isometric) 근력 또는 등속(isokinetic) 근력에 대한 영향은 일관되지 않았다. 이렇게 연구 결과가 일치하지 않는 한 가지 가능한 이유는 윙게이트 검사에서 전력으로 페달 밟기 또는 힘판(force platform)에서의 수직 점프와 같은 항목들은 등척 또는 등속 강도의 정적 테스트보다 훨씬 더 많은 신경운동 조절이 필요하다는 점이다. 조산으로 태어난 소아, 특히 ELBW 소아에서 운동 기능이 손상되어 있는 것으로 밝혀졌다. 손상된 운동 기능에는 총 신체 협응력(120), 수직 점프(**그림 10.20a**)(73), 반응시간(120), 저항이 없는 상태에서 최대 페달링 속도(**그림 10.20b**)(120), 균형(160), 대근육 기능 및 시각-운동 통합(209;210)이 포함된다. 운동의 높은 에너지 비용(이전 장 참조)은 운동 기능의 비 협응을 나타내는 또 다른 지표일 수 있다.

이 절에서 설명된 것 같이 뇌성마비와 같은 명백한 장애가 있는 아동뿐만 아니라 신경학적 또는 인지 적 결핍이 없는 아동들 사이에서도 위와 같은 결함이 발견된다는 점에 유의해야 한다. 6세에서 8세(160) 사이에 운동기능이 약간 향상될 수 있지만, 8세에서 12세(190) 사이에는 더 이상 '따라잡기(catching up)' 가 보이지 않는다. 이것은 뇌실 주위 출혈(periventricular hemorrhage), 지속적인 저산소증(prolonged hypoxemia),

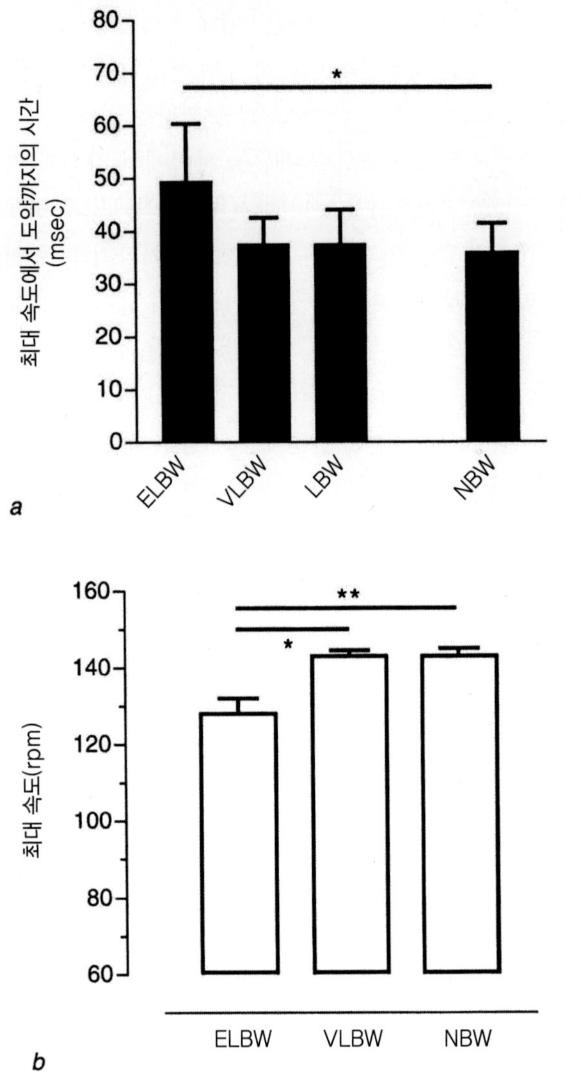

그림 10.20 극소 저체중 출생(ELBW)으로 태어난 소아에서는 운동 기능이 손상된다. (a) 5~8세 아동이 수행한 수직 점프에서 최대 속도에서 도약까지 걸린 시간. (b) 5~7세 아동의 무저항 시에 최대 페달링 속도. VLBW: 매우 낮은 출생 체중, LBW: 저체중, NBW: 정상 출생 체중

(a) Reproduced, with permission, from Falk et al. 1997 (73). (b) Reproduced, with permission, from Keller et al. 1998 (119).

백질연화증(leucomalacia)와 같은 주산기 중추신경계 손상에 의한 것일 수 있으나 이에 대한 인과 관계를 증명한 연구는 없다.

청소년 특발성 관절염

Juvenile Idiopathic Arthritis

청소년 특발성 관절염(JIA)는 매년 10만 명당 4~20건의 새로운 사례가 발생하고 유병률이 10만 명당 100명 이상으로 가장 흔한 소아 관절염 질환이다. 이는 소아기와 청소년기 장애의 주요 원인이며 장애는 35~55%의 환자에서 성인기까지 이어진다. 유년기 관절염의 다양한 형태의 분류에 관한 논쟁이 아직 있지만(230), 일반적으로 합의된 임상적 분류는 청소년 특발성 관절염(JIA)(1~4개 관절), 다발성 관절염 JIA(5개 이상의 관절), 건선 JIA 및 전신성 JIA(Still's disease라고도 함)이다.

습관적 신체활동

Habitual Physical Activity

흔히 질환과 관련된 통증, 뻣뻣함 및 피로와 같은 증상은 JIA 환자의 자발적인 신체활동을 제한할 수 있다. 그러나 이러한 아동의 활동 패턴에 관한 자료는 아직 부족하다.

캐나다 연구에서 경미한 장애가 있는 8~17세 환자의 53%에서 모든 체육 수업에 참여했으며 29%는 부분적으로 참여했고 18%는 전혀 참여하지 않았다(157). 결과적으로 이 연구에서는 모든 환자의 반 정도에서 학교에서의 신체활동이 제한되어 있었다. 캐나다 온타리오(Ontario)에서 시행한 장애가 있거나 만성 질환이 있는 아동 및 청소년의 활동 행동(activity behaviors)에 대한 전국 조사에서는 25명의 관절염 환자가 있었다. 설문지에 대한 응답을 토대로 한 전반적인 신체활동은 "중등도"로 평가되었다. 63%는 자신의 체력이 동료와 비슷하다고 느꼈고 37%는 낮다고 응답했다. 활동 수준 저하의 주요한 원인은 환자가 주관적으로 느끼는 신체적 한계(147)였다. 설문 조사와 움직임 센서에 의한 신체 움직임을 객관적 모니터링 한 연구에서는 평균 신체활동 및 스포츠 활동 참여는 대조군보다 5~11세의 경증 및 중등도 JIA 환자에서 더 낮았다. 그러나 하루 당 움직이는 횟수는 두 그룹에서 비슷했다(104). 6세에서 17세의 오스트리아 환자 중 74%가 정기적으로 자전거를 타고 63%가 정기적으로 수영을 했다. 이와 같은 두 스포츠는 체중이 지지되지 않는 특성 때문에 선호되었을 가능성이 크며, 이어서 세 번째로 선호하는 스포츠는 축구였다(13%)(123).

결론적으로, JIA 환자 중 일부는 활동의 종류가 제한되어 있지만 대부분 활동적인 생활 방식을 유지한다. JIA 환자에서 신체활동을 제한하는 요소는 명확하지 않다.

생리적 체력

Physiologic Fitness

소수의 연구에서 JIA 환자의 운동과 관련된 생리학적 기능을 규명하였다. 근력의 감소는 여러 연구에서 입증되었다(90;126;181). 근육 약화는 근육을 사용하지 않음으로써 이차적으로 발생하는데 특히 약 3세(258) 이전에 질환이 시작된 경우에는 질환이 완화된 후에도 오래 지속된다.

윙게이트 검사에 의해 측정된 무산소성 체력은 8~17세의 환자와 건강한 대조군 간에 차이가 없었으며, 무산소성 체력과 질환의 중증도 사이에는 아무런 관련이 없었다(157). 대조적으로, 네덜란드의 환자 연구는 다발성 관절염 JIA와 전신 JIA 환자에서 평균파워(mean power)와 최고파워(peak power)의 저하를 나타내었고, 소수관절염(pauciarticular) JIA를 가진 환자에서는 손상의 정도가 덜 했다(**그림 10.21**)(240). 골격근의 일반적인 불사용 위축(disuse atrophy) 외에도 낮은 무산소성 수행을 나타내는 메커니즘은 제2형 근섬유의 선택적 감소이다. 이것은 류마티스성 관절염이 있는 성인에서는 증명되었지만 JIA 소아에서는 증명되지 않았다.

유산소성 체력에 대한 결과는 일관성이 없다. 예를 들어 한 연구(89)에서 JIA 환자의 최대산소섭취량이 대조군에 비해 낮았지만 유산소성 체력과 질환의 중증도 사이에는 아무런 관련이 없었다. 대조적으로, 건강한 대조군과 비교하여, JIA를 가진 8~17세의 대부분의 환자는 정상적인 최대유산소성 파워를 가졌지만 유산소성 체력과 질환의 중증도 사이에는 역의 관계가 있었다(157)(**그림 10.22**). 질환의 기간이나 이환된 관절의 수는 유산소성 체력에 영향을 미치지 않는 것으로 보인다. 최근의 다섯 개 연구(총 144명의 환자)의 메타 분석 결과에 따르면, 그들의 최고산소섭취량은 건강한 대조군(239)보다 평균 21.8% 낮았다. JIA가 유산소성 체력의 저하를 가져오는 이유는 명확하지 않다. 가능한 한 원인은 흔히 이 질환에 동반되는 빈혈, 특히 전신 형태에서 흔하며, 이것이 동맥혈의 산소 수송 능력을 감소시킬 수 있다. 또한 골격근의 불사용 위축과 함께 동맥으로부터의 산소 추출의 감소가 다른 원인 일 수 있다. 그러나 가장 큰 원인은 신체활동 감소로 인한 전반적인 신체기능 저하이다.

유산소성 체력은 질환의 완화 후에도 낮게 유지될까? 척추 관절 병증을 가진 HLA-B27 양성 환자를 대상으로 한 연구에서, 18세 이하의 환자는 최대산소섭취량과 최대 최고유산소성 파워(maximal peak aerobic power)에서 대조군과 유사한 소견을 보였다. 그러나 18세 이상의 피험자들에서는 유산소성 체력이 낮았다(103). 이와 같이 나이가 많은 환자들에서 유산소성 체력의 장애가

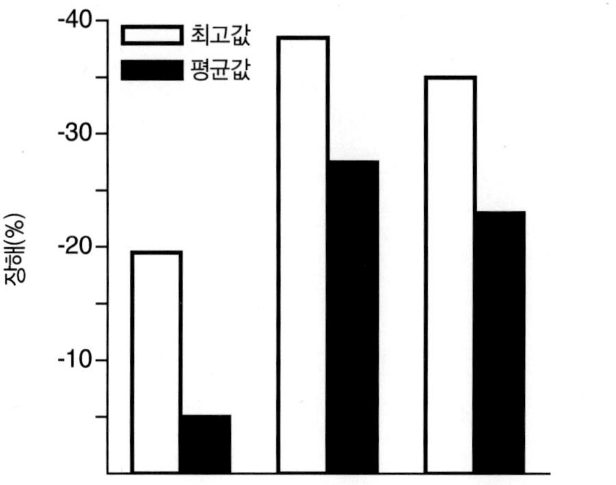

그림 10.21 8~13세의 청소년 특발성 관절염 환자의 무산소성 수행 장애(윙게이트 검사). 피실험자는 3그룹으로 나뉘었다. 소수관절염(pauciarticular; OJIA), 다관절염(polyarticular; PJIA) 및 전신성 관절염(systemic arthritis; SJIA). 이들의 평균값은 건강한 대조군의 수치와 비교한 장해의 비율로 표시했다.

Adapted from Takken et al. 2001 (240).

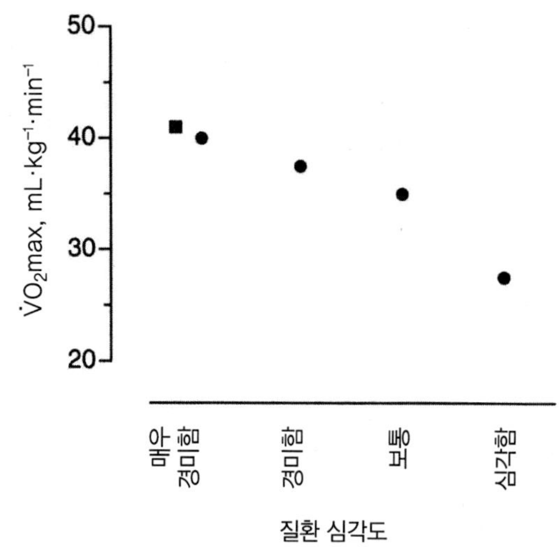

그림 10.22 최대산소섭취량($\dot{V}O_2max$)은 청소년 특발성 관절염의 심각도와 반비례 관계가 있다. 31명의 질환의 심각도가 다양한 8~17세 환자(원) 및 16명의 건강한 대조군(정사각형)이 자전거운동력 측정계를 수행하였다. 데이터는 평균값이다.

Adapted from Malleson et al. 1996 (157).

있는 것이 정적인 생활 방식으로 인한 것인지 질환 자체와 관련된 근육 기능의 결핍을 반영하는 것인지는 분명하지 않다.

신체 기능과 체력 간의 관계

Relationship Between Physical Function and Fitness

근력 강화 및 운동 프로그램이 JIA 아동의 치료에 포함되어 있지만 근력이나 다른 생리적 기능이 일상 기능 능력에 미치는 영향에 관한 정보는 거의 없다. 한 연구에서 Childhood Health Assessment Questionnaire의 점수는 다발성 관절염과 전신 관절염의 6~16세 여아의 대퇴사두근의 힘과 적절한 상관 관계가 있었다(75). 그러나 다른 연구에서, 다발성 관절 JIA 환자의 여러 가지 운동 항목과 질환의 활동성 사이에는 아무런 관련이 없었다(126).

이것의 의미는 경도부터 중등도 정도의 JIA를 가진 많은 환자에서 약간 낮은 체력이 일상 기능에 많은 제한을 미치지 않는다는 것이다. 예를 들어, Hebestreit와 동료(103)의 연구에서 제시된 것처럼 27mL $\cdot kg^{-1} \cdot min^{-1}$ 정도의 낮은 최대산소섭취량을 보여도 청소년이나 젊은 성인 환자는 일상생활에서 정상적인 기능을 수행할 수 있었다.

강화된 신체활동의 유익한 효과

Beneficial Effects of Enhanced Physical Activity

최근 몇 년 전까지 만해도 JIA 환자에게는 휴식이 중요한 치료 요소로 강조되었다. 환자의 활동을 제한하는 이론적 근거는 염증이 휴식 시에 제일 치료가 잘 된다는 점이었다. 더 나아가 격렬한 운동은 통증, 붓기, 극심한 피로 및 재발을 유도할 수 있다고 생각했다. 그러나 지난 10년간 몇몇 연구들은 활동 프로그램이 환자의 신체적 건강과 복지(125;170;241)를 증진시켰으며 해로운 영향을 최소화한다고 제안했다.

잘 설계된 하나의 연구에서 저강도의 에어로빅 댄스, 스텝 오르내리기, 저항운동 및 관절 가동운동을 주당 3회, 8주간 시행했을 때 유산소성 성능이 향상되었고(9분 달리기, **그림 10.23**) 이환된 관절 수 및 질환 중증도 점수의 감소(**그림 10.24**)(125)가 있었다. 이 연구의 중요성은 대부분의 활동이 체중을 부하 활동이라는 점이며 지금까지 JIA 환자에게는 안전하지 않은 것으로 여겨졌던 활동이라는 점이다. 유산소성 체력의 개선은 12주간의 실험실 기반으로 한 사이클링을 통해서도 달성되었다. 환자는 최대산소섭취량이 11% 증가했으며 피곤함에 대한 운동 시간이 41% 증가했으며, 이환된 관절 수가 감소했다(172).

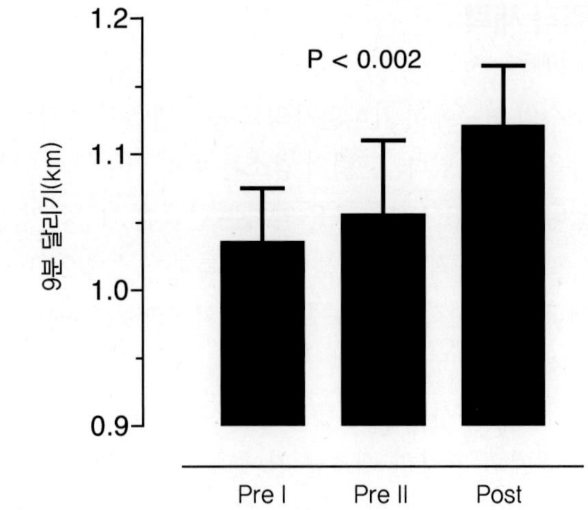

그림 10.23 다발성 청소년 특발성 관절염 환자의 유산소성 수행에 대한 8주 프로그램의 효과. 25명의 8세에서 17세 사이의 환자들은 9분간 달리기 테스트를 3회 시행하였다: 시작 전, 8주 후, 개입 후 8주. 데이터는 평균값 및 SEM이다.

Based on Klepper 1999 (125).

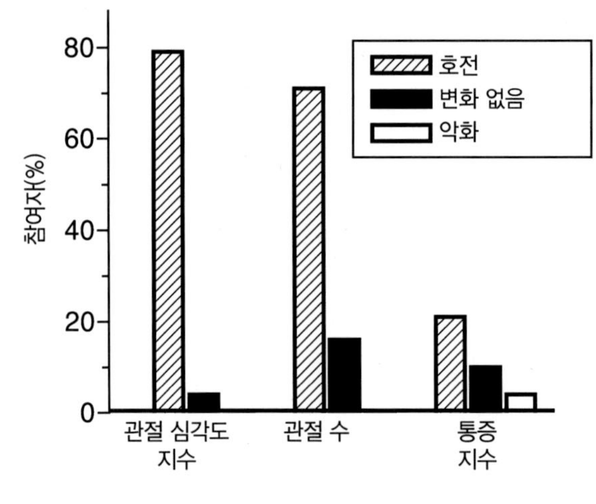

그림 10.24 병의 중증도와 관절통에 대한 8주간의 훈련 프로그램의 효과. 피험자와 연구 디자인은 **그림 10.23**과 동일하다.

Based on Klepper 1999 (125).

안전 고려 사항

Safety Considerations

전통적으로, JIA 환자는 염증과 증상의 악화를 피하

기 위해 체중 부하 운동을 피하도록 안내 받았다(127). 그러나 지난 10년간의 연구에 따르면 강도 높은 운동이 이러한 환자에게 유해한 영향을 미치지는 않았다. 예를 들어, 다발성 관절염이 있는 아동은 강도 높은 유산소 및 무산소성 지구력 테스트, 근육 강화운동 또는 윗몸 일으키기와 같은 반복적인 근육 수축과 같은 강도 높은 테스트를 하는 동안과 그 이후에 통증, 과도한 피로 또는 기타 문제가 증가하지 않은 것으로 보고되었다(126;157). 또한 8주간의 체중 부하 프로그램(저강도 에어로빅, 10cm 플랫폼에서 위아래로 움직이기)은 전문가(125)에 의해 실시 될 때 안전하다고 판명되었다. 이러한 결과는 고무적이지만 체중 부하 관절의 급성 염증 기간 동안에는 환자의 활동을 제한하는 것이 현명할 것이다.

신체활동의 증가가 장기적으로 안전한지 여부에 대해서는 정보가 제한적이다. 6세에서 17세 사이의 62명의 환자를 대상으로 8년간 추적 관찰 한 결과 스포츠에 정기적으로 참여한 사람들과 그렇지 않은 사람들의 총 관절 점수(질환의 중증도 지수)에는 차이가 없음이 밝혀졌다. 두 가지의 가장 인기 있는 스포츠는 자전거 타기와 수영이었으며 둘 다 체중 부하하지 않는 스포츠였다(123). 체중 부하 운동 프로그램의 장기간 안전성에 대해서는 더 많은 연구가 필요하다.

McArdle's 병

McArdle's Disease

희귀 상 염색체 열성 근 병증(autosomal recessive myopathy)인 McArdle's 병(맥아들병, 글리코겐 증 유형 V라고도 함)은 골격근의 포스포릴라제(phosphorylase)가 없거나 부족한 병이다. 결과적으로, 근육은 에너지 전달 경로를 통해 무산소성 에너지를 생성하는 능력이 제한적이며 자유 지방산(free fatty acid)과 포도당의 혈액 공급에 의존해야 한다. McArdle(162)에 의해 1951년에 묘사된 것처럼, 환자들은 운동 초기에 피로를 느끼고 근육 경련, 압통 및 붓기를 자주 경험하며 업무 수행 능력도 극히 낮을 수 있다. 이러한 증상들은 주로 휴식을 하다가 운동을 시작할 때와 무산소성 운동을 할 때 발생한다. 몇 분 동안 가벼운 운동을 지속하면 환자는 유리 지방산의 공급 증가로 인해 과도한 피로를 일으키지 않고 운동 강도를 증가시킬 수 있다. 이러한 현상을 "second wind"라고 한다(186).

McArdle's 병은 대개 성인 시절에 진단되지만 자세하게 과거력 검사를 하면 유년기에 증상이 시작되었음을 알 수 있다. 일부 환자에서는 영아기나 유아기에 임상 양상이 분명해진다. 초기 증상은 수유가 어렵거나 삼키는 것이 어려움, 저긴장증, 서투른 조작능력, 운동의 유지가 어려움, 심한 운동 후 근육통과 미오글로빈요(myoglubinuria) 등이 있다. 증상이 심한 아동들은 종종 게으른 것으로 생각되기도 한다(204).

운동에 대한 전형적인 대사 및 심폐 기능의 반응에는 혈중 젖산염(blood lactate) 또는 피루브산(pyruvate) 수치의 증가가 거의 없는 것, 혈장 유리 지방산 수치의 과도한 증가(204), 높은 분당 환기량, 높은 환기율(O_2 섭취량)(97), 환기 역치의 저하(196), 그리고 산소 흡수의 증가에 따른 심장 박출량의 증가가 있다(139).

McArdle 병 환자의 운동 내성을 증가시키는 몇 가지 방법이 있다. 운동 전과 운동 중에 포도당 주입을 하면 대체 에너지원을 제공하여 증상을 경감시키고 운동에 대한 반응을 정상화(140)시킨다. 특히 branch-chained 아미노산(46)과 함께 복용하면 경구로 복용한 포도당 또한 운동 능력을 향상시킬 수 있다. 운동을 하기 전에 금식을 하는 것도 동일한 작용을 하는데, 이는 유리 지방산의 유용성을 증가시킨다(97). 부분 냉각도 피로와 근육 경련을 지연시키는 것으로 보고되었다(192).

최근의 교차 대조군 연구(crossover controlled study)에서는 5주간의 경구 크레아틴 치료가 골격근 성능을 향상시키는 것으로 나타났다. 특히, 허혈성 상황에서 최대 자발적 수축의 증가뿐만 아니라, 최대하 근수축에 대한 지구력의 증가가 있었다. 자기 공명 분광법은 근육 내 포스포크레아틴(phosphocreatine)의 사용이 증가했음을 보여주었다(257).

척수수막류

Myelomeningocele (MMC)

척수수막류(MMC, spina bifida라고도 함)는 1,000명의 출생당 1명에서 발견되며 신경 튜브 폐쇄 결함의 가장 심각한 형태이다. 종종 방광 및 장 요실금을 포함하는 신경학적 결손, 수두증, 하체의 이완성 마비 증상이 있다. 마비는 특히 병변이 중간 요추 레벨 이상일 때 발생한다. 이 장에서는 MMC 환자의 생리적 체력과 신체 컨디션 조절의 역할에 중점을 둔다.

습관적인 신체활동 및 에너지 소비

Habitual Physical Activity and Energy Expenditure

MMC 환자의 활동 수준은 다양하며 그 중 상당 부분은 보행 능력에 달려 있다. 한 연구에서 보고된 일일 보행 거리는 100에서 5,000m(79) 사이였다. 환자의 보행 능력은 척추 병변의 레벨에 따라 달라진다. 흉추 또는 높은 요추 병변을 가진 아동이 지역 사회 보행자(보조 도구의 사용과 상관없이 보행을 가정 내부와 외부에서 유일한 이동 수단으로 사용하는 경우)가 되는 경우는 드물다. 대조적으로, 병변이 천골 또는 낮은 요추인 경우, 환자의 대다수는 지역사회 보행자가 된다(e.g., [3]).

이중 표지 물(doubly labeled water)을 기준으로 한 MMC 청소년의 총 에너지 소비는 건강한 대조군과 비교하여 상당히 낮다(14). 이것은 휠체어, 보행기, 보조기 또는 목발에의 의존성으로 인한 낮은 이동성을 반영한다.

온타리오 주 MMC 아동 및 청소년들을 대상으로 실시한 설문 조사에서 85%는 자신이 할 수 있는 활동의 유형이나 양이 제한적이라고 답한 반면, 52%는 자신의 적합성 수준이 동료와 비슷하다고 생각했다. 전반적으로, MMC를 가진 사람들의 활동 점수는 일반 캐나다인보다는 낮았지만 뇌성마비 또는 근위축증이 있는 청소년보다는 상당히 높았다.

생리적 체력

Physiologic Fitness

MMC 환자의 생리적 체력은 주로 척추 손상의 레벨에 달려 있다. 병변이 높을수록 체력은 낮아진다. 근력, 유산소성 수행 및 운동 에너지 비용 등이 생리적 체력을 알아보는 데 유용하다.

근력

Muscle Strength

MMC 환자에서는 상지의 근력은 대부분 정상이지만, 하지의 근력이 약하다(3). 이러한 손상은 보행 장애의 주요 원인이다(166). **그림 10.25**는 10~15세의 환자에서 최대 보행 속도와 무릎 신근의 강도 사이에 강한 관계가 있는 것을 보여준다. 보행 속도의 변화 중 72%는 체중에 비례한 엉덩이 신근의 최대 힘과 관련이 있었다.

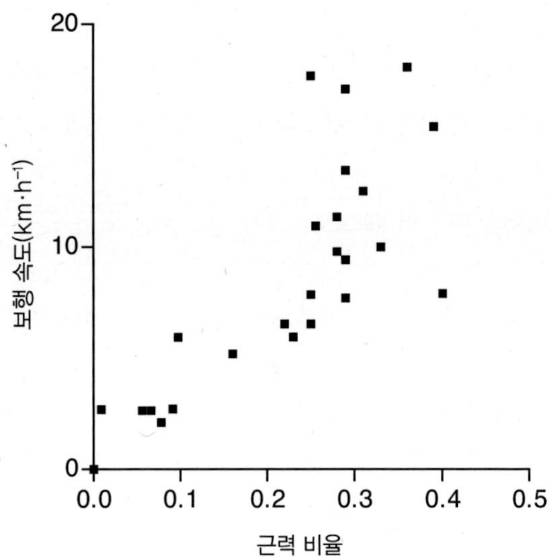

그림 10.25 뇌수막류 환자에서 최대 보행 속도와 무릎 신근 근력 사이의 관계. 10세에서 15세 사이의 33명의 환자가 참여했다. 보행 속도는 30m 이상에서 측정되었다. 근력 비율은 체중(kg)에 대한 최대 등척성 힘이다.

Modified from Agre et al. 1987 (3).

유산소성 체력

Aerobic Fitness

최대산소섭취량(maximal O_2 uptake)은 MMC 환자에서 현저하게 다양하다. 신경 결손이 없고 높은 요추 또는 흉추 레벨 병변인 환자는 정상 수준에서부터 10~15mL $\cdot$kg^{-1} 정도까지 낮을 수 있다(3). **그림 10.26**에서 볼 수 있듯이 최대산소섭취량은 최대심박수와 최대 분당 환기량과 마찬가지로 척추 손상 레벨과 밀접한 관련이 있다. 높은 척수 병변 레벨의 환자에서 낮은 최대심박수와 환기량을 보이는 것은 최대산소섭취량이 심폐 시스템에 의해서가 아니라 하지 근육의 질량과 기능에 의해 제한된다는 것을 암시한다. 부수적으로 수두증이 발생한 환자에서 더 낮은 유산소성 체력을 보이지만 병변의 레벨과 보행의 수준이 고려될 때 이 차이는 사라진다.

보행의 에너지 비용

Energy Cost of Ambulation

O_2 섭취는 보행 또는 바퀴 굴리기를 할 때 신경 손상(3;63;78)을 가진 MMC 환자, 특히 높은 척추 레벨의 병변인 환자에서 과도하다. 한 연구에서 L3/L4 병변이 있는 5~12세 환자들에서 편안한 속도로 걸을 때 미터당 O_2 비용은 0.55mL $\cdot$kg^{-1}였고, 병변이 L5/S1일 때는

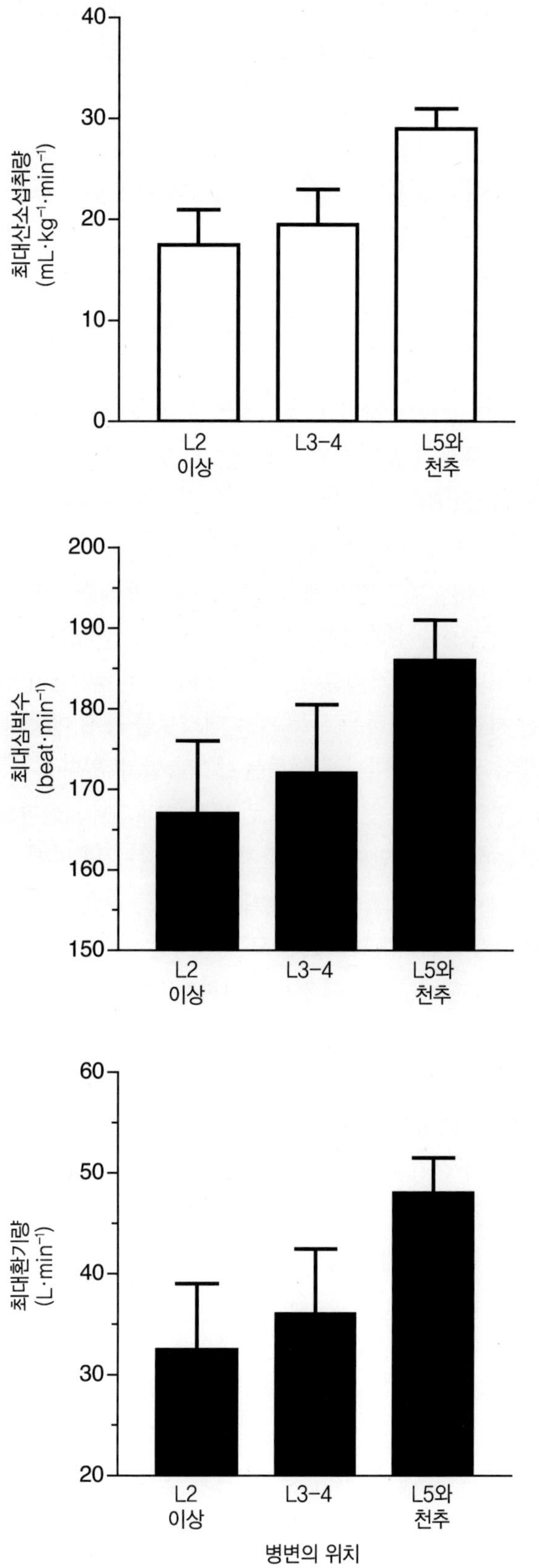

그림 10.26 척수수막류 환자에서 최대 생리적 기능과 병변의 레벨 사이의 관계. 10세에서 15세의 환자를 대상으로 트레드밀 테스트를 시행하였다. 수직선은 1SD를 나타낸다.

Based on Agre et al. 1987 (3).

0.39mL $\cdot$kg^{-1}이었다. 반면 건강한 대조군의 O_2 비용은 0.24mL $\cdot$kg^{-1}였다(63). 흉추 손상 때문에 보행기를 사용하는 환자의 에너지 비용은 1.5~2.0mL $\cdot$kg$^{-1}\cdot$m^{-1}로 높을 수 있다(148).

이러한 데이터는 보행에 대한 과도한 에너지 비용이 근육의 약화와 함께 MMC 환자의 보행 장애에 크게 기여한다는 것을 나타낸다.

훈련의 유익한 효과

Beneficial Effects of Training

건강한 아동과 마찬가지로 MMC 환자도 신체적으로 훈련이 가능하다(7;179). 예를 들어, 무작위 대조 연구에서 8명의 환자가 10주 동안, 주당 1시간씩 유산소 및 근력강화 프로그램을 시행받았다. 그들의 9분 보행/달리기 테스트의 수행에서 대조군은 11% 감소한 것과 비교하여 훈련그룹에서는 46% 향상되었다. 마찬가지로, 어깨 굴곡근의 강도는 훈련 그룹에서 19% 증가하고 대조군에서는 2% 감소했다(7).

상체 근육을 강화하는 것은 휠체어 추진력을 향상시키는 중요한 수단이며, 이는 많은 환자들에게 보행의 주요 수단이다. 예를 들어, 8주간, 주당 3회의 순환 저항 훈련(어깨 거들, 팔꿈치 신전근 및 굴곡근 및 벤치 프레싱) 프로그램을 시행했을 때 12분 테스트에서의 거리가 29% 증가되었다(179). 강한 상체 근력은 목발을 사용하여 걷는 환자에게도 중요하다.

근이영양증

Muscular Dystrophy (MD)

유년기에 발병하는 몇몇 진행성의 근병증들이 있다. 이 장에서는 주로 소아 연령 그룹에서 가장 많이 발병되는 Duchenne 근이영양증(MD)에 중점을 둔다. Duchenne MD는 X-linked 유전병으로 3,000~4,000명의 생존 남아당 1명에게서 발생한다. Duchenne MD의 매우 드문 변형이 여성에서도 발생할 수 있다. 이 질환은 근육 세포막의 구조적 완전성에 필수적인 단백질인 디스트로핀(187)의 부재가 특징이다. 병리학적 변화 및 기능의 감소는 근위 근육 그룹(예를 들어, 어깨 및 골반 근육)에서 먼저 발생하고, 작고 원위의 근육 그룹에 점차적으로 영향을 미친다.

Duchenne MD는 진행성이며 조기 사망을 초래한다. 근육의 약화는 보통 생후 2년 전에는 식별 할 수 없으며 진단은 4세에서 5세 사이에 이루어진다. 대부분의 환자는 10~12세에 여전히 걸을 수 있지만 일부는 6세 경에 휠체어를 사용해야 한다. 병의 나중 단계에서 환자는 침대에 누워만 있게 되며, 대다수는 주로 심근 병증과 호흡 부전으로 인해 18세 이전에 사망한다.

Becker MD는 Duchenne MD보다 발생 빈도가 낮으며 더 천천히 진행된다. 환자들은 청소년기에도 보행이 가능하며, 일부는 20세까지도 여전히 걸을 수 있다. 대부분의 환자가 20대에 사망하지만, 일부 환자는 40대 초반까지 생존한다.

습관적 신체활동
Habitual Physical Activity

근이영양증 아동의 습관적 신체활동 및 태도에 대한 역학 자료는 거의 없다. 6세에서 20세 사이의 신체 장애가 있는 342명의 Oltario 아동 및 청소년을 대상으로 실시한 설문 조사에서 Duchenne MD 환자들은 뇌성마비, 두부 손상 또는 골수막 제거술을 받은 응답자와 비교하여 가장 낮은 활동 수준을 나타냈다. Duchenne MD 환자 중 단지 18%만이 육체적으로 활동적이었다. 그들 중 79%는 동료들보다 자신의 체력 수준이 낮다고 생각했으며, 모두에서 자신이 “신체적 제한”(147)을 가졌다고 답했다.

MD 환자의 신체활동은 질환의 경과와 같이 저하된다. 걸을 수 있는 MD 환자의 기능 수준은 네 단계(256)로 나눌 수 있다.

1. 약간의 기능의 저하가 있으나 정상적인 보행 패턴
2. 격렬한 업무 수행 능력의 현저한 감소와 그에 따른 습관적 활동의 감소
3. 모든 유형의 신체활동 감소. 매일 걷고 서 있는 시간이 2시간 미만
4. 걷기와 서서의 일일 지속 시간은 30분 미만

MD 환자는 다음과 같은 요인으로 인하여 휠체어 상태가 된다.

- 무릎 및 엉덩이 신근의 잔류 근력 감소
- 하지 관절의 구축, 특히 무릎 관절과 고관절
- 병, 수술 또는 부상으로 인한 침상 안정(bed rest)
- 약한 근육에 과도한 부하를 야기하는 과체중 또는 비만의 발생
- 심리적 요인, 예를 들어 낙상에 대한 불안 또는 외부와의 단절로 인한 불안
- 친척, 교사 및 의사가 아동을 편안하게 해 주기 위하여 휠체어를 제공하기로 결심하는 것

보행 능력의 상실을 촉진시키는 추가 요인으로는 무릎을 구부리고 장시간 앉아 있기, 발바닥쪽굽힘 구축(plantar flexion contracture), 하지의 비대칭이 있다. 발바닥쪽 굽힘 구축이 발생하면 아동은 발가락 쪽으로 걷게 되고, 하지의 비대칭이 발생하면 아동은 한쪽을 사용하는 것을 선호하게 되고 다른 쪽에는 구축이 발생하게 된다. 특정 거리를 걷는 데 필요한 시간과 같이 정해진 시간에 수행하는 운동 기능 테스트를 통해 아동이 휠체어 상태에 얼마나 근접하는지 예측할 수 있다. 이것은 51명의 환자를 전향적으로 관찰 한 결과인데, 30피트를 걷는데 6초 미만이 걸린 환자 중 89%는 2년 넘게 휠체어 상태를 피할 수 있었다. 대조적으로, 같은 거리를 걷는데 9~12초가 필요했던 모든 환자는 2년 내에 휠체어를 사용했다(165). 이유가 어떠하든 간에, 몇 주 동안 침상 안정 상태로 지낸 MD 아동은 다시 걸을 수 없을수도 있다. 잔여 근육의 위축 및 구축은 침상 안정 중에 너무 빨리 진행하여 수술이나 교정기 치료를 하더라도 아동이 다시 걷기는 힘들다(36).

결론적으로, 휠체어 상태나 침상 안정 상태로의 전환은 피할 수 없지만 활동 상태가 조기에 나빠지지 않도록 관리해야 한다.

생리적 체력
Physical Fitness

MD 아동에서 근력, 최고기계력, 근지구력 및 최대유산소성 파워가 불충분하다.

근력
Muscle Strength

체력의 구성 요소 중 근력은 아동이 서고, 걷고, 다른 일상 기능을 수행하는데 중요하다. 근력은 대부분 임상

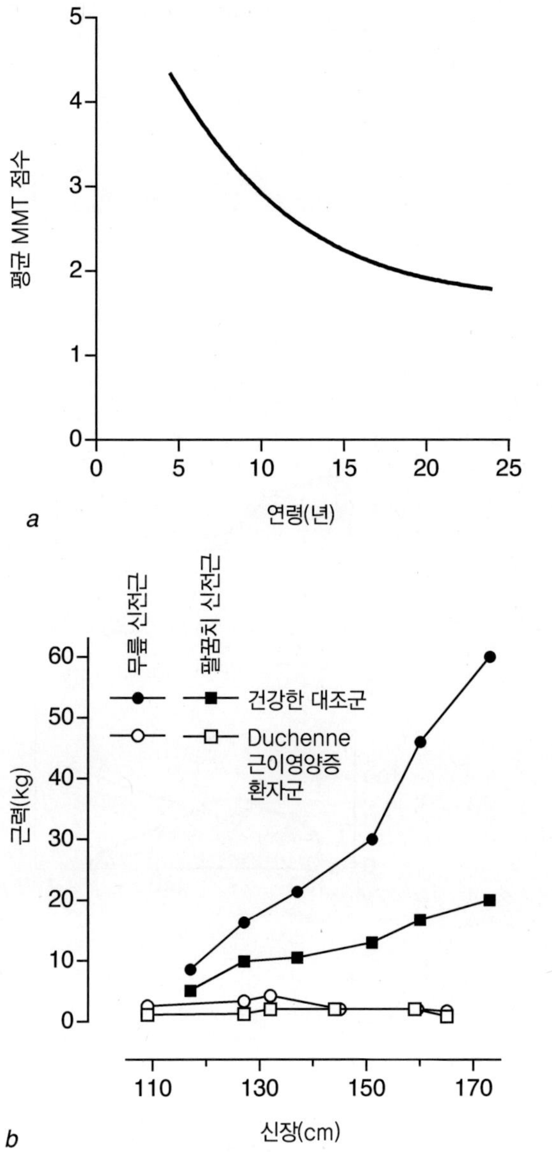

그림 10.27 Duchenne 근이영양증의 근육 강도의 저하. (a) 수동 근육 검사(MMT)로 강도를 평가한 70명의 환자에 대한 자료. MMT 점수는 34개의 근육 그룹에 대한 합성 값이다. Reproduced, with permission, from McDonald et al. 1995 (165). (b) 5~16세 사이의 43명의 환자와 45명의 대조군에 대한 자료 요약. 이들의 등척성 강도는 케이블 장력 계측법으로 측정하였다.
Based on data from Fowler and Gardner, 1967 (85).

적, 순차적 평가(81;165;256)에 의해 평가되었고, 보다 정량적이며 객관적인 방법(37;56;85;107;165;167;215;228;237)에 의해서도 평가된다. MD 환자에서는 두 방법 모두에서 근력이 지속적으로 감소하는 것으로 나타났고 **그림 10.27**에 나타난다. **그림 10.27a**는 Duchenne MD(165) 아동 및 청소년에서 수동으로 측정한 근력의 감소를 나타낸 것이다. **그림 10.27b**는 환자 및 대조군의 키와 등척성 근력간의 관계를 나타낸다. 대조군의 경우에는 근력이 지속적으로 증가하지만 환자군의 경우 절대 근력은 무시할 정도로 작아서 16세의 점수는 5세(86)와 비슷하거나 그보다 낮다. 성장하는 동안의 절대적인 근력이 증가하지 않는 것은 걷는 속도(215) 또는 계단 보행 능력과 같은 기능의 저하를 일으킨다. 아동이 과체중이 되면 이러한 기능의 저하는 더욱 악화된다.

Duchenne MD 아동과 size-matched 5백분위수의 대조군 아동간의 근력을 비교해보면 **그림 10.28**에서 보는 바와 같이 환자의 키가 120cm 이상이면 대부분의 경우 5백분위수 보다 낮다. 따라서 건강한 아동을 위한 표준은 MD 아동의 평가에 사용할 수 없다.

무산소성 수행

Anaerobic Performance

임상적 관찰에 따르면 MD 아동의 근지구력은 낮아서 걷거나 계단을 오르면 쉽게 피곤할 수 있다. 근지구력을 객관적으로 평가하기 위해 앙와위에서 아동이 목이나 다리를 땅에서 45°로 들고 버틸 수 있는 시간을 측정할 수 있다. 환자의 92%가 건강한 아동의 5백분위수 아래로 측정되었다. 이러한 방법의 단점은 재현성이 낮고 표준화가 되지 않았다는 것이다(82).

지난 10년간 30초 윙게이트 무산소성 검사는 MD 아동의 최고 근력과 근지구력을 평가하는 데 사용되었다. 이 검사는 MD 환자들에게 신뢰성이 높은 것으로 밝혀졌다(평균파워와 최고파워에 대한 시험-재시험의 경우 r=0.99, n=13 with DMD). (**그림 10.12** [243]도 참조하시오.) 30초 페달링 또는 암 크랭크 테스트를 완료하는 능력은 질환의 심각도를 반영한다. 일반적으로, 아동이 휠체어에 앉아있는 경우 테스트는 페달링보다 암 크랭크를 사용하는 것이 더 적합하다.

Duchenne MD와 Becker MD 환자는 종종 긴 사이클링 또는 암 크랭크 에어로빅 프로토콜보다 30초 무산소성 검사를 더 쉽게 수행할 수 있다.

Duchenne MD의 아동들은 근지구력과 최고무산소성 파워가 건강한 아동 평균의 5~7SD 정도로 매우 낮다. **그림 10.29**는 표준 데이터와 비교한 3명의 환자의 최고파워의 세로 변화를 나타낸다.

이 수치는 환자의 수행을 정상 수치와 비교하는 것이

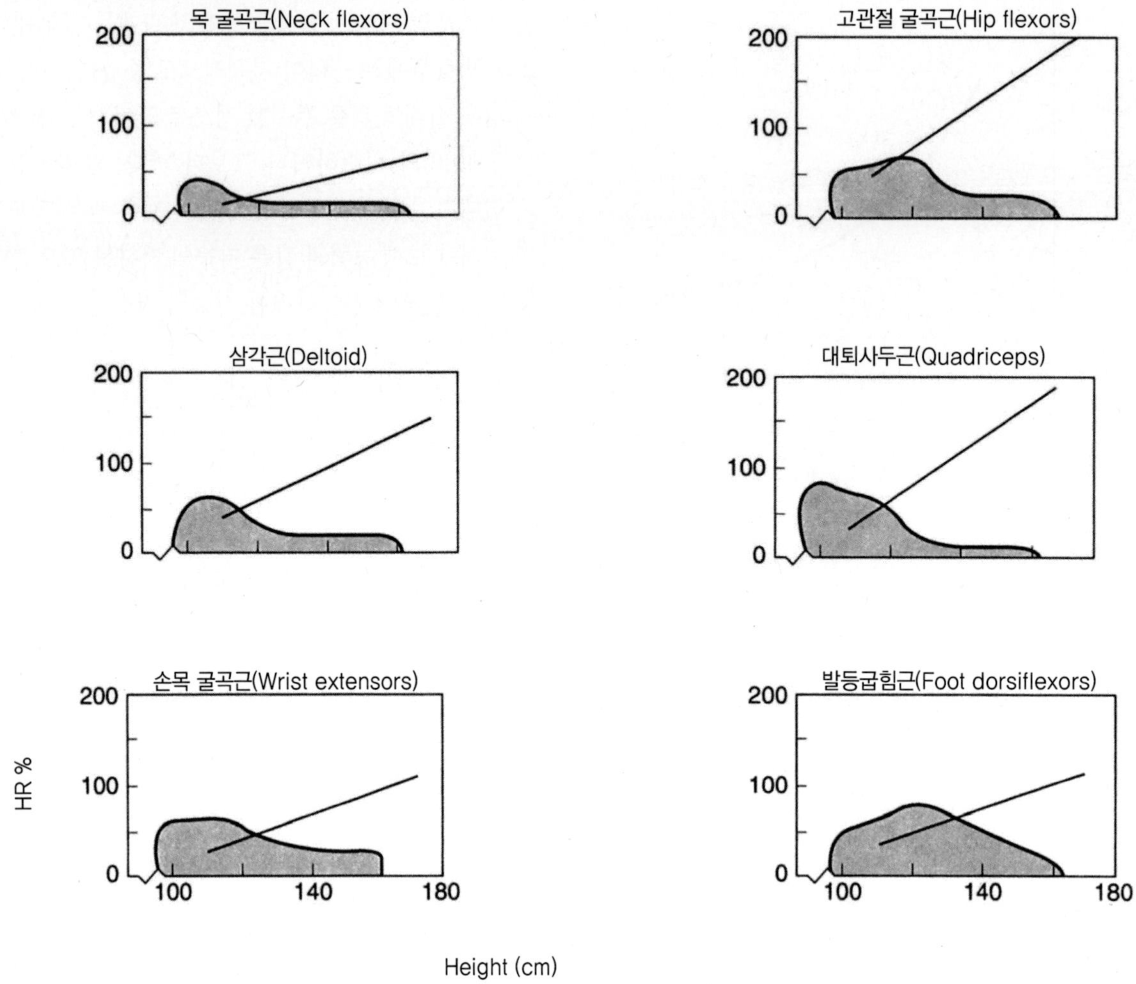

그림 10.28 Duchenne 근이영양증(음영 영역)이 있는 아동의 근력은 건강한 아동보다 낮다. 측정치는 Hammersmith myometer로 측정되었다. 회귀선은 215명의 건강한 아동 중 5번째 백분위수에 근접한다.

Adapted from Hosking et al. 1976 (107).

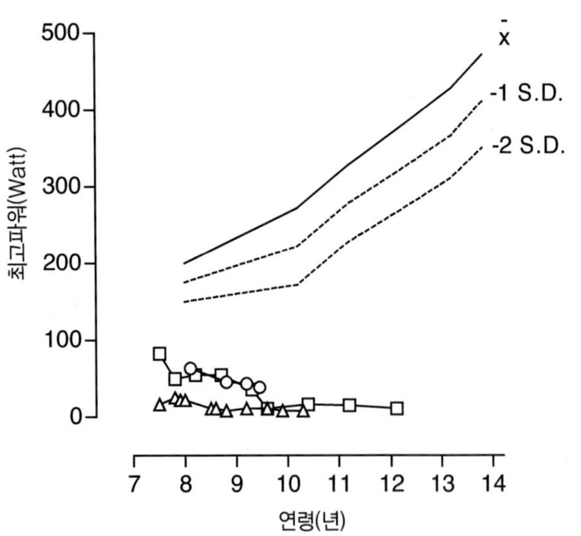

그림 10.29 Duchenne 근이영양증를 가진 아동들의 무산소성 수행. 종단 자료는 진료소 방문 중 주기적으로 시행된 3명의 환자에 대한 것이다. 이 선들은 윙게이트 무산소성 검사와 동일한 장비 및 프로토콜을 사용하여 Children' s Exercise & Nutrition Centre에서 제시한 기준을 나타낸다.

무의미하다는 것을 나타낸다. MD 아동에서 무산소성 수행에 대한 전형적인 값을 제시하는 것은 불가능하지만, **그림 10.12**와 **10.29**에서 볼 수 있듯이 Duchenne MD 아동의 점수는 최고파워의 경우 15W, 평균파워는 10W로 낮을 수 있다(242). 이 수치는 대부분의 사이클 에르고미터에서 측정할 수 있는 최저 수치에 가깝다.

MD 아동의 낮은 무산소성 수행은 근력의 악화와 관련이 있으며, 이는 fast-twitch 근 섬유, 특히 IIb 유형의 선택적 소실(187)로 인한 것이다(260).

유산소성 수행

Aerobic Performance

최고유산소성 파워 출력(Peak aerobic power output)과 최대산소섭취량은 MD(228) 및 다른 근육 병증(40) 환자에서 현저하게 낮다. 이것은 대부분이 환자의 근육에 기능적인 운동 단위(motor unit)가 적고, 호흡기와(12;94;110;193;198;233) 심장 기능이 저하되었기 때문이다. 순환계 시스템이 유산소성 활동 중에 크게 부담이 되지 않는다는 하나의 지표는 에르고메트리를 하는 동안 MD 환자의 최고심박수가 낮다는 점이다. 환자들에서 심박수가 단지 120~130beat·min^{-1}일 때 종종 테스트가 종료된다. 따라서 이 아동들의 신체 능력에 있어 주된 제한 요소는 산소 수송 시스템이 아니라 근지구력, 무산소성 파워 및 근력이라고 가정하는 것이 안전하다. 어떠한 자료에 따르면, 기계적 효율성과 무산소성 역치는 근육병증이 있는 환자와 건강한 대조군 간에 차이가 없었다(40;61). 그러나 MD를 가진 햄스터는 기계적 효율이 낮고 산화 능력이 감소했다(137).

훈련에 대한 반응

Response to Training

손상되지 않은 잔여 근육 조직은 훈련 가능하다. 남은 운동 단위 강도와 지구력을 향상시킬 수 있다면 기능 저하를 멈추게 하고 일시적인 기능 향상(213)조차도 기대할 수 있다. 결과적으로 아동이 서고 보행할 수 있는 기간을 연장시킬 수 있다. 팔다리 근육에 대한 훈련 효과는 인간(1;56;60;86;117;168;169;177;216;233;255)과 동물(41;64;84;265)에서 연구되었다. 대부분의 인간 연구는 팔 다리 근육의 저항 운동의 효과에 초점을 맞추었지만 몇 개의 연구는 호흡근(128;198;259) 또는 저작근(117)의 훈련에 대한 것이다. 다른 연구에서는 근육에 전기적 자극을 사용하기도 했다(217;218;271).

근육 훈련으로 인한 효과의 예가 **그림 10.30**에 나와 있다. 6세에서 10세 사이의 보행 가능한 Duchenne MD 남아에서 1년간 고관절 외전근, 고관절 신전근, 무릎 신근, 팔 굽힘근 및 복근의 저항 운동 및 보조 운동 프로그램을 시행하였다(255). 예상대로, 프로그램을 시행하기 전년도에는 복합 강도 지수가 약 15% 감소했다. 그러나 프로그램을 시행하는 동안에는 강도가 더 이상 감소하지 않았다. 이것은 훈련을 하지 않고 강도가 계속 떨어지는 연령 일치 환자군의 결과와 비교하여 대조적이었다. 그러나 대조군에서 훈련 전 1년간의 강도 저하가 상당히 느려서 두 그룹이 질환의 중증도가 일치하지 않았다는 것은 염두에 두어야 하고, 이러한 점은 본 연구의 타당성을 떨어뜨린다.

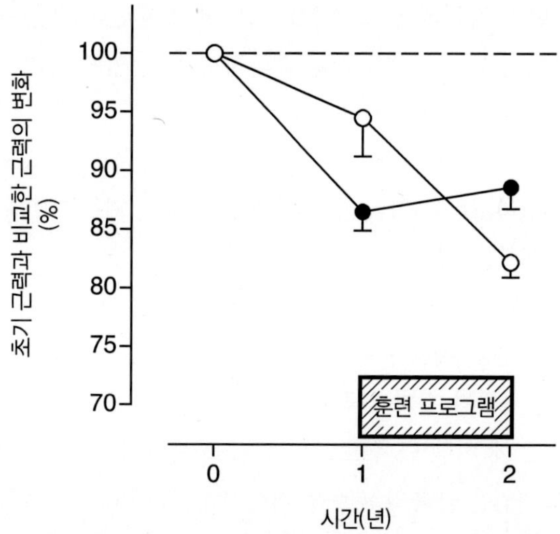

그림 10.30 Duchenne 근이영양증(n = 14)을 가진 아동들의 1년간 강도 훈련 프로그램 시행 전과 후의 등척성 근력의 변화(●). 비활동적 집단과의 대조(n = 14, ○). 근력은 여러 근육 그룹들의 복합지수(composite index)이다.

Adapted from Vignos and Watkins 1966 (255).

실제로 적절한 통제 그룹을 얻는 것은 연구자에게는 매우 어려운 과제이다. 이에 대한 주된 이유는 적절한 피험자가 부족하기 때문이다. 또 다른 제한 조건은 기능 저하의 속도가 일관성이 없다는 점이며, 이는 매칭을 어렵게 만든다. 또한 대부분의 환자에게 약물 및 기타 요법이 주어지기 때문에 신체 훈련의 구체적인 효과를 알아 내기가 어렵다. 그러나 가장 주된 제약은 윤리적 문제이다. 대조군이 물리적 재활치료를 거부하는 프로그램을 어떻게 정당화할 수 있겠는가?

한 가지 해결책은 비 운동 그룹을 이용하지 않고 두 가지의 훈련 모드를 비교하는 것이다. Scott et al. (216)은 Duchenne MD 남아들을 근력 대 근지구력 훈련 그룹으로 나누었다. 가정을 기반으로 하여 6개월간 1일 15분 프로그램을 시행했을 때 두 그룹에서 근력과 이동 능력의 차이는 없었다. 비 운동 통제그룹이 없었기 때문에 두 가지 훈련 요법이 절대적으로 도움이 되는지 여부를 결정하는 것은 불가능했다.

대안의 해결책은 한쪽의 사지를 훈련시킬 때 반대편의 사지가 대조군의 역할을 하는 것이다. De Lateur와 Giaconi(56)는 네 명의 4.8~11 사이의 남아를 대상으로 네 달 동안 한쪽의 무릎 신근을 6개월간 훈련시켰다. 세 명의 피실험자에서 최고 등속성 토크가 향상되었고 이 효과는 훈련이 끝나고 18개월 후에도 지속되었다. 비슷한 디자인의 연구로 MD 성인에서 훈련을 받은 쪽의 팔의 힘은 증가했지만 훈련되지 않은 반대편 팔의 힘은 증가하지 않았다(163). Duchenne MD(117) 환자의 저작근과 dystrophin이 결핍된 mdx 생쥐의 사지 근육(41;64;84;100;265)에 대해서도 훈련 가능성이 제시된 연구가 있다.

골격근의 강화는 전기 자극, 특히 저주파를 이용하여 가능하다. 예를 들어, 경골 전방 근육(tibialis anterior)에 3개월간 전기 자극을 주었을 때 자극하지 않은 다리(272)에 비해 근육 토크의 증가를 보였다. 그러나 이러한 개입은 근육의 피로를 개선시키지는 못했다. 후속 연구에서, 전기 자극을 9개월 이상 하는 것이 3개월간 하는 것 보다 효과적이었다(271).

결론적으로, 인간과 동물의 연구에 따르면, 잔여 기능 근육은 훈련 가능한 것으로 보인다. 근육 훈련의 효과는 질환의 초기 단계에 있으며 기능성 근육 섬유가 아직 많은 환자에서 특히 분명하다(213). 또한 훈련을 통하여 근력 감소의 진행 속도를 늦출 수 있고 때로는 일시적으로 호전시키는 것도 가능하다. 운동을 한 MD 남아에서 단기 연관성 학습의 향상을 보이는 것도 흥미롭고 아직 설명되지 않은 현상이다(60,67).

호흡 근육 훈련

Training of the Respiratory Muscles

MD 환자의 근육 기능의 저하는 호흡 기능의 점진적인 감소를 일으킨다(12;110;193;198;233). MD 환자의 폐기능은 호흡 근육의 약화와 흉곽의 순응도(compliance)의 감소로 인하여 제한적 유형(restrictive type)으로 변한다. 일부 환자는 척추 측만증이 발생하여 호흡 기능이 더욱 악화된다. 호흡 부전은 이들 젊은 환자에서 주요 사망 원인이기 때문에 이러한 악화를 늦추는 것이 중요하다(193). 문제는 호흡 근육에 대한 특정 훈련이 유익한 지 여부이다. 이것에 대한 일부 연구 결과가 있지만 위약 효과(99)를 배제하기 위해 고안되지 않은 연구가 대부분이다. 무작위, 위약 대조 이중 맹검 크로스 오버 디자인(randomized, placebo-controlled, double-blind cross over)에서 Duchenne MD가 있는 9세에서 14세의 남아들을 대상으로 흡기 훈련(18일 동안 매일 저항이 있는 흡기 훈련 20번 시행함)을 받았지만 폐활량 또는 최대 흡기 및 호기 압력(198)에는 변화가 없었다. 다른 무작위로 선정 된 크로스 오버 디자인(233)에서 Duchenne MD가 있는 10세에서 23세 청소년 환자를 대상으로 6개월간 훈련을 하였다. 충분한 힘으로 환자가 흡입했을 때만 컴퓨터 게임이 작동하게끔 하는 방법으로 동기부여를 했다. 강제 폐활량(forced vital capaticity)나 호흡근의 지구력에는 변화가 없었음에도 불구하고, 최대 흡기 및 호기 압력이 유의하게 증가했다. Duchenne MD(259) 15명의 남아를 대상으로 한 대조군 연구에서는 흡기 근육 훈련의 유익한 효과는 훈련 종료 후 몇 개월 후까지 지속되었다. 저자들은 이러한 이점이 질환의 초기 단계에서 특히 명백하다고 결론 지었다. 최적의 훈련 프로그램, 순응도 및 훈련이 가장 효과적 일 수 있는 연령을 파악하기 위하여 이 분야에서 더 많은 연구가 필요하다.

비만 예방 및 관리

Prevention and Management of Obesity

과 체중과 비만은 MD(264) 소아에서, 특히 질환의 초기 단계에서 종종 발생한다. 과체중의 정확한 메커니즘은 분명하지 않지만, 휴식 시 에너지 소비(98)와 총 에너지 소비가 낮아서 이로 인해 양의 에너지 밸런스를 형성하기 때문일 가능성이 크다. 일반적으로 지방은 근이영양증에 이환된 근육에 축적된다(138). 골격근이 약하기 때문에 과도한 체중은 아동의 보행 능력을 더욱 저해한다. 질환이 진행된 단계에서는 가슴이 비만하면 호흡의 기계적 및 신진대사 비용이 증가하게 되고 이는 호흡 기능을 저하시킨다(262). 따라서 이들 환자의 비만 예방 및 관리가 가장 중요하다. 이상적으로는 체지방량이 주기적으로 증가하기 시작하기 전에 정기적으로 신체 비만도를 모니터링하고 아동과 부모에게 영양 상담을 제공해야 한다. 일단 아동이 이미 비만해지면 아동을 돕는 것이 더 어려워진다. 저 에너지 다이어트는 일반적으로 지방제외 체중(fat-free mass), 특히 근육의 손실의 해로운 영향이 있는 것으로 생각되어진다. Edwards et al.(66)는 매우 비만한 두 명의 Duchenne MD와 Becker MD 남아들을 약 1년간 저 에너지식이로 치료했고 두 남아 모두 상당한 체중 감소가 있었지만 검사상에서는 일시적인 경미한 음성 질소 균형(negative nitrogen balance) 만이 관찰되었다. 따라서 이들은 저 에너지 치료법이 안전하다고 결론 지었다. 다양한 식이 변화에 대한 효과 및 안전성을 확실히 하기 위해서는 더 많은 연구가 필요하지만, 비만 예방 자체는 매우 중요하다.

부동의 악영향

Deleterious Effects of Immobilization

체력과 운동 기능의 급격한 감소를 막기 위해 MD 아동은 부동(immobilization)을 피해야 한다. 임상적 경험상, 환자가 몇 주 동안 부동 상태가 되면 어떤 이유로든 보행 능력이 떨어진다. 한 예로 Duchenne MD의 남아로 7.5세에 처음으로 우리 클리닉에 내원한 아동이다. 내원 시점에서 아동은 도움 없이 걸을 수 있었다. 환자는 다음 6개월 동안 활동–영양 프로그램(activity–nutrition program)을 잘 수행했으며 **그림 10.31**에서 볼 수 있듯이 그 기간 동안 무산소성 근육의 수행(anaerobic muscle performance)은 안정적이었다. 이 후 아동은 양측 아킬레스 건의 연장술을 받은 후 몇 주 동안 침대에 누워 있었다. 그가 다시 실험실에서 테스트 받았을 때 다리의 최고 및 qqqq(anaerobic power)는 50% 이상 감소했으며 이후의 테스트에서 상승하지 않았다. 비슷한 패턴이 2개월 후에 팔에서도 발생했다. 결과적으로 수술 후 아동은 다시 걸을 수 없었다. 이 예가 모든 사례에 대해 일반화 될 수는 없지만 MD 아동에 있어서 부동이 분명히 해롭다는 것을 보여준다.

MD 아동을 위한 가장 적절한 훈련 방법에 대해서는 자세한 정보가 필요하다. 특히 근력과 지구력의 개선에 특별한 주의를 기울여야 한다. 현재의 지식을 바탕으로 다음과 같은 결론을 내릴 수 있다.

1. Duchenne 근이영양증이 있는 아동, 특히 느리게 진행되는 근이영양증의 경우에 근력, 근 지구력, 무산소성 파워의 감소 속도는 몇 개월간의 근력 트레이닝을 통해 감소시킬 수 있다. 어떤 경우에는 이러한 기능이 일시적으로 향상 될 수 있다.
2. 이러한 향상은 잔여 근육량의 기능으로 인한 것이다. 따라서 질환이 진행될수록 근육 기능의 **개선**이 감소한다.
3. 근력 훈련 자체는 보행 기능의 감소를 늦추는데 효과가 없다. 보조기구나 다른 사람들이 도움을 받아서라도 환자를 일으키고, 세우고, 걷게 할 수 있는 추가적인 활동이 필요하다.
4. 구축(contracture)의 예방과 관리에 특별한 주의를 기울여야 한다. 팔다리를 움직이는 큰 근육도 구축이 오면 약해질 수 있다.
5. 비만을 예방해야 한다. MD 아동은 근육이 약하기 때문에 과 체중 상태에서는 움직이기 어렵다.

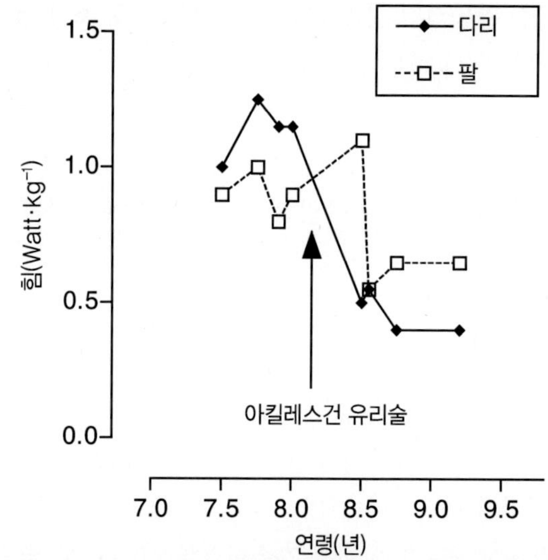

그림 10.31 Duchenne 근이영양증을 앓고 있는 남아의 팔과 다리의 최고기계력(윙게이트 무산소성 검사)에서 20개월 동안의 변화. 화살표는 양측 아킬레스건의 유리술을 받은 시기를 나타낸다.
Data from the Children's Exercise & Nutrition Centre.
Reproduced, with permission, from Bar-Or 1993 (16).

비록 Duchenne MD 아동과 다른 MD 아동들에서 휠체어 상태가 되는 것이 불가피하다 하더라도, 이 같은 상황은 항상 아동과 부모 모두에게 큰 좌절을 안겨준다. 이러한 과정에서 환자는 척추 측만증, 하체 부종, 근육 위축의 가속화, 근력 약화, 구축, 정서적 위기(224) 등의 증상을 보일 수 있다. 그러므로 치료자는 그러한 상태 변화를 수동적인 생활 방식에 머무르기 보다 활동을 강화하기 위한 기회로 변화시켜야 한다. 특정 휠체어 기반 운동의 예는 물리 치료 교과서 또는 adapted physical education 교과서에서 찾아볼 수 있다(51;266).

안전 고려 사항

Safety Considerations

강화된 신체활동이 MD 아동에게 해로울 수 있다는 우려가 제기되었다. 이것은 두 가지 주장에 기초하고 있

다: (1) 활동적인 근육 그룹에서 임상적 및 조직 병리학적 악화가 더 빠른 결과가 나타났다. (2) 운동은 크레아틴 키나아제(CK)의 과도한 상승을 유발한다. 이러한 주장은 얼마나 사실일까? 활동이 악화를 유발한다는 근거는 대부분 활동 근육 군의 과도한 운동후의 약화를 보인 사례들에 기반하고 있다(예: [114]). 그러나 추적 기간이 24개월로 긴 통제 연구(56;216)(56)에서는 훈련 근육의 과도한 악화가 확인되지 않았다. 또한 천천히 진행하는 신경근 질환을 앓고 있는 성인에서도 저강도로 12주간의 유산소성 운동 프로그램을 시행했을 때도 비슷한 결과가 나타났다(270).

활동이 근육의 악화를 가속화 시킨다는 또 다른 근거는 한 명의 Duchenne MD(32) 아동의 부검을 통한 연구로부터 나왔다. 아동의 근위부 근육과 일부 자세에 관여하는 근육은 다른 근육 군보다 조직학적으로 더 많이 이환된 소견을 보였다. 저자는 더 많이 이환된 근육이 아동이 살아있는 동안에 더 활동적이었고, 따라서 신체 훈련이 병리학적 과정을 가속시킬 수 있다고 결론지었다. 그러나 이러한 조직학적 차이가 정말로 활동의 차이를 반영했는지 여부는 확실하지 않다 만약 그렇다면 더욱 활동적인 다른 근육 그룹(예: 늑간 호흡근)은 더욱 악화되었을 것으로 예상할 수 있다. 3주 동안 매일 저강도, 고 반복 훈련을 받은 MD 쥐의 근육 군은 훈련 받지 않은 MD 쥐의 각각의 근육 군보다 퇴행성이 덜한 것으로 나타났다(84). 이것은 운동이 해로운 영향보다는 오히려 보호 효과를 나타낸다는 것을 의미한다. MD 아동은 종종 운동에 반응하여 혈청 CK가 과도하게 상승하지만 이러한 반응이 근육의 손상을 반영한다는 증거는 없다(80;111).

결론적으로, 특히 경도에서 중등도의 강도로 강화된 신체활동은 MD 아동에게 안전한 것으로 보인다. 각 환자는 개별적으로 고려되어야 하지만 일반적으로는 환자의 활동 수준을 높이도록 권장해야 한다. 그러나 어떤 활동이 통증이나 과도한 피로를 유발하는 경우에는 운동의 강도 또는 운동 횟수 또는 두 가지 모두 감소시켜야 한다. 안전 관련 권장 사항을 더욱 세분화하기 위해서는 추가적인 연구가 필요하다.

척추 측만증

Scoliosis

척추 측만증(scoliosis)은 척추의 비정상적인 만곡을 나타낸다. 근이영양증이나 척수수막류와 같은 질환의 이차적인 증상 일 수 있지만 대부분의 유형은 흉추의 특발성 척추 측만증이며 이 장에서는 이를 주제로 다룬다. 척추 측만증은 건강한 아동과 청소년에서 발생할 수 있으며, 남성보다 여성에서 더 많이 발생한다. 비정렬(malalignment)의 정도는 성장과 함께 진행되며, 특히 여자의 경우 정도가 심하며 이것은 조기 치료의 주된 근거가 된다. 척추 측만증의 중증도는 흉부의 방사선학적 전후 영상으로 측정한 측면 만곡의 각도(Cobb 방법 사용)에 의해 결정된다.

습관적 신체활동

Habitual Physical Activity

척추 측만증 환자의 신체활동 또는 일일 에너지 소비량에 대한 정량적 데이터는 거의 없다. 그러나 척추 측만증 환자는 일상적이지 않은 신체와 부정적인 자아상으로 인해 신체활동에 참여하는 것을 꺼리는 경우가 많다(92). 일부는 척추 보조기를 착용해야 하기 때문에 활동이 제한된다(2). 진행된 척추 측만증에서 운동 유발성 호흡 곤란은 신체활동의 또 다른 장벽이다. 추가로 조기 퇴화와 기능 저하의 악순환이 계속될 수 있다.

기능적 및 생리학적 손상

Functional and Physiologic Impairments

척추 측만증이 진행되면 운동성 호흡 곤란이 흔하며 유산소성 파워(aerobic power)가 낮아지고 심장 기능이 저하된다(31;222;223). 최대산소섭취량은 건강한 아동의 경우 40~55mL $\cdot$kg$^{-1}\cdot$min^{-1}인 것에 비하여 11mL $\cdot$kg$^{-1}\cdot$min^{-1}까지 낮아진 경우도 있었고 일반적으로 심한 환자에서는 25mL $\cdot$kg$^{-1}\cdot$min^{-1}를 넘지 않는 소견을 보였다. 후속 연구(44;58;59;77;118;122)에서는 경도에서 중등도의 측만증(예: 60~70° 이하)도 유산소성 운동 및 심폐 기능의 감소를 동반하는 것으로 나타났다. 예를 들어, 척추 측만증이 있는 38명의 청소년(평균 연령 15.1세)을 대상으로 최대 트레드밀 테스트를 실시했는데, 20° 또는 30°의 경미한 만곡을 보이는 청소년에서

표 10.2 중등도 또는 중증의 척추 측만증이 있는 청소년에서 휴식과 운동 주의 폐 기능 및 신진 대사 기능, 건강한 사람과 비교함

기능	건강한 사람과 비교
휴식 시 전폐용량	낮음
폐활량	낮음
호흡 일	높음
폐포 환기	낮음
폐동맥 압력	높음
최대하 운동 시 분당환기량	높음
호흡수	높음
분당환기/이산화탄소 배출	정상
운동의 산소 소비	정상–높음
일회호흡량/폐활량	정상–낮음
동맥 산소 포화도	정상
폐포–동맥간 산소분압차	높음
폐동맥 압력	높음
최대 운동 시 산소섭취량	낮음
분당 환기	낮음
분당 환기/이산화탄소 배출	정상–낮음
호흡수	정상–높음
일회호흡량	정상–낮음
일회호흡량/폐활량	정상
동맥산소포화도	정상–낮음
폐동맥 압력	높음

조차도 유산소성 수행의 저하를 보였다(44).

낮은 최대유산소성 파워(maximal aerobic power)는 흉부의 변형, 작은 폐, 작은 말초 근육, 저 활동성 그리고 전신 쇠약과 관련이 있다. **표 10.2**에 휴식 및 운동 시의 중요한 폐 기능 이상이 요약되어 있다. 척추 측만증을 동반 한 아동의 가슴 기형은 휴식 시 전체 폐 용적(total lung capacity) 및 생체 용적(vital capacity)을 감소시킬 수 있다. 또한 갈비뼈의 위치가 틀어짐으로 인한 호흡 근육의 부하가 증가되고(28;31;48) 폐 일부분에서의 환기–관류 불균형(ventilation–perfusion imbalance)으로 인해 폐포동맥간 산소 분압(alveolar–arterial PO_2)의 변화가 발생하며 특히 운동 중에는 변화도가 35~40mmHg 만큼 높게 보고되기도 하였다. 낮은 1회 호흡량, 운동 중 높은 생체학적 데드 스페이스, 그리고 휴식과 운동 중에 높은 폐동맥 혈압(221;227) 소견도 보인다. 진행된 척추 측만증 환자에서 보행 시의 산소비용이 과도한데, 이것은 호흡의 산소비용이 높기 때문일 뿐만 아니라 보행 패턴의 왜곡되었기 때문이기도 하다(141).

경증–중등도 척추 측만증에서 비활동적인 생활 습관은 직접적인 호흡기능의 저하보다 더 제한 요인이 될 수 있으며 호흡기능의 저하는 주로 변형이 진행된 단계에 이르러서 제한 요인이 된다(31;118). 다른 견해(220)에 따르면, 환기는 척추 측만증이 있는 아동 및 청소년에서 운동의 대부분을 제한하는 요소이다.

생리적 체력에 대한 치료 효과

Effects of Treatments on Physiologic Fitness

척추 측만증의 가장 일반적인 세 가지 치료법은 수술(대개 척추 융합), 흉부 보조기 및 특정 근육 그룹에 대한 운동 강화이다. 운동의 수행에 대한 수술의 이점은 별로 없다. 수술 후 최대환기량이 약간 증가하고(235) 최대하환기량이 약간 감소했다(222). 또한 느린 속도로 트레드밀을 걷는 동안 산소비용이 약간 감소했다(141). 이러한 변화는 신체 크기의 차이, 성숙도, 활동 양상, 전/후의 환자의 체력 상태의 차이, 그리고 수술법의 다양성 때문에 수술 전후의 환자에게서 의미 있는 해석이 어렵다.

흉부 보조기는 척추 측만증의 각도를 줄이거나 진행을 방지하기 위해 사용된다. 이 방법의 부작용은 가슴과 복부의 운동성의 제한이다. 이는 휴식과 운동 중에 호흡 장애를 유발할 수 있으며, 휴식과 운동을 하는 동안 운동 능력이 약간 저하 될 수 있다(77;191). 예를 들어 경도에서 중등도의 척추 측만증(Cobb angle 19~60°)을 가진 10세에서 16세의 소녀들에서 폐활량(vital capacity)(20%)의 감소, 첫 1초강제호기량(forced expiratory volume)(20%)의 감소, 최대자발호흡량(16%)의 감소를 보였다. 그들에서 환기 비용(ventilator cost)이 32% 증가했으며, 최대근력운동(191) 동안 신진대사 비용이 20% 증가했다. 운동과 관련된 장애는 과도한 해부학적 결함과 호흡의 대사 비용 때문일 수 있다. 흥미롭게도 높은 호흡 및 신진대사 비용은 보조기 착용 후 6개월 동안 점차적으로 감소했으며, 이는 환자가 보조기에 점차적으로 적응하고 횡격막 호흡이 늘어나게 된 것을

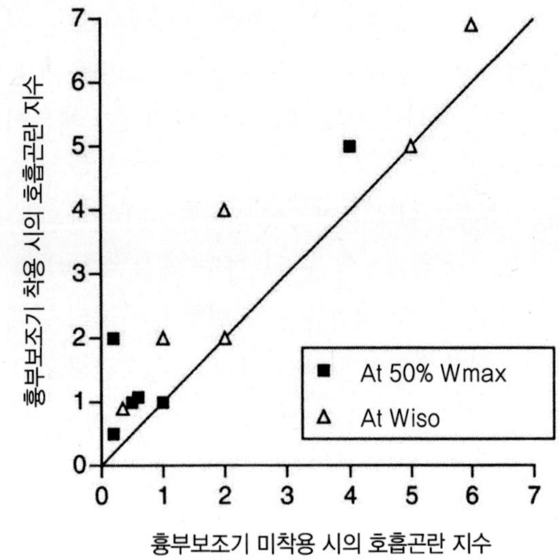

그림 10.32 특발성 흉추 측만증을 가진 소녀(12~15세)의 호흡 곤란 지수에 대한 흉부 보조기의 효과. 6명의 여아는 주기적인 에르고미터로 최대 테스트를 수행했다. 그들의 호흡 곤란 지수는 Borg 0~10 범주 척도(33)로 결정되었고 각 여아에 대해 2가지 운동 강도가 제시되었다.

Ba sed on Ferrari et al. 1997 (77).

의미한다(191). 다른 연구(141)에서는 보행 보조기의 착용은 보행의 신진대사 비용 증가를 동반하지 않았고 보행 보조기로 인한 제한점보다 바람직한 보행자세를 통한 긍정적인 효과가 더 컸다.

보조기의 추가적 효과는 흡기 시의 노력이 증가하기 때문에 운동 중 호흡 곤란이 증가할 수 있다는 것이다. Borg 0~10 범주 척도(부록 II 참조)을 사용한 연구에서 경도의 측만증이 있는 12-15세 여아 6명은 보스톤 또는 밀워키 보조기를 착용한 상태에서 최고강도와 최고강도의 50%의 강도로 사이클 운동을 할 때 호흡곤란을 느꼈다(**그림 10.32**)(77).

훈련의 효과

Effects of Training

운동 요법이 척추 측만증에서 권장되는 두 가지 이유가 있다. 첫 번째는 자세와 관련된 몸통과 다리 근육의 동원(mobilization)와 강화(strengthening)이다. 훈련은 다른 치료법과 함께 척추 만곡의 진행을 늦추거나 반전시킬 수 있다. 둘째, 몸통의 특정 근육 그룹에 대한 훈련을 통해 폐활량과 같은 폐 기능을 향상시킬 수 있다(261). 이 책에서는 척추의 자세가 악화되는 것을 막기 위한 "치료 운동(remedial exercises)"에 대해서는 논의하지 않았다. 이 주제는 물리 치료 및 적응 물리 교육의 교과서에서 다루고 있다. 이러한 운동 프로그램의 결과는 불분명하며, 특히 대조군 연구에서는 더 그러하다(236).

최대유산소성 파워와 호흡 효율(폐 환기/산소 흡수)의 증가는 훈련을 통해 얻을 수 있다. 이러한 사실은 다양한 정도의 척추 측만증에서 보였다. 예를 들어, 무작위 대조군 연구에서, 경도 척추 측만증(27.4° ±1.9°)을 가진 12세에서 14.5세 여아들은 2개월간 주당 4회, 각 세션이 30분간 진행되는 사이클 프로그램에 참여했다. W_{170}(170회의 심박수에서의 기계적 힘)는 대조군에서 9% 감소한 것에 비해 실험군에서는 48% 향상되었다. 세션을 감독할 경우 순응도가 높아지는 소견을 보였기 때문에 집에서 프로그램을 시행할 때는 상당한 이점이 없을 수도 있다(223).

훈련 프로그램의 효율성은 만곡의 정도에 따라 다를까? 만곡의 각도에 따라 충분히 많은 환자 그룹을 비교한 확실한 연구는 없다. 하지만 가장 훈련의 효율성이 떨어지는 환자군은 매우 진행된 척추 측만증(예: 130~150° 만곡)이 있는 환자들이다. 이 환자들 중 일부는 운동 중 폐동맥 혈압이 높아지며, 이 환자들에게는 격렬한 운동은 바람직하지 않다(221). 덜 심한 환자 중에서 최대유산소성 파워의 개선과 초기 척추 만곡(31;234) 간에 상관 관계는 없었다.

전체 참고문헌은 http://www.hanmibook.co.kr 자료실에서 볼 수 있습니다.

CHAPTER 11

혈액학, 종양학, 그리고 신장 질환

Hematologic, Oncologic, and Renal Diseases

엄우섭 서울교육대학교 체육교육과

운동 활동의 생성물은 사실상 모든 신체 체계의 활동 또는 반응을 일으키는 몹시 복잡한 결과이다. 결과적으로 운동하는 "기계"의 어떤 구성요소에서 기능을 방해하거나 질환을 일으켜 정상적인 근기능, 에너지 기질의 제공, 또는 신체의 항상성 유지를 방해할 가능성이 있다. 게다가, 만성 질환이 있는 사람은 좌업성 생활습관을 채택할 가능성이 크며, 더 나아가 체력과 규칙적인 운동의 건강상 이점을 약화시킨다. 또한, 이 환자들은 삶의 질에 부정적으로 영향을 미치는 이차적인 심리사회적 영향을 경험하게 된다. 따라서 특정 만성질환과 운동의 관계를 이해하는 것은 심리사회적, 예방적 건강, 치료적 관점에서 매우 중요하다.

이 장에서는 혈액 질환, 암, 그리고 만성 신장 질환이 있는 아동과 청소년의 운동 양상을 알아볼 것이다.

빈혈

Anemia

지속되는 운동 중(심지어 30초 정도로 짧게 지속되는)에 근수축에 필요한 에너지는 지속적인 산소 공급을 요구한다. 신체는 실내 공기에서 폐, 심장, 그리고 순환계의 통합된 기능을 통하여 신체의 내부 환경까지 산소를 운반함으로써 이러한 요구를 충족시킨다. 이러한 산소 전달 연결고리 내에서, 순환하는 적혈구 내의 헤모글로빈에 결합된 산소의 공급하는데 중요한 관계로 작용한다. 따라서, 혈액 내 적혈구의 수나 기능의 감소, 또는 빈혈은 산소 운반을 감소시키고, 유산소성 대사를 제한하며, 결과적으로 체력수준을 감소시키는 것으로 생각할 수 있다.

Fick 방정식(1장 참조)에 따르면, 산소섭취는 심박출량과 동정맥산소차 또는 동맥혈과 정맥혈 간의 산소함량의 차이(헤모글로빈 농도와 산소 결합 능력으로 정의되는)의 곱이다. 휴식 시 성인 남성의 경우 동맥혈과 정맥혈의 산소함량은 거의 각각 14와 19mL $O_2 \cdot 100mL^{-1}$이며, 여기서 동정맥산소차는 5mL $O_2 \cdot 100mL^{-1}$가 된다. 운동 강도가 증가함에 따라 동맥의 산소함량은 거의 변화가 없지만, 정맥혈의 산소함량은 세포의 산소추출이 더 커져 2~3mL $O_2 \cdot 100mL^{-1}$의 낮은 수준까지 떨어진다. 즉, 최고 운동에서 성인 남성의 동정맥산소차는 전형적으로 대략 16~17 mL $O_2 \cdot 100mL^{-1}$이다(5).

빈혈이 있는 사람의 경우, 동맥의 산소함량이 감소하고, 그 결과로 산소 공급이 감소한다. 정맥의 산소함량이 상당한 정도까지 더욱 감소될 수 없기 때문에, 백혈구 양이 감소된 사람은 최대동정맥산소차와 최대산소섭취량의 한계의 감소를 경험하게 된다. 이러한 산소운반에 있어서 충분한 적혈구 수에 대한 의존은 절대 최대산소섭취량과 신체의 총 헤모글로빈 간의 관찰되는 밀접한 관계를 통해서 알 수 있다(**그림 11.1**).

순환하는 적혈구의 정상적인 양(헤마토크리토로 또는 적혈구의 백분율로 나타냄)이 조금 감소한다면 운동수행능력에 부정적으로 영향을 미친다(24;42). 예를 들어, Gardner 등은 헤모글로빈 농도가 11.0~11.9g·dL^{-1}인 성인 여성의 경우 13.0g·dL^{-1} 이상인 성인 여성에 비하여 트레드밀 운동 시간이 20% 감소하였다고 보고하였

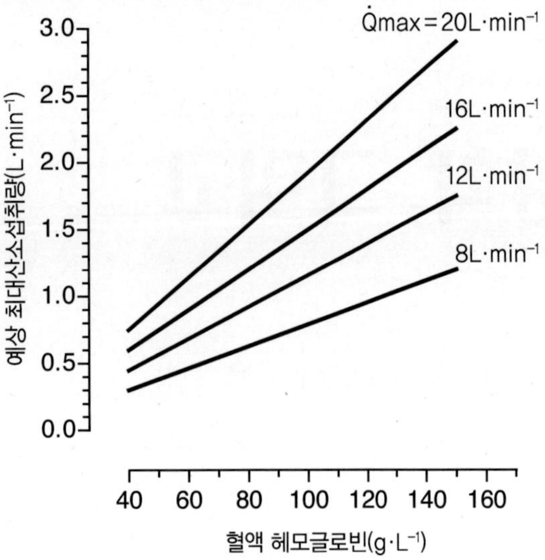

그림 11.1 헤모글로빈 농도와 최대심박출량(Q̇max)의 기능으로써 최대산소섭취량

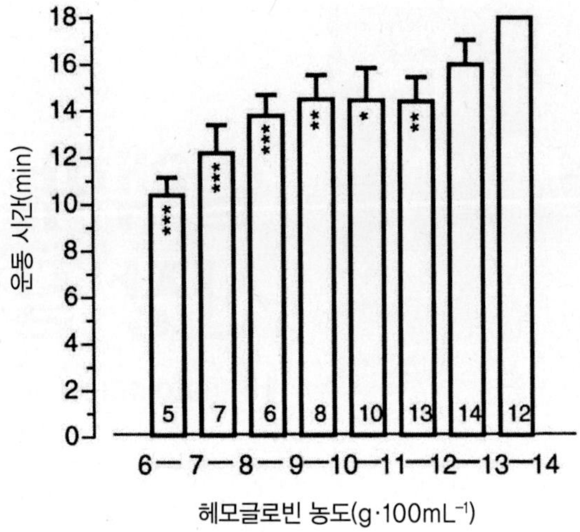

그림 11.2 헤모글로빈 농도(Hb)가 서로 다른 개인에 대한 최대 트레드밀 지속 시간($p<0.05$*, $p<0.01$**, $p<0.001$***)
Reprinted, with permission, from Gardner et al. 1977 (29).

다(**그림 11.2**)(29). 헤모글로빈 농도가 0.3g·dL^{-1} 감소함에 따라 최대유산소성 파워는 약 1%씩 감소한다(32).

바로 서술된 원리는 성인뿐만 아니라 아동에게도 적용할 수 있지만, 헤마토크리토와 헤모글로빈 농도의 양적인 변화는 성장기 동안 일어난다. 두 가지 값은 아동기 동안 성별 차이가 거의 없는 상태에서 천천히 증가한다(**그림 11.3**)(18). 예를 들어, 전형적인 2세의 남아 또는 여아는 헤모글로빈 농도가 12.6g·dL^{-1}이지만, 12세가 되면 13.7g·dL^{-1}까지 증가한다. 사춘기에 남자의 경우 테스토스테론의 작용으로 헤마토크리토와 헤모글로빈의 농도가 증가한다(34). 16세 때 보통의 남성은 헤모글로빈 농도가 여성보다 11% 더 크다(남 15.2, 여 13.7g·dL^{-1}).

생물학적인 성숙에 따른 헤모글로빈 농도의 정상적인 변화로 인해, 빈혈의 정의는 연령과 성별에 따라 변한다. **표 11.1**은 사춘기 이전, 청소년기, 그리고 성인기 동안의 정상 헤모글로빈 농도와 헤마토크리토의 하한 값뿐만 아니라 평균을 요약해주고 있다(66). 빈혈을 나타내는 값들은 아동기 동안 증가하지만, 사춘기까지는 소년과 소녀의 경우 차이가 없다.

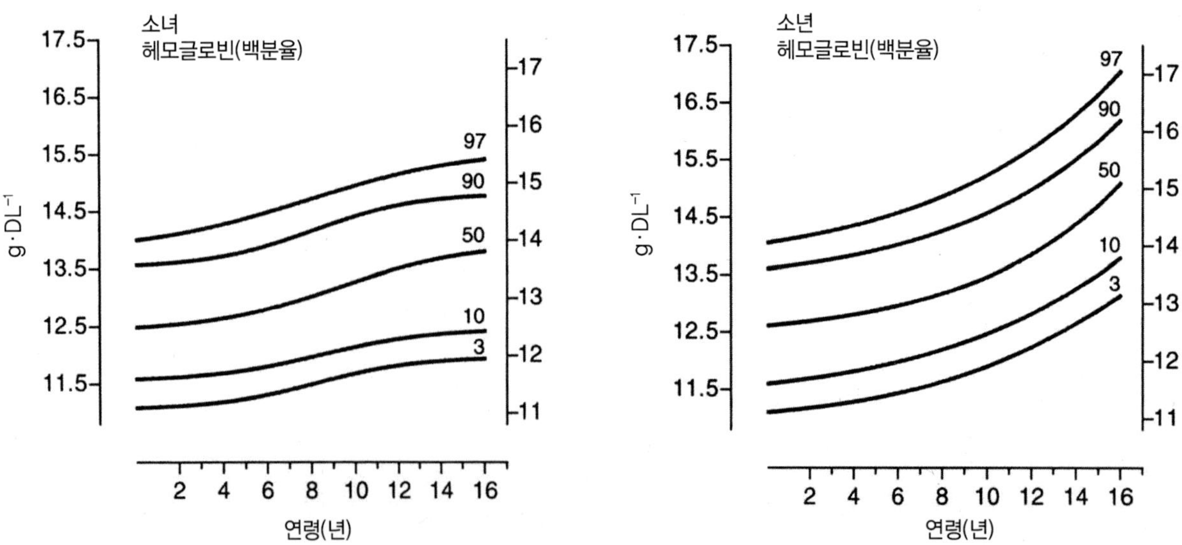

그림 11.3 아동기 동안 성장에 따른 헤모글로빈 농도의 변화
Reprinted, with permission, from Dallman and Siimes 1979 (18).

표 11.1 성별 및 연령에 따른 헤모글로빈(hemoglobln) 및 헤마토크리트(hematocrit)의 정상 수치

	헤모글로빈(gm·dl)		헤마토크리트(%)	
연령(년)	평균	하한 값	평균	하한 값
2~4	12.5	11.0	38	34
5~7	13.0	11.5	39	35
8~11	13.5	12.0	40	36
12~14				
여성	13.5	12.0	41	36
남성	14.0	12.5	43	37
15~17				
여성	14.0	12.0	41	36
남성	15.0	13.0	46	38

하한 값은 평균 값 아래 2개의 표준편차로 정의된다.
From Oski 1993 (66).

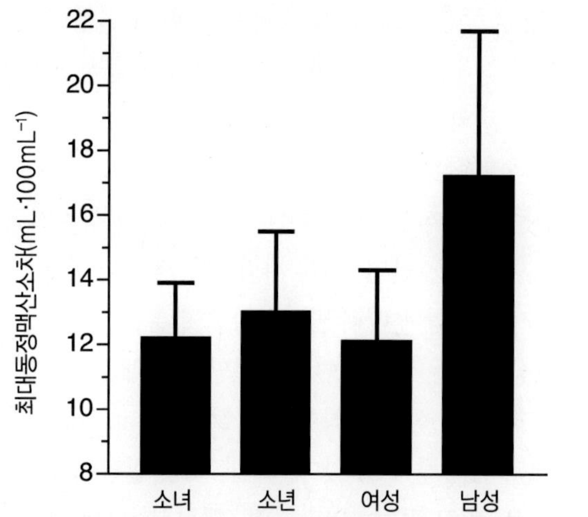

그림 11.4 성별 및 성숙에 따른 최대동정맥산소차. 수직선은 ISD를 나타낸다.
Data from Rowland et al. 2000 and 1997 (79; 80).

이러한 일관성 있는 정보에 따르면, 생활연령에 맞춰진 사춘기 이전의 소년과 소녀의 최대동정맥산소차에 차이가 없는 것으로 나타난다. 반면에, 사춘기 이후 남자의 최대동정맥산소차의 값은 사춘기 이전 피험자와 사춘기 이후 여자보다 약 $4mL \cdot 100mL^{-1}$ 더 크다(**그림 11.4**)(79;80).

빈혈은 골수에서 적혈구 생성의 감소, 적혈구의 조숙이나 파괴(용혈)율의 증가, 또는 급성이나 만성 출혈에 의한 혈액 손실에 의해 영향을 받을 수 있다. 헤모글로빈 농도, 헤마토크리토, 또는 둘 다의 감소는 만성에 기초하여 급성적으로 또는 시간이 지남에 따라 일어날 수 있으며, 이것은 혈류역학적 요소의 정도에 영향을 미칠지도 모른다. 이 장에서는 겸상 적혈구 빈혈증, 지중해 빈혈, 그리고 철분 결핍에 의해 생기는 운동과 만성 빈혈을 둘러싼 문제에 대해서 알아본다. 또한, 고도로 훈련된 운동선수의 "가성빈혈(pseudoanemia)"뿐만 아니라 겸상 적혈구 특성을 지닌 사람의 운동 고려사항에 대해서도 알아볼 것이다.

겸상(낫 모양) 적혈구 빈혈증

Sickle Cell Anemia

겸상 적혈구 빈혈증 환자들은 그들의 순환 적혈구에 비정상 형태의 헤모글로빈(헤모글로빈 S)이 형성을 초래하는 동형 접합체 유전자를 가지고 있다. 헤모글로빈 S의 존재로 인해 적혈구가 낫 모양으로 변하고, 특히 산소 장력이 낮은 환경에서 pH가 감소한다. 적혈구의 낫 모양 화는 기계적 취약성을 증가시켜 만성 용혈성 빈혈을 유발한다. 또한, 낫 모양 적혈구 수가 증가로 미세 혈관 장애의 임상적 징후로 혈액 점성이 더 커진다.

겸상 적혈구 질환은 거의 흑인 인구에서만 오르지 발생하는데 발생률은 0.3~1.3%이다. 이 환자들의 헤모글로빈 농도는 대개 6과 $9g \cdot dL^{-1}$ 사이이다. 질환의 진행 과정은 종종 고통스럽고 골수무형성발증(골수가 혈액을 만들지 못하는 환자), 골격의 기형, 성장 지연, 그리고 감염 위험의 증가, 만성 빈혈과 혈관 폐색 및 혈행 정지의 모든 합병증으로 특징지어진다.

겸상 적혈구 질환의 증상은 대개 아동초기에 나타난다. 특히 1와 3세 사이에 사망 위험이 증가하는 반면, 겸상 적혈구 질환 환자가 20세까지 생존할 가능성은 약 85% 정도이다(50).

게다가 만성 빈혈에서 산소 전달의 해로운 제한 외에, 겸상 적혈구 질환이 있는 아동 및 청소년의 운동수행 능력은 이러한 상태가 심혈관 및 폐 기능에 직접적인 영향을 미쳐 손상될 수도 있다. 이 환자들은 낮은 헤모글로빈 농도에 반응하여 높은 심박출량 상태를 나타내며, 종종 좌심실 확장과 비대 현상을 동한다(51). 겸상 적혈구(소위 겸상 심근병증)에 의한 관상 동맥 순환에서 미세혈관 폐색에 의해 심장 근육 기능이 손상될 수도 있다(26).

상당한 논쟁과 상충되는 자료를 통해서 겸상 적혈구 환자의 고박출성 상태의 영향을 초월한 내인성 심근 질환이 있는 것으로 확인되어 왔다. 이 정보를 검토 할 때,

Willens 등은 심근 기능 장애로 인한 울혈성 심부전의 증상과 징후가 오랫동안 만성적인 고박출성 상태의 증상과 징후와 유사하기 때문에 이러한 구별은 어렵다고 언급하였다(100). 안정 시 이 환자들에 대한 비침습적 연구는 정상 심근 기능(30;100)과 수축 이상(20;76) 둘 다를 나타내는 반면, 다른 사람들은 좌심실 기능 장애가 나이가 증가함에 따라 발달한다고 결론을 내렸다(6;96).

심장 기능은 반복적인 수혈뿐만 아니라 만성적인 용혈로 인한 철의 심근 침착이나 혈철증(hemosiderosis) 의해 더욱 약화될 수도 있다. 또한, 오랜 질환이 있는 성인의 경우 폐 고혈압이 발달하여, 폐성심(cor pulmonale)과 우심부전(right-sided heart failure)을 초래한다. 또한, 이 환자들은 제한적인 폐 질환과 폐포 사강(dead space)의 증가로 폐 기능장애를 나타낼 수도 있다(61). Sproule 등은 겸상 적혈구 질환을 앓고 있는 환자에게서 동맥혈의 산소 포화도가 건강한 사람의 경우 보다 더 낮았으며, 이는 아마도 폐 내의 전환(단락; intrapulmonary shunting)에 의한 것이라고 보고하였다(91).

이 상태에서 겸상화된 세포에 의한 작은 혈관의 특징적인 폐쇄를 고려할 때, 겸상 적혈구 질환이 심근 경색의 위험 증가와 관련이 없다는 사실은 놀라운 일이다. 게다가, 젊은 성인의 부검 표본은 일반적으로 관상 동맥의 죽상 동맥경화 병변의 명백하지만, 설명할 수 없는 부족함을 나타낸다(44).

운동수행능력에 미치는 영향
Effects on Exercise Performance

그밖에, 다양한 요인들은 운동 검사 중 겸상 적혈구 질환이 있는 환자에게서 관찰되는 비정상적인 것에 원인이 있을 수도 있다. 동맥의 낮은 산소 함량에 따른 산소 공급 감소가 가장 중요 할 수 있지만, 미세 혈관 폐색에 의한 심근 및 폐 기능장애뿐만 아니라 장기간 고박출성 심장 상태의 부정적인 영향도 기여할 수 있다. 이러한 영향으로 예상되는 바와 같이, 겸상 적혈구 환자(2;17)의 경우 지구성 체력이 전형적으로 감소하고, 수혈 후 체력은 향상된다(60).

운동 검사에서 심근허혈을 나타내는 심전도 상의 ST-분절 하강이 겸상 적혈구 질환 환자의 15~30%에서 나타났다(2;11;57). 그러나 운동에 따른 협심증의 증상이 드물기 때문에 이 연구결과의 임상적 중요성은 불확실하다(36). McConnell 등은 운동으로 ST 변화가 발달하는 환자들은 ST 변화가 없는 환자들보다 헤모글로빈 수치가 더 낮고, 최고 혈압과 심박수(심근의 산소소비량이 더 높음을 나타냄)가 더 높은 것 같다고 보고하였다(57).

Covitz 등은 겸상 적혈구 질환을 앓고 있는 22명의 청소년을 대상으로 방사성 핵종 혈관 조영술을 사용하여 안정 시와 탈진적 직립 사이클 운동 시 심장 작업 수행능력을 연구하였다(17). 심박수와 좌심실 박출률은 건강한 통제집단 피험자와 비교하였을 때 유의 한 차이가 없었다. 겸상 적혈구 질환 환자의 경우 작업 능력이 더 낮았으며, 헤마토크리토와 직접적으로 관련이 있었다(r=0.50). 마찬가지로, 최대심박출량, 심박수, 그리고 박출률은 환자의 경우 더 낮았다.

Alpert 등은 초기 연구 후 1년에서 7년 사이 겸상 적혈구 빈혈 환자 74명을 대상으로 종단적 운동 검사를 수행하였다(2). 최대심박수, 최대 혈압, 그리고 유산소 작업의 감소 수준은 두 검사 모두에서 분명하였지만, 시간 경과에 따른 이러한 변인의 하락의 증거는 없었다. 상관 분석 결과 헤모글로빈 농도가 운동 반응의 가장 중요한 결정 요소라는 사실이 드러났다.

Pianosi 등은 최대의 50% 강도에서 운동 중 겸상 적혈구 빈혈이 있는 30명의 아동을 대상으로 심장 반응을 측정하였다(69). 건강한 통제집단에 비하여, 환자들의 심박출량과 1회 박출량이 더 큰 것으로 나타났으며, 연구결과는 혈중 산소 운반 능력이 더 낮은 것에 대한 보상 기전을 나타내는 것으로 해석되었다. 이러한 심박출량의 증가는 헤모글로빈 농도가 더 낮은 나이든 청소년의 경우에 가장 컸다. 유사한 연구결과가 겸상 적혈구 질환이 있는 성인을 대상으로 반듯이 누운 운동 시 Lonsdorfer 등의 연구에서 나타났다(53). 그러나 Sproule 등은 최대 운동 시 겸상 적혈구 질환 성인 환자와 대조군 사이의 심박출량과 1회 박출량에 차이가 없음을 알아냈다(91).

겸상 적혈구 질환을 앓고 있는 6~19세의 청소년 28명을 대상으로 한 폐활량 측정 연구에서, Pianosi 등은 최대산소섭취량($\dot{V}O_2max$)이 낮았지만(30.1±6.6 $mL \cdot kg^{-1} \cdot min^{-1}$), 건강한 통제집단의 값에 비하여 호흡역치에서 $\%VO_2max$의 차이가 없었다(70). 겸상 적혈구 질환 환자는 아마도 폐포 모세혈관 재관류의 결과로 생리적 사강의 증대에 의해 부분적으로 야기되는 운동에 대한 호흡 반응이 증가할 수 있다.

심근 허혈은 겸상 적혈구 질환의 예상되는 합병증이 아닐지라도, Acar 등은 8명의 무증상 소아 환자의 소그룹에서 최대 운동 시 탈륨 주사로 심실 관류 결함을 알아냈다(1). 관류 결손이 있는 환자의 그 다음 관상 동맥 조영술은 이상이 없는 것으로 나타났다. 저자들은 다른 진단법의 민감도가 낮기 때문에 겸상 적혈구 빈혈 환자에서 심근 허혈이 과소평가 된 합병증 일 수 있다고 제안하였다.

운동 권고
Exercise Recommendations

겸상 적혈구 질환 환자가 운동을 견디고 스포츠에 참여할 수 있는 능력은 빈혈의 심각성과 합병증의 빈도에 따라 다르다. 운동 능력이 뛰어난 선수도 있고, 반면에 격렬한 신체활동에 대한 내성이 거의 없는 사람도 있다(89). 따라서 스포츠 게임에 대한 권고는 개별화되어야 할 필요가 있다.

특정 형태의 신체활동과 스포츠에 참여에 대한 공식적인 지침은 겸상 적혈구 질환 환자에게 공식화된 것이 없다. 그러나 여러 가지 고려 사항을 통해서 이러한 개인에게 일정한 제약이 가해질 것을 권고하고 있다. 빈혈, 미세 혈관 막힘, 혈액 점도 증가, 폐 질환, 그리고 심근 기능 이상 등이 있는 상태의 특성을 고려할 때 격렬한 스포츠 게임에서 발생할 수 있는 한계와 잠재적인 위험을 인식하는 것은 어렵지 않다. 이러한 관찰을 고려할 때 실제로 운동과 관련된 이러한 질환의 합병증이 거의 보고되어 오지 않았다는 사실은 흥미롭다. 이전에 언급하였듯이, 심근 경색증으로 인한 급사의 위험은 증가하지 않은 것으로 나타나고 있다. 겸상 적혈구 질환 환자의 운동으로 인한 생명을 위협하는 횡문근융해증(rhabdomyolysis)에 대한 명확한 보고는 없었다(겸상 적혈구 형질에 관한 다음 부분 참조). Kark와 Ward는 "겸상 적혈구 질환을 앓고 있는 사람들은 예기치 못한 사망[및 기타 합병증]의 위험이 있을 수 있지만 군 복무, 경쟁적인 운동경기, 그리고 중노동으로부터 그들을 제한하는 것은 그러한 합병증을 극히 드물게 하는데 충분히 보호적이다"라고 제안하였다(p. 221)(44).

미국소아과학회(American Academy of Pediatrics)는 개인 운동선수의 평가에 따라 겸상 적혈구병 환자에게 스포츠 참가에 대한 "자격을 갖춘 예"라고 명시하였다(3). 학회는 "일반적으로 질환의 상태가 좋으면, 고강도 운동 이외에 충돌/접촉 스포츠를 할 수 있으며, 과열, 탈수 및 냉기는 피해야 한다"라고 결론지었다(p. 760). 이러한 주의사항은 격렬한 신체활동에 의해 생성될 수 있는 저산소증, 탈수, 그리고 산성 증의 상태에서 일부 환자의 겸상 적혈구화를 증가시키는 경향을 반영한다. 이것은 특히 차가운 공기 또는 고지대에서 발생할 수 있다.

Sigler와 Zinkham은 겸상 적혈구 빈혈 환자를 위한 스포츠 선택은 다른 활동이 이 질환에 미치는 영향에 관한 과학적 지식의 부족으로 방해 받고 있다고 언급하였다(89). 그들은 심폐 기능 이상을 알고 있는 사람들은 가령 농구나 수영과 같은 유산소성 스포츠를 하지 않도록 조언을 받아야 한다고 제안하였다. 이 상태에서 흔히 관찰되는 비장 비대증(splenomegaly) 환자는 접촉 스포츠에 참여하지 않아야 한다. 이 저자들은 또한 접촉 또는 충돌 스포츠를 잠재적으로 위험하다고 생각하였는데, 그 이유는 증명되지 않았을지라도 외상이 통증 발작을 유발할 수 있는 가능성이 있기 때문이다.

겸상 적혈구 형질
Sickle Cell Trait

겸상 적혈구 형질을 가진 사람은 헤모글로빈 S의 유전자 암호가 이형 접합체이다. 결과적으로, 겸상 적혈구 헤모글로빈의 양은 총 헤모글로빈 농도의 25~50%에 불과하다. 이러한 개인들은 건강하며, 기대 여명은 정상이다(83). 그들은 빈혈이 아니며 증상이 없고, 신체검사나 혈액학 실험실 연구에서 이상이 없는 것으로 나타난다. 겸상 적혈구 형질은 미국 흑인 인구 중 약 7~9%를 차지하며, 약 3백만 명에 이른다.

일반적으로 겸상 적혈구 형질의 시작 과정에도 불구하고, 미세 혈관 장애에 대한 경향의 증거가 발견될 수 있다. 이러한 특성을 가진 많은 사람들은 신장 수질의 미세한 경색을 나타내낼 수 있는데, 이는 신장의 깊은 곳에 존재하는 저산소 혈증 및 산성증의 국소적 상태 때문일 가능성이 있으며, 이것은 겸상 적혈구 형질이 있는 사람에게서 가끔 관찰되는 저장뇨증(소변을 완전히 집중시키지 못함)과 혈뇨 상황을 설명해 줄 수도 있다. 더 중대한 관심사는, 격렬한 신체 훈련 시 겸상 적혈구 형질이 있는 흑인 군인 신병의 경우 "급사"의 위험이 증가한다는 보고는 스포츠 게임 시 이러한 개인들의 위험에 관한 관심을 증가시켜 왔다(43). 이러한 상태에 있는 사람들의 어떤 위험의 정도뿐만 아니라 운동에 따른 급사와 겸상 적혈구 형질 간의 관련성의 타당도는 그 이후로 상당한 논쟁을 불러 일으켜 왔다.

1987년 Kark 등은 2백만 명의 미국 군인 신병 중 1977년과 1981년 사이에 설명할 수 없는 급사의 위험이 일반적인 신병 모집단의 경우보다 겸상 적혈구 형질을 가진 흑인 집단의 경우가 40배 더 높았다는 사실을 알아냈다(43). 겸상 적혈구 형질을 가진 흑인의 급사의 전체 위험은 3,200명 중 1명이었다. 그 다음의 검토 논문에서, Kark와 Ward는 이러한 죽음뿐만 아니라 다른 사람들이 설명한 죽음의 특징도 조사하였다(44). 모든 사망자는 16와 32세 사이의 사람들에게서 발생하였으며, 대부분의 이러한 양상은 더위 속에서 매우 격렬한 신체활동(매우 잦은 중거리 경주)을 둘러싸고 일어났다. 어떤 경우에는 고지대가 기여할 수 도 있다.

대다수의 사망은 실제로 "갑작스러운"것이 아니라 오히려 자극적인 운동 후 적어도 6~24시간 동안의 생존을 수반하였다. 임상적 특징은 종종 신부전, 산성증, 그리고 고칼륨 혈증을 동반하는 심각한 횡문근융해증(골격근 파괴)이라는 것이었다. 일반적으로, 겸상 적혈구 질환 환자에서 나타나는 격상적혈구화 또는 미세혈관 합병증이 증가한다는 증거는 없다(앞부분 참조). Kark와 Ward는 겸상 적혈구 형질을 가진 흑인의 대부분의 사망은 매우 격렬한 운동을 수행하는 훈련받지 않고, 비순응적인 사람들의 운동성 열 질환과 관련이 있다고 결론지었다(44).

겸상 적혈구 형질을 가진 어린 운동선수의 위험에 대한 이러한 데이터의 타당성은 면밀한 조사가 이루어졌다. 대부분의 사람들은 "겸상 적혈구 형질을 가진 사람들은 스포츠로 인해 임상적으로 유의한 수준의 위험에 처하지 않는다"는 사실에 동의하였다(p. 221)(44). 기본 훈련을 졸업한 후에 흑인 군인의 과도한 사망률이 관찰되지 않았다(44). Murphy는 내셔널 풋볼 리그 선수들의 겸상 적혈구 형질과 관련된 이환율이나 사망률이 없다고 보고하였으며, 이들 중 많은 사람들은 고도 1,600m에서 자주 경쟁하였다(63).

Pearson은 "과거 관찰과 상식은 겸상 적혈구 형질 때문에 학생 운동 경기와 관련된 급사의 위험 증가가 있다면, 매우 작은 규모라고 제안하고 있다. 겸상 적혈구 형질을 가진 수백만의 젊은 사람들이 스포츠에 참여해 왔다. Pearson은 스포츠에 참여했기 때문에 유의한 위험이 있었다면, 젊은 흑인 선수의 급사의 수가 불균형임을 인정해야 한다고 예측하였다"(p. 614)(68). Eichner는 "겸상 적혈구 형질 그 자체가 운동성 횡문근융해증의 위험 또는 결과를 증가 시키거나 운동 관련 사망에 어떤 역할을 한다는 설득력 있는 증거가 아직 없다"라고 언급하면서 동의하였다(p. 436)(21).

운동 체력에 미치는 영향
Effects on Exercise Fitness

겸상 적혈구 형질을 가진 피험자에 대한 운동 검사 연구에서 이러한 상태가 체력 측정에 부작용이 없는 것으로 드러났다(검토를 위한 [44] 참조). 최대산소섭취량, 심장 기능, 최고 작업 률, 그리고 대사적 회복을 포함하는 변인들은 이 집단에서 모두 정상인 것으로 나타났다. 사이클 또는 트레드밀 운동 중 심전도에서 허혈성 변화 또는 부정맥이 없는 것으로 나타났다. 정맥혈에서 겸상 적혈구의 존재는 고강도 운동에서 증가하지만 임상적으로 의미 없는 1% 미만까지 증가하는 것으로 보고되었다.

겸상 적혈구 형질을 가진 군인 신병의 운동 검사가 저산소증 가스 호흡을 매개로 13,000피트(3,962m)의 신체기능을 활성화시키는 높은 고도에서 수행되었다(55). 다시 말해서, 무산소성 체력이나 심폐 기능의 이상이 관찰되지 않았다. 그러나 겸상 적혈구의 수는 평균 8.5%까지 증가하였다.

운동 권고
Exercise Recommendations

약간의 우려에도 불구하고, 겸상 적혈구 형질을 가진 사람이 제한 없이 스포츠 게임을 하도록 허용하는 것이 일반적으로 적절하다고 간주된다. 그러나 특정 고려 사항이 중요 할 수도 있다. Kark 등에 의해 보고된 군인 신병의 과도한 사망률은 열 질환, 탈수, 빈약한 체력, 그리고 극단의 육체노동 등과 같은 몇 가지 요소들과 관련이 있는 것으로 나타났다(43). 따라서 겸상 적혈구 형질을 가진 운동선수는 적절한 훈련, 탈수, 그리고 열 질환의 징후에 대한 주의를 통해 이러한 상태를 피하도록 조언을 받아야만 한다. 특히, 바이러스 감염 중에는 극단의 운동을 피해야만 한다. 훈련이나 경기 중 졸도 또는 가슴 통증의 증상은 외과의사에 의하여 충분히 평가되어야만 한다. 몇몇 저자들에 의해 언급되었듯이, 이러한 권고 사항은 모든 운동선수에게 강조되어야 하는 것과 다르지 않다(22;44).

지중해빈혈

Thalassemia

지중해빈혈(thalassemia)은 유전되는 헤모글로빈이상증으로 지중해 연안의 코카서스 인종(백인) 혈통에서 종종 나타나는 질환으로써, 비정상적인 헤모글로빈이 용혈현상과 불안한 적혈구 생성을 일으킨다. 이 질환을 겪는 사람들은 대략적으로 지중해빈혈을 겪는 사람이 대다수인 동형접합체 또는 더 심각한 형태와 덜 심각한 지중해 빈혈을 겪는 이형접합체를 가진 소수의 사람들로 넓게 구분된다. 그러나 각 범주 내에서 넓은 범위의 임상적 징후가 존재한다.

지중해빈혈을 겪는 대다수의 환자들은 전형적으로 헤모글로빈 농도가 5에서 9g·dL^{-1}까지인 혈색소감소성 또는 소적혈구성 빈혈증상을 보인다. 반복적인 수혈은 헤모글로빈 농도를 유지하는데 필수적일 수 있으며, 철분 퇴적으로 간과 심장 손상을 초래한다(혈철증). 심각한 경우는 성장 지연, 비장종대, 그리고 심장 확대증이 현저하게 나타난다.

철분 과다로 인한 심장 기능장애는 이 환자들의 주요 사망 원인이다. 심장병의 범위는 수혈 횟수, 약간의 좌심실 벽이 두꺼워지는 것에서 박출계수 감소에 이르기까지 다양함, 생명심실의 위치 이상, 그리고 명백한 울혈성 심부전 등과 직접적으로 관련될 수 있다(58). 임상적 범위의 다른 한쪽 끝에서, 지중해빈혈을 가진 소수의 환자들은 헤모글로빈 농도가 정상적이고, 건강한 삶을 살아가도록 한다.

따라서 지중해빈혈을 겪는 환자들의 운동 내성은 이 질환의 임상적 표출의 심한 정도에 달려 있다. 유의한 빈혈과 철분 과다 축적으로 인한 심장 합병증이 있는 환자들은 신체활동에 견디는 것이 미흡하며, 고강도 운동으로 위험할 수도 있다. 이 환자들에 대한 운동 연구를 통해서 예상된 일이지만 낮은 최대산소섭취량, 폐 기능 이상, 저산소혈증, 그리고 소비된 산소량과 관련된 심박출량과 심박수 증가를 알 수 있었다(35;91;97). 최대 동정맥산소차는 빈혈로 감소한다(35). 운동 중 폐포 이산화탄소 분압의 증가와 함께 저환기가 관찰된다.

이 환자들에 대한 수혈요법은 최대산소섭취량을 향상시킬 수 있다. Villa 등은 10.9g·dL^{-1}에서 13.7g·dL^{-1}에 해당하는 수혈로 헤모글로빈 농도가 증가한 지중해빈혈이 있는 13세 대다수 환자들의 평균 최대산소섭취량이 38.5mL·kg^{-1}·min^{-1}에서 45.7mL·kg^{-1}·min^{-1}까지 증가하였음을 보고하였다(97). 그러나 과거 폐 증상이 있었던 환자들의 경우 수혈 후 호흡곤란 지수와 호기말 이산화탄소 분압이 증가한 것으로 나타났다.

지중해빈혈이 있는 환자들의 운동 권고는 질환의 심각성에 맞춰져야만 한다. 빈혈이 심각하지 않은 상태와 적거나 없는 사람들은 모든 스포츠를 안전하고 효과적으로 견뎌낼 수 있을 것이다. 반면에, 지중해빈혈이 있는 대다수의 환자들에게서 종종 관찰되는 낮은 헤모글로빈 농도, 심장의 관여, 그리고 비장 비대증의 경우는 많은 형태의 신체활동을 축소할 필요가 있다. Sigler와 Zinkam은 지중해빈혈이 있는 청소년들은 저강도 유산소성 운동으로 제한할 것을 권고하였다.

철 결핍성 빈혈

Iron Deficiency Anemia

신체 철분 함량의 대략 2/3 정도는 헤모글로빈의 형태로 결합되어 있다. 부적절한 철분 섭취나 손실로 초래되는 철분 결핍은 헤모글로빈 농도를 감소시키고, 소적혈구성저색소성빈혈을 야기한다. 아동기에 철 결핍성 빈혈은 가장 흔하게 유아기(9~24개월 사이) 동안 임상적인 문제가 되고 있으며, 이는 보통 부적절한 식이 철분 소비 때문이다. 또한, 철분 결핍은 불충분한 식습관으로 발육 촉진에 필요한 철분을 만족시키지 못할 때 청소년기에서도 나타날 수 있다. 이것은 특히 월경의 시작으로 철분 손실이 과다하게 일어나는 여성들에게서 문제가 될 수 있다. 스포츠 수행능력에 대한 철분 손실의 잠재적인 영향을 고려할 때, 적절한 철분 저장은 십대 운동선수들에게 특별한 관심사이다.

십대와 성인들의 경우 여성은 12.0g·dL^{-1} 이하, 남성은 13.0g·dL^{-1} 이하로 정의되는 철 결핍성 빈혈이 운동수행능력을 약화시킨다는 사실은 의심할 여지가 없다. 자발적으로 참여한 성인 지원자가 반복되는 정맥절개술을 받았을 경우, 헤모글로빈 농도의 감소는 트레드밀 지속 시간 및 최대유산소성 파워의 감소와 밀접한 관련이 있었다(24;101). 이 연구에서 최대산소섭취량 감소 비율은 헤모글로빈 농도의 감소 비율과 거의 유사하였다(**그림 11.2** 참조).

철 결핍성 빈혈에 따른 유산소성 체력의 감소 기전은 단순히 산소 운반의 감소 기전이 아닐 수도 있다. 헤모글로빈 농도의 감소는 운동하는 근육에 산소 공급을 명확히 감소시키지만, 철분은 운동 수행능력을 정하는데 공헌할 수 있는 신체에서 다른 역할도 한다. 예를 들어, 근육 세포내의 철분은 몇 가지 유산소성 운동 과정에서 중요한 역할을 한다. 철분은 산소의 저장소 역할을 하는 미오글로빈의 중요한 구성요소이며; 철분은 에너지 대사에서 중요한 몇 가지 핵심 효소[아코니타아제(aconitase), 시토크롬 산화효소(cytochrome oxidase), 숙신산탈수소효소(succinate dehydrogenase), 타이로신 수산화효소(tyrosine hydroxylase)]의 작용에 필수적이다. 즉, 철분 결핍은 유산소성 대사에서 산소이용이 중요한 세포 내의 생화학적 기능을 억제할 수도 있다. 또한, 철분은 인지적인 기능에 중요하고, 중추신경계 매개성 피로의 자극과 역치를 정하는데 중요한 역할을 한다는 제대로 정의되지 않은 증거가 있다(12;65).

철분 결핍의 초기 단계에서, 철분 저장(철의 저장 형태인 혈중 페리틴 수준에서 언급하였듯이)은 헤모글로빈 농도의 감소 없이 낮을 수 있다(<12ng·mL^{-1}). 동물을 대상으로 한 연구에서 빈혈이 없는 철분 결핍은 지구성 운동수행능력을 유의하게 감소시키는 것으로 확실하게 나타났다(27). 이러한 현상은 인간의 경우 나타나지 않는다. 빈혈이 없는 철분 결핍을 가진 개인들의 대부분의 연구에서 운동수행능력이나 최대산소섭취량의 감소가 나타나지 않았다(78). 그러나 빈혈이 없는 철분 결핍은 청소년 운동선수들의 경우 흔하게 나타나며, 특히 여성의 경우 그 빈도가 25~50%까지 높게 나타날 수도 있다. 남성의 경우 보고된 빈도는 약 0~17%로 전형적으로 여성에 비해 훨씬 더 낮다. 따라서 철 결핍성 빈혈이 이러한 운동선수들에게서 흔하게 나타나는 것이 아닐지라도(대부분의 연구에서 0~3%), 철분 결핍으로 인한 헤모글로빈 농도 감소의 위험이 있는 사람의 수가 상당히 많다는 사실을 보여주고 있다.

또한, 낮은 페리틴 수치와 헤모글로빈 농도가 경계선(여성의 경우 12~12.5g·dL^{-1})에 있는 몇몇 사람들은 실제 가벼운 철 결핍성 빈혈에 의해 스포츠 수행능력이 실제로 감소될 수도 있다. Lamanca와 Haymes는 초기 페리틴 농도가 20ng·mL^{-1} 이하이고, 평균 헤모글로빈 농도가 12.7g·dL^{-1}인 19~35세 여성을 대상으로 철분 보충이 미치는 영향에 관한 연구를 하였다(48). 철분 처치로, 최대하 사이클 지속시간은 38%까지 증가하였으나, 평균 헤모글로빈 농도는 13.5g·dL^{-1}까지 증가하였다.

청소년기에 저페리틴혈증의 발현 빈도가 높게 나타나는 것은 가령 간, 리마 콩, 녹색 야채 와 같은 철분이 풍부한 식품을 대체로 선호하지 않고, 지방과다 걱정 때문에 붉은 색 고기를 피할 수 있기 때문에 식이를 통한 철분 섭취가 낮다는 사실을 말해주고 있다. 앞에서 언급하였듯이, 월경에 의한 손실은 여성들에게 특정 위험요소로 작용한다. 또한, 운동 트레이닝과 시합 그 자체가 땀, 용혈, 그리고 소화관출혈을 통해서 철분 손실을 증가시킬 수 있다는 몇몇 증거가 있다(78).

이러한 자료는 신체 내 적당한 철분 저장의 유지는 젊은 운동선수와 철분 결핍으로 인한 심각한 위험에 처할 수 있는 많은 사람, 특히 여성들에게 중요하다는 사실을 나타내 주고 있다. 이 운동선수에게 가령 순 붉은 고기, 가금류 고기, 철분 함유량이 높은 아침 시리얼, 그리고 녹색야채 등의 철분이 풍부한 음식을 소비하도록 권장해야만 한다. 혈청 페리틴과 헤모글로빈 농도의 측정은 운동수행능력이 떨어지고 있는 운동선수들에게 실시되는 것이 바람직하다. 명시적이거나 경계선보다 낮은 헤모글로빈 농도는 경구 철 요법이 처치될 수 있으며, 몇몇 사람들은 페리틴 수치가 12ng·mL^{-1} 이하 인 사람들, 심지어 헤모글로빈 농도가 정상인 사람들도 또한 철분을 보충해야만 한다고 제안해 왔다.

운동선수들의 "가성빈혈"

"Pseudoanemia" in Athletes

고도로 훈련된 성인 운동선수들은 비 운동선수들에

비해 종종 헤모글로빈과 헤마토크리트가 약간 감소한 것으로 나타난다. 이것은 보통 실제로 빈혈을 나타내는 것이 아니라 오히려 혈장량의 증가로 인한 희석 현상이다. 운동 훈련은 혈장량이 5~10% 증가와 관련되어 있는 반면, 종단 연구에서는 엘리트 운동선수와 비 운동선수 간에 20~25% 정도로 큰 차이가 있는 것으로 나타났다(15). 혈장량의 증가는 심장 1회 박출량의 증가, 체온 조절 향상, 그리고 혈액 점도 감소 등의 이점을 가져다준다. 또한, 고도로 훈련받은 운동선수의 경우 종종 총 적혈구 양이 증가하기도 한다. 그러나 혈장량의 증가가 종종 적혈구 양의 증가를 초과하기 때문에 헤마토크리트는 감소한다(21).

몇몇 연구결과는 아동 운동선수들의 경우 "이러한 가성빈혈"을 예측할 수 없다고 제안하고 있다. Eriksson은 11~13세 12명의 소년을 대상으로 한 16주간의 지구성 훈련 후 혈장량이 평균 12.3% 증가하였다고 언급하였다(25). 총 헤모글로빈 양은 389g에서 428g까지(10% 증가) 증가한 반면, 혈중 헤모글로빈 농도는 변하지 않았다.

Sundberg와 Elovaino는 12~16세 지구성 달리기 선수와 훈련받지 않은 통제집단 간에 헤모글로빈 농도에 유의한 차이가 없음을 관찰하였다(93). Rowland 등은 고등학교 여자 크로스컨트리 달리기 선수($13.3g \cdot dL^{-1}$), 수영선수($13.3g \cdot dL^{-1}$), 그리고 비운동선수($14.4g \cdot dL^{-1}$) 의 경우 평균 헤모글로빈 농도가 비슷하다는 사실을 알아냈다(82). 성인에 비해 어린 운동선수들의 "가성빈혈"을 관찰하기 위한 이러한 어려움은 적혈구 양과 혈장 양의 차이를 반영할지라도 훈련에 대한 반응은 알려져 있지 않다.

혈우병

Hemophilia

혈우병(hemophilia) 환자는 혈액 응고를 유발하는 정상적인 기전에서 중요한 단백질인 순환 인자 VIII 또는 IX의 적정량이 부족하다. 반성유전을 따르는 열성으로 유전되는 혈우병 환자는 남성에게만 영향을 미치는 반면, 유전자를 가지고 있는 여성들은 증상이 없다. 응고 결핍으로 인해 혈우병 환자는 특히 외상에 대한 반응으로 출혈이 반복되는 일을 경험한다. 결과적으로, 이들 개인들에게 신체활동과 스포츠에 대한 안전한 참여가 되는지 또는 아닌지를 신중하게 고려해야만 한다.

혈우병으로 인한 출혈의 임상적 위험 정도는 환자에 따라 크게 달라지는 VIII 또는 IX 인자의 양적 수준에 달려 있다. 정상적인 사람은 혈장 mL당 50~200개(units)를 가지고 있다. 경미한 혈우병 환자는 정상 수준의 5~40%를 나타낸다. 중등도의 질환을 가진 환자는 약 5%이며, 심하게 영향을 받는 환자는 1~2%이다. 따라서 출혈의 과거력뿐만 아니라 응고 인자 수준을 통한 출혈의 위험성을 인식하는 것은 스포츠 참여에 관하여 개별 환자를 상담하는 데 유용하다.

혈우병 환자의 특징적인 출혈은 관절 내 출혈성관절증이며, 반복되는 관절 출혈은 심하게 손상되는 만성적 혈우병성 관절증으로 이어질 수 있다. 질환이 심한 환자의 경우, 그러한 출혈은 거의 확실하지 않은 외상으로 발생할 수 있다. 어딘가 다른 곳 특히 두 개 내의 출혈은 일반적이지는 않지만, 잠재적 비극을 낳을 수 있는 위험이 존재하고 있다. 조직 출혈의 징후가 나타나면, 혈우병 환자는 정상적인 응고 기능을 회복하기 위해 부족한 응고 인자를 즉각적인 정맥 주입을 통하여 받는다. 어떤 경우에는, 예방 치료 또는 2~3일마다 응고 인자의 정기적 주입이 출혈을 예방하기 위해 사용되어 왔다.

혈우병 자체만으로는 체력이나 스포츠 수행능력에 부정적 영향을 미치지 않는다. 그러나 반복되는 관절 출혈로 인한 관절증이 발생한 사람들은 관련 관절의 근신경 기능에 한계가 있을 수 있어 근력과 근지구력이 저하를 초래할 수 있다(71). 스포츠 게임과 관련하여 혈우병 환자를 둘러싼 더 많은 특정 문제는 특히 근육 내, 관절 내, 그리고 두개 내 출혈의 위험이 있다는 것이다. 혈우병 환자의 출혈 경향, 스포츠의 성격, 그리고 출혈의 과거력을 고려하여 적절한 신체활동을 개별적으로 선택해야만 한다.

혈우병 환자에게 특히 적합한 스포츠에는 수영, 탁구, 걷기, 골프, 댄싱, 그리고 양궁 등이 있다. 높은 위험을 초래하고, 일반적으로 금지되는 운동 경기로는 복싱, 무도, 하키, 축구, 그리고 레슬링 등이 있다(64). 일부 환자는 특정 관절 부위에서 쉽게 출혈이 되며, 이는 스포츠를 선택할 때 고려할 수 있다. 예를 들어, 반복적인 손목 출혈이 있는 환자는 테니스 또는 볼링을 용인할 개연성이 낮다. Beardsley가 언급하였듯이, "혈우병이 있는 한 아동에게 가장 좋은 스포츠는 다른 혈우병 환자들에게 현명하지 않을 수 있으며, 많은 경우에 특정 스포츠를 용인할 것인지를 결정할 수 있는 유일한 방법은 시범 참여이다"(p.307)(8). 어떤 경우에는 가령 여분의 관절 패드 또는 스포츠 자체의 변형한 것과 같은 보호 장비는 적절할 수 있다(예: 체조에서 점프 후 착지가 허용되지 않음). 어느 혈우병 아동이 스포츠 활동에 참여하기 전에 출혈을 즉각적으로 관리할 수 있는 계획을 부모와 코치들이 함께 고안할 필요가 있다.

Beardsley는 혈우병 환자가 레크리에이션 및 팀 스포츠뿐만 아니라 정규 체육에 가능한 많이 참여하도록 하는 것이 적절하다고 격려하는 것의 중요성을 강조하였다(8). 그러한 참여가 가져다주는 심리사회적 이점 외에도, 관절의 힘을 향상시키면 관절염의 발생 및 심한 상태에 대해서 보호하는데 도움을 줄 수 있다. 이를 위해, 수영과 조절되는 저항 웨이트트레이닝은 이러한 환자들에게 특히 유용한 것으로 고려되어 왔다.

또한, 일회성 운동으로 인자 VIII의 혈중 수준이 유의하게 증가한다는 사실이 중요할 수도 있다(92). 이것은 특히 20%에서 336%까지의 높은 범위의 고도에서 10시간 후까지 지속되는 고강도 달리기에서 사실이다. 이 반응은 베타-아드레날린 수용체 자극에 이차적으로 고려된다. 다른 요인은 운동에 의하여 영향을 받지 않는다.

골수 이식

Bone Marrow Transplantation

골수 이식(bone marrow transplantation)은 건강한 공여자의 골수를 다양한 악성 및 비악성 혈액 질환 중 하나를 앓고 있는 환자에게 정맥 내로 수혈하는 치료 절차이다. 이 기술의 배경은 건강한 골수의 줄기 세포가 환자의 골수 내에서 자라며, 질환이나 악성 세포를 대체한다는 것이다. 이 절차의 성공은 이식 거부 반응을 예방하기 위해 기증자-수혜자 유전자 일치 및 약물이나 방사선에 의한 적절한 수혜자 면역 억제를 포함한 많은 변수에 달려 있다.

골수 이식은 재생 불량성 빈혈, 중증 복합 면역결핍 증후군, 지중해빈혈, 급성 및 만성 백혈병, 그리고 악성 림프종 환자에게 특히 유용하다(99). 또한, 선천성 저산소성 빈혈(블랙판 다이아몬드 증후군), 골 괴사, 고셰병, 그리고 기타 저장 이상이 있는 사람들에게 더 제한적으로 사용된다. 이 환자들의 성공을 방해하는 중요한 문제는이식편(移植片) 세포가 피이식자의 세포에 공격적으로 작용하는 대숙주성(對宿主性) 이식편대숙주병의 발생이다; 조직 적합성 공여자를 찾는 것은 이러한 위험을 줄여줄 수 있다. 그러나 이러한 성공적인 일치를 20~40%의 경우에서만 발견할 수 있다.

아동과 청소년은 골수 이식 후 낮은 수준의 지구성 체력을 나타냈다(38;49). 원인이 되는 기전이 불분명한 상태인 반면, 이러한 결과는 고용량 화학 요법 및 방사선 치료 시 나타날 수 있는 심혈관 후유증에 대한 우려로 이어졌다. 특히, 이들 환자의 경우 심장 기능이 감소할 수 있다는 증거가 존재한다. 안정 시 심장초음파와 방사성 핵종 혈관 조영술에서 심근 수축력이 저하된 것으로 나타났다(72;77). 그리고 과도한 울혈성 심부전, 심낭 삼출, 그리고 부정맥이 보고되었다(14;37).

심장 기능의 저하에 대한 증거는 마찬가지로 운동 검사에서도 입증되었다. Larsen 등은 골수 이식 전 급성 백혈병이 가장 심한 20명의 아동 및 젊은 성인을 대상으로, 골수이식 후 31명의 두 번째 환자집단을 대상으로 각각 최대 자전거 검사를 수행하였다(49). 건강한 대조군에 비하여, 두 집단 모두 운동 시간, 최대산소섭취량, 심박출량, 그리고 환기 무산소 역치가 감소한 것으로 나타났다. 이 연구에서는 이 환자들의 심호흡 체력 수준이 낮은 것으로 나타난 반면, 수술 전.후 동일한 환자를 연구하지 않았기 때문에 이식 자체의 효과를 확신할 수는 없었다.

Hogarty 등은 골수 이식 수여자를 대상으로 유산소성 체력과 심장 기능의 자연 경과에 대한 종단적 평가를 수행하였다(38). 이식 후 1년, 2년, 그리고 5년 사점에서 33명의 아동을 대상으로 램프 프로토콜(ramp protocol)을 이용하여 자전거 운동 검사를 수행하였다. 이식 시 평균 연령은 11.3세이었다. 이식 후 초기 검사에서, 최대 심장지수, 최대산소섭취량, 환기역치에서 산소소비량, 그리고 최대 작업률은 예측된 정상 값의 각각 62%, 75%, 그리고 63%로 모두 낮았다. 일련의 검사에서 최대 심장지수는 변하지 않았으나, 최대산소섭취량은 연간 4%씩 증가하여 69%까지 증가할 것으로 예측되었으며, 최대 작업률은 이식 후 6년에 77%까지 증가할 것으로 예상되었다. 이 자료는 골수 이식 후 단기간의 관찰에서 심장 장애가 유의하게 개선되지 않는다는 의미로 해석된다. 그러나 아마도 근골격계 수준에서 산소 추출의 효율성이 더 커지기 때문에 유산소성 체력은 시간이 지남에 따라 증가할 수 있다.

운동과 암

Exercise and Cancer

성인의 상황과 비교하였을 때, 암은 아동 연령 집단에서 일반적인 고통이 아니다. 미국에서 15세 이하 아동의 약 6,500명이 매년 악성 종양으로 진단된다. 이들 경우의 대부분은 혈액 본질적으로 학적 또는 림프증식성(백혈병, 림프종)인 반면, 가령 뇌종양, 신경아세포종, 윌 름스 종양, 그리고 골육종과 같은 고형 종양은 소수의 경우를 차지한다. 최근 화학 요법, 수술, 그리고 방사선의 극적인 발달로 이러한 형태의 많은 악성 종양에 대한 전망을 현저하게 개선하였다; 그리고 전반적으로, 암을 가진 아동의 50% 이상이 치유된다(84). 신체활동 및 체력과 암과의 관련성을 언급한 연구는 일반적으로 성인을 대상으로 하였다. 이 보고서는 치료 후 재활에서 운동 프로그램의 효능뿐만 아니라 특정 형태의 악성 종양 예방하는데 있어 신체활동의 역할을 제안하였다. 아동 연령 집단에서 유사한 문제에 관하여 이용할 수 있는 정보는 거의 없다. 그럼에도 불구하고, 암이 있는 아동과 청소년의 경우 운동이 유사한 역할을 할 수 있는 많은 방법이 있음을 제안하는 증거가 있다. 이 부분에서는 세 가지 영역, 즉 암 예방에서 신체활동, 암 치료 중 환자의 신체 및 정신사회적 웰빙에 대한 운동의 기여, 그리고 치료적 개입의 영향을 평가할 때 운동 검사의 역할 등에 대해 언급한다.

운동과 암 예방

Exercise and Cancer Prevention

1996년 미국 외과 의사 보고서는 특정 형태의 암에 대한 병인학적 요인으로써 신체적 비활동의 역할에 관한 자료로 과학적 문헌을 조사하였다(95). 이 보고서에서 결론지었듯이, 신체활동이 위장의 통과 시간을 줄여주는 효과를 통해 결장암의 위험성을 줄여주는 것과 관련되어 있다고 언급한 유력한 증거가 있었다. 다른 형태의 암과 운동의 관련성에 관한 자료는 어떤 결론을 내리기에 너무 부적절한 것으로 판단된다.

그러나 한 영역에서, 몇몇 흥미로운 정보는 청소년기 동안 여성의 신체활동은 미래의 유방암 위험을 줄여주는데 기여할 수 있는 가능성을 제시하였다. 이러한 의문을 검토한 확인된 다섯 개의 연구들 중 두 개의 연구에서는 위험이 유의하게 감소한다고 보고하였으며, 한 개의 연구에서는 통계적으로 무의미하다고 제시하였고, 나머지 두 개의 연구에서는 관련이 없는 것으로 나타났다. Bernstein 등은 40세 이상 여성 545명을 대상으로 초경 이후 여가 활동과 유방암과의 관계를 조사하였다(9). 초경 후 10년 이내에 일주일에 3.8시간 이상 여가 활동에 참여한 여성의 상대적 위험은 규칙적인 신체활동이 없는 여성과 비교하였을 때 0.41이었다. 유사하게, Mittendorf 등은 14~22세에 매일 격렬한 신체활동에 참여했던 유방암 여성의 경우 그렇지 않은 사람에 비해 상대적 위험이 0.50이라고 보고하였다(62).

그런 검토를 위해 이후에 출판된 논문들에서 십대 청소년 시기에 규칙적인 신체활동은 미래에 유방암에 대해 보호해 줄 수 있다는 가능성이 계속 지지되었다. Marcus 등은 20~74세의 유방암 환자들 864명과 건강한 통제집단 790명에게 12세에 네 가지의 활동(학교에 걸어가거나 자전거를 타고 갔는지, 경쟁적인 운동 훈련에 참여하였는지, 그리고 규칙적으로 집안일을 하였는지) 참여에 관한 설문조사를 실시하였다(54). 네 가지 중 어느 한 가지에 해당되는 사람은 약간의 유방암 위험이 감소하였다.

Carpenter 등은 유방암의 위험을 줄이려면 규칙적인 운동 습관을 성인이 될 때까지 유지할 필요가 있다는 사실을 알아냈다(13). 그들의 연구에서 폐경기 여성(55~64세)이 적어도 주당 4시간 운동을 지속하지 않으면, 유방암 위험에 대한 조기 활동의 효과가 관찰되지 않았다. 게다가, 성인기에 상당히 체중이 늘어난 여성의 경우 운동으로 인한 위험 감소 효과가 사라졌다.

Shoff 등은 이와 유사한 연구결과를 보고하였다(86). 14~22세에 운동을 통해 미래의 유방암의 위험을 낮추는 것은 신체활동 빈도와 직접적으로, 성년기에는 몸무게의 증가와 반대로 연관되어 있다는 것이다. 따라서 대부분의 이러한 정보는 규칙적으로 격렬한 신체활동에 참여하고, 성인처럼 체중증가를 피한 십대들은 유방암의 발병 가능성을 줄여준다는 사실을 시사한다.

이러한 신체활동의 보호 효과는 운동을 규칙적으로 하는 청소년의 경우 배란 주기의 빈도를 감소시키는 것과 관련이 있을 수 있다(9). 유방암의 위험은 유방 조직이 난소의 호르몬에 누적되어 노출됨으로서 나타난다(이른 초경과 늦은 폐경은 모두 유방암 위험이 더 높은 것과 관련되어 있다). Carpenter 등은 조기와 규칙적인 운동은 에스트로겐에 대한 노출을 감소시킴으로서 이러한 위험을 더 낮추는 것으로 예상해야만 한다고 가정하였다(13). 정상적인 체중을 유지하는 것 또한 중요한데, 지방 조직이 폐경기 이후 에스트로겐의 중요한 원천이기 때문이다(86). 성인기 체중 증가는 그 자체로서 유방암의 위험을 높이는 것과 관련되어 있다.

재활운동 : 심리사회 및 신체적 효과

Exercise in Rehabilitation: Psychosocial and Physical Effects

암에 대한 수술, 방사선, 그리고 약물 치료가 생존율을 증가시켜온 반면, 환자들은 종종 이러한 관여 후에 신체 및 심리사회적 웰빙 모두 결핍을 나타낸다. Courney는 암 치료 후에 특히 성인들의 경우 예상되는 것으로 우울, 불안, 신체 이미지에 대한 걱정, 자존감 하락과 사회적인 고립을 확인하였다(16). 이러한 정서적인 문제는 종종 신체 허약의 불평, 체중 감소, 불면증, 거식증, 그리고 소화불량 등과 관련되어 있다. 이러한 문제의 일부로서 규칙적인 신체활동 참여가 종종 감소한다.

삶의 질에 유의하게 영향을 미치는 이러한 문제를 해결하는 것이 암 재활 프로그램의 목적이다. 정서 장애를 개선하기 위한 신체활동의 가능성을 고려할 때(12장 참조), 재활 노력의 유용한 구성요소로서 규칙적인 신체활동을 제안한다. Courneya는 암치료를 받는 환자들의 재활 양상으로서 운동의 역할을 조사한 성인 문헌에서 11개의 논문을 검토하였다(16). 11개의 보고서 모두가 긍정적인 효과를 나타냈다. 운동중재로, 기능, 기분, 그리고 전반적인 삶의 질 등의 향상이라는 긍정적인 정서 반응뿐만 아니라 수면, 음식섭취, 힘, 그리고 고통과 같은 신체적인 문제에서도 향상이 관찰되었다.

매우 제한된 연구에서 아동과 청소년기의 이러한 문제에 대해서 언급하였을지라도, 운동 중재가 아동 연령 집단에서 유사한 이점이 없을 것이라고 예상할 이유는 없다. Shore와 Shephard는 림프구성 백혈병 치료를 성공적으로 받아온 13~14세 아동 3명을 대상으로 12주 운동 프로그램의 신체 및 심리사회적 효과에 대하여 조사하였다(87). 이전의 낮은 최대산소섭취량, 과도한 체지방, 그리고 심리검사에서 높은 불안 점수 등 모두가 훈련으로 향상되었다. 그러나 건강에 걱정될 수준은 아니었지만, 운동 프로그램이 면역 기능을 약화시켰다. 이 연구의 저자들은 운동프로그램은 아동 암 환자의 치료 후 관리에 도움을 주지만 면역 반응에 대해서는 좀 더 지켜볼 필요가 있다고 제안하였다.

Sharkey 등은 12주 동안 일주일에 2번씩 병원에 기반한 유산소성 조절 프로그램이 암에 걸린 적 없고 화학요법[안트라사이클린(anthracycline)이 100mg·m^{-2} 이상]과 방사선 치료를 최소 1년 동안 받은 적 없는 10명의 사춘기 후 환자에게 미치는 영향을 평가하였다(85). 이 프로그램에서, 트레드밀 지속 시간은 13% 향상되었고, 최대산소섭취량은 8% 증가하였으나 값은 정상에 대해 예측된 값을 완전히 밑돌았다. 좌업성 생활방식으로 인한 건강 악화는 아동기 암 생존자에게서 관찰되는 유산소성 체력의 감소 중 전부는 아니지만 일부 기여할 수 있다고 결론지었다.

Smith 등은 아동 암 환자 18명과 그 가족들이 여름 캠프 경험이 사회적, 신체적, 그리고 자기주도적 활동의 향상에 효과가 있음을 발견하였다(90). 어머니의 보고에 의하면, 다양한 이러한 긍정적 효과는 캠프 후 1개월 후에도 여전히 분명하게 나타났다.

치료 후의 체력

Physical Fitness Posttreatment

악성종양의 부정적인 생리 및 행동적 영향을 고려할 때, 암 생존자인 아동들이 종종 체력 수준이 감소한다는 것은 예상가능하다. 예를 들어, Jenney 등은 림프구성 백혈병으로부터 생존한(평균 14.6세) 70명을 대상으로 안정 시와 운동 중 심폐 기능에 대하여 연구하였다(40). 진단 시 평균 연령은 5.8세였으며, 화학 요법 완료 후 평균 경과 시간은 4.2년이었다. 치료는 화학치료제, 방사선, 또는 두 가지 모두 등을 조합하는 몇 가지 방식으로 이루어져 있었다. 안정 시 심장초음파 검진 결과 평균 좌심실 박출률이 건강한 통제집단(76.6%)에 비하여 더 낮은(71.6%) 것으로 나타났다. 운동검사에 따른 두 집단 간 최대심박수치에서는 유의한 차이를 보이지 않았다; 그러나 최대산소섭취량, 최대 작업률, 그리고 분당 최대환기량은 환자의 경우에 더 낮았다(각각 예상치의 89%, 91%, 그리고 91%).

Warner 등은 7~19세의 급성 림프구성 백혈병 환자 중 35명의 생존자 집단에서 유사한 연구 결과를 보고하였다(98). 이 환자들의 평균 최대산소섭취량이 건강한 사람들에 비하여 더 낮았다(소녀의 경우 30.5 vs. 41.3mL·kg^{-1}·min^{-1}, 소년의 경우 39.9 vs. 47.6 mL·kg^{-1}·min^{-1}). 저강도 운동 중 에너지 소비는 체지방(체중에 대한 적응 후)과 부정적으로 관련되어 있어, 저자들이 운동 능력 감소가 백혈병 생존자들에 과도한 비만에 공헌할 수 있다는 사실을 짐작하게 하였다.

이러한 생존자들의 약물 독성 문제는 특정 임상 및 연구의 관심을 끌었다. 여러 형태의 아동기 치료에서 주요 성분인 안트라사이클린 항종양제는 심근에는 독성물질에 해당된다. 따라서, 보통 돌이키기 어렵고, 늦게 발생하는 심근증은 축적 양에 따라 위험이 증가하는 이러한 약물들의 불행한 합병증이 될 수 있다. 부작용은 수축과 이완 기능 모두의 점진적 감소를 동반하는 심근량의 감소다(39). 이러한 이상상태를 안정상태에서 심장초음파 검사와 불확실한 심근 스캔으로 얻은 측정을 통해서 나타낼 수 있다.

이 환자들의 운동검사를 통해서 얻은 정보는 안트라사이클린 독성의 민감한 지표로 활용할 수 있다. 이전에 1~15년 동안 안트라사이클린을 높은 용량으로 복용한 환자들의 절반에서 지구성 체력의 감소가 나타났다(52). Fukazawa 등은 안트라사이클린 화학요법이 포함된 급성 백혈병 치료 후 완전히 회복한 9~18세 아동 13명을 대상으로 양쪽 악력과 직립 자전거 운동 동안 심장초음파 변화를 연구하였다(28). 안트라사이클린 누적량을 기준으로 이들 피험자를 세 개의 위험집단(ESS/ESVI/dLVDt·dt)으로 분류하였다. 좌심실 구획단축률의 운동 심장초음파 결과, 수축말기 자극 용량 지수(ESS/ESVI), 좌심실 확장기 충만 속도, 그리고 좌심실 내 면적의 이완기 증가의 정규화된 최고 속도(dLVDt·dt)는 10명의 건강한 통제집단의 연구결과와 비교되었다. 자전거 운동 시 ESS/ESVI은 투여량 의존적인 방식의 환자의 경우에 감소되었다. 그러나, dLVDt.dt는 통제집단에 비하여 고위험 집단에서만 안정 시에 감소되었다. 이 연구결과는 수축말기 자극 용량 지수 운동검사 중 안트라사이클린 심근 독성의 심각성의 유용한 지표로 작용할 수 있음을 시사한다.

Johnson 등은 적어도 2년 이전에 아드리아마이신 292±119 mg·m^{-2}을 처방받고 회복한 환자 13명(평균 연령 13±4세)을 대상으로 최대 및 최대하 자전거 검사를 수행하였다(41). 안정 시 심장초음파는 모두 정상이었다. 최대산소섭취량은 환자와 통제집단이 각각 32.0±6.3mL·kg^{-1}·min^{-1}과 41.3±8.4mL·kg^{-1}·min^{-1}로 나타났다($p<.05$). 최대하 운동 시 박출 지수의 증가는 환자의 경우에 더 적었다(최대산소섭취량의 33%에서 33% vs. 54%; 최대산소섭취량의 66%에서 33% vs. 69%). 이러한 연구결과는 안트라사이클린 치료 후 제한된 근육수축성의 보류를 제안하고 있다.

Rowland 등은 심근 기능장애가 있는 11명의 환자(안정 시 좌심실 수축률<28%), 안트라사이클린 독성을 가졌던 사람들 중 8명(**그림 7.3**)을 대상으로 도플러 심장초음파검사를 통하여 안정위(semi-supine) 최대 자전거 검사에 대한 심장반응을 연구하였다. 최대 심장지수, 박출량 지수, 심박수, 최고 대동맥 속도, 그리고 좌심실 수축률은 건강한 통제집단에 비하여 환자의 경우 모두 유의하게 더 낮았다. 그러나 환자의 안정 시 수축률은 이러한 운동 변수들 중 어느 것과도 관계가 없었다. 1회 박출량은 환자의 경우 운동 강도가 높을 때 감소하였지만, 통제집단의 경우는 안정적으로 유지되었다.

이들 자료는 운동검사가 안트라사이클린 심근병증의 심한 정도를 알아내고 평가하는 데 가치 있는 도구가 될 수 있음을 시사한다. 그러나 어떠한 기술과 변수들이 심근 기능의 변화에 가장 민감한지를 판단하기 위해서는 추가적인 연구가 필요하다.

만성 신장질환

Chronic Renal Disease

정상적인 신장 기능은 체액, 전해질, 산염기 항상성을 유지하는데 중요하다. 신장은 세포 신진대사의 부산물인 질소 폐기물(요소, 크레아틴)을 배설하고, 나트륨, 칼륨, 그리고 다른 전해질 구성성분들의 정상적인 혈중 농도를 유지한다. 신장 세관은 신체 수분량과 삼투압몰 농도를 조절하는 알도스테론과 바소프레신과 같은 호르몬의 작용 부위이다. 혈액 PH는 신장에서 선택적 재흡수나 수소 이온의 완충 작용을 통해 조절된다. 신장은 강한 혈관 수축 신경과 알도스테론의 자극제인 안지오텐신II의 형성을 유도하는 레닌(단백질 분해 효소)을 만들어낸다. 신장에서 생성되는 에리스로포이에틴(적혈구생성소)은 혈중 산소 감소 상태에 반응하여 적혈구 생성을 자극한다(33).

이러한 복잡한 기능을 고려할 때, 신장의 질환으로 인해 발생하는 신장 기능의 장애가 많은 중요한 합병증으로 나타나는 것은 놀라운 일이 아니다(45). 만성 신장질환 환자들은 종종 체액 축적, 고혈압, 산과다증, 빈혈, 전해질 장애, 뼈 질환, 성장 부전, 그리고 영양실조를 보인다. 만성 신부전으로 인한 이러한 이상은 혈중 요소 질소(blood urea nitrogen; BUN)와 크레아틴(creatinine) 증가, 오줌의 크레아틴 제거율 감소, 빈혈(anemia), 고 칼륨 혈증(hyperkalemia), 저 칼슘 혈증(hypocalcemia), 저 알부민 혈증(hypoalbuminemia), 그리고 고 요산 혈증(hyperuricemia)의 실험실 검사 소견에 반영된다.

신부전은 다양한 원인으로 인한 말기 만성 신장 질환에서 발생할 수 있다(59). 아동의 경우, 만성 신장 질환의 대부분의 경우는 신장의 염증성 질환(후천성 사구체신염) 또는 선천성 신장 기형에 의한 것이다. 다른 원인으로는 전신성 염증성 질환(예: 전신성 홍반성 루푸스)과 소변 흐름 장애로 인한 신장 실질 손상이 있다.

다행히, 만성 신장 질환은 아동에게 흔하지 않다. 발병률은 미국 아동 인구(약 830명)에서 매년 100,000 명당 대략 1건이다(45). 영향을 받은 사람들 중 85%는 5세에 끝난다.

신장 기능이 악화됨에 따라 이 환자들에게는 혈액 투석, 복막 투석, 그리고 신장 이식 등의 세 가지 개입을 고려할 수 있다. 팔의 동정맥 누관에 의하여 혈액에서 독성 용질을 규칙적으로 여과하는 혈액투석은 성인의 말기 신장 질환에 대한 가장 일반적인 치료법이다(67). 복막 투석으로, 복강 내막은 카테터에 의해 점적주사와 이어서 투석 액을 제거한 후 혈액에서 비정상적인 물질을 걸러낸다. 아동의 경우, 더 활동적인 생활방식을 가능하도록 해주기 때문에 신장 이식이 더 선호되는 치료법이다. 말기 신장 질환 발병 후 3년이 된 미국 청소년의 60%는 이식 수술을 받은 반면, 30%는 혈액투석을 받고 있으며, 10%는 복막 투석 치료를 받는 중이다(45).

사체 신장은 이식에 사용될 수 있지만; 특히, 수혜자와 면역학적으로 양립할 때에 가족 구성원의 장기는 이식 생존율을 향상시킨다. 북미 아동 신장 이식 협력 연구의 자료에 따르면 이식 생존률은 사체 신장 수혜자 중 1년에서 74%와 3년에서 62%이었다(59). 환자는 거부반응을 예방하기 위해 이식 후 집중적인 면역 억제 치료를 받는다. 사이클로스포린, 코르티코스테로이드, 그리고 항 림프구성 글로불린 등의 이러한 약물들은 이식 생존율을 향상 시키지만 불행히도 이식 후 관찰되는 대부분의 합병증(감염, 신생물, 고혈압, 죽상 동맥 경화성 혈관 질환)의 원인이기도 하다(67).

체력에 미치는 영향

Effects on Physical Fitness

만성 신장 질환의 여러 기관 계 합병증을 고려할 때, 이 환자들이 운동 능력이 미흡하다는 사실은 놀라운 일이 아니다(**그림 11.5**). 빈혈, 근육 손실(단백질 영양실조로 인한), 고혈압, 체액 및 전해질 이상, 정서적 장애, 그리고 치료 합병증 등이 결합되어 골격근 수행능력, 심장 및 폐 기능, 그리고 산소 운반을 유의하게 손상시킨다.

Painter는 말기 신장 질환을 앓고 있는 성인을 대상으로 체력 검사라는 더 큰 경험의 결과를 검토하였으며, 대부분은 당시 혈액 투석으로 관리되고 있었다(67).이 보고서에 따르면 고령 환자들 지구성 체력은 강한 사람의 약 50%이며, 최대산소섭취량의 일반적인 값은 15~25 mL·kg^{-1}·min^{-1}이다.

만성 신장 질환을 앓고 있는 성인의 운동 훈련 프로그램으로 10주에서 12개월의 기간 동안 유산소성 체력이 향상되었으며, 최대산소섭취량은 일반적으로 약 25% 증가하였다.

Kennedy와 Siegel은 (1) 대부분의 아동 환자는 혈액투석으로 치료받지 않았고, (2) 아동과 청소년은 성인보다 신장 질환의 형태가 다르고, (3) 나이가 많은 피험자

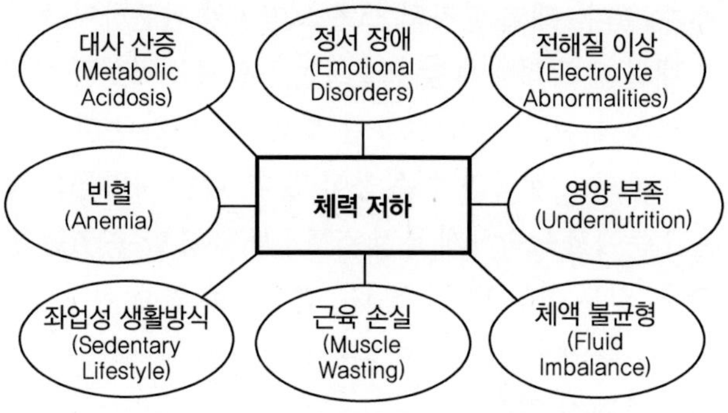

그림 11.5 체력에 영향을 미치는 만성 신장 질환의 합병증

는 종종 죽상 동맥 경화성 혈관 질환과 같은 합병증이 있기 때문에 성인들의 운동 검사 결과가 반드시 어아동에게 적용될 수는 없다고 지적하였다(45). 그럼에도 불구하고, 만성 신장 질환을 앓고 있는 아동 및 청소년의 체력을 검사한 5개의 연구는 운동수행에 장애가 있는 유사한 특성을 보여준다.

Krull 등은 신장을 이식받은 후 3.6년된 여성 33명과 남성 37명을 대상으로 최대 자전거운동 검사를 수행하였다(47). 환자의 평균 연령은 17.6세이었고, 8.2~23.8세의 범위에 있었다. 남성과 여성의 최대산소섭취량의 평균값은 각각 23.2±5.9와 28.3±5.9mL·kg^{-1}·min^{-1}이었다. 최고심박수는 베타 차단제 치료를 받은 환자의 경우 둔화되었으며, 남성의 경우 분당 153±21회, 여성의 경우 분당 166±23회로 대체로 평균치를 보였다. 이 연구에서 안정 시와 최고 혈압은 정상이었다.

그러나 Matteucci 등이 검사한 6~22세의 이식 후 10명의 환자들은 트레드밀 운동에 대하여 수축기 고혈압 반응을 보였다(56). 최고 수축기 혈압은 신체 표면적이 일치하는 건강한 통제집단의 130mmHg에 비하여 신장 질환 피험자의 경우 평균 175mmHg이었다. 이완기 혈압은 두 집단 간에 차이가 없었다. 환자와 통제집단의 지속 시간은 각각 평균 10.8분과 12.8분이었다.

유사한 연구에서, Giordano 등은 이식 후 6개월 되었고, 다양한 면역억제제를 복용하던 45명의 아동(평균 연령 14.3±4.2세)을 대상으로 트레드밀 운동에 대한 운동 내성 및 혈압 반응을 평가하였다(31). 모두 헤모글로빈 농도가 10mg·dL^{-1} 이상이었다. 트레드밀 지속 시간은 건강한 통제집단의 15.1±1.7분에 비해 10.1±2.1분으로 감소되었다. 이식 후 아동은 운동에 대한 수축기 혈압 반응이 더 큰 것으로 나타났다(150±26 vs. 134±13mmHg).

Bonzel 등은 보존적 치료, 혈액 투석, 또는 이식 후 젊은 환자의 최대 자전거 운동에 대한 생리적 반응을 건강한 통제집단과 비교하였다(10). 최대산소섭취량은 3개의 신장 질환 집단에서 각각 평균 16.5, 25.1, 그리고 35.9mL·kg^{-1}·min^{-1}이었던 반면, 통제집단의 값은 44.1mL·kg^{-1}·min^{-1}이었다. 만성 신장 질환이 있는 다른 사람들에 비하여 이식 후 환자들의 유산소성 체력 수준이 더 큰 것은 그들의 평균 헤모글로빈 농도가 더 높기 때문일 수도 있다(보존적 치료, 투석, 그리고 이식 후 환자 각각 9.7, 7.2, 그리고 14.6g·dL^{-1}).

Ulmer와 동료들은 연구결과에서 만성 신장 질환 환자의 체력 감소에서 빈혈의 중요성을 강조하였다(94). 만성 신부전을 앓은 40명의 아동은 분당 심박수 170회(PWC_{170})에서의 작업률로 정의된 유산소성 체력의 결정을 위한 연속적인 최대하 자전거 검사를 받았다. 체력은 신장 기능 장애의 정도와 반비례하고, PWC_{170}과 헤모글로빈 농도 간에는 정적 상관관계가 관찰되었다(**그림 11.6**).

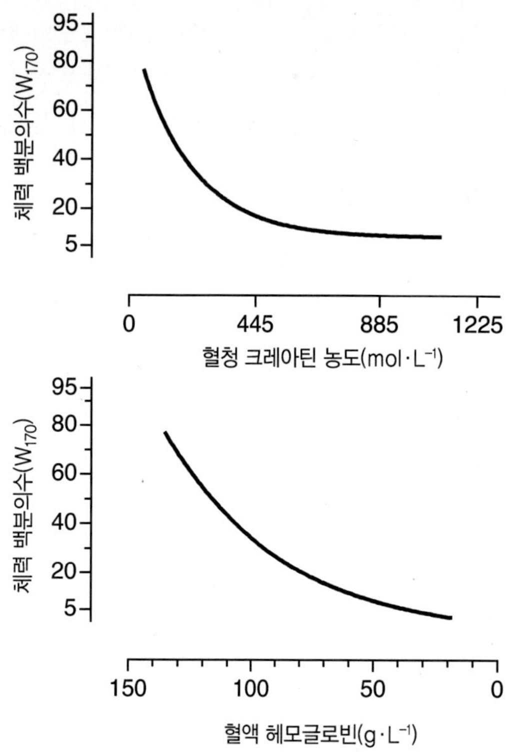

그림 11.6 만성 신부전 아동 20명과 통제집단 아동 22명의 체력 백분위수(W_{170}에 정의된대로)에 대한 혈청 크레아틴 농도(SCR)와 혈액 헤모글로빈(Hb)의 관계

From Ulmer et al. 1978 (94).

또한, 만성 신부전을 앓는 아동의 빈혈을 교정하면 운동 내성을 향상시킬 수 있다는 증거가 있다. Baraldi 등이 보고한 7명의 환자(평균 연령 13.9세)들은 빈혈을 위한 에리스로포이에틴 치료 전후에 트레드밀 운동을 최대로 실시하였다(7). 치료 전후 헤모글로빈 농도는 각각 6.3±0.9, 11.2±1.2g·dL^{-1}이었다. 빈혈의 교정으로, 평균 최대산소섭취량은 24.1±7.1에서 32.6±12.7mL·kg^{-1}·min^{-1}까지 증가하였으며, 건강한 통제집단 피험자는 44.7±7.1mL·kg^{-1}·min^{-1}이었다.

운동 권고

Exercise Recommendations

일회성 급성 운동이나 신체 건강 모두 건강한 사람의 신장 기능에 영향을 미치지 않는 것으로 보인다. 결과적으로, 신장 질환자의 운동 프로그램은 신장 기능 자체를 개선시키거나 악화시키는 것으로 예상되지 않는다(33). 그럼에도 불구하고, 규칙적인 신체활동은 만성 신장 질환의 합병증에 잠재적으로 많은 유익한 효과가 있어 이들 환자들에게 도움이 되는 것으로 드러났다. 유산소성 운동 프로그램은 혈청 지질 농도를 개선시킬 뿐만 아니라 고혈압 환자의 혈압을 낮추어 준다. 체중 부하 활동은 골밀도를 향상시킬 수 있다. 중요하게도, 또한 운동은 자부심과 사회적 믿음을 향상시켜주는 수단을 제공할 수 있는 반면, 만성 신장 질환자의 우울증을 방지하는 것으로 나타났다(46).

동시에, 스포츠와 격렬한 신체활동의 참여가 이들 환자들에게 위험을 초래할 수 있다는 사실을 인식해야 한다. 대부분의 문제는 피하 복막 투석 카테터, 혈액 투석을 위한 동맥-정맥 누관, 또는 하복부의 이식 된 신장에 대한 외상의 위험이다. 진행된 신장 질환 환자, 특히 이식 전에는 종종 과한 운동으로 초래될 수 있는 탈수증, 고칼륨혈증, 그리고 저나트륨혈증의 위험이 있는 미묘한 체액-전해질 균형 상태에 놓이게 된다. 뼈가 약한 사람(골형성장애)은 특정 활동에서 골절을 일으킬 수 있다. 운동은 신장 질환이 있는 환자의 심장 부정맥을 촉발시킬 수 있거나 허용할 수 없을 정도로 수축기 혈압을 높일 수 있다(45).

이러한 고려 사항을 염두에 두고, 만성 신장 질환을 가진 젊은 환자들에게 운동의 특정 형태와 강도를 권장할 수 있다. 개별 환자의 스포츠 참여와 관련하여 결정을 내릴 때 고려해야 할 요소로는 질환의 심각성과 합병증의 성격, 이식 된 신장 또는 투석 카테터의 존재 여부, 그리고 기초 체력의 수준 등이 있다. 다른 사람들은 높은 수준에서 능숙하게 특정 스포츠를 수행 할 수 있는 반면에, 일부 아동 및 청소년은 질환으로 인해 심각하게 장애를 겪으며, 탈진 없이 약간의 활동에 참여하는 것으로 예상할 수 있다.

Kennedy와 Siegel은 만성 신장 질환 환자의 운동과 관련하여 태도를 취한 54명의 미국 아동 신장병 학자가 응답한 설문지의 연구결과를 발표하였다(45). 대부분의 응답자는 개별 환자에 대해 확인된 안전 한계 내에서 운동을 강력하게 권장하였다. 가장 수용할 만한 운동은 자전거타기, 수영, 에어로빅, 댄스, 골프, 달리기, 테니스, 그리고 야구 등이었다. 대부분은 신장 이식을 받은 아동은 등척성 운동(예: 웨이트리프팅)을 포함하는 운동뿐만 아니라 축구와 가라데와 같은 접촉 스포츠를 피할 것을 권장하였다.

실험실 자전거 또는 트레드밀 운동 검사 결과는 신체활동에 대해 이러한 권장을 하는데 유용 할 수 있다. 체력 수준과 가령 부정맥, 운동에 대한 혈압 반응, 그리고 운동 유발성 기관지 경련과 같은 합병증을 평가할 수 있었다.

학교 행정관과 체육 교사는 만성 신장 질환을 앓고 있는 학생들이 신체활동에 참여하는 것을 꺼릴 수 있다. 이러한 환자와 가족을 돌보는 의사와 학교 직원 간의 원활한 의사소통은 최적의 운동과 안전한 활동을 수행할 수 있도록 하는 데 중요하다. Kennedy와 Siegel은 어떤 형태의 운동을 촉진하는 것이 일반적으로 적절하지만, 이런 아동들이 특정 신체활동을 성공적으로 수행하지 못할 상황에 놓여서는 안 된다고 강조하였다(45).

운동 유발 단백뇨 및 혈뇨

Exercise-Induced Proteinuria and Hematuria

소변에서 단백질 또는 적혈구의 출현은 종종 신장 질환이 있음을 나타내지만, 각각은 격렬한 신체활동 후에 양성 소견으로 나타날 수 있다. 운동으로 촉발되는 단백뇨와 혈뇨는 일반적으로 장기적인 건강상의 합병증을 수반하지 않는 것으로 간주되어 왔다. 이러한 발견은 선행된 24~48시간의 운동경기에 참여한 사람의 의학 검사로 채취된 소변 샘플에서 나타날 수 있음을 인식하는 것이 중요하다(33). 한편, 2일간의 격렬한 운동을 끝낸 후에도 이러한 결과의 둘 중 하나가 지속되면 다른 원인을 고려해야만 한다.

운동으로 인한 소변에서 단백 배설의 증가는 사구체의 투과성 증가, 사구체 내의 정수압 상승, 또는 단백질의 관상 재흡수로 일어날 수 있다(33;73). 성인 연구 결과에 따르면 소변의 단백질 함량의 정도는 운동의 지속시간보다는 오히려 운동 강도(혈청 젖산 농도로 나타냄)에 따라 달라지는 것으로 나타난다(**그림 11.7**)(75). 운동 후 단백뇨는 가령 사이클링이나 수영과 같은 지구성 스포츠보다 최대 단시간 폭발적 활동 후에 더 두드러진 것으로 보고되었다(74). 생물학적 성숙이 이러한 현상에 미치는 영향은 설명되어 있지 않다.

운동 후 양성 혈뇨는 방광의 후벽에 기계적 외상으로 인한 것일 가능성이 크다. 현미경(소변 밀리리터 당 적혈구 1,000개 이상) 또는 명백한 전체 혈뇨는 마라톤 선수들의 20%와 울트라 마라톤 선수들의 50~70%로 나타나는 매우 경쟁적인 운동선수들의 경우 드문 일이 아니다(19;88). 운동 직전에 적절한 수분 공급의 유지와 소변 방지를 통한 예방이 제안되어 왔다(23).

헤모글로빈 뇨증으로 인한 붉은 색 소변은 발의 반복적인 두드림("행진 헤모글로빈 뇨증", "발바닥 충격 용혈")으로 인한 적혈구 파괴의 결과로 생각된다. 소변의 현미경 검사(적혈구가 없는 것으로 나타남)를 통해 운동 유발성 혈뇨와 이 개체를 구별해 낼 수 있을 것이다.

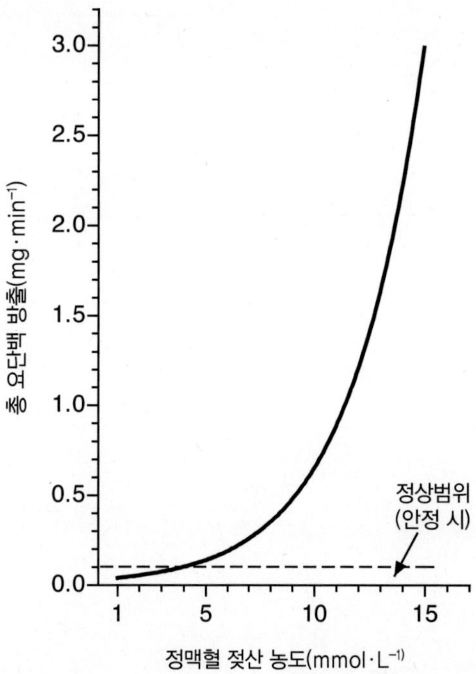

그림 11.7 달리기 운동 후 피험자의 정맥혈 젖산 농도와 총 요단백 방출 사이의 관계
From Poortmans 1985 (73).

전체 참고문헌은 http://www.hanmibook.co.kr 자료실에서 볼 수 있습니다.

CHAPTER 12

정서 및 정신적 장애들

Emotional and Mental Disorders

문효열 서울대학교 체육교육과

의심할 바 없이 정신적 기능은 신체적 운동과 밀접한 관련이 있다. 테니스를 치거나 산책을 하거나 수영을 하는 대부분의 사람들은 단순히 그것이 즐겁기 때문에 한다. 신체적 활동에는 정신적 즐거움이 있다. 그러나 고대로부터 이러한 정신-운동의 관련성은 좀 더 전체적이고 영적인 관련이 있다. AD 1세기의 유베날라스에 의해 선언된 Orandum est sit mens sana in corpore sano(우리는 건강한 신체와 온전한 정신을 위하여 기도해야한다)는 우리가 운동 활동에서 인간의 완전성을 얻기 위해 텔레비전 세트로부터 멀어져야 한다는 것을 나타낸다(회의론자들에게 스피노자는 1600년대에 신체와 정신의 관계에 대한 대안적인 관점을 제시했다. 그는 "모든 사람들은 그의 온전한 공적과의 관계와 그의 신체와 정신 모두의 강건함을 보여주는 것을 좋아한다." 그리고 "이것 때문에 인간들은 서로에게 골칫거리이다"라고 말했다.).

최근에 과학자들의 연구는 근육운동에 영향을 미치는 정신의 좀 더 실용적이고 기전적인 역할을 보여주었다. 정기적인 운동의 습관은 건강에 있어 중요하다; 그리고 물론 신체활동에 참여를 위한 동기는 중추신경기능이기 때문에 운동을 할지 안할지를 결정하는 데에 영향을 미치는 요소들은 정밀 조사를 해야 한다. 사실 제시된 증거들은 이러한 영향들이 모두 외부적인 것(동료의 지원, 시간제약, 운동 기기들에의 접근성과 같은)은 아니라는 것을 나타낸다. 중추신경체계 내에서의 생물학적 통제센터는 어느 정도까지는 신체에너지 균형의 항상성 조절의 부분으로서 개인의 신체활동의 수준을 지배할 것이다(77).

좀 더 많은 증거들이 아마도 뇌가 운동수행의 제한을 결정하는데 더 중요한 역할을 한다는 것을 나타낼 것이다. 5마일(8km) 로드 레이스에서 개인의 종료시간은 신체적 요소뿐 아니라 정신적 요소에도 많이 지배를 받을 것이다. Astrand는 "근육의 운동에서 불편함과 피로의 감정은 매우 다르게 느껴진다. 그리고 같은 사람이라도 매일 비슷하게 유지하지 않는다"(3) 라고 결론지었다. 이 생각은 중추신경 피로 가설(Central fatigue hypothesis)로 (1) 정신적 과정은 근육이나 대사의 과정보다 운동의 수행의 일차적인 결정요소가 된다. (2) 가장 중요한 제한은 심리적인 것 보다는 생물학적인 것이다(뇌의 세로토닌 수준에서의 증가와 같은)는 내용을 포괄하여 공식적으로 구조화되었다.

심인성의 요소들은 안정기와 운동 중의 대사량 모두에 영향을 미칠 수 있다. 운동 중의 최면암시 하에서 안정기의 대상자들은 심박수, 심박출량, 환기, 산소소모에서 상당한 증가를 나타냈다(64). Morgan과 동료들은 안정상태의 운동을 하는 동안에 최면암시에 의해 운동량에 대한 지각이 변화했을 때의 생리적인 변화들을 보여주었다(65). 대상자들이 그들이 언덕을 오르고 있다고 생각할 때 환기량은 분당 11L까지 증가하였고 그들이 정상에 이르렀다고 생각했을 때 하강이 시작되었고 환기량도 감소되었다.

이 장에서는 신체와 정신의 관련에서의 좀 더 실용적인 측면, 정서적인 혹은 정신적인 장애를 가진 어린 환자들을 치료하는데 있어서의 운동의 잠재적인 역할에 대해 다룰 것이다. 많은 개인들이 신체적 활동 후에 "기분이 좋다라고 느끼는 것"에 대한 관찰은 역사적으로 정서적 질환을 가진 사람에게 운동의 이러한 긍정적인 정신적 효과를 위한 치료의 역할을 하도록 하는 데에 노력을 기울이도록 하였다. 다소 실망스럽게도 그러한 운동의 유익한 효과에 대해 과학적으로 증명된 것은 제한적이다. 오직 몇 가지의 장애에서만 긍정적인 효과들이 합리적으로 잘 기술되어있다. 이러한 연구들에서 운동의 진정한 치료적 역할을 정의하기 위한 시도들은 심각한 방법적 결함들로 인해 좌절되었다. 대부분의 정보들은 성인들을 대상으로 수집되었고 아동과 청소년을 대상으로 한 정신적 장애의 관리측면에서의 운동중재의 잠재성으로 최근에 탐색되기 시작하였다.

문제의 범위

Scope of the Problem

"젊은 시절의 근심 없는 날들"은 결코 존재하지 않는다. 18세 이하의 미국의 젊은이들에게서 임상적인 정신적 장애의 발현율은 12%, 8명 중 1명으로 보고된다. 그리고 오직 이들의 약 3분의 1만이 필요한 치료를 받는 것으로 나타났다. 우울증(depressive disorder)은 아동의 2.5%, 청소년의 8.3%에서 나타나며 이는 과거보다 증가된 숫자이다. 비슷한 빈도가 '가슴샘장애(thymic disorder)' 에서도 나타났다. 이러한 장애들의 병적상태는 정상적인 사회 · 학업 기능들을 어렵게 한다(8).

미국에서 청소년의 자살의 수는 1950년대보다 4배이다(12). 1991년에 자살은 15~19세 연령대에서의 100,000명중 13명의 사망률로 두 번째로 중요한 사망의 이유였다. 더하여 각 자살의 경우 50번의 시도가 있었던 것으로 알려져 있다. 5~14세의 어린 아동들 또한 1991년 십만 명 중 0.7명의 비율로 그 위험이 높았다.

이러한 통계의 숨겨진 곳에는 아마도 더 많은 수의 어린 청소년들이 있을 것이다. 이들은 명시적인 임상적 정신질환으로 진단받지 않았으나 심각한 정서적 스트레스를 경험한 이들일 것이다. 현대사회에서의 변화는 스트레스가 많은 생활방식을 만들어내고 아동과 청소년들은 아마도 가족의 불안정성, 잦은 이사, 또래에 의한 신체적 위협, 이른 학업과 운동에서의 성공에 대한 압박을 다루게 될 것이다(52). 만성적 피로, 두통, 어지럼발작, 그리고 가슴통증의 심인성의 문제를 가진 어린 환자들이 소아과에 빈번하게 출현하는 것은 삶의 질에서의 이러한 스트레스의 영향이 있음을 증명한다.

동등한 관점으로, 아동기의 정서장애들은 생애동안 나타날 수 있는 정신질환의 지표로 여겨질 수 있다. 예를 들어 청소년기에 시작된 주요 우울증의 발현율은 성인기에 시작된 것에 비해 15~20% 정도 높다(8).

이 병적 상태의 혼합으로 청소년기의 우울증은 자주 불안, 조울증 약물남용과 같은 다른 정신 장애들과 관련이 있다. 우울증을 가진 청소년의 무려 3분의 1이 또한 불안장애의 징표를 나타낸다(54).

정신장애의 높은 발현율과, 그것이 건강에 미치는 부정적인 영향, 그리고 삶의 손상에의 잠재성을 고려할 때, 어린 시기의 인지와 관리의 중요성은 매우 분명하다. 정신치료와 약리학적인 중재가 치료 중점으로 제공되는 동안의 성과가 항상 성공적인 것은 아니다. 따라서 정서적, 정신적 장애의 관리에서 신체적 활동의 잠재적 역할은 특별한 중요성을 지닌다. 실제로 만약 운동중재가 이런 아동을 치료하는데 효과적이라면, 그것들은 전통적인 치료법에 환영할만한 보조요법이 될 것이다.

정서적 장애의 관리에 있어서의 운동의 현재 지위는 Brown에 의해 요약되었다(17).

> "정신건강 영역에서 존재하는 상황의 많은 부분은 신체건강영역에서 발생하는 것과 유사하다. 현재 심혈관질환자와 마찬가지로, 정신건강 문제로 인해 장애를 겪고 있는 수백만 명의 사람들이 있으며, 많은 국가에서 이러한 문제가 팽배해져가고 있다…."

> "그들의 자연스러운 환경에서 사람들에게 제공될 수 있는 그리고 많은 인구에서 정신건강문제의 심각성을 예방하거나 줄일 수 있는 잠재성을 가진, 비용효과적인 중재를 판별하기 위한 노력을 계속하는 것은 중요하다. 이런 관점에서 운동은 의미있는 약속을 한다."

성인에서의 운동과 정신건강의 개관

An Overview of Exercise and Mental Health in Adults

운동이 정서건강에 미치는 영향을 다루는 많은 연구들이 성인들을 대상으로 수행되었다. 이런 신체활동이나 운동의 영향이 어린대상자들에게도 적용될 수 있는지에 대해서는 확실치 않지만 그래도 이런 정보들을 간단히 살펴보는 것으로 이 장을 시작하는 것은 유익할 것이다.

어른들을 대상으로한 연구들은 주로 일반인들의 자아존중과 웰빙을 촉진하거나 임상 환경에서 불안 장애와 우울증을 앓고있는 환자에 대한 운동의 역할에 중점을 두고 진행되었다. 적은 수의 연구들이 좀 더 심각한 수준의 정신적 질환(조현병, 조울증)을 가진 환자들이 운동프로그램에 대한 반응이나 수면장애나 중독행동과 같은 다른 임상적 어려움을 가진 환자들을 고려하였다.

연구들의 대부분이 사실상 횡단연구로 이루어졌다. 대부분의 연구에서의 목표는 주어진 대상자 그룹에서 신체활동이나 운동의 수준과 정신건강의 측정요소 사이의 관련성이 존재하는지를 결정하는 것이었다. 이 장의 뒷부분에서 좀 더 자세하게 다루겠지만 그런 연구들이 원인과 결과를 명확히 하는 관련성을 판별하지 못했기 때문에 제한된 가치를 지닌다. 다른 연구들은 전향방법으로 운동 중재의 영향을 평가하였고, 소수의 연구들의 미래 정신건강에서의 운동의 예견적 가치를 다루었다.

달리기나 걷기와 같은 유산소성 활동들은 이러한 연구에서 운동중재로 활용되었다. 다른 유형의 활동들이 (저항성 운동 혹은 탁구와 같은 단기소모 활동) 좀 더 혹은 좀 덜 유익한지의 여부는 알려지지 않았다.

연구들은 단 한 번의 운동 후에 반응들을 조사하는 것과 일정 기간의 지속적인 운동 후에 영향을 측정하는 것들로 나누어 볼 수 있다. 이러한 성과들을 각각 정확한 그리고 지속적 운동 중재에 대한 반응에 따라 "상태(state)" 측정(지금 내가 어떻게 느끼는가) 혹은 "특성(trait)" 측정(내가 보통 어떻게 느꼈는가)로 정의할 수 있다. 정신적인 성과들은 일반적으로 몇 케이스를 제외하고는 질문지에 의해 평가되었다. 특별히 불안 연구에서는 혈압과 근전도와 같은 생리적 측정이 시행되었다.

방법론적 고려들

Methodological Considerations

안타깝게도, 이러한 연구들의 연구 설계의 질은 자주 부족하고 운동과 정신건강사이의 관계를 조사하는데 과학적으로 신뢰할만한 자료의 부족은 이런 관계를 이해하는데 있어 특별한 장애물로 인식되었다(17;42;80). 그래서 성인과 아동 모두에 있어 이러한 자료들을 살펴보고 분석하는 데에 있어 이런 문제들을 인식하는 것은 중요하다.

1. 연구들은 실험설계에 자주 무작위로 할당된 것이 아닌 작은 수의 참여자들을 포함한다. 이들은 통제되지 않은 대상자들 혹은 단순맹검 혹은 이중맹검 설계를 제공하는데 실패한 대상자들을 포함한다.
2. 중재 그룹간의 정신의학적 혹은 생리학적 측정에서의 초기의 차이들은 고려되지 않았을 수도 있다.
3. 대상자들이 연구에 포함된 상황이나 활동들을 스스로 선택하는 것이 허용되었을 수 있다.
4. "호손효과(Hawthorn effect)-중재의 유형에 관계없이 단순히 연구에 참여하는 것만으로도 대상자의 행동은 변화할 수 있다-는 연구설계에 고려되지 않았다.
5. 용량반응 관계에 대한 어떤 정보도 제공되지 않았다.
6. 횡단적 단면연구(cross sectional)는 원인과 결과의 관계가 판별되지 않기 때문에 제한된 이해를 제공한다. 예를 들어, 자아개념과 습관적인 신체활동의 양사이의 판별된 관계는 정기적인 운동이 자기가치 감을 촉진시키는 것을 의미할 수 있고 반대로 좀 더 자신에 대해 좋게 느끼는 사람들이 운동을 더 하는 경향이 있다(혹은 각 변수가 제 삼의 요인에 독립적으로 관련되어있을 수도 있다)(**그림 12.1** 참조).
7. 몇 연구에서, 유효하지 않은 자기 보고 질문지는 임상실제에서 활용된 표준 도구와 달랐다.
8. 정서적 혹은 정신적 장애를 가진 임상적, 비임상적 그룹사이의 차이는 모호하고 피상적일 수 있다.
9. 운동 중재 전후의 신체적 건강, 활동, 혹은 둘 모두의 측정은 자주 종종 모자라거나 불충분하다.

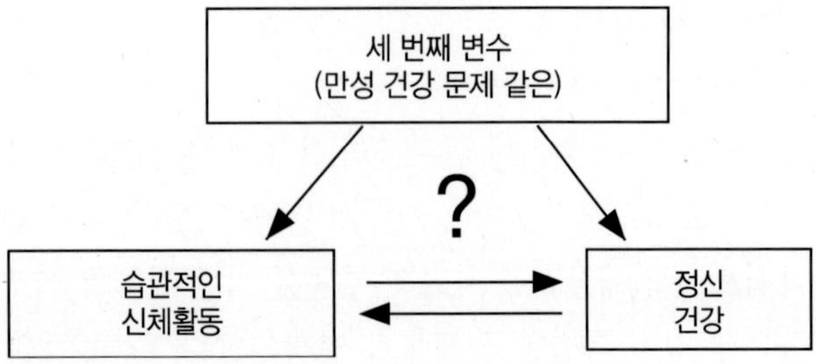

그림 12.1 운동과 정신건강 사이의 관계의 이해를 더 복잡하게 하는 원인-결과 문제

이러한 제한점들을 고려한다면, 운동과 정신건강 사이의 관계를 평가하는데 사용된 많은 수의 출판된 혹은 출판되지 않은 자료들을 해석하는데 있어서 큰 주의가 요구된다. 이러한 정보들로부터 결론을 도출하기 위한 많은 수의 메타분석 연구가 시도되었음에도 불구하고 이러한 접근들이 보고된 연구들의 심각한 방법론적 약점을 바꾸지는 못한다.

자아존중감

Self-Esteem

자아존중-개인이 자신에 대해 어떻게 느끼는가-는 다차원적이고(부모가 개인이 어떻게 자동차를 잘 운전하는가에 대한 개인의 생각이 다른 것과 같이 개인이 자신의 효과성을 어떻게 지각하는가) 수많은 변수(양육자의, 배우자의 기대, 사회적 비교, 수행성과)들에 의해 영향을 받는 것이 분명하다. 신체적 속성은 오랫동안 자아존중감의 핵심 측면으로 인식되어왔으며, 이 개념은 정기적인 운동이 대중에게 있어 자기가치의 감정을 촉진하는데 있어서 역할을 할 것이라는 것에 대한 조사를 하는데 자극제가 되어왔다.

Somstroem은 성인들의 자아존중감에 있어 운동중재 프로그램의 일상적인 효과를 평가한 1984년 이전에 출판된 연구들을 살펴보았다(80). 이러한 연구들이 일반적으로 신체적 훈련이 향상된 자아존중 점수와 관련이 있었음을 나타냄에도 불구하고, 이 연구의 심각한 방법론적 결점은 (1) 건강에서의 향상이 이러한 스코어에 영향을 미칠 수 있다는 것과 혹은 (2) 점수에서의 변화는 "자기개념의 지속적인 측면"등의 어떠한 가정도 막을 수 없다고 결론 짓고 있다. 사실, Sonstroem은 이런 연구들의 긍정적인 결과의 대다수가 대안적인 해석들과 실험적인 제한들에 의해 설명될 수 있다며 과학적 질이 좋지 않은 연구로 생각했다(불완전하고, 모호하고, 불충분한…).

이 후 두 개의 운동 중재와 자기개념의 메타분석연구는 effect size 0.56과 0.23을 나타내었다(이는 장기적으로 운동을 한 대상자의 자기 개념 점수가 운동을 하지 않은 통제군의 약 2분의 1에서 4분의 1 이상이었다)(59;82). 이전의 연구들은 오직 신체적 영역에서의 자기 개념만을 고려하는 반면 후속 연구들은 전반적인 자기 개념으로서 그것을 정의한다. 이런 결과들을 고려하여, Gauvin과 동료들은 "전반적인 자기개념에 대한 신체적 활동의 유익들은 아마도 신체적 활동 관련 문헌에서 과장되어 있다"고 표현했다(p.962)(42).

우울

Depression

많은 연구들이 임상적, 대중적 환경에서 우울증-슬픔, 무기력, 위축의 감정-을 가진 성인에서 운동의 유익한 효과를 보고한다. 역학연구는 운동을 정기적으로 하는 사람들은 움직이지 않는 사람들에 비해 1.3에서 1.8의 교차비(odds ratio) 우울의 수준이 감소된 것을 보고한다. 중재연구들은 이런 운동의 유익한 효과를 효과 크기 -0.46~-0.97의 범위에서 보고한다(42).

임상적인 우울증을 가진 환자들에게서 운동중재는 정신치료에 효과적인 것으로 나타났다(70). 높은 수준의 우울증을 가진 사람들이 증가된 신체활동으로부터 가장 효과를 얻었다(26;67). 이런 환자들이 정기적인 신체활동 프로그램에 포함되는 것은 관리에 있어 항우울제와 더불어 부가적으로 가치 있는 것으로 여겨왔다.

대중에게 있어 증거는 강력하지 않지만, 많은 연구들이 정기적인 운동은 임상적인 우울증을 갖지 않은 사람들에게서도 기분을 향상시키는 것을 나타내었다. 그러나 대부분의 효과는 운동프로그램의 초기에 우울한 사람들에게서 관찰되었다. 이러한 자료의 리뷰에서 Brown은 "장기적인 운동의 가장 큰 잠재성(일반대중에 있어)은 초기중재전략에서 이를 사용하는 것에 달려 있다"라고 결론지었다. 경도에서 중간 정도까지의 우울증을 지닌 사람들과 더 큰 임상적 우울증을 경험할 위험에 있는 사람들이 장기적인 유산소성 운동 유형에 참여함으로서 유익을 얻을 수 있다(17).

정기적인 운동 습관이 우울증을 발전을 막는데 기여한다는 몇몇 증거가 있다. 이전에 우울증이 없었거나 움직이지 않는 성인들은 초기에 활동적인 사람들에 비해 미래에 우울증이 발전할 가능성이 높다는 보고가 있다(31).

불안

Anxiety

신체적 활동을 통해 정신적 스트레스가 감소하는 것은 일반적인 경험이며 많은 연구가 되어 있다. 질문지나 생리적 변수들을 측정하는 것(혈압, 근전도)을 활용한 연구들은 격렬한 한 번의 운동이 정상적 범주와 병리적으로 불안을 가진 성인들 모두에서의 불안을 감소시킬 수 있다는 것을 보여준다. 운동의 효과는 일시적이지만 신체활동 후 2~5시간 동안 감소된 불안 수준을 유지한다.

이러한 운동 중재를 위한 용량반응(Dose-response) 관계가 나타나있다. 대부분 불안을 감소시키는 격렬한 운동의 능력은 중간 정도로 약물 혹은 진정제의 불안완화 효과와 동일한 정도이다.

특성 불안에서의 장기적인 신체활동 혹은 운동 훈련의 효과를 조사하는 연구문헌들은 덜 흥미롭다. 운동 프로그램에서의 불안 감소의 규모는 전반적인 효과크기는 약 -0.33 SD로 작다(그런 프로그램에서의 대상자의 불안수준은 통제대상의 3분의 1 SD 이하이다)(42). 이러한 연구의 방법적 약점 때문에, 불안의 만성적 수준에서 반복된 운동의 명확한 영향은 확실히 할 수가 없다(17). 그래서 그러한 어떤 영향은 단순히 다양한 운동에 대한 이월반응(carryover responses)을 드러낸다고 할 수 있다.

많은 연구들이 공황장애나 심각한 불안의 급성질환을 겪고 있는 환자들의 운동의 역할을 드러내고 있다(70). 다른 한편으로 격렬한 활동은 아마도 그런 개인들(심장마비를 겪는 것에 두려움이 있는)에게서의 불안 증상을 유발할 수 있다. 결과적으로 많은 사람들이 정기적인 운동을 자제하고, 낮은 수준의 신체건강을 보여준다(14). 그러나 Broocks와 동료들은 공황장애를 가진 18~50세의 환자들에게 10주간의 유산소성 운동 프로그램을 진행하였을 때 훈련을 받지 않은 통제 그룹에 비해 증상이 감소하였음을 보여주었다(13).

잠재적 메커니즘

Potential Mechanisms

신체적 활동 혹은 훈련이 정서적 건강을 변화시키는 방법은 알려져 있지 않다. 일반적인 가정이나 추측은 생물학적인 것과 심리학적인 것으로 양극화되며, 양쪽 모두의 인과관계 관점의 타당성을 지지하는 증거들이 존재한다.

생물학적

Biologic

격렬한 혹은 지속적인 운동 이후의 정신상태의 변화는 아마도 운동 활동에 의해 촉발되는 중추신경체계에서의 생화학적 변화를 반영할 것이다. 주로 동물 모델을 포함한 연구로부터 주로 많은 다양한 기전들이 제안되었다.

신경전달물질에서의 변화 중추신경계에서의 신경전달물질인 노르에피네프린과 세로토닌의 수준이 낮은 것이 동물이 스트레스에 의해 유도된 우울증을 보이는 경우에서 판별되었다(63). 이 심리학적 상태는 인간 우울증과 비슷한 것으로 알려졌으며, 이는 이런 전달물질의 뇌수준을 증가시키는 것으로 알려진 약물에 의해 뒤바뀔 수 있다. 운동의 치료 기전은 동물의 격렬한 수영 뿐 아니라 달리기운동이 중추신경계 신경전달물질 농도를 증가시킨다는 관찰을 통해 제안되었다(5;15). 그러나 Morgan(63)에 의해 주장되었듯이, 그런 자료가 인간에게서 운동 시 정신적 변화를 설명할 수 있다는 것은 오직 추측에 근거한 것이다.

엔돌핀의 생성 제한된 동물연구에 기초하여 운동이 두뇌에서 엔돌핀-행복감을 만들어낼 수 있는 마약과 같은 화학물-의 생성을 자극시킨다는 개념은 인기를 얻었다. 아편제 수용체 사용이 수영과 달리기 후에 쥐의 두뇌에서 관찰되었다(71). 인간의 경우, 운동에 대한 긍정적 정서 반응에 미치는 영향은 마약성 길항제인 날록산(naloxone)의 효과와 상충되는 부분이 있었는데 그것은 아마도 날록손(naloxone)의 용량과 관련이 있을 것이다(58). Farrel와 동료들은 사람이 트레드밀 달리기를 한 후에 혈장베타엔도르핀 면역반응력의 수준이 증가된 것을 보고하였다. 그러나 변화는 작았고 항상 감정의 강도와 관련이 있지는 않았다(32). 이 연구는 "엔도르핀 가설이 명백히 증명되지는 않았음에도 불구하고 이는 여전히 신빙성 있는 것으로 남아있다"라고 제안된다(63).

대뇌의 좌우기능분화 가설 신체적 운동은 아마도 우측 반구체에서 알파파 활성화의 큰 영향의 원인이 되는 대뇌피질에서의 다양한 수준의 전기활동을 자극할 것이다. 이런 이론은 감소된 우측 알파 활동(약물이나 중추신경체계손상으로 인한)이 불안이나 우울의 감소와 관련이 있다는 이전의 심리학적 연구로부터 발전되었다. 이 주장을 지지하며, Petruzzello와 Landers는 30분 동안 최대산소흡입치 75% 의 강도로 트레드밀을 달린 19명의 성인 남성들이 좌측전두골영역의 뇌파기록 장치 활동이 오른쪽에 비해 증가된 것을 보여준다. (72). "대부분의 비이론적인 특징에 더하여, 이 문헌들은 그것의 해석을 어렵게 하는 많은 방법론적 결함들로 인해 홍역을 치러왔다"는 인식에도 불구하고, 저자들은 그들의 연구들을 "대뇌의 좌우기능분화 가설은 운동과 관련된 불안감소를 설명하는데 합리적인 것으로 여전히 남아있다"라고 결론지었다.

심리학적
Psychologic

많은 심리학적 기전이 아마 운동으로 경험된 향상된 정서적 웰빙에 기여할 것이다. 그러나 생물학적 원인에서 제안된 것과 같이 이러한 개념들을 구체적으로 지지할 확실한 연구자료가 거의 없다. 그리고 대부분은 직관적으로 존재한다(70).

주의 분산 가설
Distraction Hypothesis

대상자들은 아마도 단순히 운동의 과정이 그들의 삶에서의 심각한 문제들로부터 그들의 관심을 분산시키기 때문에 신체활동 후에 "기분이 나아졌다"라고 느낄 것이다. 불안에 있어 명상과 운동이 비슷한 양향을 미치는 것이 이 가설을 뒷받침한다.

자기효능 이론
Self-Efficacy Theory

신체활동에 참여하는 것은 매우 도전적으로 생각하는 좌식생활자들에게 정서적으로 도움이 될 수 있다. 그 경험은 향상된 기분과 자신감을 야기할 것이다.

숙달 가설
Mastery Hypothesis

자기효능감이론과 비슷하게 숙달 가설은 운동활동에서의 성공을 성취한 것이 정서적 상태를 향상시키는 자신의 삶에 대한 통제감을 제공하는 것으로 설명한다. 그런 긍정적인 영향은 신체적 건강단련과 "운동선수가 되는" 것과 같은 것에 역점을 둔 개인들에게서 좀 더 명확히 기대되어 왔다. 이 이론은 향상이 가장 쉽게 측정되고 성취되는 운동유형이 가장 유익한 심리적 효과를 제공한다는 것을 제안한다.

사회적 상호작용
Social Interaction

다른 사람들과 운동을 하는 것은 사회적 지지와 자기 정체성에서의 향상을 제공할 수 있다. 그런 사회적 상호작용은 신체적 활동의 중요성을 강조하고, 설명된 숙달감과 자기효능감을 강력하게 할 것으로 예상된다. 그러나 Ransford에 따르면 실험적 증거들은 팀 스포츠 보다는 개인적인 것이 좀 더 정서적인 웰빙을 향상시키는 것으로 나타나있다(76).

아동과 청소년에서의 연구
Studies in Children and Adolescents

아동과 청소년의 정신건강에서 운동의 영향성이 성인 대상자에게서 관찰된 것과 동일할 것이라고 기대하는 것에는 근거가 없다. 물론 어린 사람들은 그들의 미성숙한 심리사회적 발달측면에서 성인과 다르다. 그들은 성인과는 다른 신체적 활동형태에 참여하고, 다른 정서적 장애를 경험하며, 다른 관점에서 운동과 스포츠플레이의 중요성을 바라보는 것으로 보여진다. 심지어 소아환자개체군 내에서도 운동과 정신건강 연계에서 상당한 차이점이 기대된다. 예를 들어 16세의 우울증 청소년의 정서적 웰빙에서 정규적인 유산소성 운동 프로그램의 영향은 7세 주의집중장애 아동에게의 영향과는 크게 다를 것으로 기대된다.

이전에 설명되었듯이, 성인의 정신질환의 치료에서 운동의 역할의 중요성은 연구 설계의 주요한 약점으로 인해서 불투명하게 남아있다. 훨씬 적은 연구들이 수행되며 같은 문제점들이 소아과 문헌에서도 존재한다. 그럼에도 불구하고 적절하게 구성된 운동 중재들이 젊은 환자들의 정서적 장애의 특정형태를 관리하는데 유용하다는 것을 증명할 수 있는 충분한 정보들이 있다. 이것은 미래연구의 관심을 받을 만한 가능성이다. 아동에서의 최적화된 정신건강에서 효과적인 어떤 양식의 잠재적인 중요성은 매우 명확하다. 왜냐하면 성장기의 심리적인 발달은 성인기에서의 정서적 건강의 기초를 제공하기 때문이다(21).

몇 리뷰들은 신체 활동, 신체 건강, 스포츠 참여 또는 이들의 조합과 아동 및 청소년의 정서적 건강과의 연관성을 조사했다(21;87;89). 연구들은 일반적인 소아과 환자뿐 아니라 임상적으로 정신적 장애를 가진 것으로 진단받은 청소년을 포함하였다. 대부분이 교육적 환경에서 발생되었고, 더 나이든 아동들을 위해 유산소성 운동(유산소 수업들, 달리기)이 더 어린 대상자 들을 위해서는 작업활동과 스포츠를 활용하였다.

성인대상 연구와 같이, 아동과 청소년의 정신건강 성과에서의 운동의 영향을 나타낸 보고는 다양하다. 1999년에 Calfas는 지난 30년 동안 운동중재를 통해 심리적 성과들을 나타낸 18세 이하의 대상자들을 연구한 모든 연구를 리뷰했다(21). 총 21개의 연구에서 약 반 정도가 신체적 활동 프로그램 후에 심리적 변수들에서 상당한 향상을 나타냈다. 그러나 중요한 것은 단 하나의 연구를 제외하고 어떤 연구도 증가된 신체활동으로부터 정신 건강에의 부정적인 영향은 없었다.

자존감

Self-Esteem

심리학자나 정신과 의사에게 자존감, 자아개념, 자기이미지와 같은 특성들은 구체적이고 분리된 개념이다. 그러나 일반적으로 이러한 특성들은 개인의 사회적 환경을 다루고 개인의 운명을 통제할 수 있는 자기가치와 자신감과 관련이 있는 심리학적 구조의 범주에 있다. 소아과 연령그룹에서 그 문제는 복합적이다. 자존감과 자기개념이 연령에 따라 변화할 뿐 아니라 사회적 관계와 비교, 인지된 능력, 특별한 활동에서의 중요한 위치, 주요한 타인의 영향(부모, 교사, 또래)등 무수히 많은 외부적 변수에 의해 영향을 받기 때문이다.

신체활동에 참여한 아동과 청소년이 자기자존감에서의 유익이 있다는 일반적인 인식이 존재한다. 만약 그렇다면 운동의 성과는 행복, 웰빙, 삶의 만족이기 때문에 신체활동은 중요하다. 청소년에게서 운동을 통해서 자기가치가 최적화되는 것은 또한 모든 장기적인 관점의 모든 긍정적인 건강 유익과 더불어 정기적인 신체활동에서의 지속을 자극하는 것으로 기대된다.

연구문헌을 조사할 때, 아동의 신체 활동과 스포츠에서의 성취도와 일상적 운동에 참여가 자존감에 미치는 영향을 구별하는 것은 중요하다. 전자의 경우는 체육교육 프로그램과 청소년 스포츠의 코치들로부터 비롯된 전통적인 주장이다. 작업 기술의 향상과 함께 신체적 능력의 발달은 자존감의 수준을 향상시킬 것이다. 그러나 이 결론을 위한 과학적인 근거가 필요하다. 이 주장을 지원하는 연구들에서 원인과 결과의 딜레마는 분명하다. 무엇이 먼저인가, 좀 더 자신감이 높은 아동들이 스포츠를 더 잘 수행하는가? 신체적 활동에서의 성공이 자존감을 향상시키는가?

이러한 연구들의 리뷰에서, Weiss는 이러한 주장(향상된 작업기술이 아동의 자존감을 향상시킨다)들에도 불구하고, 놀랍게도 이를 입증할 실증적인 연구들이 거의 없다는 것을 발견했다. 만약 아동이 그 성공의 이유가 그들로 인한 것이라고 인식하지 않는다면 성공적인 경험이 자존감을 향상시키는데 충분하지 않다는 관점이 점점 더 받아들여지고 있다. 실제적 능력은 미래 발달과 동기화된 행동의 최고의 예측이 되지 않는다. 능력에 대한 개인의 지각이 좀 더 영향력이 있다(p.105)(89).

두 번째 이슈, 정기적인 운동의 중재가 자존감을 향상시킬 수 있는가는 이 챕터에서 다루고자 하는 부분이다. 이 질문에 대한 가장 광범위한 리뷰가 1986년 지난 20년간 초등학생들과 관련이 있는 기사와 박사학위 논문을 분석한 Gruber에 의해 제공되었다(44). 이는 10개의 'belief' 논문, 17개의 자료분석이 없는 "disturbed" 아동대상의 소규모 연구, 27개의 통제된 중재연구(메타분석을 위한 기초로 제공된), 그리고 11개의 상관보고로 나눠진다. 총 65개의 연구에서 53명의 저자들이 놀이와 신체적 활동은 아동과 청소년의 자존감을 향상시키는데 효과적이라고 결론지었다.

27개의 중재적 연구의 메타 분석에서 Gruber는 운동의 긍정적인 효과를 지원하는 전반적인 평균 효과 사이즈 0.41을 발견하였다. 운동중재를 받는 대상자의 자존감 점수는 운동중재를 받지 않는 통제그룹 대상자들의 66%를 초과하였다.

분석이 이 연구에 특성화된 다른 카테고리로 나누어졌을 때, 몇 가지 흥미로운 점이 발견되었다(**그림 12.2**). 예를 들어, "장애가 있는 아동들(정서적으로 문제가 있는, 지적장애, 경제적 어려움을 지닌, 지각적으로 어려움이 있는 것으로 정의되는)"의 운동중재의 효과 사이즈는 정상적인 아동들이 참여한 연구보다(0.34) 상당히 높았다(0.57). Gruber는 장애가 있는 아동의 자존감이 낮은 수준으로 이 결과를 설명하였다. "훈련되고 개별적인 관심을 제공해줄 수 있는 이해심 많은 교사에 의해 시행되는 심화프로그램에 참여했을 때 장애가 있는 아동들은 신체활동에서 더 중요성을 느끼고 성공을 경험할 것이며, 그들의 자기개념에서의 큰 향상을 얻게 될 것이다.

이 분석에서, 운동의 유형 또한 매우 중요한 것으로 나타났다. 유산소성 활동에 참여한 경우 0.89의 효과를 보였으며, 명백히 가장 유용했다. 이는 운동발달, 스포츠기술, 혹은 댄스와 같은 창의적 움직임을 강조한 프로그램으로 부터의 성과를 훨씬 초과하는 것이다(각 효과크기 0.29, 0.40, 0.32). 반면에 중재의 기간과 자존감

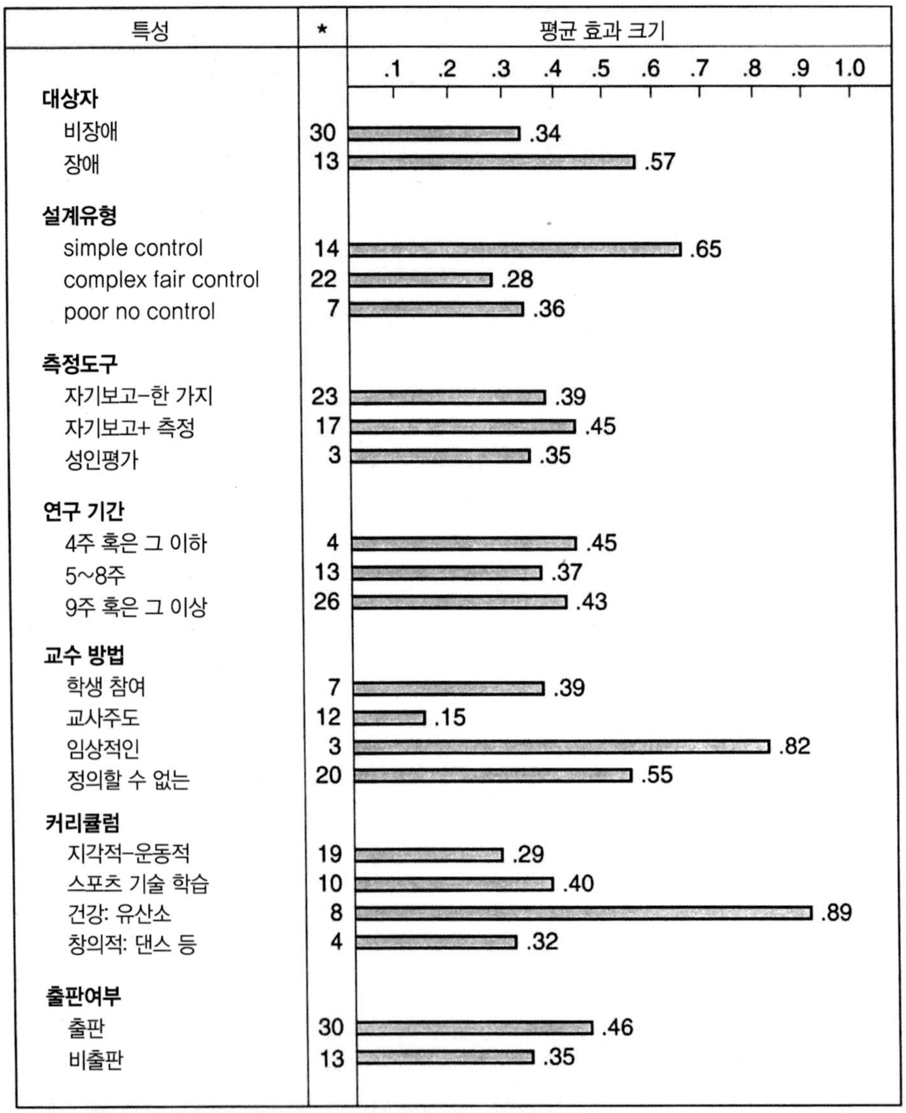

* = 효과사이즈의 숫자

그림 12.2 아동의 자존감에서의 운동의 효과에 대한 다양한 요인들의 영향의 범위
From Gruber 1986 (44).

측정의 방법은 효과에 영향을 미치지 않았다. 이런 연구로 부터의 정보는 제한적이지만 대상자의 연령, 성별, 혹은 인종에서의 변수는 운동중재 이후의 심리학적 측정에 중요한 영향을 미치는 것으로 나타나지 않았다.

이 분석에서의 자료를 고려하여 Gruber는 "직접적인 놀이나 신체교육 프로그램에서의 참여는 초등학교 연령 아동의 자존감의 발달에 기여한다"라고 서술했다. 게다가 그는 "초등학교 체육교육 커리큘럼의 다른 요소들과 비교해 보았을 때, 신체 건강활동은 자존감 발달에 있어 분명히 우세한 것을 나타낸다"라고 주장하였다. 이것은 특별히 "불안정감을 느끼고 제때에 행동문제를 발달시킬 수 있는 아동에게" 중요하다.

그 이후에 수행된 추가적인 연구는 대부분 정상적인 집단을 대상으로 이루어졌고, 혼합된 결과를 도출해냈다(21;87). Aien과 Lester는 15세에서 24세의 90명의 대상자의 횡단조사 연구에서 신체활동과 자기개념의 자기 보고된 수준사이에 어떤 관계도 없다고 밝혔다(1). 임신 중인 청소년들은 운동프로그램 중재 후에 자존감이 향상되었다(53). Holloway와 동료들은 12주간 16세의 소녀들의 그룹에서의 학교기반 웨이트 트레이닝프로그램이 힘뿐 아니라 자기 효능감 점수까지 향상 시킨 것을 발견하였다(49). Boyd와 Hrycaiko는 청소년 소녀들의 운동과 교육이 조합된 6주간의 프로그램 후에 신체적 외모에 서의 자기개념과 자신감이 증가한 것을 보고하였다(11).

Covey와 Felts는 학생들의 심리적인 건강과 정규적인 신체활동에서의 참여량과의 관계를 평가하기 위해 149명의 여자 고등학생들에게 'Offer Self-Image Questionnaire' 와 'Bem Sex Role Inventory' 를 조사하였다(25). 그 결과 신체적으로 활동적인 여학생들은 신체적으로 비활동적인 학생들에 비해 좀 더 긍정적인 자기 이미지를 갖고 좀 더 특성들을 잘 다루는 것으로 설명하였다.

Hay와 동료들은 7~8학년인 140명의 아동들을 대상으로 유산소성 운동과 자기 효능감 사이의 관계를 연구하였다(46). 1600m 달리기에서 최대산소섭취량이 측정되었고, 자기 효능감은 'Childrens Self-Perceptions of Adequancy and Predilection for Physical Activitiy' 로 측정되었다. 상관 분석은 유산소성 운동과 자기효능감 점수는 상당히 그리고 긍정적으로 관련이 있는 것으로 나타났다(r=0.49).

종합적으로 보았을 때, 이러한 자료들은 유산소성 운동에의 참여가 아동과 청소년의 자존감의 자기보고 수준을 향상 시킬 수 있다는 개념을 지지한다. 중요한 것은 이 연구는 그러한 중재가 기존의 정서장애를 가진 청소년들에게 가장 가치 있는 것이 될 것이라고 제안하고 있다. 정기적인 운동으로부터 기대되는 자존감 향상의 범위와 지속기간은 밝혀지지 않았다. 유사하게 운동 후의 자기보고점수에서의 변화가 정서적 안녕의 임상적인 측정에서의 의미 있는 향상으로 해석할 수 있는 지의 여부도 확실하지 않다.

우울증

Depression

젊은 층의 우울증(depression) 증상과 운동과의 관계 혹은 운동의 효과를 연구한 몇 연구들은 대부분 청소년을 대상으로 이루어졌다. Tortolero와 동료들은 1983년 이후 출판과 그와 같은 10개의 보고들을 판별하였다(87). 연구들이 방법적 약점들로 인해 어려움이 있음에도 불구하고, 이러한 자료들은 일반적으로 성인에게서 관찰된 것과 비슷하게 우울증에 있어 신체적 활동, 신체적 건강, 혹은 둘 다에 유익한 영향력을 지지한다.

일반 집단에서의 네 개의 횡단연구 중 세 개가 활동성이 높은 젊은이들에게서의 낮은 우울증상이 있음을 보여준다(18;60;86). 예를 들어 부모와 교사에 의한 신체활동 보고를 사용하여, Michaud-Tomsondms 는 8~12세의 933명의 아동 중 질문지에서 활동성이 적은 아동들은 활동적인 아동에 비해 3배 이상의 우울증증상을 보이는 것을 발견했다(60). 반면에 Glyhaw와 동료들은 530명의 청소년 그룹에서 자기보고된 신체적 활동과 우울증의 수준에서 어떤 관련도 없음을 밝혔다 (43).

Oler와 동료들이 'Childredns Depression Inventory and the Suicidal Behavior Questionnaire' 을 823명의 고등학생들에게 조사하였을 때 우울증과 자살생각은 운동선수들이 비운동선수들에 비해 매우 낮았다(68). 다른 횡단 연구들은 자살사고나 시도와 스포츠참여 사이의 관계를 발견하는 것에 실패했다(7;28). Thorlindssen 과 동료들은 고등학생들의 운동참여시간과 우울증 증상간의 부정적인 상관을 서술하였다(86).

Steptoe와 Butler는 고등학교 남녀학생 그룹을 대상으로 자기보고된 스포츠와 격렬한 신체적 활동에의 참여와 '정서적 웰빙' 과의 관계를 조사하였다(83). 정서적인 건강은 불안과 우울 문제를 포함한 질문지에 의해 평가되었다. 성별이나 사회적 계급, 건강상태, 병원서비스의 이용 등과는 독립된 운동 참여와 정서적 건강 사이의 긍정적인 관계가 관찰되었다. 격렬한 활동과 스포츠에 참여하는 것이 정신건강과 관련이 있다는 결론에도 불구하고 저자들은 또한 이 결과가 심리적 어려움을 가진 청소년들이 스포츠를 하는 것을 선택하지 않는 것을 나타내는 것으로 해석될 수도 있음을 보고했다.

일반 소아기 연령 그룹에서의 운동중재연구는 제한되어있고, 혼합된 결과를 나타낸다. Norris와 동료들은 13~17세의 80명의 소녀들을 높은 강도, 중간강도, 낮은 강도의 10주 운동 프로그램 그룹으로 나누고, 이를 비훈련 통제집단과 우울 증상을 비교하였다(multiple-adjective 체크리스트를 사용하여)(66). 운동 중재가 불안의 수준을 낮추었음에도 불구하고, 네 그룹 사이에서 우울한 감정과 적대감에서의 뚜렷한 차이는 발견되지 않았다. Milligan과 동료들은 소년들에게서 운동 후에 우울증의 수준이 낮아졌지만 소녀들은 그렇지 않음을 발견하였다(62). Dua와 Hargreaves는 장기적으로 운동을 한 청소년이 비활동적인 대상자들에 비해 낮은 수준의(그러나 통계적으로 미미한) 우울증을 보이는 것을 발견하였다(29).

임상적으로 우울증이 있는 젊은 환자들을 대상으로 한 운동중재의 효과에 대해서는 정보가 거의 없다. Brown은 다양한 정신적 질환으로(주로 기분저하증이나 품행장애로) 보호시설에 있는 청소년그룹을 대상으로 9주 동안 일주일에 세 번씩의 유산소성 운동의 효과를 보고하였다(16). Beck Depression Inventory 와 Profile of Mood States를 사용하여, 저자들은 훈련대상자들이 프로그램중반 정도부터 비훈련 통제그룹에서는 나타나지 않는 우울과 분노에서 감소를 보이는 것을 보고하였다. 대부분의 측정에서 신체적인 건강에서의 향상이 나타나기 전에 심리적인 변화들이 발생하였다. 훈련의 모든 변화는 4주 후의 추후 평가에서 모두 사라졌다.

이런 연구들을 평가하는데 있어, 신체적 활동의 양 자체가 우울증의 예인이 될 수 있다는 증거의 존재를 인지하는 것은 필수적이다. Aronen과 동료들은 27명의 병원에 있는 정서적 장애를 가진 사춘기 아동들을 대상으로 이동 활동 모니터를 사용하여 72시간의 운동활동을 측정하였다(2), 신체적 활동의 감소된 수준은 우울 증상의 심각성과 중대한 관련이 있었다.

스트레스와 불안

Stress and Anxiety

이전에 언급되었듯이, 청소년을 대상으로 한 몇 연구들은 일반 그룹에서의 불안수준을 감소시키는데 있어 운동의 역할을 강조한다. Norris와 동료들은 13~17세의 대상자들에게 10주간의 학교기반 유산소성 훈련이 불안과 인지된 스트레스의 감소를 유발한다고 밝혔다. Thorlindssen과 동료들은 아이슬란드 십대 그룹을 대상으로 한 연구에서 스포츠를 즐긴 시간과 낮은 불안수준 사이의 중요한 관계를 보여주었다(86). 사립학교에서 11세~17세의 220명의 여학생들을 대상으로 한 연구에서 Browm과 Lawton은 좀 더 자주 신체적 활동에 참여하는 사람들에 비해 드물게 신체활동에 참여하는 사람들에게 삶의 스트레스가 신체적 정서적 건강에 매우 부정적인 영향을 미치는 것을 나타내었다(18).

적은 수의 연구들이 건강한 젊은 사람들에게 한차례의 격렬한 운동 후에 안정화에 미치는 영향을 조사하였다. Bahrke와 smith는 65명의 아동들을(평균나이 10.6세) 달리기/걷기, 휴식, 만들기 작업의 15분 세션에 참여하도록 나누었다(4). State Trait Inventory for Children 을 사용하여, 저자들은 한차례 격렬한 운동을 한 그룹과 통제 대상자를 비교하여 불안 수준에서 어떠한 의미 있는 차이를 발견하지 못했다.

주의집중 과다행동 장애

Attention Deficit Hyperactivity Disorder (ADHD)

주의집중 과다행동 장애(ADHD)를 가진 아동들은 높은 수준의 잠깐 동안의 심한 신체활동 수준을 가지는 특성이 있으며 이는 종종 낮은 충동통제와 학습문제를 동반한 사회적 문제가 된다. 겉보기에는 비직관적으로 보일지 몰라도, 운동중재가 실제로 이러한 환자들의 신체적 행동을 향상시키고 약물에 대한 그들의 필요를 감소시킨다는 것에 대한 이론적 근거가 존재한다. Satterfield 와 동료들 그리고 다른 이들은(45;78) 과다행동 장애 아동들이 침체된 중추신경체계 각성의 상태로 고통받는다고 주장한다. 이러한 연구자들은 ADHD아동의 망상활성체계에서의 결함이 낮은 두뇌각성을 야기하며 결과적으로 이러한 환자의 높은 수준의 신체활동은 자극추구전략을 나타낸다고 가정한다. 그래서 아마도 구조화된 신체활동의 증가는 그들의 과잉운동행동을 감소시키는데 제공될 수 있을 것이다.

적은 연구들이 이 개념을 테스트하기 위해 시행되었다. Brown은 아동의 운동과 정신건강에 대한 그의 리뷰에서, Shipman이 약물치료로 그 행동을 통제하는 7~11세 과잉행동 아동 30명을 대상으로 한 연구(19)에 대해 "개인적인 의사소통"으로 인용하였다. 실험그룹은 5개월 동안 일주일에 3회 달리기 프로그램에 참여하였고, 통제 그룹은 단순히 필드게임에 참여하였다. 대상자들이 인형을 가지고 노는 동안의 중재 전 후의 공격성이 평가되었다. 두 그룹 모두 눈에 띄게 공격성이 감소되었다. 그러나 달리기 프로그램에 참여한 대상자들은 통제 집단에 비해 약물치료 요구가 더 적었다.

ADHD의 약물 치료는 아마도 생리적 반응들을 운동으로 전환할 수 있을 것이다. 과잉운동행동 아동의 치료에 일반적으로 사용되는 메틸페니데이트(methylphenidate)는 눈에 띄는 최대비율의 전환 없이 약 분당 10비트의 최대하심박수(submaximal heart rate)를 증가시킬 것이다.

인지기능

Cognitive Function

사고과정에서의 잠재적인 영향을 고려할 때, 인지기능을 최적화시키는 운동활동의 능력을 설명하는데 연구의 관심이 주어지는 것은 놀랄만한 일이 아니다. 일반적인 소아 집단에서 지능과 창의성에 미치는 운동의 영향은 정밀조사 된 것과 같이 학습장애 혹은 지적장애를 가진 아동의 인지능력을 높이기 위한 운동활동 능력도 검토되어야 한다.

창의성

Creativity

유산소성 운동이 아동의 창의성을 활성화 시킨다는 증거가 존재한다. Herman-Tofler와 Tuckman은 8주간의 유산소성 훈련 프로그램에 참여한 26명의 3학년 학생들을 전통적인 체육교육수업에 참여한 통제군과 비교하여 유산소성 체력(800m 달리기에 의해 평가된), 인지된 자기가치, 수식적인 창의성의 반응을 연구하였다(47). 그림 그리기에서 유창성, 독창성, 세부정교화로 결정되어지는 "창의적 지표점수"에서 유산소 프로그램에 참여한 대상자의 상당한 증가가 나타났다. 그러나 또한 유산소성 체력, 혹은 자기인지에서의 뚜렷한 변화는 훈련으로부터 나타나지 않았다.

Hinkle과 동료들은 달리기 프로그램으로 향상된 유산소성 체력이 중학교 학생들의 수식적인 창의성 증가와 관련이 있다고 보고했다(48). 이 저자들은 달리기는 우뇌활동을 향상시킴으로서 시각적 형상화를 자극할 것이라고 가정하였다. Tuckman과 Hinkle은 4~6학년 학생들의 표준 건강 테스트에서의 향상이 창의력 기술 수준과 관련이 있다고 보고하였다(88).

지능

Intelligence

증가된 신체활동이나 조직화된 스포츠가 아동의 지능을 향상시킬 수 있을까? 특별히 체육교육을 포함한 학교 커리큘럼이 학업성취를 방해할 수도 있다는 점에서 그 질문은 오랫동안 연구자들의 관심을 끌어왔다. 실제로 Kirkendall의 이 주제에 대한 초기 연구문헌들의 리뷰를 살펴보면, 그는 "사실상 모든 체육교육 연구자들이 1950~1970년 기간 동안 운동수행과 학업성취 혹은 지능과의 관계를 탐색하는 연구를 시행하였다"(51)라고 언급한다.

이 자료들의 리뷰에서 Kirkendle은 신체 수행과 지적 능력 간의 "일반적으로 긍정적인 관계"가 존재한다고 결론지었다. 그리고 이 관계는 어린 아동들에게 대부분 명백하게 관련이 있다. 작은 수의 실험적 연구로 인하여(혼합된 결과를 보여주는), 그는 인지적 기능에서 증가된 운동의 영향이 어떻게 되는지 결론지을 수 있는 증거는 없다고 생각하였다(87).

운동경기의 참여가 지적기능을 자극하는지에 관한 주제는 통제하기 어려운 많은 변수들로 인해 어려움을 겪는다. 운동선수들이 비운동선수들에 비해 지능검사에서 높은 점수를 받는지 혹은 높은 성적을 받는지에 대한 연구에 대한 평가에서, 많은 가능한 설명들을 고려해야 한다. 운동선수들은 비운동 선수들에 비해 더 쉬운 수업에 포함되어 있거나 교사로부터 우대를 받을 수 있다(후광효과). 또한 성적이 낮은 학생들은 운동 팀에 참여하는 자격을 얻는데 실패할 수도 있다. 인지적인 기능에 대한 스포츠게임의 진짜 영향은 증가된 중추 혈류, 향상된 영양과 체격, 호르몬 변화 혹은 자기존중감에서의 변화를 반영할 것이다(79).

Shepard는 매일의 체육교육 수업이 초등학교 학생의 학업 성취에 미치는 영향을 평가하였다(79). 종합하여 볼 때 이런 보고들은 커리큘럼 시간의 14~26% 정도를 신체활동에 사용할 때 "단위 수업시간당 학습이 좀 더 빠르게 진행되는 것으로 보이며, 그래서 통제그룹 학생들과 학업 수행이 동등하거나 혹은 심지어 넘어서기도 한다". Shepard는 이 정보를 매일의 체육교육이 학업성취를 잠식시킨다는 두려움 없이 학교 커리큘럼에 도입할 수 있다고 지적하였다.

학습장애
Learning Disorders

학습장애를 지닌 학생들은 정상적 지능의 수준에도 불구하고 인지적 기능의 특정 영역에서 문제를 보인다. 그런 학생들은 종종 운동 능력에서 특별히 근육의 협응에서 어려움을 지닌다. 이러한 아동들의 운동 기술이 향상되면 자존감과 사회적 적응이 향상될 것이라는 것이 주장되어 왔다.

MacMahon과 Gross는 학습장애를 지닌 7~13세의 27명의 남학생들의 심리적 변수들과 신체적 건강에서의 유산소성 운동 프로그램의 효과를 평가하였다(56). 소년들은 표준검사에서 평균이나 평균이상의 지능을 가지고 있었으나 특정 학습 장애를 지닌 것으로 진단되었다. 자기개념, 유산소성 체력(PWC_{170} test), 학업능숙도, 신체계측 변수들의 측정은 20주의 장거리 달리기, 유산소 댄스, 축구의 유산소성 운동 프로그램의 전후에 이루어졌다. 결과는 덜 격렬한 활동에 참여한 통제 그룹과 비교되었다. 유산소성 운동 프로그램은 신체적 건강과 자기 개념의 향상에 효과적이었다. 그러나 학업 성취와 운동 능숙도에는 두 그룹 사이에 큰 차이점이 없었다.

그러나 Bluechardt와 동료들은 학습장애를 가진 아동들의 운동기술을 강화시키기 위해 기획된 운동프로그램의 리뷰로부터 그런 중재는 "한결같이 비성공적인" 것으로 결론지었다(9). 이런 연구들의 일부는 사회적 기술 훈련 요소를 포함한 활동 프로그램이 운동 능력과 신체와 학업능력의 자기지각을 모두 강화시킬 수 있다는 증거를 제시한다. 그러나 그런 프로그램들은 이점과 관련하여 "특별한 관심의 다른 형태들" 보다 더 이상 효과적이지 않은 것으로 보인다.

지적 장애
Mental Retardation

지적 장애(mental retardation)를 가진 젊은이들은 자주 낮은 수준의 습관적 활동, 저하된 신체 건강, 그리고 과도한 몸무게를 보인다(30;37). 그러므로 일반적인 건강과 심리학적 관점 모두에서 이러한 아동들의 지속적인 운동참여는 매우 유익할 것이다. 그런 중재들은 매우 효과적이다. 지적 장애를 가진 아동과 청소년을 위한 신체활동 프로그램은 신체적 건강과 신체조성 모두를 향상시키는데 성공적이었다.

신체활동과 건강
Physical Activity and Fitness

지적장애를 가진 청소년은 일반적으로 활동성이 적은 것으로 알려져 있으며, 비만, 저하된 신체 건강, 직업적 생산성의 감소된 잠재성과 같은 그들의 위험에 대한 관찰은 여러 우려를 유발할 수 있다. 그러나 Fernhall 과 Pitetti는 일화적으로 그러한 결론을 입증할 만한 과학적 자료가 거의 없다는 것을 지적한다(35). 그럼에도 불구하고 이런 저자들은 "이 영역에서 우리와 다른 전문가들에 의한 개인적인 관찰은 지적장애를 가진 사람들의 대다수가 매우 비활동적인 라이프 스타일을 영위한다"는 것에 대해 동의한다.

반면에 지적 장애를 가진 젊은이들의 신체적 건강수준에 대한 상당히 많은 정보가 존재한다. 지적장애 청소년의 건강에 대한 실험적인 그리고 현장기초적인 연구의 대부분은 경도에서 중도의 지적 손상을 가진 사람들을 대상으로 수행되었다. Fernhall과 Pitetti는 이러한 연구들을 검토하였고, 이들은 그룹으로 지적 장애를 가진 아동들 특히 다운증후군을 가진 아동들이 저하된 수

표 12.1 정신지체 아동의 최대유산소성 파워(최대산소섭취량)에 대한 연구

연구	참여자 수 (평균 나이)	양식	최대산소섭취량 (mL·kg⁻¹·min⁻¹)	최고심박수 (beats·min⁻¹)
Bar-Or et al. (6)	89M, 32F MR 7~15 years	Tread	48~51M 42~47	195~205
Fernhall et al. (36)	9M, 8F MR, DS 14 years	Tread	39	182
Fernhall and Pitetti (34)	15M, 11FMR	Tread	35	
Fernhall et al. (38)	13M, 10F MR, DS 15 years	Tread	33M 26F	174M 180F
Fernhall et al. (39)	22M, 12F MR, DS 14 years	Tread	37	186
Maksud and Hamilton (57)	62 MR 10~13 years	Cycle	39	187
Pitetti and Fernhall (73)	17M, 12F MR, DS 14 years	Tread	37M 30F	183M 188F
Pitetti et al. (74)	12M, 11F MR	Tread	46M 32F	187M 182F
Teo-Koh and McCubbin (85)	45 MR	Tread	41	189
Yoshizawa et al. (90)	74M, 53F MR	Cycle	41~44M 33~36F	184~187M 181~186F
Fernhall and Tymeson (40)	11M, 3F DS	Tread	27	171
Millar et al. (61)	15 DS	Tread	26	166~173

MR: 정신지체(mental retardation), DS: 다운증후군(Down syndrome).
Modified from reference 35.

준의 신체적 활동능력을 가지고 있다고 결론지었다(35).

지적장애 아동의 최고산소섭취량의 전형적인 실험적 측정은 **표 12.1**에 서술되어 있다. 이런 변수들이 대게 정상아동에게서 관찰된 것보다 낮았음에도 불구하고 폭넓은 가변성이 있었다. 특별히 낮은 수준의 유산소성 체력은 다운증후군을 가진 대상자들의 연구에서 명백했다. 다운증후군을 가진 대상자들은 전형적으로 나이에 상관없이 약 분당, 1kg에 25mL의 최대산소섭취량을 가지고 있다.

지적장애를 가진 아동들은 또한 현장테스트(달리기, 걷기와 같은)에서 비장애 청소년에 비해 낮은 인내력을 나타내었다(34;36;38). 그리고 그들은 또한 근력을 테스트하는 데에서도 낮은 점수를 보였다(55;75)(**그림 12.3**).

Fernhall과 Pitetti는 다리힘, 최대산소섭취량, 그리고 인내력의 측정이 지적장애 아동에게 서로 상당한 관련이 있다는 흥미로운 결과를 발견하였다(34). 그들은 낮은 다리 힘이 특별히 이 그룹에서 활동을 수행하는데 제한적인 요소가 될 것이라고 제안했다.

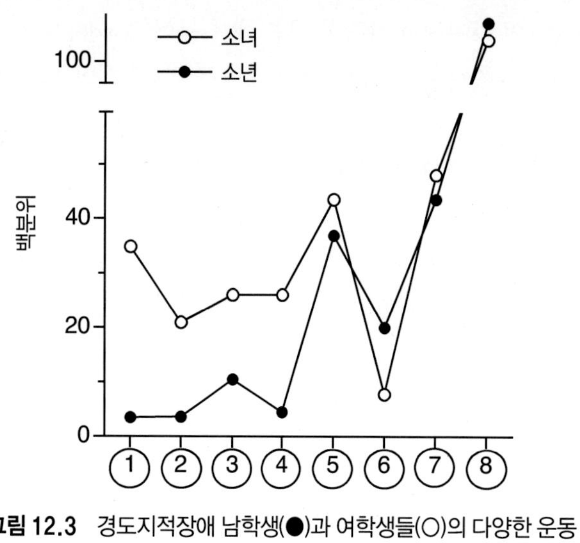

그림 12.3 경도지적장애 남학생(●)과 여학생들(○)의 다양한 운동과제의 평균점수(비장애대상자들에서 그들의 백분위로 표현된). 테스트 (1) 300yd 달리기, (2) 500yd 달리기, (3) 왕복달리기, (4) 멀리뛰기, (5) 턱걸이, (6) 윗몸일으키기, (7) 악력, (8) balance walk

비활동적인 라이프 스타일과 과도한 신체 지방은 아마도 지적장애를 가진 일부 청소년들의 낮은 건강수준에 기여했을 것이다. 그러나 또한 심혈관 기능에서의 생물학적인 차이도 역할을 했을 것이다. 이 개념은 지적장

애를 가진 특히 다운증후군을 가진 아동의 운동연구에서 약화된 심박수 반응(심박수 변동부전)의 관찰로부터 제안되었다. **표 12.1**에 제시되었듯이, 다운증후군을 가진 대상자의 최고심박수는 보통 다운증후군이 없는 지적장애 청소년에 비해 15~20비트 낮았다. Fernell과 Pitetti에 의해 논의되었듯이 그러한 차이점은 검사의 노력 부족과 관련된 것은 고려하지 않은 것이다(35;41). 심박수 변동부전은 다운증후군을 가진 아동의 자율신경 실조증을 반영한다.

신체 훈련의 효과
Effects of Physical Training

신체 훈련의 기간은 다운증후군 아동의 지구력을 향상시킨다(22;24). 일부 연구가 비슷한 훈련에서 최대산소섭취량에서의 증가를 나타냈지만 다른 연구들은 최대 유산소성 파워의 변화를 보여주는 데에 실패했다(33번 리뷰 참고). Fernhall은 이러한 훈련연구가 중대한 방법론적 결함(작은 수의 대상자, 통제의 부족) 때문에 약화되었음을 지적했다(33).

또한 지적장애를 가진 아동은 훈련 후 근력과 지구력의 향상을 보였다(33). 이런 프로그램은 일반적으로 체육수업 환경에서 시행되었다. 예를 들어 Corder는 경도의 지적장애를 가진 24명의 소년들이 4주간의 훈련 후에 윗몸일으키기 숫자가 33%증가하고, 턱걸이에서의 능력이 향상된 것을 보고하였다(24).

반면에 운동중재가 지적장애인의 인지적 기능을 향상시킬 것으로 기대된다는 것에 대한 신빙성 있는 증거는 없다. Solomon과 Pangle은 지적장애를 가진 남자 청소년이 8주간의 구조화된 신체교육 프로그램 이후 학업적인 성취에서 어떠한 증가도 없었음을 발견했다(81). 비슷한 결과가 Chasey와 Wyrick이 시설에 있는 12세의 지적장애 아동들을 대상으로 한 연구에서도 나타났다(23).

다른 사람들은 신체활동 중재 후 지적장애 아동의 지능점수에 작은 증가가 있었음을 보고했다(20;24;69). 그러나 신체 건강이나 사회적 기술의 향상과 같은 다른 요소들이 이런 변화에 기여했을 수 있다(84).

요약
Summary

이 장에 제시된 정보로부터 운동의 효과에 대한 정서적 지적장애를 가진 아동과 청소년을 위한 치료양식과 같은 강력한 결론을 도출하는 것은 가능하지 않다. 그럼에도 불구하고 이런 자료들은 향상된 신체적 활동이 정신질환의 특정형태에 효과적인 중재가 될 수 있음을 제안한다. 어린사람들에게 향정신적 약물 사용을 주저하는 것을 고려해볼 때 효과적인 비약리적 치료전략으로서 운동은 매우 환영받을 것이다.

아동과 성인 모두에게서, 이러한 이해의 진전은 운동과 정신건강 사이의 관계를 평가하는 연구들의 과학적 엄격성의 부족으로 인해 방해를 받고 있다. 새로운 통찰을 얻기 위해 미래 연구들은 적절한 연구 설계를 따라야 할 것이다. 이점과 관련하여, 자연환경에서 행동연구에 영향을 줄 수 있는 다양한 변수들을 계산하는 것의 어려움은 특별한 도전을 만들어낸다.

정신질환을 관리하는데 있어 운동의 유용성을 주장한 자료는 존재하지만, 사실상 좀 더 효과적인 신체활동의 유형, 강도, 지속기간, 빈도에 대해서는 알려진 바가 없다. 신체적 건강에서의 이익을 성취하는 것의 중요성은 신체적 활동의 양과 같이 명확하지가 않다. 효과적인 운동프로그램을 개발하는데 있어 사회적인 구조의 역할은 상세하게 기술되어야 한다. 우울증이나 스트레스 관련 증상을 가진 사람들이 운동중재에 가장 반응적인 것으로 나타남에도 불구하고 가장 효과적인 운동의 강도, 빈도, 종류는 명확하지가 않다.

소아 연령대의 정서적 장애의 발생빈도의 증가를 고려할 때, 유용한 예방적, 치료적 양식의 판별은 점점 중요해지고 있다. 아동기뿐 아니라 생애 전반의 정신질환에서의 이러한 질환의 건강에 대한 부정적 영향은 정서적인 문제를 지닌 아동의 건강과 운동의 치료적 역할을 이해하는 것의 중요성을 강조한다.

전체 참고문헌은 http://www.hanmibook.co.kr 자료실에서 볼 수 있습니다.

APPENDIX

I

표준

Norms

엄우섭 서울교육대학교 체육교육과

이 책에서 신체 운동수행능력의 표준에 포함된 내용은 (1) 우리가 무엇이 아동 운동수행능력의 표준인지를 알고 있고, (2) 이러한 표준을 규정하기 위해 선택된 표본들에는 그들의 모집단이 잘 나타나 있으며, (3) 하나의 모집단의 표준은 습관적인 신체활동, 신체 크기와 구성, 영양상태, 건강상태, 기후, 고도, 인종기원, 그리고 사회문화적 상태와 관계없이 다른 사람들에게 적용되고, (4) 변인들은 알려진 분포(예를 들어, 정규분포)를 따르기 때문에 정상 상태의 한계에 대한 우리의 선택이 옳았다는 사실 등을 넌지시 암시할지도 모른다. 이러한 가정들 중 어느 것도 전적으로 타당하지 않다. 우리는 신체 운동수행능력의 다양한 구성요소들의 정상 상태에 대한 타당한 기준을 가지고 있지 않다. 게다가, "정상(표준)"값의 범위가 존재한다면, 그들의 활동 수준(그 자체가 "정상" 또는 "비정상"으로 범주화될 수 없음), 건강과 영양상태, 우세한 기후, 고도, 그리고 인종기원에 따라 모집단 사이에서 변할지도 모른다.

한 인종 집단의 표준은 다른 사람들에게 적용이 안 될 수도 있다. Oded Bar-Or는 유럽과 북아메리카에서 구성된 체력검사를 수행하는 버마 아동을 관찰하였다. 버마 시골 소녀들 대부분이 팔굽혀 매달리기(팔꿈치 굴근과 어깨 둘레 근력과 근지구력 검사)에서 서양의 95번째 백분위수 이상을 수행한 반면, 그들 중 대부분은 혼자 윗몸일으키기(복부 근력과 근지구력 검사)를 완료하지 못하였다. 버마(Burmese) 주인들은 이러한 양상을 시골 소녀들이 무거운 물건을 드는 일을 하도록 독려하지만, 역동적인 복근 수축이 요구되는 활동을 금하는 특정 전통 때문이라고 하였다.

다음의 그래프에 포함되어 있는 몇 개의 표본이 그들 각각의 모집단을 잘 나타내 주고 있다. 대부분 특정 연구 프로젝트 또는 임상적 목적을 위하여 다양한 실험실에서 검사를 받은 피험자들을 포함하고 있다. 이들 그래프들은 양호한 영양상태, 비운동선수, 유럽인, 북아메리카인, 또는 이스라엘 아동과 청소년, 대부분의 백인 출신의 선택된 집단의 체력을 나타내고 있다. 피험자들은 명확한 질환의 징후가 없었다. 그 자체로, 이 부록의 그래프는 단지 그들 자신의 모집단에 대해 표준을 확립할 수 없는 사람들을 위한 지침으로써 간주되어야만 한다.

독립변인으로서 달력 척도의 생활연령을 선택하는 것은 이상적이지 않다. 생물학적 연령이 더 적절하다. 그러나 실제적인 관점에서 생물학적 연령은 아동에게 사용하기 어려운 반면, 생활 연령은 쉽게 확인된다. 이용 가능 할 때는 언제든지, 자료 또한 체중(kg)당으로 표현된다. 스케일을 고려(부록 V 참조)하는 것이 신체 크기의 차이를 바로잡는 이상적인 방법이 아닐지도 모른다는 사실을 제안한 반면, 아동의 체중을 측정하는 것은 임상 환경에서 쉽게 이루어지고 있다.

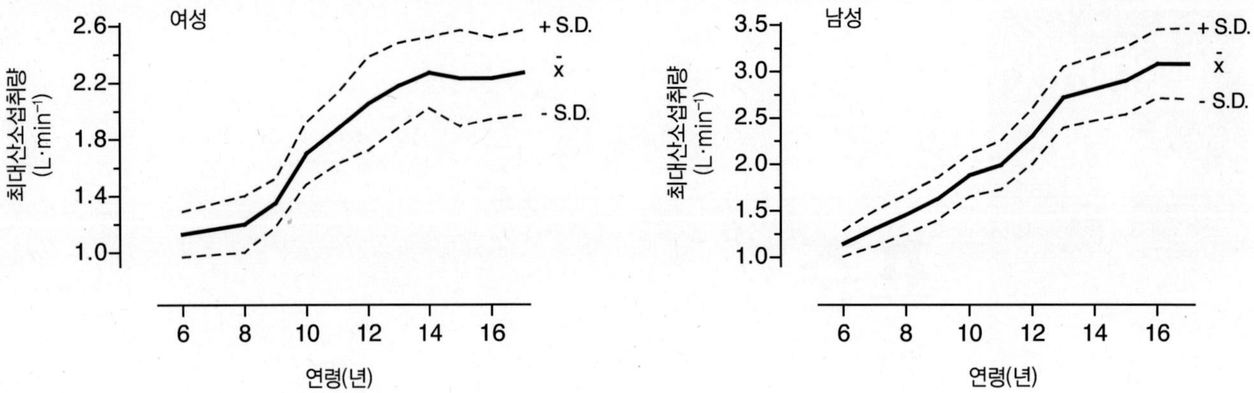

그림 I.1 아동과 청소년의 최대산소섭취량. 179명의 소녀와 178명의 소년이 탈진 시까지 점진적이고 지속적인 트레드밀 프로토콜을 수행하였다. 피험자들은 건강한 비 운동선수이었다.

Data from the wingate and the Children' s & Nutrition laboratories.

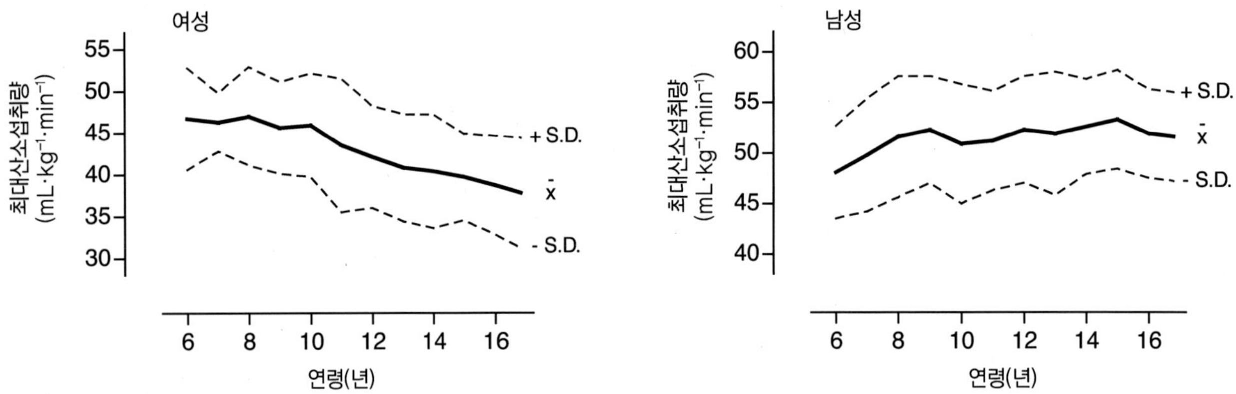

그림 I.2 아동과 청소년의 체중(kg)당 최대산소섭취량. 피험자와 프로토콜은 **그림 I.1**과 동일함

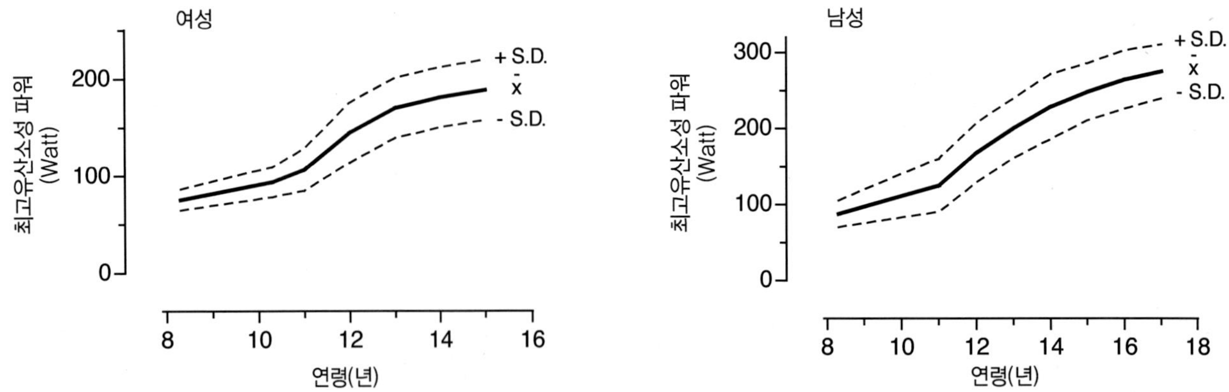

그림 I.3 아동과 청소년의 기계적 최고유산소성 파워. 건강한 소녀와 소년들의 점진적 직립 자전거타기 시 달성된 기계적 최고파워 출력

Based on data from Andersen et al. 1974 (1), Seliger and Bartunek, 1976 (6), Wirth et al. 1978 (8).

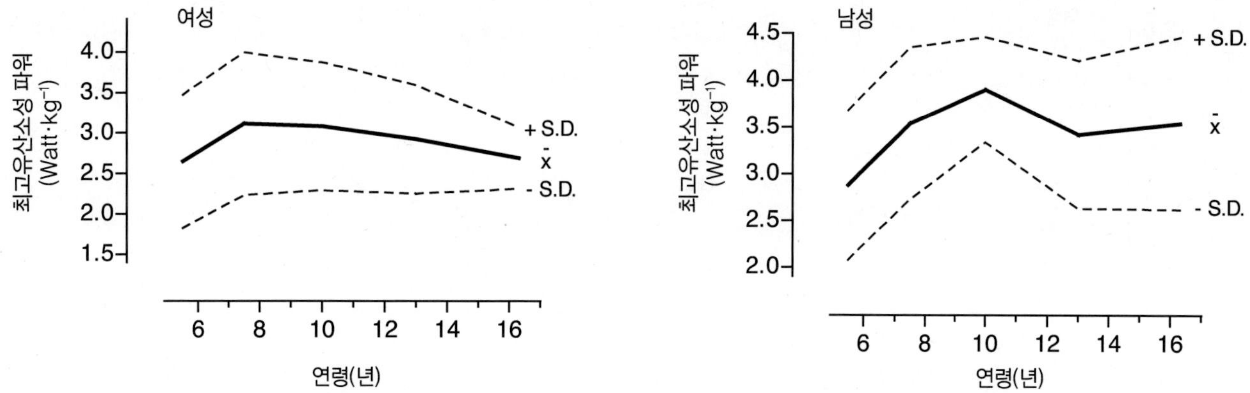

그림 I.4 아동과 청소년의 체중(kg)당 기계적 최고유산소성 파워. 점진적 직립 자전거 에르고미터 검사 시 달성된 기계적 최고 출력. 피험자는 "무해성" 심잡음은 있었으나 기질성 심장질환이 없는 소녀와 소년들의 외래환자 모집단이었다.

Data from Cumming 1977(2).

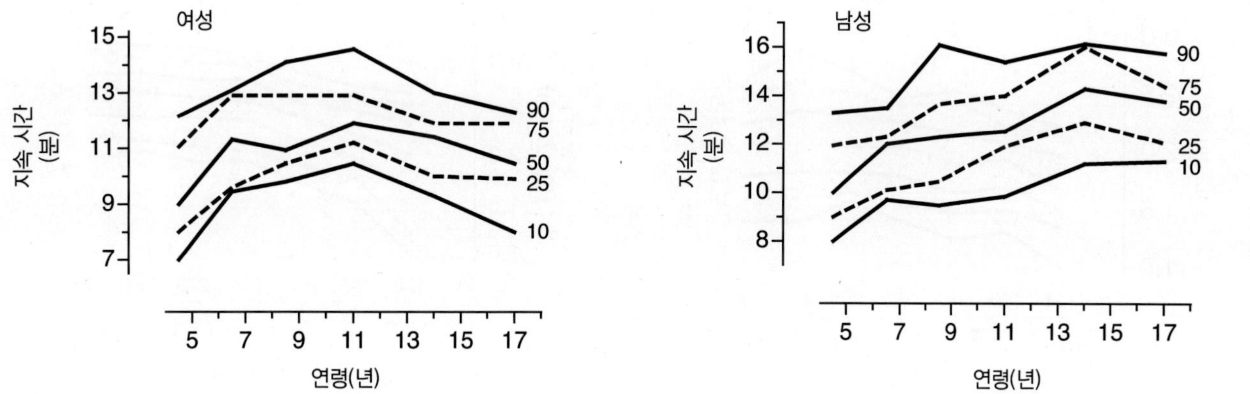

그림 I.5 아동과 청소년의 Bruce 트레드밀 검사에서 지속 시간. 선들은 "무해성" 심잡음은 있었으나 기질성 심장질환이 없는 160명의 소녀와 167명의 소년들의 운동수행능력에 기초한 백분위수를 나타낸다.

Data from Cumming et al., 1978 (3).

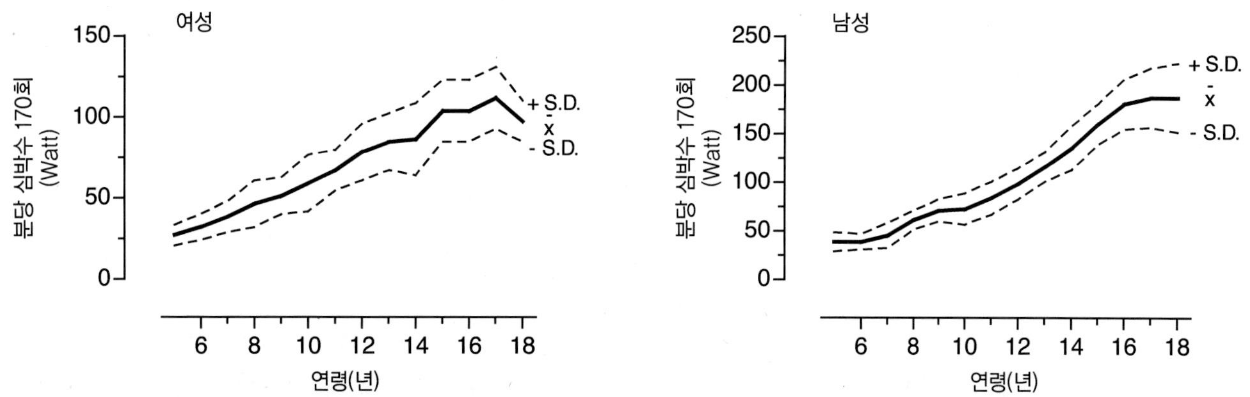

그림 I.6 727명의 소녀와 소년들을 대상으로 분당 심박수 170회(W_{170})에서 직립 자전거 에르고미터 운동 시 기계적 파워

Data from Rutenfranz et al., 1973 (5).

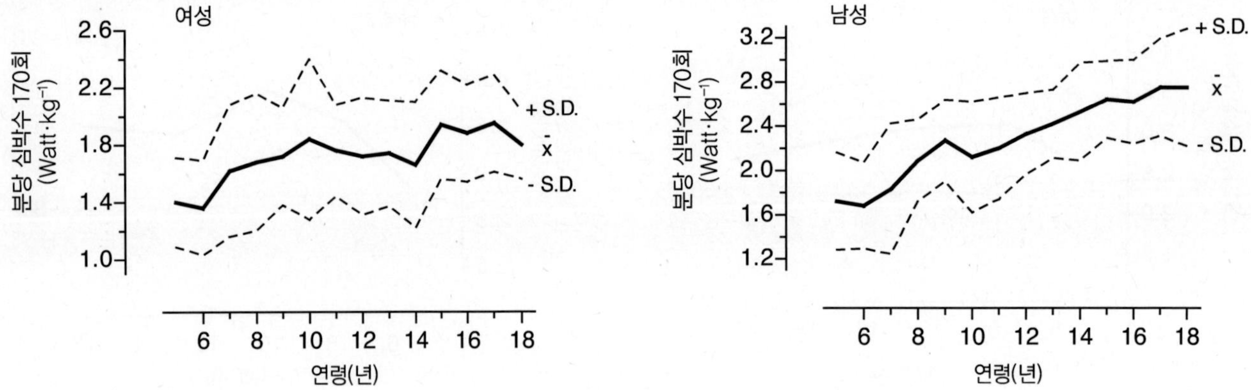

그림 I.7 727명의 소녀와 소년들을 대상으로 분당 심박수 170회(W_{170})에서 직립 자전거 에르고미터 운동 시 체중(kg)당 기계적 파워

Data from Rutenfranz et al. 1973 (5).

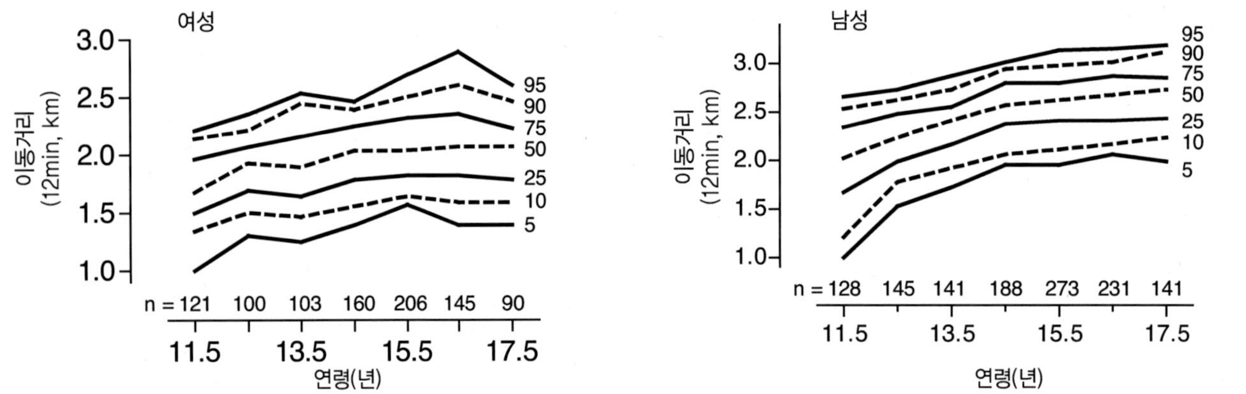

그림 I.8 12분 달리기-걷기 검사 시 소녀와 소년의 이동 거리. 선들은 백분위수를 나타낸다. 피험자들은 캐나다, 온타리오주, 홀튼 카운티 지역의 43개 학교에서 무작위로 선발된 초등학생이었다.

Based on data by Roche 1980 (4).

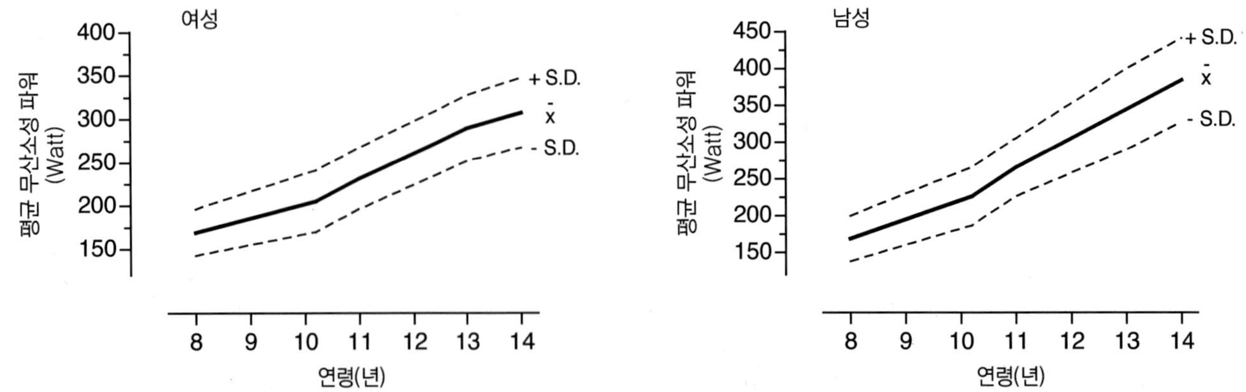

그림 I.9 윙게이트 무산소성 검사로 결정된 아동과 청소년 다리의 평균 무산소성 파워. 피험자들은 모두 건강한 비운동선수로 144명의 소녀와 145명의 소년들이었다.

Based on data by the Wingate Institute and the Exercise Physiology Laboratory, McMaster University.

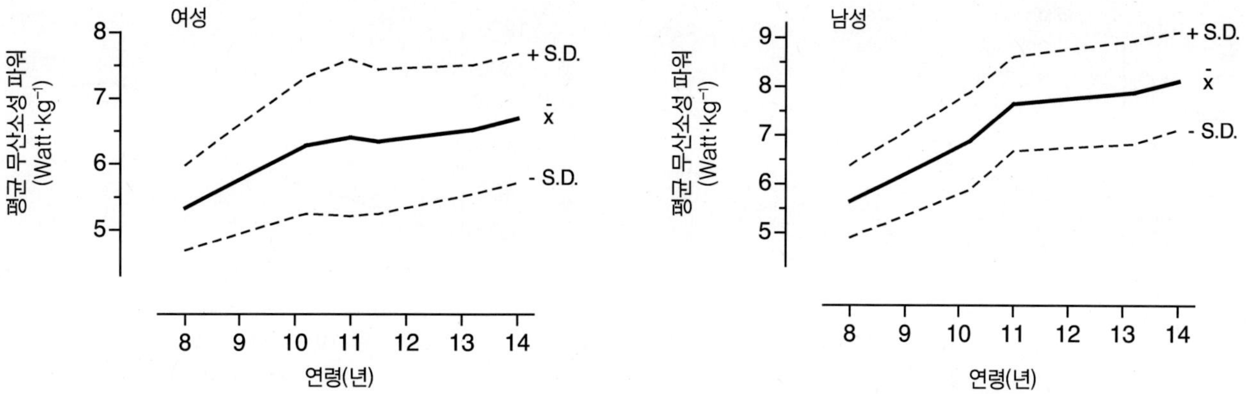

그림 I.10 윙게이트 무산소성 검사로 결정된 아동과 청소년 다리의 평균 무산소성 파워. 피험자들과 자료출처는 **그림 I.9**와 동일하다.

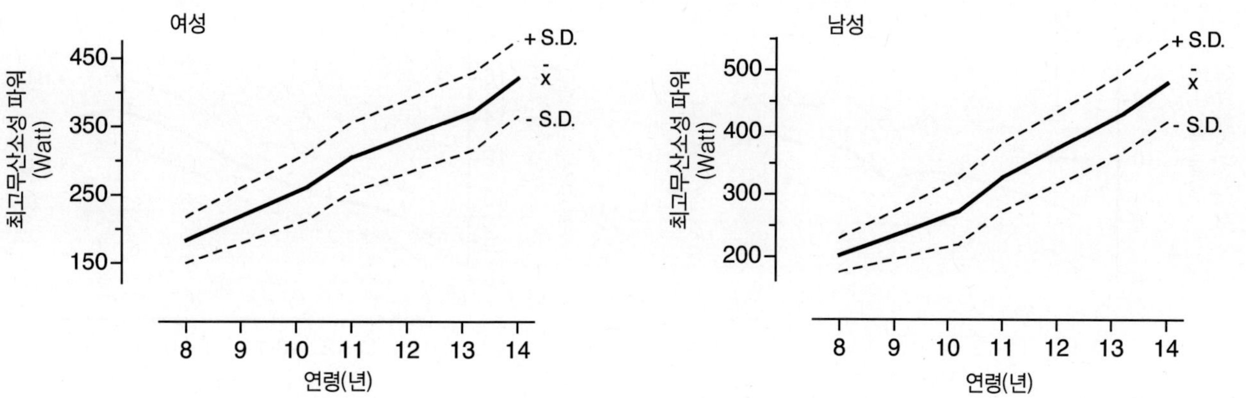

그림 I.11 윙게이트 무산소성 검사로 결정된 아동과 청소년 다리의 최고무산소성 파워. 피험자들과 자료출처는 **그림 I.9**와 동일하다.

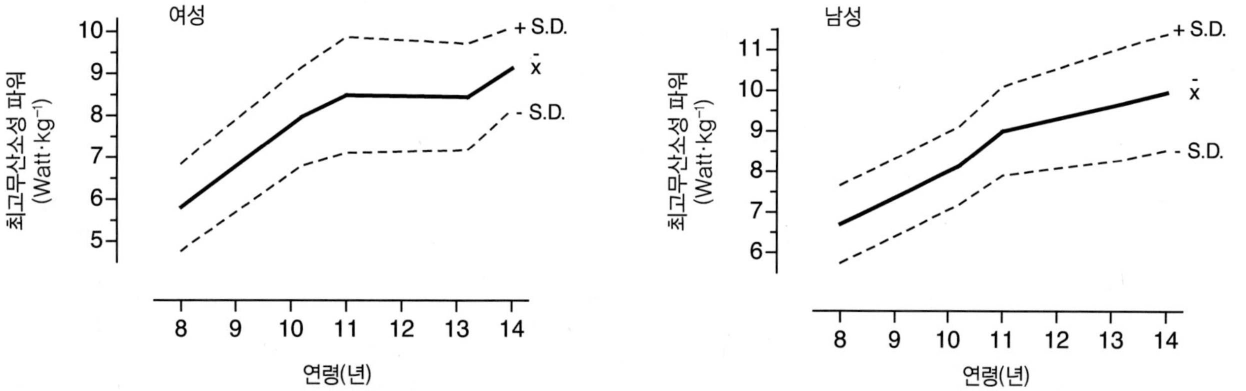

그림 I.12 윙게이트 무산소성 검사로 결정된 아동과 청소년의 체중(kg)당 최고무산소성 파워. 피험자들과 자료출처는 **그림 I.9**와 동일하다.

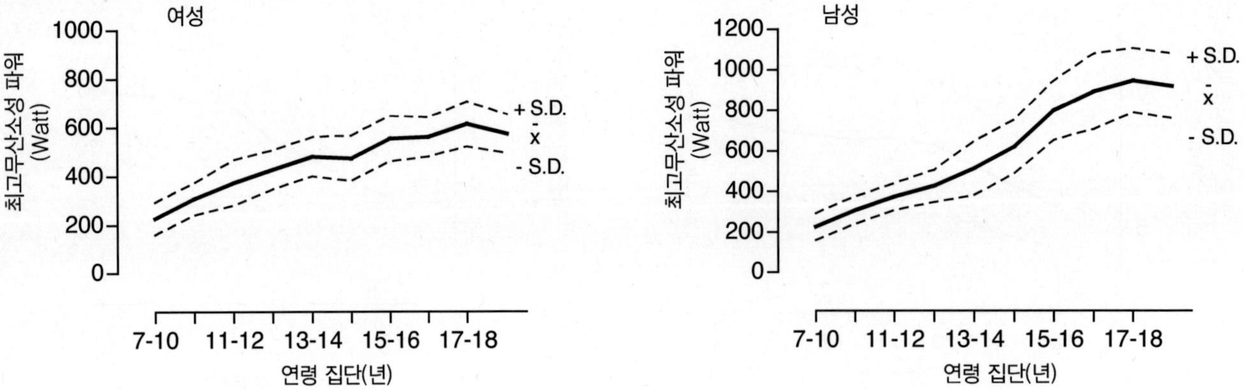

그림 I.13 힘–속도 검사로 결정된 아동과 청소년 다리의 최고무산소성 파워. 피험자들은 536명의 프랑스 소녀들과 510명의 프랑스 소년들이었다.

Based on Van Praagh 2000 (7).

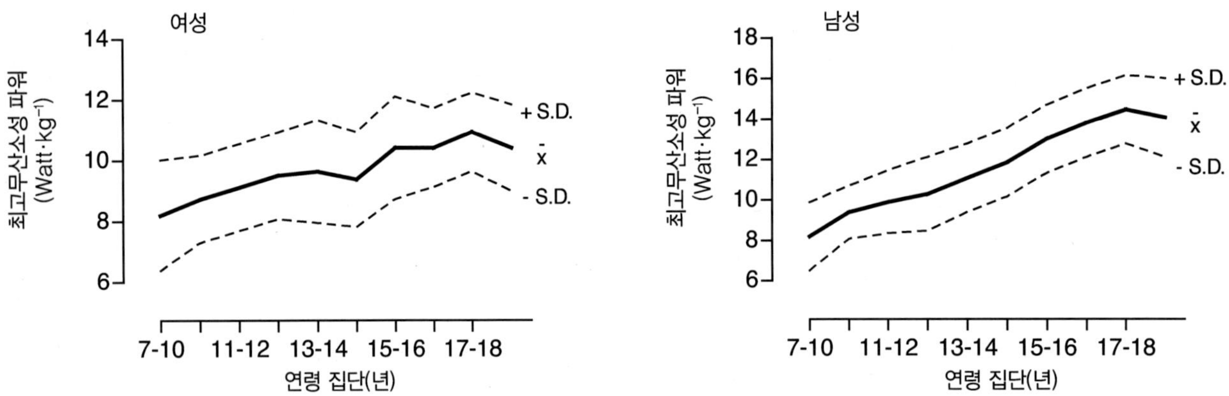

그림 I.14 힘–속도 검사로 결정된 아동과 청소년 다리의 체중(kg)당 최고무산소성 파워. 피험자들은 **그림** I.13과 동일하다.

Based on data from Van Praagh 2000 (7).

APPENDIX II

아동의 운동부하검사 절차

Procedures for Exercise Testing in Children

김경래 한국교원대학교 체육교육과
이승범 경인교육대학교 체육교육과
문효열 서울대학교 체육교육과

Godfrey에 의해 이 책의 초판이 발간되었을 때 소아(pediatric) 운동부하검사에 대한 책은 하나뿐이었다(52). 기술의 발전과 함께 운동하는 아동에 대한 관심이 증가함으로써, 검사에 중점을 둔 2권 이상의 책들이 출시되었다(42;104). 운동부하검사 방법에 관심이 있는 독자들은 이 책을 참고할 수 있다. 이 부록은 임상적으로 관련이 있는 에르고메트릭(ergometric) 검사의 원리와 주요 특성을 강조하였다. 논의할 세 가지 영역은 에르고미터, 운동 프로토콜(exercise protocol) 및 생리적·지각적 측정이다.

에르고미터의 선택

Choice of Ergometer

운동 실험실에서 가장 일반적으로 사용되는 두 가지 에르고미터(ergometer)에는 사이클 에르고미터와 전동식 트레드밀이 있다. 일부 신경근 장애의 경우 특별히 고안된 암 크랭킹 에르고미터 혹은 변형 사이클을 이용하여 팔을 테스트해야 한다. 또한 휠체어를 굴리는데 사용되는 특수한 암 에르고미터도 있다. 사이클 에르고미터, 트레드밀, 스텝 및 암 에르고미터의 특성 비교는 **표 II.1**과 같다.

비용 부담, 안전조치 및 숙련자가 필요함에도 불구하고, 트레드밀은 7세 이하 아동의 최대 운동 수행력을 측정하기 위한 가장 적합한 방법이다. 3세 아동들은 트레드밀에서 걷기나 달리기를 배울 수 있다(89).

심박수가 160~170회/분임에도 불구하고 사이클 에르고미터에서 지속적인 페달링(pedaling)을 할 수 없는 아동들이 종종 있다. 이러한 아동들은 트레드밀에서는 심박수가 200~210회/분에 도달할 수 있으며 최대산소섭취량은 사이클 에르고미터에서 얻은 최고섭취량보다 20~30% 더 높다. 이러한 차이의 명백한 원인은 유아들의 무릎 신근(자전거 타기 중 부하의 초점이 되는)이 상대적으로 덜 발달되었기 때문이다(83). 이는 국소적인 피로를 일으키고 검사를 조기에 종료시킨다. 대조적으로, 걷거나 달리는 동안에는 대근육군이 활성화되어 보다 높은 심폐 기능 및 신진 대사에 기여한다. 소수의 아동, 특히 저연령 및 정신 지체를 가진 아동들은 기계식 제동 사이클 에르고미터 및 스텝 검사에 필요한 메트로놈의 반복리듬을 따라갈 수 없다. 또한, 아동들의 경우 주의집중 시간이 낮으며 검사 기간 동안 필요한 페달링 속도를 유지할 수 없다. 대조적으로, 트레드밀은 특정 속도를 유지할 수 있고, 순간적인 속도 변화를 조절할 수 있다. 기계적 제동 에르고미터의 또 다른 대안은 전기적 제동 사이클 에르고미터이다. 분당 50~70rev에서 페달링하는 동안 아동이 일정한 페이스를 유지하지 않더라도 일정한 파워를 이끌어낸다.

많은 실험실에서는 이동성과 안전성이 뛰어나기 때문에 여전히 트레드밀보다 사이클 에르고미터를 선호한다. 게다가, 트레드밀을 이용하는 경우에는 한명의 운동 처방사 또는 감독자가 아동의 수행을 관찰하는데 전념해야 하지만, 사이클 에르고미터에서는 그럴 필요가 없다. 또한, 혈압 측정, 산소측정법, 재호흡, 심박출량 측정 또는 심초음파 검사와 같은 특정 절차는 걷기, 달리기 또는 스텝핑하는 아동보다 착석한 아동에게서 보

표 II.1 아동의 운동검사에 사용되는 에르고메터의 특성

요인	자전거 에르고메터	트레드밀	스텝 검사	암 에르고메터
이득	중간보다 낮음	높음	낮음	중간
휴대성	높음	없음	높음	높음
검사자 수	1~2	2~3	1~2	1~2
소음 정도	중간보다 낮음	높음보다 중간	낮음	중간보다 낮음
안전 장비	없음	조끼, 패딩	없음	없음
환자에게 필요한 기술	5세 이하나 지적 장애 아동에게는 어려움	조금	보통	5세 이하나 지적 장애 아동에게는 어려움
근육 필요량	적음	큼	큼	적음
최대산소섭취량	과소 평가됨	성공	성공	매우 과소 평가됨
기계적 동력	정확	추정	상당히 정확	정확
생리적 변인 측정의 타당성	쉬움	조금 쉬움	조금 쉬움	쉬움
무산소성 검사	가능	불가	불가	가능

다 쉽게 검사할 수 있다. 이런 명백한 이유로, 트레드밀은 심장 도관 검사실에서는 적합하지 않다.

사이클 에르고미터를 이용한 측정은, 성인용 모델이 8세 이상의 대부분 아동에게 적합하다. 그러나 소아에게는 특수 아동용 모델이나 기존모델에서 시트 높이가 크고 페달 크랭크 길이가 짧고 핸들 바가 긴 사이클이 필요하다. 6세 아동에게 적합한 페달 길이는 8~10세 아동의 15cm(71), 성인의 17.5cm와 비교할 때 13cm이다. 좌석 높이가 최적인 경우, 신전(extension) 시 슬관절 각도는 15° 이다(71). 좌석이 너무 높다는 것을 알 수 있는 유용한 표시는 뒤에서 보았을 때 골반이 기울어져 있다는 것이다. 가장 중요한 것은 근육이 매우 약한 아동(예: 근육 영양 장애, 척수성 근육 쇠약)에게 사용되는 에르고미터는 매우 낮은 출력과 매우 적은 출력 증가분을 이끌어 낼 수 있어야 한다는 것이다. 이 환자 중 일부는 10Watt 정도의 낮은 최대 출력을 가진다(117)(10장, **그림 10-12** 참고). 대부분의 에르고미터에서 페달과 플라이휠 사이의 기계적 동력 손실이 5Watt(때때로 15Watt 이상)임을 고려할 때 이것은 굉장히 낮다. 다시 말해, 다이얼이 "zero" 저항을 나타낼 때 아동은 실제로 5Watt 이상에서 크랭크를 돌리는 것이다.

기계적 제동 에르고미터에서 속도는 일정하게 유지되어야 한다. 아동 및 청소년에게 권장되는 비율은 분당 50~60rev이다. 건강한 6~10세 아동들 사이에서 분당 50rev은 분당 30 또는 70rev보다 기계적 효율이 높다 (71). 경련성 뇌성마비가 있는 환자의 경우에는 분당 50rev 보다 느린 크랭크 회전이 필요하다. 경험(84)에 비추어 볼 때 이러한 환자들에게 최적의 cranking 리듬(어떤 주어진 힘에서도 가장 낮은 산소를 섭취함)은 분당 40rev였다.

트레드밀에서 아동은 걷고, 달리고, 밟고, 발을 딛는 것을 연습하고 자신감을 얻은 후, 검사를 실시해야 한다. 대부분의 건강한 아동은 2~3분 이내에 운동을 마스터 할 수 있지만 운동 장애 아동은 20분이 걸릴 수 있다(58). 걷기와 달리기 기술을 배우는 것 외에도, 아동은 더 많은 연습을 통해 익숙해져야 한다. 습관화를 위한 연습량은 아동마다 다양하며 심지어 운동 장애가 없는 경우에도 현저히 다르다(50). 아동이 과학 실험에 참여할 때, 트레드밀과 다른 세션에서 사용되는 다른 도구에 익숙해지기 위해 특별한 시간을 할애하는 것이 좋다. 습관화는 임상 실험에서는 덜 중요하다. 대부분의 임상 실험실에서는 공식적인 습관 없이 실험을 수행한다. 보행의 효율은 보폭에 달려있고, 이는 각 개인에 의해 선택된 것이다. 따라서 아동들은 자신이 선호하는 보폭을 사용해야 한다. 신체 벨트는 일부 실험실에서 안전 장치로 사용된다. 우리의 경험에 따르면, 경험 있는 연구자가 아동과 가까이 있으면 이것은 필요하지 않다. 그러나 낙상 시 부상을 방지하기 위해 트레드밀의 뒷부분을 받쳐 주는 것이 좋다.

운동 프로토콜

Exercise Protocol

아동을 위한 다양한 운동 프로토콜이 있다. 프로토콜의 선택은 주로 대답해야 할 특정 질문뿐 아니라 환자의 능력과 한계에 달려 있다.

운동 검사의 원형

Prototypes of Exercise Tests

프로토콜은 **그림 II.1**에 개략적으로 제시되어 있다. 이것은 환자가 최대 힘에 도달할 것으로 예상되는 "all-out"과 최대치 이하인 최대하(submaximal)로 나눌 수 있다. 후자의 유형은 점진적 또는 단일 수준 프로토콜로 세분화 된다. 저항성 프로토콜을 제외한 모든 프로토콜은 사이클 에르고미터, 암 에르고미터, 트레드밀 또는 스텝으로 수행될 수 있다. 저항성 프로토콜은 다리 사이클링 또는 암 크랭크 전용으로 설계된다. 비록 달리기가 극최대 수준에 도달할지라도 아직 해결되지 않은 방법론적 문제가 있다. 결과적으로, 거의 대부분의 실험실은 트레드밀로 저항성 검사를 실시하지 않는다(48;114).

최대유산소성 파워의 직접 측정을 위해, 가장 보편적으로 사용되는 프로토콜은 **그림 II.1A**에 제시되어 있다. 아동이 더 이상 활동을 유지할 수 없을 때까지 저항력(사이클, 팔 에르고미터, 휠체어 에르고미터), 경사 및 속도(트레드밀) 또는 상승 및 높이(단계)가 매 1~3분마다 검사의 중단 없이 증가된다. 단계가 1분 이내 일 때, **램프 프로토콜**이 사용된다.

단속적인 all-out 프로토콜(**그림 II.1B**)은 각 단계의 마지막(예: 혈중 젖산, 심초음파)이 끝날 때 마다 혹은 연구자가 더 높은 부하를 줄 것인지 아니면 검사를 종료할 것인지 결정할 때마다 사용되었다. 때로는 단일 검사를 통해 아동이 일정한 상태(예: 운동의 에너지 비용을 평가)에 도달했을 때 데이터를 수집하고 아동의 최대유산소성 파워를 측정하기를 원한다. 이러한 요구 사항의 경우 각 단계는 2~3분 동안 지속된다. 일반적으로 아동은 성인보다 더 빨리 안정된 상태에 도달한다.

최대유산소성 파워가 직접 측정되기보다 예측되는 **최대하 점진적 프로토콜**(**그림 II.1C, D**)은 연구자가 최대하 운동에 대한 반응에만 관심이 있거나 최대 검사로 아동을 지치게 만드는 것을 꺼리는 경우에 사용된다. 이것은 예를 들어, 심장 도관 연구 또는 의사가 실험실에 없는 상황에서 수행된다.

단일 단계 프로토콜(**그림 II.1E, F**) 검사의 목적은 신체적 운동 능력이 아니라 운동 유발성 천식에 대한 평가, 성장 호르몬 결핍에 대한 진단, 제 1형 당뇨병에서 운동 유발성 저혈당과 같은 운동 유도에 의한 특정 병태생리학적 반응에서 선택된다(13). 단일 스테이지 테스트의 지속 시간은 6~60분이며 강도는 최대하이다. 때때로 검사 전에 정확한 강도를 결정할 수는 없다. 예를 들어 연구자는 적정 강도로 실험을 시작하고 심박수 반응에 기초하여 초기 1~2분 동안 조정한다. 이 프로토콜은 "조정이 있는 단일 단계"라고 한다(**그림 II.1F** 참조).

그림 II.1G 및 H에 묘사된 실험은 **근육군의 무산소성 특성**을 결정하기 위해 고안되었다. G 프로토콜에서, 아동은 단일 최대임계점(즉, 최고유산소성 파워보다 격렬한 작업)을 수행하며, 이는 윙게이트 저항성 검사에서 45초 이하 동안 유지될 수 있다. H 프로토콜은 힘-속도 테스트와 같이 각각 5~7초의 몇 가지 최대임계점 과제를 포함한다.

유산소성 운동 수행을 위한 운동 프로토콜

Exercise Protocols for Aerobic Performance

유산소성 운동 수행을 위한 여러 가지 운동 프로토콜이 있다. 우리는 여기서 그것들을 논의하고자 한다.

Bruce의 ALL-OUT 점진적 연속 트레드밀 검사

Bruce All-Out Progressive Continuous Treadmill Test

Bruce All-Out 점진적 연속 트레드밀 검사에 대해서는 **표 II.2**를 참조하라. 이 검사에서는 속도와 기울기가 다음 단계에서 증가된다. 마지막 단계는 아동이 언어적인 독려에도 불구하고 걷거나 달리기를 할 수 없는 지점이다. 수행은 완료된 시간(분) 또는 가장 높은 단계의 계산된 산소수치에 따라 등급이 매겨진다. 이 검사는 성인 심장 질환자 선별을 위해 도입되었으며(27), 이후 아동과 함께 사용하기 위해 채택되었다(38). 아동들 사이에서 재현성이 높고 4~18세 사이의 여아와 남아에게 검사가 가능하다. 이 검사는 다른 ALL-OUT 트레드밀 검사보다 우수하지는 않다(95;111). 기본적 단점은 초기부하와 증가된 부하가 아동에게 너무 힘들 수 있다는 점이

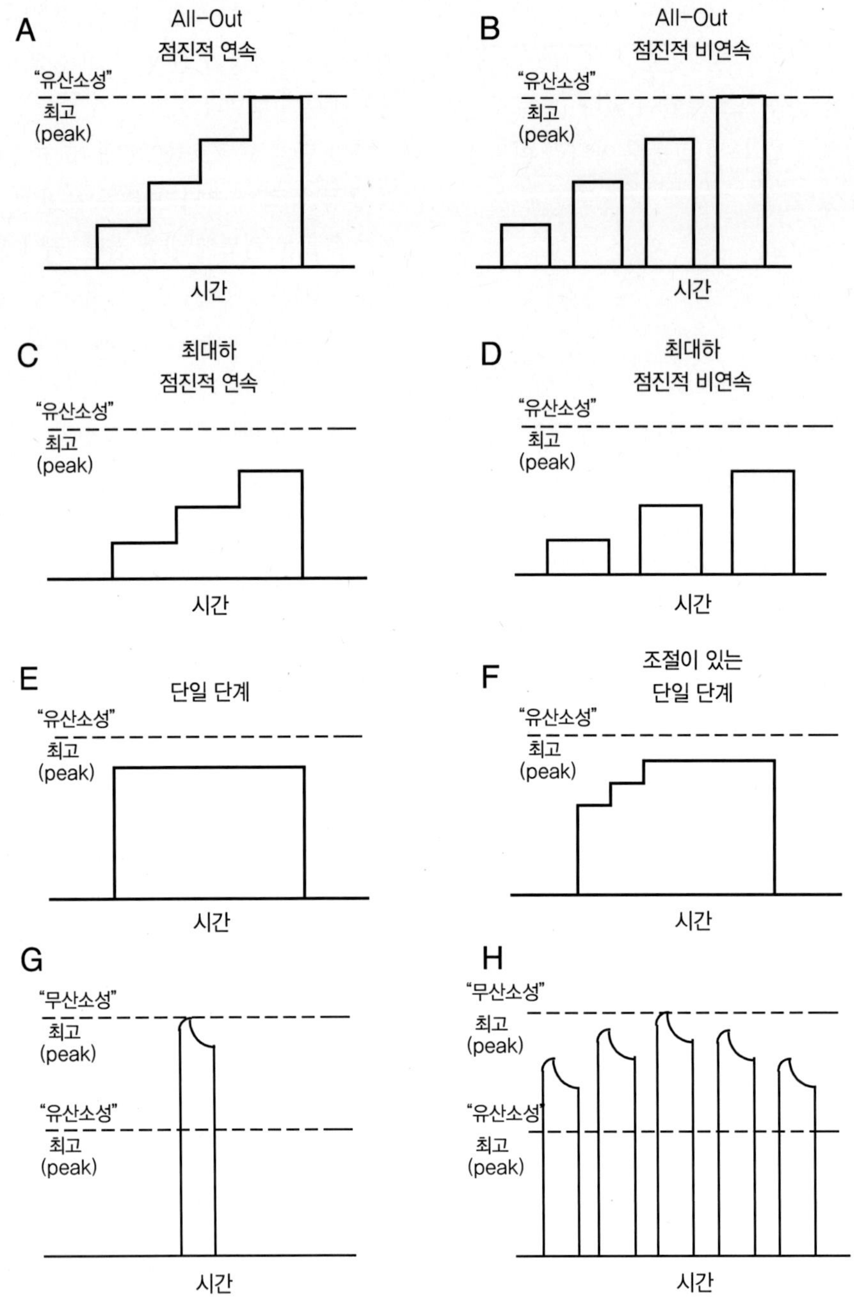

그림 II.1 운동검사를 위한 표준화된 8가지의 프로토콜

표 II.2 **Bruce 트레드밀 프로토콜**

단계	속도		등급 (%)	지속시간 (분)
	$km \cdot hr^{-1}$	$miles \cdot hr^{-1}$		
1	2.7	1.7	10	3
2	4.0	2.5	12	3
3	5.5	3.4	14	3
4	6.8	4.2	16	3
5	8.0	5.0	18	3
6	8.8	5.5	20	3
7	9.7	6.0	22	3

다. 또 다른 단점은 고도의 적합성을 지닌 아동들이 최대유산소성 파워를 결정하기 위해 18분 이상 운동을 할 수 있으며, 그로 인해 국부적인 피로와 열적 부하가 그들의 수행을 방해 할 수 있다는 점이다. 이런 단점에도 불구하고 Bruce 테스트는 최대유산소성 파워를 평가하기 위한 임상 설정에 이용되어져 왔다. 외래 환자 클리닉(38)(부록 I의 **그림 I.5** 참조)과 학교(39)에서 건강한 아동의 운동 수행을 기준으로 사용할 수 있는 규범이다.

Balke의 ALL-OUT 점진적 연속 트레드밀 검사
Balke All-Out Progressive Continuous Treadmill Test

Balke 프로토콜에서는 경사도가 증가하지만 속도는 일정하게 유지된다. 이 프로토콜의 다양한 버전은 아동들에게도 적용되어 왔다. 예를 들어, Riopel 등(95)은 시속 3 ~3.5마일의 속도로 매분 2%씩 경사도를 증가시켰고, Skinner 등(111)은 2분마다 2.5% 경사도를 증가시켰다. 다른 버전에서는 아동이 걷는 것이 아니라 달리기(예: 시속 5마일) 수행 중에 검사된다. 걷는 버전보다 낮은 경사면에서 최고 레벨에 도달한다(3;103).

McMaster의 All-Out 점진적 연속 사이클링 검사
McMaster All-Out Progressive Continuous Cycling Test

McMaster의 All-Out 점진적 연속 사이클링 검사에 대해서는 **표 II.3**을 참조하라. 이 검사에서 저항은 매 2분마다 증가된다. Bruce 프로토콜에서와 같이, 아동은 더 이상 페달링을 할 수 없을 때까지(분당 50rev, 일부 실험실에서는 분당 60rev) 운동을 계속하도록 독려받는다. 운동 수행력은 최고 기계적 파워 또는 직접 측정 된 최대산소섭취량에 의해 평가된다. 아동이 2분간의 최종 부하를 완수할 수 없을 때, 그가 완료할 수 있었던 기간을 기준으로 최고파워가 할당된다. 다음은 그 예이다.

끝에서 두 번째 단계 = 100Watt
최종 단계 = 125Watt
최종 단계에서 완료한 시간 = 60초
계산된 최고파워 = 112.5Watt

이 프로토콜은 신장에 따라 구성됨으로 총 운동 시간은 대부분의 아동에게서 8~12분 사이가 될 것이다. 근위축 또는 낭포성 섬유증과 같이 현저한 장애가 있는 아동에게는 초기 부하량을 감소시켜야 한다.

James All-Out 점진적 연속 사이클링 검사
James All-Out Progressive Continuous Cycling Test

James All-Out 점진적 연속 사이클링 검사에 대해서는 **표 II.4**를 참조하라. 이 테스트에서 사이클링 분당 회전수는 60~70rev이며 각 단계는 3분간 지속된다. 초기 단계와 증가는 환자의 체표면적에 따라 결정된다(67).

표 II.3 신장에 따른 McMaster의 All-Out 점진적 연속 사이클링 프로토콜

신장 (cm)	초기 단계 (Watt)	증가량 (Watt)	각 단계의 지속시간 (분)
≤ 119.9	12.5	12.5	2
120~139.9	12.5	25	2
140~159.9	25	25	2
≤ 160	25	♀25 ♂50	2 2

표 II.4 체표면적에 따른 James의 All-Out 점진적 연속 사이클링 프로토콜

체표면적 (m^2)	초기 단계 (Watt)	증가량 (Watt)	각 단계의 지속시간 (분)
< 1.0	33	16.5	3
1.0~1.2	33	33	3
> 1.2	33	49.5	3

표 II.5 신장에 따른 Godfrey의 All-Out 점진적 연속 사이클링 프로토콜

신장 (cm)	초기 단계 (Watt)	증가량 (Watt)	각 단계의 지속시간 (분)
< 120	10	10	1
120~150	15	15	1
> 150	20	20	1

Godfrey All-Out 점진적 연속 사이클링 검사
Godfrey All-Out Progressive Continuous Cycling Test

Godfrey 검사는 **표 II.5**를 참조하라. 1970년대 초반에 개발된 이래로(52), 이 프로토콜은 소아 환자에게 체계적으로 처음 사용되었다. McMaster 프로토콜에서처럼 시작 단계와 증분은 환자의 신장을 기준으로 한다. 각 단계는 1분간 지속되고 사이클링 분당 회전수는 60rev로 유지된다.

앞서 설명한 다양한 사이클링 프로토콜은 최고파워 및 최대산소섭취량을 얻는 데 모두 적합하다. 그러나 Godfrey 프로토콜은 각 단계의 지속 시간이 너무 짧아 정상 상태를 얻지 못하기 때문에 최대하 조건에는 적합하지 않다.

펄스 활성화 검사

Pulse-Activated Test

All-out 점진적 지속 프로토콜의 변형은 기계적 힘이 연속적으로 증가하여 매분 5회의 지속적인 심박수 상승을 유도하는 펄스 실행 운동 검사이다(94;120). 그러므로 힘의 증가는 운동에 대한 심혈관 반응에 의해 결정되고, 덜 적합할 때 더 느려진다. 이러한 유연성이 장점이지만 임상 실험실에서 쉽게 사용할 수 없는 전산화된 피드백 시스템이 필요하다.

McMaster All-Out 점진적 연속 팔 검사

The McMaster All-Out Progressive Continuous Arm Test

McMaster 검사는 **표 II.6**을 참조하라. 이 절차는 McMaster의 사이클 검사를 위한 절차와 유사하지만, 이 검사에서는 아동이 휠체어 또는 일반 의자에 앉은 상태에서 크래킹를 사용하기 위해 팔을 사용한다. 페달의 축은 어깨 높이로 유지된다. 아동은 좌석의 뒤쪽이나 베개에 의해 편안한 자세를 취해야 한다. 페달의 가장 먼 지점에서 팔은 트렁크의 앞으로 굴곡 없이 완전히 펼쳐져야 한다. 일부 환자(예: 마비가 높은 환자)를 안정시키고 체간 운동을 최소화하는 것이 요구된다. 사이클링 검사에서와 마찬가지로 부하는 아동의 장애에 맞춰야 한다. 근이영양증이나 척수성 근위축증과 같이 매우 약한 근육을 가진 환자는 매우 낮은 초기 하중과 작은 증량을 필요로 한다. 모든 팔에 헤르메이터가 이러한 요구 사항과 호환되는 것은 아니다(이전 절 "에르고미터 선택" 참조). 마찬가지로 정상 아동의 권장 회전 속도는 분당 50 rev이지만 신경 또는 근육 장애가 있는 아동의 경우에는 줄여야 할 수도 있다. 예를 들어, 경련성 뇌성마비가 있는 아동의 경우, 최적의 부하는 분당 40rev이다(84).

Cumming All-Out 점진적 간헐적 사이클링 검사

The Cumming All-Out Progressive Intermittent Cycling Test

Cumming 검사에 대해서는 **표 II.7**을 참조하라. 이 프로토콜은 1970년대 중반에 심장 도관술을 위해 도입되었다. 환자는 앙와위 자세를 취한다(37). 각 단계에서 권장되는 부하는 연령, 심장 결함 및 기능적 능력에 따라 개별화되어야 한다. 심장 도관 삽입과 함께 비연속성 운동의 다른 프로토콜도 사용할 수 있다(77).

최대하 점진적 연속 사이클링 프로토콜

Submaximal Progressive Continuous Cycling Protocols

이 프로토콜은 3 개 이상의 최대하 단계를 포함한다.

표 II.6 신장에 따른 McMaster의 All-Out 점진적 연속 팔 크랭킹 프로토콜

신장 (cm)	초기 단계 (Watt)	증가량 (Watt)	각 단계의 지속시간 (분)
≤ 119.9	8	8	2
120~139.9	8	16.5	2
140~159.9	16.5	16.5	2
≤ 160	16.5	♀16.5 ♂33	2 2

표 II.7 Cumming의 All-Out 점진적 간헐 사이클링 프로토콜

단계	기계적 파워 (체중 kg 당 Watt)	지속시간
1 Rest	0.64~1.14	3 3
2 Rest	1.31~1.96	3 5~10
3	2.12~4.08	탈진까지

각 단계는 3~6분간 지속되며 심박수의 마지막을 측정한다. 수행은 170beat·min^{-1}(W_{170})의 심박수로 아동이 나타내는 파워에 따라 평가된다. 이 값은 보행에 대한 심박수의 개별 회귀선의 보간 또는 외삽에 의해 도달됩니다. 자세한 내용은 이 부록 뒷장 "간접 측정: 최대하 검사" 단원을 참조하시오. 다양한 프로토콜이 아이들을 위해 사용되었다(e.g., 1;22;88). **표 II.8**은 예시이다. Adams의 프로토콜 각 단계는 6분간 지속된다.

최대하 점진적 간헐적 스텝 테스트

Submaximal Progressive Intermittent Step Tests

일정 높이의 계단 또는 벤치에서의 스텝핑은 가장 오래된 유산소성 검사 중 하나이다. 초기 성인을 위해 소개된 스텝 검사는(68) 1940년대에 들어서 청소년과 아동을 위해 변형되었다(7;53). 일부 시험에서는 피실험자가 단일 단계를 수행하지만 대부분의 프로토콜에는 점차 증가하는 순서에 따라 여러 단계가 포함됩니다. 증가는 스테핑 분당 횟수 증가에 의해 달성된다. 심박수는 각 단계의 끝에 또는 정확한 회복 시간에 측정된다.

스텝 검사는 비용이 저렴하고 특별한 관리 및 조치가 거의 필요하지 않다. 이는 대규모 설문연구(7) 및 임상 환경(53)에서도 사용되어 왔다. 1971년 Hanne가

표 II.8 체중에 따른 Adams의 최대하 점진적 연속 사이클링 프로토콜

체중 (kg)	1단계 파워 (Watt)	2단계 파워 (Watt)	3단계 파워 (Watt)	각 단계별 지속시간 (분)
< 30	16.5	33	50	6
30~39.9	16.5	50	83	6
40~59.9	16.5	50	100	6
≥ 60	16.5	83	133	6

표 II.9 Hanne의 최대하 점진적 간헐적 스텝 검사

단계	스텝 높이 (cm)	비율 (상승/분)	지속 시간 (분)	파워 근사치 (Watts/kg)
1	30	15	5	1.0
2	30	22.5	5	1.5
3	30	30	5	2.0

Wingate Institute에서 처음 도입한 임상 환경에서 사용된 프로토콜은 **표 II.9**에 요약되어 있다. 이것은 7~12세 사이의 남녀 아동의 타당성 조사를 기반으로 한다(53). 스테핑은 30cm 간격으로 메트로놈에 의해 주어진 리듬에 맞춰 위아래로 수행된다. 각 단계는 5~10분간 휴식을 가지며, 평가는 각 단계가 끝날 때 심장 박동 반응에 따라 이루어지며, 여기에서 W_{170}을 계산할 수 있다. 일량 및 파워 계산은 다음과 같이 수행된다.

$$\text{일(Jule)} = \text{체질량(kg)} \times \text{스텝 높이(m)} \times 9.81 \quad (1)$$

한 번의 하강에 대한 작업은 한 번의 상승 당 작업의 1/3로 간주된다. 따라서 30cm 간격으로 하나의 상승과 하강의 총 작업은 다음과 같다.

$$\text{일(Jule)} = \text{체질량(kg)} \times 3.92 \quad (2)$$

분당 N 상승 및 하강을 가정하면, 30cm 단계에서 기계적 출력은 다음과 같다.

$$\text{파워(Watt)} = [\text{체중(kg)} \times 3.92N]/60 \quad (3)$$

Canadian Home Fitness Test에서는 20.3cm 간격의 두 단계로 분당 19번씩 스텝핑이 수행된다. 평가는 회복 중에 측정된 심박수에 따라 수행된다. 필요한 종지(7)에 지침과 음악이 포함된 특수 기록을 이용할 수 있다.

무산소성 수행력 테스트 프로토콜

Testing Protocols for Anaerobic Performance

무산소성 수행력에 대한 몇 가지 테스트 프로토콜이 있다. 여기에는 최고무산소성 파워의 마가리타 스텝 러닝(Margaria Step-Running)테스트, 윙게이트 무산소성 사이클링 검사, 싱글 레그 윙게이트 무산소성 검사, 포브-벨로 시티 테스트, McMaster의 근 지구력 테스트(McMET) 및 축적된 산소결핍 테스트(AOD)가 있다.

최고무산소성 파워의 마가리타 스텝 러닝 테스트

The Margaria Step-Running Test of Peak Anaerobic Power

이 검사(85)는 역사적으로 중요하다. 이 테스트를 통해 Prampero와 Cerretelli(41)는 아동의 무산소성 능력이 성인보다 낮다는 것을 최초로 입증했다. 아이는 평평한 면에서 짧은 스프린트를 한 다음, 한 번에 2단계, 최대 속도로 위층으로 달려야 한다. 두 발이 뛰는 데 걸리는 시간(즉, 발이 벗어나 목표 단계에서 다시 착륙 할 때까지)이 기록된다. 파워(P)는 다음과 같이 체중(m), 수직 거리(h) 및 거리를 커버하는 데 필요한 시간(t)을 기준으로 계산된다.

$$P(\text{kgm/sec}) = m(\text{kg}) \times 9.81h(\text{meter})/t(\text{sec})$$

한 번에 두 단계를 수행 할 수 없는 유아는 한 번에 한 단계 씩 수정된 프로토콜을 사용할 수 있다(40). Margaria 테스트의 가장 큰 장점은 저렴한 비용이다. 필요한 장비는 광전 타이머뿐이다. 이 테스트가 윙게이트 검사의 최고파워(아래 단락 참조)보다 높은 파워를 나타낼지라도 몇 가지 기술이 필요하며 장애가 있는 아동에게는 적용할 수 없다. 팔 성능을 별도로 측정 할 수도 없습니다. 또한 스텝 러닝 작업에 다양한 근육군이 기여하기 때문에 어떤 근육이 구체적으로 향상에 기여했는지 알기가 쉽지 않다.

윙게이트 무산소성 자전거 검사
The Wingate Anaerobic Cycling Test

그림 II.2와 **표 II.10**은 윙게이트 무산소성 자전거 검사 방법이다. 이 검사방법은 1970년대부터 널시 사용되는 평가방법으로 신뢰도, 타당도, 기타 특성에 대한 많은 연구가 이루어졌다. 독자들은 서적과 논문으로 이 방법을 참고할 수 있다. 저자는 실질적으로 건강한 아동과 근신경계 질환을 가진 아동에게 이 검사방법이 유용한지에 초점을 맞추었다.

이 검사는 다리와 팔을 사용한 에르고메터로 검사가 가능하다. 아동은 부여된 높은 저항으로 최대 패달링을 30초간 실시한다. 파워는 패달링의 속도와 30초 동안 패달링된 분당회전수에 의해 출력된다. 분당회전수는 기계적 또는 전기적으로 측정된 개수로 계산할 수 있다. 무산소성 능력은 일반적으로 세 가지 지표로 결정된다.

- 최고파워(peak power)
- 30초 동안의 총 일량(total work) 또는 평균파워(mean power)
- 피로율(percent fatigue)

그림 II.2에서 A지점은 최고파워으로 시작 후 3초 시점에 가장 높은 파워를 나타냈다(분당 회전수를 계산하는데 사용되는 시스템의 빈도에 따라 최고파워는 항상 3초에 나타나지는 않는다). 총 일량은 총 패달링을 한 회전수와 저항 값, 바퀴의 둘레에 의해 계산된다. 중간 파워는 총 가용된 파워의 평균값으로 계산된다(**그림 II.2**에서 나타난 10개의 점의 평균). **그림 II.2**의 B지점은 마지막 3초에 수행된 파워의 가장 낮은 값이다. 피로율의 계산하기 위해서는 A와 B 지점에서 측정된 값이 필요하다.

$$피로율 = 100(A-B)/A$$

최고파워와 총일량(또는 평균파워)은 모두 무산소성 운동 능력으로 간주된다. 최고파워는 근육의 폭발적 파워의 지표이다. 그 이유는 최초 시작부터 5~10초에 ATP-CP(인원질 시스템)에 의해 발생하는 파워로 간주되기 때문이다. 사실 성인에게서 보통 확인되며 시작부터 10초 후 무산소성 해당과정(glycolysis)에 의해 근육내 젖산이 축적되기 때문에(66) 이전에 사용되는 파워가 최대로 발휘할 수 있는 파워인 것을 알 수 있다. 총 일량과 평균파워는 근지구력의 지표로 무산소성 해당과정이 반영되는 속도를 나타낸다(65;66). 피로율은 특정된 체력의 지표로 사용되지는 않는다. 그러나 피로율은 최대파워를 발휘해야 하는 스피린터, FT 근섬유(fast-twitch fiber)와 관련된 강한 파워를 요구하는 특정의 종목선수의 무산소성 운동 능력을 평가하는데 사용되기도 한다.

윙게이트 무산소성 검사에 적합한 에르고메터는 일정한 저항을 반영할 수 있는 모드를 가져야 한다. 모드는 기계적 저항 에르고메터와 전자적 저항 에르고메터

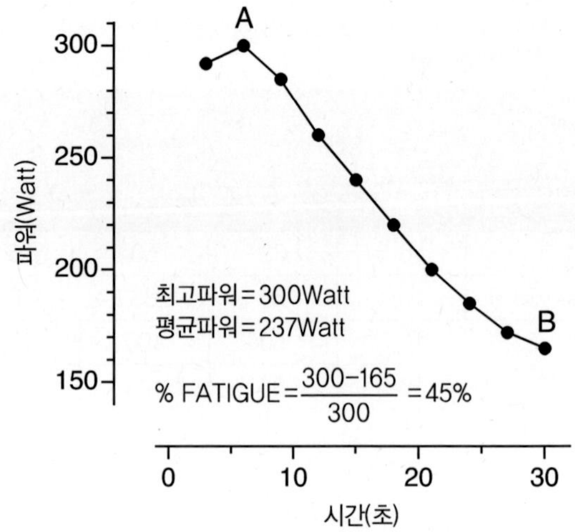

그림 II.2 11세 남자아동의 다리 수행을 통한 윙게이트 무산소성 검사. 파워는 각 3초간 수행한 평균파워로 측정된다.

표 II.10 체중에 따른 윙게이트 무산소성 다리 검사를 위한 최적의 저항

Body weight (kg)	Force (kp)		Work (J·rev^{-1})
	Monark	Fleisch	
20~24.9	1.75	1.05	1.02
25~29.9	2.10	1.26	1.23
30~34.9	2.45	1.47	1.44
35~39.9	2.80	1.68	1.65
40~44.9	3.15	1.89	1.86
45~49.9	3.50	2.10	2.07
50~54.9	4.00	2.40	2.40
55~59.9	4.50	2.70	2.73
60~64.9	5.00	3.00	3.06
65~69.9	5.50	3.30	3.39

Values for arm cranking are 67% of those recommended for the leg test.

이다. 기계적 저항 에르고메터는 무게 추를 사용하여 저항을 주는 방법이다(장비 명: Monark model 814, Fleisch-Metabo ergometer). Wingate 연구소와 Mc-Master대에서는 Fleisch-Metabo ergometer(스위스)를 사용하여 10분/회전수로 연구하였다. 동시에 Monark 에르고메터로 연구한 결과 10분/회전수로 계산되었다. 이러한 패달 회전수에 의해 계산되는 일량은 다음과 같다.

$$\text{일량(kpm)} = \text{저항(kp)} \times 6 \quad (1)$$

30초간 총 일량

$$\text{일량(kpm)} = \text{저항(kp)} \times 6 \times \text{총 회전수} \quad (2)$$

또는

$$\text{일량(Joule)} = \text{저항(kp)} \times 58.8 \times \text{총 회전수} \quad (3)$$

평균파워

$$\text{평균파워(kpm/min)} = \text{저항(kp)} \times 12 \times \text{총 회전수} \quad (4)$$

또는

$$\text{평균파워(Watt)} = \text{저항(kp)} \times 1.96 \times \text{총 회전수} \quad (5)$$

최초 3초간 계산된 최고파워와 피로율

$$\text{파워(Watt)} = \text{저항(kp)} \times 11.76 \times \text{3초간 회전수} \quad (6)$$

파워가 계산되는 구간의 수를 증가시키면(각 1초씩) 더 높은 최고파워와 피로율을 산출할 수 있지만 총 일량과 평균파워에는 영향을 미치지 않는다(34).

윙게이트 무산소성 검사의 중요한 개선점은 측정 시작과 가속 중에 패달의 길이에 의해 변화하는 관성을 극복하는 것과 에르고메터 내부의 저항으로 인한 마찰의 손실을 개선하는 것이다(34;73).

교정된 관성의 구성요소가 포함된 경우 Monark를 통해 측정된 8~10세의 여아와 남아의 경우 최고파워는 약 20%, 평균파워는 7~8% 증가한다(34). 따라서 관성의 구성요소의 교정이 중요하지만 측정을 위해서는 쉽게 사용할 수 없기 때문에 전문 기술과 장비를 각 에르고메터의 특성에 따라 변형해야 한다.

가장 높은 평균파워(또는 총일량)를 나타내고자 한다면 저항의 산출방법으로 표 II.10에서 제시한 체중에 따라 부여해야 한다. 값은 Monark와 Fleisch 에르고메터를 통해 얻어진 %이다. 각각의 에르고메터에 대한 최적의 저항 값은 각 회전수에서 패달에 의해 이동된 거리를 기반으로 계산된다.

윙게이트 무산소성 검사는 5세부터 적용하기에 적합한 방법이다. 또한 근신경 장애가 있는 아동이나 청소년에게도 사용할 수 있다(93;117;121). 하지만 근신경 장애가 있는 아동이나 청소년에게는 해부학적으로 다리의 사용이 어려울 수 있기 때문에(예: 근위축증) 암 에그로메터를 사용하는 것이 더 적절하다.

이 검사를 실시하기 전에는 3~4분간 준비운동 하는 것을 권장한다. 준비운동은 부상을 예방하고 아동의 검사 수행능력을 향상시킬 수 있다(61). 준비운동은 패달링(또는 암 에르고메터)을 중 · 고강도로, 5~7초간 빠르게 한다. 더 세부적으로 보기위해서는 "1장 준비운동의 효과"를 보길 바란다. 검사가 끝나면 약 2분간 천천히 패달링을 하여 정리운동을 해야 한다. 가끔 검사를 마친 피험자들이 어지러움과 메스꺼움을 호소할 수도 있기 때문이다(아동에게는 매우 드묾). 만약 이런 증상이 나타난다면 몇 분 간 누워서 휴식을 취할 수 있도록 해야 한다. 유산소성 검사와 다르게 윙게이트 무산소성 검사는 검사실의 온도가 중요하지 않다(44). 즉, 대기온도나 습도는 윙게이트 무산소성 검사에 큰 영향을 미치지 않는다(64). 이에 대한 논의는 1장(아동과 청소년의 무산소성 능력)에서 제시한 것과 같이 윙게이트 무산소성 검사 후 아동은 회복이 매우 빠르다(55). 만약 재검사를 해야 한다면 피험자는 30분 이상의 휴식이 필요하다. 다리와 팔에 의한 최고파워와 무산소성 평균파워의 정의는 부록 I에 나타나 있다.

한발 윙게이트 무산소성 검사

Single-Leg Wingate Anaerobic Test

이 검사방법은 윙게이트 무산소성 검사를 변형한 것으로 아동의 한발만 사용하는 방법이다. 이 방법은 다리가 비대칭적으로 변형된 아동의(예: 척수 장애, 편마비, 한쪽 무릎 수술 환자) 무산소성 능력을 측정하는 방법으로 유용하다. 이 검사는 Hebestreit 등이 건강한 아동과 장애가 있는 아동을 대상으로 한 대단위의 연구의해 만들어졌다. 이 검사는 높은 재현성이 나타났고 최적의 무산소성 능력을 낼 수 있는 최적의 저항값을 제시하였다(54). 또 다른 연구에 의하면 이 검사는 오른쪽 다리와 왼쪽 다리 파워의 합이(예: 총 역학적 파워) 윙게이트 무산소성 검사에서 나타난 파워보다 크다고 보고하였다. 이러한 차이는 여아보다 남아에게서 더 뚜렷했다(46).

힘-속도 검사

The Force-Velocity Test

이 검사는 자전거 또는 암 에르고메터 수행 중 최고 기계적 파워를 관찰하기 위해 개발된 것이다. 이 검사는 최대 스피드를 5~8회 지속하고(5~7초간) 그 사이에 2~5분간 휴식을 취하는 방법이다. 각각 최대 속도는 다르지만 멈추는 파워는 일정하다. **그림 II.3**에서 나타나듯이 근 수축의 힘-속도 특성에 기초하여 각 단계에 따라 다른 파워가 나타난다. 각 단계별 가장 높은 값이 최고 파워로 각각 멈추는 힘이 "최적의 파워"이다. 이 검사에서 나타나는 최고파워는 윙게이트 무산소성 검사에서 나타난 최고파워보다 높다. 마지막에 수행된 멈추는 파워는 가끔 아동의 최적의 파워로 나타나지는 않는다. 하지만 힘-속도 검사는 건강한 아동에게 쉽게 적용할 수 있고(21;87;122) 근신경 장애 아동과(121) 폐질환 아동에게도 사용할 수 있다(36). 이 검사는 임상에서 윙게이트 검사보다 덜 사용되었는데 그 이유는 최고파워의 정보만 산출되고 근지구력은 산출되지 않기 때문이다. 윙게이트 무산소성 검사와 마찬가지로 힘-속도 검사는 저항이 일정한 에르고메터를 사용하여 측정할 수 있지만 등속성 자전거 에르고메터는 검사자가 수동으로 제어해야만 측정할 수 있다(108).

McMaster 근지구력 검사(McMET)

The McMaster Muscle Endurance Test (McMET)

이 검사는 등속성 다이나모멘터를 이용하여 각속도 180°/sec로 무릎의 신전과 굴곡을 25회 최대로 반복하는 방법이다. 자전거와 다르게 신전과 굴곡이 1.1~1.2초 동안 수행되고 총 시간은 27~30초가량 걸린다. McMET의 산출 값은 최적의 근지구력의 최고파워(또는 총 일량)와 피로도(최고파워으로부터 떨어지는 파워)의 지표로 사용된다. 이 지표는 무릎의 신전과 굴근이 별도로 계산된다. 이 검사는 윙게이트 무산소성 검사와 비교하여 근지구력 검사에 더 적절하다(30). 또한 이 검사는 오른쪽과 왼쪽의 근지구력을 비교할 수 있다. 또한 이

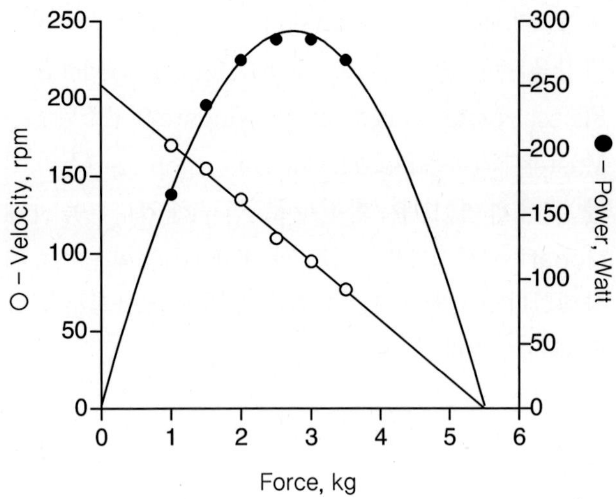

그림 II.3 힘-속도 검사. 10세의 남자 아동이 각각 다른 멈추는 힘에 맞서 6번의 자전거 패달링을 수행. 속도-힘의 회귀선(○)은 이론적으로 가능한 가장 높은 멈추는 힘이 0일 때 가장 높은 힘이 나타난다. 멈추는 힘이 0일 때 가장 높은 자전거 속도나 나타나며 파워 값(●)은 각 스프린트에 대해 계산되고 타원의 일부분을 형성한다. 따라서 보정에 의해 결정된 최고파워는 멈추는 힘이 0일 때 50%인 최적의 힘에서 유도되는 것을 알 수 있다.

Reproduced, with permission, from Bar-Or 1996 (14).

검사는 무릎 신전과 굴곡을 위해 특별히 개발되었지만 팔꿈치 부위의 신전과 굴곡과 같은 다은 근육군에서도 사용할 수 있다.

산소결핍검사(AOD)

The Accumulated O_2 Deficit Test (AOD)

이 검사는 Hermansen과 Medbo(56)에 의해 처음 소개되었고 성인에게서 산소결핍의 증가는 무산소성 능력을 나타내며(86) 더 작게는 아동의 무산소성 능력으로 나타내기도 한다(31;32). AOD 검사는 Carson과 Naugton(32)에 의해 아동에게 사용하기 위한 자세한 내용을 소개하였다. 이 검사는 측정된 산소섭취량을 기준으로 all-out 이상의 운동을 수행하여(최대산소섭취량 측정 시 나타난 강도보다 더 높은 강도) 예측된 산소섭취량을 뺀 값으로 나타낸다. 이러한 요구 사항을 예측하기 위해 아동은 최대하 운동부하검사를 4~5회 실시하여 얻어진 최대산소섭취량이 필요하다. 또한 최대운동 이상의 강도로 운동 시 역학적 효율은 최대하 운동하는 동안 출력된 것과 동일하다.

사람의 무산소성 운동 능력을 알기위한 개념은 흥미롭게도 이 AOD 검사에 의해 과학자들에 의구심이 들도록 받아들여졌다. 이 AOD 검사의 단점은 다음과

같다.

- 역학적 효율은 항상성에 대해 아마도 부정확 할 수 있다(8).
- 실제로 최대운동 능력 이상의 강도에서 운동에 의해 나타난 산소결핍이 무산소성 에너지 전환의 능력을 반영한다며 다양한 최대운동 능력 이상의 강도에서도 동일한 산소결핍이 발견될 수 있다. 그러나 이 산소결핍은 특히 트레드밀 달리기 중 아동에게서 발생하지 않을 것이다.
- 이 검사는 아동이 건강한 상태에서 최대산소섭취량의 직접 측정에 의해 검사되고 최대운동 능력 이상의 강도에서 검사할 것을 요구한다. 이것은 피험자와 피검자 모두 매우 많은 시간과 노력이 필요하다.

근력 검사 프로토콜
Testing Protocols of Muscle Strength

근육의 약화는 종종 신경계의 장애(11;15;59)와 근위축증 아동에게서 신체적 운동 능력의 한계의 요인으로 나타난다. 비만인 사람은 정상적으로 절대적 근력이 높지만 몸을 들어 올리는 등의 근력과 관련된 체력은 제한될 수 있다(9장의 **그림 9.14** 참고).

근력은 단일 근육과 근육군의 수축에 의해 생성되는 가장 높은 힘으로 정의된다. 전통적으로 근력은 등척성(isometric) 동작에 의해(즉, 근육의 길이가 변화하지 않을 때) 결정된다. 다이나모멘터를 이용하면 근육이 단축성(concentric) 동작을 하는 동안의 힘과(즉, 근육의 길이가 짧아지는 동안 생성된 힘) 신장성 동작(eccentric)을 하는 동안의 힘으로 근력을 측정할 수 있다. 다른 종류로는 일정한 각속도로 등속성(isokinetic) 동작을 하는 동안의 힘(단축성 또는 신장성)으로도 근력을 측정할 수 있다. 현실에서는 등속성 동작이 거의 사용되지 않지만 등속성 근력 검사는 팔과 다리(또는 다른 신체 부위)가 다이나모멘터에 의해 결정된 일정한 각속도로 저항을 주어 객관적 지표를 제공하기 때문에 근력 검사로 유용하다.

임상에서는 종종 근력을 근파워라는 용어로 사용하기도 한다. 근력은 힘(또는 회전력)으로 표현되지만 근파워(muscle power)는 힘을 속도와 시간으로 나눈 일량으로 표현한다. 힘과 파워의 구분은 중요하다. 두 개의 개념은 아동에게 다르게 표현되며 두 개의 용어는 다른 기능수행으로 나타난다.

아동의 근력 측정을 위한 자세한 설명은 Gaul(51)과 Blimkie, Macauley(24)에 의한 논문을 보길 바란다. 이 장에서는 아동의 근력 측정에 대한 이론적 근거와 원칙을 설명하고 가장 일반적으로 사용하는 검사 프로토콜으로 제안한다.

임상에서 근력 검사의 이론적 근거
Rationale for Strength Testing Within Clinical Context

생리학자들은 근력 검사를 사용하기 위해서는 근수축 특성(예: 힘-속도 관계, 수축과 이완 비율), 신경조절로 인한 근육 동작(예: 운동단위), 성장, 성숙, 노화, 성별, 훈련으로 인한 근육의 성장 등(1장 "성장과 성숙이 근력에 미치는 영향" 참고)을 먼저 이해해야 한다고 하였다. 의사들은 근육의 특성을 이해하면 질환의 과정에서 진행되는 근육의 변화(예: 근위축증), 약물치료를 통한 근기능의 변화(예: 약물에 의한 근위축, 뇌성마비에게 보톡스 약물 주입), 물리치료, 작업치료, 재활, 수술 등에서 객관적이고 정량적인 정보를 얻을 수 있다.

근력 검사의 원리
Principles of Strength Testing

이 단락에서는 근력 검사의 원리를 관찰하는 것으로 근육의 특성, 관절각도의 특성, 각속도의 특성, 제한과 안정화, 협력과 동기부여를 포함한다.

근육의 특성 근력을 측정할 때 질환에 의한 영향과 치가 근육군에 미치는 특성을 알아야 한다. 그 예로 Duchenne 근위축은 팔 다리 근육의 근위(proximal)(예: 다리 또는 어깨)가 원위(distal)보다 더 빨리 기능을 상실한다. 예를 들어 악력 측정은 Duchenne 근위축이 있는 사람에게서 정확한 근력이라 측정되기는 어렵다는 것이다. 마찬가지로 물리치료, 재활, 훈련의 효과는 치료된 근육군에 따라 다르게 나타난다.

관절 각도의 특성 근육 활동을 통해 생성된 힘은 근육의 최대 길이를 기준으로 길이의 변화에 따라 나타난다. 상대적으로 근육의 길이는 쉽게 측정하기 어렵기 때문에 관절각도의 변화로 근육의 길이변화를 나타낸다. 따라서 근력을 측정하려면 기준점의 각도에서 변화된 관절의 각도를 관찰해야 한다. 이것은 환자의 검사가 오랜 시간 반복될 때 중요하게 관찰해야 한다.

각속도의 특성 등속성 운동 중 근력을 측정하기 위해서는 각속도가 중요하다. 단축성 수축시 근력의 발현은 각속도가 빠를 때 더 낮게 나타난다(각속도가 0일 때 등속성 근력이 가장 큼). 이와 반대로 신장성 수축시 근력은 각속도가 빠를 때 더 높게 나타난다. 따라서 검사 프로토콜은 각속도를 표준화 하는 것이 필수적이다. 실험을 할 경우 각 근육군에서 사용하는 각속도를 설정해야 한다.

고립과 안정화 일부의 동작은 하나 이상의 근육군에 의해 실행된다. 예를 들어 물건을 어깨로 들어올릴 때 팔꿈치 굴곡과 팔이음뼈(빗장뼈, 어깨뼈)의 움직임에 의해 동작이 이루어진다. 따라서 특정 부위의 근력을 검사하려면 측정하지 않는 부위의 근활동을 고립한 상태에서 검사해야 한다. 예를 들어 팔꿈치의 굴곡과 신전을 검사할 때 어깨 끈을 이용해 몸통의 움직임을 고립하고 무릎의 굴곡과 신전을 검사할 때는 허리를 끈으로 고정하여 검사해야 한다는 것이다.

협력과 동기부여 근력 검사는 아동의 최대한의 노력이 필요하다. 따라서 근력 검사의 결과는 아동의 협력과 동기부여에 의해 크게 영향을 받는다. 일반적으로 아동은 근력 검사하는 것을 좋아한다. 또한 아동의 협력은 검사 시 요구되는 절차와 필요성을 이해시키는 것이 중요하며 검사방법을 습득하기에는 충분한 시간이 필요하다. 아동이 검사 방법을 습득하기까지는 실험실의 환경과 피검자에게 익숙하도록 진행되어야 한다.

동기부여는 아동의 검사 수행 능력에 대한 피드백을 제공할 때 더욱 강화 될 수 있다. 피드백은 검사가 끝난 후 청각적인 격려나 컴퓨터 화면의 디스플레이를 활용하면 더욱 효과적이다. 최근에 기술 개발이 진보됨에 따라 게임형 컴퓨터 프로그램을 이용하면 더욱 효과적일 것이다.

회복시간 대부분의 검사는 여러 번 반복해야 한다. 최적의 결과를 얻기 위해서는 1차 검사 후 다음 검사까지 완전한 회복이 이루어져야 한다. 하지만 아직까지 아동의 최적의 회복시간을 보고한 연구는 없다. 또한 회복시간은 질환의 유 · 무나 근육 부위에 따라 다를 수 있다. 다만 안전을 위한 휴식 시간은 대략 90~120초로 전해지고 있다. 그러나 일부 질환자에게는 더 오랜 시간이 필요할 수 있다. 최적의 회복시간은 최초의 검사와 다음 검사의 결과가 차이가 나타날 경우 보정하여 얻을 수 있을 것이다.

장비 보정 일반적으로 유통되고 있는 대부분의 장비는 성인용으로 제작되었다. 아동의 작은 몸통과 팔,다리의 길이 때문에 고립하고자 하는 부위를 묶는 끈의 위치, 등받이 지지력, 저항력 등은 아동의 체격에 맞게 보정하여 검사를 해야 한다.

준비운동 다른 검사와 마찬가지로 근력 검사를 하기 전에는 준비운동을 실시하야 한다. 하지만 최적의 준비운동 방법은 전해지지 않았다.

근력 검사의 절차

Procedures for Strength Testing

신체검사를 할 때 의사들은 종종 수기평가를(manual method)를 이용하여 평가한다. 수기평가는 의사가 주는 저항을 이겨내거나 당기는 방법이다. 이 평가방법은 정량적이지 못하며 상당히 주관적이다. 이러한 수기평가를 보정하기 위해서는 아동의 측정부위와 의사의 손 사이에 정량적으로 힘을 표기하는 장비를 활용하는 것이다. 근수축계(myometer)는 이러한 수기평가에 활용되는 장비이다. 측정하고자 하는 부위가 악력이라면 악력계를 이용하여 측정을 할 수 있다.

악력계는 저렴하고 간단한 측정장비이다. 악력측정은 건강한 아동을 대상으로 많은 연구가 이루어졌고(23) 일부의 의 특발성 관절염 청소년과 같은 만성질환 자에게도 연구가 이루어졌으며(132) 저체중 출생아에게도 사용되었다(49). 하지만 악력검사의 단점은 근육 부위의 특이성의 원리에 기초하여 근육 부위마다 근력이 다르기 때문에 대표적으로 사용될 수 없으며 특히 근신경

장애가 있는 아동에게는 더욱 사용하기가 어렵다.

케이블 장력계는 다양한 근육 부위의 등척성 근력을 측정하는데 용이하다. 센서는 기계식과 전자식으로 유통되고 있으며 등척성 근력에 대한 연령, 성장 정도, 성별에 따른 근력의 기초자료는(4;33) 이 장치를 통해 검사되었다. 이 장비의 가장 큰 장점은 한가지의 근육에 한정되지 않고 다양한 근육부위를 측정하는데 사용할 수 있다는 것이다. 또한 등속성 근력 측정장비보다 훨씬 저렴하다. 하지만 단점은 등척성 근력 측정만 가능하다는 것이다.

등속성 근력측정장비는 현재 많은 운동실험실과 물리치료실, 재활치료실에서 널리 사용되고 있다. 등속성 근력측정 장비의 모델로는 Cybex, Kim Com, Biodex 등이 있다. 등속성 근력 측정장비의 동작 모드나 권장되는 검사 프로토콜에 대한 자세한 설명은 Gaul(51)과 Sale(107)의 연구를 참고하길 바란다. 팔, 다리 부위(또는 몸통)는 끈으로 다이나모메터와 연결된 레버암(lever arm)에 고정시킨다. 다이나모메터는 미리 결정된 속도로 레버암을 움직이는 동안 아동은 레버암을 더 강하게 누르거나 레버암 저항을 이겨내기 위해 견딘다. 누르거나 견디는 힘은 레버암에 부착된 근력 변환 장치에 의해 감지된다. 다이나모메터는 이 힘을 견딜 수 있을 정도로 튼튼하다. 결과적으로 등속성 근력 측정 장비의 레버 암은 일정한 각속도로 계속 움직인다. 근육의 수축 길이는 운동 범위에 따라 다르기 때문에 일부 연구자는 isokinetic이라는 용어보다 레버 암을 움직임을 나타내는 isodynamic이라는 용어를 사용하여 등속성 근력이라 표현하기도 한다. 피험자에 의해 가해지는 힘이 레버암과 같은 방향일 때 단축성 근력(concentric)이라 말하고 레버암과 반대 방향일 때 신장성 근력(eccentric)이라 말한다.

등속성 측정장비의 다이나모메터는 저항이 각속도로 나타나기 때문에 근력을 최고 힘(peak force)라 표현하기 보다는 최고 토크(peak torque)라 표현한다. 토크는 힘과 회전축이 사지와 레버암에 연결된 위치 사이의 거리를 곱한 값이다. 토크에 일반적으로 사용되는 단위는 뉴턴 미터(newton-meter; Nm)이다.

$$1\,Nm = 9.81\,kg \cdot meter$$

다이나모메터에 의해 부여된 토크가 근수축에 의해 발생된 토크와 일치시키기 위해 관절의 회전축과 레버암의 회전축을 동일한 위치에 있도록 조절해야 한다. 토크를 계산하기 위해서는 팔,다리에 고정된 레버암의 각도를 기록해야 한다.

다이나모메터는 관절의 전체 움직임 범위에 걸쳐 지속적으로 토크를 기록한다. 최고 토크는 관절의 움직임 안에서 발생한 가장 높은 토크 값으로 결정된다. 또한 다이나모메터는 최고 토크뿐 아니라 움직인 관절의 각도도 기록된다. 기록할 수 있는 다른 변인으로는 평균 토크(average torque), 총일량(total work), 최고파워(peak power), 평균파워(average power), 충격량(impulse, 시간에 토크를 곱한 값)이 있다.

등속성 근력 검사는 질환의 진행이나 치료의 효과를 관찰하기 위해 오랜기간동안 연속적으로 측정하는 것이 이상적이다. 또한 첫 검사에서 측정된 운동범위는 다름 검사에도 동일하게 적용해야 한다. 그러나 관절염, 통증등의 이유로 동일한 컨디션이 아닐 때에는 항상 동일한 운동범위로 측정할 수 없다. 이럴 경우 최고 토크에 도달하는 근력이 다를 수밖에 없다. 따라서 이러한 특수한 경우 검사의 결과를 시간에 따라 비교할 수 없다. 하지만 이러한 검사방법을 대체할 마땅한 방법이 없다.

레버암의 저항센서는 아동이 힘을 쓰지 않을 때에도 팔,다리(또는 몸통)의 무게를 감지한다. 이러한 부착부위 무게에 따른 측정 오류를 보정하기 위한 방법이 필요하다. 예를 들어 무릎관절의 근력을 검사하는 동안 신체무게에 따른 중력은 신전 시 다이나모메터에서 발생하는 저항을 감소시키고 굴곡 시 발생하는 저항을 증가시킨다. 레버암에 연결된 신체의 질량이 중력보다 클 때 오차가 더 커질수 있다. 특히, 건강한 성인의 경우 오차범위가 15%에 달하고(107) Duchenne 근위축증 아동에게는 오차범위가 상당히 크며(근력이 신체의 무게보다 작은 곳) 비만 때문에 다리가 무거운 경우 등에서 오차가 나타날 수 있다. 마찬가지로 굴곡 중에 가해지는 힘은 신전에 의한 힘의 50~80%이기 때문에 중력은 신전보다 굴곡의 동작동안 모든 아동에게서 상대적으로 높게 나타날 수 있다.

유산소성 운동 검사 중 측정

Measurements Taken During Aerobic Exercise Tests

운동 검사 중 최대 심박출 운동 시(에르고메터이외의 다른 장비는 필요 없음) 심장 내 압력, 심근 관류 이미지 관찰 등의(카테터, 등의 정교한 장비 필요) 다양한 변인들을 측정할 수 있다. 이러한 측정방법론적 세부 내용은 운동 검사에 대한 책과 연구를 통해 얻을 수 있다 (16;24;52;104;124;130). 이 단락에서는 비 침습적 방법으로 측정할 수 있는 변인에 초점을 맞추었다. 또한 심박출량 및 관련 혈역학적 변인을 관찰하기 위한 방법을 간략하게 제시하고자 하였다.

심박수(Heart Rate; HR) 심박수는 심박수 측정장비에 의해 편리하게 측정할 수 있다. 이 측정은 심박수의 경량 송신기가 흉부에 위치하고 수신기가 손목에 위치하여 무선 측정이 가능하도록 유통되고 있어 대중적 이면선 간편해졌다. 스포츠 검사기(Sport Tester)와 같은 장비는 아동의 항성상태(76), 항정상태 도달 전(19), 신체 컨디션등 에서의 변화하는 심박수를 측정하는데 유용하다. 이 장비는 4세 이후의 아동에게 사용할 수 있다(19). 심박수는 시간의 간격에 따라 변화하는 맥박의 평균으로 측정된다. 따라서 이 방법은 짧은 운동 시간과 며칠간 이어지는 장시간 동안에도 지속적으로 측정이 가능하다.

임상에서는 종종 심전도(ECG)의 변화를 관찰하여 심박수를 측정한다. 심전도는 짧은 시간동안 R-R 간격의 수를 세거나 주어진 R-R간격 수에 필요한 시간을 측정해 낼 수 있다. 심전도 방법에서는 특별한 규칙이 있다. 휴식과 낮은 운동강도에서 동성 부정맥을 관찰하기 위해서는 적어도 최소 6개이상의 R-R간격을 세어야 한다. 심전도 검사는 모눈종이를 통해 간격을 확인하는 것이 일반적이지만 일부 심전도 검사는 모니터를 통해 심박수를 자동 계산하는 방법도 있다.

심박수 계산방법에 관계없이 주기적으로 심전도 모눈종이의 속도를 제어하는 것이 중요하다.

심박수는 환경과 기타 요소의 변화에 민감하다. 실내 온도와 습도를 표준화하고 정서적 스트레스를 줄이며 사전예방조치로 아동이 잘 듣고 피로가 발생하지 않도록 최대한 주의를 기울여야 한다(1장의 "심박수와 운동" 단락에서 자세한 내용을 확인하길 바란다).

분당환기량(Minute Ventilation) 폐환기는 종종 호흡이 곤란한 아동 또는 폐, 심장 질환이 있는 아동에게 운동 수행에 있어 제한요인을 평가하기 위해 측정한다(6장의 "낭포성 섬유증" 단락을 보길 바란다). 폐환기는 환기역치 뿐 아니라 산소섭취량을 측정하기 위해서도 측정된다(뒤에 제시되는 관련된 단락 참조). 예전에는 호기된 공기는 더글라스 백(Douglas bags)이나 Tissot의 폐활량 측정기를 통해 수집해야 했다. 현재에는 대부분 흡기 또는 호기의 가스 분석기와 신진대사 카트(metabolic cart, 역자: 운동부하검사장비 등)를 함께 사용하고 있다. 분당 환기량은 BTPS(체온, 대기압, 습도등에 의한 공기)에 의해 분으로 보정된다. 그러나 산소섭취와 환기량의 계산을 위해 STPD(온도 0℃, 기압 760mmHg, 습도 건조)로 보정해야 한다. 아동의 경우 외부로 방출되는 공기를 억제하기 위해 마우스 피스나 마스크가 아동에게 적합하도록 작아야 한다(10세 이하의 아동은 50mL 이하가 적당하다).

환기 역치(Ventilatory Threshold) 이 단락의 자세한 내용은 1장(환기와 환기역치 단락)에서 나와 있듯이 환기역치는 최대산소섭취량을 직접 측정할 필요 없이 호기성 폐기능을 반영하는데 중요한 변수로 사용된다. 환기역치는 종종 컨디셔닝 프로그램을 수행하는 동안 운동강도를 설정하는데 사용되기도 한다. 일반인의 환기 역치를 측정하기 위해서는 여러 방법이 있으며 모두 운동강도가 증가함에 따라 가스 교환의 변화를 상대적으로 측정해야 한다. 환기 역치는 분당 환기 중 이산화탄소 환기량의 비선형적 증가, 총환기/산소환기($\dot{V}E/\dot{V}O_2$)의 증가, 총환기/이산화탄소 환기량($\dot{V}E/\dot{V}CO_2$)의 정체, V-경사방법($\dot{V}O_2$의 선형 증가에 비해 $\dot{V}CO_2$가 불균형하게 증가하기 시작하는 시점을 계산한 회귀선)으로 측정된다. 환기 역치 값을 추정하기 위해서는 트레드밀과 자전거 프로토콜을 이용할 수 있다. 환기 역치 시점은 운동부하검사를 통해 측정된 무산소성 젖산 역치(혈청에서 젖산이 상승하기 시작하는 시점)의 정확한 측정을 위한 자료가 된다(92). 환기역치는 유산소성 운동뿐 아니라 무산소성 운동에서 모두 추정할 수 있는 비

침습적 방법이다. 하지만 아동의 환기 역치 측정과 해석은 Mahon과 Cheatham(81) , Washington(129)에 의해 재검토되었다.

동맥혈 수축기 혈압(Systemic Arterial Blood Pressure) 운동 중이나 운동 후에 아동의 혈압을 측정하는 것은 일반적으로 임상 운동 검사실 및 운동 생리학실에서 실시된다. 임상적으로 혈압 측정 지침은 다른 장에서 검토하였다. 이 단락에서는 혈압 측정의 방법론적 측면에 초점을 맞추었다.

성인과 마찬가지로 아동은 운동 중 혈압계의 사용이 가능하다. 그러나 이 측정은 객관성, 기술이 부족하고 표준화된 절차가 제시되지 않아 오류를 발생하기 쉽다. 운동 중 청진법의 오류가 나타나는 이유는 코로트코르음(Korotkoff sounds)과 팔의 움직임에 의한 소음 때문이다. 청진기는 얇은 막의 진동으로 감지하기 때문에 소음에 안정되어있다. 따라서 청진기는 운동 중 팔에 부착하여 청진할 수 있다. 소음과 진동은 자전거 운동 중 잡고있는 핸들에 의해 전달될 수도 있다. 따라서 아동이 자전거 운동 시 핸들을 잡지 않고 팔을 곧게 펴고 있을 때 청진기를 사용하면 더 유용하다. 마찬가지로 청진하는 동안 아동의 팔과 전완(forearm)은 움직이지 않아야 한다.

운동 중 청진에 의한 이완기 혈압은 신뢰하기가 어렵다. 그 이유는 종종 코로트코르음이 압력이 0일 때도 들리기 때문이다. 반면에 수축기 혈압은 소리가 크기 때문에 중·고강도 운동 중에 상대적으로 쉽게 측정할 수 있다.

자동혈압계는 커프의 팽창과 수축은 이미 제시된 비율과 타이밍으로 사용해야 한다. 코로트코르음은 마이크에 의해 감지되고 그 이외의 음은 필터링 된다. 이러한 특수한 장비를 통한 측정은 객관성과 표준화가 높기 때문에 혈압이 높은 환자에게 사용이 적합하다. 우리는 이 장비를 사용하여 비교한 혈압이 아동의 직접적인 동맥 내 혈압을 측정한 것인지는 알 수 없다.

또한 아동의 혈압 측정시 커프의 크기는 특별히 주의해야 한다. 이 커프는 원칙적으로 상완 팔 길이의 2/3 이상을 덥고 완전히 감쌀 수 있어야 한다(95;115).

산소섭취량(O_2 Uptake) 산소섭취의 직접적인 측정은 산소와 이산화탄소 분석기를 사용하여 호기된 공기에서 가스의 분율을 측정해야 한다. 호흡가스분석기는 일반적으로 운동 생리학 연구소에서 사용되지만 일반 클리닉이나 생리학자 연구실에서는 사용할 수 없다. 최근 신진대사 카트의 사용으로 모든 변수는 전산적으로 계산되기 때문에 산소섭취량을 수기로 계산할 필요는 없다.

산소섭취량은 페달링과 같이 기계적으로 출력된 파워를 알 수 있다면 간접적으로도 측정할 수 있다. 페달링을 통해 얻은 산소섭취량이 개인별로 큰 차이가 나타나지 않는다는 것으로 가정한다면 **표 II.11**에서 제시한 자전거 운동 중 산소섭취량을 평가할 수 있을 것이다. 근신경계 장애가 있는 많은 아동은(예: 뇌성마비) 자전거를 통해 측정된 산소섭취량은 정상 이상(9장의 "운동의 생리적 역학적 이득"을 참조) 을 측정될 수 있다. 이러한 근신경 장애가 있는 아동에게는 **표 II.11**의 방법을 사용하면 안 된다.

방정식은 걷기, 달리기, 계단오르기 등에서 나타나는 산소섭취량 산출에 사용할 수 있다. 하지만 이 방정식은 다양한 연령대의 아동과 심지어 질환을 가진 아동의 특성등의 차이점을 고려하지 않았다(1장의 **그림 1.8** "운동의 기계적 효율과 이득" 참고). 근신경장애가 있는 아동은 운동 시 에너지 효율이 일반 아동과 매우 다르기 때문에 고려되어야 한다(118).

표 II.11 최대하 수직 사이클 동안 기계적 파워의 산소섭취 등가

Mechnical power (Watts)	Oxygen uptake ($L \cdot min_{-1}$)
25	0.62
50	0.94
75	1.26
100	1.58
125	1.90
150	1.22

8~16세의 88명의 여아와 83명의 평균 값. 이것은 페달링 시 성별과 나이에 따른 산소섭취량의 차이를 고려하지 못하였다.
Based on Adersen et al. 1974 (2).

심전도

Electrocardiogram (ECG)

운동 심전도(electrocardiogram; ECG)는 입증된 심혈관 질환이 의심되는 아동 평가에 중요한 도구이다. 다음은 운동 심전도의 실제적인 측면에 대한 의견들이다.

피부 준비(Skin Preparation) 피부의 전기 전도도를 높이기 위해, 알코올이나 아세톤으로 문지름 및 클린징을 통해 충혈을 유도하고 피부를 약간 마모시킨다.

전극의 선택(Choice of Electrodes) 직선 등전점 기준선은 ST-T 변화의 탐지와 해석에 필수적이다. 운동 중에 직선 기준선을 유지하려면, 신체 움직임에도 불구하고 피부 대 전극전기저항이 변하지 않았는지 확인해야 한다. 이것은 금속이 피부와 직접 접촉하지 않지만 전해질 크림 또는 젤의 층에 의해 분리되는 "부유 (floating)" 전극의 사용을 통해 달성 될 수 있다. 이러한 유형의 다양한 전극은 일반적으로 구입가능하다. 전극을 ECG에 연결하는 케이블은 가볍고 유연해야 한다.

리드의 선택(Choice of Leads) 이들은 단일 바이폴라 체스트 리드에서부터 기존의 12-로드 ECG에 프랭크 직교 리드를 결합한 14리드에 이르기까지 다양하다. 단일 CM5 양극 리드(manubrio-sternal 접합부의 기준 전극, C5의 탐구 전극 및 후면의 접지 전극)는 부정맥 및 대부분의 ST-T 변화를 감지 할 수 있지만, 3개 이상의 리드(예: II, V2 및 V5)를 동시에 사용해야 한다.

심박출량

Cardiac Output

운동하는 아동의 심박출량은 침습적(Fick방법, 염색법) 혹은 비 침습적인 방법으로 추정이 가능하다. 다만 윤리적인 이유로 후자의 접근 방식이 선호되고 있다. 아동의 운동 중 심박출량을 추정하기 위해 사용되는 몇 가지 비 침습적 방법에는 각각 특정 장점과 단점이 있다. 결과적으로, 심박출량 측정을 위한 표준화된 기술이 있지는 않다. 아동들의 심박출량 측정 방법들에 대하여 Barber(20), Rowland(102) 와 Driscoll 등(45)에 의해 리뷰되었다.

이산화탄소 재호흡 기술은 CO_2 농축 가스 흡입 후 VCO_2, 정맥 이산화탄소 함량 및 동맥 이산화탄소 함량을 사용하여, Fick의 원리로 심박출량을 추정하는 간접적 방법이다. 이 기법에 의한 심박출량 예측은 항정상태에 국한되며, 최대 운동 시의 측정이 문제가 될 수 있다. 아세틸렌 재호흡 방법에서, 심박출량은 흡입된 기체 혼합물로부터의 불활성기체[이 경우, 아세틸렌(acetylene)]의 소멸 속도에 의해 결정된다. 이 기술은 사용된 가스 농도의 정확한 측정을 위해 고가의 측정 장비(예: 질량 분석기)를 필요로 한다.

도플러 초음파 심전도(표준 심초음파 장비로 측정된)는 아동의 운동 시 심박출량을 측정하는 데 많이 사용되지는 않았다. 이 방법은 정상 상태 조건을 필요로 하지 않으며, 최대 운동 시 심장 출력을 예측할 수 있다. 하지만 샘플링 각의 다양성, 대동맥 혈류 장애, 운동 시 대동맥 크기의 변화 등 몇 가지 잠재적 약점이 수치에 영향을 줄 수 있다(101). 흉부 생체저항 값의 변화를 측정하여 청소년의 운동 시 심박출량을 추정하는데 사용되어왔다. 움직임이나 호흡기 인공물은 높은 운동 강도에서 이 방법의 이용이 제한될 수 있다.

자각인지도

Rating of Perceived Exertion (RPE)

앞에서 설명한 운동반응측정들은 신체활동에 대한 반응으로 일어나는 객관적인 생리학적 변형에 기반을 두고 있다. 그러나 아동이 인지하는 **주관적 변형**을 평가하는 것도 중요하다. 이러한 정보를 얻는 한 가지 방법은 자각인지도(RPE) 척도를 사용하는 것이다. 정신 물리학 원리에 기초한 원래의 척도는 1962년 G. Borg (25)에 의해 고안되었다. **표 II.12**와 같이 7개의 구두 설명이 되어 있는 15개의 숫자 범주(6~20)로 되어 있다. 숫자 범주와 그것들에 대한 설명은 아동이나 젊은 중년의 사람들이 주관적으로 자신의 활동을 평가할 때, 그들이 선택한 숫자가 그들의 심장 박동수의 약 1/10이 되도록 정해져 있다. 이후 정신생리학적 평가과정을 통해 이 카테고리 척도를 검증하고 사용하고 분석한 여러 연구가 시행되었다. 보그(Borg)와 다른 연구자들이 다른 척도를 설계했지만, 많은 연구자들과 임상의가 여전히 원

표 II.12 Borg 범주 척도 6-20단계의 운동강도 표 II.13

6	
7	매우, 매우 쉬움
8	
9	매우 쉬움
10	
11	쉬움
12	
13	어느 정도 힘듦
14	
15	힘듦
16	
17	매우 힘듦
18	
19	매우, 매우 힘듦
20	

Reproduced, with permission, from Borg 1998 (25).
Borg RPE Scale © Gunnar Borg 1970, 1985, 1994, 1998.

래의 6-20 스케일를 사용하고 있다. 이 주제에 대한 자세한 리뷰는 Noble와 Robertson(90) and Robertson와 Noble(100)을 참고한다. 아동들의 자각인지 특징들에 대한 부분은 섹션 1장의 "인지된 운동의 평가"를 참조한다. 임상관련 단원 중 일부에는 만성 질환이나 장애가 있는 아동의 등급 특성에 대한 토론을 포함하고 있으니 참조하라.

RPE는 두 가지 주요 목적으로 사용된다. 하나는 피험자가 자신이 수행하는 운동강도를 인지하고 방식을 결정하는 측정방식이다. 다른 하나는 RPE가 운동 강도를 규정하는 도구로 사용되는 생산방식이다.

RPE 추정방법 아이들이 운동검사를 시작하기 전에 그 척도에 대해 설명을 해준다. 설명을 정형화하는 것은 중요하다. 몇 연구자들은(80) 아이들에게 그 지침을 읽도록 하였다. 더 일반적으로는 연구자가 아이들에게 그 지침을 읽어준다. 우리의 경우는 다음의 구두 지침을 사용한다.

> "운동 강도가 시간마다 변하게 되는 측정을 하게 될 것입니다(아동에게 점진적으로 같은 강도로 증가하게 되는 측정법이라고 제안해서는 안 된다). 힘든 정도를 나타내는 수치가 있는데, 6은 본인이 생각할 때 가장 적은 힘을 들이고 운동할 수 있는 강도이고, 20은 가장 힘든 강도입니다. 운동 중에 고통의 정도를 6에서 20으로 나타내주세요.
>
> "측정 중에 스케일표를 보여주고 얼마나 힘든지 물어볼 겁니다. 운동 중 자신의 상태를 가장 잘 나타내주는 숫자로 답변해 주시면 됩니다. 그리고 숫자를 나타내는 의미를 도와 줄 단어가 주어질 것입니다. 이 단어들은 숫자를 기억하기 쉽게 도와줄 것이지만 오직 숫자로만 대답하여 주시기 바랍니다. 숫자는 6에서 20중 어느 숫자로도 나타내도 되지만 숫자를 대변하는 단어는 얘기하지 말아주세요. 이 숫자에는 정답은 없습니다. 본인이 운동 중에 느끼는 대로 나타내 주세요."

이 지시문은 아동들에게 과정에 대한 이해를 돕기 위해 작성된 예시이다. 운동 측정 중, 어린 대상의 운동자각도를 각 스테이지(심박수가 확정된 후에) 별로 나타낼 수 있으며, 각 시간당 "운동이 얼마나 힘드니?"라고 물어볼 수 있다.

우리는 RPE 스케일을 대부분의 점진적 운동 측정에 사용한다(17). 건강한 아동과 그렇지 않은 경우, 8세에서 9세 또는 더 많거나한 경우, 주관적인 평가가 생리학적 지표(대부분 심박수)와 연관성이 있다. 우리 연구 결과에 따르면 RPE 스케일이 뇌 장애, 호흡곤란, 만성 질환 또는 고통, 높은 수치의 걱정이 있는 경우 운동 능력과 생리학적 변화의 관계에서 모순된 결과를 보이는 것으로 나타났다. 어떤 아동의 경우는 낮은 운동강도에서, 그리고 낮은 심박수를 보이는 경우에서도 주관적 평가를 매우 높게 하는 것으로 보여진다. 예를 들어 근이영양증에 걸린 아동의 경우 운동자각도 보다는 직접적인 신체적인 변화가 운동 능력에 더 연관이 있는 것으로 보인다.

많이 쓰이는 또 다른 스케일은, 대부분 어른들에게 쓰이는, 범주형 스케일과 비율형 스케일의 혼합된 형태의 스케일이다. 운동 중에 일어나는 호흡의 정도, 고통과 힘듦 등과 같은 특정한 증상에 대해서 평가함으로 운동 중의 강도를 평가할 수 있는 것으로 나타났다(26). 이 스케일은 아직 아동을 대상으로는 검증되지 않은 것으로 알려졌다.

Gunnar Borg의 지대한 경험으로 인해 만들어진 RPE 컨셉은 원래 성인을 대상으로 만들어 졌다. 아직은 아동들에게 적용하는 것에 대해 방법적인 부분에서 적합한지에 대한 도전은 존재한다. 아동들을 위한 최적의 측정 방법은 읽기 능력, 숫자 처리능력, 운동 중 느끼는 감정에 대해 숫자로 표현하는 능력과 같은 미성숙으로 인한 제약들에 대해 다뤄야 한다. 여기에는 또 의미론적인 제약도 존재한다. 어른들에게 전달하기 위해 쓰인 단어는 아동들에게 같은 의미로 다가가지 않을 수도 있다. 더 나아가서, 그 단어들은 아동의 사회적, 문화적 배경에 따라 다른 의미일 수도 있다.

1990대 중반쯤에 앞서 언급한 문제들을 다룬 아동을 대상으로 한 자각도가 만들어졌다(47;75). 아동 운동자각 표(Children' s Effort Rating Table; CERT)는 1~10까지 숫자로 이루어진 스케일과 각 숫자에 상응하는 구두 설명으로 이루어져 있다(**표 II 13**). 개발자에 따르면 이 스케일은 6부터 20까지 이루어진 스케일보다 다음 이유에 따라 더 적합하다.

- 10개의 숫자로만 이루어져 있다.
- 아동들은 1~10의 숫자에 더 익숙하다.
- 구두 설명이 더 친숙하다.

이 스케일을 아동에게 사용하기 까지는 아직 더 많은 연구와 실험을 통해 특성과 유용도를 확인할 필요가 있다. CERT와 심박수의 관계에 대해서는 추정법[estimation mode](47;74;134)과 [production mode](75;134) 두 개 다 긍정적인 상관관계를 보인다.

아동을 위한 운동자각도에 또 다른 접근 방법은 숫자를 쓰기보다는 단어를 기반으로 평가하는 방안도 있다. 첫 번째 시도는 막대그래프의 그룹을 통해 보그의 6-20 스케일을 대체하려고 하였다(91). 또 다른 시도는 자전거를 타는 사람이 있는 심장 모양의 스케일이었다(78). 가장 그럴듯한 시도는 OMNI 스케일 자각도로, 숫자와 단어, 그리고 그림으로 이루어져 있다(**그림 II.4**). 이 스케일은 사이클링, 트레드밀 걷기와 달리기, 저항성 운동 등 다양한 활동에 타당도를 지니는 것으로 나타났다(97-99;99a;119).

표 II.13 아동 운동자각도(CERT)

1	매우 매우 쉽다
2	매우 쉽다
3	쉽다
4	보통이다/약간의 변화가 느껴진다(just feeling a strain)
5	힘들어지기 시작한다
6	조금 힘들다
7	힘들다
8	매우 힘들다
9	매우 매우 힘들다
10	더 이상 못할만큼 힘들다

그림을 통한 접근방법의 성공은 다른 나이 대에 기존의 스케일 보다 더 적용 가능한지로 인해 판단된다. 구체적으로 8세 이하의 아동에게도 적용할 수 있는지에 대해 말이다.

지금까지는 RPE는 주관적인 상태를 평가하는 하나의 도구로서 성질을 가지고 있다는 점에 대해 논의해 보았다. 또 다른 사용 방법으로는 운동의 강도를 처방할 수 있다. 후자의 경우는 Production mode의 RPE이다.

Production Mode of RPE 아동운동 처방을 할 경우, 상대적으로 간단하게 방법(예: 농구, 수영), 빈도(예: 주 3회)와 시간(예: 45분)등의 내용을 설명할 수 있다. 하지만 운동 강도에 대한 부분의 설명은 조금 더 어렵다. 다양한 연구에서 이미 RPE 컨셉을 사용하여 처방이 가능하다는 것을 실현하였다(75;126-128;133;134). 아동들은 RPE 스케일에 대해 점진적 운동 측정을 위해 얘기한 것과 같은 방법으로 사전 교육 받았다. RPE 스케일에 충분히 익숙해진 후에 운동 강도를 숫자를 통해 다음과 같이 처방하였다. "처음 5분은 10의 강도로 달리다가 그 후에 5분은 13의 강도로 달려주세요."

운동 강도를 예상하는 것과 실제 운동 수행(task)을 하는 것에 대한 과정을 정신적으로 비교해 보면 상당히 다르다. 운동 강도를 예상해보라고 지시 받았을 때에는 근육, 힘줄, 관절, 폐 등의 다른 장기의 생리적 반응과 물리적인 신호를 이해하고 나타낼 수 있어야 한다. 이러한 자극들은 구심성신경로(afferent pathway)를 통해 대뇌의 감각 피질로 전달된다. 더 나아가서 이러한 자극들은 피드백이나 피드포워드(feed-forward) 과정을 통해 운동 피질의 정보를 주변부(periphery)를 통하지 않고 직접 감각 피질에 전달한다. 이와 반대로, [prod-

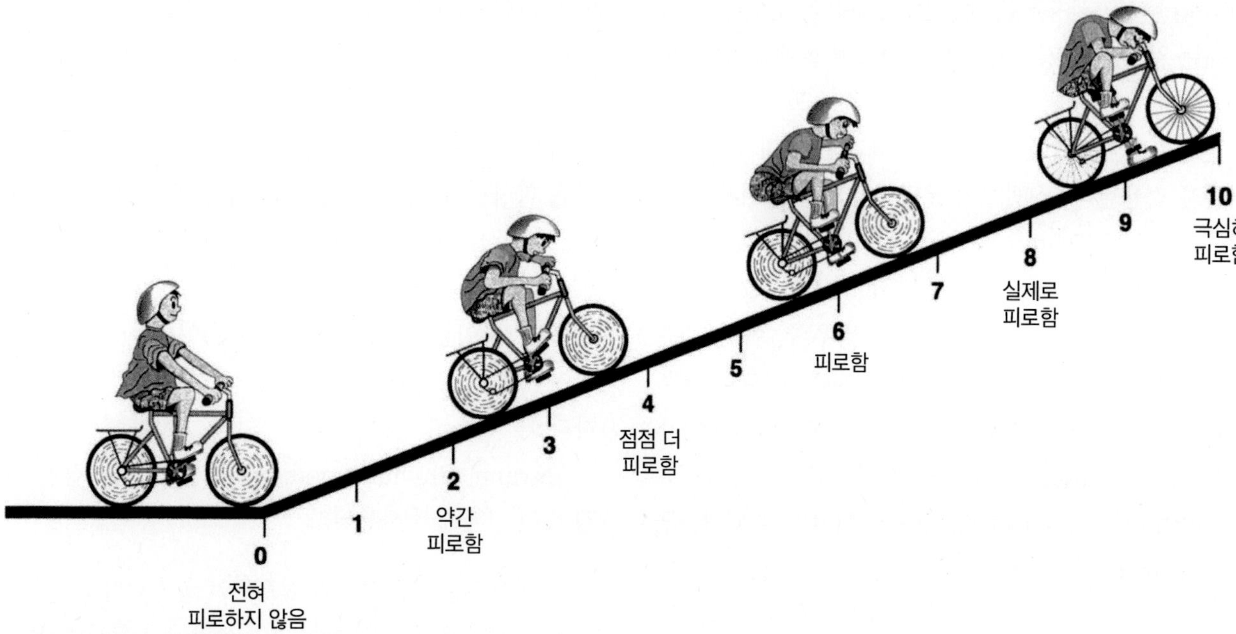

그림 II.4 운동 자각도를 위한 OMNI 스케일
Reproduced, with permission, from Robertson et al. 2000 (99).

cution mode]에서는 아동들은 이전에 느꼈었던 감각을 토대로 경험적 정보를 다시 불러들여서 현재의 운동 강도가 만들어내는 비슷한 신호를 찾는다.

RPE의 구성요소(Differntial RPE) 앞에서는 RPE와 신체 전체 반응에 대한 관계에 대해 다루었지만 추정법[estimation mode]을 통하여서는 신체 한 부분의 감각을 평가할 수 있다. 예를 들어 RPE는 호흡관련 구성요소와 하지관련 구성요소로 나눠질 수 있다. 이런 방향으로 성인들에게는 이미 연구자들과 임상의들을 통해 널리 사용되고 있다(29;69;100). 현재 우리도 임상상황에서 적용하고 있다. 이를 통해 환자들이 어떠한 부분으로 인해 신체활동이 제한되는지를 판단하는데 도움이 된다. 예를 들어, 신경근 장애(neuromuscular disability)에 문제가 있는지 폐 질환(lung disease)의 문제인지 판단하는 것 같이 말이다. 아동에게 적용하기는 아직 기반이 될 연구들이 조금 더 필요한 상황이다(82).

최대유산소성 파워 측정

Determination of Maximal Aerobic Power

최대유산소성 파워는 최대산소섭취량 측정을 통해 직접적으로 평가될 수 있다. 간접적인 방법으로는 최대하 부하(submaximal) 운동 중이나, 무산소성(anaerobic) 또는 ventilatory 임계치(threholds), 스텝이나 자전거 중 최고파워 출력량, 또는 20분 셔틀런(shuttle run) 측정 중 심박수 변화를 통해 판단될 수 있다.

직접 측정법

Direct Determination

기존의 주요기준에 따르면, 점진적 부하 운동 측정에서 최대산소섭취량에 근접해서 더 이상 산소섭취량이 늘어나지 않거나 2mL·kg^{-1}·min^{-1} 이하로 늘어나는 경우를 얘기한다. 대부분의 어른의 경우는 안정(plateau)적인 그래프를 보이지만 아동의 경우에서는 최대 안정기에 도달하지 않는 경우도 종종 보인다. Rowland(102)에 의해 정리된 14가지 연구에 따르면 56%의 아동(범위: 21~95%)만이 최대 안정기에 도달하였다. 최대산소섭취량은 안정기에 도달한 아동이나 그렇지 않은 아동 모두 비슷한 결과를 보이는 것으로 나타났다(5;96). 따라서 최대 안정기로 기준을 삼는 것은 아동 측정에 있어서 영향이 있을 것으로 사료된다.

운동 생리학자들 중에서는 최대 안정점에 도달하지 못하거나 확인되지 못한 경우에도 **최고산소섭취량**(peak O_2 uptake)을 **최대산소섭취량**(maximal O_2

uptake) 대신 사용하는 것은 일반적이다. 성인들의 경우에는 위와 같은 경우의 차이가 중요해 질 수도 있지만, 아동의 경우에는 별 반 큰 차이가 없을 수도 있다. 아동의 경우는 최대산소섭취량을 측정하기 위해 이차적으로 기준을 적용한다. 심박수가 분당 195회를 넘어서거나, 혈중 젖산농도가 9mmol·L^{-1}을 넘어서거나, 호흡가스 교환비율(respiratory gas exchange ratio: CO_2 output/O_2 uptake)이 1.0을 넘어서는 경우다. 이런 기준들은 건강한 아동에게는 적용할 수 있지만, 질환을 가진 경우에는 통용되지 않을 수도 있다. 근이영양증(muscular dystrophy)를 지닌 아동의 경우 최고 강도는 낮은 심박수(예: 130~140beat·min^{-1})에서 오게 되며, 심장이상(heart block)이나, 낭포성 섬유증(cystic fibrosis), 청소년기의 신경성 신욕 부진(anorexia nervosa)인 경우에서도 그렇다. 따라서 아동의 최대산소파워를 가늠하기 위해서는 생리학적인 변인으로만 결정되어서는 안 된다. 숙련된 전문가의 경우는 주관적인 평가 기준을 사용하기도 하는데, 피부의 창백한 정도(입이나 목, 어깨 주변의 피부), 동공 확장, 걸음걸이의 변화 등, 아동이 걷거나 달리기 힘든 상황을 대변하는 걸 보여주고 있다. 사이클 에르고미터의 경우, 적당히 동기가 부여된 아동의 경우에서는 더 이상 장려해도 하지 못하는 상황이 되면 대부분 최대점에 도달하게 된다. 규정에 따라, "all-out" 프로토콜을 사용할 경우, 아동들이 더 이상 달릴 수 없는 순간이 오거나, "운동 측정 종료"를 나타내는 신호들이 오기 전까지는 측정을 종료하지 않는다. 여기에서 격려는 매우 중요하다. 예를 들어, "많이 힘든 것은 알지만 조금만 더 하면 끝낼 수 있어"나 "이제 얼마 안 남았어" 같은 말들은 아동들에게는 최대 능력을 끌어내기 위해 중요할 수 있다.

간접 측정법: 최대하 측정
Indirect Determination: Submaximal Tests

어떤 연구자나 임상의들은 아동을 최대측정상황에 내몰리는 것을 선호하지 않는다. 최대하 측정은 아프거나, 동기가 부여되지 않는 아동이거나, 심장에 이상징후가 보이거나, 측정을 간단하게 해야 하는 대규모 조사의 경우 진행한다. 아동의 최대유산소성 파워를 유추해내기 위해서는 최대하 측정 데이터를 바탕으로 추정한 결과에 의존해야 한다.

최대산소섭취량 추정(Prediction of Maximal O_2 Uptake) 최대하 상태의 심박수를 통해 최대산소섭취량을 추정하는 다양한 방법이 존재한다. 가장 많이 쓰이는 방법으로는 Åstrand and Rhyming(6)의 노모그램(nomogram)이다. 이 노모그램에서는 특정 물리력을 부여하는 상황(사이클 에르고미터나 스텝)이나 산소 섭취 측정이 가능한 상황(트레드밀)에서 측정된 심박수가 필요하다.

Åstrand-Rhyming nomogram은 다음과 같은 가정이 된 상황에서 사용된다.

- 심박수는 산소섭취와 선형관계를 지닌다.
- 일정한 일을 요구하는 운동상황에서 모든 대상에게 같은 산소섭취량을 지닌다.
- 특정 나이로 이루어진 그룹은 같은 최대심박수를 지닌다.

이러한 가정들이 이론에 근거해서 된 가정이라고 해도, 실제적으로는 그렇지 않다. 아동을 대상으로 노모그램을 사용하여 측정을 한 결괏값들은 재연성과 변별력이 낮다(53;88;109;112;131). 더 아나가서 아동의 최대심박수는 성인에 비해 높기 때문에 기존의 노모그램을 통해 추정하게 되면 실제 최대산소섭취량보다 약 10%에서 20% 정도 과소평가되는 것으로 나타났다(57;109;110;112;131). 이러한 과소평가를 낮추기 위해서는 다양한 인자들을 통해 조정되어야 한다. 그럼에도 불구하고 이 측정으로 추산한 결괏값들의 산포도를 낮추지는 않는다. 따라서 우리는(또한 기존의 노모그램을 제시한 연구진들도) 개개인의 환자들을 평가하는데 Åstrand-Rhyming 노모그램을 사용하는 것을 추천하지 않는다. 이 방법은 인구 조사에 한정된 방법이다.

신체 수행 능력(Physical Working Capacity) 이 지표는 일반적으로 $\dot{W}_{170}$이나 PWC_{170}으로 알려져 있으며, 심박수가 분당 170회로 뛰고 있을 때 물리적 일의 양을 나타낸다. 1948년도에 Wahlund(125)에 의해 소개된 이후로 현재까지 아동(22;150;106)과 성인들에게 사용되고 있다. $\dot{W}_{170}$을 계산하기 위해서는 최대심박수를

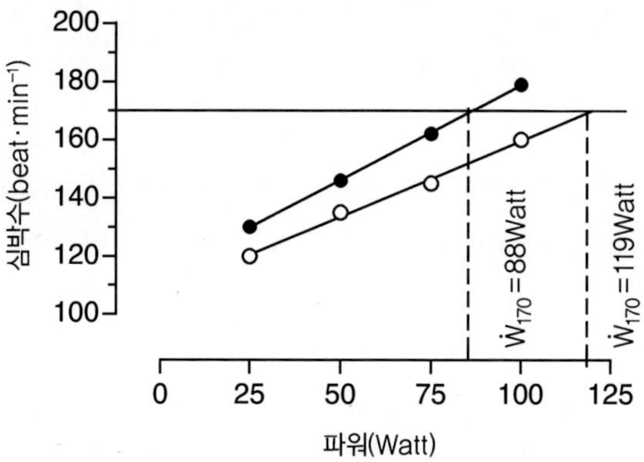

그림 II.5 W_{170}이 두 청년의 준최대심박수(HR)에서 파생되는 방법을 보여주는 개략도

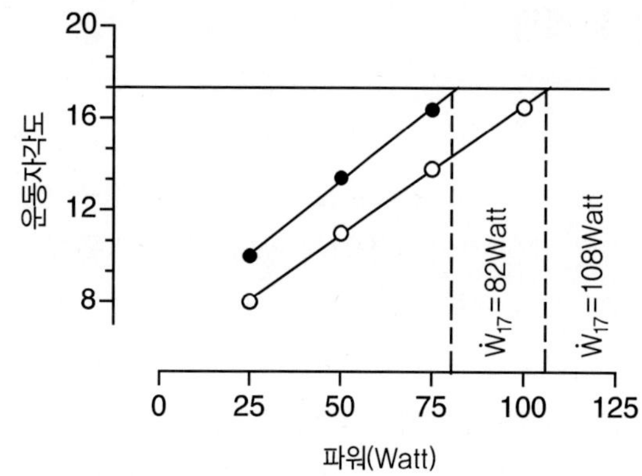

그림 II.6 WR_{17}이 두 청년의 운동자각도(RPE)에서 파생된 방법을 보여주 도식표

가정하지 않아도 된다. 여기에서 가정하는 것은 단지 심박수가 분당 170회로 뛸 때의 일량과 선형 상관관계를 지니는 가이다. 최소 2회 이상의 심박수 측정값을 가지고 물리적 파워를 대변하는 그래프를 **그림 II.5**와 같이 그린다. 선형 그래프는 심박수가 분당 170회로 뛸 때의 수치에 외삽(extrapolated)[또는 내삽(interpolated)]하는 파워값을 취한다. 이 수치의 단점은 다른 최대하 측정과 마찬가지로 심폐지구력 이외의 여러 가지 요인들에 의해 달라질 수 있는 심박수를 기반으로 하고 있다는 것이다. 오류를 일으키는 또 다른 이유는 심박수와 파워가 항상 선형관계를 지니지 않기 때문이다. 측정 시 오류를 줄이기 위해서는, 측정치의 심박수가 분당 170회에 근접해 있을수록 좋다. 만약 어떤 측정치가 완전히 선 밖에 존재한다면, 폐기하여도 좋다. 벗어난 측정치는 때로 가장 낮은 수치에 존재하거나 가장 높은 수치로 존재할 수 있다. 전자의 경우 높게 나타날 수 있는데 이는 아동의 경우 감정적으로 흥분된 상태에서 측정을 시작할 수 있기 때문이다. 후자의 경우는 최대 강도에 접근할 때 낮게 추정될 수 있다(산소섭취량을 계속 증가하면서 심박수가 최대 안정기에 접어 들 수도 있기 때문이다).

$\dot{W}_{17}$ 대체될 수 있는 지표로써, 심박수에 의존하지 않고 아동들이 Borg 범주 척도(**표 II.6**)의 17의 강도나 "힘들다"라고 표시하는 강도를 기준으로 한 물리적인 파워에 의거하여 나타낸다. 이 지표는 다른 최대유산소성 파워를 나타내는 지표들과 상관이 있으며, 아동을 위한 체력측정에도 타당도가 있는 것으로 나타났다(9;10). **그림 II.6**에서 보여주는 것 같이 $\dot{W}_{17}$을 측정하는 방법은 $\dot{W}_{170}$과 비슷하며, 심박수 대신 RPE를 기반으로 평가된다.

최대유산소성 파워 간접 측정: 탈진 테스트

Indirect Determination of Maximal Aerobic Power: All-Out Tests

산소섭취량을 직접 측정할 수 없는 상황에서는 최대유산소성 파워를 측정하기 위해서는 아동의 **수행능력**을 기준으로 평가를 해야 한다. Bruce treadmill test 중 가장 높은 강도를 향해 간다는 것은 최대산소섭취를 하고 있다는 의미와 상응할 수 있다. 또 다른 예로는 Mc-Master 사이클이나 arm-cranking 측정에서의 최고 파워(peak power) 와 같은 경우다.

다른 측정 지표는 특정 거리를 달리는 속도(72)나 정해진 시간동안 달릴 수 있는 거리(79;116)와 같은 것들이 있다. 20m 셔틀런 같이 좁은 공간(병원의 복도 같은)에서 할 수 있는 테스트도 존재한다(35). 이 테스트의 경우에는 20m가 떨어진 두 시점을 아동이 측정자가 정해놓은 속도에 따라 달리게 한다. 달리는 속도는 측정하는 아동이 더 이상 달릴 수 없는 상태까지 점진적으로 증가시킨다. 최종 속력(또는 마지막 단계)을 측정 대상의 유산소성 능력을 평가한다. 이 평가 방법은 최대산소 섭취 측정치와 직접적인 타당도를 지니는 것으로 알려졌으며, 셔틀런으로 측정한 측정치를 통해 아동의 최대산소섭취량을 계산할 수 있는 계산식 또한 만들어져 있다.

안전 및 예방

Safety Precautions

성인의 경우 심근허혈(myocardial ischemia)이나 심실세동(ventricular fibrillation)가 있는 경우에는 운동 평가를 하는 것이 적절하지 않다. 소아 그룹에서 병 발생률에 대한 역학 조사가 이루어져 있지 않지만 위의 질환에 대한 위험도는 상당히 낮다(30). 특정 예방 조치만 있다면 위와 같이 생각하는 것도 문제가 되지 않는다. 미국심장학회(American Heart Association)에서는 아동을 위한 운동측정 지침을 발간하였다(130). 이 가이드라인은 심혈관 관련 내용을 우선적으로 다루고 있지만 다른 의료 상태에 대해서도 다루고 있다. 그들은 이렇게 시사하고 있다. "운동 측정을 통해 필요한 정보를 얻는 것은 위험성에 따라 면밀히 검토되어야 합니다. 하지만 고위험군으로 분류된 아동을 대상으로도 운동 측정을 해야 하는 이유(강요해야 하는 이유)는 충분히 있습니다." 이 지침은 추가적으로 이렇게 얘기하고 있다. "잘 통제된 상황에서 세심히 관찰된 실험실에서의 운동 측정은 일반적으로 통제되지 않은 필드에서 고강도로 활동하는 것 보다는 확실히 안전합니다."

측정을 위해 안전한 환경을 조성하고 유지하기 위해서는 실험실 직원(측정자)의 능숙한 측정 스킬과 기본 수준, 추가적인 삶의 지원, 그리고 특정 신호를 통해 테스트를 중단할 수 있는 능력을 갖출 수 있도록 해야 한다. 사용 기구(예: 트레드밀, 마우스피스 등)는 부상위험이 없는 상태로 배치(constructed)되어야 한다. 임상의가 운동 측정 중 참관할 필요는 없지만, 실험실 측정자가 측정 중 필요로 할 때 주변에 있어야 한다.

운동 측정 금기 사항(Contraindications for Exercise Testing) 미국 심장학회에서는 금기사항에 대해 정확히 지침을 밝히고 있지 않지만, 다음과 같은 상황에서는 테스트보다는 위험이 더 큰 상황으로 밝히고 있다.

- 심한 정도의 폐 혈관 질환
- 좋지 않은 예우의 울혈성 심부전증
- 최근의 심근경색 경험
- 심장 염증을 동반한 활동성 류마티스
- 급성 심금염 또는 심낭염
- 예우가 나쁜 대동맥 또는 승모판 협착증
- 불안정한 부정맥, 특히 혈액 흐름의 이상징후가 포착된 경우
- 대동맥 박리가 의심되는 마르판 증후군(Marfan syndrome)
- 통제되지 않는 심한 고혈압
- 실신을 한 경험이 있는 심근 비대증

다음은 심장질환에 관련되지 않은 상황으로 운동 측정 간 고려되어야 되는 상황이다.

- 1초간의 강제 배출량(FEV_1)이 60%보다 낮은 천식을 지닌 아동
- 휴식 시 심각한 동맥 산소 불포화
- 운동으로 인한 간질이 발생한 경험이 있는 간질 환자
- 뇌실 내 압력 상승
- 급성 열성 상태
- 급성 신장 질환(예: 급성 사구체 신염)
- 발병 3개월 내의 급성 간염
- 인슐린 의존성 당뇨병을 앓고 있는 아동 중 인슐린 처방을 받고 있지 않거나 케톤산증을 가지고 있는 상황

운동 측정 종료(Terminating an Exercise Test) 운동측정 중 또는 후에 환자의 안전이야 말로 가장 우선순위이다. 실험 측정자는 아동이 위험 증상을 나타낼 경우 운동 측정을 지속할 것인가에 대한 결정을 신중하게 결정하여야 한다. 측정자는 다음 증상에 대해서 유심하게 살펴보고 있어야 한다. 가벼운 현기증, 혼란, 걸음걸이의 이상, 근육경련 및 통증(두통), 낮은 강도의 운동에서 과도한 호흡곤란, 운동 강도가 올라감에 따라 낮아지는 혈압 등이 있다. ECG의 변화가 다음과 같이 나타났을 때도 종료 시점을 판단해 줄 수 있다. ST 분절이 낮아지거나 3mm 이상 올라갈 경우, 부정맥 증상이 보이거나 악화되는 경우(예: 심실조기 박동 빈도 증가, 상/심실성 빈맥, 심방 전도 차단)에는 중단하여야 한다. 심장 질환 환자를 측정하는 경우 ECG 모니터 시스템이 문제가 생길 경우 즉시 중단하여야 한다.

전체 참고문헌은 http://www.hanmibook.co.kr 자료실에서 볼 수 있습니다.

APPENDIX III

신체활동 결정방법 및 에너지 소비

Methods of Determining Physical Activity and Energy Expenditure

김현수 고려대학교 의과대학
김윤희 삼육서울병원 재활의학과

2장에서는 소아과 운동 의학과 과학에 대한 신체활동(PA)과 에너지 소비(EE)의 관련성에 대해 논의할 것이다. 이 부록에서는 PA와 EE의 결정과 평가에 대해 방법론적 관점에서 살펴보고자 한다.

일반 원칙

General Principles

아동의 신체활동과 에너지 소비를 결정하거나 평가하기위한 방법이나 방법의 조합을 선택하기 전에 몇 가지 일반적인 원칙을 고려해야 한다.

목표

Objectives

환자의 신체활동과 에너지 소비에 대한 기록은 여러 가지 이유로 이루어진다. 임상의는 아동이 충분히 활동적인지 여부와 활동 행동을 향상시키거나 방해하는 요인을 결정할 수 있다. 환자의 신체활동 패턴과 활동적인 라이프 스타일에 대한 태도를 기록하면 운동으로 인한 불만을 설명하고 운동 처방의 기초가 된다. 강화된 신체활동이 처방된 경우, 환자의 변경 사항을 기록하는 것은 규정 준수 여부를 결정하고 아동의 건강 상태에서 발생할 수 있는 변화를 설명하는 데 필수적이다. 임상의가 자녀의 일일 에너지 소비를 결정할 필요는 거의 없다. 그러나 어떤 경우에는 유용할 수 있다. 예로는 비만, 신경성 식욕 부진, 1형 당뇨병 등이 그 예이다.

과학자들은 보통 다른 목적을 가지고 있다. 신체활동과 에너지소비의 유효한 평가는 역학에서 필수적이다. 아동의 현재 또는 미래의 건강과 그들의 활동 행동 사이의 관계를 이해하려는 의도로 조사한다. 또한 개입이나 질환으로 인해 신체활동과 에너지소비의 변경 사항을 문서화하는 것이 중요하다. 신체활동과 체력 사이의 상호 작용 때문에, 피험자의 활동 양상은 체력이 종속 변수 인 모든 연구에서 기록되고 보고되어야 한다.

타당성

Validity

다른 측정과 마찬가지로 신체활동과 에너지소비를 평가하기 위해 선택한 방법이 유효해야 한다. 수년에 걸쳐 주어진 방법의 타당성을 검증하는 방법에 관한 문헌에 모순이 있었다. 결과적으로, 연구에서는 가속도계를 검증하기 위해 심박수 모니터링을 사용하는 반면, 심박수 모니터링을 검증하기 위해 가속도계를 사용하는 연구도 있다. 이러한 혼란을 피하기 위해서는 다양한 방법에서 특정 계층 구조를 결정해야 유효성 확인 기준으로 선택된 방법이 실제로 적합 할 수 있다. Sirard와 Pate는 다음과 같은 오름차순 계층 구조를 사용하여 다양한 방법을 세 가지 방법으로 구분했다. (1) 주관적 측정(설문, 인터뷰, 일기), (2) 2차 측정(심박수 모니터링, 가계 측정법, 압전 측정법), (3) 표준(직접 관측, 이중으로 표시된 물, 간접 열량 측정)(66). 이 부문에 따르면, 검증 기준으로 선택된 방법은 상위 계층 그룹에서 선택해야 한다. 또한, 에너지 소비의 척도를 검증하기 위해 선택된 방법은 부적합하다. 신체활동의 측정값을 검증하기 위해, 그 반대의 경우도 마찬가지이다. 또한 실험실에서 에너지

표 III.1 신체활동(PA)과 에너지 소비(EE)를 평가하는데 사용되는 유효한 방법에 대한 위계

방법	평가	실증					
		심박수 (HR)	동작 분석기	산소섭취량(VO_2) 대사 카트	직접관찰	이중 표지 물	산소소비량 호흡 체임버
설문지	PA, free living		×		×		
	EE, free living	×				×	
인터뷰	PA, free living		×		×		
	EE, free living	×				×	
일기	PA, free living		×		×		
	EE, free living	×				×	
심박수 관찰	EE, laboratory			×			×
	EE, free living					×	
동작 분석기들	PA, laboratory				×		
	PA, free living				×		
	EE, laboratory			×			×
	EE, free living					×	

Free living = 비실험실 상태; 동작 분석기들 = 보수계 또는 가속도계; HR = 심박수; VO_2 = 산소섭취량

소비(또는 신체활동)의 유효성 확인을 위한 방법이 유효성 확인으로 적합하지 않을 것이다. 실험실에서 EE(또는 PA)의 확증에 대한 적합한 방법은 비실험실 상태하에서 실증 표준으로서 또한 적합하지 않을 것이다. **표 III.1**은 합법적인 검증 선택의 다양한 가능성을 요약한 것이다.

반동

Reactivity

몇 가지 방법을 통해 활동을 기록하는 행동은 아동의 행동 변화를 유 할 수 있다. 이 현상을 반응이라고 한다. 예를 들어, 아동이 관찰자의 존재를 인지하거나 카메라의 존재를 인지할 때 직접 관찰하는 동안 발생할 수 있다. 또 다른 시나리오는 아이가 짧은 간격으로 일기를 작성하도록 요청받았을 때이다. 아동이 만보계, 가속도계 또는 심장 박동 모니터와 같은 도구를 착용 할 때도 반응이 발생할 수 있다. 주어진 방법에 대한 반응성 정도는 알려져 있지 않다. 미취학 아동을 대상으로 한 우리의 경험은 직접 관측, 가속도계 및 심박수 모니터링에 대한 반응성이 처음 몇 분 동안에 발생한다는 것이다. 그런 다음 아이들은 관찰자 또는 도구의 존재를 무시하고 자연스러운 활동 패턴을 재개한다. 마찬가지로, 2학년에서 6학년 때 봉인된 만보계를 며칠 동안 가지고 갔을 때 반응이 거의 없거나 전혀 없었다(74). 여전히 소아 및 청소년에서 습관적인 신체활동 또는 에너지 소비를 평가하기위한 프로토콜을 설계 할 때 반응을 최소한으로 유지해야 한다. 반응성을 최소화하기 위해 수일에 걸쳐 측정을 반복하고 처음 1일에서 2일까지 정보를 삭제할 수 있다.

활동들의 에너지소비 결정하기

Determining the Energy Cost of Activities

운동 중에 측정된 에너지 소비는 휴식을 취할 때 생기는 대사 과정이 포함되며 이는 운동 과제 자체의 요구와 관련이 없다. 뇌와 골 신진, 소화, 간 기능 및 신장 기능이 그 예이다. 특정 물리적인 작업에 의해 실제로 소비되는 에너지를 정량화하는 방법이 있다. 가장 일반적으로 사용되는 방법은 비율이다. 이 비율을 MET (metabolism equivalent의 약자)라고 한다. 주로 성인의 측정을 기반으로 다양한 작업에 MET 값을 할당하는 테이블이 구축되어있다. 다양한 활동을 하는 동안 비율(체중 kg당)은 종종 아동에게서 더 높다. 성인보다(1장 참조). 마찬가지로, 아동 값(체중 kg당 또는 신체 표면적)은 일반적으로 성인보다 높다. 마찬가지로 성인을 위해 구성된 특정 활동의 MET 값은 종종 아동을 위한 값을 과소 평가한다. 과제당 MET 값은 연령대가 다른 아동들에 따라 다르다. 자녀가 적으면 낮을수록 MET는 높다. 특히 아동을 위한 MET를 결정하기 위한 시도는 거의 없었다. **표 III.2**에 예가 나와 있다.

표 III.2 9~12세 아동의 선택한 활동의 MET 값

활동	MET 값
조용히 앉아있기	1.1
앉아서 독서하기	1.2
앉아서 TV 시청하기	1.3
앉아서 퍼즐하기	1.5
조용히 서있기	1.5
서서 노래부르기	1.8
옷입기	2.6
식사하기	1.4
천천히 걷기	2.8
빠르게 걷기	3.5
천천히 자전거타기	2.5
빠르게 자전거타기	5.0
야외에서 자발적으로 놀기	4.5
발레	4.4
체조	5.0
유도	6.3
축구 경기	6.0

Adapted from Saris 1986 (64).

특정 방법

Specific Methods

몇 년 동안 신체활동과 에너지소비의 측정과 평가를 위해 몇 가지 방법이 제안되었다. 그들은 정교함, 비용 및 개인, 소그룹 및 대규모 인구에 적용 가능성(임상 또는 과학)이 다르다. **표 III.3**은 이러한 방법의 강점과 단점을 요약 한 것이다. 이 목록은 가장 단순하고 비용이 저렴한 기술로 시작하여 가장 정교하고 값 비싼 기술로 끝난다. 이 방법은 신체활동 또는 에너지소비를 평가할 수 있지만 둘 다 결합 할 수는 없다는 점에 유의해야 한다.

그러나 물리적인 작업에 특정 대사 등가를 할당함으로써 특정 신체활동 동안 소비된 에너지를 추정 할 수 있다. 이것은 예를 들어 주어진 기간 동안 아동의 활동을 직접적으로 관찰하고 계량화함으로써 얻을 수 있다. 이 절에서는 **표 III.3**에 나열된 각 방법에 대해 설명하기로 한다.

회수 설문지

Recall Questionnaires

설문 조사는 연구 및 임상 목적을 위해 신체활동을 추정하는 데 사용된다. 상대적으로 단순하고 비용이 적기 때문에 대규모 조사에 적합하다. 이 방법의 타당성은 응답자의 인식 기능(예: 리콜 능력, 읽기 및 이해력)에 달려 있는데, 성인의 경우가 일반적으로 낮다(60). 결과적으로, 자녀의 활동 행동에 익숙한 부모, 교사 또는 다른 성인이 프록시 보고서에 의존해야하는 경우가 종종 있다. 불행하게도 프록시 보고서는 직접 관찰과 비교할 때 종종 유효성이 낮다(58). 이것은 특히 집에서 수행 한 활동일 경우 그렇다. 그러나 다른 연구에서, 부모에 의한 프록시 보고서가 3일간의 심박수 모니터링(48회)에 대해 유효성이 확인되면 좋은 상관 관계(r=0.72-0.82)가 발견되었다(48).

설문지는 직접 관찰, 심박수 모니터링, 모션 센서 및 이중 라벨 워터에 대해 검증되었다. 대규모 연구 결과, 3학년과 4학년 학생들의 반응은 중등도에서 격렬한 활동으로 10분의 시합을 직접 관찰 한 결과 높은 일치율을 보였다(83.6%). 회수 설문지의 신뢰성과 유효성은 아동의 나이에 따라 증가한다(60).

건강한 아동(30-32;49;63)과 신체 장애자 또는 만성 질환(46)을 대상으로 다양한 설문지가 작성되었다. 그들은 하루에서 수 년에 이르는 리콜 시간 범위에 있다(66). 일반적으로 리콜 시간이 짧을수록 유효성은 높아진다. 설문지는 활동을 묘사하는 데 사용되는 특정 질문에서도 다양하다. 그래서 나는 단지 활동에 대한 설명을 내놓는 반면, 다른 사람들은 또한 아동의 활동 행동을 향상 시키거나 방해하는 환경 적 요소를 다룬다. 극소수의 설문지는 아동(31)과 가족 구성원의 신체활동에 대한 태도를 다룬다. 아동 운동과 영양 센터의 임상 문맥에서 사용된 설문지의 예가 이 부분 끝에 제공되어 있다.

리콜 질문지에서 아동의 에너지소비에 대한 정보를 얻을 수 있을까? 각 활동을 MET 값(2장 참조)으로 변환하는 테이블을 사용하거나 에너지 소비량이다(**표 III.2** 및 **표 III.4**). 이 방법은 특히 아동과 함께 사용할 때 공정성이 낮다. 한 가지 이유는 활동의 에너지 비용이 아동과 성인 사이에 다를 수 있다는 것이다. 특히 활동에 보행이나 달리기가 포함된 경우(1장 "운동의 기계적 효율성과 경제" 참조) 그렇다. 또한 이러한 표는 활동의 정상 상태 에너지 비용을 기반으로 하는 반면, 수 초의 짧은 버스트(5회)의 아동의 전형적인 활동 패턴은 정상 상태가 되지 않는다. 이상적으로는 청소년은 몇 가지 체중 범주(**표 III.4**)로 나누어 져야하며 가능하면 생성된 에너지 등가물

표 III.3 신체활동(PA)과 에너지 소비(EE)의 평가에 사용되는 방법들

방법	평가기능	이점	단점	임상적 활용의 적합성	의견
질문지	PA	간단, 낮은 에너지 소비; 큰 규모의 연구에 적합	돈에 의존하고; 정량화하기 어려우며; 타당도가 낮음	예	회상 시간이 짧으면 짧을수록 타당도가 높아짐
인터뷰	PA	질문지보다 더 타당함	돈에 의존	예	인터뷰하는 사람이 정보를 확증할 수 있다.
일기	PA	짧은 회상 시간	상호작용	예	아동의 해석에 의존함
직접 관찰	PA, (EE?)	회상 시간이 불필요; 문서로 기록된 상황	값이 비싸고; 관찰 기능에 의존함	아니오	행동적 관점에 대한 표준
저속 촬영 또는 비디오 촬영	PA, (EE?)	이용할 수 있는 객관적이고, 확실한 기록	아동은 미리 결정된 영역까지 제한을 받는다.	아니오	직접 관찰보다 비용이 저렴함
움직임 카운터	PA, (EE?)	객관적이고, 적은 상호작용; 낮은 선정	특정한 움직임을 알아내지 못함	예	동기부여 도구로 사용될 수 있음
가속도계	PA, (EE?)	카운터와 마찬가지, 양의 가속	특정활동을 알아내지 못함	예, 운동실험실의 도움이 필요함	약간의 타당도 vs. EE의 측정
심박수 관찰	EE	적은 상호작용; 값이 저렴	심박수는 단지 대사작용에 의해서 영향을 받지 않는다.	예, 운동실험실의 도움이 필요함	개인의 "영점조절" 필요 vs. 산소소비량
산소소비량 대사 카트	EE	대사작용 측정	제한된 활동; 마우스피스 또는 안면 마스크가 필요함	드물게(예, 치료요법이 이동의 에너지 소비에 미치는 영향을 평가하기 위해)	일의 측정과 산소소비량-심박수 영점조절에 유용함
휴대용 산소소비량 측정 장비	EE	실험실 밖에서 대사작용 측정	높은 상호작용; 값이 비쌈	드물게(예, 치료요법이 이동의 에너지 소비에 미치는 영향을 평가하기 위해)	아동의 실험실 밖의 상태 관찰에서 제한적으로 사용한다.
산소소비량 캐노피 방법	EE	대사작용 측정	RMR만 측정	REE 측정을 위해	심박수 관찰과 연결하여 사용됨
호흡 체임버	EE	EE의 정확한 측정; 상호작용이 없음	매우 제한된 장소; 비용이 많이 듦	아니오	다른 검사들을 입증함; BMR에 이상적임
이중 표지 물	EE	EE의 가장 좋은 측정 방법; 상호작용이 없음	매우 높은 비용; 적어도 1주일이 필요함	아니오	총 EE에 대한 표준이지만, EE의 윤곽에 대한 표준은 아님

RMR = 안정시 대사율, BMR = 기초 대사율. 물음표는 타당성이 불확실함을 나타낸다.

을 사용해야 한다. 각 연령대별로 에너지소비를 평가하기위한 도구로서 리콜 설문의 타당성이 낮다는 또 다른 증거는 이중 표지된 물 데이터와의 낮은 상관 관계이다. 아동(평균 연령 7.7세)과 비디오 기술을 사용하여 질문을 표시하는 흥미로운 접근 방법이 개발되었다. 시각적으로 질문을 표시하기 위해 각각은 활동 강도에 대한 짧은 비디오 디스플레이를 수반했다. 응답은 가속도 측정 데이터 및 심박수 모니터링과 상관관계가 있었다. 각각의 상관 계수는 r=0.40 및 r=0.50 (70)이었다.

결론적으로, 제한 사항에도 불구하고, 회고 설문은 신체활동 행동을 평가하기위한 임상 환경에서 유일한 실용적인 도구 일 수 있으며, 특히 인터뷰에 의해 보완될 때 그렇다(다음 인터뷰 섹션 참조).

인터뷰

Interviews

면접관이 실시한 설문지를 사용하는 것은 자기 관리 설문지보다 훨씬 비싸지만 신뢰성과 타당성이 더 높다. 인터뷰를 통해, 아이는 성인보다 더 많은 정보를 얻을 수 있다. 아동은 일반적으로 활동 유형(예: 축구 또는 재생중인 태그)을 보고 할 수 있지만, 강도 및 기간을 정확하게 설명하는 것이 더 어렵다. 면접관은 하루의 사건에

표 III.4 다양한 체중의 아동과 청소년이 다양한 활동과 스포츠를 수행하였을 때 에너지 소비

Activity	20	25	30	35	40	45	50	55	60	65
농구(경기)	35	43	51	60	68	77	85	94	102	110
미용체조	13	17	20	23	26	30	33	36	40	43
크로스컨트리 스키(여가)	24	30	36	42	48	54	60	66	72	78
자전거타기 10km·hr^{-1}	15	17	20	23	26	29	33	36	39	42
15km·hr^{-1}	22	27	32	36	41	46	50	55	60	65
필드하키	27	34	40	47	54	60	67	74	80	87
피겨스케이팅	40	50	60	70	80	90	100	110	120	130
승마 구보	8	11	13	15	17	19	21	23	25	27
속보	22	28	33	39	44	50	55	61	66	72
전력질주	28	35	41	48	50	62	69	76	83	90
아이스하키(아이스 타임)	52	65	78	91	104	117	130	143	156	168
유도	39	49	59	69	78	88	98	108	118	127
달리기 8km·hr^{-1}	37	45	52	60	66	72	78	84	90	95
10km·hr^{-1}	48	55	64	73	79	85	92	100	107	113
12km·hr^{-1}	--	--	76	83	91	99	107	115	123	130
14km·hr^{-1}	--	--	--	--	--	113	121	130	140	148
앉아있기										
완전한 휴식	8	8	9	9	10	10	11	11	12	12
조용한 놀이	11	12	14	15	15	16	17	18	19	20
스노우슈잉	35	42	50	58	66	74	82	90	98	107
스쿼시		36	45	54	63	72	81	90	99	108
수영 30m·min^{-1}		--	--	64	74	85	95	106	117	127
평영	19	24	29	34	38	43	48	53	58	62
자유형		25	31	37	43	49	56	62	68	74
배영		17	21	25	30	34	38	42	47	51
탁구		14	17	20	24	28	31	34	37	41
배구(경기)	20	25	30	35	40	45	50	55	60	65
걷기 4km·hr^{-1}	17	19	21	23	26	28	30	32	34	36
6km·hr^{-1}	24	26	28	30	32	34	37	40	43	48

대해 아이의 기억을 새롭게 할 수 있다(예를 들면, 아이가 일어났을 때, 학교를 다닐 때, 학교에서 돌아오고, 저녁을 먹고 잠자리에 들 때 등). 그러한 관계성은 주어진 활동에 소요되는 시간을 정량화하는 데 도움이 될 수 있다. 비용이 비싸기 때문에 대면 설문 조사에서는 대면 인터뷰가 거의 사용되지 않고 전화 기반 인터뷰를 사용하면 이러한 비용이 줄어든다. 임상 목적과 소규모 연구를 위해 자체 관리 설문지와 후속 인터뷰를 결합하는 경우가 많다. 인터뷰를 통해 서면 답변을 명확히하고 정보를 확증한다. 이 접근법은 운동으로 인한 불만을 조사하는 데에도 사용할 수 있다.

일기

Diaries

이 방법에서는 피실험자가 자신의 활동을 하루 중 일정한 간격으로 기록하게 된다(10;25). 일기에 기록된 정보에는 활동 유형과 그 강도 및 기간이 포함될 수 있다. 데이터는 오프라인으로 계량되어 활동 수준을 추정한다. 설문지 섹션에서 설명한 바와 같이 전환 표를 사용하여 자녀의 에너지소비를 추정 할 수도 있다(16). 일기는 10세의 어린 나이에 성공적으로 사용되었지만 어린 아이들과의 타당성은 분명하지 않다.

일기 방법의 주요 이점은 그것이 메모리에 의존하지 않는다는 것이다. 단점은 반복적으로 활동을 기록 할 필요가 그 자체로 사람의 자발적 행동의 변화를 유도 할 수 있기 때문에 높은 정도의 반응성이다. 데이터의 빈도가 높으면 특히 그렇다.

직접 관찰

Direct Observation

이 방법은 신체활동의 행동 측면을 기록하는 데 있어 가장 중요한 기준이다. 조사관은 자녀를 계속 관찰하고 코딩 시스템을 사용하여 높은 빈도(예: 1분)로 활동을 기록한다. 설문지, 인터뷰 및 일기에 대한 주요 이점은 데이터 수집이 아동의 회상 능력에 의존하지 않고 관찰자의 기술에 달려 있다는 것이다. 아이들과 함께 여러 가지 방법이 사용되었다.

- 아동 건강 평가 시스템(BEACHES)의 먹는 행동 및 활동(51)
- Fargo 활동 시간 샘플링 조사(FATS)(42)
- 아동 활동 평가 척도(CARS)(39)
- 활동 패턴 및 에너지 지출(19)
- 아동 신체활동 양식(CPAF)
- 피트니스 지시 시간 준수 시스템(SOFIT)(50;59)

다음은 코딩된 항목 중 일부이다: 활동(시작한 사람(아동, 부모, 다른 아동), 수행된 곳(운동장, TV 앞), 아동이 장난감과 다른 사람. 훈련된 관찰자가 수행 할 때 이 방법의 관측자 신뢰도는 높다(66).

직접 관찰의 주요 단점은 관찰자의 시간이 많이 들고 숙련된 팀원을 훈련시키는데 상당한 노력이 필요하다는 것이다. 또 다른 잠재적 단점은 관찰자의 존재에 의한 반응성이다. 어떤 아동들은 관찰자의 존재 때문에 그들의 행동 양식을 수정할 가능성이 높다. 한 연구에서, 5세에서 6세 사이의 6명의 아동 중 1명만이 관찰자의 존재에 반응했다. 우리의 경험에 따르면, 어린 아이 일수록 반응이 적다. 미취학 아동의 경우 관찰자의 존재를 무시할 때까지 단지 몇 분이 걸리게 된다.

저속 촬영 또는 비디오 촬영

Time-Lapse or Video Photography

이 방법은 주관성에 대한 우려가 없다. 잘 배치된 카메라를 설치함으로써 직접 관찰과 유사한 방식으로 아동의 활동을 기록할 수 있다. 사진 촬영의 주된 장점은 기록을 보관하고 오프라인으로 분석할 수 있다는 것이다(13;17). 또한, 이 방법은 직접 관찰보다 반응성(re-activity)을 줄일 수 있다. 촬영의 단점은 아이가 카메라에 찍힐 수 있는 특정 영역(예: 운동장, 체육관)에만 있어야 한다는 점이다.

만보계 및 가속도계

Pedometers and Accelerometers

앞에서 설명한 방법들은 행동을 통하여 에너지 소비를 간접적으로 유도하는 방법들이다. 대조적으로, 만보계와 가속도계와 같은 동작 카운터는 활동을 기계적 측면으로 측정한다. 장치는 허리, 손목 또는 발목과 같은 신체 부위에 부착된다. 움직임에 민감한 기계적 또는 전자적 방법을 통해 해당 신체 부위의 움직임 수를 세고 등록한다.

만보계는 가장 일반적으로 사용되는 운동 카운터이다. 이것은 보통 허리에 붙어 있으며, 수직 운동을 등록함으로써 보폭을 센다. 보폭을 이용하여 일정한 시간에 걸을 수 있는 거리를 계산할 수 있다. 최초의 만보계는 기계적 시스템을 사용했다. 최근에는 전자적 시스템이 생겨 유효성이 높아졌다. 만보계의 측정된 결과가 트레드밀 걷기 또는 달리기(r=0.62−0.93)(21;47) 동안 측정된 산소섭취량과 서로 연관이 있을 때만 유효한 것으로 입증되었다. 만보계 및 가속도계는 자유로운 생활 환경에서 EE를 평가하기 위한 도구로 권장되지 않는다. 만보계 및 가속도계와 직접적인 관찰과의 상관 관계는 0.80~0.97(40)이다.

만보계의 주요 단점은 보폭의 길이를 무시하기 때문에 느리고 빠른 걷기, 걷기와 달리기를 구별할 수 없다는 것이다. 또한 수평, 오르막, 내리막 여부를 감지할 수 없다. 또 다른 한계는 만보계가 보통 자전거 타기 동안 허리 이외의 신체 부위의 움직임을 감지하지 못한다는 것이다. 따라서, 주된 여가 활동이 걷거나 조깅할 수 있는 성인에게 유용하지만 활동의 종류가 다양한 큰 아동에게는 적합하지 않다.

가속도계는 단순히 움직임 수가 아닌 각 움직임의 가속도를 감지하고 등록한다. 만보계처럼 하나 이상의 신체 부위에 부착한다. 가속도계는 가속 또는 감속을 감지하여 해당 신체 부위에서 발생하는 기계적 이벤트에 대한 중요한 정보를 제공할 수 있다. 상업적으로 이용 가능한 최초의 가속도계 중 하나는 움직임의 수와 가속을 감지하는 Caltrac이다.

상업적으로 이용 가능한 첫 번째 가속도계 중 하나는 Caltrac이다. 이 가속도계는 하나의 평면에서 이동 수와 가속도를 감지하고 통합한다. 관측 시간 동안 단일 값을 산출하므로 이 기간 동안의 수치의 변화는 무시된다. Caltrac은 직접 관찰(41;43;54), 비디오 촬영(6), 이중 표지 물(38), 트레드밀에서 걷기 중 산소 섭취(11) 및 호흡 챔버(12)에서의 산소 흡입을 통해서 입증되었다. 상관 계수는 0.16에서 0.95까지 다양했다. 일반적으로 미취학 아동이 야외에서 활동할 때, Caltrac의 유효성은 낮았다. 이것은 아동들의 신체 움직임이 어른들보다 더 큰 다양성을 보이기 때문에 그 중 많은 것들이 Caltrac에 의해 감지되지 않을 수도 있다.

Caltrac(20;55)가 단일 평면에서 감지하는 반면 Tritrac 가속도계는 세 가지 평면 모두에서 움직임을 감지한다. 그 결과, Tritrac은 신체 움직임을 더 잘 포착한다. 또 하나의 중요한 장점은 카운트된 수를 순차적으로 저장함으로써 시간의 다양한 시점에서 신체 움직임의 양과 강도의 프로파일을 보여준다. 이 프로파일은 직접 관찰이나 심박수 모니터링과 같은 다른 방법으로 얻은 활동 프로파일에 중복될 수 있다. 세 가지 프로파일의 조합은 PA의 행동적, 대사적 및 기계적 요소에 대한 정보를 산출한다. Tritrac 자료에서 EE 수준을 도출하려는 시도가 있었다(35). 그러나 이러한 접근법을 검증하기 위해서는 더 많은 연구가 필요하다. 가장 큰 단점은 Tritrac이 Caltrac 보다 훨씬 비싸기 때문에 대규모 연구에 적합하지 않다는 것이다. **그림 III.1**은 Tritrac 가속도계에서 얻은 결과의 예로 활동적인 아동과 비활동적이 아동을 비교한 것이다.

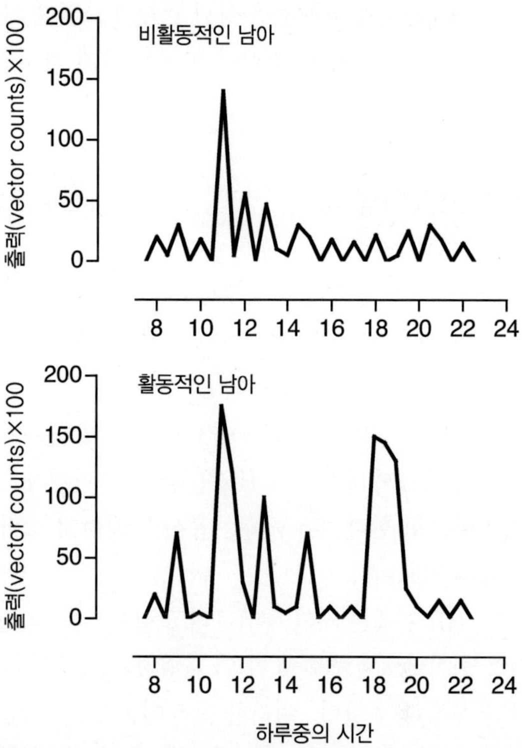

그림 III.1 출력(vector counts)는 Tritrac 가속도계로 측정된다. 비활동적인 남아와 활동적인 남아 사이의 활동량을 비교하였다. 활동적인 남아는 학교를 오가며 걷고, 휴식시간에 활동이 많았고, 체육 수업에 참여하였으며, 저녁에는 신체활동 시간을 가졌다.
Children's exercise and nutrition center의 데이터

아동에서 사용되어진 다른 종류의 가속도계는 CSA (Computer Science and Applications)이다. 이것은 가볍고(40~45g) 작으며(5×4×1.5cm) Tritrac처럼 정보를 저장할 수 있다. 계측기 내에서의 재현성이 높다(52). Tritrac와 비교하여 장점은 CSA는 미리 설정된 간격으로 켜고 끌 수 있도록 프로그래밍할 수 있다는 것이다. 그러나 CSA는 한 평면에서만 움직임을 감지한다. CSA의 상관계수는 미취학 아동의 직접 관찰에 대해 검증했을 때 0.87로 나타났다(22). 상관 관계는 실험실에서 측정된 산소섭취량(21) 또는 심박수 모니터링(36)에 대한 검증을 할 때 다소 낮아진다.

단일 평면 가속도계에 비해 세 개의 평면의 이론적인 이점에도 불구하고 이 둘을 직접 비교하면 높은 일치율을 얻을 수 있다(57;76). 또한, 트레드밀 걷기와 달리기 동안의 O_2 산출물과 비교했을 때, CSA와 Tritrac RD3 가속도계는 비슷한 결과를 보였다(24). 대조적으로, 활동이 트레드밀보다 더 다양할 때, Tritrac RD3는

CSA(21)보다 O_2 섭취와 높은 상관 관계를 보였다. 실용적인 관점에서, Tritrac RD3에 비해 CSA가 가벼워서 미취학 아동에게 이점이 있다.

심박수 모니터링

Heart Rate (HR) Monitoring

이것은 자유로운 생활 환경에서 EE를 평가하는 데 가장 일반적으로 사용되는 방법이다. 소아과 연구에 광범위하게 사용되었고 여러 집단의 EE에 대한 중요한 정보를 제공한다(2;23;37;44;66-68;73). 이 방법은 광범위한 운동 강도에서 $\dot{V}O_2$와 HR 간의 선형 관계가 있는 것을 기본으로 한다. eq $\dot{V}O_2$는 유산소 에너지 소비 비율의 대체 지표이다.

$\dot{V}O_2$-HR 회귀는 개인마다(그리고 같은 개인의 경우, 유산소성 적합도의 변화에 따라) 다양하기 때문에 각 개인마다 설정해야 한다. 이러한 측정에는 $\dot{V}O_2$와 HR를 동시 측정하는 것이 필요하다. 측정은 휴식(예: 누워 있기, 앉기 및 서기)시에, 이후 여러 번 최고 수준 이하의 운동 강도(**그림 III.2** 참조) 시에 시행한다. 아동과 청소년은 휴식을 취하는 데 24시간 중 많은 시간을 소비하기 때문에(2장 참조) 운동 회귀선(the exercise regression)만 사용할 경우 그들의 전체 산소 섭취를 반영하지 않는다. 따라서 휴식 시 $\dot{V}O_2$-HR 회귀선을 포함시키는 것이 중요하다.

일단 교정 라인(calibration lines)이 설정되면 심박수가 24시간 이상(이상적으로 평일 2회 이상 및 주말 1회 이상)에 걸쳐 지속적으로 모니터링된다. HR 프로파일은 $\dot{V}O_2$와 EE 프로파일로 변환된다(**그림 III.3**). 이때 두 회귀선 중 어느 것을 사용해야 하는지에 대한 질문이 남아있다. HR의 전환점을 정해야 하며 그 아래에서는 휴식 선(resting line)이 사용되고 그 위에서는 운동 선(exercise line)이 사용된다. 이 분야의 연구자들은 종종 서 있을 때의 HR를 전환점으로 사용하며 이를 flex point(**그림 III.2**)(45;67)라고 한다.

HR 모니터링 방법이 인기가 있는 한 가지 이유는 작고 가벼운 원격 측정 장치를 사용할 수 있기 때문에 눈에 잘 띄지 않는 방식으로 지속적인 모니터링이 가능하기 때문이다. 일반적으로 사용되는 시스템(예: Sport Tester, Polar, Vantage XL)은 사회적으로 허용 가능하며 직접적인 심전도 측정(7)에 비해 4세 이전의 어린 아동의 HR 측정에 매우 유용하다.

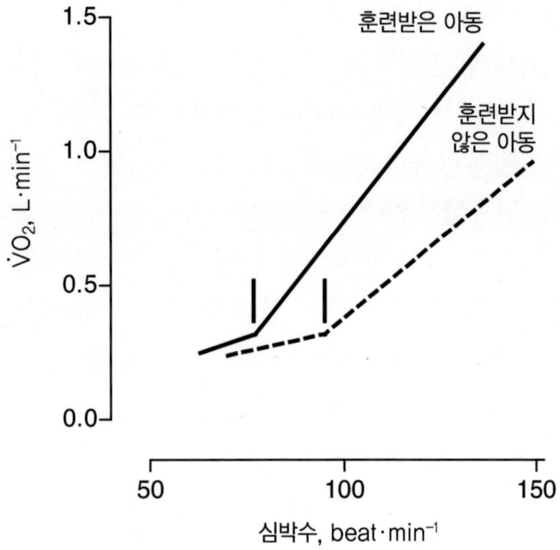

그림 III.2 교육받은 아동과 훈련받지 않은 아동의 O_2 섭취량(VO2)과 심박수 사이의 관계에 대한 도식적인 그림. 꺽인 부분에 위치한 수직선은 휴식시의 값과 운동시의 값 사이의 전환점을 나타낸다.

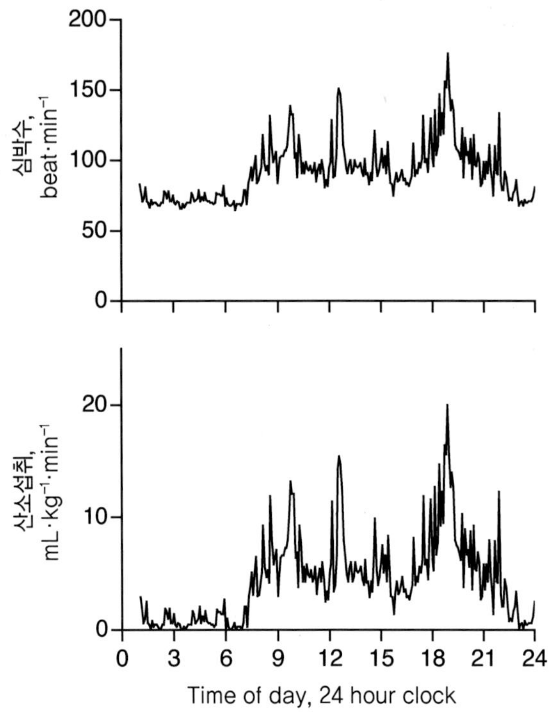

그림 III.3 10세 여아에서 24시간동안 심박수와 그에 대한 산소 섭취량을 모니터링 하였다. 심박수는 Sport Tester, Polar Vantage XL에 의해 측정되었다.

Children's exercise and nutrition center의 데이터

1장에서 논의된 바와 같이, 운동 시 HR은 신진대사율 이외의 요소(예: 감정 상태, 기후 조건, 저혈압)의 영향을 받는다. 정서적인 효과는 대부분 휴식이나 낮은 강도의 활동 중에 영향을 미치는 반면 따뜻한 기후의 영향

은 운동 강도가 높을 때도 영향을 미친다. 아이들이 35℃에서 운동을 할 때 22℃에서 운동할 때와 비교하여 HR이 분당 25회 높다(33;34). 이러한 기후 효과로 인해 HR 모니터링은 실제 신진 대사 EE를 과대 평가하는 경우가 많다. 특히 실외 활동이 덥거나 추운 환경에서 수행되는 경우 특히 그렇다. HR에 대한 기후 열 스트레스(climatic heat stress)의 영향을 보정하는 노모그램이 구성되었다(34).

$\dot{V}O_2$를 측정 할 수 있는 장비가 없다면, 사람의 신체 활동 수준을 기록하기 위해 HR 모니터링을 사용할 수 있다. 심장 박동을 대사율로 전환하는 대신 신체활동의 강도(1;3;26;27;37)를 반영하기 위해 원시 HR 값으로 나타낼 수 있다. 예를 들어, 10살짜리 아이의 경우, 분당 180회의 HR 이상은 매우 강렬한 활동을 반영하는 반면, 분당 150~169회는 중등도, 분당 130~149회는 경도의 활동을 반영한다. 위와 같은 일반적인 지침을 사용하여 24시간 동안 아동이 주어진 강도에서 활동적이었던 총 시간을 결정할 수 있다.

높은 HR은 단순히 과격한 활동뿐만 아니라 높은 기초(아이가 수면 시에 측정하는 것이 이상적임) HR을 반영할 수 있다. 이 문제를 해결하기 위해 활동 중 측정된 HR과 그 사람의 기본 HR 간의 차이인 순 HR(net HR)을 계산할 수 있다. 수면 HR을 이용할 수 없는 경우에는 24시간 HR의 중 가장 낮은 값을 사용할 수 있다(53). 기초 HR에 대한 교정은 장점이 있지만, 소아 심박 측정을 위한 보편적으로 합의된 방법이 없다는 것을 인식해야 한다(71).

O_2 섭취량 측정: 신진 대사 카트

Measuring O_2 Uptake: Metabolic Cart

$\dot{V}O_2$는 EE를 결정하기 위한 훌륭한 대리 방법이다. 쉽게 계산하면 1L의 산소를 소비하는 것은 21kJ(5kcal)에 해당한다고 가정할 수 있다. 전환율을 높이려면 호흡 교환 비율(CO_2 발생량/O_2 소비량)을 교정할 수 있다. 실험실에서 신진 대사 카트를 사용하면 아동의 활동 레퍼토리가 제한될 수 있다. 실험실에서는 자전거 타기, 계단 오르기, 트레드밀에서 달리고 걷는 것이기 때문에 자유로운 생활 조건에서 EE를 모니터링할 수 없다. 그러나 실험실에서 EE를 결정하는 것은 $\dot{V}O_2$-HR 회귀 선을 설정하는 데 유용하다. 또한 심장 박동 모니터 및 모션 센서(8;18;21;62;72)를 검증하는 데 사용될 수 있다.

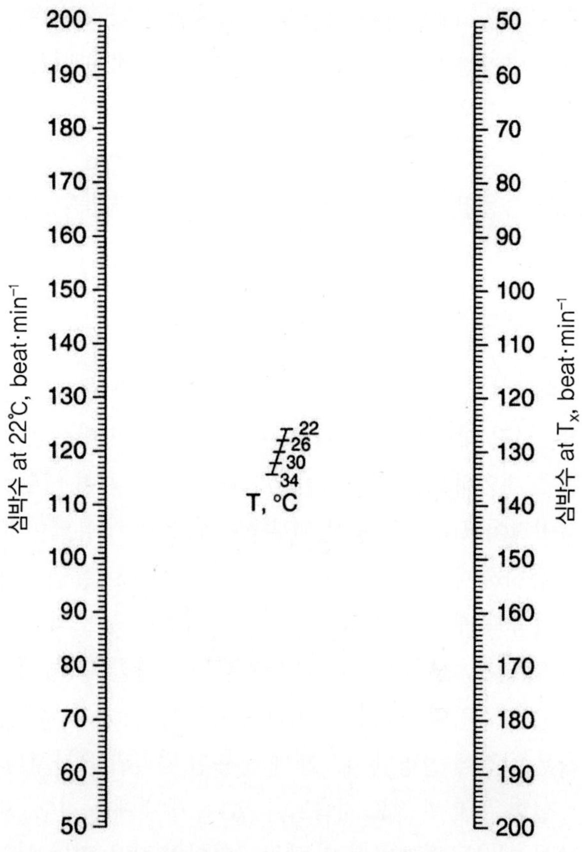

그림 III.4 산소섭취량이 같다고 가정했을 때, 주위 온도에서 관찰되는 심박수를 섭씨 22도에서의 심박수로 교정한 것. 8세에서 11세 사이의 남아와 여아의 데이터를 기반으로 함.

From Hebestreit et al. 1995 (34).

O_2 섭취량 측정: 휴대용 장치

Measuring O_2 Uptake: Portable Device

신진 대사 카트와는 달리 휴대용 장치는 아동이 실험실 밖으로 자유롭게 이동하는 동안 $\dot{V}O_2$를 측정할 수 있다. 현재 이용 가능한 장치는 가볍지만 아직도 많은 아동들이 일상 생활에서 사용하기에는 다소 무겁다. 또한 얼굴 마스크를 착용하거나 활동 전반에 걸쳐 마우스 피스를 통해 숨을 쉬어야 한다는 점이 아동들에게는 어렵다.

O_2 섭취량 측정: 캐노피 방법

Measuring O_2 Uptake: Canopy Method

환기 후드 방법이라고도 하는 이 방법은 아동이 누워 있는 상태에서 휴식 시 EE 를 측정할 수 있다(9). 투명 캐노피가 아이의 머리쪽에 위치하고 실내 공기가 측정된 유속으로 펌핑되어 들어오고 나가는 공기는 O_2 및 CO_2 분석기로 보내진다. 공기 흐름과 유입 및 유출되는 산소와 이산화탄소의 농도의 차이를 알면 산소 분압 및 이산화탄소 배출량을 계산할 수 있지만 분당 환기 또는 기타 환기량 변수는 계산할 수 없다. 캐노피 방법을 사용하면 마우스 피스, 코 클립 또는 얼굴 마스크가 필요하지 않으므로 20~30분 동안 누워 있어야 하는 아동이 쉽게 사용할 수 있다. 이 방법은 영유아에게 특히 유용하다.

O_2 섭취량 측정: 호흡 챔버

Measuring O_2 Uptake: Respiration Chamber

이 챔버는 아동 또는 성인을 수용할 만큼 충분히 크고, 신진 대사율이 지속적으로 결정된다. 파이스 시스템을 제외하고는 밀폐되어 있는데 이것은 챔버 내부로 지속적이고 측정 가능한 외부공기 외부 공기 유입이 되고 유사하게, 공기가 유출되어 가스 분석기로 유입된다. 유입량과 배출량 사이의 유속과 O_2와 CO_2 농도의 차이를 알면 O_2 섭취량과 CO_2 산출량을 계산할 수 있지만 분당 환기량이나 다른 환기량은 계산할 수 없다. 이 원칙은 이전에 설명한 캐노피에 사용된 원리와 유사하다.

실험은 몇 주 정도 지속될 수 있다. 챔버에는 침대, 화장실, 전화, 텔레비전 및 에르고미터와 같은 편의 시설이 갖추어져 있어 매우 한정된 공간이지만 피실험자가 정상적인 일상 생활을 수행할 수 있다. 이 방법은 아이들과 함께 하룻밤 사이에 수면 중 EEG를 측정하거나 하루 동안의 실내생활시의(9;18)의 신진 대사 속도를 측정하는 데 성공적으로 사용되었다. 이와 같은 표준 방법은 가속도계, HR 모니터링 및 이중 표지 물(18)과 같이 EE를 평가하는 다른 방법을 검증하는 데 사용되었다. 이 방법의 분명한 한계는 아동이 작은 공간 안에 제한되어 있고 일상 생활이 자발적인 활동 행동을 반영하는 경우가 거의 없다는 것이다. 또한 호흡 챔버 시스템을 구성하고 작동하는 것도 다소 비싸다.

이중 표지 물(DLW) 분석

Doubly Labeled Water (DLW) Analysis

이것은 유아(15;39), 아동(29;45) 및 성인의 자유로운 생활 조건에서 EE를 측정하기 위한 표준 방법이었다. 피험자는 일정한 양의 2개의 안정 동위 원소, 즉 ^2H와 ^{18}O을 함유한 물을 마시고 4~8시간 내에 동위 원소가 신체에서 완전히 희석된다. 이어서, 체내에서의 제거율을 측정하기 위해 5일 내지 14일 동안 체액(예: 소변, 타액)의 ^2H 및 ^{18}O 농도를 주기적으로 측정한다. ^{18}O은 H_2O와 CO_2 둘 다를 통해 제거되지만 ^2H는 H_2O을 통해서만 제거된다. 따라서 두 동위 원소의 제거율의 차이는 CO_2의 제거율을 반영하며 이것은 EE에 비례한다.

이는 아동의 자발적 활동 행동을 방해하지 않기 때문에 반응성이 가장 적은 방법이다. 이 방법의 주된 한계점은 ^{18}O 동위 원소가 구하기 어렵고 매우 비싸다는 것이다(1회 투여당 수백 달러). 또 다른 제약은 고 정밀 동위 원소 질량 분광계(isotope-ratio mass spectrometer)의 필요성이다. 실제로 DLW 기술을 일상적으로 사용할 여유가 있는 운동 연구소는 전 세계적으로 몇 곳 밖에 없다. 또 다른 한계는 측정 기간 동안 EE의 변화에 관한 어떠한 데이터도 없이 전체 측정 기간에 걸쳐 EE의 단일 값을 산출한다는 것이다.

결합 방법의 이점

Advantage of Combining Methods

신체적 활동의 행동적, 기계적, 생리학적 측면뿐만 아니라 EE의 다양한 구성 요소를 평가하는 약 20가지 방법이 있다. 그러나 이들 중 어느 것도 신체적 활동과 EE의 모든 측면을 다룰 수는 없다. HR 측정과 가속 계측(acceleometry)을 조합한 방법은 호흡 챔버(70)에서 결정된 $\dot{V}O_2$와 비교할 때 높은 타당성을 가지고 있다. 연구 프로젝트 내에서 아동의 신체적 활동과 EE의 포괄적인 정보를 얻으려면 우리는 두 가지 이상의 방법(예: HR 모니터링, 가속도 측정 및 관찰 기간 마지막 날에 회상에 의한 인터뷰를 결합하는 것)을 추천한다. 그러한 조합의 선택은 특수한 연구 목적, 장비 및 인원의 가용성 등에 따라 달라진다.

임상 실험에서 사용된 활동 질문지

Activity Questionnaire Used in a Clinical Context

다음은 아동이 진료소를 처음 방문했을 때 부모가 작성하는 설문지의 예이다. 질문은 가정, 학교 및 방과 후 아동의 활동에 대한 정보를 이끌어 내도록 고안되었으며, 운동으로 인한 불만, 다른 가족 구성원의 활동 습관, 신체활동에 대한 부모의 태도 등이 포함되어 있다. 설문지는 환자의 일일 에너지 소비량을 정량화하기 위해 디자인된 것은 아니다.

친애하는 학부모님께:

다음 설문 조사의 목적은 자녀의 활동 습관을 평가하는 데 도움이 되는 것입니다.

가능한 한 정확하게 답하십시오. 관련 있는 것으로 보이는 세부 정보는 자유롭게 추가하십시오.

1. 자녀의 신체활동과 자녀의 친구들의 신체활동을 비교할 때 어떠합니까?
   아이는 자신의 친구와 같이 활동적입니다. ________
   아이는 자신의 친구보다 더 활동적입니다. ________
   아이는 자신의 친구들보다 덜 활동적입니다. ________
   그러한 비교를 하는 것은 어렵습니다. ________
   세부 사항 ________________________________
2. 이 자녀의 활동을 당신의 다른 자녀의 활동과 비교할 때 어떠합니까?
   가족 중에는 다른 아이들이 없습니다. ________
   이 아이는 다른 아이들만큼 활발합니다. ________
   이 아이는 다른 아이들보다 더 활동적입니다. ________
   이 아이는 다른 아이들보다 덜 활동적입니다. ________
   그러한 비교를 하는 것은 어렵습니다. ________
   세부 사항 ________________________________
3. 이 아동은 학교 체육 수업에 참여합니까?
   아동은 예외 없이 모든 활동에 참여합니다. ________
   아동은 일부 활동에만 참여합니다. ________
   아동은 체육 수업에 참여하지 않습니다. ________
   아이는 학교에 다니지 않습니다. ________
   세부 사항 (특히 아동이 참여하지 않는 활동들) ________________________________
4. 이 아동이 학교 활동에 제한이 있는 경우, 어떤 이유입니까? (하나 이상의 답변을 작성할 수 있습니다.)
   의사의 조언 ________
   선생님의 조언 ________
   부모 결정 ________
   자녀가 ________에 참여하고 싶지 않습니다.
   기타 이유 (구체적으로 기재하십시오.) ________________________________
5. 자녀가 학교나 다른 곳의 스포츠 팀의 구성원입니까?
   아니요 ________
   예, 학교 내(교내) ________
   예, 학교 대표 ________
   예, 다른 ________
   예, 과거에는 그러했지만 지금은 아닙니다. ________
6. 자녀가 스포츠 또는 스포츠 팀의 일원일 경우, 어떤 종류의 스포츠입니까? ________

7. 자녀가 정기적으로 훈련을 하는 경우, 훈련의 성격은 어떠합니까?

	주당 시간	일 년 중 시기	Comment
1.			
2.			
3.			

8. 전형적으로 하루에 자녀가 다음에 할애하는 시간은 몇 시간입니까?

활동	1시간 이내	1~2시간	2~3시간	3~4시간	4~5시간	5시간 이상
1. TV						
2. 비디오						
3. 컴퓨터						
4. 전화						

9. 경쟁 스포츠에 참여하는 다른 구성원이 있습니까?

예 ________

아무도 없다. ________

10. 경쟁 스포츠에 참여하는 다른 구성원이 있다면 명시해 주십시오.

	가족 구성원	스포츠의 유형	규칙적으로 훈련하는가?
1.			
2.			
3.			
4.			

11. 자녀가 육체적인 노력이 필요한 레크리에이션 활동(비 경쟁적 활동)에 참여합니까? (예: 스키, 자전거 타기, 춤, 수영) 있다면 명시해주세요.

	활동의 유형	일 년 중 언제	주당 시간
1.			
2.			
3.			
4.			

12. 가족 구성원이 육체적 노력이 필요한 레크리에이션 활동에 참여합니까?

예 ________

아무도 그렇지 않다. ________

13. 그렇다면 명시해 주십시오.

	가족 구성원	활동 유형	일 년 중 언제
1.			
2.			
3.			
4.			

14. 이 아동은 육체 운동 중 또는 운동 후 어려움을 호소합니까?
어려움이 없습니다. ________
호흡 곤란 ________
기침 ________
천명 ________
통증이나 경련 ________
어디에? ____________________________ 어지러움 ________
기절 ________
피로 ________
기타 (구체적으로) ________________________________
세부 사항 ________________________________

15. 육체적으로 활동할 때 타박상, 상해 또는 기타 손상을 지속시킬 수 있습니까?
예 ________
아니오 ________

16. 그렇다면 자세히 기술하시오. ________________________________

17. 귀하의 의견으로는, 아이가 충분히 활동적입니까?
예 ________
아이가 너무 활동적이다. ________
충분하게 활성적이지 않다. ________

18. 이 아이가 충분히 활동적이지 경우, 귀하의 의견으로는 그 이유가 무엇입니까?
(한 개 이상의 답변을 선택할 수 있습니다.)
관심 부족 ________
질환 ________
적합한 조건의 부족 ________
그 외 ________
모르겠습니다. ________
세부 사항 ________________________________

19. 귀하가 동의하는 다음 진술 중 하나를 선택하십시오. (한 개 이상의 답변을 선택할 수 있습니다.)
신체활동은 재미 있기 때문에 중요합니다. ________
신체활동은 건강 유지에 필수적입니다. ________
신체활동은 건강상의 이유로 좋습니다. ________
신체활동은 건강에 위험할 수 있습니다. ________
신체활동은 사람이 과체중이 되는 것을 막을 수 있습니다. ________
신체활동은 프로 운동 선수가 되고자 하는 사람들에게 주로 중요합니다.

전체 참고문헌은 http://www.hanmibook.co.kr 자료실에서 볼 수 있습니다.

APPENDIX IV

아동과 청소년이 다양한 활동과 스포츠를 수행할 때 에너지 소비

Energy Expenditure During Various Activities and Sports When Performed by Children and Adolescents

엄우섭 서울교육대학교 체육교육과

표 VI.1 체중별 활동의 열해당량

	체중(kg)									
	20	25	30	35	40	45	50	55	60	65
활동	kcal/10분									
농구(게임)	35	43	51	60	68	77	85	94	102	110
미용체조	13	17	20	23	26	30	33	36	40	43
스키 크로스컨트리(여가)	24	30	36	42	48	54	60	66	72	78
사이클링										
10km·hr^{-1}	15	17	20	23	26	29	33	36	39	42
15km·hr^{-1}	22	27	32	36	41	46	50	55	60	65
필드하키	27	34	40	47	54	60	67	74	80	87
피겨스케이팅	40	50	60	70	80	90	100	110	120	130
승마										
캔터(canter)	8	11	13	15	17	19	21	23	25	27
트로트(trot)	22	28	33	39	44	50	55	61	66	72
갤럽(gallop)	28	35	41	48	50	62	69	76	83	90
아이스하키(빙상)	52	65	78	91	104	117	130	143	156	168
유도	39	49	59	69	78	88	98	108	118	127

(계속)

표 VI.1 체중 별 활동의 열해당량(계속)

	체중(kg)									
	20	25	30	35	40	45	50	55	60	65
활동	kcal/분									
달리기										
8km·hr^{-1}	37	45	52	60	66	72	78	84	90	95
10km·hr^{-1}	48	55	64	73	79	85	92	100	107	113
12km·hr^{-1}	--	--	76	83	91	99	107	115	125	130
14km·hr^{-1}	--	--	--	--	--	113	121	130	140	148
앉아있기										
완전한 휴식	8	8	9	9	10	10	11	11	12	12
조용히 놀기	11	12	14	15	15	16	17	18	19	20
스노우슈잉(Snowshoeing)	35	42	50	58	66	74	82	90	98	107
축구(게임)	36	45	54	63	72	81	90	99	108	117
스쿼시	--	--	64	74	85	95	106	117	127	138
수영(30m · min–1)										
평영	19	24	29	34	38	43	48	53	58	62
크롤(front crawl)	25	31	37	43	49	56	62	68	74	80
배영	17	21	25	30	34	38	42	47	51	55
탁구	14	17	20	24	28	31	34	37	41	44
테니스	22	28	33	39	44	50	55	61	66	72
배구(게임)	20	25	30	35	40	45	50	55	60	65
걷기										
4km · hr–1	17	19	21	23	26	28	30	32	34	36
6km · hr–1	24	26	28	30	32	34	37	40	43	48

APPENDIX V

크기 차이에 대한 척도

Scaling for Size Differences

엄우섭 서울교육대학교 체육교육과

종(species)들 사이와 내에서 기능과 크기 간의 관계에 대해서 많이 제시되어 왔다(20;26;31). 또한, 인간의 경우 이러한 질문에 쏟아진 다양한 보고서들이 있는데, 이러한 보고서들은 운동과 에너지 소비에 초점을 두고 있다(2;5-10;13-15;17-19;21-25;27;29;30;32;33;35;36). 신체크기에 대해 "교정(corecting)" 또는 "정상화(normalizing)"하는 가장 일반적인 접근은 신체크기를 반영하는 변인으로 기능을 분리하는 것이었다. 그러나 통속성에도 불구하고, 비율에 의한 척도의 사용은 비판받아왔으며, 몇 가지 선택의 길이 제안되어 왔다. **표 V.1**은 다음 절에 설명되어 있는 다양한 교정(스케일) 접근법의 강점과 약점을 요약하고 있다. 더 자세한 척도 전략에 대해서, Nevill(22), Winter(37), Welsman(33), 그리고 Welsman과 Armstrong(34) 등의 보고서를 참조하라.

척도 신체크기(X)에 대한 생리학적 기능(Y)을 "정상화하기" 위하여 운동생리학자들은 전통적으로 표준비율을 사용해왔다. 주로 사용된 크기 지수는 체중, 제지방 체중, 신장, 그리고 체표면적이었다. 교정은 단순히 Y/X의 비율에 근거를 두고 있다. 예를 들어, 최대산소섭취량을 체중($mL \cdot kg^{-1} \cdot min^{-1}$로 표현)으로 나누고, 안정 시 대사율을 체표면적($mL \cdot m^{-2} \cdot min^{-1}$로 표현)나눈다. 이러한 접근은 간단하기 때문에 유용한 것으로 알려져 왔다. 특히, 이것은 측정이 간단하고, 신뢰도가 높으며, 타당한 체중에 대해서 그러하다. 직관적으로, 체중으로 나누어 주는 것은 가령 에너지 소지가 이동된 질량에 강하게 의존하는 걷기와 달리기 같은 활동에 대해서 좋은 생물학적 의미를 갖게 한다. 대부분의 체중이 지지되는 자전거타기와 수영은 관련성이 더 적다.

비율 척도과 또 다른 관계는 그것이 중요한 수학적 원리를 위반한다는 것이다. Y/X 비율을 채택함으로써, 우리는 기능과 크기 사이의 관계를 Y=aX라는 공식(a는 상수를 나타냄)으로 나타낼 수 있다고 가정하고 있다. 이 공식은 절편이 0임을 내포하고 있다. 그러나 이것은 대부분의 생리학적 기능에 대한 사례가 아니다.

표준 선형 회귀(Linear Regression Standard) 1949년(30) Tanner에 의하여 처음 제안된 선형 회귀 접근법은 다음 공식에 기초하고 있다.

$$Y = a + bX \pm \varepsilon$$

여기서, a는 절편, b는 기울기, 그리고 ε는 선 위아래의 오류이다. 공식에 하나 이상의 예측 변수를 포함시키는 것이 가능하다.

선형 회기 접근법의 주요한 한계는 사례가 아닌 체중의 모든 수준에서 상수 오류(ε)를 추정한다는 것이다. 많은 생리학적 기능(예를 들어, 최대산소섭취량과 환기량)에 대한 실제 양상은 신체크기가 증가함에 따라 "부채형(fanning)" 값이 된다. 게다가, 선형 회귀를 사용할 때, 실제 자료를 넘어서 추정하지 않도록 조심해야만 한다.

차원 원리(Dimensionality Principle) 이론과 경험에 기

표 V.1 신체크기에 대한 척도에 사용되는 방법들의 강점과 약점들

방법	강점	약점
비율	사용이 간편함	Y절편을 0으로 잘못 추정
	많은 역사적 자료	작은 사람들의 기능을 과대평가
		기능과 크기 사이의 선형관계를 잘못 가정
선형 회귀	비율 스케일로 알지 못하는 크기와 관련된 집단 간의 차이 인식	회귀선을 따라 자료가 동등하게 분포할 것이라는 잘못된 추정
	Y절편을 0으로 가정하지 않음	
차원 원리	이론적 기초가 확고함	일정한 신체 비율 추정
		이론과 관찰 지수 간의 차이
상대성장 모델	데이터 세트에 대한 가장 우수한 통계적 조화	연구 간의 지수 일관성이 낮음
	크기와 관련된 차이를 인식하는데 수학적으로 가장 좋은 방법	표본이 작을 경우 타당도가 낮음
	종들 간의 비교에서 잘 사용됨	
다중 레벨 모델링	종단적 연구에서 수학적으로 가장 좋은 접근법	복합적 수학

주의: 거의 예외 없이, 이 방법들은 신체구성의 가변성을 무시한다. 방법들 중 어느 것도 크기와 기능 간의 인과 관계를 설명할 수 없다.

초하였을 때, 기능과 크기 사이의 관계가 종종 선형이 아니라 지수이다. 차원 원리는 공식에서 지수 n을 예언하는데 이론적 접근을 제공한다.

$$Y=bX^n$$

이것은 신체 분절들 사이의 비율이 아동 후기, 청소년기, 그리고 성인기 동안 꽤 일관성 있다는 가정에 기초하고 있다(5). 이 이론을 이용하여, 신체 길이(L)의 각각의 변화를 관찰함으로써 생리학적 기능의 성장과 관련된 변화를 예측할 수 있다. 예를 들어, 신체 분절과 기관의 길이는 L, L^2에 비례하는 신체 분절과 기관의 표면적 또는 횡단면적, 그리고 L^3에 비례하는 신체 분절과 기관의 용적과 질량에 비례할 것이다. 동일한 근본적 이유가 생리학적 기능에 적용된다. 예를 들어, 근력은 L^2(근력은 근육의 횡단면적에 비례함)로, 그리고 폐용량, 1회 박출량, 또는 일은 L^3로 조정되어야만 한다. 시간은 다음의 이유 때문에 L에 비례한다. Newton의 제2법칙에 따라, 힘(F)은 질량(M)의 생성과 가속도(A)와 동일하다:

$$F=M \cdot A$$

체표면적에 비례하고(예를 들어, 힘은 근육에서 발휘됨), 힘은 차원 L^2를 가지며, 질량은 L^3에 비례하고, 가속도는 시간 제곱(T^2)의 간격이다. 따라서

$$L^2 \ \alpha \ L^3LT^{-2}$$
$$T^2 \ \alpha \ L^2, \text{ 그리고 } T \ \alpha \ L$$

따라서 일/시간로 나타내는 순발력(파워)은 $L^3/L=L^2$로 조정되어야만 하고, 결과적으로 V/T인 산소섭취량, 환기량, 그리고 심박출량으로 조정되어야만 한다.

L^2에 대한 최대산소섭취량의 조정이 최대유산소성 파워에서 성장과 관련된 변화에 대한 우리의 설명을 바꿀 수 있을까? 다음의 예가 한 가지 답을 설명해줄 수 있다. 키가 117cm인 6세 소년의 최대산소섭취량은 $1.0L\cdot min^{-1}$이다. 키가 176cm 일 때, 18세에서 L^2로 조정된 그의 예측 최대산소섭취량은 $2.3L\cdot min^{-1}$될 것이다. 이것은 비 운동선수인 건강한 젊은 성인에서 보통 발견되는 $3.0L\cdot min^{-1}$의 값과 대비된다. 따라서 만일 우리가 차원 원리로 아동의 최대유산소성 파워를 추론한다면, 성인의 최대유산소성 파워보다 더 낮게 될 것이다. 차원 원리는 매력적인 반면, 실제로는 실제 지수가 종종 예측지수와 다르다는 사실을 나타내 주고 있다. 예를 들어, 종단 연구들(6;8;27–29)이 최대산소섭취량에 대한 신장 지수가 1.51에서 3.21까지 임을 보여주고 있다. 게다가, 이러한 접근은 연령과 성숙이 미치는 가능한 효과를 설명하지 못한다. 따라서 최대유산소성 파워(그리고 아마도 다른 체력 항목)의 예측에 대한 차원 원리의 적용은 실험적으로 입증되지 않았다. 따라서 대안적 접근은 예측 값을 사용하기보다 오히려 각 연구

집단에 대한 지수를 실제로 계산하는 것이다. 이것은 상대성장 모델을 통해서 이루어질 수 있다.

상대성장 모델링 차원 원리와 유사하게, 상대성장 모델링은 기능과 크기 사이에 비선형적인 관계를 가정한다. 이 모델에 사용되는 기초 공식은 다음과 같다.

$$Y=aX^{b}\,\varepsilon$$

공식에서 a는 상수이고, b는 지수크기이다. 로그 형태로 바꾸면, 공식은 다음과 같이 된다.

$$\ln Y=\ln a+b\,\ln X\pm\ln\varepsilon$$

로그의 로그 좌표로 나타냈을 때, 이 공식은 이제 선형 회귀식이 되며, 여기서 직선의 기울기(b)는 지수 크기이다. b가 1.0이라 함은 예를 들어, 평균 무산소성 파워에서 보여주듯이, 기능 Y가 크기 X와 선형적으로 관련되어 있다는 사실을 의미한다(11). 그러나 종종 지수 크기는 1.0과 다르다. 예를 들어, 동일한 연령과 다른 크기의 아동에 대한 대규모 횡단 연구들이 최대산소섭취량이 체중과 관련될 때 지수가 0.65~0.66임을 보여주고 있다(1;4). 이러한 지수는 차원 원리에서 도출된 이론적 체중 지수인 0.67(또는 신체 길이지수인 2.0)에 매우 가깝다는 사실에 주목하라. 하나 이상의 독립변인(예를 들어, 신장, 체중, 그리고 비만)을 포함할 경우 다른 지수를 초래할 것이다.

상대성장 측정에 관한 중요한 메시지는 차원 원리에 기초하여 상대성장을 예측하기보다 오히려 각 변인에 대한 실제 크기 지수를 계산할 수 있다는 것이다. 이것은 중요한데, 아직 해명되지 않은 이유에 대해서 지수들은 동일한 변인들에 대해서조차도 연구들 사이에 차이가 있을지도 모르기 때문이다(3;12).

상대성장 측정은 신체크기가 미치는 영향을 알아보는데 가장 좋은 접근법일지라도, 몇 가지 고유의 약점을 가지고 있다. 그것은 100 또는 그 이상이라고 말하는 대표본의 피험자에 대해 "타당한" 결과를 가져오며, 소표본에 대해 설명하기 어려운 결과를 가져오는 것 같다. 게다가, 그것은 정교하고 다소 복잡한 통계적 접근을 요구한다. 이러한 이유 때문에 상대성장 측정은 연구보다 임상적으로 사용하는데 덜 실용적일지도 모른다.

다중 레벨 모델링 이 수학적 방법은 상대성장 모델링을 개선한 것이며, 크기와 기능 간의 관계에서 변화의 더 큰 부분을 설명해주는 것 같다. 그것은 종단 설계(16)에서처럼 측정이 반복해서 이루어지는 연구에 적합하며, 크기보다는 다른 독립 변인들(예를 들어, 체지방율, 혈중 헤모글로빈 수준)이 포함되는 미래 연구에서 유용한 것으로 드러날지도 모른다. 그것의 상대적인 복잡성 때문에, 연구자들은 이 방법을 거의 사용하지 않고 있다(34).

실제적 함의 척도 접근법의 선택은 마음에서 특정 질문과 요구되는 정교함의 수준에 달려 있다. 임상의사는 종종 환자의 운동수행능력이 정상범위 내에 있는지 어떤지를 알고 싶어 한다. 이러한 문제에 답을 하기 위해서, 현재에는 보통 비율 비율척도에 기초한 이용 가능한 규준에 의지해야만 한다(예를 들어, 산소섭취량의 체중(kg)당, 안정 시 대사율의 체표면적 당). 문제가 시간이 지남에 따라 어떤 요법(예를 들어, 근력 강화)이 미치는 영향에 관한 것이라면, 선형 회귀 접근법은 크기에 반하여(예를 들어, 체중) 계획하고, 참조 표본에 비교되는 환자의 종적 자료를 택할지도 모른다.

과학자들을 위해서, 상대성장 측정을 사용하면 기능-크기 관계에 새로운 통찰력을 열어주게 되고, 그에 따라 성장과 발달로 일어나는 변화를 좀 더 잘 이해할 수 있게 될 것이다. 이러한 분야를 탐구하고자 하는 사람들은 전통적인 비율에서 그들의 자료를 설명할 뿐만 아니라 상대성장 접근을 시도하도록 강하게 충고받는다.

척도 방법들 중 어느 것도 기능과 크기 사이의 인과 관계를 설명할 수 없으며, 또한 어떤 관계에 기초한 기전도 설명할 수 없다. 그러나 척도의 전통과 단절하는 것은 그런 이슈에 관한 가설을 생성하는데 도움을 줄지도 모른다.

전체 참고문헌은 http://www.hanmibook.co.kr 자료실에서 볼 수 있습니다.

APPENDIX VI

용어 정리

Glossary of Terms

엄우섭 서울교육대학교 체육교육과

$\dot{W}_{170}$ 분당 170회가 되는 심박수에서 역학적 파워. 최대 유산소성 파워의 지표

과소행동(Hypoactivity) 유사한 나이, 성별, 문화, 그리고 사회경제적인 배경환경의 건강한 사람 보다 낮은 신체 움직임 수준

근력(Muscle Strength) 근육, 또는 근육 그룹이 발휘할 수 있는 최대 힘, 토크, 또는 모멘트

근지구력(Muscle Endurance) 강한 강도의 장기적이거나 (고정된) 반복적인(동적인) 행동을 지속하기 위한 근육 또는 근육 그룹의 능력

기계적 효율(Mechanical Efficiency) 근육에 의해 발생된 외부의 역학적인 일(또는 파워)과 동작 동안 활용된 화학적 에너지(또는 파워)간의 비율. 보통 퍼센티지로 표현된다(cf. economy of movement).

단축성 근활동(Concentric Muscle Action) 근육의 작용 동안 근육의 짧아짐. 이것은 근육에 의해 발생되는 힘이 반대 저항보다 클 때 발생한다.

동작의 경제성(Economy of Movement) 신체의 움직임(e.g. 특정 달리기 속도)정도와 이런 움직임을 수행하는데 필요한 대사에너지(또는 파워)와의 관계(cf. Mechanical Efficiency)

동적 운동[Dynamic (Rhythmic) Exercise] 근작용과 이완이 번갈아 생기는 운동 패턴

등척성 근육 활동(Isometric Muscular Action) 근육 길이 변화나 어떤 골격근의 움직임 변화를 초래하지 않는 작용. 이것은 근육으로 발생하는 힘이 반대 저항과 같을 때 일어난다.

만성 운동(Chronic Exercise) 몇 주, 몇 개월, 또는 몇 년에 걸쳐 이루어지는 반복적인 acute exercise

무산소성 역치(Anaerobic Threshold) 혈액에서 젖산출현율이 혈액으로부터 대사율과 제거율의 혼합을 초과하는 progressive exercise protocol(점진적인 운동프로토콜) 동안의 운동강도(cf. 환기 역치)

무산소성 운동(Anaerobic Exercise) 30~60초 이상 계속할 수 없는 높은 강도의 운동. 대부분 비산화적 에너지 전환에 의존한다.

무산소성 파워(Anaerobic Power) 무산소성 운동 동안 발생되는 역학적인 파워

산소섭취량(Oxygen Uptake) 조직, 기관 또는 전체 몸에서 단위 시간 동안 소비되는 산소의 부피

신체적 작업능력(Physical Working Capacity; PWC) 개인의 작업 능력를 묘사하기 위해 흔히 사용되는 일반적인 용어(최대유산소성 파워의 동의어로 자주 사용). PWC는 최고파워 출력, 총 일량, 최대산소섭취량 또는 $\dot{W}_{170}$에 의해 평가된다.

에르고메터(Ergometer) 역학적 파워 또는 걷기 또는 달리는 상태를 정량화할 수 있고 재현 가능한 운동에 사용되는 장치로. 가장 흔히 사용되는 ergometers는 자전거, 트레드밀, 그리고 스텝이다.

열 변형율(Heat Strain) 열 스트레스에 대한 생리적이고 지각적인 반응. 일반적으로 포함되는 변수는 다음과 같다: 심박수, 직장(곧창자) 온도, 발한 비율, 자각된 운동 정도

열 스트레스(열 압박, Heat Stress) 발열 메커니즘 스트레스를 주는 환경적인 상태의 조합. 주된 환경적인 요소는 습도, 복사(열), 주변온도 그리고 풍속이다. 신체 대사의 결과로 생산된 열은 열 스트레스의 또 다른 구성요소다.

운동 자각도(Rating of Perceived Exertion; RPE) 운동을 수행하는 사람에 의해 인지되는 운동강도의 평가

일회성 운동(Acute Exercise) 몇 초에서 몇 분까지도 지속될 수 있는 어떤 강도의 한 차례 신체적 운동

저항운동(Resistance Training) 아주 강력한 행위에 의해 근력이 개선되도록 설계된 활동

점진적 운동 검사(Progressive Exercise Protocol) 강도가 점차 증가하는 운동 검사

접촉 스포츠(Contact Sports) 상대방과 신체접촉이 빈번하지만 경기에 부수적인 스포츠. 예: 농구, 유럽핸드볼, 라크로스, 축구(cf. Collision Sports)

정적 운동(Static Exercise) 근육 작용(보통 정적수축)이 계속적이고 근이완으로 변하지 않는 운동패턴

지속성 운동(Prolonged Exercise) 30분 동안 또는 그 이상 계속적인 한차례 운동

체수분 정상(Euhydration) 정상적인 신체 수분상태

최고무산소성 파워(Peak Anaerobic Power) 최대초과수행(a supramaximal task) 동안 아주 짧은시간에(5~7초) 달성할 수 있는 가장 높은 역학적 파워

최대유산소성 파워(Maximal Aerobic Power) 유산소성 운동 테스트 동안 얻을 수 있는 가장 큰 역학적 힘(이러한 용어는 유산소성 능력 대신에 사용될 것)

최대 운동(Maximal Exercise) 산소 섭취가 최대인 상태에서 가장 낮은 운동강도(cf. 최대초과적인 운동)

최대 초과 운동(Supramaximal Exercise) 최대 운동보다 높은 운동 정도

최대산소섭취량(Maximal O_2 Uptake) 운동강도가 증가되었을 때에도 능가할 수 없는 산소섭취수준. 유산소성 체력 측정의 역할을 한다.

최고유산소성 파워(Peak Aerobic Power) 점진적인 최대검사(progressive maximal test)에서 달성할 수 있는 가장 높은 역학적 파워

최대하 운동(Submaximal Exercise) 산소 섭취가 최대 아래인 운동 정도

충돌 스포츠(Collision Sports) 상대를 치거나 들이받는 것이 경기에 포함되어 있는 스포츠. 예를 들어, 미식축구, 복싱, 아이스하키, 럭비, 카라테(cf. contact sports)

탈수(Dehydration) 수분 부족을 초래하는 과정으로 탈수증을 이끈다.

탈수증(Hypohydration) 최적의 상태 아래의 신체 수분상태. 이것은 보통 체중의 퍼센티지로 수량화된다.

탈진 운동(All-Out Exercise) 아동의 퍼포먼스가 고갈되는 한 차례의 운동

특수체육[Adapted (Adaptive) Physical Education] 감정적으로, 정신적으로, 육체적으로 장애가 있는 아동 및 청소년의 교육과 치료를 위한 스포츠, 신체적 기술 및 움직임을 이용한 체육의 하위 전문 분야

편심성 근활동(Eccentric Muscular Action) 근육이 작용하는 동안 근육의 늘어남. 이것은 근육으로 발생하는 힘보다 반대 저항이 클 때 발생한다.

호흡교환율(Respiratory Exchange Ratio; RER) CO_2 생산과 산소섭취 간의 비율. 또한 호흡률(Respiratory Quotient; RQ)이라 불린다.

환기 역치[Ventilatory Threshold (also called Ventilatory Anaerobic Threshold)] 환기가 산소 섭취 또는 이산화탄소 출력과 관련된 가속률 증가의 시작점을 넘어서는 운동강도. 환기역치는 흔히 무산소성 역치를 반영하는데 사용된다.

환기 평형(Ventilatory Equivalent) 폐환기량과 산소섭취량 간의 비율(예, 1L의 산소섭취를 촉진하는 환기된 많은 량의 공기)

훈련[Conditioning (Physical)] 반복되는 운동이 전체적인 신체에서 형태학적, 기능적인 변화를 야기하는 과정(cf. Training)

훈련[Training (Physical)] 반복된 운동이 특정 조직, 기관, 신체시스템, 또는 전체 신체에서 형태학적이고 기능적인 변화를 유발할 수 있는 과정

찾아보기

Index